U0250253

实用儿科肿瘤影像学

主 编 张晓军 杨 明 周 静

江苏凤凰科学技术出版社 · 南京

图书在版编目(CIP)数据

实用儿科肿瘤影像学 / 张晓军等主编. -- 南京：江
苏凤凰科学技术出版社，2024.3
ISBN 978-7-5713-3919-7

Ⅰ. ①实… Ⅱ. ①张… Ⅲ. ①小儿疾病－肿瘤－影像
诊断 Ⅳ. ①R730.4

中国国家版本馆 CIP 数据核字(2024)第 001439 号

实用儿科肿瘤影像学

主　　　编	张晓军　杨　明　周　静	
责 任 编 辑	李　鑫　赵晶晶	
责 任 校 对	仲　敏	
责 任 监 制	刘文洋	
责 任 设 计	孙达铭	
出 版 发 行	江苏凤凰科学技术出版社	
出版社地址	南京市湖南路 1 号 A 楼,邮编：210009	
出版社网址	http://www.pspress.cn	
照　　　排	南京新洲印刷有限公司	
印　　　刷	南京新洲印刷有限公司	
开　　　本	880 mm×1 230 mm　1/16	
印　　　张	68.25	
字　　　数	1 500 000	
版　　　次	2024 年 3 月第 1 版	
印　　　次	2024 年 3 月第 1 次印刷	
标 准 书 号	ISBN 978-7-5713-3919-7	
定　　　价	298.00 元(精)	

图书如有印装质量问题,可随时向我社印务部调换。

编 写 名 单

主　　审：张新荣

主　　编：张晓军　　　杨　明　　　周　静[1]

副主编：管红梅　　　高修成　　　柴雪娥　　　席艳丽　　　王瑞珠

　　　　陈桂玲　　　李　涛　　　邱　樊[2]

编　　委（按姓氏笔画排序）：

　　　　王雅静[1]　　支　琪[1]　　吕星星　　朱　佳　　李　宁[1]

　　　　吴　寒　　　张　见　　张　炜　　陆　锐　　陈熙光[3]

　　　　苗丹童　　　周建峰　　姚　琼　　徐化凤　　高　峰

　　　　郭　斌　　　盛会雪　　梁琼鹤

注：[1] 为江苏省中医院；[2] 为南京市第一医院；[3] 为南京市栖霞区医院；
其他所有未标注的均为南京医科大学附属儿童医院/南京市儿童医院/江苏省儿童医学中心

致 读 者

社会主义的根本任务是发展生产力,而社会生产力的发展必须依靠科学技术。当今世界已进入新科技革命的时代,科学技术的进步已成为经济发展、社会进步和国家富强的决定因素,也是实现我国社会主义现代化的关键。

科技出版工作肩负着促进科技进步、推动科学技术转化为生产力的历史使命。为了更好地贯彻党中央提出的"把经济建设转到依靠科技进步和提高劳动者素质的轨道上来"的战略决策,进一步落实中共江苏省委、江苏省人民政府作出的"科教兴省"的决定,江苏凤凰科学技术出版社于1988年倡议筹建江苏省科技著作出版基金。在江苏省人民政府、江苏省委宣传部、江苏省科学技术厅(原江苏省科学技术委员会)、江苏省新闻出版局负责同志和有关单位的大力支持下,经江苏省人民政府批准,由江苏省科学技术厅、凤凰出版传媒集团(原江苏省出版总社)和江苏凤凰科学技术出版社共同筹集,于1990年正式建立了"江苏省金陵科技著作出版基金",用于资助自然科学范围内符合条件的优秀科技著作的出版。

我们希望江苏省金陵科技著作出版基金的建立,能为优秀科技著作在江苏省及时出版创造条件,以通过出版工作这一"中介",充分发挥科学技术作为第一生产力的作用,更好地为我国社会主义现代化建设和"科教兴省"服务;并能进一步提高我省科技图书质量,促进科技出版事业的发展和繁荣。

建立出版基金是社会主义出版工作在改革中出现的新生事物,期待得到各方面的热情扶持,更希望通过多种途径扩大这一基金,使它逐步壮大;我们也将在实践中不断总结经验,使它逐步完善,以支持更多的优秀科技著作的出版。

这次获得江苏省金陵科技著作出版基金资助的科技著作的顺利问世,还得到参加评审工作的教授、专家的大力支持,特此表示衷心感谢!

江苏省金陵科技著作出版基金管理委员会

序

　　儿童是人类的未来，是全世界、全社会可持续发展的最重要的资源。儿童健康直接关系到每个国家的发展和民族的希望。为此，提高儿童健康水平，促进儿童全面发展是世界各国人民的期盼，也是我们广大医务工作者的初心、责任和义务。在社会高速发展、生态环境不断变化、科学技术日益发达的当下，中国政府越来越关注和重视危害儿童健康的大敌——肿瘤疾病。

　　近几年来，国家卫生健康委员会专门成立了"国家儿童肿瘤监测中心"，发布了《国家儿童肿瘤监测年报》，相继构建了国家儿童肿瘤研究与防治体系，为提升中国乃至全球儿童肿瘤防治与康复水平做出来重大贡献。

　　大家熟知，儿童不是成人的缩小版。儿童肿瘤在发病率、疾病谱、临床诊治、影像特点、病理形态、生物学行为、基因表达等方面都有自己的特色。所以，我们希望越来越多的儿科肿瘤专家能总结经验、著书立说、推广应用，以此提高中国乃至世界儿科肿瘤领域的诊治水平，为孩子们造福。

　　实践证明，"三早"，即早期发现、早期诊断和早期治疗，仍然是肿瘤防治工作中的关键环节。早期、及时和全面精准诊断是提高肿瘤患儿的治愈率，降低病残率和病死率的重要前提，其中，影像学检查和诊断具有举足轻重的地位。现在，南京医科大学附属儿童医院张晓军教授牵头，联合多名国内知名专家，结合多年临床经验和典型病例，出版了《实用儿科肿瘤影像学》一书，为广大儿科医师提供了丰富而宝贵的知识财富，为患肿瘤的孩子们带来了福音。

　　值得一提的是，本书内容丰富、图文并茂、深入浅出，详细介绍和分析了儿科各类肿瘤的影像学检查方法、影像表现、诊断要点和鉴别诊断，是一部实用性很强的儿科肿瘤影像学专著，可作为放射科医师、肿瘤医师、产科医师、儿科医师、相关专业医学生的案头参考书，相信大家定会从中受益，更好地服务于儿童。

邵剑波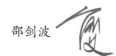

医学博士，博士生导师，教授，主任医师，国务院特殊津贴专家
中华医学会放射学分会儿科学组组长
国家卫生健康委员会儿童血液病、恶性肿瘤专家委员会影像专业委员会主任委员
华中科技大学同济医学院附属武汉儿童医院党委书记、医学影像中心主任
2024.1.18

前　言

少年儿童是祖国的未来，是中华民族的希望，更是每个家庭的希望。然而统计数据显示，儿童肿瘤发病率呈逐年上升趋势，儿童肿瘤已成为仅次于意外伤害的第二大儿童死亡原因。随着医学技术的不断发展，影像学在儿科肿瘤领域的应用越来越广泛，对于肿瘤的早期发现、诊断和治疗起着至关重要的作用。本书旨在为儿科肿瘤影像学领域提供一本实用的参考书籍，帮助医师更好地理解、诊断、鉴别和管理儿童肿瘤。

儿童不是成人的缩小版。儿童疾病谱与成人有着很大的区别，只有深入理解胚胎发育过程，才能更好地理解和掌握儿童肿瘤的影像、病理及临床特征。作为一名从事儿科影像学工作的医师，我一直以来深感需要一本专门针对儿科肿瘤影像学的专业书籍。尽管市面上已经有一些肿瘤学方面的书籍，但它们往往基于成人，而没有专门针对儿科肿瘤的特点进行详细阐述，而这对于儿科、肿瘤科和放射科医师来却说是至关重要的。

本书共分为十章，涵盖了儿科肿瘤影像学的成像方法、常见肿瘤的临床病理及影像学表现、诊断要点以及儿童肿瘤相关鉴别诊断等方面的内容。全书收集编者单位十余年的大量病例图片，加以详细注释，力求图文并茂、解析透彻。同时把作者多年工作积累的经验、体会，浓缩、凝聚成诊断要点及鉴别诊断，力求言简意赅、一针见血。在章节编排上，我们以发病部位为中心进行疾病整理和罗列，便于读者日常工作中查找使用和鉴别诊断参考。在本书的编写过程中，我们参考了大量的国内外文献和资料，结合了最新的研究成果和临床经验，力求使本书的内容更加全面、系统和实用。

编写过程中我们遇到了很多挑战：体量大、时间紧、需要查阅最新文献等，但也让我们更深刻感受到了团队的力量。衷心感谢所有参与本书编写和出版的人员，感谢他们对儿科肿瘤影像学领域的支持和贡献。尽管编者们辛勤工作，但疏漏之处在所难免，恳请各位读者不吝指正。

我们希望通过本书的出版，能够为儿科医师、放射科医师和肿瘤科医师等提供一本实用的参考书籍，为儿童的健康和幸福做出贡献。同时，我们也希望能够促进儿科肿瘤影像学领域的发展和进步，为更多的儿童患者带来更好的治疗和康复。

最后，我们相信，在大家的共同努力下，一定能够为儿童的健康和幸福做出更大的贡献，助力健康中国建设。

张晓军

南京医科大学附属儿童医院

目　录

儿科影像检查流程及安全管理 ………………………………………………………… 1

第一节　超声检查 ……………………………………………………………………… 1

第二节　X线检查 ……………………………………………………………………… 2

第三节　CT/MRI检查 ………………………………………………………………… 4

第四节　患儿镇静基本要求和方法 …………………………………………………… 5

第五节　放射检查过程的安全管理 …………………………………………………… 6

第一章　中枢神经系统 ………………………………………………………………… 11

绪　论 …………………………………………………………………………………… 11

第一节　幕上肿瘤 ……………………………………………………………………… 13

　　1. 星形细胞瘤 …………………………………………………………………… 13

　　2. 多形性黄色瘤型星形细胞瘤 ………………………………………………… 22

　　3. 胶质母细胞瘤 ………………………………………………………………… 28

　　4. 多层菊形团样胚胎性肿瘤 …………………………………………………… 35

　　5. 生殖细胞肿瘤 ………………………………………………………………… 42

　　6. 室管膜瘤 ……………………………………………………………………… 50

　　7. 胚胎发育不良型神经上皮肿瘤 ……………………………………………… 58

　　8. 节细胞胶质瘤 ………………………………………………………………… 65

　　9. 神经节细胞瘤 ………………………………………………………………… 72

　　10. 少突胶质细胞肿瘤 …………………………………………………………… 75

　　11. 非典型性畸胎样/横纹肌样瘤 ……………………………………………… 78

　　12. 婴儿促纤维增生型肿瘤 ……………………………………………………… 84

　　13. 乳头状胶质神经元肿瘤（1级） …………………………………………… 85

　　14. 淋巴瘤 ………………………………………………………………………… 87

　　15. 髓上皮瘤 ……………………………………………………………………… 89

第二节　脑室内肿瘤 …………………………………………………………………… 90

　　1. 脉络丛肿瘤 …………………………………………………………………… 90

　　2. 室管膜下巨细胞星形细胞瘤 ………………………………………………… 97

　　3. 室管膜瘤 ……………………………………………………………………… 105

　　4. 中枢神经细胞瘤 ……………………………………………………………… 108

　　5. 胶样囊肿 ……………………………………………………………………… 109

第三节　鞍区肿瘤 ……………………………………………………………………… 111

1. 颅咽管瘤 ……………………………………………………………………………… 111

2. 下丘脑错构瘤 …………………………………………………………………………… 116

3. 鞍上生殖细胞肿瘤 ……………………………………………………………………… 119

4. 垂体瘤 …………………………………………………………………………………… 125

5. 视交叉及下丘脑胶质瘤 ………………………………………………………………… 130

6. 表皮样囊肿 ……………………………………………………………………………… 135

7. 朗格汉斯细胞组织细胞增生症 ………………………………………………………… 137

8. Rathke囊肿 ……………………………………………………………………………… 140

9. 黄色肉芽肿 ……………………………………………………………………………… 144

10. 蛛网膜囊肿 ……………………………………………………………………………… 145

第四节　松果体区肿瘤 ……………………………………………………………………… 148

1. 松果体区生殖细胞肿瘤 ………………………………………………………………… 148

2. 松果体母细胞瘤 ………………………………………………………………………… 152

3. 胶质瘤 …………………………………………………………………………………… 155

4. 松果体囊肿 ……………………………………………………………………………… 157

第五节　后颅窝肿瘤 ………………………………………………………………………… 160

1. 髓母细胞瘤 ……………………………………………………………………………… 160

2. 幕下室管膜瘤 …………………………………………………………………………… 167

3. 毛细胞型星形细胞瘤 …………………………………………………………………… 173

4. 脑干胶质瘤 ……………………………………………………………………………… 178

5. 非典型畸胎样横纹肌样肿瘤 …………………………………………………………… 181

6. 血管母细胞瘤 …………………………………………………………………………… 185

7. 发育不良性小脑神经节细胞瘤 ………………………………………………………… 188

第六节　桥小脑角区肿瘤 …………………………………………………………………… 189

1. 神经鞘瘤 ………………………………………………………………………………… 189

2. 表皮样囊肿 ……………………………………………………………………………… 192

3. 蛛网膜囊肿 ……………………………………………………………………………… 194

4. 脂肪瘤 …………………………………………………………………………………… 197

第七节　脑膜肿瘤 …………………………………………………………………………… 199

1. 脑膜血管瘤病 …………………………………………………………………………… 199

2. 脑膜瘤 …………………………………………………………………………………… 205

3. 神经皮肤黑素病 ………………………………………………………………………… 208

4. 转移 ……………………………………………………………………………………… 211

第八节　颅内囊肿 …………………………………………………………………………… 213

1. 蛛网膜囊肿 ……………………………………………………………………………… 213

2. 脉络膜裂囊肿 …………………………………………………………………………… 218

3. 室管膜囊肿 ……………………………………………………………………………… 221

4. 神经胶质囊肿 …………………………………………………………………………… 223

5. 神经性囊肿 ……………………………………………………………………………… 224

6. 扩大的血管周围间隙 …………………………………………………………………… 226

　　7. 表皮样囊肿 ……………………………………………………………………… 230

　　8. 皮样囊肿 ………………………………………………………………………… 232

第九节　其他肿瘤 ……………………………………………………………………… 235

　　1. 畸胎瘤 …………………………………………………………………………… 235

　　2. 脂肪瘤 …………………………………………………………………………… 240

　　3. 脊索瘤 …………………………………………………………………………… 244

　　4. 炎性假瘤 ………………………………………………………………………… 250

　　5. 视网膜母细胞瘤 ………………………………………………………………… 252

　　6. 淋巴瘤和白血病 ………………………………………………………………… 253

　　7. 转移瘤 …………………………………………………………………………… 258

第十节　遗传性中枢神经系统综合征 ………………………………………………… 263

　　1. 基底细胞痣综合征 ……………………………………………………………… 263

　　2. Rubinstein-Taybi 综合征 ……………………………………………………… 264

　　3. Li-Fraumeni 综合征 …………………………………………………………… 265

　　4. Cowden 综合征（多发错构瘤综合征）………………………………………… 266

第二章　脊柱脊髓 ……………………………………………………………………… 268

绪　论 …………………………………………………………………………………… 268

第一节　髓内肿瘤 ……………………………………………………………………… 269

　　1. 星形细胞瘤 ……………………………………………………………………… 269

　　2. 室管膜瘤 ………………………………………………………………………… 273

　　3. 神经节胶质瘤 …………………………………………………………………… 277

　　4. 原始神经外胚层肿瘤 …………………………………………………………… 278

　　5. 血管母细胞瘤 …………………………………………………………………… 280

　　6. 淋巴瘤 …………………………………………………………………………… 281

第二节　髓外硬膜内肿瘤 ……………………………………………………………… 282

　　1. 神经鞘瘤 ………………………………………………………………………… 282

　　2. 肠源性囊肿 ……………………………………………………………………… 284

　　3. 神经纤维瘤 ……………………………………………………………………… 285

　　4. 转移瘤 …………………………………………………………………………… 287

　　5. 畸胎瘤 …………………………………………………………………………… 290

　　6. 脊膜囊肿（蛛网膜囊肿）………………………………………………………… 293

　　7. 皮样囊肿和表皮样囊肿 ………………………………………………………… 294

　　8. 动静脉畸形 ……………………………………………………………………… 298

　　9. 硬膜内脂肪瘤 …………………………………………………………………… 300

第三节　硬膜外肿瘤 …………………………………………………………………… 301

　　1. 生殖细胞肿瘤：骶尾部畸胎瘤 ………………………………………………… 301

　　2. 神经源性肿瘤 …………………………………………………………………… 306

　　3. 原始神经外胚层肿瘤 …………………………………………………………… 310

　　4. 错构瘤 …………………………………………………………………………… 316

5. 髓外造血 ·· 317

6. 硬膜外脂肪瘤病 ·· 318

第四节 椎体肿瘤 ·· 319

   1. 朗格汉斯细胞组织细胞增生症 ···························· 319

   2. 血管瘤 ·· 324

   3. 动脉瘤样骨囊肿 ·· 327

   4. 骨样骨瘤 ·· 330

   5. 骨母细胞瘤 ·· 332

   6. 骨软骨瘤 ·· 333

   7. 转移瘤 ·· 337

   8. 脊索瘤 ·· 341

   9. 白血病 ·· 345

第三章 颌面五官 ·· 351

第一节 颅骨 ·· 351

   1. 皮样囊肿/表皮样囊肿 ······································ 351

   2. 朗格汉斯细胞组织细胞增生症 ···························· 357

   3. 骨瘤 ·· 366

   4. 纤维性结构不良 ·· 368

   5. 血管瘤 ·· 373

   6. 颅骨膜血窦 ·· 375

   7. 转移性肿瘤 ·· 382

   8. 婴儿型黑色素神经外胚层瘤 ································ 389

   9. 牙源性囊肿 ·· 391

   10. 牙区肿块:成釉细胞瘤 ···································· 394

   11. 牙区肿块:骨化性纤维瘤 ·································· 396

   12. 婴儿肌纤维瘤病 ·· 398

第二节 眼眶 ·· 399

   1. 视网膜母细胞瘤 ·· 399

   2. 视神经胶质瘤 ·· 408

   3. 横纹肌肉瘤 ·· 414

   4. 神经鞘瘤 ·· 419

   5. 视神经鞘脑膜瘤 ·· 421

   6. 白血病/淋巴瘤浸润 ·· 423

   7. 血管瘤 ·· 430

   8. 淋巴管畸形 ·· 438

第三节 鼻窦 ·· 440

   1. 血管瘤性息肉 ·· 440

   2. 骨瘤 ·· 441

   3. 淋巴瘤 ·· 444

   4. 横纹肌肉瘤 ……………………………………………………………………………… 448

第四节　鼻腔 ………………………………………………………………………………… 451

   1. 鼻泪管黏液囊肿 ………………………………………………………………………… 451

   2. 息肉 ……………………………………………………………………………………… 453

   3. 先天性良性鼻神经外胚层肿瘤 ………………………………………………………… 456

   4. 软骨间质错构瘤 ………………………………………………………………………… 460

   5. 嗅觉神经母细胞瘤 ……………………………………………………………………… 461

第五节　鼻咽 ………………………………………………………………………………… 462

   1. 青少年纤维血管瘤 ……………………………………………………………………… 462

   2. 鼻咽畸胎瘤 ……………………………………………………………………………… 465

   3. 神经胶质异位症 ………………………………………………………………………… 468

   4. Thornwaldt 囊肿 ………………………………………………………………………… 470

   5. 横纹肌肉瘤 ……………………………………………………………………………… 472

   6. 淋巴瘤 …………………………………………………………………………………… 476

   7. 鼻咽癌 …………………………………………………………………………………… 478

第六节　颈部 ………………………………………………………………………………… 481

   1. 血管瘤 …………………………………………………………………………………… 481

   2. 血管畸形 ………………………………………………………………………………… 487

   3. 淋巴管畸形 ……………………………………………………………………………… 491

   4. 淋巴瘤 …………………………………………………………………………………… 495

   5. 横纹肌肉瘤 ……………………………………………………………………………… 500

   6. 炎性肌纤维母细胞瘤 …………………………………………………………………… 507

   7. 甲状舌管囊肿 …………………………………………………………………………… 508

   8. 畸胎瘤 …………………………………………………………………………………… 512

   9. 进行性骨化性纤维发育不良 …………………………………………………………… 514

   10. 颈部神经母细胞瘤 ……………………………………………………………………… 516

   11. 窦组织细胞增生症伴巨淋巴结病（Rosai-Dorfman 病） …………………………… 519

   12. 巨淋巴结细胞增生症（Castleman 病） ……………………………………………… 521

   13. 乳头状瘤 ………………………………………………………………………………… 523

   14. 鳃器畸形 ………………………………………………………………………………… 524

第七节　甲状腺 ……………………………………………………………………………… 527

   1. 异位甲状腺 ……………………………………………………………………………… 527

   2. 胶样囊肿 ………………………………………………………………………………… 529

   3. 甲状腺腺瘤 ……………………………………………………………………………… 530

   4. 甲状腺腺癌 ……………………………………………………………………………… 531

第八节　颞骨 ………………………………………………………………………………… 534

   1. 颞骨胆脂瘤 ……………………………………………………………………………… 534

   2. 岩尖囊肿：表皮样囊肿/胆固醇囊肿（肉芽肿） …………………………………… 536

   3. 中耳横纹肌肉瘤 ………………………………………………………………………… 538

第四章　胸部 ……………………………………………………………………………… 540

　绪　论 …………………………………………………………………………………… 540

　第一节　肺内肿瘤 ……………………………………………………………………… 545

　　1. 炎性假瘤 …………………………………………………………………………… 545

　　2. 先天性肺囊肿 ……………………………………………………………………… 548

　　3. 支气管闭锁 ………………………………………………………………………… 551

　　4. 肺隔离症 …………………………………………………………………………… 554

　　5. 先天性肺气道畸形 ………………………………………………………………… 559

　　6. 肺错构瘤 …………………………………………………………………………… 562

　　7. 乳头状瘤 …………………………………………………………………………… 564

　　8. 平滑肌瘤 …………………………………………………………………………… 567

　　9. 软骨瘤 ……………………………………………………………………………… 569

　　10. 淋巴畸形：肺淋巴管扩张、弥漫性肺淋巴管瘤、肺淋巴管平滑肌肌瘤病 …… 571

　　11. 肺血管瘤 …………………………………………………………………………… 573

　　12. 黏液性囊腺瘤 ……………………………………………………………………… 576

　　13. 胸膜肺母细胞瘤 …………………………………………………………………… 577

　　14. 肺原始神经外胚层肿瘤 …………………………………………………………… 581

　　15. 肺癌（类癌） ……………………………………………………………………… 584

　第二节　纵隔肿瘤 ……………………………………………………………………… 586

　　1. 异位胸腺 …………………………………………………………………………… 586

　　2. 胸腺增生 …………………………………………………………………………… 591

　　3. 胸腺囊肿 …………………………………………………………………………… 595

　　4. 前纵隔胸腺瘤 ……………………………………………………………………… 597

　　5. 胸腺脂肪瘤 ………………………………………………………………………… 600

　　6. 生殖细胞瘤 ………………………………………………………………………… 603

　　7. 畸胎瘤 ……………………………………………………………………………… 607

　　8. 脂肪母细胞瘤 ……………………………………………………………………… 613

　　9. 淋巴管瘤 …………………………………………………………………………… 616

　　10. 胸内甲状腺肿 ……………………………………………………………………… 622

　　11. 淋巴瘤 ……………………………………………………………………………… 625

　　12. 支气管源性囊肿 …………………………………………………………………… 631

　　13. 肠源性囊肿 ………………………………………………………………………… 638

　　14. 神经源性肿瘤 ……………………………………………………………………… 641

　第三节　胸壁及胸腔 …………………………………………………………………… 653

　　1. 间叶性错构瘤 ……………………………………………………………………… 653

　　2. 脂肪母细胞瘤 ……………………………………………………………………… 656

　　3. 纤维性病变：隆突性皮肤纤维肉瘤 ……………………………………………… 659

　　4. 纤维性病变：韧带样型纤维瘤病 ………………………………………………… 661

　　5. 尤文肉瘤（胸壁）/原始神经外胚层肿瘤/Askin 瘤 …………………………… 665

　　6. 横纹肌肉瘤 ………………………………………………………………………… 671

　　7. 青春期乳腺巨大纤维腺瘤 ……………………………………………………………… 673

第五章　心血管系统 ………………………………………………………………………… 676
　绪　论 ………………………………………………………………………………………… 676
　第一节　心脏良性肿瘤 ……………………………………………………………………… 677
　　1. 心包囊肿 …………………………………………………………………………………… 677
　　2. 横纹肌瘤 …………………………………………………………………………………… 679
　　3. 黏液瘤 ……………………………………………………………………………………… 683
　　4. 纤维瘤 ……………………………………………………………………………………… 685
　　5. 脂肪瘤 ……………………………………………………………………………………… 687
　第二节　心脏恶性肿瘤 ……………………………………………………………………… 689
　　1. 横纹肌肉瘤 ………………………………………………………………………………… 689
　　2. 纤维肉瘤 …………………………………………………………………………………… 691
　　3. 淋巴瘤 ……………………………………………………………………………………… 692

第六章　胃肠系统 …………………………………………………………………………… 694
　绪　论 ………………………………………………………………………………………… 694
　第一节　胃部 ………………………………………………………………………………… 695
　　1. 胃息肉 ……………………………………………………………………………………… 695
　　2. 胃淋巴瘤 …………………………………………………………………………………… 698
　　3. 胃间质瘤 …………………………………………………………………………………… 700
　　4. 胃畸胎瘤 …………………………………………………………………………………… 703
　第二节　小肠 ………………………………………………………………………………… 707
　　1. 肠重复畸形 ………………………………………………………………………………… 707
　　2. 胃肠间质瘤 ………………………………………………………………………………… 712
　　3. 淋巴瘤 ……………………………………………………………………………………… 714
　　4. 小肠息肉 …………………………………………………………………………………… 720
　　5. 肠神经纤维瘤病 …………………………………………………………………………… 723
　第三节　结肠 ………………………………………………………………………………… 724
　　1. 结肠息肉、家族性结肠腺瘤性息肉病 …………………………………………………… 724
　　2. 淋巴瘤 ……………………………………………………………………………………… 725
　第四节　大网膜、肠系膜、腹腔 …………………………………………………………… 729
　　1. 淋巴管瘤 …………………………………………………………………………………… 729
　　2. 间皮囊肿 …………………………………………………………………………………… 735
　　3. 炎性肌纤维母细胞瘤 ……………………………………………………………………… 736
　　4. 促结缔组织增生性小圆细胞肿瘤 ………………………………………………………… 739
　　5. 侵袭性纤维瘤病 …………………………………………………………………………… 743

第七章　肝胆胰脾 …………………………………………………………………………… 746
　绪　论 ………………………………………………………………………………………… 746

第一节　肝脏 ··· 748

 1. 婴幼儿肝血管瘤 ··· 748

 2. 肝母细胞瘤 ·· 754

 3. 肝脏间叶错构瘤 ··· 759

 4. 未分化胚胎性肉瘤 ·· 765

 5. 局灶性结节增生 ··· 769

 6. 炎性肌纤维母细胞瘤 ··· 775

 7. 肝细胞癌 ··· 776

 8. 纤维板层肝癌 ··· 779

 9. 肝横纹肌肉瘤 ··· 781

 10. 血管平滑肌脂肪瘤 ·· 783

 11. 肝脏转移瘤 ·· 786

 12. 肝脂肪肉瘤 ·· 788

第二节　胰腺 ··· 790

 1. 胰母细胞瘤 ·· 790

 2. 胰腺实性-假乳头状瘤 ·· 794

 3. 胰岛细胞瘤 ·· 797

 4. 胰腺囊肿 ··· 800

第三节　脾脏 ··· 803

 1. 脾囊肿 ·· 803

 2. 脾脏血管瘤 ·· 805

 3. 脾淋巴管瘤 ·· 808

 4. 脾错构瘤 ··· 810

 5. 脾血管肉瘤 ·· 811

 6. 脾脏淋巴瘤和白血病 ··· 812

第四节　胆囊 ··· 817

 1. 胆道横纹肌肉瘤 ··· 817

第八章　腹膜后 ··· 820

 绪　论 ··· 820

 1. 神经母细胞瘤 ··· 825

 2. 节细胞神经母细胞瘤、节细胞神经瘤 ······················ 832

 3. 嗜铬细胞瘤 ·· 837

 4. 肾上腺皮质肿瘤（腺瘤、腺癌） ····························· 840

 5. 新生儿肾上腺出血 ·· 844

 6. 神经纤维瘤、神经鞘瘤 ·· 852

 7. 腹膜后脂肪瘤和脂肪肉瘤 ····································· 854

 8. 生殖细胞肿瘤/畸胎瘤 ·· 856

 9. 恶性外胚叶间叶瘤 ·· 864

 10. 淋巴瘤 ··· 865

第九章　泌尿生殖系统 ……………………………………………………………………… 871

　绪　论 …………………………………………………………………………………………… 871

　第一节　肾脏肿瘤 ……………………………………………………………………………… 872

　　1. 肾母细胞瘤 ………………………………………………………………………………… 872

　　2. 先天性中胚叶肾瘤 ………………………………………………………………………… 880

　　3. 肾恶性横纹肌样瘤 ………………………………………………………………………… 882

　　4. 肾透明细胞肉瘤 …………………………………………………………………………… 885

　　5. 肾脏白血病与淋巴瘤 ……………………………………………………………………… 889

　　6. 肾血管平滑肌脂肪瘤 ……………………………………………………………………… 894

　　7. 婴儿骨化性肾肿瘤 ………………………………………………………………………… 896

　　8. 后肾腺瘤 …………………………………………………………………………………… 898

　　9. 儿童囊性肾瘤 ……………………………………………………………………………… 900

　　10. 肾细胞癌 ………………………………………………………………………………… 902

　第二节　输尿管及膀胱肿瘤 …………………………………………………………………… 904

　　1. 膀胱横纹肌肉瘤 …………………………………………………………………………… 904

　　2. 膀胱纤维瘤 ………………………………………………………………………………… 909

　第三节　女性生殖系统肿瘤 …………………………………………………………………… 910

　　1. 卵巢囊肿 …………………………………………………………………………………… 910

　　2. 生殖细胞来源肿瘤(卵巢生殖细胞肿瘤) ………………………………………………… 912

　　3. 性索-间质肿瘤:颗粒细胞瘤 ……………………………………………………………… 920

　　4. 上皮源性肿瘤:浆液性囊腺瘤、黏液性囊腺瘤 …………………………………………… 923

　　5. 子宫/阴道横纹肌肉瘤 …………………………………………………………………… 925

　第四节　男性生殖系统肿瘤 …………………………………………………………………… 927

　　1. 生殖细胞肿瘤 ……………………………………………………………………………… 927

　　2. 睾丸间质细胞瘤 …………………………………………………………………………… 931

　　3. 淋巴瘤 ……………………………………………………………………………………… 933

　　4. 睾丸旁包块 ………………………………………………………………………………… 935

第十章　骨骼肌肉系统 ………………………………………………………………………… 938

　绪　论 …………………………………………………………………………………………… 938

　第一节　良性骨肿瘤和肿瘤样病变 …………………………………………………………… 939

　　1. 纤维性骨皮质缺损 ………………………………………………………………………… 939

　　2. 非骨化性纤维瘤 …………………………………………………………………………… 942

　　3. 骨囊肿 ……………………………………………………………………………………… 946

　　4. 骨纤维异常增殖症 ………………………………………………………………………… 950

　　5. 骨化性纤维瘤 ……………………………………………………………………………… 954

　　6. 朗格汉斯细胞组织细胞增生症(LCH) …………………………………………………… 956

　　7. 骨样骨瘤 …………………………………………………………………………………… 960

　　8. 骨软骨瘤 …………………………………………………………………………………… 964

9. 骨母细胞瘤 ·· 968

10. 骨瘤 ·· 971

11. 软骨母细胞瘤 ·· 972

12. 内生软骨瘤和内生软骨瘤病 ·· 975

13. 软骨黏液样纤维瘤 ·· 978

14. 神经纤维瘤病 ·· 981

15. 动脉瘤样骨囊肿 ·· 984

16. 撕脱性骨皮质不规则 ·· 987

第二节　恶性骨肿瘤 ··· 990

1. 骨肉瘤 ·· 990

2. 尤因肉瘤 ·· 996

3. 软骨肉瘤 ·· 999

4. 白血病 ·· 1001

5. 原发性骨淋巴瘤 ·· 1005

6. 骨转移瘤 ·· 1009

7. 骨纤维肉瘤 ·· 1011

8. 骨血管肉瘤 ·· 1013

第三节　良性软组织肿瘤和肿瘤样病变 ··· 1014

1. 淋巴管畸形 ·· 1014

2. 血管瘤 ·· 1017

3. 脂肪瘤 ·· 1021

4. 脂肪母细胞瘤 ·· 1023

5. 神经纤维瘤和神经鞘瘤 ·· 1025

6. 纤维母细胞/肌纤维母细胞性肿瘤 ·· 1030

7. 腱鞘巨细胞瘤 ·· 1041

8. 色素沉着绒毛结节性滑膜炎 ·· 1042

9. 滑膜骨软骨瘤病 ·· 1045

10. 滑膜囊肿 ·· 1048

第四节　恶性软组织肿瘤 ··· 1050

1. 横纹肌肉瘤 ·· 1050

2. 骨外尤因肉瘤 ·· 1055

3. 滑膜肉瘤 ·· 1058

4. 婴儿型纤维肉瘤 ·· 1061

5. 未分化多形性肉瘤 ·· 1065

6. 脂肪肉瘤 ·· 1066

7. 上皮样肉瘤 ·· 1069

8. 恶性周围神经鞘瘤 ·· 1070

儿科影像检查流程及安全管理

儿科影像检查技术在检查流程与规范上与成人近似,但儿童不是成人的缩小版,其全身组织与器官处于发育时期,生理心理及精神尚未完全成熟,与成人相比有许多不同之处。儿童期多发疾病多以先天性、遗传性及感染性疾病为主,相较成人有其局限性,因而儿科影像检查多以超声、透视、X 线平片、CT及 MR 检查为主。儿童期根据不同年龄分为新生儿期(出生后至 28 天)、婴儿期(1 周岁以内)、幼儿期(1~3 岁)、学龄前期(3~7 岁)、学龄期(7~12 岁)、青春期(12~18 岁)6 个阶段。对于年龄在学龄前期以内的患儿而言,其基本行为控制能力较弱,在检查过程中需要更多的引导,甚至需要镇静药物的作用才能使其处于静止状态,因而需要更多的检查流程。下面简述各个检查单元的检查流程。

第一节　超声检查

超声检查是利用人体对超声波的反射进行观察,是用弱超声波照射到身体上,将组织的反射波进行图像化处理的方式,使图像能够间接地反映人体器官组织的结构特点,根据其与正常组织器官特点相对照,从而对异常病变作出诊断的方法。超声检查较 X 线类检查相比,具有无放射辐射的优点。对于儿科超声检查而言,一般多用于儿童腹部、心脏、体表浅表器官或包块、血管以及新生儿头部的检查。检查流程简要介绍如下:

一、检查前的准备工作

1. 护士或导医人员认真核对申请单,包括患儿的姓名、年龄、性别、住院号、床位、检查项目、既往病史及相关的病情,与相关检查科室联系,进行预约。检查申请单应清楚无误地注明检查部位及相关的病史,为超声检查诊断提供参考。

2. 告知患儿及家长确切的检查时间及地点,检查的基本流程及注意事项,如是否需要禁食禁水、剥夺睡眠等。

3. 告知患儿家长本次检查需要的注意事项:

(1)需要空腹的检查:上腹部如肝脏、胆胰管系统、肾脏、肾上腺、腹部血管及肿块等均需要禁食后检查。根据年龄的不同,禁食时间有所不同。小于 3 个月者为 2 小时,3 个月至 1 岁者为 4 小时,1 岁至3 岁者为 6 小时,3 岁以上者通常为 8 小时,以保证胆囊胆管内胆汁充盈,并减少胃肠道食物和气体的干扰。对于腹胀或便秘的患儿,最好检查前服用促消化类药物帮助排气,也可使用开塞露或一些轻泻剂等帮助排便。

(2)需要充盈膀胱的检查:如盆腔、膀胱、输尿管下段、下腹部包块、子宫及其附件等需充盈膀胱后检查。在检查前 1~2 小时根据患儿年龄的不同喝下尽可能满足检查条件的水或饮料。

(3)需要检查过程中镇静的检查:如先天性心脏病患儿的心脏大血管检查。由于在检查过程中需要患儿的完全配合,因而对于年龄较小或自控能力较弱的患儿需要镇静药物的辅助才能完成检查。由于镇静方式及要求多样,本文将单独分列一个章节予以介绍。

二、检查中的流程及注意事项

1. 信息核对:核对患儿的基本信息及检查部位,并确认患儿是否做到空腹或憋尿等事项。

2. 体位摆放:根据患儿的检查部位协助患儿摆放好体位,暴露检查部位,对于年龄较小患儿做好安抚工作,减轻其恐惧心理。

3. 检查方法:

(1)仰卧位:患儿平静呼吸,双手上举置于头颅两侧,是用于胸腹部器官超声检查的常用体位,也是观察有无腹水,特别是腹部少量腹水的常用体位。

(2)左侧卧位:向左侧30°～90°不等卧位,上臂上举至枕后,以方便检查肝脏、胆囊、右肾及右侧肾上腺、肝门结构等。检查的同时需患儿平和呼吸以提高检查的准确性。

(3)右侧卧位:向右侧60°～90°卧位,便于检查脾脏、左肾及左侧肾上腺、胰腺尾部及脾肾血管。

(4)半卧位、坐位:患儿自主或由他人扶持坐于检查床上,双手置于身体两侧,使腹壁松弛,便于观察肥胖体型、腹腔积液、肝和胆囊位置较高及上腹部因肠气较多胰腺显示不清者。

(5)俯卧位:用于检查双肾的常用体位。

(6)膝胸卧位:用于检查胆总管远端及胆囊颈部结石或膀胱内移动性结石。

4. 检查报告的书写:检查结束后,超声医师应根据检查所见正确详细地书写检查报告,并及时送达至患者手中。对于根据超声检查不能准确得出结论的病例,应及时根据患者的其他检查结果并适时请上级医师会诊,尽可能得出检查结论。

三、检查后的注意事项交代及护理工作

1. 及时提供纸巾擦拭掉患儿皮肤上的耦合剂。

2. 让患儿于检查室外等待,并交代患儿或监护人领取报告的时间及地点。

3. 检查结束后如无其他检查,告知患儿或监护人是否可以进食或排尿以及其他禁忌证,若无其他不适,可离开检查科室。

第二节　X线检查

X线检查是利用X线透过人体后,由于人体密度的差异从而导致透过人体的X线产生不同程度的吸收和衰减,使人体内部结构在胶片或荧光屏上显示黑阶不同的影像,间接反映人体组织和器官的解剖结构和生理病理特点以达到诊断疾病的目的。检查方式就儿科而言通常有X线平片摄影、X线透视及X线造影检查等。

一、X线平片摄影检查

X线平片摄影是儿童疾病最常见的诊断方式,凡是具有天然对比度及可以造成人工对比的组织和器官都可应用X线检查。如胸部疾病、腹部疾病(肠梗阻、穿孔等)、骨骼系统疾病及各种异物结石等,可通过直接或间接影像得出诊断。一般无禁忌证,但危重患儿应等待病情稳定后方可进行,对于严重外伤患儿应注意检查过程中严防二次搬动伤害。检查流程如下:

1. 检查前流程:门诊或住院患儿持检查申请单到放射科登记取号,然后持取号单在患者等待区等

待检查。

2. 检查程序：

（1）按照取号顺序，依次进入检查室进行检查。

（2）检查人员认真阅读申请单，核实患儿信息，了解患儿的一般病史及检查项目。

（3）去除患儿身上照射野内的金属不透光物或可能产生异物影的其他物品。

（4）按照检查项目的要求合理摆放患儿体位，无关检查部位做好防护。

（5）根据患儿体型及检查部位选择合适的检查参数。

（6）曝光，技师对平片进行初步测评，满足诊断条件后嘱咐患儿检查结束。

（7）告知患儿或监护人领取报告的时间及地点。

3. 检查注意事项：对于一般患儿而言，检查结束后即可离开检查室。对于危重患儿需及时交代注意事项，防止检查结束后至回到病房前这一时间段内发生危险。

二、X线透视检查

X线透视检查适用范围较广，肺部、胸膜、纵隔、心脏及大血管病变；四肢骨的骨折、脱位及复位；肢体软组织内或体腔内异物、食管及胃肠道内不透光异物的取出；胃肠道疾病如胃肠道穿孔、肠梗阻等；泌尿系统大结石的取出等。对于儿科而言，透视由于其辐射剂量较大的缺点，应用范围较成人窄。一般用于气管及支气管异物的检查。检查流程如下：

1. 检查前流程：门诊或住院患儿持检查申请单到放射科登记取号，然后持取号单在患者等待区等待检查。

2. 检查程序：

（1）认真阅读申请单，核实患儿信息，了解患儿的一般病史及检查要求。

（2）去除患儿身上照射野内的金属不透光物或可能产生异物影的其他物品。

（3）合理摆放患儿体位，注意X线防护，使用遮光器控制照射野。

（4）全面系统多方位、多角度地观察患儿。

（5）透视结束后，尽可能得出透视结果或意见。

3. 检查注意事项：儿童透视检查多口服钡剂以造成人工对比度来观察周围组织的影像以诊断疾病或异常，所以在检查结束后应叮嘱患者清洁口腔，多饮水，多食用富含高纤维的食物，以加速钡剂的排放。告知患儿或监护人近次排便颜色为白色，以免引起患儿紧张，如出现排便困难应及时使用缓泻剂或灌肠以促进排便。

三、X线造影检查

X线造影检查在儿科中应用广泛，包括食管造影检查、胃及十二指肠造影检查、下消化道造影检查、结肠钡剂常规灌肠造影检查、全消化道造影检查、静脉肾盂造影检查、膀胱造影检查、泪道造影检查等。造影剂多选用钡剂或含碘对比剂。下面以全消化道造影为例，简要介绍检查流程：

1. 检查预约：由于X线造影检查属于特殊检查，不能如平片那样做到随到随做。加之其年龄特殊性，在检查过程中不能如成人一样配合各种要求，因而预约就显得尤为重要。预约流程大体分为检查时间的确定和注意事项的交待。南京医科大学附属儿童医院依年龄不同做出如下进水禁食时间：小于3个月者为2小时，3个月至1岁者为3小时，1岁至3岁者为4小时，3岁以上者为6小时。

预约时，预约人员对患儿家长的交代工作对检查能否成功至关重要。预约人员应叮嘱家长仔细阅读预约时间与注意事项，务必做到检查时间一致、禁食禁水时间一致。预约人员与家长均在检查预约单上签字,务必明确双方已尽到告知与知晓的义务。

2. 检查程序:

(1) 仔细阅读申请单,认真核对患儿的姓名、性别、年龄等,了解病史及检查要求。

(2) 去除检查部位不透光异物影,如金属纽扣、拉链及膏药敷料等。

(3) 检查前 30 分钟至 1 小时不等服用造影剂,多角度观察消化道内造影剂形态。每间隔一段时间观察小肠各段,直至造影剂充盈回肠末端,到达盲肠、结肠、直肠为止。

3. 注意事项:

(1) 进行透视检查前,去除检查部位体外金属异物和不透 X 光的异物,以避免遮挡检查部位,造成误诊漏诊。

(2) 尽量穿戴棉质、无金属异物及宽松易穿脱的衣物。

(3) 告知患儿或其监护人在检查进行时应尽量听从检查医生的指令,配合医生检查。

(4) 告知检查室内检查患儿以及检查室外等候检查患儿及其监护人不得随意开关检查室门,以免 X 线泄露造成无关人员受到辐射危害。

(5) 对于口服或直肠内注入含碘对比剂的患儿,应离开检查室到留观室观察一段时间后方可离开,以防过敏反应的发生。

第三节　CT/MRI 检查

CT 是用 X 线束对人体某部位一定厚度的层面进行扫描,由探测器接受透过该层面的 X 线,转变为可见光后,由光信号转换为电信号,再经模数转换器转换为数字信号,输入计算机处理,形成黑白不同灰度的小方块,构成 CT 图像。由于其超高的分辨率及三维重建能力,可以多方位清晰地观察病变部位的结构特点,在临床疾病诊断中应用愈加广泛。普遍应用于头面部、胸腹部、四肢骨骼、软组织系统及脉管系统的各类疾病的诊断。MRI 检查和 CT 检查流程上类似。本文以儿童心脏检查为例简要介绍 CT/MRI 检查流程。

儿童心脏大血管 CT 检查流程大体可分为检查预约、检查前准备、检查实施及检查后观察 4 个阶段。

1. 检查预约:由于心脏大血管 CT 检查属于特殊检查,不能如平扫那样做到随到随做。加之其年龄特殊性,在检查过程中不能如成人一样配合放射技师的各种要求,因而预约就显得尤为重要。预约流程大体分为检查时间的确定和注意事项的交待。为保证检查期间患儿的配合程度,对 5 岁(或 6 岁,视患儿情况而定)实施水合氯醛口服或直肠内给药镇静后检查。水合氯醛是儿科最常用的镇静药物,其用量为 1 mL/kg(规格为 0.5 g∶10 mL),总量不超过 20 mL。

在实践过程中发现,给药前剥夺患儿一段时间的睡眠其效果更佳。对此,根据患儿年龄不同采取以下不同程度的睡眠剥夺。小于 3 个月者为 2 小时,3 个月至 1 岁者为 4 小时,1 岁至 3 岁者为 6 小时,3 岁以上者通常为 8 小时。对于年龄较大、水合氯醛不起作用者或年龄较大智力低下不能配合者则采取与麻醉科联合使用静脉推注麻醉药物镇静后检查。

镇静后患儿由于其咽喉及贲门部肌肉松弛,其胃内容物较易反流及呕吐,其镇静状态决定患儿不能使呕吐物顺利流出,极易造成吸入性肺炎甚至窒息,因而在口服水合氯醛前需要禁食禁水。对此依年龄不同做出如下禁食禁水时间:小于 3 个月者为 2 小时,3 个月至 1 岁者为 3 小时,1 岁至 3 岁者为 4 小时,3 岁以上者为 6 小时。

预约时,预约人员对患儿家长的交代工作对检查能否成功至关重要。预约人员叮嘱家长仔细阅读预约时间与注意事项,务必做到检查时间一致、禁食禁水时间一致,剥夺睡眠时间一致等"三一致"。预约人员与家长均在检查预约单上签字,务必明确双方已尽到告知与知晓的义务。

2. 扫描前准备:

(1) 当班护士巡视科室急救箱,确保急救药品及设备完善整齐,以确保患儿过敏反应后能够得到及时的抢救治疗。

(2) 患儿到 CT 注射室安置静脉留置针,由当班护士完成。根据患儿年龄不同采用不同型号的留置针,注入留置针后确保其通畅。

(3) 家长到登记台进行检查登记工作,登记人员确认患儿是否做到"三一致",严格做到者依据检查时间安排镇静,不足者适当顺延。严格检查患儿家长或监护人是否签署增强检查知情同意书。

(4) 由科室导医合理安排患儿镇静时间。对于年龄较小不能自主行走患儿需家长横抱于怀中,直至深度睡眠;较大可自行行走患儿,给药后同样需家长怀抱,不可放任其行走,以防药效作用导致其摔倒造成伤害。导医需反复交代家长务必使其明白利害关系。

3. 扫描检查实施:检查前,放射技师根据科室检查规章"三查七对"患儿情况,阅读患儿病例,了解患儿的一般情况,记录患儿体重。

(1) 将镇静睡眠中(或清醒)患儿置于检查床适当位置,将患儿双手上举置于头颅两侧,去除金属异物仰卧于检查床上,头先进或脚先进。防护好患儿无关检查部位。

(2) 患儿适当位置安置心电监控电极,连接心电监护仪。高压注射器接入造影剂,并连接静脉留置针。

(3) 将检查床升降至适当高度,合理设置患儿进床位置,做好检查前准备。

(4) 根据患儿体型设置适当检查参数与高压注射器参数,开始检查。

(5) 检查过程中嘱患儿家长时刻观察患儿呼吸及口唇变化情况。家长手部置于患儿双股位置,以确保患儿检查中不发生跌落。

4. 检查后观察:患儿年龄小无法自行控制,需家长的高度观察与配合,检查后质量控制至关重要。一般采取以下措施:

(1) 检查后保留静脉留置针至少 30 分钟,保证静脉通路通畅,确保患儿发生造影剂迟发性过敏反应能够及时得到救治。

(2) 镇静患儿检查后需在留观室观察,直至完全苏醒后方可离开。

(3) 离开留观室前,护士需具体交代具体注意事项,如时刻注意患儿口唇及皮肤变化情况以及精神状态变化,以防止迟发性过敏反应的发生,确保患儿检查后的医疗安全。

第四节　患儿镇静基本要求和方法

学龄前患儿行 CT/MR 检查时由于其心理行为的未成熟性特征,往往不能有效地完成整个检查过程,因此镇静工作尤其重要。镇静常用药物为水合氯醛合剂,口服或保留灌肠。镇静流程大体分镇静前准备、镇静操作及镇静后观察 3 个方面。

1. 镇静前准备:

(1) 核对信息:核对患儿的姓名、性别、年龄,住院患儿核对其腕带上的信息是否与申请单上信息一致。

（2）患儿评估：仔细阅读申请单，再次核对患儿信息，观察患儿生命体征，了解患儿现病史、既往史、镇静史。测量患儿体重，咨询镇静前禁食情况、用药情况。

（3）禁食要求：为防止患儿呛咳引起窒息发生，严格控制患儿禁食状况。小于 3 个月者为 2 小时，3 个月至 1 岁者为 3 小时，1 岁至 3 岁者为 4 小时，3 岁以上者为 6 小时。

（4）睡眠要求：根据患儿年龄不同采取以下不同程度的睡眠剥夺。小于 3 个月者为 2 小时，3 个月至 1 岁者为 4 小时，1 岁至 3 岁者为 6 小时，3 岁以上者通常为 8 小时。

（5）剂量要求：小剂量液体药物应尽量准确量取，避免超量导致患儿剂量中毒或者不足量而镇静效果不足影响检查。

（6）用物准备：吸管、汤匙、喂药器等。

（7）抢救药物及物品：应尽量配置齐全各种急救物品及药品，必须能够保证发生危险时能够得到及时有效的救治。

2. 镇静方法：

（1）口服喂药方法：喂药时患儿要处于清醒安静的状态，对于有行为自理能力的患儿，可由患儿自行将镇静药物服下。对于婴幼儿，可由护士抱起或抬高其头部，用吸管或喂药器将药物由患儿口角处缓慢喂入，注意观察患儿的吞咽动作防止呛咳。

（2）灌肠：患儿左侧卧位，垫高臀部，润滑肛管前端，将肛管由肛门轻轻插入适当距离，缓缓推入药物，待肛管撤出后，轻轻夹住患儿臀部 5 分钟，尽量保持药物在直肠内 30 分钟。

（3）静脉推注：由麻醉医师负责操作，做好心电监控工作，由静脉留置针缓缓推入麻醉药物，检查过程中要密切监控观察患儿情况，做好记录。

3. 镇静检查结束后观察：检查结束后叮嘱患儿家长至留观室观察，待患儿清醒后，评估无不良反应后方可离开，并告知家长注意事项确保医疗安全。

第五节　放射检查过程的安全管理

放射检查的安全管理主要是指造影剂不良反应的安全管理、放射辐射的安全防护管理及各种突发事件的应急处理。

一、造影剂不良反应的安全管理

1. CT 增强对比剂：碘对比剂：碘对比剂的主要成分是碘，分子量比较大，X 线穿透能力较弱，因此在 X 线检查中口服或静脉、动脉或管腔内注入后与周围组织产生对比，从而协助对疾病做出诊断。碘对比剂为三碘苯环衍生物，分子结构非常稳定；苯环结构具有多个有效侧链结合点，提供了不断改进整分子结构、亲水性能和降低毒性反应的可能性。

（1）对比剂的分类：按化学结构分类：离子型对比剂；非离子型对比剂。

按分子结构分类：离子型单聚体对比剂；离子型二聚体对比剂；非离子型单聚体对比剂；非离子型二聚体对比剂。

按渗透压分类：高渗性对比剂；等渗性对比剂；低渗性对比剂。

（2）应用范围：血管内应用：CT 增强、静脉造影、动脉造影、数字减影血管造影。

血管外应用：窦道或瘘道造影，其他体腔造影如关节腔造影、胆道造影、逆行胆胰管造影及口服消化道造影。

（3）给药途径：静脉内团注：将造影剂装入高压注射器，并按照一定的注射速度快速注入静脉，在静脉血管腔内形成对比剂团，对比剂团经血液循环大量进入靶器官的供血动脉时进行扫描，或在特定时间扫描以获取靶器官的血供情况。

动脉注射：数字减影血管造影的常见给药方式，适用于全身各血管的造影检查，具有给药速度快、显影清楚、高对比度的特点。

体腔造影：口服，或经过人工或病理或自然通道注入对比剂。如关节造影、瘘道造影及膀胱造影等。

（4）使用原则：严格按照产品说明书确定的剂量范围及使用范围。

对比剂的使用时间间隔：肾功能正常或中度降低的患儿给药后 4 小时，碘对比剂的排泄率达到 75%。2 次碘对比剂注射的间隔应大于 4 小时；肾功能重度降低的患儿，2 次碘对比剂注射的时间间隔应大于 48 小时；接受透析的患儿如果有残余肾功能，时间间隔至少应 48 小时。

（5）碘对比剂的禁忌证：曾经有严重碘过敏史患儿禁用；甲状腺功能亢进未治愈患儿不能使用含碘对比剂；甲亢患儿正在治疗者使用碘对比剂应咨询医师建议，经医师同意使用后应按照最小剂量使用，使用后应密切观察患儿情况；支气管哮喘患儿禁用；注射碘对比剂 2 个月内应避免甲状腺核素碘显像的检查。

（6）碘对比剂过敏反应及处理：轻度反应：一般表现为恶心、轻度呕吐、头痛头晕、皮肤瘙痒、轻度荨麻疹等。轻度过敏反应一般不需要用药。如患儿恶心，嘱咐其深呼吸，症状即可缓解。皮疹、荨麻疹出现时，遵医嘱静脉推注地塞米松 10 mg 或使用苯海拉明 25 mg 肌注，或口服抗组胺类药物。注意休息，多饮水，密切观察半小时无异常方可离开。

中度反应：胸闷气短、呕吐剧烈、大片皮疹、颜面部水肿、呼吸困难、声音嘶哑等。遵医嘱即刻给予地塞米松 10 mg 静脉推注，同时给予生理盐水或 5% 葡萄糖注射液静脉滴注，检测血压、脉搏、呼吸，给予吸氧；若病情需要，可皮下注射肾上腺素 1 mg，待病情稳定后，送往急诊观察室继续留观。

重度反应：呼吸衰竭：喉与支气管痉挛、呼吸困难、并发肺水肿；循环衰竭：血压下降、脉搏细速、意识模糊、知觉丧失、心脏骤停；过敏性休克：面色苍白、四肢青紫、发冷、呼吸困难、肌肉痉挛、血压下降、心跳停止、意识丧失、惊厥等，立即开展心肺复苏，必要时行气管插管。密切监测血压、脉搏、呼吸，并立即联系急诊医师到场。重新建立静脉通路，遵医嘱地塞米松 10 mg 静脉推注，肾上腺素 1 mg、多巴胺 100 mg 静脉推注，协助医师行气管插管术，紧急送往抢救室抢救。

迟发性过敏反应：表现为颜面部肿胀，全身皮疹样改变。多为轻中度反应，症状较轻可居家观察，如自觉严重，应及时就医。

2. MR 增强对比剂：钆对比剂：MR 对比剂中，目前应用最广泛的为 Gd-DTPA，主要构成为二乙三胺五乙酸钆。MR 对比剂本身不产生信号，信号来源于氢原子核。MR 对比剂通过缩短周围质子的弛豫时间，间接改变了质子所产生的信号强度，提高人体正常组织结构和病变之间的对比度，从而更好地对疾病做出诊断。

（1）对比剂的分类：根据细胞内外分布分类：细胞内对比剂，细胞外对比剂。

根据磁敏感性的不同分类：抗磁性对比剂、顺磁性对比剂、超顺磁性对比剂及铁磁性对比剂。

根据对组织特异性的不同分类：肝特异性对比剂、淋巴结对比剂、血池对比剂及其他特异性对比剂，如胰腺、肾上腺对比剂。

（2）应用范围：中枢神经系统、胸腹部及四肢等人体脏器及组织的增强检查，增强 MR 血管造影，灌注成像。

（3）给药方法：静脉内使用：通过手背静脉或肘静脉快速注入造影剂，随后注入少量生理盐水，以防止静脉炎发生。

胃肠道内使用:铁类对比剂。

(4)使用原则:严格按照产品说明书确定的剂量范围及使用范围;对于肾功能不全患儿需谨慎使用钆对比剂,非必须时尽量选择其他可替代的检查方式,如必须使用钆对比剂则使用可满足诊断的最小剂量。建议需要血液透析的患儿,使用钆对比剂 3 小时内进行血液透析,有条件者 24 小时内二次血透。

(5)钆对比剂的禁忌证:对钆对比剂过敏者。

(6)钆对比剂过敏反应及处理:非变态反应:头昏、头痛、恶心呕吐、味觉改变、静脉炎等,可自行缓解。

轻度变态反应:皮肤潮红、皮疹等。轻度过敏反应一般不需要用药。如患儿恶心,嘱咐其深呼吸,症状即可缓解。皮疹、荨麻疹出现时,遵医嘱静脉推注地塞米松 10 mg 或使用苯海拉明 25 mg 肌注,或口服抗组胺类药物。注意休息,多饮水,密切观察半小时无异常方可离开。

中度变态反应:胸闷,呼吸急促等。遵医嘱即刻给予地塞米松 10 mg 静脉推注,同时给予生理盐水或 5% 葡萄糖注射液静脉滴注;或 5%~10% 葡萄糖盐水 100 mL+氢化可的松 100 mg 静脉滴注;检测血压、脉搏、呼吸,给予吸氧;若病情需要,可皮下注射肾上腺素 1 mg;怀疑轻度喉头水肿,可用地塞米松 5 mg、肾上腺素 1 mg 做喉头喷雾。待病情稳定后,送往急诊观察室继续留观。

重度变态反应:非常罕见,主要表现为呼吸抑制、血压下降、喉头水肿、休克甚至死亡。首选 0.1% 肾上腺素 0.5~1 mg 立刻肌内或皮下注射;心脏骤停者即可心脏按压与医生配合进行心肺复苏;重新建立静脉通道,遵医嘱即刻给予地塞米松 10 mg 静脉推注,肾上腺素 1 mg、多巴胺 100 mg 静脉推注;检测血压、脉搏、呼吸,即可通知急诊医师到场;必要时行气管插管、气管切开术,或辅助人工呼吸;待病情稳定后,送往急诊观察室继续抢救治疗。

3. 胃肠道对比剂:硫酸钡、碘水及气体:钡剂或碘剂原子序数较大,对 X 线吸收较为明显,在消化系统造影检查中,可明显增加局部组织的影像对比度,有利于发现异常或病变,有利于病变的早期诊断及小病灶的检出。

(1)种类及特性:硫酸钡:是最常用的胃肠道对比剂,是一种阳性对比剂,具有原子序数大、密度高、化学性质稳定的特点。不易被 X 线穿透,在胃肠道内可与周围组织形成明显对比,显影清楚。使用方式多样,可口服可灌肠,且不被人体所吸收,几乎无任何不良反应。

碘剂:与硫酸钡相比较,碘剂在胃肠道内与周围组织的对比不佳,但相较与硫酸钡之口感及易排泄性较好,多用于术后吞咽困难、肠道梗阻及较小婴幼儿。

气体:使用空气作为对比剂进行胃肠道检查时,一般与硫酸钡合用,进行气-钡双重对比造影。

(2)应用范围:X 线检查:食管、十二指肠、小肠及结肠的对比剂及气-钡双对比造影检查。

CT 检查:胃肠道 CT 检查(需要产品说明书标注其适用证)。

(3)给药方法:一般使用直接口服法或使用肛管注入法。

(4)使用原则:严格按照产品说明书确定的剂量范围及使用范围。对于急性胃、十二指肠出血,习惯性便秘、结肠梗阻、巨结肠、重型溃疡性结肠炎患儿需慎重使用。对于新生儿及低龄儿童应尽量以最低剂量使用。

(5)钡类对比剂适应禁忌症:有使用钡剂不良反应既往史;急性胃肠道穿孔;食管气管瘘;疑有先天性食管闭锁;近期内有食管静脉破裂大出血;咽麻痹;肠道梗阻。

(6)使用钡剂注意事项:钡剂检查前 3 天禁用铋剂及钙剂。

(7)碘水的使用证:食管气管瘘;胃肠排空缓慢;胃肠道术后复查。

(8)碘水的禁忌证:同含碘对比剂。

(9)钡剂不良反应及处理:过敏反应:主要表现为皮肤瘙痒、风疹、荨麻疹、眼睑及口唇水肿、腹部不适等,其发生与对羟基苯甲酸酯有关。症状一般较轻微,可自行消失,严重时对症处理。对于有过敏史尤其是哮喘病史者,检查前可给予抗组胺类药物以预防。

穿孔:钡剂溢入腹腔、腹膜外或腹膜内及结肠壁内是可引起感染,还可能进入静脉引起严重后果,甚至死亡。其发生与胃肠腔壁过于薄弱,或者检查时钡剂推入压力过大有关。一旦发生,要积极抗休克、抗感染,手术或外科紧急治疗。对于胃肠壁由于病变而薄弱患儿,注意不要因内压过高而使胃肠腔过于扩张。

梗阻或堵塞:主要表现为腹胀、腹痛、排气排便减少等。胃肠道钡剂造影后钡剂在结肠内形成干燥硬结的固体,难以排出体外而堵塞肠道。主要处理方式为服用轻泻剂或者清洁灌肠。有明确肠道梗阻患儿禁止吞钡或行钡剂灌肠检查。

钡剂吸入气道:表现为呼吸困难、咳嗽等,严重者可阻塞气道导致窒息甚至死亡。被检查者吞咽功能紊乱、吞咽时体位不当或者吞咽时咳嗽、哭闹、气管食管瘘等皆可导致此类事情的发生。发生后,鼓励患儿用力咳嗽,必要时协助患儿将钡剂吸出,严重者积极进行救治。对于吞咽功能紊乱患儿应避免卧位吞钡剂,较小患儿尽量在情绪较为稳定时检查。气管食管瘘患儿或幼小儿改用水溶性碘剂,禁用钡剂。

钡剂进入静脉系统:严重者钡剂微粒可经门脉系统进入心肺等处,危及患儿的生命。主要原因与肠黏膜破损、灌肠压力过高、导管插入不当等有关。一旦发现,立即采取右侧卧位,头高脚低以减少钡剂微粒进入心肺。此类反应虽然很少发生,但后果较严重。因此,使用对比剂前要严格评估,严格掌握适应证。

二、放射辐射的安全防护管理

1. 事故发生后当事人应立刻通知同工作场所的工作人员离开并及时上报卫生行政部门。

2. 应急处理领导小组召集专业人员根据具体情况迅速制订事故处理方案。

3. 事故处理必须在单位负责人的领导下、有经验的工作人员和卫生防护人员的参与下进行。未取得防护检测人员的允许不得进入事故区。

4. 各种事故处理以后组织有关人员进行讨论分析事故发生原因,从中吸取经验教训,采取措施防止类似事故重复发生。凡严重或重大的事故应向上级主管部门报告。

5. 放射科主任负责辐射损伤处理的全面协调领导工作,科室人员根据相关规范做好个人防护检查及其他工作,积极有效做好紧急处理工作。

三、各种突发事件的应急处理

1. 患者检查中发生坠床、跌伤应急预案:

(1)在检查前技师要明确告知患儿或监护人在检查过程中应注意的事项和看护要求,在检查中发现检查患儿或监护人员出现易诱发坠床的不恰行为时,及时告知,必要时终止检查。

(2)一旦患儿不慎坠床或跌倒,技师应立刻到患儿身边,避免随意搬动患儿,并通知科室在班医师和急诊医师,迅速查看全身状况和局部受伤情况,初步判断有无危及生命的症状、骨折或肌肉、韧带损伤等情况。

(3)配合医师对患儿进行检查,根据伤情采取必要的现场急救及应急措施,协助急诊医师将患儿转入急诊病房,并及时报告科室相关负责人。

(4)视情节轻重决定是否填写"临床医疗不良事件",报备医务处。

(5)坠床或跌倒发生后,要及时认真记录患儿坠床或跌倒的过程及整个应急处理过程,妥善保管好相关记录,不得擅自涂改、销毁,以备鉴定所需。然后组织科室人员进行讨论,以提高认识、吸取经验、改进工作、确定性质,提出处理意见。

2. 磁共振检查磁场异物安全防护:

(1) 磁共振室护士及技师必须经过岗前培训方可上岗。

(2) 制订安全检查流程,严格按照流程进行操作。

(3) 被检查者或其监护人需签署核磁共振检查知情同意书,在未确定检查者可以安全进行 MR 扫描的情况下,严禁进行检查。

(4) 进入检查室的患儿及其监护人,务必去除手机、磁卡、钥匙、手表、打火机等金属物品。有条件的医院需装置安检门,确保金属物品不能带入检查室。

(5) 严禁将各类大型金属物品放入检查室,以防吸入磁体造成严重设备损害及人身伤害。

(6) 体内有任何电子装置(如心脏起搏器、胰岛素枪等)的患儿及监护人严禁进入检查室。

(7) 体内有金属植入物的患儿检查前需向检查人员交代其具体内容物,确认无误后方可进入检查。

第一章　中枢神经系统

绪　论

经过近几十年的发展,目前影像检查在儿童中枢神经系统肿瘤的诊断与临床随访中应用已非常普遍,尤其是 CT 和 MR 具有不可替代的重要作用。影像技术学的迅速发展,清晰的断层影像、各种先进的后处理技术、不同类别图像的融合,3D 图像的发展,跨学科的医工协作等,不仅让我们影像科医师能够更好地理解儿童中枢神经系统的功能、解剖,更容易显示病变,提供更准确的诊断。同时随着精准医学的发展,高端影像技术也不再是放射医师们的专属,临床医师在治疗上已经越来越依赖于影像的导向引领。

儿童和成人相比,各器官及组织无论在解剖还是在功能上皆不尽相同,因此我们进行儿童中枢神经系统疾病的影像诊断时,一定要掌握胎儿期不同胎龄、儿童期不同年龄段的脑发育正常表现,深刻理解其演变发育规律和各种变异表现。只有掌握正常,才能准确识别异常,这对儿科影像医师来说非常重要。

2021 年发布的第五版世界卫生组织(WHO)中枢神经系统肿瘤分类(CNS5)对脑肿瘤分类法作出重大变更,强调了分子诊断特征。这样就产生了包含分子生物标志物和传统分类(组织学、超微结构和免疫组化特征)的混合命名法。变更内容十分广泛,在非专科医师(和部分专科医师)看来可能只是简单的重新命名,但这些变更反映了基于遗传特征确定诊断类别的趋势,遗传特征在许多情况下会驱动预后并提示潜在治疗靶点。

新系统引入了 22 种独特的肿瘤类型,其中许多包含特定的分子改变。一些名称相当冗长,如"弥漫性儿童型高级别胶质瘤,H3 野生型和 IDH 野生型"及"松果体区促结缔组织增生性黏液样瘤,SMARCB1 突变型",在很多发展中国家,分子谱分析尚未广泛普及,即使具备条件,外显子组和基因组测序也需要数周时间,而治疗可能需要在建立分子诊断之前启动。期待大家了解儿童脑肿瘤的发生和行为,并将这些新知识应用于临床实践,但目前尚有一定难度。

儿童中枢神经系统肿瘤属于常见的实体瘤,幕上肿瘤在 3 岁以下和 10 岁以后的婴儿和儿童中更常见,而 4 至 10 岁之间幕下肿瘤更常见。年龄较小的儿童具有较高的胚胎起源肿瘤的发病率,例如髓母细胞瘤或非典型畸胎瘤/横纹肌样肿瘤(AT/RT),而年龄较大的患者往往具有胶质起源的肿瘤。本章按解剖定位对肿瘤进行分类,有助于进行鉴别诊断,每一节包括常见肿瘤和部分少见肿瘤,每一病种从流行病学、主要表现、病理、影像学表现等几个方面进行介绍,概况其诊断要点,简要列出主要的鉴别诊断,并附有图例阐述该病的影像学表现。

中枢神经系统(CNS)是约 20% 的小儿癌症的起源地。中枢神经系统肿瘤是仅次于白血病的第二大最常见的儿童期肿瘤。小儿中枢神经系统恶性肿瘤的总体 5 年生存率为 70%。15 岁以下儿童的脑瘤患病率约为每 10 万人中有 2.4 人。儿童的高级别中枢神经系统肿瘤(WHO 3 级以上)包括:胚胎性肿瘤(旧称 PNET)、恶性生殖细胞肿瘤、3/4 级星形细胞瘤、白血病/淋巴瘤和转移性疾病。低度肿瘤(WHO≤2 级)包括：毛细胞星形细胞瘤、低级别星形细胞瘤、生殖细胞瘤、颅咽管瘤、脑膜瘤、神经节胶质瘤和室管膜瘤等。

在婴幼儿中,幕上肿瘤比后颅窝肿瘤更为常见。在这个年龄组中最常见的幕上病变是星形细胞瘤、室管膜瘤和胚胎性肿瘤。新生儿脑肿瘤很少见,最常见的类型是畸胎瘤、胚胎性肿瘤、星形细胞瘤和脉络丛乳头状瘤。在 4 至 11 岁的儿童中,幕下肿瘤占主导地位。幕上和后颅窝肿瘤的发生率在 11 岁以上的儿童中大致相等。

幼儿颅内肿瘤的临床表现包括进行性大头畸形、恶心、呕吐和嗜睡。这些儿童的恶心和呕吐有时会误诊为胃肠系统疾病。大一点儿童的常见表现包括头痛、恶心和呕吐、头晕、视力障碍和局灶性神经系统症状,例如颅神经麻痹、共济失调和偏瘫。患有大脑半球占位的儿童患者发生癫痫的比例为 40%～75%。内分泌功能障碍可能与下丘脑或垂体病变有关,包括：尿崩症、发育延迟或性早熟。

MR 是大多数脑肿瘤的首选影像学检查。CT 常作为非特异性症状的低成本筛查技术。CT 的优势在于确认肿瘤中的钙化或评估颅骨骨质破坏。脑肿瘤的 MR 检查序列常规应包括弥散加权和对比增强图像。MR 血管造影和波谱检查对部分特定患儿很重要。通常,高级别脑肿瘤倾向于在扩散加权和表观扩散系数(ADC)图像上显示扩散受限,而低级别肿瘤通常无扩散障碍。手术切除脑肿瘤后,在手术 72 小时内进行基线 MR 检查通常有助于检测残留的肿瘤。切除腔边缘处通常有薄的增强边缘,尤其是术后 24 小时内,多由于术后血脑屏障破坏所致,通常不代表残留的肿瘤。而此时的结节性增强需考虑可疑残留肿瘤。手术后 1 至 2 周的影像学表现欠佳,因为此时通常已发展为反应性结节增强,这种非肿瘤性结节性增强通常在约 6 周后下降,但可以持续 12 个月或更长时间。术后基线 MR 检查中发现的切除边缘附近扩散受限的区域通常也代表手术改变而不是残留的肿瘤。

鉴于此类肿瘤的种类繁多,新分类方案又很复杂,本章仅讨论最常见和最具代表性的类型。

以下为儿童肿瘤分布表与儿童幕下肿瘤思维流程图。

0～14 岁儿童肿瘤分布

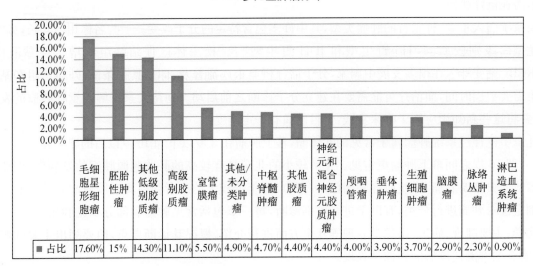

	毛细胞星形细胞瘤	胚胎性肿瘤	其他低级别胶质瘤	高级别胶质瘤	室管膜瘤	其他/未分类肿瘤	中枢脊髓肿瘤	其他胶质瘤	神经元和混合神经元胶质肿瘤	颅咽管瘤	垂体肿瘤	生殖细胞肿瘤	脑膜瘤	脉络丛肿瘤	淋巴造血系统肿瘤
■占比	17.60%	15%	14.30%	11.10%	5.50%	4.90%	4.70%	4.40%	4.40%	4.00%	3.90%	3.70%	2.90%	2.30%	0.90%

儿童幕下脑肿瘤思维流程图

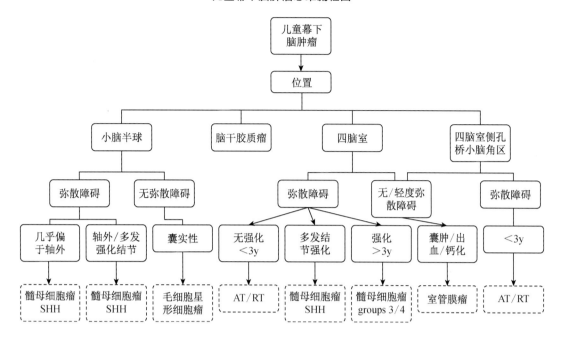

第一节　幕上肿瘤

1. 星形细胞瘤

【临床概述】

流行病学：

星形细胞瘤（astrocytoma）为最常见的原发性脑肿瘤，约占 60%。星形细胞瘤有很多组织学类型和亚型，其生物学行为从良性、局限性的肿瘤，如毛细胞星形细胞瘤（pilocytic astrocytoma，PA）和室管膜下巨细胞星形细胞瘤（subependymal giant cell astrocytoma，SGCA），到高度恶性、弥漫性浸润的胶质母细胞瘤（glioblastoma，GBM）。两种局限性星形细胞瘤（PA 和 SGCA）被定为 WHO 1 级肿瘤。患者年龄对星形细胞瘤的类型和位置有很大影响。例如，弥漫性星形细胞瘤在成人的大脑半球和儿童的脑干中最为常见（50% 的脑干"胶质瘤"是低级别星形细胞瘤）。PA 是儿童和青少年常见的肿瘤，常见于小脑和第三脑室周围，但很少发生在大脑半球。PA 在儿童多见于幕下（详见幕下肿瘤章节），SGCA 见于脑室内（详见脑室内肿瘤章节），本节不再赘述。胶质母细胞瘤亦另外分节阐述。

间变性星形细胞瘤已经成为一个历史术语，用于表示组织学Ⅲ级弥漫性星形细胞肿瘤（不考虑分子标志物），自 WHO 中枢神经系统肿瘤分类第 5 版（2021 年）起，该术语已被删除，不再被视为一个单独的实体。

2021 年第五版世界卫生组织中枢神经系统肿瘤分类（WHO CNS5）中，将弥漫性星形细胞瘤分为：弥漫性星形细胞瘤，伴 MYB 或 MYBL1 改变，WHO 1 级和星形细胞瘤，IDH 突变型，WHO 2~4 级。弥漫性星形细胞瘤在肿瘤和正常大脑之间没有明显的边界，尽管肿瘤在影像学上可能看起来相对有边界。肿块可发生于大脑半球任何部位，肿瘤主要位于白质内，额颞叶多见，顶叶次之，可累及两个脑叶，甚至沿胼胝体越过中线侵犯对侧大脑半球，亦可见于脑干部位，儿童并不少见。WHO CNS5 强调最新分级方式采用阿拉伯数字进行分级,本节采用最新分级方式,主要阐述弥漫性低级别星形细胞瘤及高级别星形细胞瘤。

主要表现:

临床表现多样,取决于肿块部位、大小及其周围组织受侵犯情况,占位效应可导致神经定位体征及颅内高压症状,可表现为癫痫、头痛、呕吐、偏瘫、肌力下降、肢体活动障碍、视盘水肿、视野改变及复视等症状。预后与肿瘤分级分型存在较大关系,一般情况下级别越高预后越差,3级平均存活2年。

〖病理〗

产生于分化的星形胶质细胞或星形胶质前体细胞,星形细胞肿瘤的特点是细胞分化程度高,生长缓慢,对邻近结构的弥漫性浸润。高级别星形细胞瘤通常由低级别星形细胞瘤进展而来(75%)。肿瘤呈暗红色组织,边界不清,血供丰富,质地软韧不一。显微镜下可见肿瘤细胞呈弥漫状分布,细胞核深染,呈圆形或椭圆形,未见细胞核分裂,细胞间质可见丰富胶质纤维。免疫组织化学染色示:细胞表现出 GFAP(+),Ki67(+),S-100(+)。几乎总是可以在影像学异常信号区域外发现肿瘤细胞。

〖影像学表现〗

CT:

弥漫性低级别星形细胞瘤:边界较清楚,呈圆形或椭圆形,多位于大脑半球脑白质区,平扫呈低密度灶,密度均匀或不均匀,可囊变,极少出血或坏死,周围无水肿带;增强扫描一般不强化或轻度强化。

高级别星形细胞瘤:多位于额颞叶深部白质,平扫呈低、等或混杂密度,密度不均匀,瘤内可见出血、坏死,边界不清,浸润性生长,周围水肿重,占位效应明显,增强后肿瘤实性部分见强化明显,可呈环状强化,壁结节亦明显强化,囊性成分不强化。

MRI:

弥漫性低级别星形细胞瘤:信号较均匀,T1WI呈低信号,T2WI呈高信号,边界较清,瘤周水肿较轻,增强扫描无强化或轻度强化。

高级别星形细胞瘤:T1WI呈以低信号为主的混杂信号,其内出现更低信号或高信号,提示有瘤内出血坏死;T2WI呈不均匀高信号,瘤周水肿及占位效应明显,实性成分ADC值偏低,DWI呈混杂高信号。增强后呈斑块状、花环状或结节状明显强化,囊性部分不强化。部分肿瘤可见脑内播散转移。

MRS:

各级星形细胞瘤氢质子磁共振波谱均有异常表现:N-乙酰天冬氨酸(NAA)含量明显降低,胆碱(Cho)含量增高,肌酐(Cr)含量轻度下降,级别越高,Cho/Cr比值越大。

〖诊断要点〗

1. 肿瘤一般位于白质区,常见于额叶和颞叶。

2. 弥漫性低级别星形细胞瘤密度/信号均匀;3级星形细胞瘤密度/信号不均匀,内见出血、坏死及囊变。

3. 弥漫性低级别星形细胞瘤边界清,瘤周水肿轻;3级星形细胞瘤浸润生长,瘤周水肿重。

4. 弥漫性低级别星形细胞瘤CT、MR增强扫描不强化或轻度强化;3级星形细胞瘤呈斑块状、花环状及结节样明显强化。

5. 高级别星形细胞瘤肿块具有侵袭性,可出现脑内播散转移。

〖鉴别诊断〗

弥漫性低级别、高级别星形细胞瘤影像学表现迥异,需与儿童常见其他脑肿瘤鉴别。

弥漫性低级别星形细胞瘤,需与常见低级别肿瘤和其他良性病变鉴别:

1. 胚胎发育不良性神经上皮肿瘤(DNET):是一种罕见的中枢神经系统良性肿瘤,多位于幕上表浅位置,以额颞叶多见,可见楔形表现、瘤内脑回样强化及 FLAIR 环形高信号,临床主要表现为反复发作的难治性癫痫。

2. 脑软化灶:一般有脑卒中、头部外伤、颅脑手术或颅内感染等特殊的病史,脑软化灶的信号/密度均匀且为脑脊液样信号,边界清晰,病灶较大时有负占位效应,周围伴有胶质增生。

高级别星形细胞瘤,需与以下肿瘤鉴别:

1. 胶质母细胞瘤:肿块多呈边缘模糊的混杂密度或信号肿块,瘤周水肿明显,增强扫描呈典型花环样强化,具有广泛浸润特点。

2. 幕上室管膜瘤:好发于侧脑室三角区附近,颞顶枕叶交界区有体积较大肿块,常见钙化和囊变,增强后明显不均匀强化,可沿脑脊液种植转移。

3. 非典型畸胎样/横纹肌样肿瘤(AT/RT):罕见的中枢神经系统胚胎源性肿瘤,体积大,水肿重,偏心囊实性肿块,质地不均匀,增强后可见环状强化,侵袭性更强,影像特点很相似,鉴别较困难,但发病年龄较小。

〖参考文献〗

1. 汤艳萍,李令建.弥漫性星形细胞瘤的 MRI 与 CT 联合诊断及病理分析[J].中国 CT 和 MRI 杂志,2017,15(04):27-29.

2. 郑长宝,黄聪,黄波涛,等.幕上毛细胞星形细胞瘤的 MR 表现及误诊分析[J].中国临床医学影像杂志,2021,32(10):704-707.

3. 蒋健,张学凌,白亮彩,等.弥漫性星形细胞瘤的少见 MRI 表现[J].临床放射学杂志,2020,39(11):2147-2151.

4. 申楠茜,张佳璇,甘桐嘉,等.2021 年 WHO 中枢神经系统肿瘤分类概述[J].放射学实践,2021,36(7):818-831.

5. 王强,王汉东,潘灏,等.成人 H3K27M 突变弥漫中线胶质瘤的临床、影像学、病理学表现与治疗与预后[J].临床神经外科杂志,2021,18(05):523-529,534.

(陈桂玲 张晓军)

〖病例解析〗

病例 1

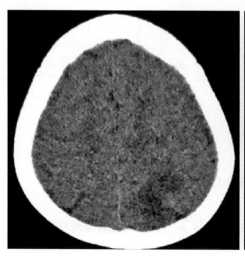 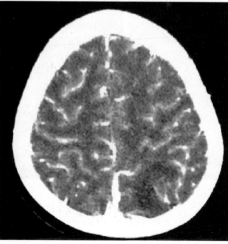

头颅 CT:左图横断位平扫示左侧顶叶片状低密度区,形态不规则,边界欠清晰,低密度区 CT 值约 8 HU,占位效应轻;右图横断位增强扫描,低密度区未见明显强化。

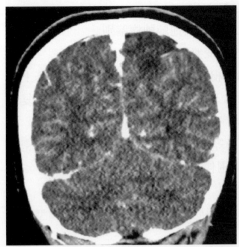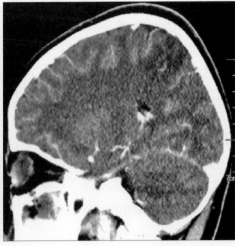

头颅 CT：左图冠状位增强，左侧顶叶片状不规则低密度区，未见明显强化；右图矢状位增强，可见强化小结节影。

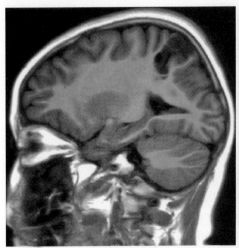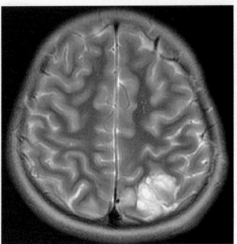

头颅 MRI：左图 T1WI 矢状位平扫，左侧顶叶见不规则形长 T1 长 T2 信号，内见多发囊状改变，可见分隔；右图 T2WI 横断位平扫，病灶周围可见轻度瘤周水肿。

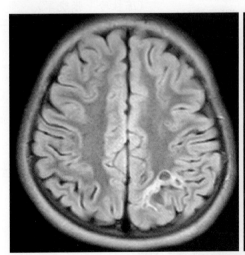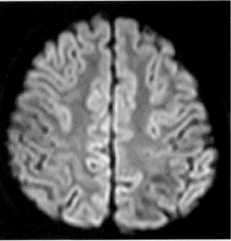

头颅 MRI：左图 T2-FLAIR 横断位平扫，左侧顶叶见不规则异常信号，部分呈高信号；右图 DWI 平扫，病灶未见明显弥散障碍表现。

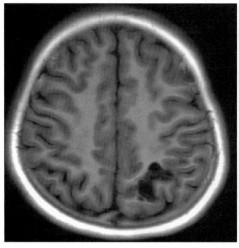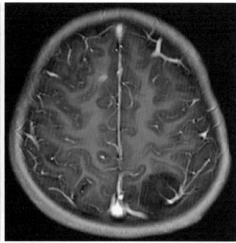

头颅 MRI:左图 T1WI 横断位平扫,左顶叶片状 T1 低信号;右图 T1WI 横断位增强,扫描囊性部分未见强化,周围可见增粗血管影。

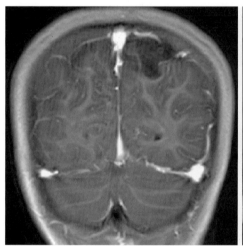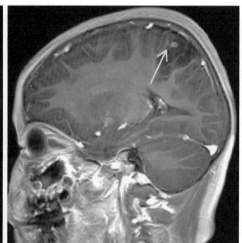

头颅 MRI:左图 T1WI 冠状位增强,增强扫描囊性部分未见强化;右图 T1WI 矢状位增强,其内见小结节样强化灶。

图 1-1-1-1　左顶叶弥漫性星形细胞瘤(1 级)

病例 2

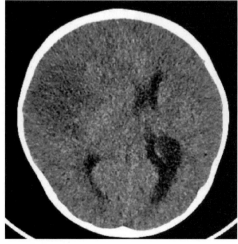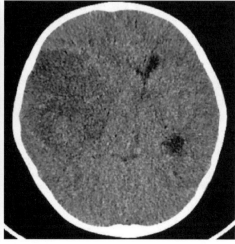

头颅 CT:左图横断位平扫,右侧额颞叶见低密度为主肿块,内可见稍高密度实性成分,境界欠清;右图横断位平扫相邻层面,右侧脑室明显受压变窄,左侧脑室扩张,中线结构向左侧移位。

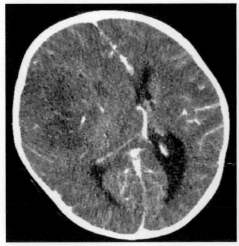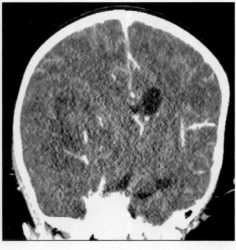

头颅CT：左、右图为增强横断位及冠状位平扫，右侧额颞叶肿块增强后肿块呈明显不均匀强化，肿块内可见粗大血管。

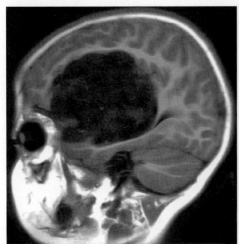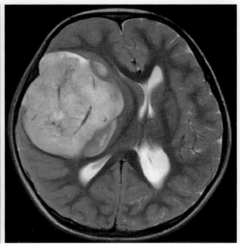

头颅MRI：左图T1WI矢状位平扫，右侧额颞叶见一团块状肿块，呈长T1信号，边界清晰，浅分叶；右图T2WI横断位平扫，内见多条流空的血管信号，右侧侧脑室受压变窄，中线结构向左侧移位。

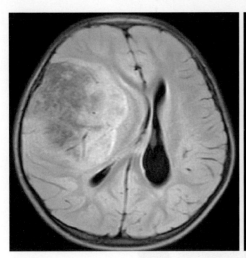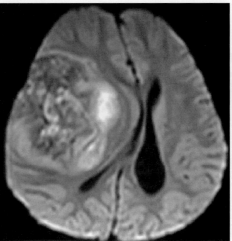

头颅MRI：左图T2-FLAIR横断位平扫部分呈稍高信号；右图DWI横断位平扫，见少许高信号，周围脑实质水肿不明显。

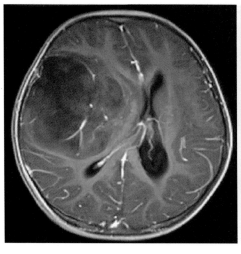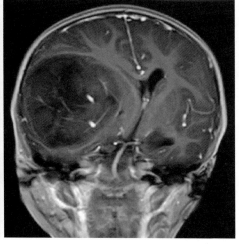

头颅 MRI 增强：左图 T1WI 横断位增强，囊性部分未见强化，实性成分可见不均匀强化；右图 T1WI 冠状位增强，内可见多发血管影。

图 1-1-1-2 右侧额颞顶弥漫性星形细胞瘤(1 级)

病例 3

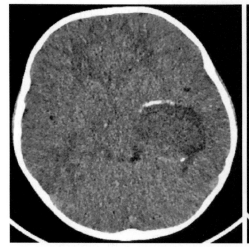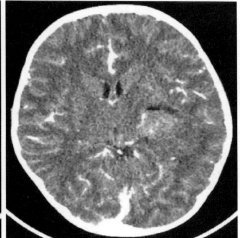

头颅 CT：左图横断位平扫，左侧颞叶见团块状混杂密度影，内见低密度囊变，病灶周围可见多发钙化，边界欠清，左侧侧脑室后角受压，周围水肿少；右图横断位增强，实性部分明显强化。

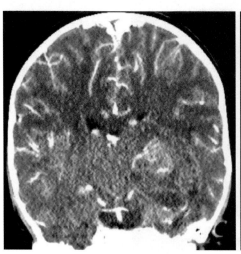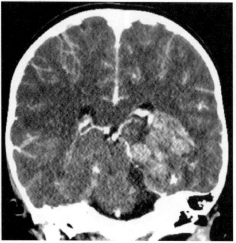

头颅 CT：左图冠状位增强，左侧颞叶肿块实性部分明显强化；右图冠状位增强静脉期，强化更明显，前下方囊性部分无强化。

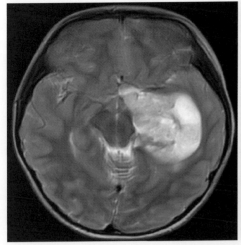
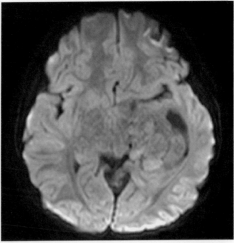

头颅 MRI：左图 T2WI 横断位平扫，左侧颞叶见团块状长 T2 信号影，可见囊变，边界欠清，周围可见少许水肿；右图 DWI 横断位平扫，肿块后部部分呈稍高信号。

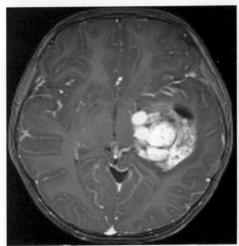
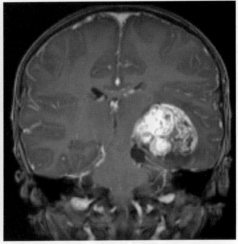

头颅 MRI：左图 T1WI 横断位增强，左侧颞叶肿块不均匀明显强化；右图 T1WI 冠状位增强，肿块内可见无强化区。

图 1-1-1-3　左颞叶弥漫性星形细胞瘤(1 级)

病例 4

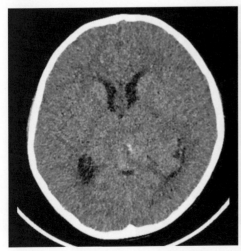
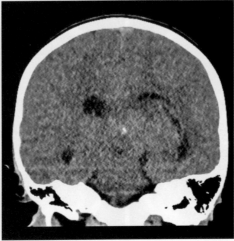

头颅 CT：左图横断位平扫，左侧侧脑室体后部至松果体区见团块状混杂稍高密度影，内见钙化，边界欠清，左侧侧脑室后角受压，周围水肿少；右图冠状位重组，肿瘤内可见点状钙化灶。

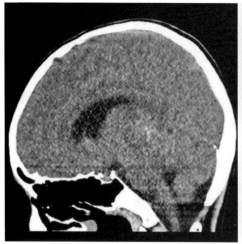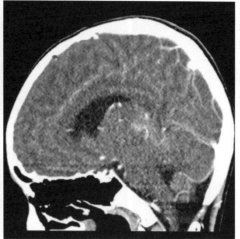

头颅 CT:左图矢状位重组,脑干后上方见团块状混杂稍高密度影,内见钙化,边界欠清;右图增强扫描矢状位重组,肿瘤局部明显强化。

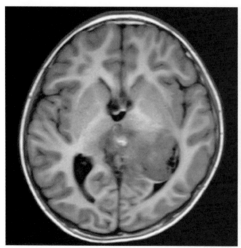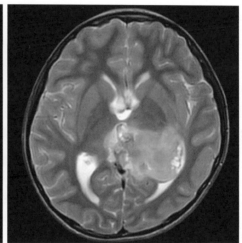

头颅 MRI:左图 T1WI 横断位平扫,左侧基底节区及侧脑室内见团块状稍低信号影,边界欠清,局部小片状高信号;右图 T2WI 横断位平扫,肿块呈稍高信号,周围水肿不明显,边缘可见小囊状高信号。

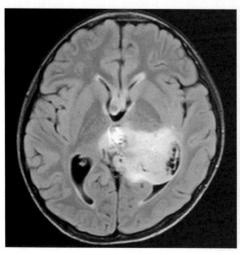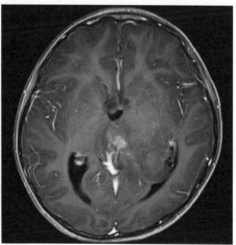

头颅 MRI:左图 T2-FLAIR 横断位,肿块呈高信号,边缘可见小囊样低信号;右图增强横断位,肿块局部明显结节样强化。

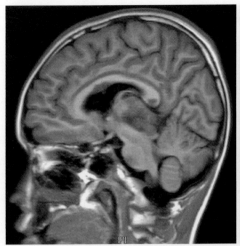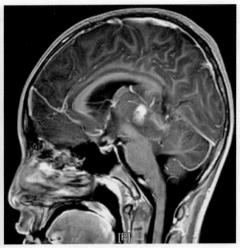

头颅 MRI：左图矢状位 T1WI 平扫，脑干后上方肿块呈低信号，脑干受压改变，胼胝体体部及压部可见片状低信号考虑受累及；右图增强矢状位，肿块局部明显结节样强化。

图 1-1-1-4　丘脑星形细胞瘤

2. 多形性黄色瘤型星形细胞瘤

【临床概述】

流行病学：

多形性黄色瘤型星形细胞瘤（pleomorphic xanthoastrocytoma，PXA）是颅内少见的星形细胞瘤，约占所有星形细胞肿瘤的 1%，在 WHO 中枢神经系统肿瘤分类中仍把 PXA 列为独立的星形细胞瘤亚型，为 WHO 2 级肿瘤。常发生于儿童及青年人，以 10～35 岁最常见，无性别差异。

主要表现：

PXA 好发于幕上皮质，以大脑半球表浅部位多见，颞叶皮质最常见，其次为额叶、顶叶、枕叶，少数可以发生于小脑、鞍区、脑干等部位。临床症状常表现为癫痫发作及头痛，肿瘤体积较大时可引起恶心、局部神经功能受损等。PXA 预后相对较好，术后生存期可长达 25 年；因含有恶性组织学特征，可出现术后复发，并转为胶质母细胞瘤等。

【病理】

肿瘤边界清晰，肉眼所见为略红色或灰白色，质软或稍韧，血供丰富，镜下肿瘤细胞呈多形性，包括梭形细胞、肥胖细胞以及单核细胞和多核瘤巨细胞等多种成分，核内包涵体常见，并可见黄色瘤型星形细胞，即脂质聚集于肿瘤细胞内，融合并充满或占据大部分胞质，可见网织纤维及嗜酸性小体，间质或血管周围淋巴细胞和浆细胞浸润，后者形成血管周围淋巴"袖套"或局灶性聚集。

【影像学表现】

CT：

多表现为脑表浅部位的实性、囊性或带壁结节的囊实性肿块，囊性部分常为低密度，成分复杂时为略高于脑脊液的液性低密度；实性部分或壁结节常为等密度，钙化较少见；边界尚清；瘤周水肿较少，增强后结节多有不同程度强化，囊壁为环形强化或不强化。

MRI：

常为囊实性病灶，囊变大小不一，亦有部分 PXA 为实质性肿瘤或完全囊性肿瘤。T1WI 囊性部分呈低信号，壁结节、实性部分呈等/稍低信号，边界较清；T2WI 囊性部分呈高信号，实性部分呈等/略高信号，有时可见多囊及分隔，瘤周水肿较轻，FLAIR 显示更清楚；占位效应与肿块大小相关，体积大占位效应明显；实性成分 ADC 值略偏低；增强后壁结节及实性部分可见明显强化，囊性部分不增强，分隔及囊壁环形强化或不强化；肿瘤附近的脑膜常可见强化，可表现为脑膜尾征。极少数肿瘤可侵蚀邻近颅骨内板。另外有报道称病灶大且囊变明显者瘤周水肿较明显，囊变型恶变率高于实性型。

【诊断要点】

1. 脑表浅部位肿块,颞叶多见,其次位于额顶叶。
2. 囊实性病变,伴有壁结节,结节多位于脑膜侧。
3. 边界清,瘤周水肿少,占位效应与肿块大小有关。
4. CT、MRI 增强后壁结节及实性部分强化,囊壁可强化可不强化。
5. 肿块临近脑表面可见脑膜尾征,极少数可侵蚀颅骨内板。
6. 脑表面囊实性占位、实性结节位于脑膜侧、伴脑膜强化,具备此三个特征可作出较可靠诊断。

【鉴别诊断】

1. 肿瘤为囊实性肿块,需与幕上胶质母细胞瘤、室管膜瘤鉴别:胶质母细胞瘤呈浸润性生长,占位效应明显,瘤周水肿明显,肿块密度极不均匀,坏死囊变及出血常见,增强后见花环状强化;室管膜瘤常位于顶叶及颞叶,与脑室关系密切,增强后肿瘤实质和囊壁均可强化。

2. 肿瘤为大囊伴附壁结节,需与血管网织细胞瘤、毛细胞型星形细胞瘤鉴别:血管网织细胞瘤多发生于小脑半球,呈"大囊小结节",周围见迂曲增粗血管影,MR 可见血管流空效应,多见于 20～40 岁成人;毛细胞型星形细胞瘤常位于幕下,也见于中线结构区,多为较大壁结节囊实性肿块或偏实性肿块,增强后实性部分多明显强化,可伴钙化和出血,水肿往往不明显。

3. 肿块位于脑表浅部位,需与胚胎发育不良性神经上皮瘤(DNET)及脑膜瘤鉴别:DNET 常呈楔形、三角形等,内见分隔,T2-FLAIR 边缘呈环形高信号,增强后一般不强化;脑膜瘤属于脑外肿瘤,具有脑外肿瘤特征,密度大多均匀,强化明显均一,常伴脑膜尾征。

4. 与其他含钙化成分肿瘤鉴别:①节细胞胶质瘤:节细胞胶质瘤是常见的低级别肿瘤,临床常表现为癫痫,颞叶深部多见,常表现为囊实性肿瘤,边界清楚,多伴有钙化,瘤周水肿轻或无;②少突胶质细胞瘤:常位于额叶,肿块内常见粗大条索样钙化。

【参考文献】

1. LOUIS D N, PERRY A, REIFENBERGER G, et al. The 2016 world health organization classification of tumors of the central nervous system: a summary [J]. Acta Neuropathol, 2016, 131(6): 803-820.

2. KOMORI T. The 2016 WHO Classification of Tumours of the Central Nervous System: The Major Points of Revision [J]. Neurologia Medico-chirurgica, 2017, 57(7): 301-311.

3. 黄柱飞. 多形性黄色星形细胞瘤的 MRI 表现[J]. 海南医学,2018,29(6):803-806.

4. 徐露,成官迅,李学农. 颅内多形性黄色星形细胞瘤的 MRI 表现及误诊分析[J]. 中国医学影像技术,2015,31(002):201-205.

(陈桂玲　高修成)

【病例解析】

病例 1

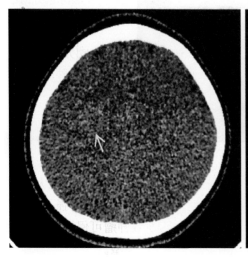 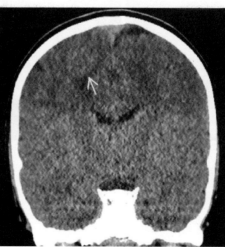

头颅 CT:左图横断位平扫,右侧额顶叶交界区见团块状稍高密度影,CT 值 25～30 HU,边界欠清;右图冠状位平扫,水肿不明显。

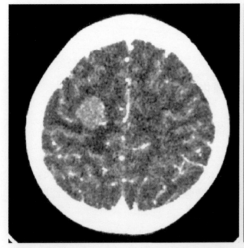
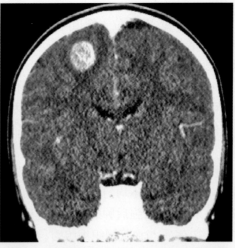

头颅 CT：左图横断位增强，肿块可见明显均匀强化，边界清晰；右图冠状位增强，水肿不明显，占位效应不明显。

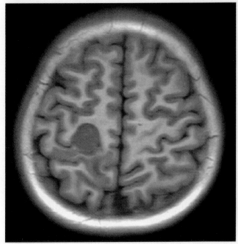
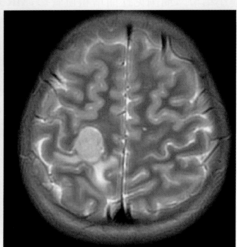

头颅 MRI：左图 T1WI 横断位平扫，右侧额叶可见一类圆形肿块，边缘尚清晰，T1WI 呈等低信号；右图 T2WI 横断位平扫，病灶呈高信号，周围可见片状水肿带。

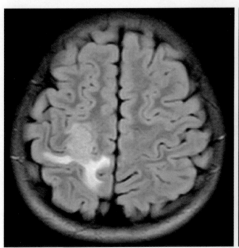
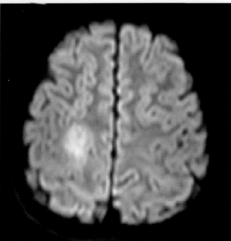

头颅 MRI：左图 T2-FLAIR 横断位，右侧额叶肿块，FLAIR 呈稍高信号，周围可见水肿带；右图 DWI 横断位，肿块呈高信号，提示病灶内细胞有弥散障碍。

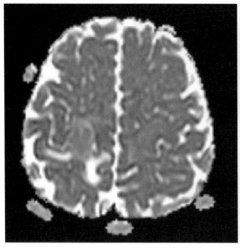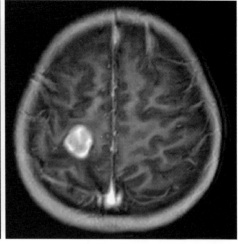

头颅MRI:左图ADC图,右顶叶肿块呈稍高信号,右图头颅T1WI横断位增强;增强后肿块可见明显均匀强化,边界清。

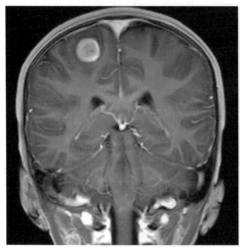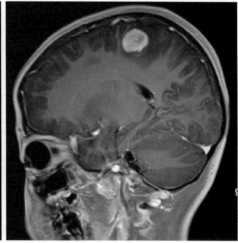

头颅MRI:左图T1WI冠状位增强,右图T1WI矢状位增强,增强后肿块可见明显均匀强化,局部呈浅分叶状,病灶内未见明显血管显示。

图1-1-2-1　右额叶多形性黄色瘤型星形细胞瘤(WHO 2级)

病例2

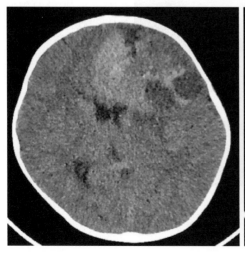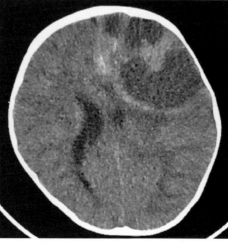

头颅CT:左图和右图均为横断位平扫,左额叶见一巨大囊实性占位,密度不均匀,内见斑片状高密度影,实性部分CT值约为50 HU,边界欠清,周围脑实质可见少许低密度水肿,中线结构右偏,左侧侧脑室受压变窄。

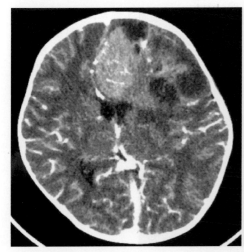
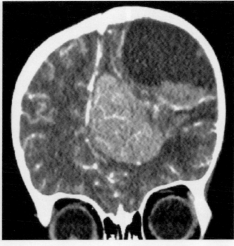

头颅 CT：左图横断位增强，右图冠状位增强，增强后肿块实性成分见明显均匀强化，内见不强化囊性成分，相邻脑膜见强化。

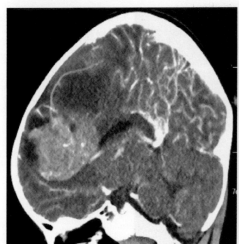
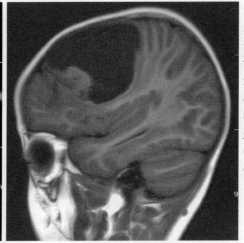

头颅 CT/MRI：左图 CT 矢状位增强，肿块实性成分可见明显均匀强化，囊性成分无强化，内见少许迂曲血管。右图 MRI 矢状位 T1WI 平扫，左侧额叶可见巨大囊实性占位，边界清，实性成分 T1 呈等信号，囊性成分 T1 呈低信号。

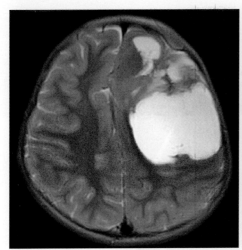
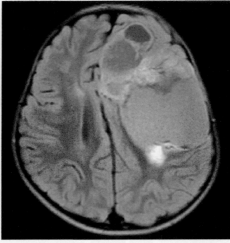

头颅 MRI：左图 T2WI 横断位平扫，左侧额叶可见巨大囊实性占位，边界欠清，实性成分 T2 呈等高信号，囊性成分呈长 T2 信号；右图 T2-FLAIR 横断位平扫，病灶呈等/稍高信号，周围可见轻度水肿，邻近脑组织受压推移，左侧侧脑室受压狭窄，中线结构局部右偏。

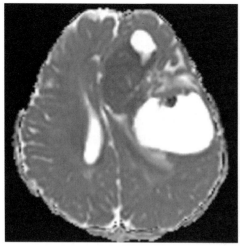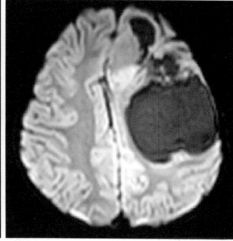

头颅 MRI:左图 ADC 横断位,病灶实性成分信号偏低;右图 DWI 横断位,左侧额叶巨大囊实性占位灶内局部实性成分表现为弥散受限而呈高信号。

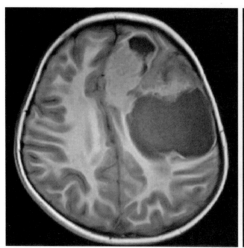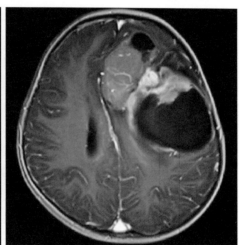

头颅 MRI:左图 T1WI 横断位平扫,肿块呈明显不均质囊实性表现,实性部分信号不一致;右图 T1WI 横断位增强,肿块明显不均匀强化,囊性成分不强化,实性成分强化不一致。

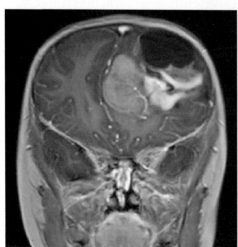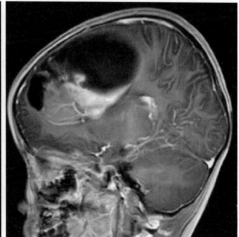

头颅 MRI:左图 T1WI 冠状位增强,右图 T1WI 矢状位增强。增强后肿块可见明显不均匀强化,囊性成分不强化,囊壁可见强化,实性成分内可见血管影。

图 1-1-2-2　左额叶多形性黄色瘤型星形细胞瘤(WHO 2 级)

3. 胶质母细胞瘤

〖临床概述〗

流行病学：

胶质母细胞瘤也称为多形性胶质母细胞瘤（glioblastoma multiform，GBM），起源于神经胶质细胞，属于高级别胶质瘤，为 WHO 4 级，是脑部最好发的恶性肿瘤之一，约占胶质瘤的 54%，约占颅内肿瘤的 10.2%。2016 年 WHO 中枢神经系统肿瘤分类通过引入分子参数，将胶质母细胞瘤分为：IDH -野生型（约占 90%）、IDH -突变型（约占 10%）和 NOS（未确定分类）。

GBM 是颅内恶性度与致死率最高的一类肿瘤，其具有强侵袭性、浸润性生长的特性，且复发率高。GBM 可发生于任何年龄，成年人多见，儿童也并不少见，有文献报道平均年龄约 3.4 岁；肿块可发生于大脑半球任何部位，额叶多见，颞顶叶次之，可累及多个脑叶，甚至沿胼胝体越过中线侵犯对侧大脑半球，也可见于脑干部位。

术语"多形性胶质母细胞瘤"是成人中最常见的原发性恶性脑肿瘤，已在 WHO CNS5 中重新分类，重点是依据分子标志物。新的分类将胶质母细胞瘤狭义地定义为成人中具有特定组织学或分子改变的弥漫性 IDH 野生型星形细胞胶质瘤。因此，"胶质母细胞瘤"一词从现在开始改称"高级别胶质瘤"更合适。这里将最新分类儿童弥漫性高级别胶质瘤作一简介如下，目前分四种亚型：

第一种亚型，弥漫性中线胶质瘤，伴 H3K27 改变。这是一种特别致命的肿瘤，影响幼儿并且无法切除。H3K27 改变的肿瘤包括先前命名的弥漫性桥脑神经胶质瘤，以及涉及丘脑和其他中线结构的侵袭性神经胶质瘤。与野生型相比，此类肿瘤的生存率更差。H3K27 改变比组织学分级更能预测预后。

第二种亚型，弥漫性半球胶质瘤，H3G34 突变型。出现在年龄较大的儿童和年轻人的大脑半球。这种肿瘤与其他遗传改变有关，包括 ATRX 、TP53 突变和 MGMT 启动子甲基化。在超过 80% 的中线高级别胶质瘤和超过 40% 的大脑半球（主要是儿童）中发现了组蛋白突变。

第三种亚型，弥漫性儿童型高级别胶质瘤，H3 和 IDH 野生型。这是一种侵袭性肿瘤，通常发现于大脑半球，预后较差。

第四种亚型，婴儿型半球胶质瘤。它通常含有受体酪氨酸激酶基因融合，包括 ALK、NTRK1/2/3、ROS1 和 MET4。这些激酶改变可能具有靶向性，初步研究表明激酶融合阳性肿瘤患者的预后有所改善。

本节书写及搜集病例时，病理诊断仍为旧称，故本文仍采用旧称"胶质母细胞瘤"书写。

主要表现：

临床表现取决于肿块部位、大小及周围组织结构受侵犯情况，占位效应可导致神经定位体征及颅高压症状，临床表现多样，可表现为癫痫、头痛、呕吐、偏瘫、肌力下降、肢体活动障碍、视盘水肿、视野改变及复视等症状。GMB 治疗不理想，预后极差，新发患者和复发患者中位生存期分别是 8~15 个月和 3~9 个月。

类别	中线胶质瘤	半球胶质瘤	H3 和 IDH 野生型胶质瘤
基因组	约 90% 的病例发生 H3K27 改变	约 20% 的病例出现 H3G34 突变	—
患者中位年龄（岁）	5~10	14	10
地点	中线，丘脑	大脑半球	大多是幕上的
其他基因组改变	TP53 突变、ACVRI 突变、PDGRA 突变	TP53 突变、ATRX 突变、MGMT 启动子甲基化	TP53 突变
预后（中位总生存期）	非常差（<1 岁）	差（1~2 岁）	MYCN 扩增：非常差（14 个月） PDGFRA 扩增：差（21 个月） EGFR 扩增：中间（44 个月）

【病理】

GBM 大体肿瘤组织呈灰红色,肿瘤血供极其丰富,质地软,呈鱼肉状。镜下示肿瘤组织由弥漫增生的肿瘤性星形细胞构成,瘤细胞核圆形、梭形,细胞密度较高,核分裂活跃,局部见多核瘤巨细胞。肿瘤组织内血管丰富,局部瘤细胞围绕血管形成假菊形团样结构,部分区域见多灶假栅栏状坏死及片状出血坏死。细胞免疫组织化学染色:胶质纤维酸性蛋白(GFAP)、波形蛋白(Vimentin)、S - 100 均为＋,EMA:－,Ki - 67(密集区约 50% ＋)。

【影像学表现】

CT:

多位于额颞叶深部白质,CT 平扫肿块呈不均匀混杂密度,瘤内可见出血,坏死常见,边界不清,浸润生长,周围水肿重,占位效应明显,同侧侧脑室受压变窄甚至消失;增强后肿瘤实质部分明显强化,呈不规则样、团块样或花环样强化,囊性坏死成分不强化。

MRI:

T1WI 呈低信号为主的混杂信号,瘤内出现更低信号或高信号则提示有瘤内出血、坏死,T2WI 呈不均匀高信号,瘤周水肿及占位效应明显,实性成分 ADC 值低,DWI 呈混杂高信号;增强后呈斑块状、花环状明显强化,囊性坏死不强化。

MRS:

各级星形细胞瘤氢质子磁共振波普均有异常表现:N - 乙酰天冬氨酸(NAA)含量明显降低,胆碱(Cho)含量增高,肌酐(Cr)含量轻度下降,级别越高,Cho/Cr 比值越大。

【诊断要点】

1. 肿瘤一般位于额颞叶深部白质内。

2. 肿块密度/信号不均匀,内见出血、坏死及囊变,坏死常见;瘤呈浸润生长,瘤周水肿重。

3. 增强后肿瘤实性成分呈不规则样、团块样或花环样明显强化。

4. 肿瘤体积大,占位效应明显,预后差,易复发。

【鉴别诊断】

需与以下肿瘤鉴别:

1. 3 级星形细胞瘤:肿块多呈边缘模糊的混杂密度肿块,瘤周水肿明显,增强扫描呈典型花环样强化,占位效应及强化略低于 GBM。

2. 幕上室管膜瘤:好发于侧脑室三角区附近,颞顶枕叶交界区体积较大肿块,钙化很常见,可沿脑脊液种植转移,CT 呈等或稍高密度,密度不均匀,囊变常见,增强后明显不均匀强化。

3. 非典型畸胎样/横纹肌样肿瘤(AT/RT):罕见的中枢神经系统胚胎源性肿瘤,体积大,水肿重,偏心囊实性肿块,密度不均匀,增强后可见环状强化,侵袭性更强,影像特点很相似,鉴别较困难,但其年龄多偏小。

【参考文献】

1. HIROKO, OHGAKI, PETER, et al. Definition of primary and secondary glioblastoma-response. [J]. Clinical cancer research: an official journal of the American Association for Cancer Research,2014,20(7):2013.

2. 吴裕强,林祺,兰玉华,等. 胶质母细胞瘤多模式 MRI 表现及其病理组织学基础[J]. 磁共振成像,2013,4(3):196-200.

3. 郝风华,崔冰. 早期胶质母细胞瘤的 MRI 表现[J]. 现代医用影像学,2019,28(06):1343-1344.

(陈桂玲　高修成)

〖病例解析〗
病例 1

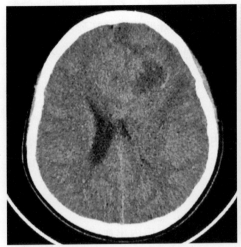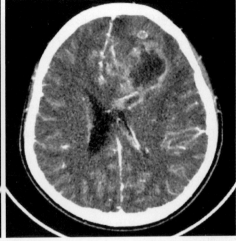

头颅 CT：左图横断位平扫，左额叶近中线区见不规则团片状等高及等低密度，边界不清，中线结构向右侧移位，左侧侧脑室受压变窄；右图横断位增强，肿块实性成分及边缘呈不均匀环形强化，内见细小血管影穿行，周围见多发小囊样环形强化。

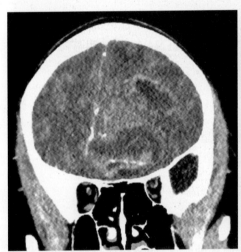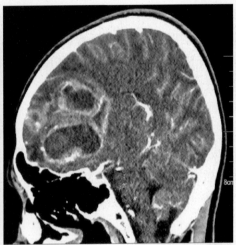

头颅 CT：左图冠状位增强，右图矢状位增强，肿块实性成分及边缘呈不均匀环形强化。

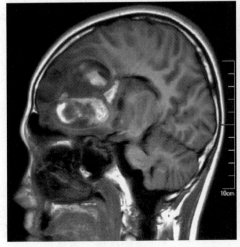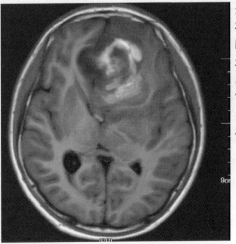

头颅 MRI：左图 T1WI 矢状位平扫，右图 T1WI 横断位平扫，左额叶巨大团块状混杂长 T1 信号，边界不清，病灶内见多发短 T1 信号及长 T1 信号。中线结构向右侧移位，双侧脑室前角受压变窄。

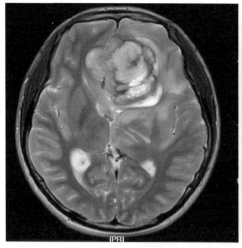 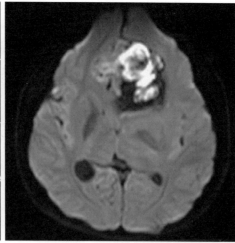

头颅 MRI：左图 T2WI 横断位平扫，左额叶巨大团块影内可见混杂长 T2 信号，边界不清，周围可见长 T2 水肿信号，病灶内见多发短 T2 信号；右图 DWI 横断位，病灶实性成分呈弥散受限高信号。

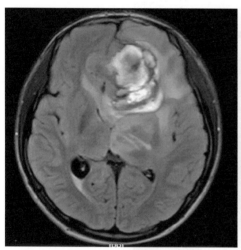 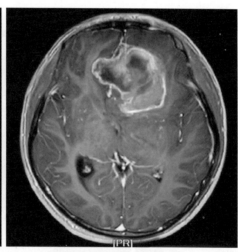

头颅 MRI：左图压脂 T1WI 平扫，肿块信号不均匀，以高信号为主，反映内部有出血；右图 T1WI 横断位增强，病灶呈片状及环形强化。

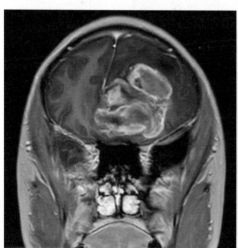 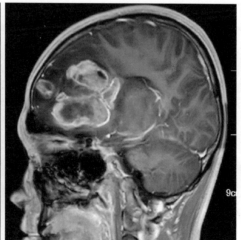

头颅 MRI：左图 T1WI 冠状位增强，右图 T1WI 矢状位增强，实性成分可见明显强化，表现为多灶性片状及环形强化。

图 1-1-3-1 左额叶胶质母细胞瘤（WHO 4 级）

病例 2

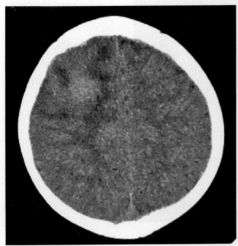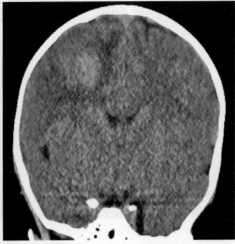

头颅 CT:左图横断位平扫,右额叶白质内见一类圆形稍高密度占位影,密度尚均匀,边界欠清晰,周围可见低密度水肿带;右图冠状位平扫,中线结构略向左侧移位。

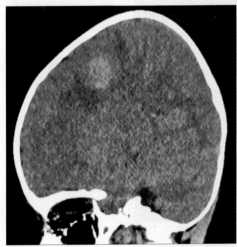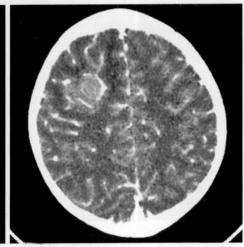

头颅 CT:左图矢状位平扫,右额叶白质内见一类圆形稍高密度肿块影,密度尚均匀;右图横断位增强,肿块内明显均匀强化,周围见细小血管影。

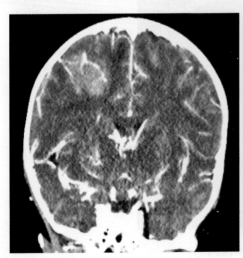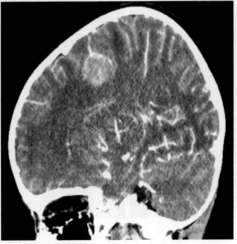

头颅 CT:左图冠状位增强,右图矢状位增强,肿块明显均匀强化,内见细小血管影穿行。

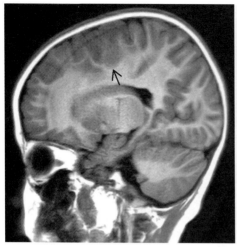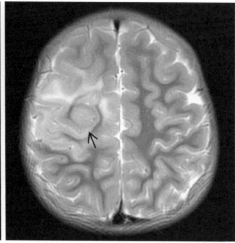

头颅 MRI：左图 T1WI 矢状位平扫，右额叶皮层下见一类圆形稍长 T1 肿块，显示欠佳；右图 T2WI 横断位平扫，肿块呈稍长 T2 信号，周围可见高信号水肿。

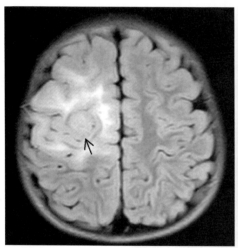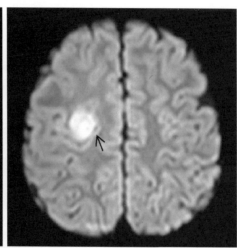

头颅 MRI：左图 T2 - FLAIR 横断位，右额叶皮层下见一类圆形等信号，周围可见片状高信号水肿；右图 DWI 横断位，肿块弥散受限呈高信号。

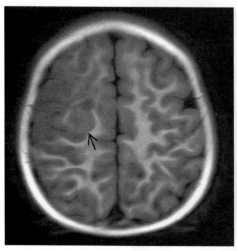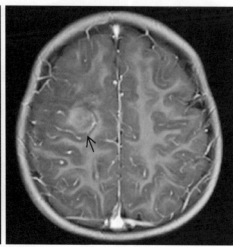

头颅 MRI：左图 T1WI 横断位平扫，肿块呈低信号；右图 T1WI 横断位增强，肿块强化较为明显，病灶境界显示较平扫更加清晰。

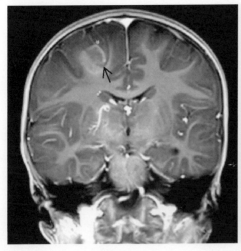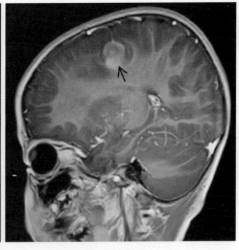

头颅 MRI：左图 T1WI 冠状位增强，右图 T1WI 矢状位增强，肿块明显强化，内部质地欠均匀，周围水肿区无强化。

图 1-1-3-2　右额叶胶质母细胞瘤（WHO 4 级）

病例 3

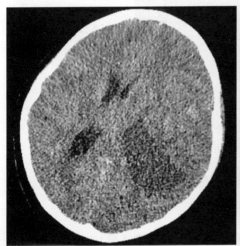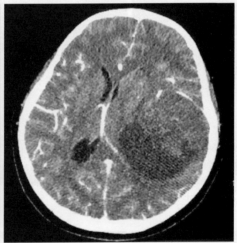

头颅 CT：左图横断位平扫，左顶颞叶见巨大不规则团片状等高及等低密度，边界不清，中线结构向右侧移位，左侧侧脑室受压变窄；右图横断位增强，肿块实性成分及边缘呈不均匀轻度强化。

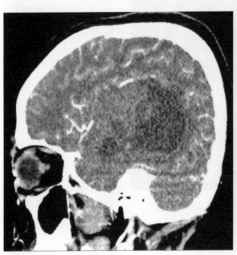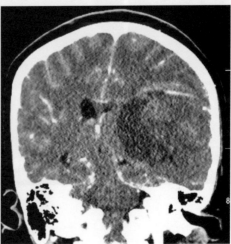

头颅 CT：左图矢状位增强，右图冠状位增强，肿块实性成分及边缘呈不均匀轻度强化，周围可见增粗血管影，左侧侧脑室受压明显。

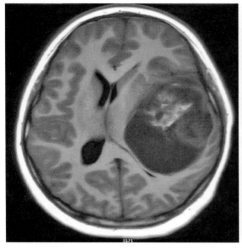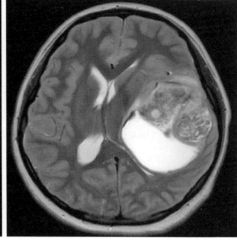

头颅 MRI：左图 T1WI 横断位平扫，左颞顶叶可见巨大混杂信号占位，边界不清，其内见多发短 T1 出血；右图 T2WI 横断位平扫，病灶以长 T2 信号为主，边界不清，信号不均匀，中线结构向右侧移位，左侧侧脑室受压变窄。

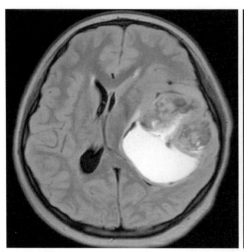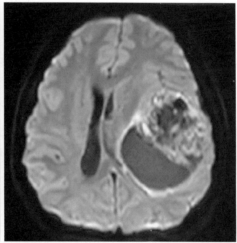

头颅 MRI：左图 T2-FLAIR，肿块内实性成分呈不均匀混杂高信号，周围水肿不明显；右图 DWI 横断位，肿块实性成分呈弥散受限高信号。

图 1-1-3-3　左颞顶叶胶质母细胞瘤（WHO 4 级）

4. 多层菊形团样胚胎性肿瘤

〖临床概述〗

多层菊形团样胚胎性肿瘤（embryonal tumors with multilayered rosettes，ETMR）是一种罕见的高度恶性脑肿瘤，起源于神经上皮细胞，是一组未分化高度恶性的小圆细胞肿瘤。在 WHO（2007）CNS 肿瘤分类中命名为原始神经外胚层肿瘤（supratentorial primitive neuroectodermal tumor，PNET），随着肿瘤遗传学水平的分子病理分型发展，中枢神经系统肿瘤分类更准确，在 WHO（2016）CNS 肿瘤分类中，对髓母细胞瘤以外其他胚胎性肿瘤的分类也进行了很大的调整，删除了原始神经外胚层肿瘤（PNET）这一术语，增加了伴多层菊形团的胚胎性肿瘤 19Mc-改变，以及多层菊形团样胚胎性肿瘤、N0s（非特指性）、其他 CNS 胚胎性肿瘤（包括神经母细胞瘤、节细胞神经母细胞瘤、髓上皮瘤）、CNS 胚胎性肿瘤，以及 N0s（非特指性）、非典型性畸胎瘤样/横纹肌样瘤（INI-1/BRGl 缺失）及 CNS 胚胎性肿瘤伴横纹肌样特征等肿瘤分类，本节仅对 ETMR 进行阐述。

流行病学：

幕上 ETMR 多见于儿童及青少年，占儿童脑肿瘤的 2.5%～2.8%，成人罕见，大约 80% 的患者小于 10 岁,无性别差异。肿瘤可发生在大脑半球任何部位,可多发也可单发,多位于额颞顶叶中线附近及侧脑室三角区旁深部脑实质内。治疗多以手术为主,辅以化疗,但预后差,死亡率高,大多数患者于发病 2 年左右死亡。

主要表现:

临床表现取决于肿块部位、大小及周围组织器官侵袭情况,因此肿瘤占位导致的神经功能障碍因肿瘤生长部位而异,可表现为头痛呕吐、肌力下降、肢体活动障碍、尿潴留和腹胀等症状,临床表现多样,难以单纯从临床表现上进行准确诊断。该病侵袭性较强,病情发展迅速,临床表现不典型,从发病到就诊约数天至数周。

【病理】

肿瘤呈灰色,质地软韧不一,瘤内有囊变,血供丰富,边界不清,光镜下组织细胞呈小圆形、卵圆形或梭形,核浓染,胞浆少,核分裂象多见,常见 Homer-Wright 假菊形团或菊形团排列,部分细胞形态与肿瘤分化有关;免疫组化染色结果至少有两种不同神经标记物阳性表达,其中 NSE 阳性对诊断具有较高特异性;电镜检查可见胞内神经内分泌颗粒。

【影像学表现】

CT:

肿块多位于脑深部、近中线区及侧脑室三角区旁,额顶叶多见;肿块体积一般较大,多呈浅分叶状或团块状,占位效应明显,常伴有中线结构移位;CT 平扫肿块呈等或稍高于灰质密度,密度不均匀,可呈囊性、实性或囊实性改变,囊实性最常见,囊性成分大小不一,多位于实性成分外侧,文献报道此征象是胚胎性肿瘤特征性影像学表现;瘤内可见高密度出血,钙化少见,瘤周多伴轻度水肿,水肿程度与肿瘤恶性程度不符是本病诊断依据之一;增强后肿瘤实质部分见均匀明显或中等程度强化,囊性成分不强化,可见脑室扩张伴脑脊液播散。

MRI:

可为囊实性、实性及囊性病灶,囊实性最常见,囊变大小不一,体积较大,呈浅分叶状或类圆形,中线结构移位;T1WI 实性成分呈等或稍低信号,T2WI 实性成分呈稍高或混杂信号,边界较清,T1WI 囊性部分呈低信号,T2WI 呈高信号,内可见出血及分隔,瘤周水肿轻,FLAIR 显示更清楚;实性成分 ADC 值偏低,DWI 呈混杂高信号;增强后实性部分及囊壁可见花环状或结节状明显强化,囊性部分不增强。少数肿瘤可侵蚀邻近颅骨。

【诊断要点】

1. 肿瘤位置常较深,多发生在幕上大脑半球近中线区,以额颞叶多见。
2. 体积较大的囊实性、实性或囊性病变,可见分隔,密度不均。
3. 边界清,瘤周水肿轻,占位效应明显。
4. CT、MRI 增强后实性成分及分隔强化。
5. 肿块具有侵袭性,可侵蚀颅骨,可沿脑脊液播散。

【鉴别诊断】

ETMR 影像学表现多样,且不典型,需与儿童常见脑肿瘤鉴别:

1. 星形细胞瘤:低级别肿瘤,边界清晰,瘤周水肿中-轻度,增强后无强化或轻度强化;但是随着肿瘤恶性级别增加,瘤周水肿和强化程度也增高,边界不清。

2. 胶质母细胞瘤:肿块多呈边缘模糊的混杂信号。瘤周水肿明显,增强扫描多呈典型花环样强化,具有广泛浸润的趋势,可侵犯胼胝体延伸至对侧半球。

3. 幕上室管膜瘤:好发于侧脑室三角区附近,颞顶枕叶交界区有体积较大肿块,钙化很常见,可沿脑脊液种植转移,CT呈等或稍高密度,密度不均匀,囊变常见,增强后明显不均匀强化。

4.非典型畸胎样/横纹肌样肿瘤(AT/RT):罕见的中枢神经系统胚胎源性肿瘤,体积大,水肿重,偏心囊实性肿块,密度不均匀,增强后可见花环状强化,侵袭性更强,影像特点很相似,鉴别较困难,但发病年龄更小,一般小于2岁。

【参考文献】

1. PEI Y C, HUANG G H, YAO X H, et al. Embryonal tumor with multilayered rosettes, C19MC-altered(ET-MR): a newly defined pediatric brain tumor [J]. International journal of clinical and experimental pathology, 2019, 12: 3156-3163.

2. 张苗,刘玥,彭芸.幕上多层菊形团样胚胎性肿瘤伴C19MC变异影像表现一例[J].中华放射学杂志,2018,52(9):708-709.

3. 陈晨,任翠萍,赵瑞琛,等.胚胎性肿瘤伴多层菊形团一例[J].中华放射学杂志,2018,52(7):565.

4. 吕星星,韩素芳,黄亚青.后颅窝伴有多层菊形团的胚胎性肿瘤一例[J].中华医学杂志,2020,100(5):391-392.

（陈桂玲　高修成）

【病例解析】

病例1

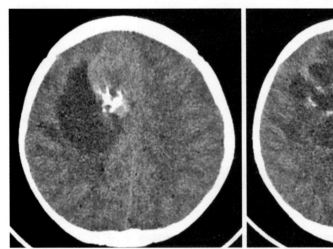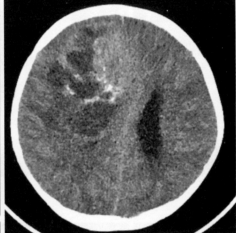

头颅CT:左图和右图皆为横断位平扫,右侧额叶囊实性肿块,形态不规则,密度不均匀,实性部分呈稍高密度,见多发斑片状钙化,中线结构左侧移位,右侧侧脑室受压变窄,左侧侧脑室增宽。

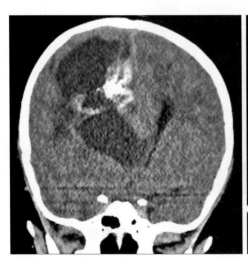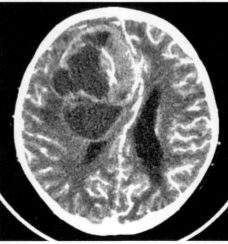

头颅CT:左图冠状位平扫,显示右侧额叶可见一囊实性肿块,内见巨大囊性成分及稍高密度实性部分,内见多发斑片状钙化影;右图横断位增强,病灶内侧实性部分及囊壁明显强化。

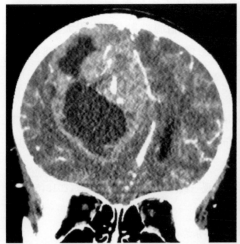
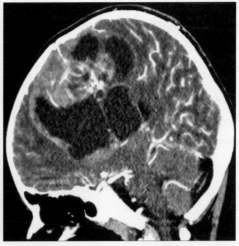

头颅 CT：左图冠状位增强，右图矢状位增强，肿块实性部分、分隔及囊壁明显强化，实质成分内见异常强化血管影，囊变坏死不强化，囊性成分位于肿块外下方。

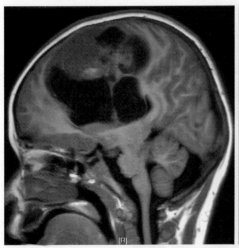
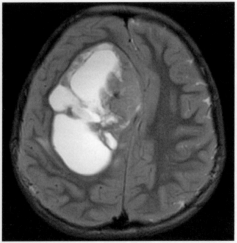

头颅 MRI：左图 T1WI 矢状位平扫，右图 T2WI 横断位平扫，右额叶见较大团块状囊实性混杂信号，其内见分隔，部分边界模糊，实性部分呈等 T1 等 T2 信号影，囊性部分呈长 T1 长 T2 信号影，肿块周围见少许片状长 T1 长 T2 水肿信号，局部中线结构向左侧移位。

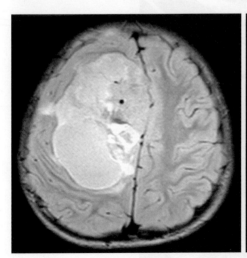
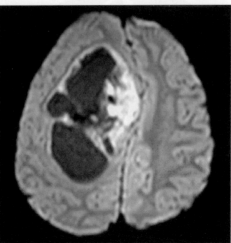

头颅 MRI：左图 T2-FLAIR 横断位平扫，右额叶见较大团块状囊实性混杂稍高信号；右图 DW 横断位，实性成分弥散受限呈高信号，局部中线结构向左侧移位。

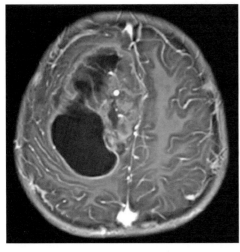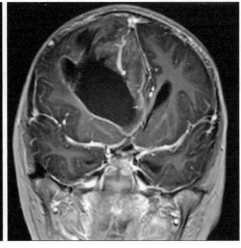

头颅 MRI：左图 T1WI 横断位增强，右图 T1WI 冠状位增强，病灶实性成分及囊壁可见强化，实性成分内见迂曲增粗肿瘤血管穿行。

图 1-1-4-1　右侧额叶胚胎性肿瘤伴多层菊形团（WHO 4 级）

病例 2

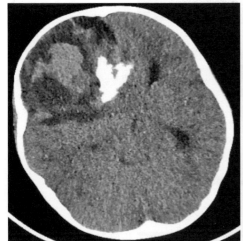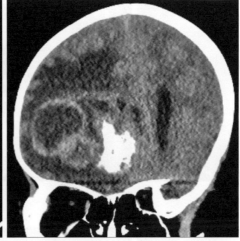

头颅 CT：左图横断位平扫，右图重组冠状位平扫，右额叶见囊实性混杂密度肿块，边界欠清，病灶近颅中线区见片状钙化，病灶周围脑组织内见片状低密度水肿，右侧侧脑室受压变窄，左侧侧脑室增宽，中线结构向左侧移位。

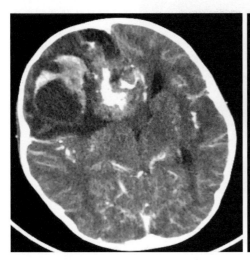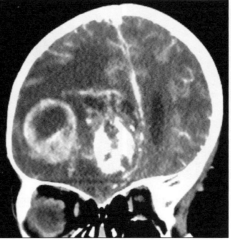

头颅 CT：左图横断位增强，右图冠状位增强，病灶实性部分及分隔明显强化，部分呈环形厚壁强化，其内见多发迂曲血管影，中线结构向左侧移位。

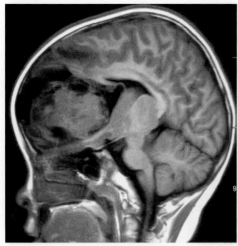
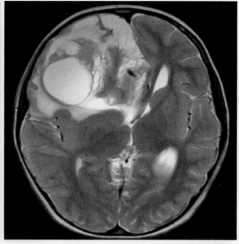

头颅 MRI：左图 T1WI 矢状位平扫，右额叶巨大混杂长 T1 占位；右图 T2WI 横断位平扫，病灶呈长 T2 信号，边界不清，其内见多发囊状信号，周围可见水肿带，局部中线结构向左侧移位，右侧侧脑室受压变窄。

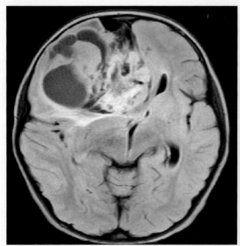
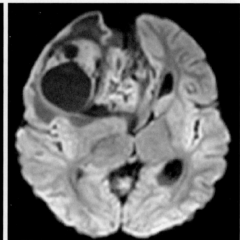

头颅 MRI：左图 T2-FlAIR 横断位平扫，肿块呈等低高混杂信号，病灶周围可见片状高信号；右图 DWI 横断位，囊性成分呈低信号，实性成分可见线片状弥散障碍稍高信号。

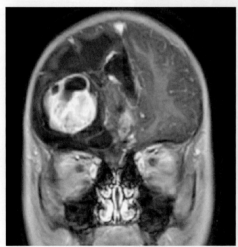
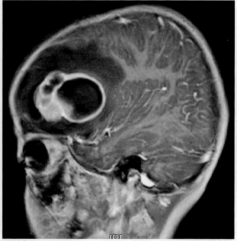

头颅 MRI：左图 T1WI 增强，右图 T1WI 矢状位增强，病灶实性成分及囊壁可见明显片状及环形强化，囊性成分未见强化，周围水肿区无强化。

图 1-1-4-2　右额叶中枢神经系统胚胎性肿瘤（WHO 4 级）

病例3

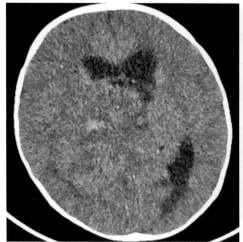 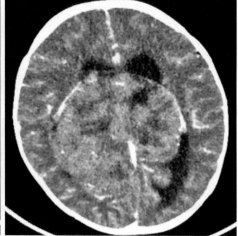

头颅CT:左图横断位平扫,脑中线区可见巨大不规则肿块影,跨越中线生长,累及双侧侧脑室体后部及丘脑,密度不均匀,以等密度为主,散在斑片状高密度及多发小片状低密度影;右图横断位增强,病灶不均匀中重度强化,其内可见低密度无强化区。

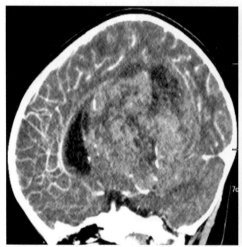 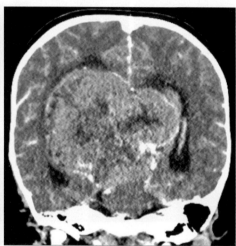

头颅CT:左图矢状位增强,右图冠状位增强,延迟扫描实性成分强化更明显,其内可见增粗血管影。

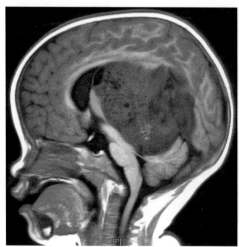 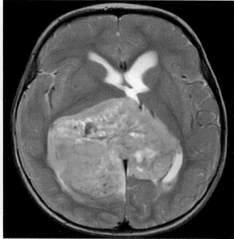

头颅MRI:左图T1WI矢状位平扫,右图T2WI横断位平扫,肿块不规则,跨越中线区向两侧生长,并向下延伸至松果体区及小脑上部;肿块信号不均匀,以等T1长T2信号为主,内见斑片状短T1短T2出血信号及多发长T1长T2囊变信号;瘤周水肿极少,脑干及小脑受压。

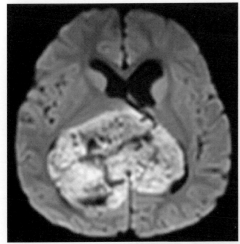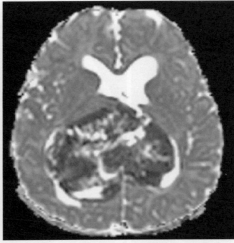

头颅 MRI:左图 DWI 横断位,大脑中线区可见巨大不规则肿块,实质明显弥散受限,呈高信号;右图 ADC 横断位,肿块呈不均匀低信号。

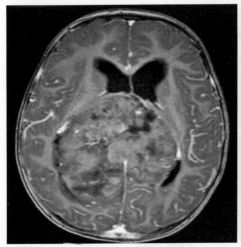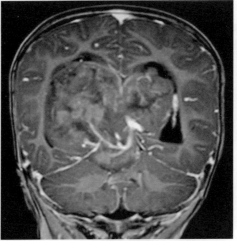

头颅 MRI:左图 T1WI 横断位增强,右图 T1WI 冠状位增强,病灶呈不均匀中度强化,内可见多发细小血管影,肿块包绕右侧大脑后动脉及大脑内静脉。

图 1-1-4-3　大脑中线区中枢神经系统胚胎性肿瘤(WHO 4 级)

5. 生殖细胞肿瘤

〖临床概述〗

流行病学:

生殖细胞瘤(germinoma)是一种少见的颅内恶性肿瘤,是颅内生殖细胞肿瘤(germ cell tumors,GCT)中最常见的类型,占 65%~75%,生殖细胞瘤起源于原始生殖细胞残余组织,好发于中线部位,如松果体区、鞍区、基底节区和丘脑等。该病好发于儿童和青少年,约占 90%,发病高峰年龄为 10~12 岁,从性别差异来看,松果体区及基底节区以男性常见,鞍上区女性略多于男性。基底节区生殖细胞瘤可分 3 种类型:Ⅰ型:病变小于 3 cm,边界不清,无囊变;Ⅱ型:病变小于 3 cm,肿块伴囊变;Ⅲ型:病变大于 3 cm,大肿块伴囊变。松果体区及鞍上生殖细胞瘤已在相关章节中详细介绍,本节重点介绍基底节区生殖细胞瘤。

主要表现:

基底节区生殖细胞瘤的临床表现主要取决于肿瘤的部位、大小、受累范围以及内分泌功能紊乱的情况,以肢体症状以及语言功能障碍等为主要表现,部分患者出现抽搐、性早熟、中枢性尿崩症、言语错乱、偏盲等,后期亦可出现颅压增高的症状。早期基底节区生殖细胞瘤进展缓慢,早诊断、早治疗非常重要,而且颅内生殖细胞瘤对放疗非常敏感,小剂量的射线可使肿瘤迅速或明显缩小,对于临床上高度怀疑生殖细胞瘤的患儿,一般进行诊断性放疗。生殖细胞瘤容易发生脑脊液播散,应对脑脊液和血清中的β-人绒毛膜促性腺激素和甲胎蛋白(AFP)等进行动态检测,对该病的诊断、疗效评估及随访具有重要指导意义,放疗后利用 MRI 对治疗疗效进行动态观察及评估。

【病理】

肿瘤呈灰白、灰红色组织,边界不清,质地软韧不一。显微镜下于增生的胶质细胞间见上皮样细胞肉芽组织样结构,伴淋巴细胞浸润,偶见菊团样异型细胞。免疫组织化学染色示 CD3(＋),CD68(＋),GFAP(－)。

【影像学表现】

CT:

早期基底节区生殖细胞瘤可表现为阴性改变,或在 CT 上呈片状稍高密度,边界不清,随着病变进展,可表现为肿块,常伴有囊变坏死,时有出血改变,病变占位效应不明显,部分患儿甚至呈负占位效应,病变侧脑干呈现华勒变性表现;早期增强病变无强化或轻微斑片状强化,晚期病变强化明显,呈片状、环形及分隔样强化,病变可沿脑脊液种植播散。

MRI:

早期病变可仅表现为 T2WI 片状稍高信号,T1WI 病变呈等或稍高信号;中晚期病变常表现为团块状异常信号,呈稍长 T2 等短 T1 改变,内常见囊变,T1WI 囊性变呈低信号,T2WI 呈高信号。早期病灶内可见微出血灶,磁敏感加权成像(SWI)病变表现为斑点样低信号,DWI 呈高信号。增强后早期强化不明显或轻微强化,中晚期可见明显强化,增强后更易发现脑脊液种植转移灶及周围脑组织浸润。MRS 表现为胆碱峰升高,NAA 峰下降。

【诊断要点】

1. 青少年男性多见,单侧缓慢进展性偏瘫。

2. 基底节生殖细胞瘤进展缓慢,疾病早期 MR 信号改变轻、无占位效应、无周围水肿。

3. 负占位效应为其特征性改变,表现为患侧大脑半球或脑干萎缩、脑室增宽,同侧华勒变性。

4. SWI 发现早期微出血灶为特征改变。

5. 同时符合以下 3 个特征:青少年男性、SWI 微出血灶、负占位效应,可作出较为可靠的诊断。

6. 可出现脑脊液播散。

7. 实验室检查(β-HCG、AFP 等)值升高。

【鉴别诊断】

基底节区生殖细胞瘤主要与以下病变鉴别:

1. 基底节区缺血性梗死:其临床表现及常规 MRI 与基底节区早期生殖细胞瘤表现非常相似,常被误诊为缺血性梗死而错过早期治疗时机;微出血灶可帮助鉴别两者,青少年基底节区梗死灶在 SWI 上通常无低信号,MRA 可发现病变侧颅内动脉狭窄。

2. 基底节区其他肿瘤:儿童常见基底节区胶质瘤、淋巴瘤等,儿童及青年基底节区胶质瘤多为低级别胶质瘤,病变占位效应及周围水肿较显著;淋巴瘤在 T1WI 及 T2WI 呈等信号,DWI 呈高信号,ADC 呈低信号,增强扫描多呈明显均匀强化,MRS 可见高大脂质峰,亦可鉴别。

3. 神经纤维瘤病Ⅰ型:基底节区可出现错构瘤样改变,病灶 T1WI 呈稍低信号,T2WI 呈稍高信号,增强扫描无强化,病变无占位效应。

〖参考文献〗

1. 李锐,娄昕,马林. 颅内生殖细胞瘤的影像学诊断[J]. 中华放射学杂志,2020,54(1):82-86.

2. 王举磊,黄涛,田启龙,等. 儿童松果体区生殖细胞肿瘤 28 例临床诊治分析[J]. 中国现代神经疾病杂志,2020,20(4):310-315.

3. 夏正荣,刘明,曹雯君,等. 儿童及青少年颅内生殖细胞瘤的临床和影像学特点[J]. 中国临床医学影像杂志,2017,28(8):542-545.

4. 李美蓉,李玉华,杨飘,等. 儿童颅内多发生殖细胞瘤的临床和影像学表现[J]. 临床放射学杂志,2016,35(7):1087-1091.

(陈桂玲　高修成)

〖病例解析〗

病例 1

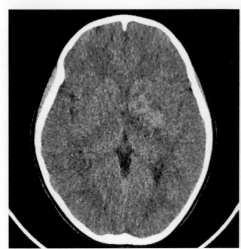 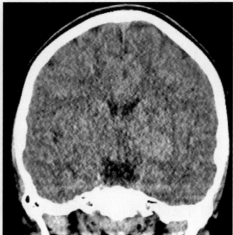

头颅 CT:左图横断位平扫,右图冠状位平扫,左侧基底节区见团片状混杂密度影,边界不清,左侧侧脑室较对侧略宽。

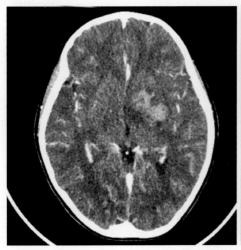 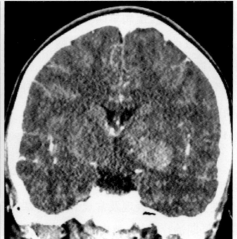

头颅 CT:左图横断位增强,右图冠状位增强,左侧基底节区病灶不均匀强化,内见小囊性变,中线结构略向右侧移位。

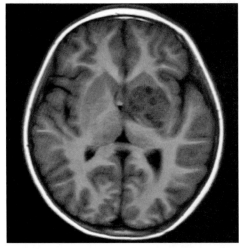
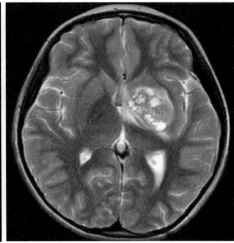

头颅 MRI：左图 T1WI 横断位平扫，右图 T2WI 横断位平扫，左侧基底节区见团片状异常信号，轻度占位效应，病灶呈不均匀等 T1 长 T2 信号，内部可见多发小囊性变，左侧侧脑室较右侧扩大。

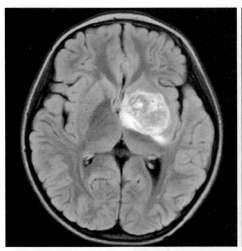
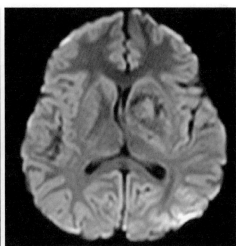

头颅 MRI：左图 T2 - FLAIR 横断位平扫，左侧基底节区病灶呈高信号，内部可见囊变更高信号；右图 DWI 横断位，病灶内部部分弥散受限。

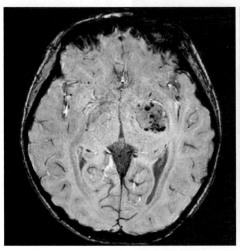
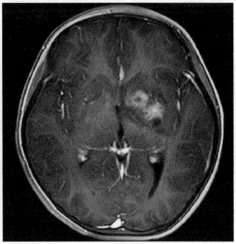

头颅 MRI：左图 SWI 横断位，病灶内多发点状低信号为微出血灶，同侧侧脑室扩大；右图 T1WI 横断位增强，病变内可见明显不均匀团块状强化，内部囊变区无强化。

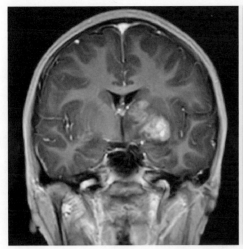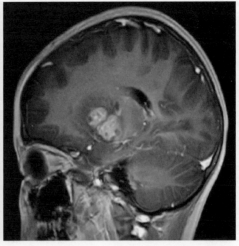

头颅 MRI:左图 T1WI 冠状位增强,右图 T1WI 矢状位增强,左侧基底节区病变可见明显不均匀团块状强化,内部囊变区无强化。

图 1-1-5-1 左侧基底节区生殖细胞瘤(治疗前)

病例 2

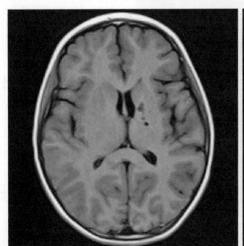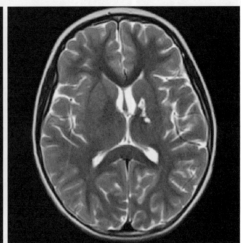

治疗后头颅 MRI:左图 T1WI 横断位平扫,右图 T2WI 横断位平扫,左侧基底节区占位明显缩小,残留多囊状异常信号,内信号欠均匀,呈长 T1 长 T2 改变,周围水肿基本消失。

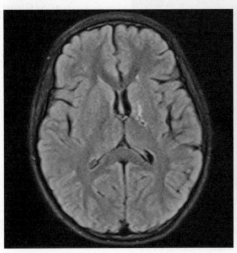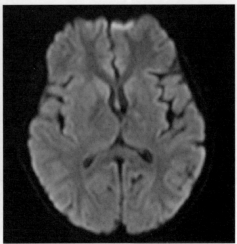

治疗后头颅 MRI:左图 T2-FLAIR 横断位,基底节区占位呈边缘片状高信号,周围水肿基本消失;右图 DWI 横断位,病灶内未见明显弥散受限。

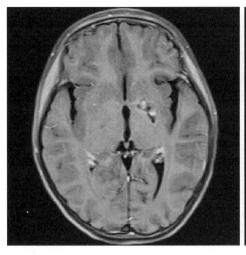
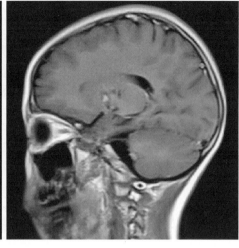

治疗后头颅 MRI:左图 T1WI 横断位增强,右图 T1WI 矢状位增强,左侧基底节区增强后仍可见两个结节样强化。

治疗后(两个月后):病灶较治疗前明显缩小。

图 1-1-5-2 左基底节区生殖细胞瘤(Ⅲ型)

病例 3

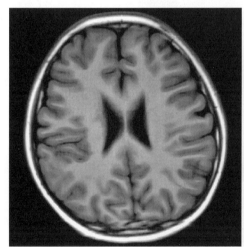
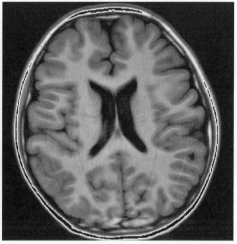

头颅 MRI:左图和右图皆为 T1WI 横断位平扫,双侧基底节区体积略小,双侧侧脑室旁及基底节区可见不规则斑片状长 T1 信号,边界不清。

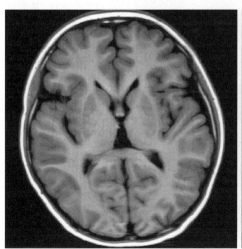
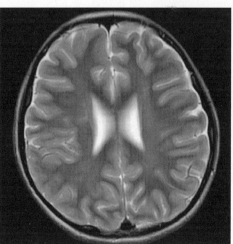

头颅 MRI:左图 T1WI 横断位平扫,右图 T2WI 横断位平扫,双侧侧脑室旁及基底节区可见不规则斑片状长 T1 长 T2 信号。

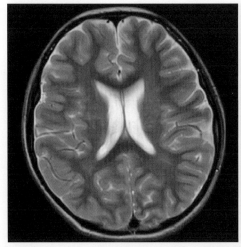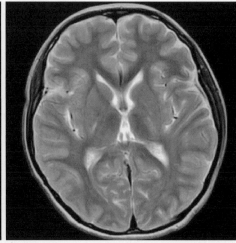

头颅 MRI：左图和右图皆为 T2WI 横断位平扫，双侧基底节区体积略小，双侧侧脑室旁及基底节区可见不规则斑片状长 T2 信号，内囊后肢正常 T2 信号低信号消失。

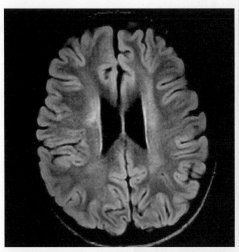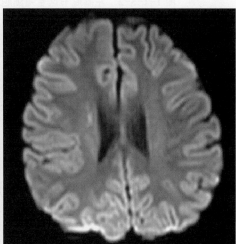

头颅 MRI：左图 FLAIR 横断位平扫，右图 DWI，双侧侧脑室旁可见不规则斑片状高信号；右图 DWI 横断位，前述病灶呈稍高信号，右侧明显。

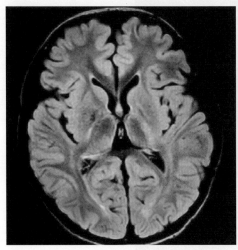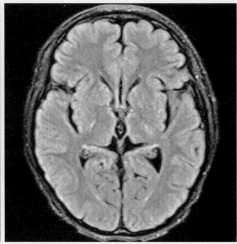

头颅 MRI：左图治疗前 FLAIR 横断位，右图治疗后 FLAIR 横断位，治疗后和治疗前比，基底节区及左侧囊后肢区高信号病变明显减少。

图 1-1-5-3　双侧基底节区生殖细胞瘤（Ⅰ型）

病例 4

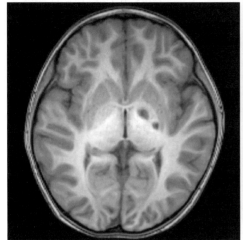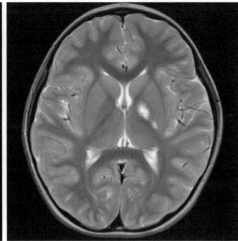

头颅 MRI:左图 T1WI 横断位平扫,右图 T2WI 横断位平扫,左侧苍白球内可见两枚圆形不均匀长T1 长 T2 信号,无明显占位效应,无明显水肿。

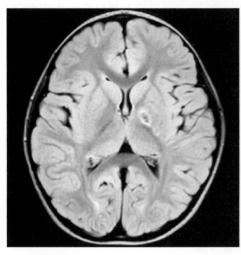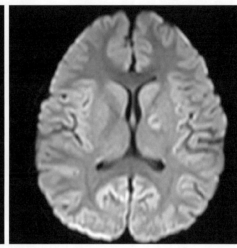

头颅 MRI:左图 FLAIR 横断位,左侧苍白球内病灶边缘呈高信号,右图 DWI 横断位,病灶边缘呈高信号。

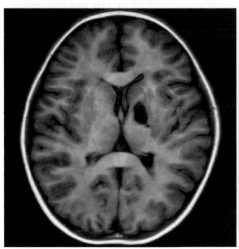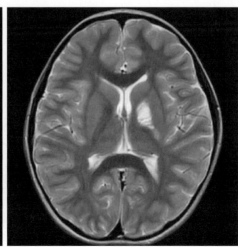

5 个月后复查:

头颅 MRI:左图 T1WI 横断位平扫,右图 T2WI 横断位平扫,左侧苍白球病灶较前增大,内部信号不均匀,可见条纹状表现。

注意:病变虽然增大,但左侧侧脑室前角较前增宽较为明显,此为负占位效应。当出现此征象时,务必要警惕生殖细胞瘤的可能。

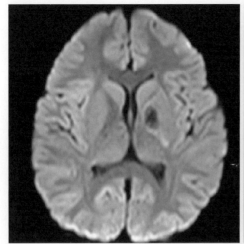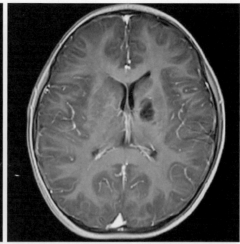

5个月后复查：头颅 MRI：左图 DWI 横断位，病灶周围可见环形略高信号；右图 T1WI 横断位增强，左侧苍白球病灶似有点条状轻度强化。

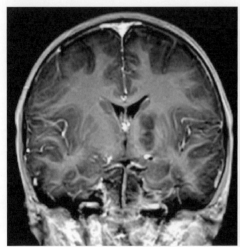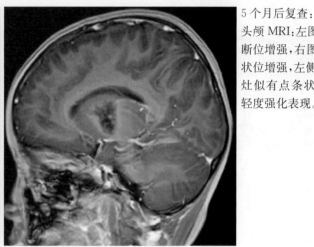

5个月后复查：头颅 MRI：左图 T1WI 横断位增强，右图 T1WI 冠状位增强，左侧苍白球病灶似有点条状及结节状轻度强化表现。

图 1-1-5-4 双侧基底节区生殖细胞瘤（Ⅰ型）

6. 室管膜瘤

【临床概述】

流行病学：

室管膜瘤（ependymoma）及间变性室管膜瘤（anaplastic ependymoma）起源于脑室系统和脊髓中央管内室管膜细胞及胶质上皮细胞，比较少见，多发生于儿童，发病高峰年龄为 1～5 岁，好发于脑室系统，第四脑室最多见，少数异位发生于幕上脑实质内或脑外。本部分内容主要介绍幕上室管膜瘤，幕上室管膜瘤可发生于脑实质内及脑室内，脑实质内约占半数，好发于青少年及成人。

室管膜瘤是继胶质瘤和髓母细胞瘤之后的儿童第三大常见脑肿瘤，占儿童中枢神经系统肿瘤的 5%～10%；90% 位于颅内，大部分起源于后颅窝，10% 位于脊髓。以前的 WHO 组织学分类与预后没有很好的相关性，现已修改。根据间变性的程度，室管膜瘤仍分为 1 级、2 级或 3 级。罕见的室管膜下瘤是 1 级。黏液乳头状室管膜瘤，曾经被认为是 1 级，因为复发的可能性被认为与传统的脊髓室管膜瘤相似，现在被归类为 2 级。最新的 WHO 分类重点放在分子畸变上，不再列出"间变性室管膜瘤"一词。

2021 年 WHO CNS5 将幕上室管膜瘤根据两种致癌分子融合进行分类：ZFTA 融合阳性，YAP1 融合阳性。ZFTA融合发生在70％的病例中。

附表：儿童室管膜瘤分子分型

分类	幕上		幕下	
	ZFTA融合阳性	YAP1融合阳性	后颅窝A	后颅窝B
占比	70％	30％	90％	10％
中位年龄	8	1	3	20
性别优势	女	男	女	女
部位	大脑半球	大脑半球	外侧	中线
分子改变	ZFTA融合	YAP1融合	H3K27三甲基化：低	H3K27三甲基化：高
预后	差	好	差	好

主要表现：

临床表现取决于肿块部位、大小及周围组织器官侵袭情况，并无特异性，肿瘤占位导致神经定位体征及颅内高压症状，常表现为头痛、恶性、呕吐、头晕等，部分患儿也可出现癫痫、偏瘫、视乳头水肿引起视力下降等。肿瘤预后不理想，可引起脑脊液或手术种植转移。

〖病理〗

肿块大体形态呈分叶状或结节状，呈膨胀性生长，边界局部不清楚，可有囊变坏死、出血等。肿瘤组织呈灰红色，血供丰富，质地软，呈鱼肉状。镜下肿瘤组织可见血管周围假菊团的形成，向周围脑组织浸润，分界不清，肿瘤细胞异型性明显，核大，核分裂活跃，血管增生及坏死明显。免疫组化肿瘤细胞表达vimentin、GFAP、S-100蛋白。

〖影像学表现〗

CT：

多位于额叶、顶颞枕叶交界处，CT平扫肿块呈等密度或不均匀混杂密度，内可见囊变坏死区及高密度钙化灶，间变性室管膜瘤可见出血，边界不清，周围可见轻-重度水肿，部分病变与侧脑室关系密切，肿块较大时占位效应明显；增强后肿瘤实质部分可见不均匀强化，呈分房样或分隔样强化，囊性坏死不强化。

MRI：

T1WI呈等低信号，内可见更低信号坏死区，T2WI呈不均匀高信号，瘤周水肿及占位效应明显，DWI呈稍高信号；增强后可见明显强化，囊性坏死不强化，部分患儿可见梗阻性脑积水。

〖诊断要点〗

1. 青少年多见，颅内高压表现。

2. 肿瘤多见于额叶、顶颞枕叶交界处及侧脑室内。

3. 肿块密度/信号不均匀，呈等低密度，内见散在细小钙化及囊变坏死，瘤周水肿呈轻-重度水肿；增强后肿瘤实性成分呈分隔样明显强化。

4. 肿瘤体积大，占位相应明显，可沿脑脊液播散或手术种植转移。

〖鉴别诊断〗

儿童幕上脑实质室管膜瘤主要与以下肿瘤相鉴别：

1. 胶质母细胞瘤：常累及双侧大脑半球跨中线生长，肿块大，呈分叶状，出血、坏死常见，常见粗大迂曲血管和细小血管。

2. 星形细胞瘤：肿块多呈边缘模糊的混杂密度肿块，瘤周水肿明显，增强扫描呈典型花环样强化，体积较室管膜瘤略小。

3. 非典型畸胎样/横纹肌样肿瘤(AT/RT):罕见,体积大,水肿重,偏心囊实性肿块,密度不均匀,增强后可见环状强化,侵袭性更强。

4. 黄色星形细胞瘤:呈囊实性肿块,实性成分位于外侧,实性成分强化程度明显,囊变较室管膜瘤小,钙化少见。

【参考文献】

1. LOUIS D N, PERRY A, REIFENBERGER G, et al. The 2016 World Health Organization Classification of Tumors of the Central Nervous System: a summary [J]. Acta Neuropathologica, 2016, 131(6): 803-820.

2. 廖明朗,唐文才,黄菁慧.青少年幕上脑实质室管膜瘤 CT 及 MRI 影像表现与病理类型的相关性研究[J].临床放射学杂志,2016,35(8):1162-1166.

3. 周全中,曾珍,钱堃,等.幕上脑实质室管膜瘤的 CT、MRI 表现及其病理基础[J].中国 CT 和 MRI 杂志,2016,14(3):21-24.

4. 郝敬军,庄伟雄,赵林,等.幕上脑实质内室管膜瘤 CT 及 MRI 的影像诊断分析[J].临床军医杂志,2012,40(5):1017-1019.

(陈桂玲　高修成)

【病例解析】

病例 1

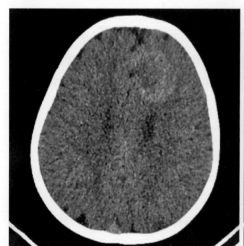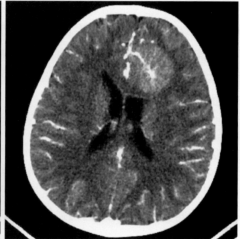

头颅 CT:左图横断位平扫,左额叶近中线区见类圆形等高及等低密度,边界不清,周围水肿不明显;右图横断位增强,实性成分呈均匀明显强化,内见粗大血管影穿行,左侧侧脑室前角受压变窄。

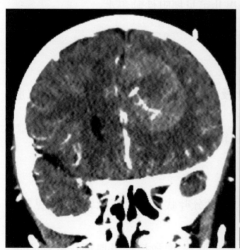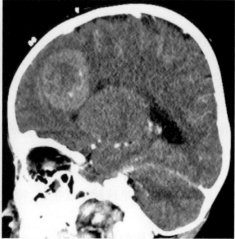

头颅 CT:左图冠状位增强,右图矢状位增强,肿块实性成分明显强化,中心部分强化程度较低,瘤内见粗大血管。

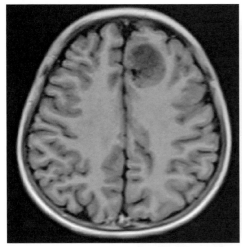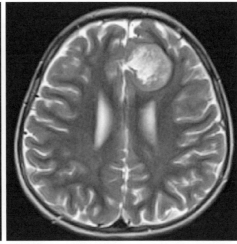

头颅 MRI：左图 T1WI 横断位平扫，右图 T2WI 横断位平扫，左侧额叶可见一类圆形占位灶，边界清楚，T1 呈等低信号，T2 呈等高信号，信号不均匀，周围水肿不明显。

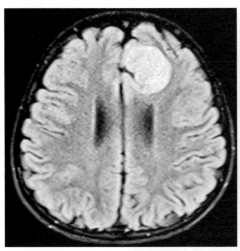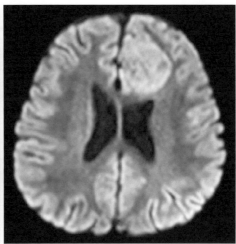

头颅 MRI：左图 T2-FLAIR 横断位，左侧额叶一类圆形占位灶呈高信号，周围水肿不明显，邻近左侧侧脑室前角及胼胝体呈受压推移改变；右图 DWI 横断位，病灶呈稍高信号。

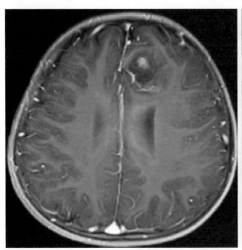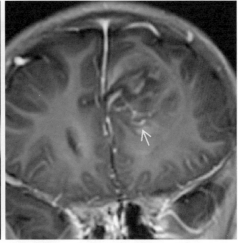

头颅 MRI：左图 T1WI 横断位增强，右图 T1WI 冠状位增强，病灶呈不均匀强化，内呈分房样改变，并见血管进入其中，中线结构向右侧移位。

图 1-1-6-1　左额叶室管膜瘤（WHO 2 级）

病例 2

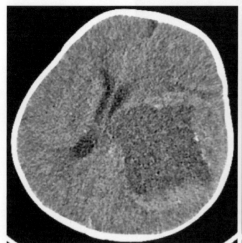 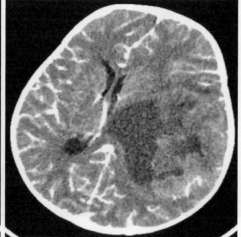

头颅 CT：左图横断位平扫，左侧颞顶叶见巨大囊实性占位，边界尚清，实性成分偏肿瘤外侧，内可见点状钙化；右图横断位增强，囊性成分未见强化，壁及实性成分中度强化。

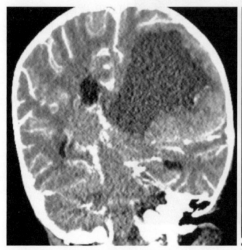 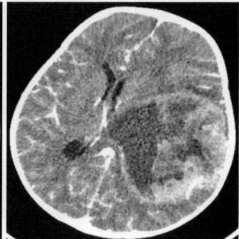

头颅 CT：左图横断位增强（静脉期），右图横断位增强（静脉期），病灶实性成分强化更明显，肿瘤周围见轻度水肿低密度，中线结构受压向右偏移，左侧侧脑室受压变窄。

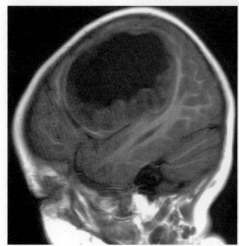 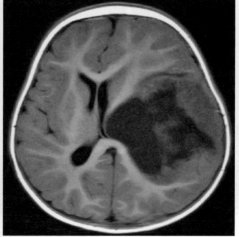

头颅 MRI：左图 T1WI 矢状位平扫，右图 T1WI 横断位平扫，左侧额顶叶见巨大囊实性占位，实性成分呈稍长 T1 信号，囊性成分呈长 T1 信号，中线结构向右侧移位，左侧侧脑室受压变窄。

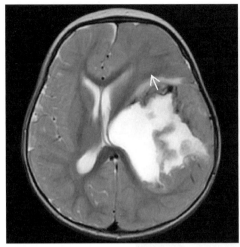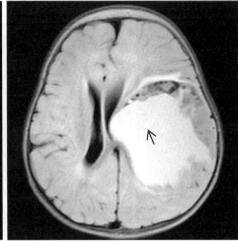

头颅 MRI：左图 T2WI 横断位平扫，右图 T2-FLAIR 横断位平扫，左侧额顶叶占位呈囊实性，实性成分呈稍长 T2 信号，囊性成分呈长 T2 信号，周围可见少许长 T2 信号。FLAIR 实性成分信号略高，囊性成分呈高信号。

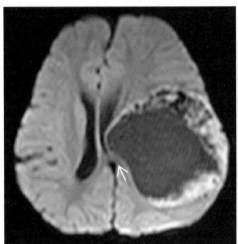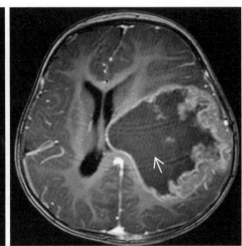

头颅 MRI：左图 DWI 横断位，肿块实性成分弥散受限，右图 T1WI 横断位增强，增强后实性成分及囊壁可见花环样强化及多发小血管影，囊性成分强化不明显。

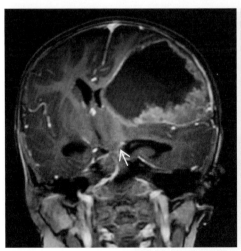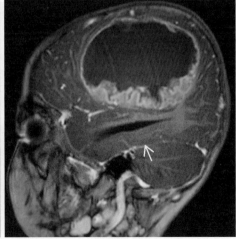

头颅 MRI：左图 T1WI 冠状位增强，右图 T1WI 矢状位增强，实性成分及囊壁可见花环样强化及多发小血管影，中线结构受压向右侧移位。

图 1-1-6-2　左额顶叶间变性室管膜瘤（WHO 3 级）

病例 3

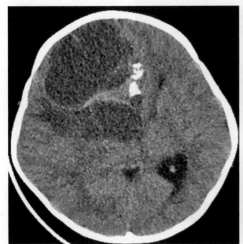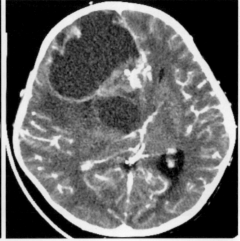

头颅 CT：左图横断位平扫，右侧额顶叶内见巨大低密度影，囊性成分为主，内见分隔及斑块状钙化，占位效应明显，周围可见水肿带；右图横断位增强实性成分及分隔可见团片状、分隔样强化，大部囊性成分未见明显强化。

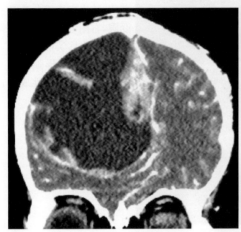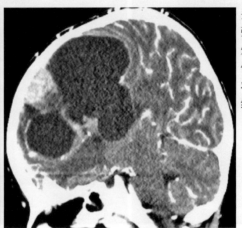

头颅 CT：左图冠状位增强，右图矢状位增强，病灶囊性成分未见强化，实性成分及分隔可见团片状、分隔样强化及强化结节。

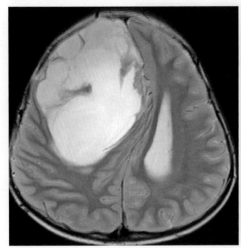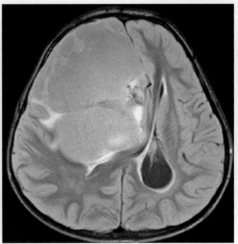

头颅 MRI：左图 T2WI 横断位平扫，右侧额叶见巨大椭圆形囊实性肿块，边界尚清，信号不均匀，呈多房性改变，囊性区呈长 T2 信号，实性区 T2WI 呈等信号；右图 T2-FLAIR 横断位平扫，周围水肿轻，中线结构向左侧移位，右侧侧脑室受压变窄。

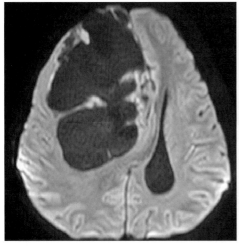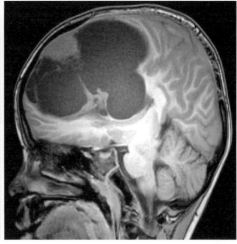

头颅 MRI：左图 DWI 横断位，右图 T1WI 矢状位平扫，右侧额叶可见巨大椭圆形囊实性肿块，左图提示部分实性区可见弥散障碍。

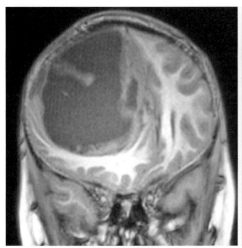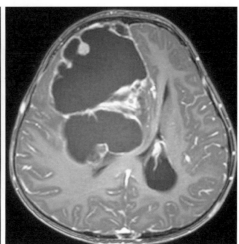

头颅 MRI：左图 T1WI 冠状位平扫，病灶实性成分呈等 T1 信号，右图 T1WI 横断位增强，肿块边缘及实性部分可见明显强化，囊性区未见明显强化影。

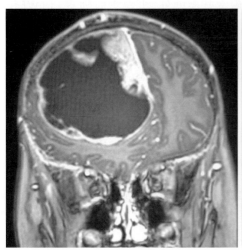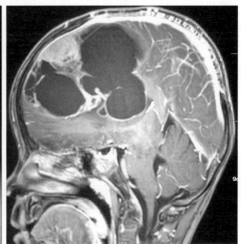

头颅 MRI：左图 T1WI 冠状位增强，右图 T1WI 矢状位增强，肿块边缘及实性部分可见明显强化，囊性区未见明显强化影。

图 1-1-6-3　右额叶间变性室管膜瘤（WHO 2～3 级）

7. 胚胎发育不良型神经上皮肿瘤

〖临床概述〗

流行病学：

胚胎发育不良型神经上皮肿瘤（dysembryoplastic neuroepithelial tumors，DNET）是一种较少见的颅内良性肿瘤，为脑组织正常组成成分构成比例异常而形成瘤样病灶，会引起相应临床症状，是儿童及青少年药物难治性癫痫的常见原因之一。DNET 占所有原发脑肿瘤的不到 1％，多于青少年发病，男性多于女性，病灶常位于幕上表浅部位，即皮层及皮层下白质，多见于颞叶，其次为额叶、顶叶和枕叶等。

主要表现：

主要表现为长期药物难治性癫痫，也可有头痛、视觉障碍及记忆减退等，神经系统专科检查一般为阴性。肿瘤生长缓慢，病程长，治疗主要为外科手术切除，术后一般无需放化疗，预后良好，复发及恶变极其罕见。

〖病理〗

病理上主要由少突胶质样细胞、神经元细胞、星形细胞 3 种成分组成。大体病理肿瘤呈胶冻样半透明状，苍白色，无包膜，囊变常见，呈单囊或多囊，临近大脑皮层膨胀生长。镜下肿瘤由数量不等的神经元和神经胶质成分混合而成，以黏液样基质为背景，偶见成熟神经元漂浮于黏液基质内，特异性胶质神经元成分为其病理特征。

〖影像学表现〗

CT：

病灶多位于幕上皮层或皮层下，多呈低密度灶，少数呈等低混杂密度，楔形或类圆形，边界清晰，钙化少见。增强扫描多无明显强化，极少数病灶可见结节样强化，病灶周围一般无水肿，占位效应较轻，邻近颅骨可见吸收变薄，提示其慢性病程。

MRI：

病灶位于皮层、皮层下表浅部位，呈脑回样或楔形，即肿瘤宽基底朝外，尖端指向脑室，T1WI 信号略高于脑脊液，T2WI 呈高信号，这与肿瘤内含黏液基质有关，FLAIR 呈高信号，或中心稍低信号伴周围高信号环，即"环征"；肿瘤边界清，内可见囊变，有时可见线样分隔，一般无瘤周水肿或较轻，占位效应轻；一般无弥散受限，ADC 值高于低级别胶质瘤。增强扫描 DNET 病灶多无强化，少数可见线样强化。

MRS 示肿瘤 NAA 波较健侧轻度降低，Cho 波无明显升高，Cho/Cr 基本正常。

〖诊断要点〗

1. 肿瘤一般位于幕上脑表浅部位，皮层或皮层下。

2. 肿块呈脑回样或楔形，有时内可见囊变，边界清，一般无瘤周水肿或较轻，占位效应轻。

3. 增强后肿瘤多无强化，少数可见线样强化。

4. MRS 示肿瘤 NAA 波轻度降低，Cho 波无明显升高，Cho/Cr 基本正常。

〖鉴别诊断〗

DNET 是一种较少见颅内良性肿瘤，需与儿童颅内常见良性肿瘤鉴别：

1. 局灶性皮层发育不良：临床表现主要为癫痫、认知障碍及局灶性神经缺损症状，CT/MR 表现为局限性皮层增厚，相应脑回增大增宽，相邻脑沟形态亦异常，呈典型"漏斗征"。

2. 节细胞胶质瘤:多位于皮层下,主要表现为囊性占位或实性占位,实性成分可见强化,钙化多见,部分病例呈结节样钙化灶。

3. 神经上皮囊肿:呈近似脑脊液密度/信号,FLAIR 呈低信号,周围无"环征",钙化少见。

【参考文献】

1. 杨先春,陈莉.胚胎发育不良性神经上皮瘤的 MRI 诊断与鉴别诊断(附 24 例分析)[J].中国 CT 和 MRI 杂志,2021,19(1):31-35.

2. CIHAN I, OZDEM E C, DOGA U, et al. Dysembryoplastic neuroepithelial tumours: clinical, radiological, pathological features and outcome [J]. British Journal of Neurosurgery, 2018, 32: 1-6.

3. 徐蓉,杨秀军,李婷婷,等. 儿童胚胎发育不良性神经上皮肿瘤的影像诊断[J]. 医学影像学杂志,2020,30(10):1770-1774.

(陈桂玲 高修成)

【病例解析】

病例 1

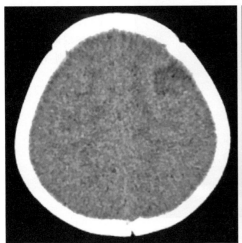 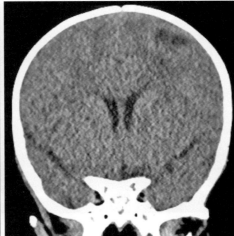

头颅 CT:左图横断位平扫,右图冠状位平扫,左额叶局部见片状低密度影,邻近脑回粗大。

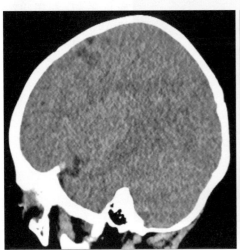 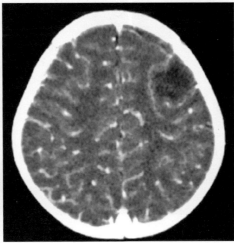

头颅 CT:左图矢状位平扫,左额叶局部见类圆形低密度影,邻近脑回粗大;右图增强横断位,增强后呈脑回样强化,内低密度强化不明显。

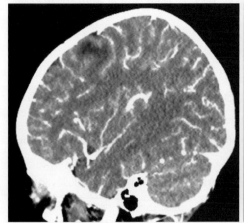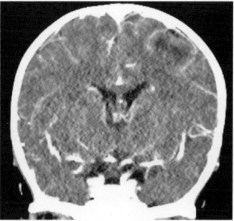

头颅 CT：左图矢状位增强，右图冠状位增强，左额叶占位增强后呈脑回样强化，内低密度强化不明显，邻近脑回粗大。

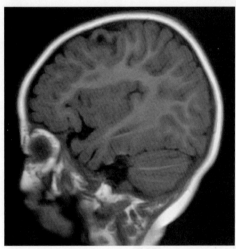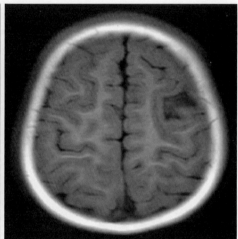

头颅 MRI：左图 T1WI 矢状位平扫，右图 T1WI 横断位平扫，左额叶局部脑回粗大，皮层略薄，皮层下可见不规则 T1WI 低信号。

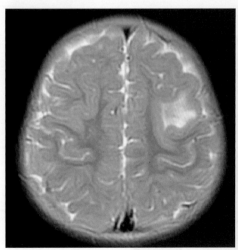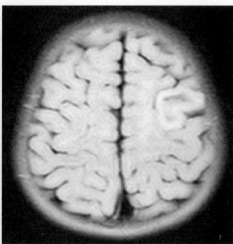

头颅 MRI：左图 T2WI 横断位平扫，右图 T2-FLAIR，左额叶皮层下可见不规则 T2WI 高信号，FLAIR 信号略高。

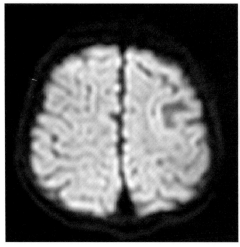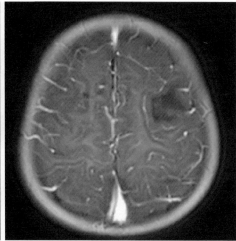

头颅 MRI：左图 DWI 横断位，左额叶病灶未见明显弥散障碍；右图 T1WI 横断位增强，病灶强化不明显，周围似有少许强化。

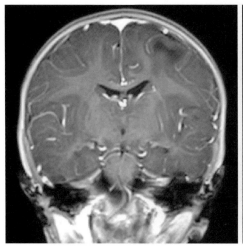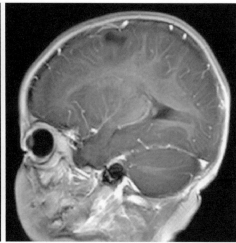

头颅 MRI：左图 T1WI 冠状位增强，右图 T1WI 矢状位增强，左额叶病灶增强后强化不明显，周围似有少许强化。

图 1-1-7-1 左额叶 DNET

病例 2

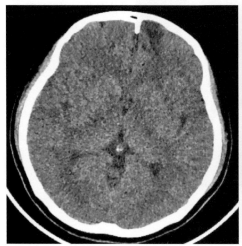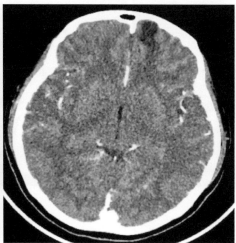

头颅 CT：左图横断位平扫，左额叶皮层可见低密度病变，边缘欠光整，其内似可见分隔，周围未见明显水肿带，邻近颅骨内板受压；右图横断位增强，病灶未见明显强化。

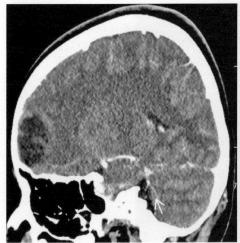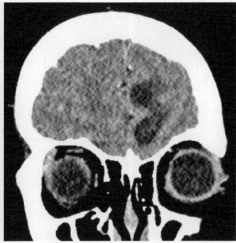

头颅 CT:左图矢状位增强,右图冠状位增强,左额叶皮层病灶增强扫描病灶未见明显强化,形态似呈脑回状。

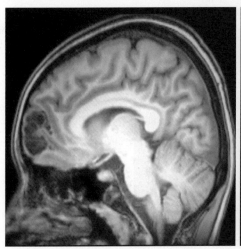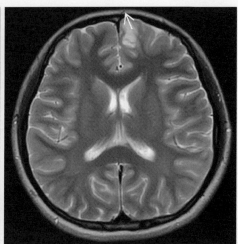

头颅 MRI:左图 T1WI 矢状位平扫,右图 T2WI 横断位平扫,左额叶皮层可见类圆形长 T1 长 T2 信号,边缘欠光整,其内可见分隔;周围未见明显水肿。

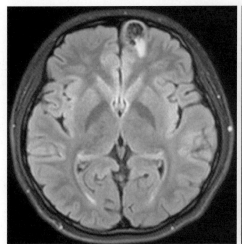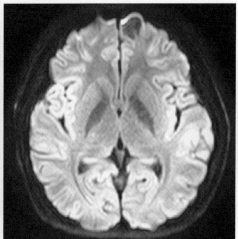

头颅 MRI:左图 T2 - FLAIR 横断位平扫,左额叶皮层病变周围可见高信号,内可见分隔;轻度占位效应;右图 DWI 横断位,病灶无弥散障碍。

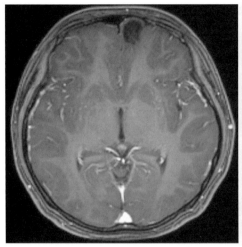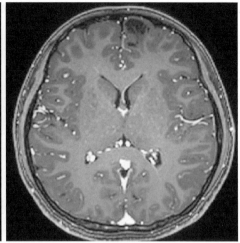

头颅 MRI:左图和右图皆为 T1WI 横断位增强,病灶未见明显强化。

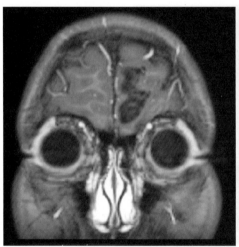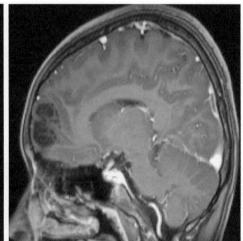

头颅 MRI:左图 T1WI 冠状位增强,右图 T1WI 矢状位增强,病灶未见明显强化,似呈脑回状,分隔显示清晰。

图 1-1-7-2 左额叶 DNET

病例 3

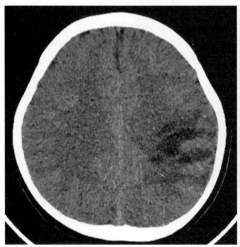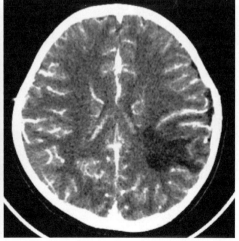

头颅 CT:左图平扫,左侧颞顶叶可见不规则片状低密度影,边缘呈指样伸入脑沟内,相应左侧顶骨内板不光整;右图横断位增强,病灶强化不明显。

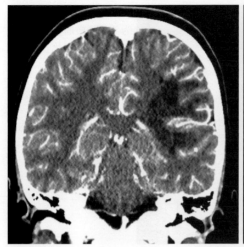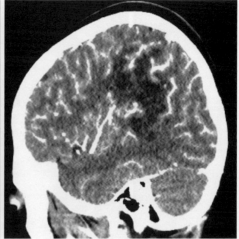

头颅 CT:左图冠状位增强,右图矢状位增强,左侧颞顶叶病灶强化不明显。

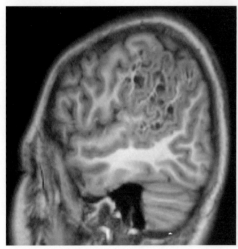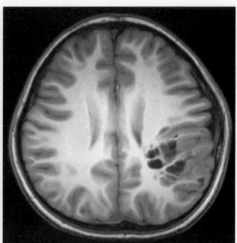

头颅 MRI:左图 T1WI 矢状位平扫,右图 T1WI 横断位平扫,左侧颞顶叶多个脑回内结构紊乱,内见多个类圆形长 T1 信号,呈蜂窝状改变。

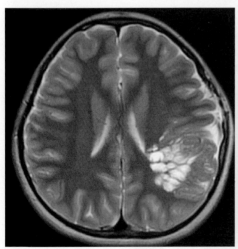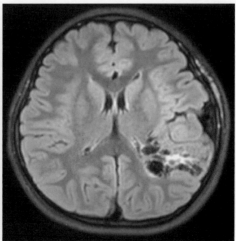

头颅 MRI:左图 T2WI 横断位平扫,右图 T2 - FLAIR,左侧颞顶叶多个脑回内结构紊乱,内见囊状长 T2 信号,FLAIR 呈低信号,周围可见不规则条状高信号,呈蜂窝状改变。

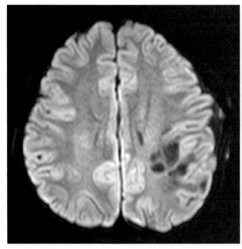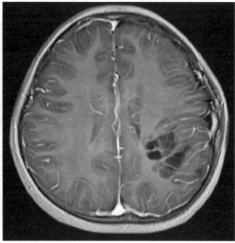

头颅 MRI：左图 DWI 横断位，病灶未见明显弥散障碍；右图 T1WI 横断位增强，病变未见明显强化。

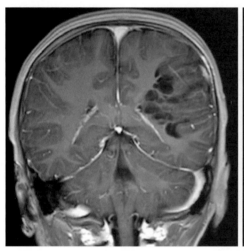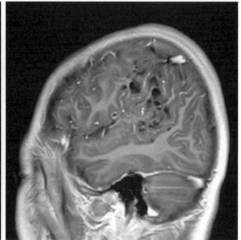

头颅 MRI：左图 T1WI 冠状位增强，右图 T1WI 矢状位增强，病变未见明显强化。

图 1-1-7-3　左颞顶叶 DNET

8. 节细胞胶质瘤

〖临床概述〗

流行病学：

节细胞胶质瘤（ganglioglioma，GG）是少见的颅内肿瘤，以发育不良的神经节细胞及胶质细胞混合存在，胶质细胞主要为星形细胞。WHO 将其归属于神经元和神经元-胶质混合瘤。GG 占所有颅内肿瘤的 0.4%～2%。2016 年 WHO 将节细胞胶质瘤定为 1 级，将间变型节细胞胶质瘤定为 3 级，1 级多见。GG 好发于儿童及青少年，80% 在 30 岁以下，男女发病率无明显差异。

主要表现：

癫痫是其最常见的临床表现，以顽固性癫痫、长期反复发作为特点，药物难以控制，也可表现为头痛头晕、肢体活动障碍、视盘水肿、视野改变及复视等症状。肿块多位于幕上，颞叶最常见，其次为额顶叶及枕叶，主要发生在皮层及灰质核团等，一般为单发，GG 为 1 级，被认为良性肿瘤，病程进展缓慢，手术预后良好。

【病理】

大体病理多数肿瘤体积较小,色灰白,血供一般,境界较清楚,质韧,有的可呈囊性,内见钙化。镜下可见发育不良的神经节细胞与胶质细胞两种成分,肿瘤性神经节细胞大小不一,形态不规则,排列紊乱,常见成团胶质细胞,胞浆多少不一,核不规则,可出现双核或多核。胶质细胞多为纤维性或毛细胞性星形胶质细胞,也可见少枝胶质细胞及胖细胞性星形胶质细胞及多形性胶质母细胞,多数病例中可见血管增生,钙化及Rosenthal纤维,部分标本有纤维结缔组织增生,少数病例有坏死。免疫组化S-100(+),Syn(+),GFAP(+)。

【影像学表现】

CT:

GG常为单发病灶,大多数位于幕上皮层及灰质核团内,颞叶最常见,其次额顶叶及枕叶,常呈囊性、囊实性等,后者常见。CT平扫肿块常见钙化及囊变,钙化呈结节样、环状、点条状等,边界清,有时可见壁结节,占位效应轻,瘤周水肿轻或者无水肿,钙化被认为是GG的重要征象。增强后肿瘤可见轻度强化,囊性成分不强化。

MRI:

肿瘤常为囊实性,T1WI呈低信号为主的混杂信号,T2WI呈不均匀高信号,FLAIR实性成分呈稍高信号,囊性成分呈低信号,钙化在T1/T2均呈低信号,DWI无明显弥散障碍,瘤周水肿及占位效应与肿瘤分级有关,1级较轻,3级较重。增强后可见轻度强化或壁结节强化,囊性成分不强化。

MRS示:N-乙酰天冬氨酸(NAA)含量轻度降低,胆碱(Cho)含量不高,Cho/Cr比值比胶质瘤低,NAA/Cr比值比胶质瘤高,与GG含有肿瘤性神经元成分有关。

【诊断要点】

1. 肿瘤一般位于幕上颞叶、额顶叶皮质或灰质核团内。

2. 肿块密度/信号不均匀,囊变及钙化最常见,边界清,占位效应及瘤周水肿轻或无,3级GG较重;DWI未见弥散障碍。

3. 增强后肿瘤实性成分轻度强化或壁结节强化。

4. 肿瘤体积小,病程进展缓慢,预后好。

【鉴别诊断】

GG是一种较少见颅内肿瘤,需与儿童幕上颅内常见良性肿瘤鉴别:

1. 少突胶质细胞瘤:多发生于额叶,钙化多发,常呈典型索条状、条带状钙化,囊变少见,增强后不强化。

2. DNET:多位于脑表面浅层,钙化少见,呈楔形改变,增强后可见脑回样强化,瘤周水肿及占位效应小。

3. 低级别星形细胞瘤:肿块呈囊实性,囊可大可小,增强后多不均匀强化,壁结节可见强化,瘤周水肿轻,钙化少见。

【参考文献】

1. 中华医学会病理学分会脑神经病理学组. 2016 WHO中枢神经系统肿瘤分类第4版修订版概述及胶质瘤部分介绍[J]. 中华病理学杂志,2016(11):745-747.

2. 耿素民,张力伟,郝淑煜,等. 丘脑神经节胶质细胞瘤6例并文献复习[J]. 首都医科大学学报,2012,33(2):259-262.

3. 邓明明,邓方,黄聪,等. 颅内节细胞胶质瘤MR表现及误诊分析[J]. 医学影像学杂志,2019,29(01):20-24.

(陈桂玲　高修成)

〖病例解析〗

病例 1

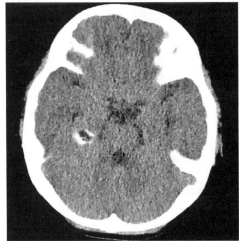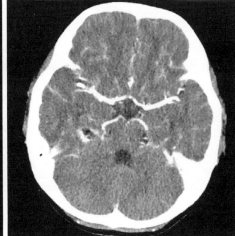

头颅 CT：左图横断位平扫，右颞叶深部可见圆形稍低密度影，边界清，边缘可见多发钙化；右图横断位增强，病灶周边可见少许强化。

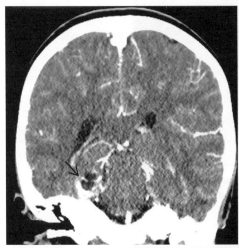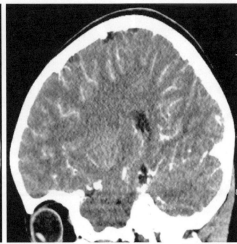

头颅 CT：左图冠状位增强，右图矢状位增强，右颞叶深部病灶增强后周边可见强化，冠状位可见血管影穿行。

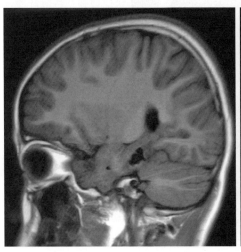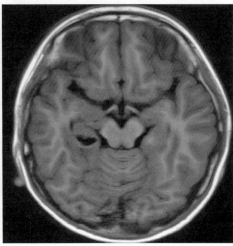

头颅 MRI：左图 T1WI 矢状位平扫，右图 T1WI 横断位平扫。右颞叶深部见一不规则长 T1 信号，DWI 未见高信号，周围未见明显水肿。

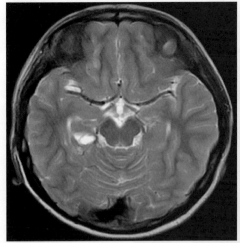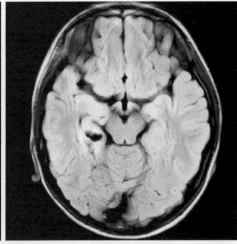

头颅 MRI：左图 T2WI 横断位平扫，右颞叶深部见一不规则长 T2 信号，内可见分隔；右图 T2 - FLAIR 平扫，病灶呈低信号，周围未见水肿。

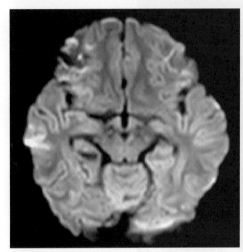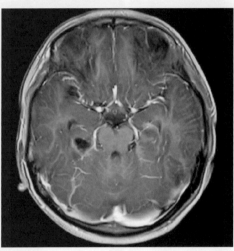

头颅 MRI：左图 DWI 横断位，右颞叶深部病变 DWI 未见高信号；右图 T1WI 横断位增强，病灶周围可见少许强化。

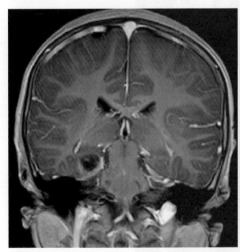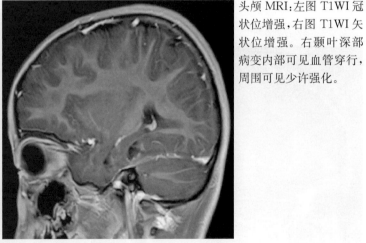

头颅 MRI：左图 T1WI 冠状位增强，右图 T1WI 矢状位增强。右颞叶深部病变内部可见血管穿行，周围可见少许强化。

图 1-1-8-1　右颞叶节细胞胶质瘤（WHO 1 级）

病例 2

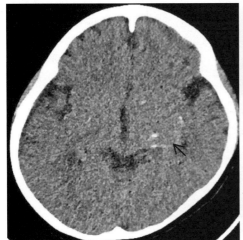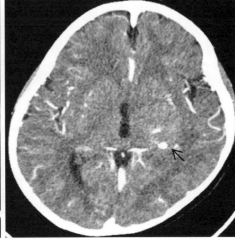

头颅 CT:左图横断位平扫,左侧颞叶深部、基底节区可见片状等密度影,界限不清,病灶内可见多发斑片状钙化;右图横断位增强,病灶轻度强化。

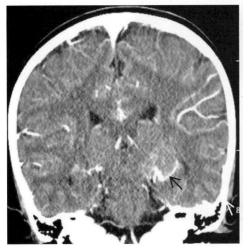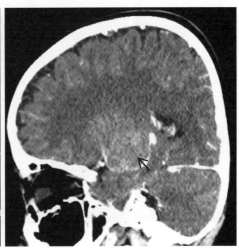

头颅 CT:左图冠状位增强,右图矢状位增强,病灶轻度强化,周围可见增粗血管影。

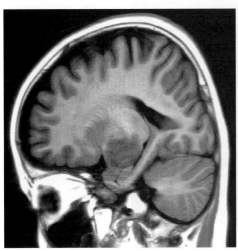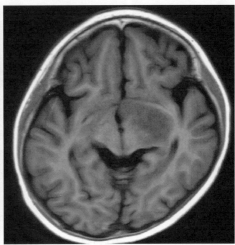

头颅 MRI:左图 T1WI 矢状位平扫,右图 T1WI 横断位平扫,病变呈不规则长 T1 信号影,信号欠均匀,周围水肿不明显。

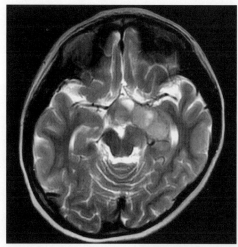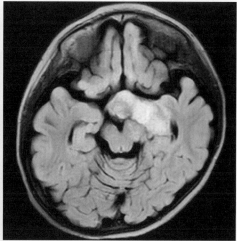

头颅 MRI:左图 T2WI 横断位平扫,病变为不规则长 T2 信号影,信号欠均匀;右图 T2-FLAIR 平扫,呈高信号,垂体柄、视交叉受累,左侧大脑脚受压推移。

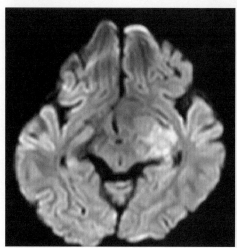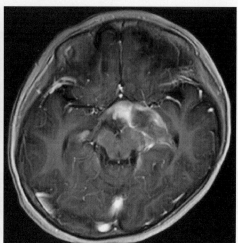

头颅 MRI:左图 DWI 横断位,病变实性成分呈较高信号;右图 T1WI 横断位增强,病变不均匀明显强化,内见片状不强化区,视交叉受累,明显强化。

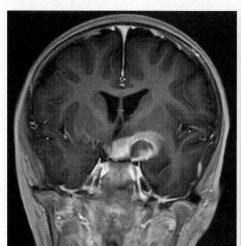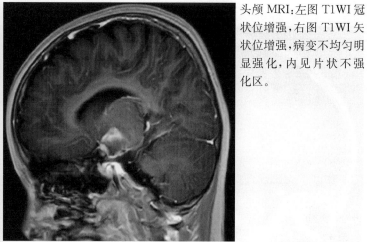

头颅 MRI:左图 T1WI 冠状位增强,右图 T1WI 矢状位增强,病变不均匀明显强化,内见片状不强化区。

图 1-1-8-2　左颞叶节细胞胶质瘤(WHO 2~3 级)

病例 3

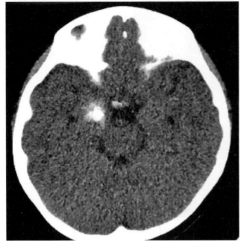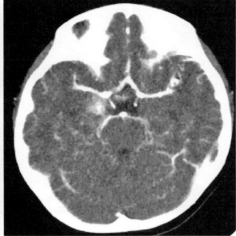

头颅 CT：左图横断位平扫，右侧颞叶可见一个边缘欠光整团状高密度影，相邻右侧侧脑室颞角局部增宽；右图横断位增强，病变强化不明显。

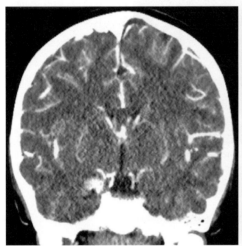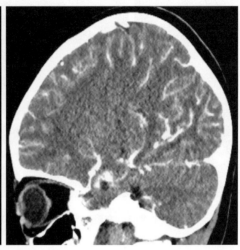

头颅 CT：左图冠状位增强，右图矢状位增强，右侧颞叶深部病变强化不明显。

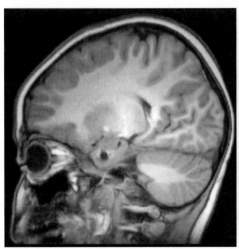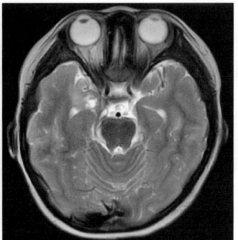

头颅 MRI：左图 T1WI 矢状位平扫，右图 T2WI 横断位平扫，右颞叶见片状长 T1 长 T2 信号，周围未见水肿带。

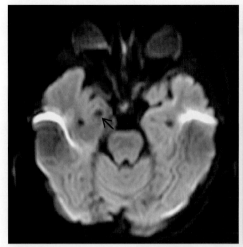
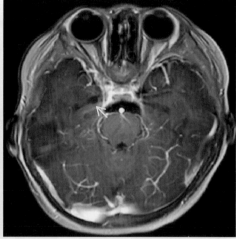

头颅 MRI：左图 DWI 横断位，右颞叶病变为低信号，无明显障碍；右图 T1WI 横断位增强，病变未见强化。

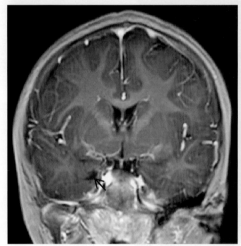
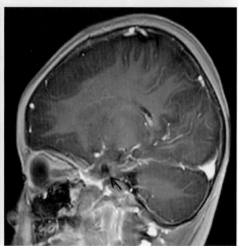

头颅 MRI：左图 T1WI 冠状位增强，右图 T1WI 矢状位增强，右颞叶深部病变后未见强化。

图 1-1-8-3　右颞叶节细胞胶质瘤（WHO 1 级）

9. 神经节细胞瘤

〖临床概述〗

流行病学：

神经节细胞瘤（gangliogcytoma）是少见的颅内肿瘤，发病率较节细胞胶质瘤低，仅占 16 岁以下患儿颅内肿瘤的 1.7%。发病机制还不明确，可能起源于胚胎残留神经母细胞瘤与原始神经外胚叶肿瘤有关的残余组织或变性错构组织，节细胞瘤主要由异常发育成熟神经节细胞及非肿瘤胶质细胞构成。WHO 将其归属于神经元和神经元-胶质混合瘤。2016 年 WHO 将节细胞瘤定为 1 级。好发于儿童及青少年，男女发病率无明显差异。

主要表现：

临床表现常隐匿，一般与肿瘤部位、大小有关。部分患儿因体检或外伤发现，部分患儿因头痛、癫痫、面瘫等就诊，偶见部分患儿继发肢端肥大症、库欣综合征等内分泌症状。肿瘤好发于第三脑室底部、颞叶深部多见，还可见于小脑、顶枕叶、额叶、脊髓等。节细胞瘤属于良性肿瘤，病程进展缓慢，手术预后良好。

〖病理〗

肿块多呈灰黄色、灰白色，质地韧，血供中等，内见囊变、钙化，无包膜，出血少见。镜下由单一分化的肿瘤性神经节细胞构成,可见成团分布的不规则、簇状、发育不良的多极神经元细胞排列紊乱,内含泡状胞核,胞质丰富。免疫组化:神经丝蛋白(neurofilament,NF)、神经特异性烯醇化酶(neuron-specific enolase,NSE)、突触素(synoptoshysin,Syn)和 S-100 等为阳性。

【影像学表现】

CT:

肿块多位于第三脑室底部、颞叶,其他部位也可见。CT 平扫肿块常见钙化性结节,边界清,瘤周水肿轻或者无水肿,囊变少见;部分呈囊实性;部分病变增强后可见轻度强化,囊变不强化。

MRI:

肿瘤 T1WI 以低信号为主,T2WI 主要为等信号,FLAIR 呈低信号,囊性成分 T1WI 呈低信号,T2WI 呈高信号,DWI 无明显弥散障碍,瘤周水肿轻或无。部分病变增强后可见轻度强化。

MRS 示:N-乙酰天冬氨酸(NAA)含量轻度降低,胆碱(Cho)相对升高。

【诊断要点】

1. 肿瘤一般位于第三脑室底部、颞叶。

2. 肿块密度/信号不均匀,边界清,部分呈结节样钙化,占位效应及瘤周水肿轻或无;DWI 未见弥散障碍。

3. 增强后部分肿瘤呈轻度强化。

4. 肿瘤体积小,病程进展缓慢,预后好。

【鉴别诊断】

1. 少突胶质细胞瘤:多发生于额叶,钙化多发,常呈典型索条状、条带状钙化,囊变少见,增强后不强化。

2. DNET:多位于脑表面浅层,钙化少见,呈楔形改变,增强后可见脑回样强化,瘤周水肿及占位效应轻。

3. 节细胞胶质瘤:肿块呈囊实性,囊可大可小,增强后多不均匀强化,壁结节可见强化,瘤周水肿轻,钙化少见,发病率高于节细胞瘤,另外节细胞瘤钙化高于节细胞胶质瘤。

【参考文献】

1. 杨学军,江涛.解读《世界卫生组织中枢神经系统肿瘤分类(2016 年)》[J].中国神经精神疾病杂志,2016(6):321-329.

2. 成丽娜,汪文胜,李松涛,等.5 例脑内节细胞瘤 MRI 表现[J].磁共振成像,2016,7(1):11-15.

3. 姚振威,冯晓源.15 例脑内节细胞肿瘤的 CT、MRI 和病理对照研究[J].中国医学计算机成像杂志,2006,12(1):1-5.

（陈桂玲　高修成）

【病例解析】

病例 1

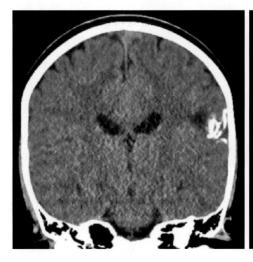
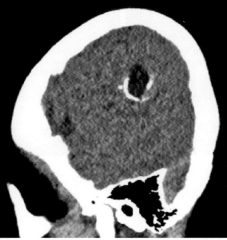

头颅 CT:左图冠状位平扫,右图矢状位平扫,左顶叶可见一混杂密度影,内可见大的囊变区,边缘见弧形钙化边,未见明显水肿带,边界清晰,周围骨质未见明显异常。

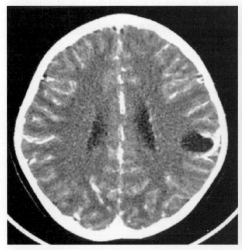 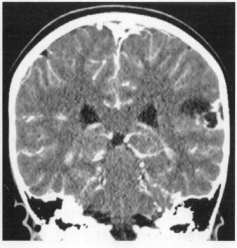

头颅 CT:左图横断位增强,右图冠状位增强,左顶叶病变未见明显强化。

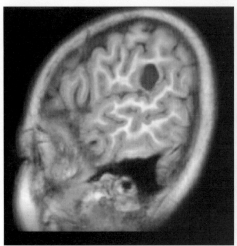 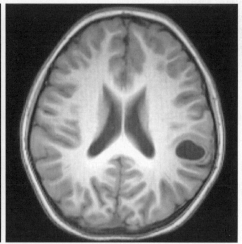

头颅 MRI:左图 T1WI 矢状位平扫,右图 T1WI 横断位平扫,左顶叶皮层下可见一囊性为主类圆形长 T1 信号,边缘光整。

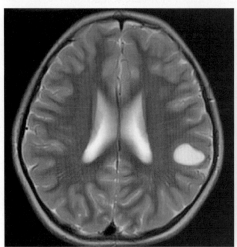 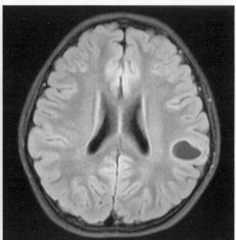

头颅 MRI:左图 T2WI 横断位平扫,左顶叶皮层下病变呈长 T2 信号;右图 T2-FLAIR,病变为低信号,可见囊壁,周围未见水肿带。

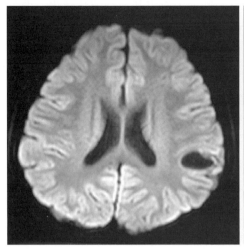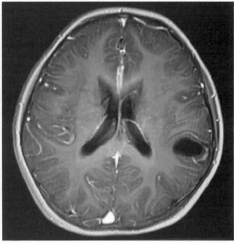

头颅 MRI：左图 DWI 横断位，左顶叶皮层下占位未见高信号弥散障碍；右图 T1WI 横断位增强，病变未见明显强化。

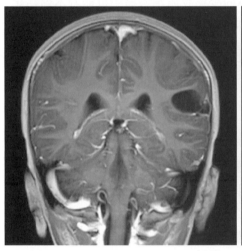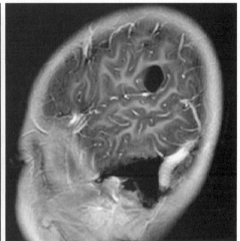

头颅 MRI：左图 T1WI 冠状位增强，右图 T1WI 矢状位增强，病变未见明显强化，边界清。

图 1-1-9-1　左顶叶节细胞瘤（WHO 1 级）

10. 少突胶质细胞肿瘤

〖临床概述〗

流行病学：

少突胶质细胞肿瘤（oligodendroglial tumors，OG）是起源于少突胶质细胞的病变，分为少突胶质细胞瘤（oligodendroglioma，OD，WHO 2 级）和间变性少突胶质细胞瘤（anaplastic oligodendroglioma，AOD，WHO 3 级）。占颅内原发脑肿瘤的 2%～5%，可发生在任何年龄段，多见于成人，儿童罕见，约占儿童脑肿瘤的 1%，儿童胶质瘤的 5%～18%，男性多于女性，男女比例约为 2∶1。少突胶质细胞肿瘤绝大多数发生在幕上，其中 50% 发生在额叶，其次为顶叶、颞叶。

主要表现：

少突胶质细胞肿瘤的临床特征缺乏特异性。因肿瘤大多生长缓慢、病程长，患者多表现为癫痫、头痛、视野缺损、呕吐、行走不稳以及肢体无力、头围增加等症状，但常以癫痫就诊。

〖病理〗

少突胶质细胞肿瘤一般为实体性肿块，色粉红，质硬易碎，境界可辨，但无包膜。肿瘤向外生长，有时可与脑膜相连。肿瘤深部也可囊变,出血、坏死不常见,约70%的肿瘤内有点状或结节状钙化。少突胶质细胞肿瘤大多生长缓慢,病程较长。少突胶质细胞瘤和间变性少突胶质细胞瘤的诊断需要IDH基因家族突变和1p/19q联合缺失证实。

【影像学表现】

影像学在少突胶质细胞肿瘤患者中的作用主要分为三大类:①影像诊断;②手术、放疗指导;③随访和治疗监测。少突胶质细胞肿瘤的主要特征为大多伴有钙化,并且发生于皮层-皮层下的位置。钙化、瘤周水肿和对比度增强在儿童中较成人少见。

X线平片:

平片可显示肿瘤的钙化呈条带状或团片状。血管造影偶尔可见肿瘤血管,但轮廓模糊。

CT:

钙化为少突胶质细胞肿瘤的特征性表现,少突胶质细胞肿瘤是最常见的钙化性脑肿瘤。约90%的病例伴有钙化,而间变性少突胶质细胞瘤钙化比例相对较低。钙化可呈局限点片状、弯曲条带状、不规则团块状,大脑皮层的脑回状钙化带为其主要特征。体积较小的少突胶质细胞瘤中可能看不到钙化。肿瘤多呈类圆形,边界不清楚。可为混杂密度、低密度、高密度和等密度,间变性少突胶质细胞瘤常伴有囊变、出血。瘤周水肿多为轻度,间变性少突胶质细胞瘤容易发生周围水肿,且占位表现明显。

增强扫描检查时,少突胶质细胞瘤常无明显强化,间变性少突胶质细胞瘤实质部分可出现轻到中度斑片状、多灶性增强,呈点样或花边状。

MRI:

少突胶质细胞肿瘤为圆形或卵圆形肿块,多位于皮层-皮层下,T1WI呈低信号,T2WI呈高信号。钙化在T1WI和T2WI上均呈低信号。肿块边界清楚、锐利,瘤周无水肿或轻度水肿,占位效应轻;间变性少突胶质细胞瘤的肿瘤边界不清,瘤周水肿明显,占位效应明显。MRS有助于肿瘤的定性和分级。

核医学:

PET-CT能反映活体的代谢和分子水平,可通过糖代谢、氨基酸代谢、胆碱代谢、核酸代谢及乏氧等检测胶质瘤的代谢功能改变。^{18}F-脱氧葡萄糖(^{18}F-FDG)显像的灵敏度高,但特异度较差。氨基酸显像(^{11}C-MET)可提供较好的肿瘤细胞增殖情况,胆碱、核酸显像能更敏感地从代谢方面反映胶质瘤的细胞增殖情况,乏氧显像则更有效地反映胶质瘤放化疗后的耐受情况。^{11}C-MET还可以区分少突胶质细胞瘤和星形细胞瘤,前者表现为高代谢。在治疗监测方面,^{11}C-MET能准确检测肿瘤复发。

【诊断要点】

1. 病程缓慢,以癫痫及神经功能障碍为主要表现。

2. 少突胶质细胞瘤多发生于幕上,位置表浅,多发生于皮层-皮层下。

3. 钙化是少突胶质细胞瘤的特征性表现,多表现为点片状、条带状、不规则团块状钙化。

4. CT表现为混杂密度,瘤周水肿轻,强化程度低;MRI在T1WI呈低信号,T2WI呈高信号。

5. 间变性少突胶质细胞瘤钙化少,瘤周水肿明显,可有囊变、出血,强化明显。

【鉴别诊断】

1. 低级别弥漫性星形细胞瘤,多数病灶周围无水肿带,一般增强后不强化或稍有强化,很少有钙化。

2. 神经节胶质瘤,发生于儿童或30岁以下成人,多发生于颞叶,囊变并伴有壁结节,壁结节通常有钙化,也可表现为囊实性肿块,增强后壁结节及实性部分明显强化,囊壁可有强化。

3. 胚胎发育不良神经上皮瘤,多发生于幕上,主要位于皮层及皮层下,呈倒三角形、脑回状、不规则分叶状等形态,多囊分割或单囊表现,增强后多无明显强化。

4. 多形性黄色星形细胞瘤,好发于儿童和青少年,多发生于颞叶表浅部位,可以是实性、囊实性或囊性肿块,囊壁可见壁结节,且多靠近脑膜面。增强后壁结节及实性部分明显强化,囊壁无或轻中度强化,邻近脑膜可见受累、增厚并强化。

【参考文献】

1. 白洁,程敬亮,高安康,等. 2016 年 WHO 中枢神经系统肿瘤分类解读[J]. 中华放射学杂志,2016,050(012):1000-1005.

2. 叶梅萍,张鑫,张冰. 不典型间变性少突胶质细胞瘤 MRI 征象分析一例[J]. 中华放射学杂志,2017,051(012):973-974.

3. 郑瑞平,张勇,李颜良,等. 儿童小脑半球少突胶质细胞瘤一例[J]. 临床放射学杂志,2016,35(11):1780.

4. 孔艳艳,管一晖. 胶质瘤 PET 分子影像的应用进展[J]. 肿瘤影像学,2016,25(003):196-208.

5. ANKENBRANDT W, PALEOLOGOS N. Imaging of Oligodendrogliomas [J]. Handbook of Neuro-Oncology Neuroimaging (Second Edition),2016:461-469.

(李 宁 周 静)

【病例解析】

病例 1

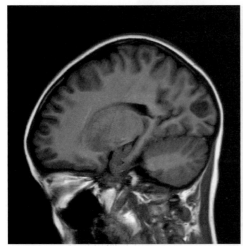 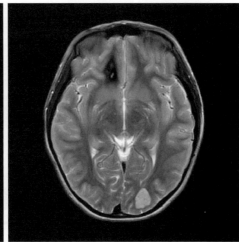

头颅 MRI:左图为 T1WI 矢状位,右图为 T2WI 横断位,左枕叶可见一类圆形长 T1 长 T2 信号,未见明显水肿带,边界清晰,占位效应轻,周围骨质未见明显异常(同时右侧额叶可见海绵状血管瘤)。

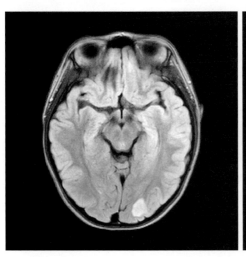 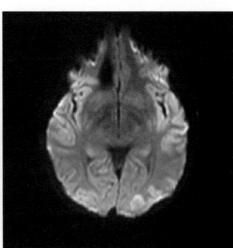

头颅 MRI:左图 FLAIR 横断位平扫,示左枕叶类圆形病灶呈高信号;右图 DWI 横断位,病变可见部分弥散障碍。

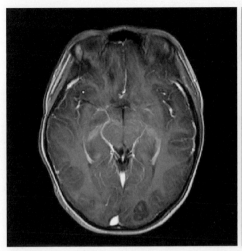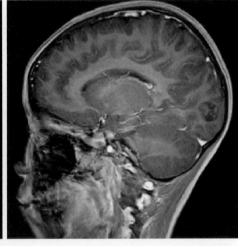

头颅 MRI:左图 T1WI 横断位增强,右图 T1WI 矢状位增强,左枕叶占位中心少许片状强化,边缘无明显强化。

图 1-1-10-1　左枕叶少突胶质细胞瘤

病例 2

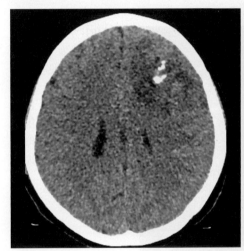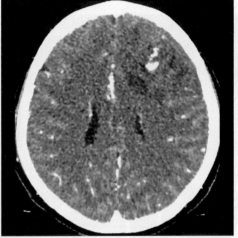

头颅 CT:左图横断位平扫,左额叶混杂密度包块,周围轻度水肿,内见迂曲条形钙化灶;右图横断位增强,病变可见轻度强化。

图 1-1-10-2　少突胶质细胞瘤

11. 非典型性畸胎样/横纹肌样瘤

〖临床概述〗

流行病学:

非典型性畸胎样/横纹肌样瘤(atypical teratoid/rhabdoid tumor,AT/RT)是一种罕见的高度恶性中枢神经系统肿瘤,其含有神经上皮、外周上皮细胞和间质元素,缺乏典型恶性畸胎瘤组织分化特点,由于其内含有横纹肌成分,因而命名为婴幼儿非典型性畸胎样/横纹肌样瘤(AT/RT)。在 WHO(2016)神经系统肿瘤分类中,AT/RT 被定义为中枢神经系统胚胎性肿瘤(WHO 4 级)。AT/RT 多发生在 3 岁以下儿童,女孩多见,幕下多见,好发于小脑半球、小脑蚓部、桥小脑角等,27% 发生于幕上,额颞叶多见;肿瘤容易复发及通过脑脊液播散转移,预后极差,大多数患者在 1 年内死亡。本节着重介绍幕上 AT/RT。

主要表现:

临床表现取决于肿块部位、大小及周围组织器官侵袭情况,可表现为头痛伴反复呕吐、嗜睡、肢体无力伴麻木等肿瘤所致的颅内高压症状及颅神经受压表现。

【病理】

肿块质软,切面呈灰白色鱼肉状,可见坏死和出血,肿瘤细胞呈片状弥漫性生长,细胞呈圆形、梭形或多角形,核深染异型,核分裂多见,肿瘤细胞胞浆丰富,肿瘤组织内血管扩张伴灶状出血坏死,肿瘤全部或部分由横纹肌样细胞组成,横纹肌样细胞的邻近或周围可见不同比例 PNET、肿瘤性间质成分和上皮组织。肿瘤细胞 GFAP、EMA、PCK、S-100、SMA(＋),Ki67 阳性指数为 $15\%\sim70\%$。

【影像学表现】

CT：

平扫肿块多表现为混杂密度,少数为等或稍高密度,多呈囊实性,囊变、坏死多见,囊性部分呈低密度,偏心性大囊是其特征性表现,钙化、出血少见。肿瘤周围水肿较明显,实性成分越多水肿越明显,增强后肿瘤实性成分呈明显不均匀强化,部分见曲带状强化,周围可见多发小血管影。AT/RT 易经脑脊液途径播散转移,可侵犯邻近脑组织、脑膜和颅骨。

MRI：

平扫 T1WI 上肿瘤呈不均匀性低、等信号,T2WI 及 FLAIR 上肿瘤实质呈不均匀性等、高信号;肿瘤内囊变坏死区在 T1WI 呈低信号,T2WI 呈高信号。DWI 上肿瘤实质呈高信号,ADC 图像上肿瘤实质呈低信号,周围可见水肿带,增强扫描后实性成分呈环形条带样明显强化,坏死区不强化,周围可见多发流空小血管影,发生脑脊液转移可见室管膜下、蛛网膜下腔等结节样强化。

【诊断要点】

1. 幕上 AT/RT 肿块一般位于额颞叶,肿块较大,占位效应明显。

2. 肿块密度/信号不均匀,多见囊变坏死,偏心大囊是其特征性表现,出血、钙化少见。

3. 肿块呈浸润生长,实性成分越多,瘤周水肿越重。

4. 增强扫描后呈曲带状花环状强化,周围可见多发流空小血管影。

5. 肿块容易复发或沿脑脊液播散转移,增强后可见蛛网膜下腔、软脑膜或室管膜下结节样强化。

【鉴别诊断】

幕上 AR/RT 主要与高级别胶质瘤、室管膜瘤鉴别:

1. 高级别胶质瘤:肿瘤内可见坏死和出血,但肿瘤内出现钙化和扩散转移不常见,而 AT/RT 多可见偏心大囊,并常见临近脑膜、脑脊液播散。

2. 脑实质部分囊性室管膜瘤:肿瘤好发生于脑深部,侧脑室受压变形多见,肿瘤可见大小不等的囊变区,大囊变区一般位于肿瘤边缘,病灶内部可见多发小囊变区,而 AT/RT 多见大囊,肿块体积大,占位效应更明显。

【参考文献】

1. 李艳华,彭芸,白洁,等. 儿童中枢神经系统非典型畸胎样/横纹肌样瘤的影像表现[J]. 磁共振成像,2021,12(10):49-52,56.

2. 杜伟,陈义兵,魏新亭. 2016 版《WHO 中枢神经系统肿瘤分类》更新解读[J]. 中华神经外科杂志,2016,32(011):1095-1098.

3. 郑兰,刘鸿圣,吴慧莹,等. 儿童中枢神经系统非典型畸胎样/横纹肌样瘤的磁共振成像表现[J]. 广州医学院学报,2017,45(001):41-44.

4. 苗真,王娴静,王刚,等. 小儿颅内非典型性畸胎样/横纹肌样瘤 8 例报道及文献复习[J]. 中国小儿血液与肿瘤杂志,2017,22(2):87-90,94.

（陈桂玲　高修成）

【病例解析】

病例1

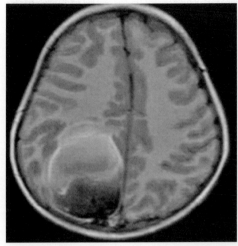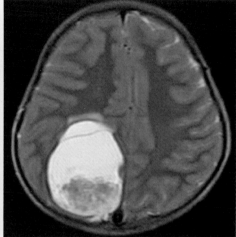

头颅MRI:左图T1WI横断位平扫,右侧顶叶见不规则囊实性肿块,囊性成分位于前上方,实性成分T1呈等低信号;右图T2WI横断位平扫,T2呈等高信号,少量瘤周水肿。

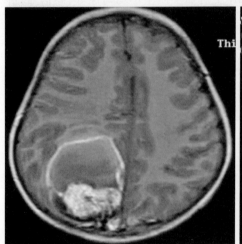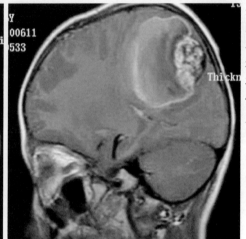

头颅MRI:左图T1WI横断位增强,右图T1WI矢状位增强,右侧顶叶占位增强后实性成分呈团块状、曲带状明显强化,囊性成分不强化,临近脑膜见部分强化。

图1-1-11-1　右顶叶AT/RT(WHO 4级)

病例2

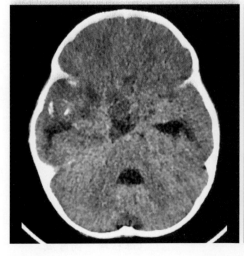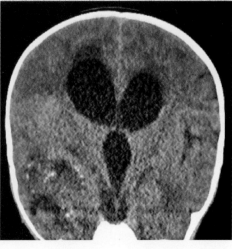

头颅CT:左图横断位平扫,右图冠状位平扫,右侧颞顶叶见不规则软组织密度影,累及鞍区,密度不均,可见点状高密度影,周围水肿不明显,幕上脑室扩张,脑室旁白质密度稍减低。

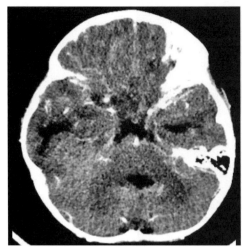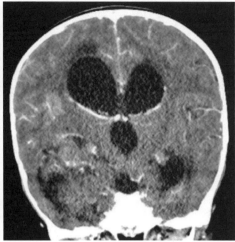

头颅 CT：左图横断位增强，右图冠状位增强，右侧颞顶叶占位增强后见实性成分轻度强化，内见少许细小血管。

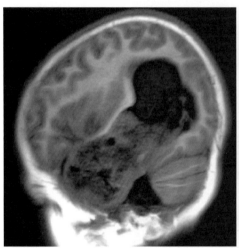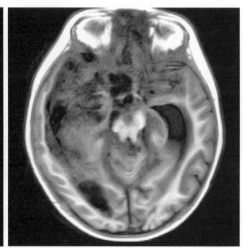

头颅 MRI：左图 T1WI 矢状位平扫，右图 T1WI 横断位平扫，右侧颞叶见片状不均匀稍长 T1 信号，内信号混杂，边界不清，病灶与右侧侧脑室关系密切。幕上脑室扩张明显，侧脑室旁见少许间质性水肿带。

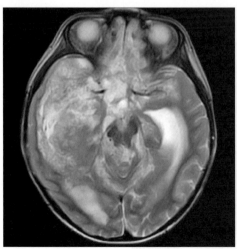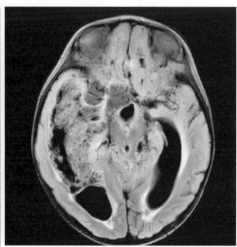

头颅 MRI：左图 T2WI 横断位平扫，右侧颞叶病灶呈稍长 T2 信号，内信号混杂，可见囊变信号；右图 T2-FLAIR 平扫，病变部分呈稍高信号，周围水肿不明显。

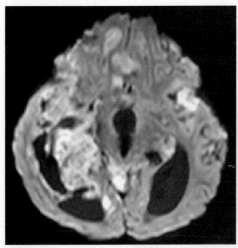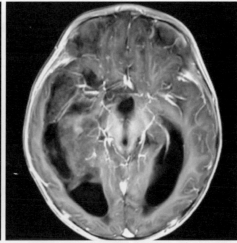

头颅 MRI：左图 DWI 横断位，肿瘤实性成分呈明显高信号；右图 T1WI 横断位增强，病变内可见斑片状轻度强化。双侧额叶、顶叶、左侧颞叶、小脑半球、脑干周围、大脑镰、小脑幕及左侧侧脑室内可见弥漫性转移灶。

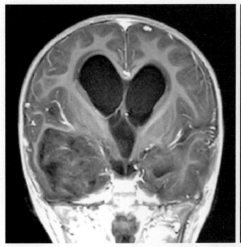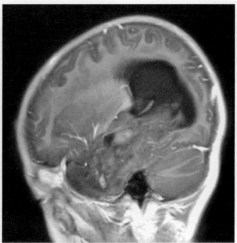

头颅 MRI：左图 T1WI 冠状位增强，右图 T1WI 矢状位增强，病变可见斑片状轻度强化。

图 1-1-11-2　右侧颞叶 AT/RT 伴颅内多发转移(WHO 4 级)

病例 3

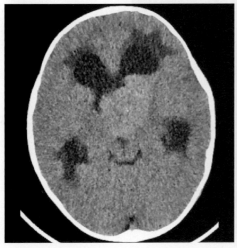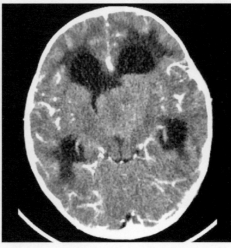

头颅 CT：左图横断位平扫，鞍上可见一软组织肿块影，向上延伸至第三脑室、侧脑室前角，内见少许斑点状钙化灶；右图横断位增强动脉期病变明显强化，两侧侧脑室明显扩张，周围可见低密度水肿。

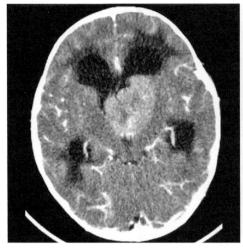
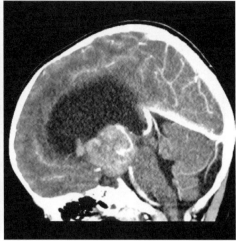

头颅 CT:左图横断位增强,右图矢状位增强,静脉期肿块强化更明显,CT 值约 76 HU,强化尚均匀。

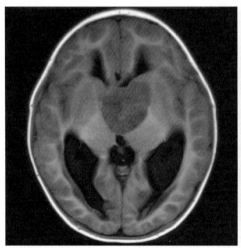
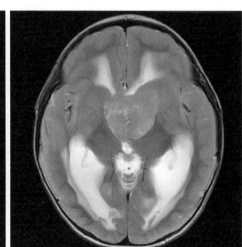

头颅 MRI:左图 T1WI 横断位平扫,右图 T2WI 横断位平扫,鞍上可见类圆形略分叶状肿块,呈等T1 稍长 T2 信号,内信号尚均匀,向上延伸至第三脑室、左侧侧脑室前角区。

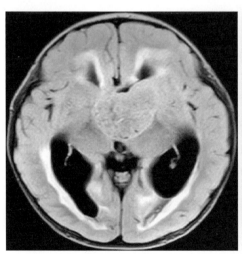
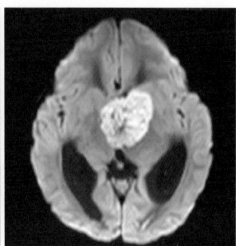

头颅 MRI:左图 T2-FLAIR 横断位,鞍上肿块 FLAIR 呈等信号;右图 DWI 横断位,病变呈高信号,周围水肿不明显。

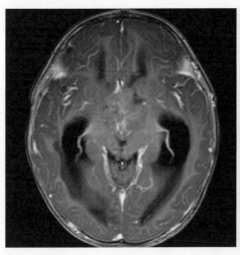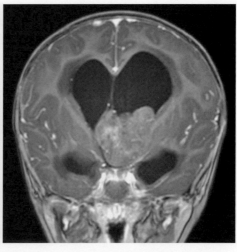

头颅 MRI:左图 T1WI 横断位增强,右图 T1WI 矢状位增强,病变可见斑片状强化,边界清,蛛网膜下腔未见明显异常强化。

图 1-1-11-3　鞍上 AT/RT 伴颅内多发转移(WHO 4 级)

12. 婴儿促纤维增生型肿瘤

【临床概述】

流行病学:

WHO(2016)中枢神经系统肿瘤分类,婴儿促纤维增生型肿瘤(desmoplastic infantile tumor,DIT)属于神经元和神经元-神经胶质混合性肿瘤,包括婴儿促纤维增生型星形细胞瘤(desmoplastic infantile astrocytoma,DIA)和婴儿促纤维增生型神经节细胞胶质瘤(desmoplastic infantile ganglioglioma,DIG),WHO 定为 1 级,两者临床特点以及生物学行为极为相似,由神经上皮双潜能前体细胞向星形细胞和神经元两种成分分化。该类肿瘤罕见,有国外学者统计该类肿瘤约占儿童中枢神经系统肿瘤1.25%,占婴儿颅内肿瘤的 16% 左右,发病年龄多见于 2 岁以下,中位年龄 5～6 个月,男孩多见,DIA/DIG 最多见于额叶和顶叶,其次为颞叶。

主要表现:

临床表现无特异性,包括头围增大、囟门膨隆、颅内压升高、抽搐及偏瘫等;通常预后较好,治疗方法首选手术切除,全切预后良好,可长期生存。偶见肿瘤恶变及转移报道。

【病理】

组织学上,肿瘤由多个囊腔及质地坚韧的实质组成。镜下 DIA 肿瘤组织见显著的纤维组织增生,梭形细胞通常分化较好,呈束状或车辐状排列,其中混有星形细胞样细胞,星形细胞样细胞呈巢团状或束状散布在梭形细胞间。免疫组化示大部分 GFAP、Vi-mentin 和 S-100 蛋白阳性,SYN,NSE 和上皮膜抗原(EMA)表达均呈阴性。DIG 与 DIA 相似,前者有明确神经元成分伴有节细胞样细胞,且免疫组化 SYN 表达阳性。

【影像学表现】

CT:

DIT 呈囊实性改变,瘤体较大,可多叶受累,囊性部分体积较大、位置相对较深,一般偏心生长,密度与脑脊液相仿,一般不与脑室交通;实性部分位置表浅,呈等或稍高密度,可不均匀。可与邻近硬脑膜相连,是其特征性表现。钙化出血少见,瘤周水肿无或相对较轻。增强后实性成分可见不均匀强化,部分病例邻近颅骨受压变薄。

MRI：

肿瘤以囊性为主,囊性多为偏心性生长,囊一般较大,内可见粗细不均纤维分隔;囊性部分呈长 T1 长 T2 信号;实性部分及分隔 T1WI 呈等、稍低信号,T2WI 呈等、稍高信号;DWI 及 ADC 呈等信号,肿瘤边缘清楚,周围无明显水肿或较轻水肿;增强扫描纤维分隔及实性部分明显强化,囊性部分不强化,实性成分位于表浅部位且贴近脑膜。

MRS：

氢质子磁共振波普可有异常表现:N-乙酰天冬氨酸(NAA)含量明显降低,胆碱(Cho)含量增高,Cho/Cr 升高、NAA/Cr 降低。

【诊断要点】

1. 肿瘤一般位于额顶叶,呈囊实性改变。

2. 囊性成分位于深部,实性成分位于表浅部位,贴近脑膜或与脑膜粘连;囊性成分呈偏心生长,且较大;肿瘤边界清,瘤周水肿轻或无;钙化、出血少见。

3. 增强后实性成分及分隔呈明显强化,囊性成分不强化。

4. 发病年龄一般在 2 岁以下,且术后预后良好,偶见恶变及转移。

【鉴别诊断】

DIA/DIG 需与儿童常见其他脑肿瘤鉴别:

1. 胚胎发育不良性神经上皮肿瘤(DNET):是一种罕见的中枢神经系统良性肿瘤,多位于幕上表浅位置,以额颞叶多见,可见楔形改变、瘤内脑回样强化及 FLAIR 环形高信号,临床主要表现为反复发作的难治性癫痫。

2. 胶质母细胞瘤:肿块多呈边缘模糊的混杂信号肿块,瘤周水肿明显,增强扫描呈典型花环样强化,具有广泛浸润特点。

3. 幕上室管膜瘤:好发于侧脑室三角区附近,颞顶枕叶交界区体积较大肿块,钙化很常见,可沿脑脊液种植转移,CT 呈等或稍高密度,密度不均匀,囊变常见,增强后明显不均匀强化。

4. 中枢神经系统胚胎源性肿瘤:体积大,水肿重,偏心囊实性肿块,密度不均匀,增强后可见环状强化,侵袭性强,发病年龄较小。

【参考文献】

1. 温洋,彭芸,段晓岷,等. 婴儿促纤维增生型肿瘤的影像与病理特征[J]. 医学影像学杂志,2017,27(8):1421-1424.

2. 杨喜彪,月强,许照敏,等. 婴儿促纤维增生型星形细胞瘤(DIA)的少见 MRI 表现[J]. 放射学实践,2018,33(6):646-648.

3. 梁奕,周杰,吕晶,等. 婴儿促纤维增生型星形细胞瘤的 MR 表现和病理学特点(附 1 例报告)[J]. 临床神经病学杂志,2015,28(5):382-384.

（陈桂玲 高修成）

13. 乳头状胶质神经元肿瘤(1 级)

【临床概述】

流行病学：

乳头状胶质神经元肿瘤(papillary glioneuronal tumor，PGNT)是一种近几年新分类的 WHO 组织学分级 1 级的混合性神经元胶质肿瘤,2007 年 WHO 神经系统肿瘤分类标准中,将其作为独立的肿瘤类型列出,与节细胞胶质瘤、胚胎发育不良性神经上皮肿瘤等列于神经元与混合性神经元胶质肿瘤类型中,2021 年新版 WHO 中枢神经系统肿瘤分类中继续沿用此分类。PGNT 是一种罕见的神经元和混合性神经元胶质肿瘤,发病年龄跨度较大,平均约 27 岁,无性别差异,好发于脑室周围及幕上,颞叶多发。一般临床进展缓慢,术后预后良好,无复发。

主要表现:

临床表现无特异性,主要的临床表现为头疼、癫痫、视觉障碍、共济失调、感觉认知及情感受影响,也伴有出血,预后良好,手术全部切除是该肿瘤的主要治疗方式,术后随访大部分患者无肿瘤复发或恶性病变。

〖病理〗

肿瘤组织一般为灰白色或灰红色,呈胶冻样或鱼肉样,质地软,内可见囊性成分。镜下特征为肿瘤细胞呈圆形或立方形,单层或多层围绕透明变性的血管周围排列成乳头样结构,乳头间成片状分布着神经元样细胞,部分呈神经节样细胞。肿瘤标记物:少突胶质细胞转录因子(olig-2)、神经组织标记物(s-100)、神经元核抗原(NeuN)、突触素(syn)、特异性烯醇化酶(NSE)表达阳性。

〖影像学表现〗

CT:

PGNT 以囊性和囊实性多见,完全实性少见,呈等低密度影,囊性成分呈低密度影,肿块多位于幕上脑实质内,多位于深部脑室周围白质内,与脑室关系密切,以额叶最常见,其次是颞叶、顶叶,少数位于脑室内,邻近脑实质及脑室系统常呈受压改变,部分病变可浸润生长侵入脑室内;肿块内可见出血及钙化,瘤周水肿及占位效应较轻;增强扫描实性部分、壁结节明显强化。

MRI:

肿块呈囊实性,实性部分 T1WI 呈稍低信号,T2WI 呈稍高信号,FLAIR 多呈高信号,平扫囊壁见大小不等的实性结节,部分病变实性成分 DWI 呈稍高信号,边界清,可伴出血、钙化、瘤周水肿、占位效应较轻,增强扫描实性部分、壁结节、分隔明显强化。

〖诊断要点〗

1. 肿瘤一般位于脑室周围深部白质内,与脑室关节密切,额叶最常见,颞顶叶其次。

2. 肿瘤呈囊实性改变,肿瘤边界清,瘤周水肿轻;钙化常见,可见出血。

3. 增强后实性成分、结节及分隔呈明显强化,囊性成分不强化。

4. 发病年龄一般以青年多见,术后预后良好,未见恶变及转移报道。

〖鉴别诊断〗

PGNT 需与儿童常见其他脑肿瘤鉴别:

1. 少突胶质细胞瘤:多见于中年人,多呈混杂密度或信号,瘤内常可见"脑回样"钙化。

2. 胶质母细胞瘤:肿块多呈边缘模糊的混杂信号肿块,瘤周水肿明显,增强扫描呈典型花环样强化,具有广泛浸润特点。

3. 幕上室管膜瘤:好发于侧脑室三角区附近,颞顶枕叶交界区体积较大肿块,钙化很常见,可沿脑脊液种植转移,CT 呈等或稍高密度,密度不均匀,囊变常见,增强后明显不均匀强化。

4. 脉络丛癌(恶性脉络丛乳头状瘤):小儿多见,肿瘤内可见囊变和出血坏死、钙化灶。CT 平扫呈等或略高密度,边缘清晰,瘤体轮廓表现为不规则,似菜花状,T1WI 呈等信号或略低信号,T2WI 呈高信号,瘤体与脑脊液分界清楚,增强扫描时可见肿瘤明显强化,常伴有脑脊液分泌增多。

〖参考文献〗

1. 葛荣,杨俊,殷宪刚,等. 乳头状胶质神经元肿瘤的临床病理学研究[J]. 中华神经医学杂志,2019,18(9):939-942.

2. 于炳文,彭绍鹏,胡元元,等. 乳头状胶质神经元肿瘤的病理学,影像学,生物学特征研究进展[J]. 山东医药,2019,

59(30):94-97.

3. 张泉,张敬,张云亭.乳头状胶质神经元肿瘤的影像学特点(4例报告并文献复习)[J].临床放射学杂志,2010,29(10):1304-1307.

4. 朱建彬,于昊,王显龙,等.乳头状胶质神经元肿瘤的CT、MRI表现及病理分析[J].临床放射学杂志,2018,37(04):568-572.

（陈桂玲　高修成）

14. 淋巴瘤

〖临床概述〗

流行病学:

颅内恶性淋巴瘤(malignant lymphoma)属于淋巴结外非霍奇金淋巴瘤(non Hodgkin's lymphoma,NHL),在组织学上与身体其他部位的淋巴瘤无差别,包括颅内的原发性中枢神经系统淋巴瘤及全身淋巴瘤侵入中枢神经系统的继发性淋巴瘤。该病发病率低,占中枢神经系统肿瘤的 $1\%\sim3\%$,多见于成人,儿童极为罕见。前者是指病灶累及脑组织、软膜和眼,除此以外的器官无相应病灶,此类型多见于成人。好发于幕上,占 $60\%\sim80\%$,额颞顶叶多见,也可发生于脑室旁区域,特别是基底节、丘脑、胼胝体等中线区域。

主要表现:

常引起局灶性神经功能改变及精神状态改变,包括认知、神经精神障碍等;也可引起颅高压表现,如头痛、恶心、呕吐及视乳头水肿等。患儿一般病程较短,多采取手术治疗联合放化疗治疗,缓解颅高压症状。

〖病理〗

肿瘤多呈灰红色、灰褐白色,多呈弥漫性生长,多无明显包膜。镜下可见弥漫一致瘤细胞,血管周围明显,呈小簇状分布,部分可见瘤细胞围绕血管现象,瘤细胞体积较大,胞浆嗜酸性,核大,核仁明显,核分裂象常见,可伴灶状坏死。免疫组化:CD20 及 CD79a 均呈阳性,GFAP 阴性。

〖影像学表现〗

CT:

CT 平扫表现多样,病灶可为等或高密度,也可以呈低密度及混杂密度,可有出血坏死,钙化不常见,瘤周水肿较轻。增强后可见中等均匀强化,免疫力低下者可见环形强化。

MRI:

肿块 T1WI 呈等或低信号,T2WI 呈等信号或高信号,FALIR 呈等低信号,DWI 呈高信号,ADC 值较恶性颅内肿瘤低,瘤周水肿轻,增强扫描可见均匀强化,免疫力低下者信号不均匀。

〖诊断要点〗

1. 儿童罕见,肿瘤多见于额顶颞叶脑室旁区域或深部中线区域。

2. 瘤周水肿轻。

3. 肿块密度/信号均匀,呈等信号或密度,增强后呈均匀明显强化。

4. 免疫力低下者信号/密度欠均匀,呈环形强化。

〖鉴别诊断〗

儿童淋巴瘤罕见,需与以下疾病等鉴别:

1. 脑脓肿:CT 表现低密度影,边界清,T2 可见脓肿包膜,DWI 脓腔内呈高信号,周围可见水肿带,增强后可见环形强化,治疗后可见脓肿缩小。

2. 多形性胶质母细胞瘤:CT 呈低密度,MRI 呈 T1WI 低信号,T2WI 高信号,形态欠规则,边界欠清,周围可见明显水肿,增强扫描大多有显著均匀强化。

3. 转移瘤:成人多见,较具特征性,小结节、大水肿,多有原发病。

4. 脑膜瘤:多位于脑外,呈边界清楚的等密度影,可见脑膜尾征及白质塌陷征。

【参考文献】

1. 肖燕,杨宇洁.MRI 应用于原发性颅内恶性淋巴瘤鉴别诊断的临床价值[J].现代医学,2015,43(11):1384-1387.

2. 徐红卫.颅内原发淋巴瘤的 MRI 诊断与病理分析[J].实用放射学杂志,2017,33(3):12-14.

3. 郑梦龙,谢道海.颅内原发性淋巴瘤 MRI 诊断价值分析[J].医学影像学杂志,2019,29(2):190-193.

4. 王雪梅.CT,MRI 多模态检查对颅内原发性中枢神经系统淋巴瘤的诊断评价[J].影像研究与医学应用,2021,5(8):175-176.

(陈桂玲　高修成)

【病例解析】

病例 1

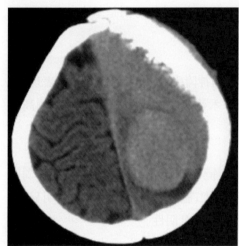
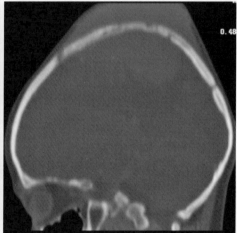

头颅 CT:左图横断位平扫脑窗,右图横断位平扫骨窗,两侧顶骨见虫蚀样溶骨性骨破坏,以左侧为主,局部内外板两侧见稍高密度软组织肿块影,并突入左顶叶,密度略高,境界尚清。

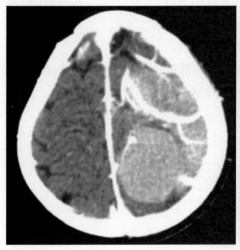
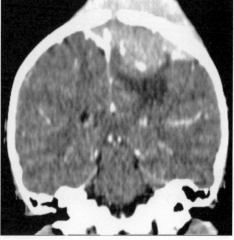

头颅 CT:左图横断位增强,右图冠状位增强,肿块轻度强化,颅板内外侧软组织肿块强化程度大致相同,周围见低密度水肿区及增粗的血管影,局部脑组织受压。

图 1-1-14-1　淋巴瘤(为邻近颅脑病变侵入脑内)

15. 髓上皮瘤

【临床概述】

流行病学：

颅内髓上皮瘤是中枢神经系统中一种罕见胚胎性肿瘤，其恶性程度高，预后差。2016 年 WHO 中枢神经系统肿瘤分类中归为胚胎性肿瘤，分级 4 级。其发病率约占原发中枢神经系统肿瘤的 1.5%。髓上皮瘤多见于儿童，6 个月至 5 岁好发，偶尔发生于成人，男女发病率无明显差异。

主要表现：

临床表现无特异性，主要取决于肿瘤大小及发病部位，临床表现为头疼、恶心、呕吐、视觉障碍、共济失调等颅高压症状。好发于脑室周围，其次为颞枕顶叶及额叶等，也有脑干、中脑、脑桥、后颅窝的报道。肿瘤恶性程度高，预后差，一般手术联合放化疗治疗。

【病理】

肿瘤组织一般为灰白色或灰红色，呈胶冻样或鱼肉样。光镜下肿瘤细胞呈立方或柱状，排列成乳头状、巢状、管状，外围限制膜，中心可见到腔面。免疫组化：Nestin、Vimentin、ki - 67 标记指数阳性，少数病例 GFAP、SYN 表达为阳性。

【影像学表现】

CT：

肿瘤早期多表现为等密度实性肿块，密度均匀，增强扫描无强化；进展期和晚期表现为密度不均匀，囊变、坏死常见，偶尔可见出血或钙化，典型征象为湖心岛征，即囊性成分包绕实性成分，可见瘤周水肿带，占位效应较明显，增强后实性成分可见轻-中度强化，囊壁呈环形强化。

MRI：

肿瘤早期多表现为实性肿块，信号均匀，T1WI 呈等低信号，T2WI 呈等高信号，增强扫描无强化；进展期和晚期表现为囊实性病变，囊变、坏死常见，偶尔可见出血或钙化，典型征象为"湖心岛"征，即囊性成分包绕实性成分，可见瘤周水肿带，增强后实性成分可见明显强化，囊壁呈环形强化。

【诊断要点】

1. 幕上髓上皮瘤好发于脑室周围，其次为颞枕顶叶及额叶等。

2. 早期呈实性肿块，中晚期肿瘤呈囊实性改变，典型为"湖心岛"征，肿瘤边界清，瘤周水肿可见；囊变常见，偶见钙化、出血。

3. 早期肿块不强化，中晚期增强后实性成分呈明显强化，壁呈环形强化，囊性成分不强化。

4. 发病年龄多见于小于 5 岁儿童。

【鉴别诊断】

髓上皮瘤需与儿童幕上常见其他脑肿瘤鉴别：

1. 多层菊形团样胚胎性肿瘤：好发于幕上，多呈类圆形，边界较清楚，瘤周水肿程度一般轻或无，两者鉴别较难，但颅内髓上皮瘤形态不一，常伴瘤周水肿，若病灶呈"湖心岛"征提示髓上皮瘤可能。

2. 胶质母细胞瘤：肿块多呈边缘模糊的混杂信号肿块，瘤周水肿明显，增强扫描呈典型花环样强化，具有广泛浸润特点。

3. 幕上室管膜瘤：好发于侧脑室三角区附近，为颞顶枕叶交界区体积较大肿块，钙化很常见，可沿脑脊液种植转移，CT 呈等或稍高密度，密度不均匀，囊变常见，增强后明显不均匀强化。

4. 脉络丛乳头状瘤：小儿多见，肿瘤内可见囊变和出血坏死、钙化灶，CT 平扫呈等或略高密度，边缘清晰,瘤体轮廓不规则,似菜花状,T1WI 呈等信号或略低信号,T2WI 呈高信号,瘤体与脑脊液分界清楚,增强扫描时可见肿瘤明显强化,常伴有脑脊液分泌增多。

【参考文献】

1. 肖燕,杨宇洁.MRI 应用于原发性颅内恶性淋巴瘤鉴别诊断的临床价值[J].现代医学,2015,43(11):1384-1387.

2. 徐红卫.颅内原发淋巴瘤的 MRI 诊断与病理分析[J].实用放射学杂志,2017,33(3):12-14.

3. 郑梦龙,谢道海.颅内原发性淋巴瘤 MRI 诊断价值分析[J].医学影像学杂志,2019,29(2):190-193.

4. 王雪梅.CT,MRI 多模态检查对颅内原发性中枢神经系统淋巴瘤的诊断评价[J].影像研究与医学应用,2021,5(8):175-176.

(陈桂玲　高修成)

第二节　脑室内肿瘤

1. 脉络丛肿瘤

【临床概述】

流行病学:

脉络丛肿瘤(choroid plexus tumors,CPTs)起源于脑室内脉络丛上皮组织,其发病率较低,占颅内原发肿瘤的 0.5%左右。在 2016 年 WHO 中枢神经系统肿瘤分类中,CPTs 包括脉络丛乳头状瘤(choroid plexus papilloma,CPP)、非典型脉络丛乳头状瘤(apytipal choroid plexus papilloma,ACPP)和脉络丛癌(choroid plexus carcinomas,CPC),分别为 WHO 1 级、WHO 2 级和 WHO 3 级。该肿瘤好发于儿童,50%在 10 岁以下,86%在 5 岁以下,其中脉络丛乳头状瘤是 1 岁以下儿童最常见的脑肿瘤,男性略多于女性。

主要表现:

CPTs 的临床表现因肿瘤大小及部位的不同而不同,缺乏特异性,主要有颅内压增高和局限性神经损害两大类。婴幼儿患者主要表现为头颅增大、前囟张力高;年长儿主要表现为头晕、头痛、呕吐、四肢无力、行走不稳、颜面部疼痛和抽搐等。3 种脉络丛肿瘤生物学行为不同,脉络丛乳头状瘤为良性,预后良好,手术完整切除可治愈,5 年存活率 100%;脉络丛癌为恶性进展性肿瘤,5 年生存率约为 40%;非典型脉络丛乳头状瘤生物学行为介于两者之间。

【病理】

CPP 呈灰白、灰红色,质软,有包膜,边界清,多呈乳头状、小结节状或绒毛颗粒状,其内可见砂砾体形成,出血、囊变、钙化和坏死较少见;ACPP 及 CPC 无包膜,呈浸润性生长,边界不清。镜下 CPP 瘤体呈乳头状,类似于正常脉络丛,由单层或假复层柱状肿瘤上皮细胞围绕纤维血管轴心而形成,细胞核为圆形或卵圆形,位于上皮基底部,核分裂象罕见;而 ACPP 内细胞密度增加,核分裂像及核异形性增多;CPC 内瘤细胞呈巢状分布,浸润性生长,细胞核大、深染,极向紊乱,核分裂象多见。免疫组化:GFAP(局灶+)、Syn(+)、NeuN(-)、S-100(部分+)、CD99(弱+)、CK(核旁点状+)、Vimentin(部分+)、P53(强弱不等+)、CD34(血管+)、INI-1(+)、Ki-67(25%+)。

【影像学表现】

CT:

CPP 多局限于脑室内,多位于侧脑室三角区,与脉络丛组织相连,周围可见脑脊液的包绕,常单发,边界清,密度均匀,肿瘤边缘常为凹凸不平分叶状或颗粒状,多为等或高密度,可有钙化、出血少见,很少出现脑室积血;常伴有脑积水,严重者肿瘤完全在脑脊液内。ACPP、CPC 与侧脑室壁分界不清,瘤周可见水肿;肿瘤很少侵犯脑组织,如果侵犯周围脑组织可见脑水肿,提示肿瘤破坏室管膜。脉络丛乳头状瘤血供丰富,增强后可见明显均匀强化,呈菜花样改变,CTA 可见脉络丛动脉扩张,ACPP 及 CPC 偶见脑实质浸润强化。

MRI:

CPP 肿瘤为边界清楚的分叶状肿块,T1WI 呈等信号或稍低信号,T2WI 呈等信号或高信号,信号均匀,内可分辨出细小颗粒样信号,为其特征性表现,内见线样及分枝状血管流空信号,可伴有脑积水。ACPP 及 CPC 可侵犯周围脑实质,呈浸润生长,边界不清。FLAIR 呈等高信号,DWI 未见高信号。增强后可见显著均匀强化,呈菜花样改变,囊变坏死少见,内见增粗血管影,为扩张脉络丛动脉。

〖诊断要点〗

1. 常见于侧脑室三角区,也可见于第四脑室、桥小脑角区及鞍上等。

2. 实性包块,密度/信号均匀,边界清,与脉络丛关系密切;CPP 无周围脑实质浸润,ACPP 或 CPC 边界欠清,可见周围脑实质浸润及脑水肿。

3. 钙化及囊变出血少见,可伴有脑积水。

4. CT、MRI 增强平扫显著均匀强化,呈菜花样改变,可见扩张脉络丛动脉,ACPP 或 CPC 强化程度较 CPP 轻,且强化不均匀。

〖鉴别诊断〗

该类肿瘤需与脑室内室管膜瘤、脑膜瘤及皮样囊肿鉴别:

1. 室管膜瘤:为脑室内包块,第四脑室常见,强化程度较 ACPP 弱,边界不清,密度不均匀,体积较大。

2. 脑膜瘤:常见于成人,边界清楚,强化均匀,可见相邻室管膜强化,不伴有脑积水。

3. 皮样囊肿:多为低密度灶,略有张力,不强化。

4. CPP 需与 ACPP/CPC 鉴别:前者边界清,强化明显,实性成分呈颗粒状,而后者边界欠清,强化较前者轻,实性成分更实,强化不均匀,颗粒状不明显,周围可见脑实质浸润及水肿。

〖参考文献〗

1. 田萍,李陈,席一斌,等.脉络丛肿瘤的影像学征象与病理对照分析[J].放射学实践,2016,31(4):346-349.

2. 牛磊,朱蒙蒙,王明皓,等.侧脑室脉络丛乳头状癌的 MRI 诊断[J].医学影像学杂志,2014,24(11):2018-2020.

3. Louis D N, Perry A, Reifenberger G, et al. The 2016 World Health Organization Classification of Tumors of the Central Nervous System: a summary [J]. Acta Neuropathologica, 2016, 131(6): 803-820.

4. Komori T. The 2016 WHO Classification of Tumours of the Central Nervous System: The Major Points of Revision [J]. Neurologia Medico-chirurgica, 2017, 57(7): 301-311.

（陈桂玲　高修成）

【病例解析】

病例1

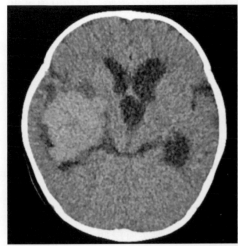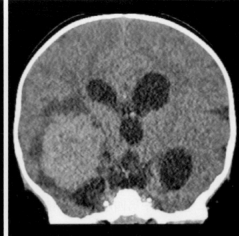

头颅CT：左图横断位平扫，右图冠状位平扫，右侧颞叶可见团块状不规则形占位灶，边界清楚，密度稍高、尚均匀，周围可见低密度水肿，邻近脑组织受压，幕上脑室系统扩张，右侧侧脑室稍受压。

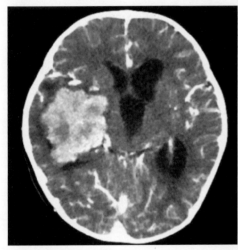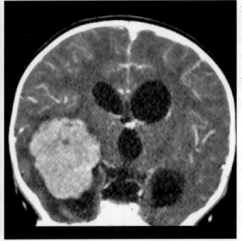

头颅CT：左图横断位，右图冠状位增强，病灶可见明显强化，CT值73～82HU，强化欠均匀，与右侧侧脑室颞角关系密切。

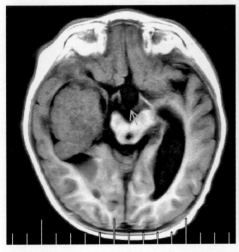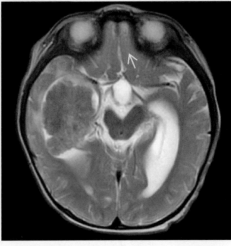

头颅MRI：左图T1WI横断位平扫，右图T2WI横断位平扫，右侧侧脑室颞角区见菜花状等T1等长T2信号，信号欠均匀，幕上脑室系统明显扩张。

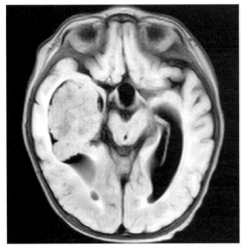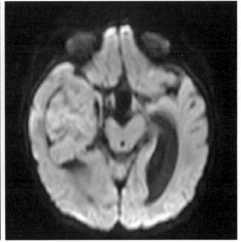

头颅 MRI:左图 FLAIR 横断位平扫,右侧侧脑室颞角区占位呈等低混杂信号;右图 DWI 横断位,病变呈等信号,周围未见水肿。

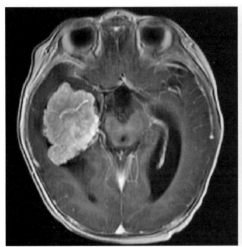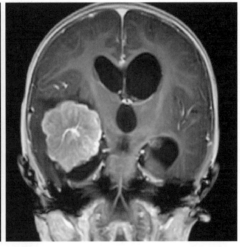

头颅 MRI:左图 T1WI 横断位增强,右图 T1WI 冠状位增强,右侧侧脑室颞角区占位增强扫描明显强化,内见增粗血管影。

图 1-2-1-1 右侧脑室颞角非典型性脉络丛乳头状瘤(WHO 2 级)

病例 2

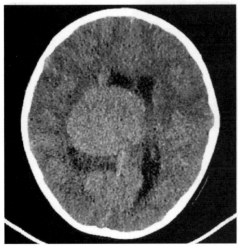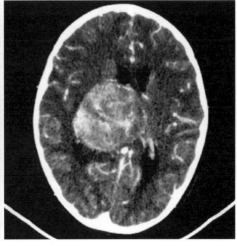

头颅 CT:左图横断位平扫,右侧基底节区近中线区可见类圆形实性软组织密度影,密度较高,边界尚清;右图横断位增强,病变明显不均匀强化,内见少许血管影。

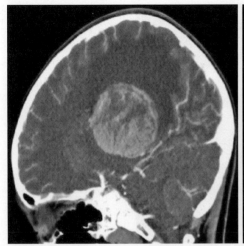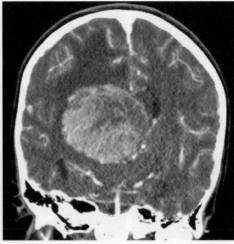

头颅 CT：左图矢状位增强，右图冠状位增强，占位明显不均匀强化，内见少许血管影。

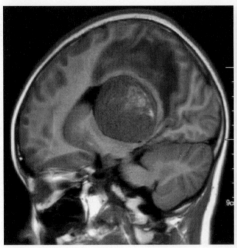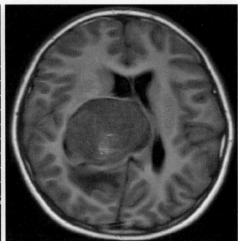

头颅 MRI：左图 T1WI 矢状位平扫，右图 T1WI 横断位平扫，右侧基底节区包块，边界尚清，T1WI 呈低信号内伴斑片状高信号，瘤周可见水肿。

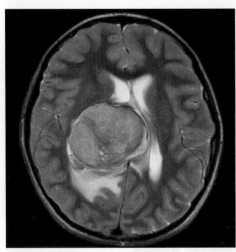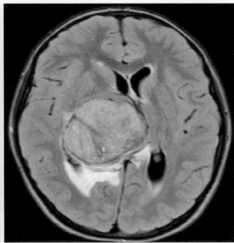

头颅 MRI：左图 T2WI 横断位平扫，右图 T2 - FLAIR 横断位平扫，右侧基底节区包块，T2WI 及 FLAIR 序列呈高信号内伴条片状略低信号，瘤周可见水肿。

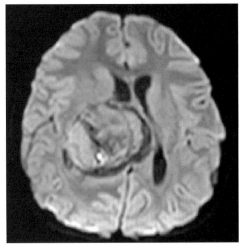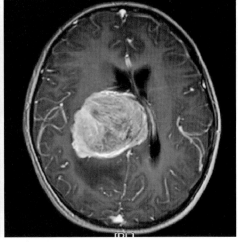

头颅 MRI：左图 DWI 横断位，右侧基底节区占位弥散序列呈不均匀弥散障碍略高信号；右图 T1WI 横断位增强，肿块见明显不均匀强化。

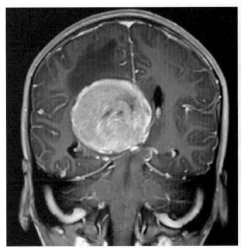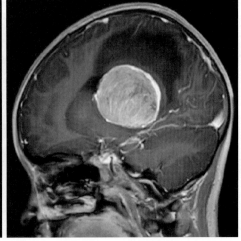

头颅 MRI：左图 T1WI 冠状位增强，右图 T1WI 矢状位增强，右侧基底节区占位见明显不均匀强化。

图 1-2-1-2　脉络丛癌（WHO 3 级）

病例 3

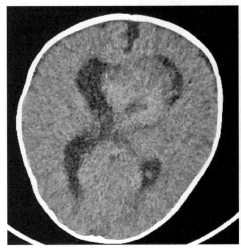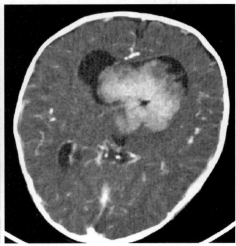

头颅 CT：左图横断位平扫，左侧侧脑室及第三脑室内可见形态欠规则的软组织肿块影，内密度稍欠均匀；右图横断位增强，病变明显强化，双侧侧脑室扩张。

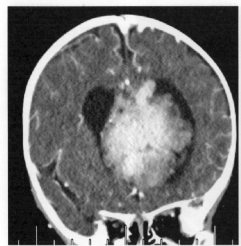
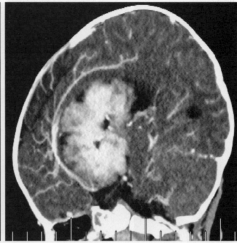

头颅 CT:左图冠状位增强,右图矢状位增强,左侧侧脑室及第三脑室内占位增强后病变明显强化,局部可见引流静脉影,与大脑内静脉关系密切。

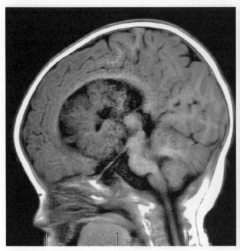
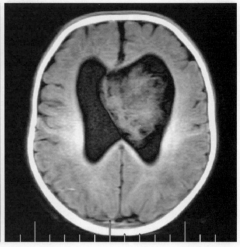

头颅 MRI:左图 T1WI 矢状位平扫,右图 T1WI 横断位平扫,左侧侧脑室及第三脑室可见不规则菜花状等 T1 信号,内呈颗粒状,双侧侧脑室扩张。

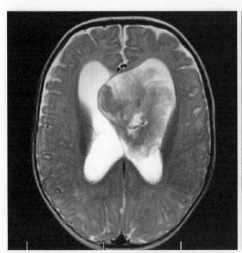
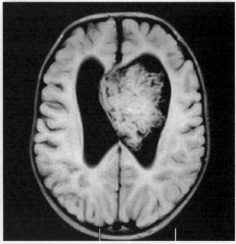

头颅 MRI:左图 T2WI 横断位平扫,右图 T2 - FLAIR 横断位平扫,左侧侧脑室及第三脑室可见不规则菜花状等 T2 信号,FLAIR 呈稍高信号。

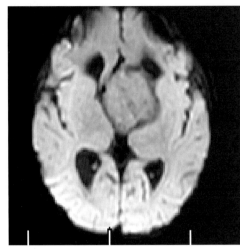
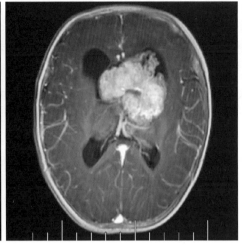

头颅 MRI:左图 DWI 横断位,左侧侧脑室及第三脑室占位未见明显弥散受限;右图 T1WI 横断位增强,病变可见明显强化。

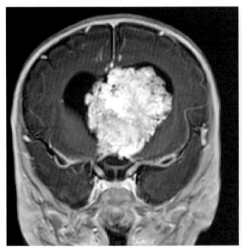
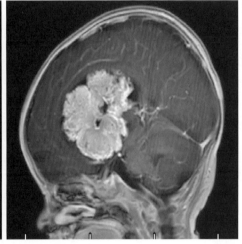

头颅 MRI:左图 T1WI 冠状位增强,右图 T1WI 矢状位增强,病变可见明显菜花状强化。

图 1-2-1-3 脉络丛乳头状瘤(WHO 1 级)

2. 室管膜下巨细胞星形细胞瘤

〖临床概述〗

流行病学:

室管膜下巨细胞星形细胞瘤(subependymal giant cell astrocytoma,SGCA)是一种较罕见的中枢神经系统良性肿瘤,属于神经上皮肿瘤中的其他星形细胞瘤。2016 年 WHO 分级为 1 级,常伴发于结节性硬化,占结节性硬化患儿的 10%~15%。在儿童中较常见,约占儿童原发颅内肿瘤的 1.3%,发病年龄多小于 20 岁,男女无差别,好发于侧脑室前角及孟氏孔区。

主要表现:

结节性硬化典型临床表现为面部皮脂腺瘤、癫痫、智力障碍及肿瘤引起的颅内高压症状,常表现为头痛、恶心、呕吐及视乳头水肿等。肿瘤生长较慢,患者多采取手术治疗,治疗后无需放疗,患者的预后良好,绝大部分患者肿瘤全切除后无复发,也有出现脑和脊髓转移的报道,患者术后需定期复查。

〖病理〗

肿瘤具有一定特征性,其瘤体呈圆形或类圆形结节状,切面呈灰白色,大小不一,质地软脆,呈鱼肉状,可有坏死、液化或囊性变;肿瘤细胞多角形,胞浆丰富红染,呈毛玻璃样,类似节细胞样星形细胞,可见核仁,间质血管增生,见小灶状坏死。神经元特异性烯醇化酶(NSE)、核转录因子(NF)和突触素(Syn)等神经元标记物呈阳性表达。免疫组化:GFAP、S-100 和 Vimentin 呈阳性表达。

【影像学表现】

CT 可以发现肿块及评价结节钙化情况,MRI 可以发现肿块,更清楚评价及显示白质信号改变。

CT:

结节性硬化患儿侧脑室前角或孟氏孔区可见肿块影,圆形或分叶状,边界清楚,呈等密度或稍高密度,内可见高密度钙化灶,室管膜下可见多发结节并见钙化灶;增强后肿瘤实质部分可见不均匀强化,肿瘤较大时可引起脑积水。

MRI:

侧脑室前角或孟氏孔区不规则团块状信号,信号可不均匀,T1WI 呈低信号,T2WI 呈等信号或高信号,可有多房囊变,钙化表现为低信号,增强后可见明显强化,囊性坏死不强化,部分患儿可见梗阻性脑积水。MRI 可发现室管膜下、皮层下更多结节及脑白质异常。MRS 提示 NAA 峰轻度降低。

【诊断要点】

1. 儿童多见,多伴有结节性硬化临床症状及颅内高压表现。

2. 肿瘤多见于侧脑室前角及孟氏孔区。

3. 肿块密度/信号不均匀,内见钙化及囊变坏死;增强后肿瘤实性成分不均匀明显强化。

4. 肿瘤体积大,可引起梗阻性脑积水。

5. 多伴有结节硬化颅内改变。

【鉴别诊断】

SGCA 需与侧脑室室管膜下瘤、脉络丛乳头状瘤、室管膜下结节等鉴别:

1. 侧脑室室管膜下瘤:CT 表现多无钙化,呈等密度及等信号,增强扫描多无强化。

2. 脉络丛乳头状瘤:CT 呈稍高密度,MRI 呈 T1WI 低信号,T2WI 高信号,增强扫描大多有显著均匀强化,可见交通性脑积水。

3. 室管膜下结节:位于侧脑室内,强化不明显,较小时与 SGCA 难鉴别,较大时 SGCA 常引起梗阻性脑积水。

【参考文献】

1. 吴灵智,潘阿善,邱乾德.结节性硬化症合并室管膜下巨细胞型星形细胞瘤临床及影像学表现[J].医学影像学杂志,2021,31(9):1642-1646.

2. 颜临丽,贾旭春,王映梅,等.室管膜下巨细胞星形细胞瘤临床病理特征与鉴别诊断[J].临床与病理杂志,2018,38(2):298-306.

3. Louis D N, Perry A, Reifenberger G, et al. The 2016 World Health Organization Classification of Tumors of the Central Nervous System: a summary [J]. Acta Neuropathologica, 2016, 131(6): 803-820.

(陈桂玲　高修成)

【病例解析】
病例1

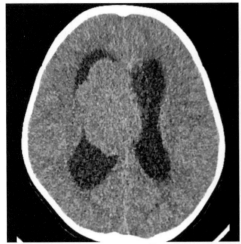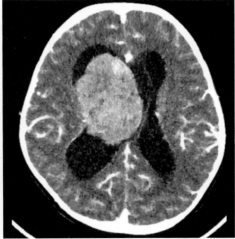

头颅 CT：左图横断位平扫，右侧侧脑室及第三脑室内见较大包块，等密度，密度尚均匀；右图横断位增强，病变明显不均匀强化，CT 值约 88 HU。两侧侧脑室扩大。

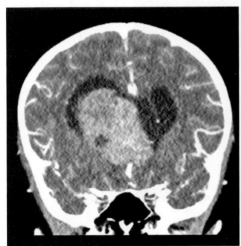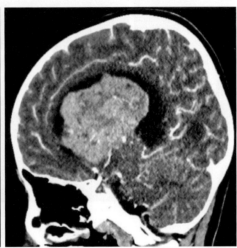

头颅 CT：左图冠状位增强，右图矢状位增强，肿块实性成分均匀强化，内见小片低密度影。

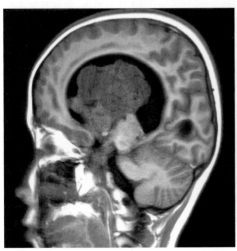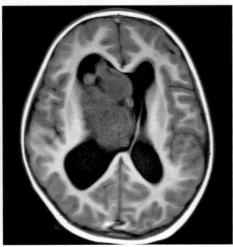

头颅 MRI：左图 T1WI 矢状位平扫，右图 T1WI 横断位平扫，右侧脑室内见团块状混杂稍长 T1 信号，内可见小囊影，边界清楚，双侧脑室扩大。

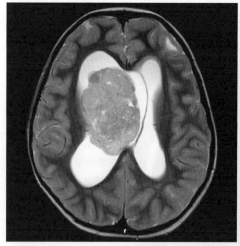
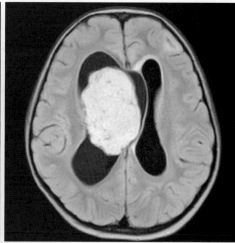

头颅 MRI：左图 T2WI 横断位平扫，右图 T2 - FLAIR 横断位平扫，右侧脑室内见团块状混杂稍长 T2 信号，内见多发小片状长 T2 信号，边界清楚，FLAIR 呈高信号。

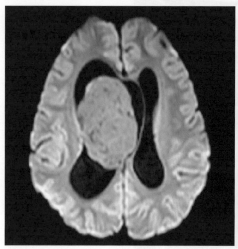
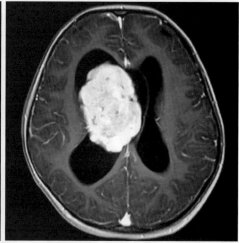

头颅 MRI：左图 DWI 横断位，右侧脑室内占位未见明显弥散受限；右图 T1WI 横断位增强，病变明显不均匀强化。

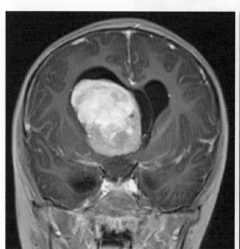
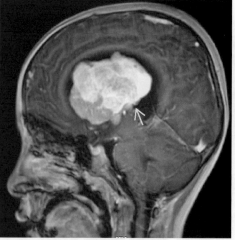

头颅 MRI：左图 T1WI 冠状位增强，右图 T1WI 矢状位增强，右侧脑室占位明显不均匀强化。

图 1-2-2-1　右侧脑室前角及孟氏孔区室管膜下巨细胞星形细胞瘤（WHO 1 级）

病例 2

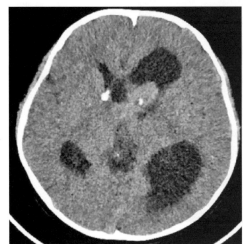 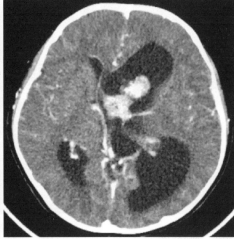

头颅 CT：左图横断位平扫，双侧侧脑室室管膜下见多发结节状钙化灶，左侧侧脑室室间孔区见不规则形软组织密度影，内见点状钙化影；右图横断位增强，左侧侧脑室室间孔区结节明显强化。

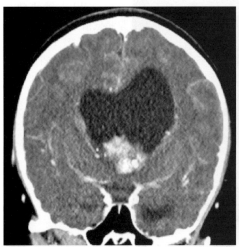 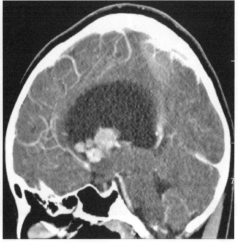

头颅 CT：左图冠状位增强，右图矢状位增强，左侧侧脑室室间孔区软组织增强扫描明显强化，双侧侧脑室明显扩张。

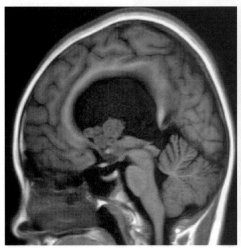 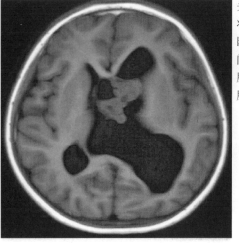

头颅 MRI：左图 T1WI 矢状位平扫，右图 T1WI 横断位平扫，左侧侧脑室室间孔至第三脑室区可见肿块，呈稍长 T1 信号影，肿块形态不规则。

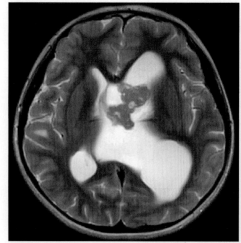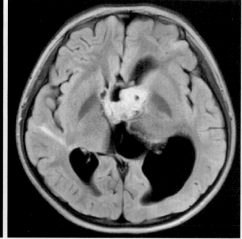

头颅 MRI：左图 T2WI 横断位平扫，两侧大脑半球皮质及皮质下可见多发小片状长 T2 信号影，T2-FLAIR 呈相对高信号；右图 T2-FLAIR 横断位平扫，左侧侧脑室室间孔至第三脑室区肿块呈高信号。

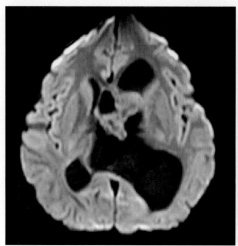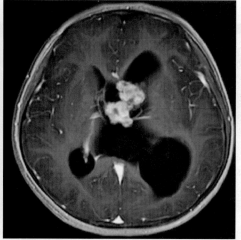

头颅 MRI：左图 DWI 横断位，DWI 上肿块部分呈稍低信号，未见明显弥散障碍；右图 T1WI 横断位增强，肿块呈明显不均匀结节状强化。

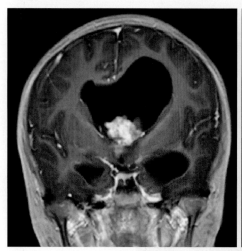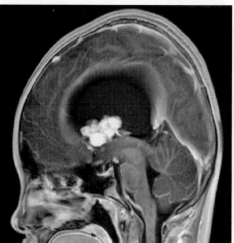

头颅 MRI：左图 T1WI 冠状位增强，右图 T1WI 矢状位增强，肿块呈明显不均匀结节状强化。

图 1-2-2-2　结节性硬化伴孟氏孔区室管膜下巨细胞星形细胞瘤（WHO 1 级）

病例 3

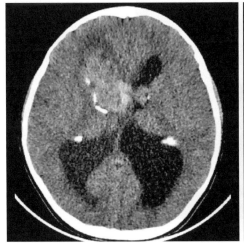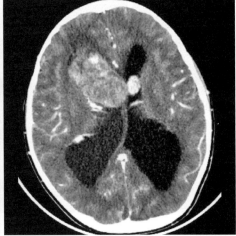

头颅 CT：左图横断位平扫，右图横断位增强，孟氏孔及右侧侧脑室前角区域见不规则形巨大高密度包块，其内密度欠均匀，增强扫描肿块呈明显强化。

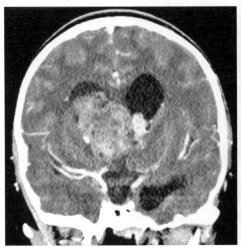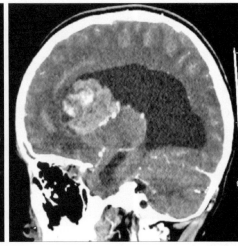

头颅 CT：左图冠状位增强，右图矢状位增强，孟氏孔及右侧侧脑室前角包块增强扫描肿块呈明显不均匀强化，左侧侧脑室前角内结节强化更明显。

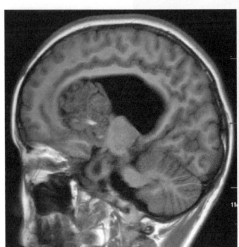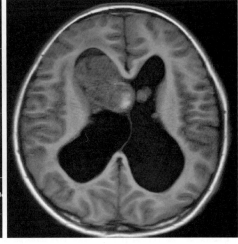

头颅 MRI：左图 T1WI 矢状位平扫，右图 T1WI 横断位平扫，孟氏孔及右侧侧脑室前角区见等 T1 包块，其内信号不均，T1 内见少许高信号，两侧侧脑室室管膜下散在多发结节状等 T1 信号。

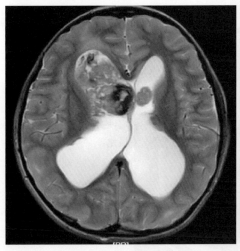 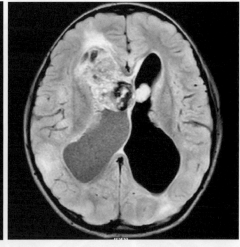

头颅 MRI：左图 T2WI 横断位平扫，右图 T2-FLAIR 横断位平扫，孟氏孔及右侧侧脑室前角区见等 T2 包块，其内信号不均，T2 可见片状低信号区，前角周围见片状 T2 高信号，两侧侧脑室室管膜下散在多发结节状等 T2 信号，FLAIR 见大脑皮层及皮层下散在多发高信号。

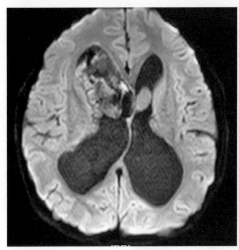 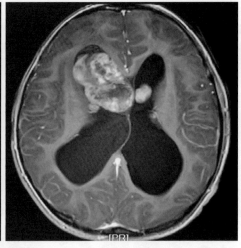

头颅 MRI：左图 DWI 横断位，右侧侧脑室前角包块内可见散在高信号；右图 T1WI 横断位增强，包块及左侧孟氏孔旁结节呈明显不均匀强化。

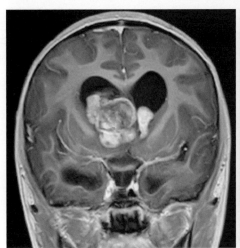 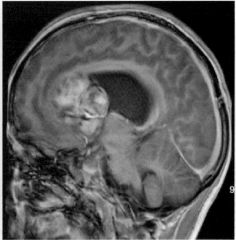

头颅 MRI：左图 T1WI 冠状位增强，右图 T1WI 矢状位增强，包块及左侧孟氏孔旁结节呈明显不均匀强化。

图 1-2-2-3　结节性硬化伴室管膜下巨细胞瘤星形细胞瘤（WHO 1 级）

3. 室管膜瘤

〖临床概述〗

流行病学：

脑室内室管膜瘤起自脑室系统内的室管膜细胞，尤其是侧脑室三角区和第四脑室侧孔处的残余室管膜细胞，也可发生于脑实质，位于幕上者占40%，幕下约占60%。儿童及成人均可发病，在儿童中，室管膜瘤发病率为中枢神经系统肿瘤第三位。儿童的发病具有年龄和性别倾向，一般以男性患儿居多，在儿童期存在发病高峰（5～15岁）。以膨胀性成长为主，间变后恶性程度可大大提高。

主要表现：

临床表现通常为头痛、呕吐，其次为肢体功能障碍如共济失调和步态不稳等，其他包括眼球震颤、脑神经麻痹、头围大、脑疝和继发性癫痫等。

〖病理〗

WHO将室管膜肿瘤分为：①室管膜瘤：亚型包括乳头型、透明细胞型、伸长细胞型（WHO Ⅱ型）；②间变型室管膜瘤（WHO Ⅲ型）；③黏液乳头型（WHO Ⅰ型）；④室管膜下瘤（WHO Ⅰ型）。组织学上室管膜瘤细胞密集排列，肿瘤细胞大小基本相等，以室管膜菊形团和血管周围假菊形团为特点，免疫组化EMA呈阳性。肿瘤常包含黏蛋白、软骨和矿化物，坏死和大小不一的囊变，50%～60%肿瘤内可见钙化。

〖影像学表现〗

可分为囊性、囊实性和实性三种形式，以囊实性最为多见。

CT：

肿瘤多位于侧脑室三角区，与脑室壁关系密切。肿瘤密度混杂，实性部分多表现为等或略高密度，边界模糊不清，囊变区密度略低，但高于脑脊液，可见斑点状钙化。

MRI：

一般表现为混杂长T1WI长T2WI信号，由于肿瘤内发生出血、囊变及钙化，信号通常不均匀，病变形态多不规则，可沿脑室塑形生长，周围无水肿。部分可由于出血较多使得血肿信号占据肿瘤绝大部分，增强后囊性部分出现环形强化，实性部分出现明显不均匀强化，肿瘤可沿脑脊液播散，出现脑室内转移或椎管内转移，脑室内可见强化。

〖诊断要点〗

1. 儿童，5～15岁多见，好发于侧脑室三角区的囊实性占位。

2. 肿瘤可见出血、坏死及囊变，瘤周水肿可明显或不明显。

3. CT密度不均匀，MRI信号混杂，弥散高信号，增强后明显不均匀强化。

〖鉴别诊断〗

常见的鉴别诊断：

1. 室管膜下巨细胞星形细胞瘤：常见于结节性硬化的患儿，常可见室管膜下或脑实质内多发钙化或未钙化的结节，肿瘤增强后呈明显强化。

2. 脉络丛乳头状瘤：好发于侧脑室三角区或侧脑室体部，轮廓常不光整，呈菜花样。常因脑脊液分泌过多而导致交通性脑积水，增强后明显均匀强化。

少见的鉴别诊断：

脑室内脑膜瘤：好发于成年女性，儿童发病较少，好发于侧脑室三角区，CT/MRI增强后呈显著均匀强化，轮廓通常较光整。

【参考文献】

1. 李娅,张勇,程敬亮.囊性成分在鉴别儿童髓母细胞瘤和室管膜瘤中的价值[J].中国医学影像学杂志,2017,25(3):196-197.

2. 任翔,吴于淳,杨秀军.DWI和最小ADC值鉴别儿童颅内间变性室管膜瘤与室管膜瘤[J].中国医学影像技术,2019,35(1):46-49.

3. DELGADO A F, DELGADO A F. Discrimination between glioma grades Ⅱ and Ⅲ using dynamic susceptibility perfusion MRI: A Meta-Analysis [J]. Ajnr Am J Neuroradiol, 2017, 38(7): 1348-1355.

（王瑞珠　高修成）

【病例解析】

病例 1

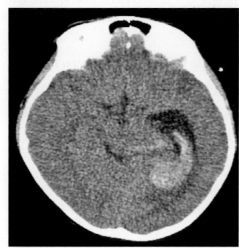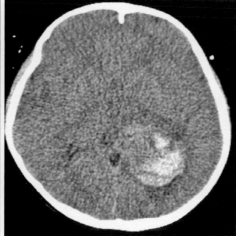

头颅 CT:左、右图均为横断位平扫,左侧侧脑室三角区及侧脑室后角内巨大混杂高密度团块,左侧侧脑室扩大,周围脑组织水肿。

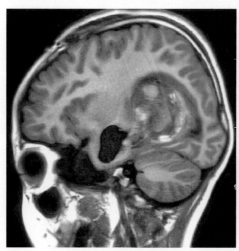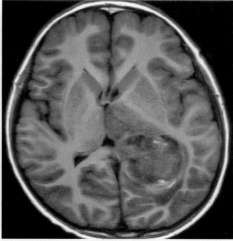

头颅 MRI:左图 T1WI 矢状位平扫,右图 T1WI 横断位平扫,病灶大部分位于左侧侧脑室后角内,并向外生长侵犯左侧丘脑,病灶信号混杂,T1WI 以等低信号为主,内可见斑片状高信号。

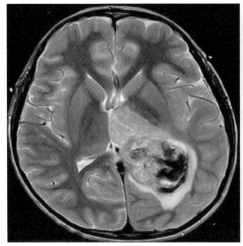
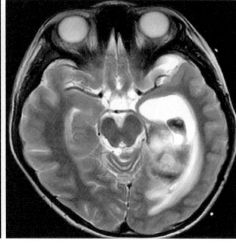

头颅 MRI：左、右图均为 T2WI 横断位平扫，病灶信号混杂，内可见斑片状高信号及低信号，病灶内可见大量出血。左侧丘脑受侵，中线结构略向右侧移位，瘤周水肿可见。

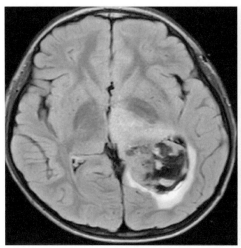
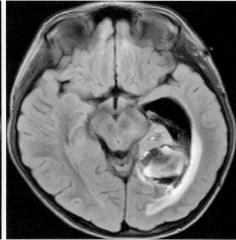

头颅 MRI：左、右图均为 T2-FLAIR 横断位，病灶内实性部分呈高信号，出血区呈低信号，左侧丘脑呈高信号，左侧侧脑室颞角扩大。

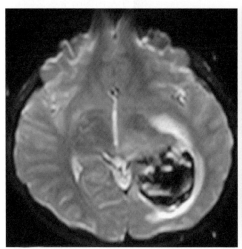
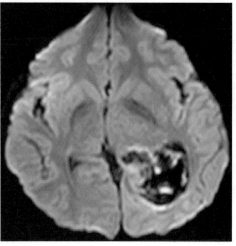

头颅 MRI：左图 B＝0 DWI，右图 B＝1 000 DWI，肿瘤低信号为主，瘤内少许弥散受限。

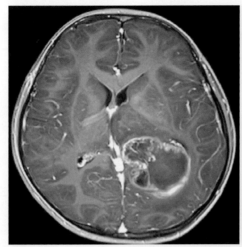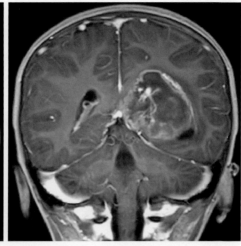

头颅 MRI：左图 T1WI 横断位增强，右图 T1WI 冠状位增强，肿瘤壁明显强化，内部实性成分不均匀强化，出血坏死部分无强化，左侧丘脑区强化不明显。

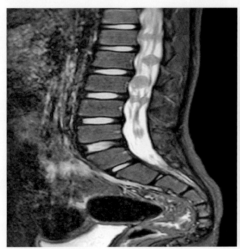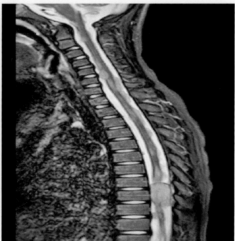

脊柱 MRI：左图腰骶段压脂 T2WI 矢状位平扫，右图颈胸段压脂 T2WI 矢状位平扫，从颈段至腰骶段椎管内多发稍长 T2 信号结节，为沿脑脊液播散的广泛转移。

图 1-2-3-1 脑室内室管膜瘤

4. 中枢神经细胞瘤

〖临床概述〗

流行病学：

中枢神经细胞瘤（central neurocytoma，CNC）是由 Hassoun 在 1982 年首先提出的一种少见且多位于室间孔（孟氏孔）区域侧脑室内的肿瘤，约占中枢神经系统原发性肿瘤的 0.1%。1993 年在 WHO 中枢神经系统肿瘤组织分类中，首次将中枢神经细胞瘤确定为一种独立的肿瘤，属于 WHO 2 级。它可能起源于透明隔或者室管膜中的神经元或具有双向分化潜能的神经母细胞，因此其属于神经元和混合性神经元-神经胶质肿瘤，成人多见。

主要表现：

由于肿瘤发生部位深，患者早期症状多轻微，多因头痛、恶心、呕吐等颅内压增高症状就诊，缺少特异性，少数表现为抽搐、意识障碍等。生物学特征多为良性，手术切除预后良好，多不需要放、化疗。

〖病理〗

CNC 瘤体标本切面灰白色，质软，鱼肉样，血供丰富。出血坏死及钙化较为常见。镜下肿瘤细胞由密集一致的小圆形细胞组成,核圆,包浆透明,可见中枢神经细胞特异性的纤维性基质组成的无细胞性神经原纤维岛。免疫组化染色:神经特异性烯醇化酶 NSE、突触素 SYN 阳性,胶质纤维酸性蛋白 GFAP 阴性,S‑100 蛋白阴性或可疑阳性(+／-)。

〖影像学表现〗

CT:

肿瘤均位于侧脑室透明隔或孟氏孔区,以广基底与侧脑室透明隔相连,呈圆形或类圆形,边界清楚,轮廓光整或呈分叶状。CT 上肿瘤边缘不规则,呈等或稍高密度,甚至高低混杂密度,其内常见囊变和钙化,增强后实性成分中等强化。

MRI:

对确定肿瘤起源和肿瘤与邻近组织关系更有帮助。MRI 平扫,T1WI 呈等或低信号,T2WI 呈等或混杂略高信号,其内可见更长 T1、更长 T2 的囊变坏死,可见短 T2 钙化及流空血管影。增强后实性成分多呈明显强化。可见特征性的多发囊变形成的"皂泡样"改变。肿瘤一般局限于侧脑室内,不侵犯脑实质,但少部分也可累及胼胝体、侧脑室顶壁及侧壁。DWI 上呈混杂高信号。

〖诊断要点〗

1. 少见的位于脑室内的混合性神经元-神经胶质肿瘤。

2. 肿瘤位于透明隔附近的孟氏孔区,宽基底与透明隔相连,肿瘤可呈不规则向两边生长,透明隔移位。

3. CT 呈等高密度,常见囊变钙化和坏死,中度强化;MRI 信号不均匀,"皂泡样"改变,实性成分明显强化。

〖鉴别诊断〗

常见的鉴别诊断:

1. 室管膜瘤:儿童好发,多见于侧脑室三角区及第四脑室室管膜下,少见于脑实质,肿瘤呈分叶状,可见钙化、囊变及坏死。免疫组化 SYN 阴性,GFAP 阳性。

2. 脑室内脑膜瘤:成年女性多见,多发于侧脑室三角区,CT 上呈均匀一致高密度影,边缘光整,增强后呈明显均匀强化。

3. 脉络丛乳头状瘤:好发于儿童,通常位于侧脑室,位于透明隔者少见,肿瘤多呈分叶状,均匀显著强化,多合并交通性脑积水,少部分也可引起梗阻性脑积水。

少见的鉴别诊断:

1. 脑室内少突胶质细胞瘤:发生于脑室内者罕见,成人多见,主要位于脑白质,发生于额叶多见,常见迂曲条带状钙化和不规则囊变。

2. 神经母细胞瘤:罕见,可位于侧脑室深部,也可位于脑室旁脑实质内,镜下细胞核分裂像和坏死多见,细胞异形性明显。

〖参考文献〗

1. 项弘平,徐列印,陈潭辉. 中枢神经细胞瘤的多模态 MRI[J],实用放射学杂志,2020,36(1):17-20.

2. 王朝艳,程敬亮,聂云飞,等. ADC 联合 DWI 鉴别中枢神经细胞瘤与室管膜瘤的诊断价值[J]. 放射学实践,2015,30(10):1011-1015.

3. 蔡瑞萍,卞力勇,林丹,等. 脑室内中枢神经细胞瘤在 CT、MRI 表现及诊断研究[J]. 当代医学,2018,24(27):153-155.

（王瑞珠　高修成）

5. 胶样囊肿

〖临床概述〗

流行病学:

脑室内胶样囊肿(colloidcyst)是罕见的先天性颅内良性肿瘤,占所有颅内肿瘤的 0.2%～2%,通常位于第三脑室前上部,偶尔可发生于侧脑室或第四脑室,可发生于任何年龄,但症状多出现在 20～50 岁。发病率较低,但因其发病部位特殊,可引起急性梗阻性脑积水而导致突然死亡。胶样囊肿起源于神经上皮组织,属于先天性神经上皮囊肿,为脑室室管膜、脉络膜形成过程中变异而来,其中 99% 起源于第三脑室孟氏孔周围。

主要表现:

患者可能长期无症状,而一旦第三脑室胶样囊肿长到一定大小,可堵塞第三脑室,导致急性梗阻性脑积水症状,常有剧烈头痛、呕吐、视力下降、癫痫发作甚至导致患者猝死。部分患者无脑积水症状,而表现为顺行性遗忘、幻嗅等精神症状。

【病理】

脑室内胶样囊肿大小一般为 5～25 mm,囊肿内的凝胶样物质来源为上皮内层分泌及崩解产物,有时可见坏死的白细胞或胆固醇结晶。镜下囊壁内层可见柱状及矮柱状上皮细胞紧密排列,未见明显基底膜,外层可见纤维包膜,内容物可见放射状菌丝样结构。

【影像学表现】

CT:

CT 平扫囊肿呈圆形或卵圆形,边缘锐利,2/3 病灶呈均质高密度,1/3 为等密度。CT 平扫呈高密度可能是由于囊肿壁屑状分泌物含铁血黄素及 CT 看不到的微小钙化,增强后偶尔病灶有薄壁强化,大多数无强化。

MRI:

在 MRI 上,病灶信号变化很大,最常见的是短 T1、短 T2 信号,增强后无强化,少数边缘强化。MRI 的信号特点与胆固醇及蛋白质内容物有关,而与顺磁性物质无关。

【诊断要点】

1. 发病率极低的脑室内囊肿,99% 起源于第三脑室孟氏孔周围,极少数发生于侧脑室及第四脑室。

2. 可无症状,但较大囊肿易导致急性梗阻性脑积水。

3. CT 表现为高密度,MRI 信号取决于囊肿内胆固醇和蛋白质的含量,最常见的为短 T1、短 T2 信号。

【鉴别诊断】

常见的鉴别诊断:

1. 第三脑室室管膜瘤:形态不规则,密度不均匀,肿瘤可见囊变及钙化,增强可见不同程度强化。

2. 中枢神经细胞瘤:来源于透明隔,与透明隔以宽基底相连,CT 平扫呈稍高密度肿块,可不均匀,增强后显著强化。

3. Willis 环附近动脉瘤:CT 等密度或高密度,增强后与血管强化一致,MRI 可见流空效应。

【参考文献】

1. 周加华,冯达云,杨迪,等.脑室内胶样囊肿的临床特点及诊断治疗[J].中华神经外科疾病研究杂志,2018,17(3):245-248.

2. 张明,王渊,郭世萍,等.侧脑室非胶样神经上皮囊肿的 MRI 诊断[J].实用放射学杂志,2005,21(1):17-19.

3. 周立新,陆建常.第三脑室胶样囊肿的 CT 和 MRI 表现[J].广西医学,2006,28(3):338-340.

（王瑞珠　高修成）

第三节　鞍区肿瘤

1. 颅咽管瘤

【临床概述】

流行病学：

颅咽管瘤（craniopharyngioma）是胚胎发育过程中残存颅咽管上皮细胞来源的良性肿瘤，是 WHO 1 级肿瘤，好发于鞍区、鞍上池和第三脑室，占儿童鞍区肿瘤的 54%。颅咽管瘤的发病年龄有两个小高峰，分别是 5～10 岁和 40～60 岁，男女发病率无显著差异。根据肿瘤与鞍隔的关系主要分为 3 型，即鞍内型、鞍上型和鞍内鞍上型。

主要表现：

临床表现多种多样，包括颅内压增高症状（头痛、恶心和呕吐），视觉症状（视力下降、视野缺损），内分泌功能紊乱（停经、泌乳、性欲减退和尿崩症等）。儿童颅咽管瘤以生长发育落后多见，25%～30% 合并促肾上腺皮质激素缺乏和甲状腺功能低下。

【病理】

颅咽管瘤大体标本切面多呈灰白色、灰黄色，质地柔软，内部可见不同颜色囊液，镜下分为造釉细胞型、鳞状乳头细胞型和混合型，其中造釉细胞型多见于儿童，鳞状乳头细胞型几乎均发生于成人。

【影像学表现】

CT：

鞍上类圆形或分叶状低密度囊性肿块，可累及鞍内，肿瘤边缘出现弧线形或蛋壳样钙化。部分实性颅咽管瘤为等或稍高密度，肿瘤内可见斑点样钙化。CT 显示钙化敏感性高，儿童颅咽管瘤钙化率可达 90%。增强扫描囊壁可见环形强化，实性部分均匀强化。

MRI：

常呈混杂信号，由于囊液所含成分不同导致信号多种多样。囊壁和实性部分 T1WI 上呈等低信号，T2WI 呈高信号。而囊内部分含液态胆固醇，角化蛋白或亚急性出血时，T1WI 高信号，T2WI 高信号。部分患者有囊内结晶及附壁结节。增强后瘤壁呈弧形或环形强化，囊性成分不强化，附壁结节明显强化。而实性颅咽管瘤，则多表现为 T1WI 等信号，T2WI 高信号，DWI 低信号，增强后明显均匀或不均匀强化，常见典型的"椒盐征"。

【诊断要点】

1. 鞍区占位，囊性或囊实性，少数为实性。

2. 囊内结晶或分层，囊壁弧形或环形钙化，壁结节明显强化。

3. MRI 信号根据囊液所含成分不同而多种多样，钙化成分信号复杂。

4. 实性颅咽管瘤少，多表现为 T1WI 等信号，T2WI 高信号，DWI 低信号，不均匀强化。

【鉴别诊断】

常见的鉴别诊断：

1. 垂体腺瘤囊变：多为等 T1WI、稍长 T2WI 信号，常见蝶鞍扩大，鞍底下陷，垂体柄偏移，突破鞍隔时可见"束腰征"，钙化少见。

2. 鞍区脑膜瘤：常呈等 T1WI、等 T2WI 信号，呈宽基底与硬脑膜相连，局部骨质增生硬化，增强后明显均匀强化,发现"脑膜尾征"有利于脑膜瘤的诊断。

3. Rathke囊肿:一般较小,多位于前后叶间,很少出现钙化,也可表现为T1高信号,囊肿内也可出现附壁结节,但不强化。

4. 生殖细胞肿瘤:常与松果体区生殖细胞瘤并存,增强明显不均匀强化,合并垂体柄增粗,血清或脑脊液绒毛膜促性腺激素(β-HCG)可升高,实验性放疗可使肿瘤缩小。

5. 毛细胞星形细胞瘤:以实性成分为主,可伴有囊变,而颅咽管瘤以囊性成分多见。典型的毛细胞星形细胞瘤沿视路生长,视交叉视神经受累有助于鉴别,明显不均匀强化,钙化及出血少见。

【参考文献】

1. 张玲玲,张雨,陈红燕,等.颅咽管瘤侵袭脑组织的常规MRI研究[J].磁共振成像,2020,11(7):522-525.

2. 王松,李燕,黄金昭,等.不典型颅咽管瘤的MRI特点及误诊分析[J].临床放射学杂志,2020,39(06):1050-1053.

3. PRIETO R, PASCUAL J M, BARRIOS L. Harvey Cushing's craniopharyngioma treatment:Part 2. Surgical strategies and results of his pioneering series [J]. Neurosurg,2018,131(3):1-15.

(王瑞珠　高修成)

【病例解析】

病例 1

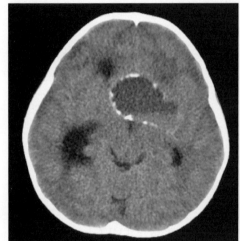 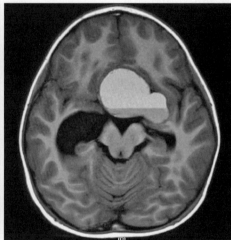

头颅 CT/MRI:左图 CT横断位平扫,鞍上区不规则包块伴液-液平面,上方为低密度,下方为等密度,边缘不连续蛋壳状钙化;右图 MRI T1WI横断位平扫,病灶上半部分高信号,下半部分等信号,形成液-液平面,所见侧脑室扩大。

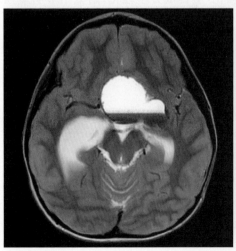 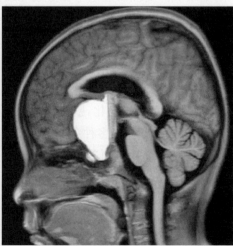

头颅 MRI:左图 T2WI横断位平扫,病变上方为高信号,下方为低信号,边缘钙化呈结节状底信号;右图 T1WI 矢状位平扫,病灶位于鞍上区,压迫垂体及第三脑室致脑积水。

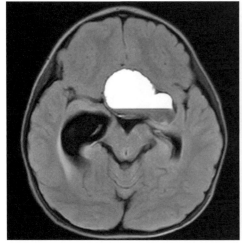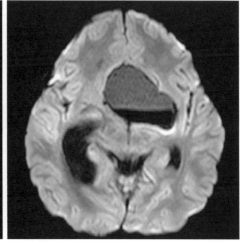

头颅 MRI：左图 T2-FLAIR 横断位，病变上方仍为高信号，下方为低信号，周围无明显水肿；右图 DWI 横断位，瘤内无弥散受限。

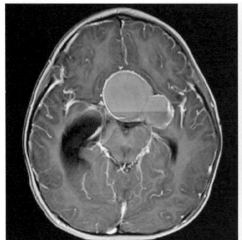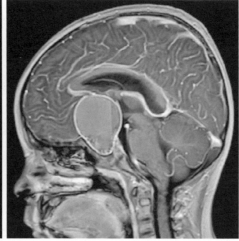

头颅 MRI：左图 T1WI 横断位增强，右图 T1WI 矢状位增强，肿瘤壁明显环状强化，病灶内部无强化，视束视交叉未见受累。

图 1-3-1-1　鞍区颅咽管瘤（乳头细胞型）

病例 2

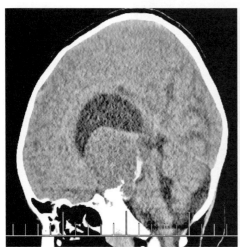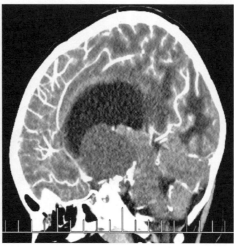

头颅 CT：左图矢状位平扫，见鞍上区低密度占位，边缘及下部斑片状钙化，压迫第三脑室致梗阻性脑积水；右图矢状位增强，病灶囊性部分无强化，下部可见少许强化区，与钙化区混杂，较难辨认。

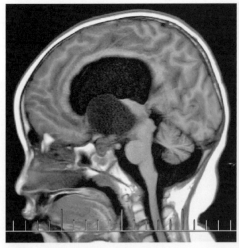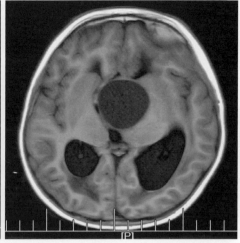

头颅 MRI：左图 T1WI 矢状位平扫，鞍上区占位，下方钙化为等信号；右图 T1WI 横断位平扫，病灶似有薄壁，第三脑室受压。

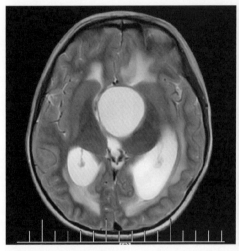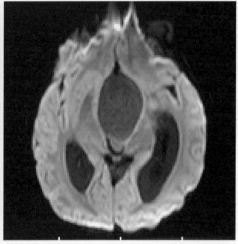

头颅 MRI：左图 T2WI 横断位平扫，病变为均匀高信号，可见梗阻性脑积水导致的脑室旁水肿；右图 DWI 横断位，病灶未见弥散受限。

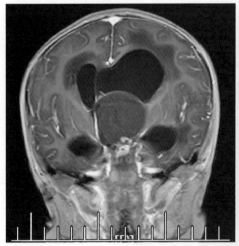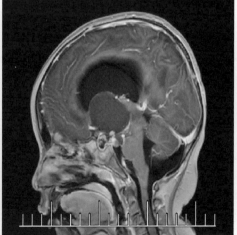

头颅 MRI：左图 T1WI 冠状位增强，右图 T1WI 矢状位增强，病灶壁不连续强化，病灶内部囊性成分未见强化，下部少许实性成分可见强化（因没有钙化的干扰，对于实性成分的增强显示优于 CT），垂体显示不清。

图 1-3-1-2　鞍区颅咽管瘤

病例 3

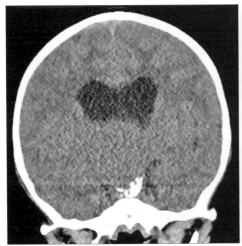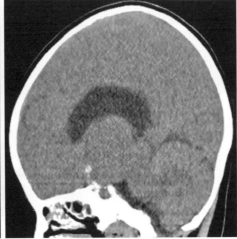

头颅 CT：左图冠状位平扫，右图矢状位平扫，鞍上巨大占位，呈等密度，病灶前下缘少许斑片状钙化，第三脑室受压，双侧脑室扩张。

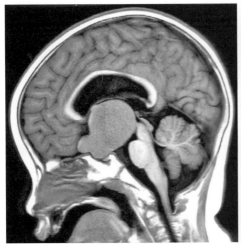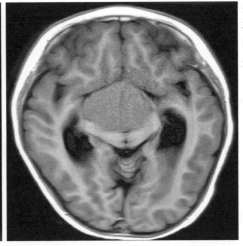

头颅 MRI：左图 T1WI 矢状位平扫，右图 T1WI 横断位平扫，与灰质相比病灶 T1WI 呈等信号，信号尚均匀，垂体受压显示不清。

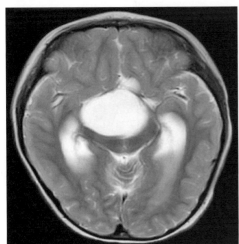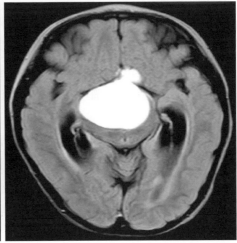

头颅 MRI：左图 T2WI 横断位平扫，病变呈高信号；右图 T2-FLAIR 横断位，病变仍为高信号，未见明显的壁，与周围组织分界清晰，周围未见水肿。

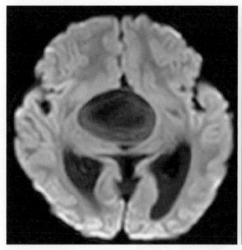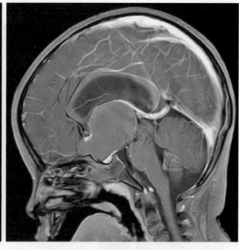

头颅 MRI：左图 DWI 横断位，病灶呈低信号；右图 T1WI 矢状位增强，病灶未见强化，可见不连续的薄壁轻度强化，中间无强化，反映出病变仍为囊性，因成分复杂导致 CT 呈等密度和 T1WI 呈等信号。肿瘤下方受压的垂体明显强化。

图 1-3-1-3　鞍区颅咽管瘤

2. 下丘脑错构瘤

〖临床概述〗

流行病学：

下丘脑错构瘤（hypothalamus hamaratoma）是起源于乳头体或灰结节的先天性肿瘤样病变，于妊娠第 35～40 天形成下丘脑终板时错位所致，属于中线神经管闭合不全综合征，而非真正的肿瘤，可单独存在或同时伴发视隔发育不良、胼胝体缺如、灰质异位等。多在儿童期发病，常伴有痴笑型癫痫及垂体轴功能障碍。发病率在儿童及青少年中为 1/20 万，以男性多见。

主要表现：

部分患儿有性早熟的症状，女孩出现乳房发育，月经初潮，外阴发育；男孩睾丸、阴茎增大，出现阴毛、腋毛，骨龄提前，患者的性激素水平明显升高，达到成人水平。另一种典型表现为痴笑型癫痫，常表现为发作性傻笑，持续数秒或数十秒而突然停止，发作时无意识丧失，无任何诱因，机制尚不明确。

〖病理〗

下丘脑错构瘤镜下病变区主要为正常的神经元及胶质成分，但在分布上有所不同，胶质成分以星形胶质细胞为主，少突胶质细胞成分少见。而神经细胞多为小-中等大小的神经元，大的神经元少见。免疫组化方面，成熟神经元 NF 阳性，神经毡 SYN 阳性。一些神经元含有促性腺激素释放激素（GnRH）颗粒，且不受正常神经生理调节，充当独立的、有节律的分泌单位，从而导致性早熟。

〖影像学表现〗

影像学表现为乳头体、脑桥和下丘脑漏斗间即第三脑室底部的肿块，较大带蒂肿块可突入脚间池。密度/信号同灰质，病灶可单独存在或合并其他颅内畸形：胼胝体缺如、灰质异位、微小脑回畸形等。影像学分类，根据肿瘤附着部位分为宽基底型和带蒂型；根据肿瘤大小可分为大型大于等于 10 mm，小型小于 10 mm；根据生长特性分为内生型和下丘脑旁型；根据肿瘤部位分为视交叉型、漏斗隐窝型和第三脑室型。

CT：

典型的 CT 表现为颅脑中线附近（第三脑室下方、鞍上池、垂体柄后方、脚间池区）等密度结节影，与灰质密度相仿，增强后不强化，病变与周围脑组织界限清晰，体积较大的可挤压第三脑室使之变形，甚至突破第三脑室。病灶小于 5 mm 时 CT 易漏诊。

MRI：

MRI 是首选检查方法,可定位定性诊断。下丘脑错构瘤的 MRI 表现具有特征性,病灶多为位于中线灰结节、乳头体处的类圆形肿块,边界清楚,在 T1WI 表现与脑灰质相似的等信号,T2WI 上多数表现为等信号,少数为稍高信号,病灶内信号均匀。由于病灶为异位的神经组织,因此增强后肿块无强化,该表现也是鉴别于下丘脑胶质瘤、鞍区脑膜瘤及鞍区生殖细胞瘤等的重要特征。MRI 可多角度显示肿块与第三脑室的关系,还可发现其他的颅脑发育异常。

【诊断要点】

1. 颅脑中线区三脑室下方灰结节处病变,通常较小,个别可大,先天性肿瘤样病变。

2. 影像学有一定特点,CT 与灰质密度相仿,MRI 与灰质信号相仿,增强后均无强化。

3. 结合典型临床表现痴笑型癫痫及性早熟,易诊断,注意小病灶不能漏诊。

【鉴别诊断】

需要与垂体瘤、颅咽管瘤、生殖细胞瘤等进行鉴别,这些疾病缺乏青春期前性早熟、痴笑型癫痫等特征性临床表现,且瘤体呈进行性增大,增强 MRI 后均可见不同程度的强化,可鉴别。

1. 颅咽管瘤:儿童最常见的鞍上肿瘤,囊变、钙化多见(90%),增强后实质部分及囊壁强化。

2. 下丘脑星形细胞瘤:儿童鞍上第二常见肿瘤,呈不均匀的长 T1 长 T2 信号,增强扫描后有明显强化,沿视神经通路延伸。

3. 生殖细胞瘤:青少年多见,较小的肿瘤可表现为垂体柄局限性增粗,较大者表现为鞍上类圆形肿块,可见坏死,钙化少见,实性部分明显强化。临床以尿崩症常见。

【参考文献】

1. 尹春洪,刘凯,朱铭,等.下丘脑错构瘤的 MRI 表现与临床特征分析[J].医学影像学杂志,2017,27(1):33-35.

2. 苏祁,乔素华.下丘脑错构瘤的临床特征及 MRI 表现分析[J].罕少见病杂志,2017,24(1):6-8.

3. 姚瑶,尹燕,王海,等.CT 及 MRI 对儿童下丘脑错构瘤的诊断价值[J].医疗装备,2016,29(21):114-115.

4. KHAWAJA A M, PATI S, NG Y T. Management of epilepsy due to hypothalamichamartomas [J]. Pediatric Neurol, 2017, 75: 29-42.

（王瑞珠　高修成）

【病例解析】

病例 1

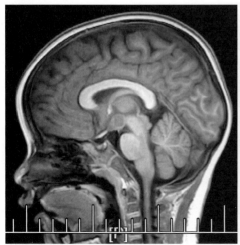 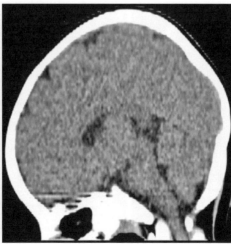

头颅 CT/MRI:左图 MRI T1WI 平扫,灰结节区低信号病灶,边界清晰,信号均匀;右图 CT 横断位平扫,病灶与灰质相比呈等密度,缺乏对比显示不清,易漏诊。

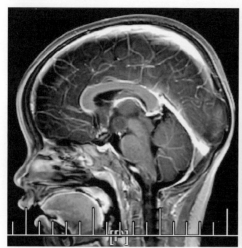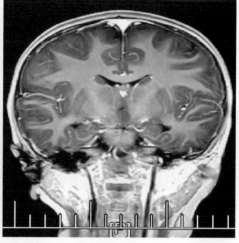

头颅 MRI：左图 T1WI 矢状位增强，右图 T1WI 冠状位增强，病变仍为低信号，无明显强化；冠状位显示病灶位于第三脑室底部左侧，未见强化。

图 1-3-2-1　灰结节错构瘤

病例 2

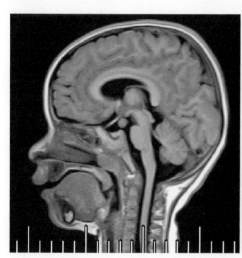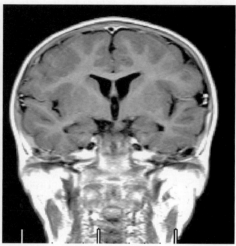

头颅 MRI：左图 T1WI 矢状位平扫，见第三脑室下方结节，与灰质信号相等；右图 T1WI 冠状位平扫，病灶位于第三脑室下方偏左侧，边界清晰。

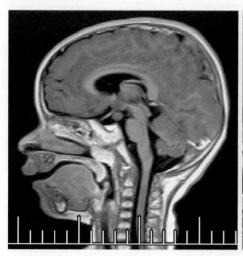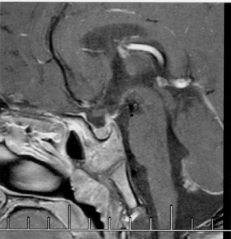

头颅 MRI：左图 T1WI 矢状位增强，病灶未见强化，仍为低信号；右图 T1WI 矢状位薄层增强，为术后复查，病灶已切除，垂体柄略偏后。

图 1-3-2-2　灰结节错构瘤

病例 3

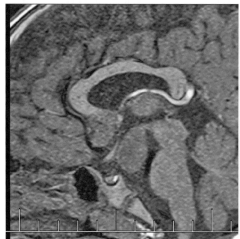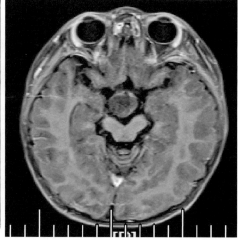

头颅 MRI:左图 T1WI 矢状位薄层平扫,脚间池前方较大肿块,T1WI 为低信号;右图 T1WI 横断位增强,病灶边界清晰,无强化。

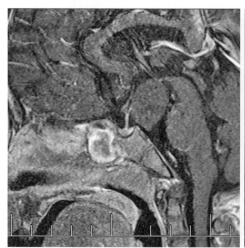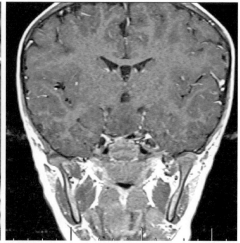

头颅 MRI:左图 T1WI 矢状位薄层增强,病灶未见强化,仍为低信号;右图 T1WI 冠状位增强,病灶无强化,术后病理为灰结节错构瘤。

图 1-3-2-3　灰结节错构瘤

3. 鞍上生殖细胞肿瘤

〖临床概述〗

流行病学:

颅内生殖细胞肿瘤(intracranialgerm cell tumors,IGCTs)是一组起源于胚胎生殖细胞且具有特殊的病理性质、临床表现和治疗方法的颅内肿瘤总称。根据其成分将颅内生殖细胞瘤分为生殖细胞瘤(germinoma,GE)和非生殖细胞瘤性生殖细胞瘤(non-germinomat-ousgerm cell tumors,NGGCTs),前者包括单纯生殖细胞瘤和合体滋养层细胞的生殖细胞瘤,后者包括胚胎癌、卵黄囊瘤、绒毛膜癌、畸胎瘤(未成熟型和成熟型)和混合型生殖细胞肿瘤。属于罕见颅内肿瘤,占颅内肿瘤的 0.3%~3.4%。

婴儿及新生儿期是一个发病高峰期,另一个发病高峰期是 5~14 岁的儿童,平均年龄是 10~12 岁,男性的发病率是女性的 2~3 倍,多发生在中线部位。颅内生殖细胞肿瘤对放疗极其敏感,因此影像学提供早期明确诊断很重要。

主要表现：

颅内生殖细胞肿瘤的临床表现与肿瘤的位置和大小有关。松果体区肿瘤常引发梗阻性脑积水，蝶鞍区肿瘤主要包括多种内分泌功能紊乱（如垂体功能减退、尿崩症、性早熟等）；而发生于基底节区者大多以对侧肢体活动障碍就诊。颅内生殖细胞肿瘤主要发生于 3 个部位：松果体区（51%）、蝶鞍区（30.1%）和基底神经节区（3.3%），其他部位（如第三脑室、丘脑区、幕上）也有发生，松果体区肿瘤男性所占比例较大，男女比例约为 15：1，而蝶鞍区男女比例仅为 1.34：1。

血清和脑脊液中一些肿瘤标志物升高对特定肿瘤有提示作用，如甲胎蛋白（AFP）增高提示内胚窦瘤、卵黄囊瘤可能，人绒毛膜促性腺激素（β-HCG）轻度升高提示肿瘤含有合体滋养层细胞成分，而 β-HCG 明显升高则提示绒毛膜癌可能。

【病理】

不同类型生殖细胞肿瘤的组织学形态不同，但也有相互重叠的特点，部分病例有混合性成分存在。生殖细胞瘤：肿瘤由大小一致的圆形或多边形细胞构成，呈巢团状分布，细胞界限清楚，胞质透亮或淡嗜酸，富含糖原，细胞核大，居中，核仁明显，核分裂象易见，间质可见淋巴细胞浸润。卵黄囊瘤：以未分化的间叶成分和原始腺上皮成分组成，相互移行，分界不清，在黏液样基质中呈疏松网状排列，瘤细胞异型性明显，细胞质内可见透明小体。混合型生殖细胞肿瘤：可见合体滋养层细胞，其中胚胎癌由异型性明显的上皮样细胞构成，呈腺样或者乳头状排列，可伴大量出血，血管丰富。畸胎瘤：可见外、中、内胚层成分，如皮肤、神经、软骨、脂肪、甲状腺、肠上皮等。

【影像学表现】

生殖细胞瘤发生率最高，约占 65%，典型表现为鞍区结节状或较大体积的肿块。肿瘤多呈球形，呈浸润性生长，可沿脑室壁"匍匐"生长。肿瘤组织易脱落，并沿脑脊液通道向他处种植转移。60% 累及腺垂体及垂体柄。

CT：

肿瘤一般为均匀一致的高密度。增强后明显不均匀强化。

MRI：

肿瘤侵占鞍上池，囊变较多见，常沿脑脊液通路播散。与大脑灰质相比，肿瘤常表现为 T1WI 稍低信号或等信号，T2WI 等或稍高信号，信号较均匀。当蛋白含量高时囊变可表现 T1WI 高信号。肿瘤较少发生出血，周围无水肿或水肿较轻。增强扫描实性部分均匀一致的强化。肿瘤沿着脑脊液种植转移时可见室管膜下结节，还可沿穹隆延伸，这也可作为鞍上生殖细胞瘤重要的影像学表现。

畸胎瘤常由来自 2 个或 3 个胚层的结构组成，含有脂肪，软骨或骨，CT 有特征性，如果含有肉瘤或者癌等发生于其他组织器官的成分，则为恶变。MRI 信号混杂，呈囊实性改变，有明确脂肪信号，有助于诊断。恶变时可见更多实性成分，几乎没有脂肪成分。

卵黄囊瘤少见，通常作为混合性生殖细胞瘤的组成部分，MRI 信号较均匀，病灶较大时可见小囊变坏死区，明显均匀强化，结合 AFP 明显升高，可诊断。

胚胎癌发生率很低，恶性程度高，病灶边界不清，信号不均匀，可见囊变坏死，周围可见不同程度水肿，为胚胎癌与其他生殖细胞肿瘤不同点，增强后实性部分明显强化。

混合性生殖细胞瘤 MRI 表现取决于所含肿瘤成分，边界清楚或不清楚，部分可见瘤周水肿，增强后均匀或不均匀强化。

【诊断要点】

1. 鞍区生殖细胞瘤多表现为尿崩症及视力模糊。
2. CT 平扫密度相对偏高。

3. 垂体柄增粗,神经垂体 T1WI 高信号消失,为特征性影像学表现。

4. 有时垂体柄增粗是鞍区微小生殖细胞瘤唯一征象。

5. 无包膜,无钙化,均匀强化为主。

6. 肿瘤多呈球形,呈浸润性生长,可沿脑室壁"匍匐"生长。

7. 生殖细胞瘤和胚胎癌易沿蛛网膜下腔转移。

8. 生殖细胞瘤对于放疗敏感性高,早期放疗预后很好。

【鉴别诊断】

常见的鉴别诊断:

1. 颅咽管瘤:颅咽管瘤有两个发病高峰,8～12 岁和 40～60 岁,常表现为囊实性肿块,信号混杂,囊壁蛋壳样钙化为其特征,增强扫描为不均匀明显强化。

2. 视交叉和下丘脑星形细胞瘤:视力下降和眼球活动障碍为主要临床症状。鞍上肿物,视神经增粗呈纺锤形,视交叉受累。T1WI 低信号,T2WI 高信号,增强后轻-中度强化,可见视神经管扩大,DWI 多呈低信号。

3. 朗格汉斯细胞组织细胞增生症(LCH):与仅表现为垂体柄增粗的鞍区微小生殖细胞瘤需鉴别。中枢性尿崩为主要临床症状,MRI 示垂体柄/结节部结节状或梭形增粗,T1WI/T2WI 均为中等信号,增强明显强化。垂体后叶高信号消失。单纯影像鉴别较为困难,积极寻找支持 LCH 诊断的颅外病变证据非常重要,LCH 可全身累及、多发颅骨及四肢骨质破坏可资鉴别,必要时需行垂体柄活检术。

4. 垂体瘤:垂体明显增大,病灶呈圆形或不规则形,向鞍上生长可见"束腰征",MRI 多为等信号,增强扫描明显强化,但程度不如生殖细胞肿瘤,儿童垂体瘤少见。

少见的鉴别诊断:

脑内淋巴瘤:位置较深,T1WI 和 T2WI 均表现为等信号,均匀一致的明显强化,周围水肿不明显。

【参考文献】

1. 樊娟,张玉琪. 颅内生殖细胞肿瘤的研究进展[J]. 中华神经外科杂志,2020,36(06):638-642.

2. LEE S H, JUNG K W, HA J, et al. Nationwide Population-Based Incidence and Survival Rates of Malignant Central Nervous System Germ Cell Tumors in Korea, 2005-2012 [J]. Cancer Research & Treatment Official Journal of Korean Cancer Association, 2017, 49(2): 494-501.

(王瑞珠 高修成)

【病例解析】

病例 1

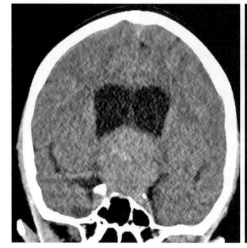 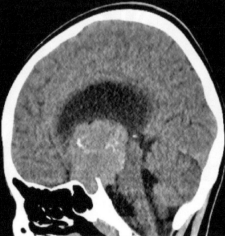

头颅 CT:左图冠状位平扫,鞍上巨大占位,蝶鞍扩大,病灶呈高密度,内可见散在点片状钙化,压迫第三脑室导致梗阻性脑积水;右图矢状位平扫,病灶内钙化显示更清晰。

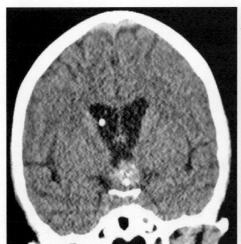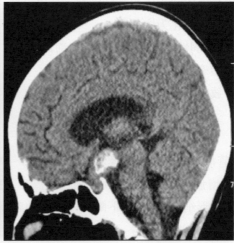

患儿化疗后2个月复查，头颅 CT：左图冠状位平扫，鞍上占位体积明显缩小，钙化较前增多；右图矢状位平扫，病灶内可见大片钙化，体积明显缩小，脑积水较前改善。

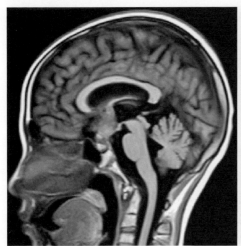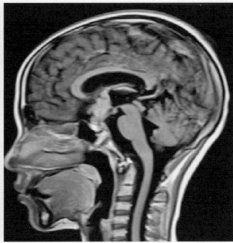

患儿化疗2个月后复查，头颅 MRI：左图 T1WI 矢状位平扫，病灶较初发时缩小，为不均匀等低信号，垂体受压显示不清；右图 T1WI 矢状位增强，病灶明显强化，病变形态不规则，垂体受压。

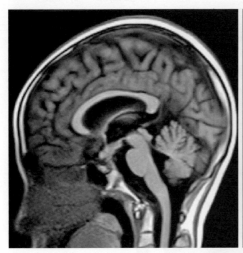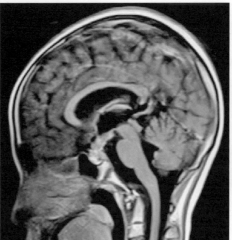

患儿又化疗4个疗程后复查，头颅 MRI：左图矢状位平扫，病灶较上次又有缩小，边界不光整，信号不均匀；右图 T1WI 矢状位增强，不均匀强化，强化较上次稍弱。

图 1-3-3-1　鞍上生殖细胞瘤

病例 2

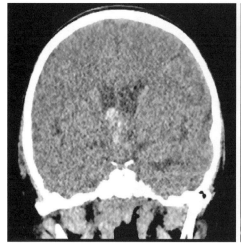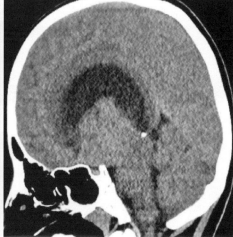

头颅 CT：左图横断位平扫，鞍上等高密度占位，边界不清，密度不均匀；右图矢状位平扫，鞍上占位密度不均匀，梗阻性脑积水，松果体钙化。

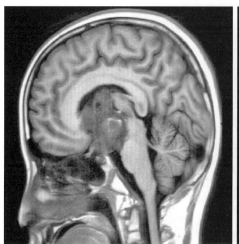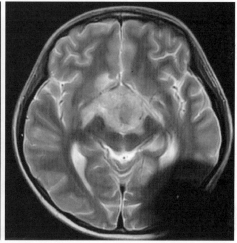

头颅 MRI：左图 T1WI 矢状位平扫，病灶形态不规则，边界不光整，低信号为主，信号不均匀；右图 T2WI 横断位平扫，病灶为高信号，周围脑水肿可见。

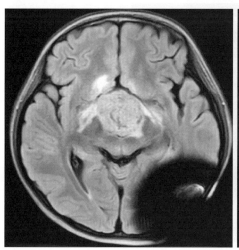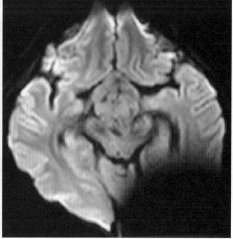

头颅 MRI：左图 T2-FLAIR 横断位平扫，病灶以高信号为主，周围脑水肿呈高信号；右图 DWI 横断位，病灶弥散受限为高信号。

图 1-3-3-2　鞍上卵黄囊瘤

病例 3

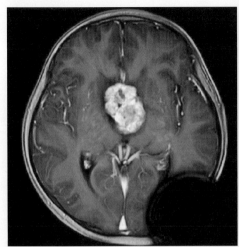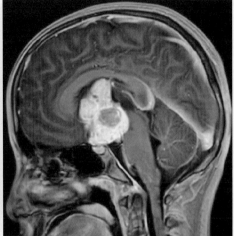

头颅 MRI:左图 T1WI 横断位增强,右图 T1WI 矢状位增强,可见病灶较呈明显不均匀强化,向上生长。

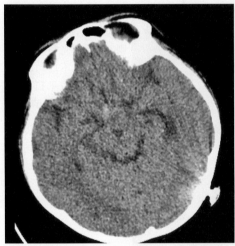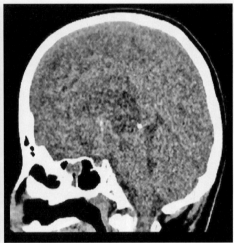

化疗及术后复查,头颅 CT:左图横断位平扫,右图矢状位平扫,可见病灶较前明显缩小,病理示卵黄囊瘤。

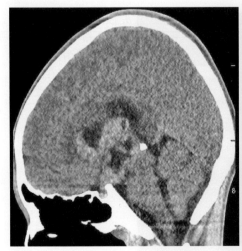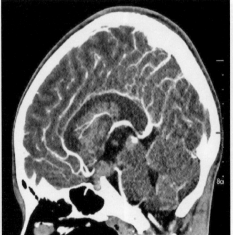

头颅 CT:左图矢状位平扫,鞍上等高密度占位,两侧侧脑室室管膜下不连续的高密度结节影,边界不清;右图矢状位增强,上述病灶呈明显不均匀强化。

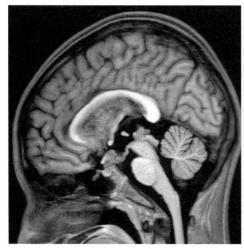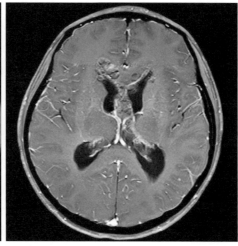

头颅 MRI:左图 T1WI 矢状位平扫,鞍上及室管膜下广泛不规则结节影呈低信号,信号不均匀;右图 T1WI 横断位增强,病灶明显不均匀强化。

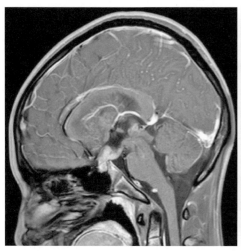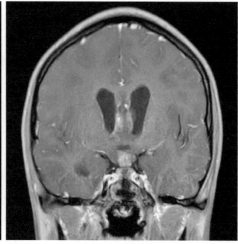

头颅 MRI:左图 T1WI 矢状位增强,鞍上及室管膜下结节呈明显不均匀强化;右图 T1WI 冠状位增强,病灶明显不均匀强化。

图 1-3-3-3　生殖细胞瘤伴脑脊液种植转移

4. 垂体瘤

〖临床概述〗

流行病学:

垂体腺瘤(pituitary adenoma,PA)是鞍区最常见的肿瘤类型,约占原发颅内肿瘤的 10%。好发于成人,儿童发病率极低,占经外科手术治疗垂体腺瘤的 2%～6%。绝大多数儿童垂体瘤是功能性垂体瘤,以泌乳素瘤(PRL)最常见,其次是促肾上腺皮质激素分泌腺瘤(ACTH)和生长激素(GH)分泌腺瘤。催乳素瘤占所有儿童垂体腺瘤的 50%,占所有儿童脑部瘤的 2%。无功能垂体腺瘤、甲状腺刺激激素(TSH)分泌腺瘤和促性腺激素(GnH)分泌腺瘤在儿童中极为罕见,仅占所有垂体腺瘤的 3%～6%。

主要表现:

临床表现取决于肿瘤大小、激素活性以及鞍旁侵犯的范围,主要包括头痛、视力障碍、垂体功能低下,内分泌功能异常,如泌乳素腺瘤出现泌乳、闭经,生长激素腺瘤出现肢端肥大,促肾上腺皮质激素分泌腺瘤导致库欣综合征等。

【病理】

垂体腺瘤分为功能性垂体腺瘤和无功能性垂体腺瘤,前者包括分泌泌乳素和生长激素的嗜酸细胞腺瘤,分泌促肾上腺皮质激素、促性腺激素、促甲状腺激素等的嗜碱细胞腺瘤;后者为嫌色细胞腺瘤。垂体腺瘤为脑外肿瘤,包膜完整,边界清晰,可向上生长突破鞍隔侵及鞍上池。较大的肿瘤因出血或缺血可出现中心坏死或囊变,偶尔可见钙化。

【影像学表现】

X线平片:

平片显示蝶鞍扩大,前后床突骨质吸收、破坏,鞍底下陷,鞍内钙化罕见。部分病例可见颅内高压及颅骨增厚等改变。

CT:

1. 垂体微腺瘤:指直径小于等于 10 mm 并局限在鞍内的垂体腺瘤。常规 CT 对垂体微腺瘤诊断敏感性差,CT 检查需进行冠状位薄层扫描。

(1)垂体高度异常:垂体微腺瘤 40%～80%有垂体高度增加(正常垂体高度:儿童小于等于 6 mm,青少年小于等于 10 mm)。

(2)垂体内密度改变:垂体微腺瘤 CT 平扫为低密度;垂体血供丰富且无血脑屏障,增强后,对比剂进入快、廓清快,而肿瘤的血供不及垂体丰富,对比剂进入慢、廓清也慢。肿瘤低密度也可由肿瘤液化、坏死和纤维化所致。

(3)垂体上缘膨隆:约 80%垂体微腺瘤表现为垂体上缘膨隆,偏侧膨隆更有意义。

(4)垂体柄偏移:偏侧生长的肿瘤可致垂体柄向对侧移位,占 20%～30%。位于腺体中部的肿瘤,可以使垂体柄变短。

(5)鞍底骨质改变:鞍底下陷,骨质变薄或侵蚀,占 60%左右。

(6)治疗效果:溴隐亭治疗后,75% PRL 腺瘤可缩小,CT 值可上升。

2. 垂体大腺瘤:指直径大于 10 mm 的垂体腺瘤。多为类圆形,也可呈分叶或不规则形。冠状位示肿瘤呈哑铃状,是由于肿瘤伸于鞍上,中部受鞍隔束缚所致,称为"束腰征""雪人征"。平扫大多为等密度(63%),也可为略高密度(26%)、低密度或囊变(7%)。垂体腺瘤钙化很少见,呈分散点状,亦可呈块状,多见于放疗后。垂体卒中包括肿瘤出血、梗死等。急性出血为高密度,梗死和出血后期均为低密度。增强扫描,大腺瘤与微腺瘤不同,通常呈明显强化,且多数均匀,少部分不均匀,坏死、液化区不强化,极少数呈环形强化。肿瘤从鞍内延伸至鞍上,约 1/3 两侧不对称。肿瘤向上压迫室间孔,向外侧侵犯海绵窦并可延伸至颅中窝向后可压迫脑干,向下可突入蝶窦。

MRI:

1. 垂体微腺瘤:一般用冠状位和矢状位薄层(小于 3 mm)检查,包括 T1WI 和 T2WI 图像。T1WI 微腺瘤呈低信号,多位于垂体一侧,伴出血时为高信号。PRL 腺瘤边界清楚,GH 和 ACTH 腺瘤边界多不清楚。T2WI 微腺瘤呈高信号或等信号。垂体高度异常、上缘膨隆和垂体柄偏斜等表现与 CT 相同。增强后强化方式较 CT 相仿,垂体血供丰富早期呈明显强化,肿瘤信号早期低于垂体,后期高于垂体。

2. 垂体大腺瘤:T1WI 和 T2WI 显示鞍内肿瘤向鞍上生长,信号强度与脑灰质相似或略低。垂体多不能显示。肿瘤出现坏死囊变,T1WI 信号略高于脑脊液;肿瘤出血,T1WI 为高信号。肿瘤向鞍上生长,冠状位呈哑铃状,是因鞍隔束缚肿瘤所致,称为"束腰征""雪人征"。视交叉常受压变扁和上移,鞍上池亦受压、变形甚至闭塞。肿瘤还可向鞍旁生长。增强扫描,通常呈明显强化,且多数均匀,伴有液化、坏死时呈不均匀强化,液化、坏死区不强化。

核医学：

PET-CT 能反映活体的代谢和分子水平。垂体腺瘤表现为 ^{18}F -脱氧葡萄糖（^{18}F-FDG）显像高摄取。^{18}F-FDG 作为代谢显像剂，与肿瘤的侵袭性相关，无功能性垂体大腺瘤较分泌型垂体腺瘤对葡萄糖的利用率更高，因此无功能性垂体大腺瘤较有分泌功能的垂体瘤的 SUV 更高。

【诊断要点】

1. 垂体微腺瘤：①垂体高度异常；②垂体内密度或信号改变；③垂体上缘膨隆；④垂体柄偏移；⑤鞍底骨质改变；⑥增强后强化较正常垂体低。

2. 垂体大腺瘤：①冠状位呈哑铃形，表现为"束腰征""雪人征"；②密度或信号均匀，当伴有出血、坏死、液化时密度或信号不均；③增强后呈明显强化。

【鉴别诊断】

1. 垂体增生：垂体增生以青春期好发，信号均匀，不合并坏死或出血，增强后强化均匀。当靶腺激素替代疗法后，垂体明显缩小。

2. 颅咽管瘤：颅咽管瘤的发病率相对较高，多为囊性或部分囊性，囊壁和实性部分可见钙化，典型表现为囊壁蛋壳样或条片状钙化。

3. Rathke 裂囊肿：为胚胎 Rathke 囊的残留，常见于中年人，女性发病率是男性的 2 倍。影像学表现取决于囊内蛋白质的含量，蛋白含量低，MRI 信号类似于脑脊液，蛋白含量高，T1WI 呈高信号，增强后无强化。

【参考文献】

1. 李莉红,李玉华,郑慧,等.儿童鞍区占位性病变的临床与影像学特征[J].实用放射学杂志,2017,33(4):593-652.

2. 张荣,沈文倩,周良辅.儿童原发性中枢神经系统肿瘤 763 例临床分析[J].中华医学杂志,2007,87(007):442-447.

3. 李莹,雷益,徐坚民,等.儿童和青春期垂体瘤的 MRI 诊断和鉴别[J].放射学实践,2006,21(04):330-332.

4. 李建南,解敬慧,杜雪梅,等.^{18}F-FDG PET/CT 对偶发垂体大腺瘤的诊断价值[J].国际放射医学核医学杂志,2013,37(3):172-176.

5. KATAVETIN P, CHEUNSUCHON P, SWEARINGEN B, et al. Review: Pituitary adenomas in children and adolescents [J]. J Pediatr Endocrinol Metab, 2010, 23(5). 427-431.

6. HARRINGTON M H, Casella S J. Pituitary tumors in childhood [J]. Current Opinion in Endocrinology Diabetes & Obesity, 2012, 19(1): 63-67.

（李 宁 周 静）

【病例解析】

病例 1

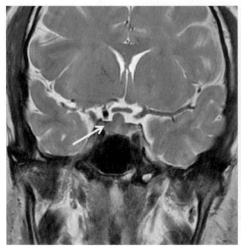 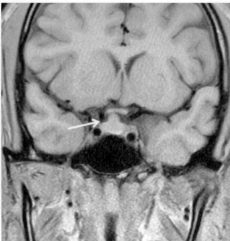

垂体 MRI：左图 T2WI 冠状位平扫,右图 T1WI 冠状位平扫,鞍区结节,向鞍上突出,呈轻度"束腰"征改变,T1WI 呈等信号,T2WI 呈等信号,信号欠均匀,边界尚清,正常垂体结构显示不清。

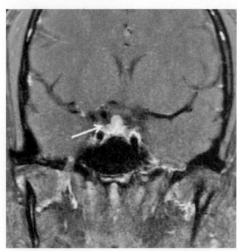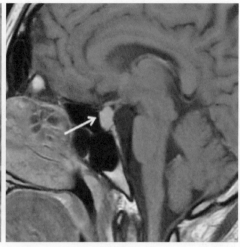

垂体 MRI：左图 T1WI 冠状位增强，右图 T1WI 矢状位增强，鞍区结节，向鞍上突出，增强后明显强化，正常垂体结构显示不清。

图 1-3-4-1　垂体腺瘤

病例 2

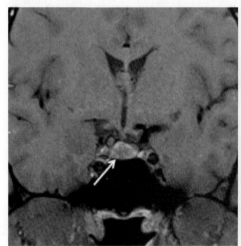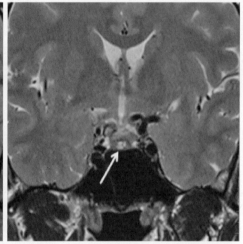

垂体 MRI：左图 T1WI 冠状位平扫，垂体内见结节样异常信号，T1WI 呈稍低信号；右图 T2WI 冠状位平扫，病灶呈混杂高信号，边界欠清。

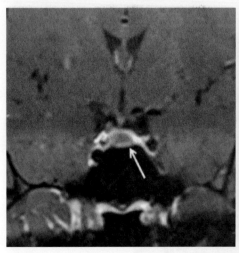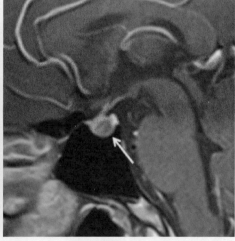

垂体 MRI：左图 T1WI 冠状位增强，右图 T1WI 矢状位增强，垂体后缘结节，增强后轻度不均匀强化，增强扫描更清晰显示病灶边界。

图 1-3-4-2　垂体腺瘤

病例 3

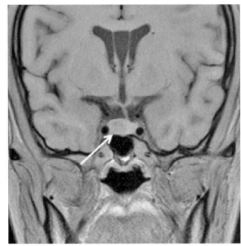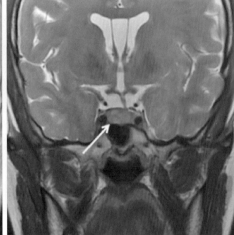

垂体 MRI：左图 T1WI 冠状位平扫，垂体右侧结节样异常信号，T1WI 呈稍低信号；右图 T2WI 冠状位平扫，病变呈等信号，内见小片稍高信号，边界欠清，垂体柄轻度受压左偏。

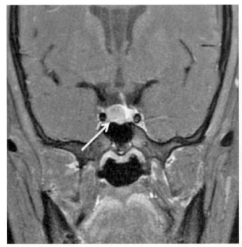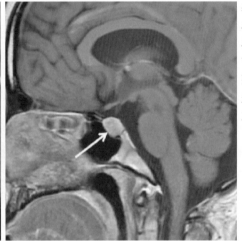

垂体 MRI：左图 T1WI 冠状位增强，右图 T1WI 矢状位增强，垂体右侧结节，增强后轻度强化，增强扫描更清晰显示病灶边界，垂体柄轻度受压左偏。

图 1-3-4-3 垂体腺瘤

病例 4

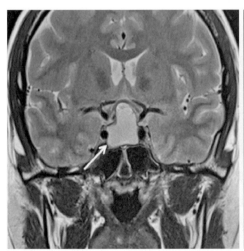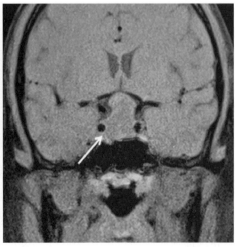

垂体 MRI：左图 T1WI 冠状位平扫，鞍区异常信号，向鞍上突出，呈"束腰征"，大部分囊变，T1WI 呈稍低信号；右图 T2WI 冠状位平扫，病变呈高信号，边界清晰，视交叉受压，右侧颈内动脉受轻度包绕。

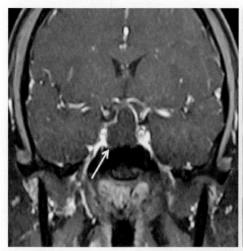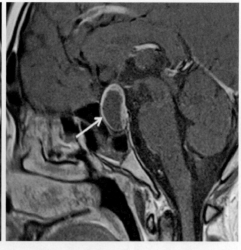

垂体 MRI：左图 T1WI 冠状位增强，右图 T1WI 矢状位增强，鞍区异常信号，向鞍上突出，呈"束腰征"，增强后环形强化，鞍底下陷，视交叉受压，正常垂体结构显示不清。

图 1-3-4-4　垂体腺瘤伴囊变

5. 视交叉及下丘脑胶质瘤

【临床概述】

流行病学：

视神经胶质瘤在儿童 CNS 肿瘤中占 4%～6%，成人占 2%，在儿童胶质瘤中占 20%～30%，组织学多为毛细胞星形细胞瘤，多为惰性生长，成人罕见。25%～60% 的视路胶质瘤患者中存在神经纤维瘤病（NF 1）。15%～20% 的 NF 1 患者在 MRI 扫描时会出现视神经胶质瘤，但只有 1%～5% 会出现症状。

视神经通路胶质瘤是属于边缘细胞低级别胶质瘤，是发生于部分或全部视神经通路的肿瘤（视神经、交叉、神经束或视放射），多为浸润性病变，也可形成大的膨胀性肿块。由于其浸润性的特点，这些肿瘤往往不局限于单一解剖区域，而能延伸到邻近结构，最常见的是在丘脑下部。大多数视神经通路胶质瘤累及视交叉或下丘脑，约 10% 的视神经胶质瘤局限于一侧视神经，大约 30% 是双侧的。视交叉神经胶质瘤和下丘脑神经胶质瘤通常被认为是一个单一的实体，因为无论肿瘤的原始位置如何，它们都有可能浸润这两个解剖部位。

主要表现：

大多数视路胶质瘤表现为视力障碍或丧失，视野障碍。在疾病早期，较难确定视力丧失的确切类型，尤其是年幼的儿童。较大肿瘤常表现为视神经萎缩。3 岁以下的儿童通常会首先因为斜视、眼球突出、眼球震颤或里程碑式发育落后就诊。涉及下丘脑的肿瘤通常会导致内分泌紊乱，如性早熟（合并 NF Ⅰ 的多表现为性早熟），还可出现多饮多尿，垂体功能低下等表现。下丘脑肿瘤在诊断前可能肿瘤已较大，并导致间脑综合征，表现为健康的儿童，食欲正常，但却不能发育。向上延伸至第三脑室的肿瘤可引起脑积水和颅内压增高。累及丘脑的肿瘤可导致病灶对侧的单侧运动障碍。

【病理】

大多数视路胶质瘤在组织病理学上为低级别胶质细胞瘤，典型的是毛细胞或纤维状星形细胞瘤，其他组织学亚型如毛细胞黏液样星形细胞瘤、弥漫性星形细胞瘤也可见。成人患者恶性程度较儿童高，可为间变性星形细胞瘤或胶质母细胞瘤。肿瘤虽为低度恶性，但却有相当的侵袭性，尤其在婴幼儿和小于 7 岁的儿童，局部下丘脑和视神经胶质瘤可沿 Willis 环动脉向外侵及血管周围间隙，后向脑干扩张，进入第三脑室。

〖影像学表现〗

CT：

可见视神经呈梭形或管形增粗，迂曲，肿瘤边界欠清楚，视神经管扩大。较大的肿瘤可累及整个眼眶，有些视神经胶质瘤内有黏液样改变或囊变，CT可见等低密度影，少数可见小钙化灶，增强后轻-中度强化，少数可不强化，总的来说CT诊断敏感性不如MRI。

MRI：

视路胶质瘤在MRI上显示较好，典型的病变为形态不规则的分叶状肿块，少数肿瘤表现为视神经或视交叉增粗，并可见外生结节状突起，沿视路向后侵犯视交叉、下丘脑。无NF 1的患儿肿瘤更趋向于球状，常局限于一个解剖位置。伴有NF 1的视神经胶质瘤可沿视神经周围生长，在等信号的视神经周围可见长T1长T2信号，此征象提示NF 1。与脑实质相比肿瘤T1WI多呈均匀或混杂低信号，T2WI多呈高信号，可见囊变坏死，但程度较轻，偶尔可见肿瘤内出血。在FLAIR序列上，可以看到肿瘤浸润成分沿视神经束延伸。在合并NF 1的儿童中，除了T2WI上的非特异性白质缺失外，还会出现沿视觉通路和（或）视神经的广泛条纹。增强后肿块实质性成分可见明显强化。

〖诊断要点〗

1. 多见于5～15岁儿童。

2. 视神经、视交叉、视束增粗。

3. 常为实性，T1WI低信号，T2WI/FLAIR高信号。

4. 增强后可以从无强化至明显强化不一。

5. 以视力障碍为突出临床表现，少数患者有内分泌改变及中枢性尿崩症。

6. MRI上可见视神经或视交叉结节样增粗，或表现为实性或实性为主的肿块，肿块内囊变程度低，增强后实性部分明显强化，巨大肿块可突入第三脑室导致梗阻性脑积水。

7. 肿瘤边界不清，视交叉显示不清，需注意一些其他特异性标志如突眼、视神经管及视神经梭形膨大、外生性结节等。

8. 若体积较大，发生于婴儿，可伴有出血，需考虑毛细胞黏液样星形细胞瘤。

〖鉴别诊断〗

常见的鉴别诊断：

1. 颅咽管瘤：颅咽管瘤是鞍区最常见的肿瘤，通常为囊性或囊性为主的肿块，囊变是其显著特征之一，实性部分所占肿瘤体积较小，与视路胶质瘤实性为主肿块不同，且增强后多为环形边缘强化，且实性部分强化程度没有视路胶质瘤明显，结合颅咽管瘤CT常见的蛋壳状钙化，可鉴别诊断。

2. 鞍上生殖细胞瘤：占颅内肿瘤的0.1%～3.4%，好发于小儿及青少年，表现为鞍区分叶状或结节状肿块，偶可累及视交叉，增强后也可见明显强化。但75%的生殖细胞瘤首先表现为多饮多尿，而视路胶质瘤症状多为视力障碍，另外鞍区生殖细胞瘤有脑脊液播散的特征，且对放疗敏感。

3. 侵袭性垂体瘤：肿瘤自鞍内向鞍上或周围侵袭性生长，向鞍上池生长通过鞍隔时可见"8"字征或"束腰征"，视交叉多为受压推移表现，而非增粗。肿瘤内信号不均，常伴囊变及出血坏死。临床常有垂体激素分泌异常的症状。

4. 蛛网膜囊肿、表皮样囊肿、皮样囊肿：信号通常较均匀，对周围结构如视交叉、视神经、血管等常为推移或包绕，增强后均无强化。

〖参考文献〗

1. 鲜军舫，王振常，于文玲，等.视神经胶质瘤的影像学研究[J].中华放射学杂志，2004,38(7):677-682.

2. 王佳，葛明，张天蕾，等.儿童视路胶质瘤的临床特点、治疗及预后分析[J].中华神经外科杂志，2020,36(6):545-549.

3. BOONZAIER N R, HALES P W, D'ARCO F, et al. Quantitative MRI demonstrates abnormalities of the third ventricle subventricular zone in neurofibromatosis type-1 and sporadic paediatric optic pathway glioma [J]. NeuroImage: Clinical, 2020, 28: 102477.

（王瑞珠　高修成）

〖病例解析〗
病例 1

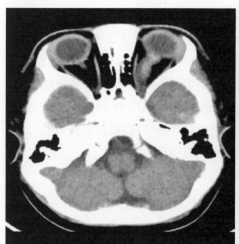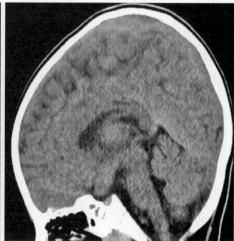

头颅 CT：左图横断位平扫，左侧视神经增粗；右图矢状位平扫，见视神经、视交叉明显增粗。

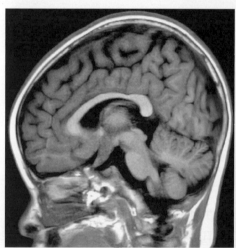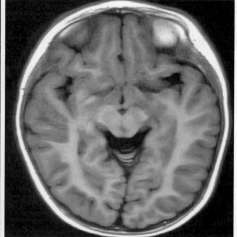

头颅 MRI：左图 T1WI 矢状位平扫，视神经视交叉增粗，呈等低信号；右图 T1WI 横断位平扫，见视交叉明显增粗，呈等低信号。

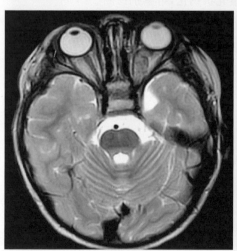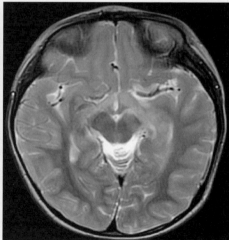

头颅 MRI：左图 T2WI 横断位平扫，左侧视神经明显增粗，见肿块样结构，呈等稍高信号；右图 T2WI 横断位平扫，见视交叉增粗，肿块沿视路向后侵犯双侧视束，呈高信号。

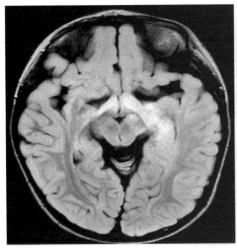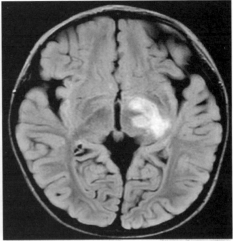

头颅 MRI:左、右图均为 T2-FLAIR 横断位,视交叉及视路肿块呈高信号,边界不清;右图见肿块侵犯左侧丘脑,呈高信号。

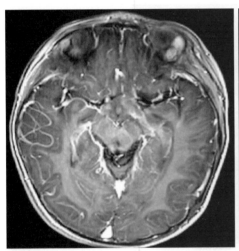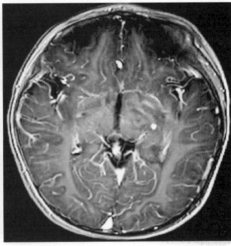

头颅 MRI:左、右图均为 T1WI 横断位增强,视神经、视交叉及视路肿块呈明显不均匀强化,边界不清;右图可见丘脑区肿块边界不清,不均匀强化。

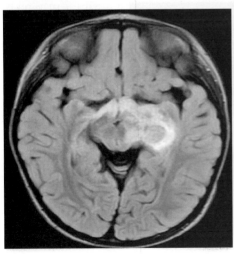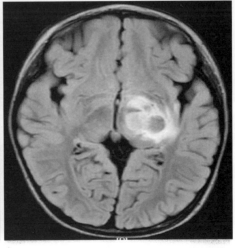

患儿 6 月后复查,头颅 MRI:左、右图均为 T2-FLAIR 横断位,视路及左侧丘脑肿块明显增大,侵犯范围广,呈不均匀高信号。

图 1-3-5-1　视路及下丘脑胶质瘤

病例 2

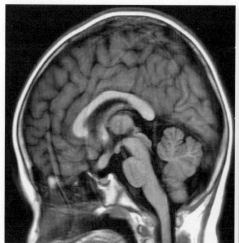
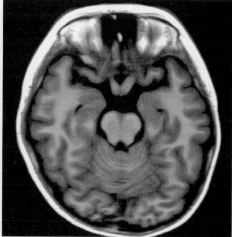

头颅 MRI:左图 T1WI 矢状位平扫,右图 T1WI 横断位平扫,均可见视神经视交叉增粗,呈等 T1 信号。视神经胶质瘤未向丘脑侵犯。

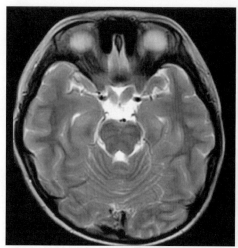
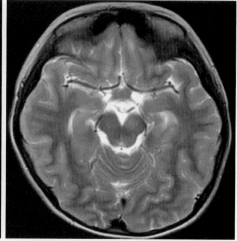

头颅 MRI:左、右图均为 T2WI 横断位平扫,增粗的视神经视交叉呈等 T2 信号。同时可见脑干多发斑片状 T2 高信号,符合 NF I 型颅内表现。

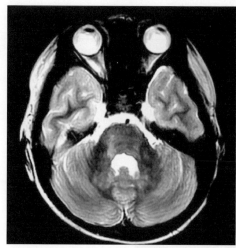
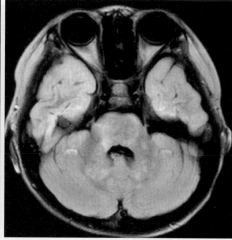

头颅 MRI:左图 T2WI 横断位平扫,小脑白质,脑干多发斑片状 T2 高信号;右图 T2-FLAIR 横断位,病变呈高信号,符合 NF I 型颅内表现。

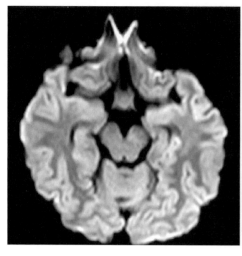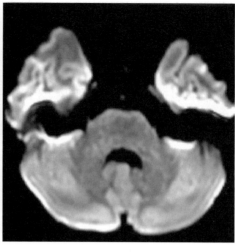

头颅 MRI:左、右图均为 DWI 横断位,视神经、视交叉及小脑、脑干病变均未见弥散高信号,符合 NF 1 型表现。

图 1-3-5-2　神经纤维瘤病伴视神经胶质瘤,患儿临床基因确诊神经纤维瘤病(NF)1 型,
临床伴有视力下降症状

6. 表皮样囊肿

〖临床概述〗

流行病学:

表皮样囊肿(epidermoid cyst)又称胆脂瘤、珍珠瘤或上皮囊肿,是胚胎发育过程中外胚层残余组织异位所致的一种先天性良性肿瘤,占原发性颅内肿瘤的 1%。好发于青壮年,以桥小脑角区最常见,鞍区是仅次于桥小脑角的第二好发部位。

主要表现:

鞍区表皮样囊肿多以视力,视野损害为主要表现,少数患者可有内分泌障碍或癫痫,对于少数囊肿破裂者,瘤内大量脂类物质溢入蛛网膜下腔后引起化学性脑膜炎,表现为剧烈头痛、恶心、呕吐等症状。

〖病理〗

大体标本为白色晶亮豆渣样物质,可伴有褐色凝块,镜下为胆固醇结晶,层状或碎裂的角蛋白,可混杂有含铁血黄素。

〖影像学表现〗

CT:

鞍区形态不规则,边界清楚的等或低密度病灶,可为水样密度或脂肪密度,密度与肿瘤内角蛋白和胆固醇结晶的含量有关。增强后无强化。极少数囊肿破裂者脂类物质溢入蛛网膜下腔或脑室,成为移动的脂肪滴,CT 表现为极低脂肪密度,易与气颅混淆。

MRI:

表现为沿着蛛网膜下腔匍匐生长,形态不规则,边缘不光整的病变,T1WI 为低信号,T2WI 为高信号,FLAIR 稍低信号,DWI 高信号。周围脑组织受压,但无脑水肿。MRI 定位及定性诊断均优于 CT,尤其是 DWI 高信号是本病的特征性表现。

〖诊断要点〗

1. 鞍区低密度肿块,密度与脑脊液类似,有"见缝就钻"的特性,增强后无明显强化。

2. MRI 上长 T1 长 T2 信号,弥散为高信号具有特征性。偶可见其内所含内容物成分不同而信号不均。

【鉴别诊断】

常见的鉴别诊断：

1. 鞍区蛛网膜囊肿：形态多较规则，其内为脑脊液，增强后无强化，DWI 无高信号表现，伴有感染或出血后较难鉴别。

2. 皮样囊肿：成分复杂，可包括皮肤附件、皮脂腺、牙齿、头发、钙化等多种成分，T1 多为高信号。

3. 鞍区颅咽管瘤：钙化较常见，形态多较表皮样囊肿规则，可有实性成分，实性成分及囊壁、壁结节可见强化。MRI 信号较复杂，DWI 低信号。

4. 低级别星形细胞瘤：以毛细胞型星形细胞瘤多见，多位于鞍上区脑内，可累及视路通道，实性成分多于囊性成分，增强后实性成分明显强化。

【参考文献】

1. 汤翔宇,张顺,江晶晶,等.颅内不典型部位表皮样囊肿 MRI 表现及病理对照研究[J].影像诊断与介入放射学杂志,2017,26(4):302-307.

2. 孙新国,姚军,宫杰,等.鞍区表皮样囊肿破裂 1 例[J].中国临床神经外科杂志,2012,17(7):440.

3. 马学文.颅脑表皮样囊肿 MRI 特征表现及优势分析[J].甘肃医药,2016,35(07):513-515.

（王瑞珠　高修成）

【病例解析】

病例 1

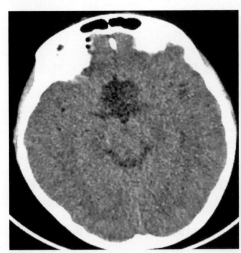
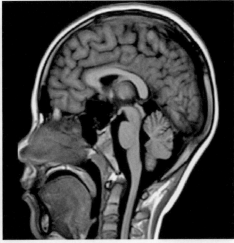

头颅 CT/MRI：左图 CT 横断位平扫，鞍上池内低密度影，形态不规则；右图 MRI T1WI 矢状位平扫，病灶位于鞍上池内，边界清晰，形态不规则，向蝶鞍前延伸，呈均匀的低信号。

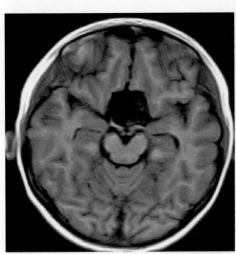
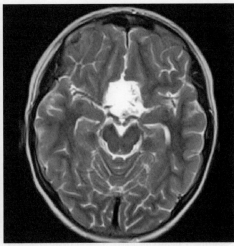

头颅 MRI：左图 T1WI 横断位平扫，鞍上池内病灶呈均匀的低信号；右图 T2WI 横断位平扫，病灶边界清晰，呈均匀的高信号。

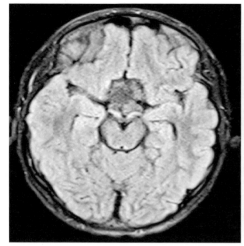 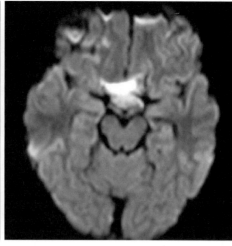

头颅 MRI：左图 T2-FLAIR 序列横断位，鞍上池内病灶信号减低，呈稍低信号；右图 DWI 横断位，病灶呈弥散高信号，具有诊断价值。

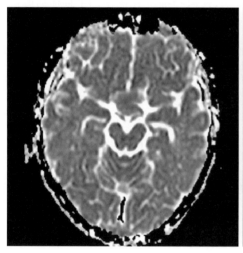 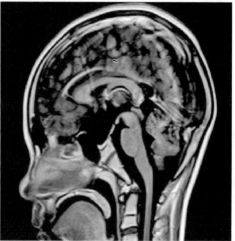

头颅 MRI：左图 ADC 横断位，病灶等信号；右图 T1WI 矢状位增强，病灶未见强化。

图 1-3-6-1 鞍上池表皮样囊肿

7. 朗格汉斯细胞组织细胞增生症

【临床概述】

流行病学：

朗格汉斯细胞组织细胞增生症（Langerhans cell histiocytosis，LCH）是一种以网状细胞和树突状细胞克隆样增殖为特点的少见疾病，常见于儿童，发病原因不明确。可侵犯全身多个系统或器官，主要累及骨骼和皮肤，侵犯垂体柄可导致中枢性尿崩症。发病率 1∶100 000～1∶25 000，男性多于女性。

主要表现：

LCH 侵犯垂体多表现为中枢性尿崩，但起病较为隐匿，早期仅有垂体柄增粗，很难通过手术或活检等方式明确，当神经垂体通道被破坏才会发生中枢性尿崩，此时病情已较重，延误了早期治疗。

【病理】

当 LCH 累及骨骼、皮肤、肝脾、淋巴结等易于活检的部位时，较易通过病理及免疫组化获得诊断，病理主要表现为大量朗格汉斯细胞组织细胞增生，部分伴有纤维组织增生，增生的纤维结缔组织中可见嗜酸性粒细胞、淋巴细胞和多核巨细胞。电镜下可见 Birbeck 小体为典型病理表现。

【影像学表现】

CT：

较难准确诊断垂体异常，仅可见垂体柄增粗，临床较少应用。

MRI：

LCH 侵及垂体时表现为垂体柄增粗或占位性病变，平扫时为等 T1 等 T2 信号，而正常垂体后叶在 T1 上高信号消失，增强后明显强化。

【诊断要点】

1. 临床初诊中枢性尿崩症的患者以及明确 LCH 但还未出现中枢性尿崩症患者，均需警惕 LCH 侵犯垂体的可能性，需及时进行垂体 MRI 检查。

2. 典型的表现为垂体柄增粗，可呈占位性改变，增强后明显强化而正常垂体后叶 T1 高信号消失。

【鉴别诊断】

常见的鉴别诊断：

1. 垂体微腺瘤：肿瘤位于垂体前叶，增强时早期强化程度较弱，延迟扫描可有强化，T1 垂体后叶高信号正常存在。

2. Rathke 囊肿：病灶位于垂体前后叶之间，增强扫描无强化，T1 垂体后叶正常高信号存在。

3. 鞍区肿瘤性病变：如颅咽管瘤、脑膜瘤、错构瘤、生殖细胞瘤，多呈明显肿块，有各自特征性影像学表现，MRI 信号多不均匀，且正常垂体的存在是鉴别诊断的关键。

【参考文献】

1. 黄文献，曾洪武，张龚巍，等．儿童孤立性垂体柄朗格汉斯细胞组织细胞增生症的 MRI 表现［J］．中国医学影像技术，2016，24（4）：245-247．

2. 徐超，张欣贤．朗格汉斯细胞组织细胞增生症侵犯垂体的 MRI 表现及临床分析［J］．实用放射学杂志，2018，34（11）：1667-1669．

3. 赵彩蕾，干芸根，谢晟，等．儿童累及下丘脑肿瘤的临床及 MRI 影像学表现［J］．实用放射学杂志，2015，31（2）：189-192．

（王瑞珠　高修成）

【病例解析】

病例 1

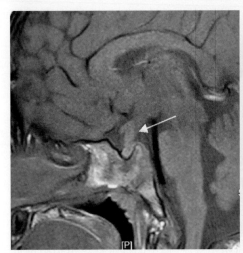
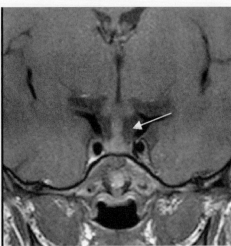

垂体 MRI：左图 T1WI 矢状位平扫，垂体柄明显增粗，等低信号，垂体后叶 T1 高信号消失；右图 T1WI 冠状位平扫，垂体柄增粗，居中无明显偏斜，腺垂体可见。

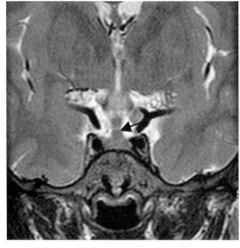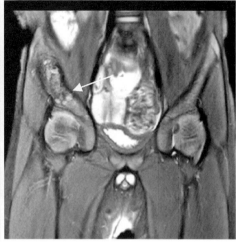

MRI:左图垂体 T2WI 冠状位平扫,垂体柄明显增粗,等信号,与腺垂体信号相仿;右图髋关节压脂 T2WI 冠状位平扫,示该患儿右侧髂骨异常信号,临床确诊为 LCH。

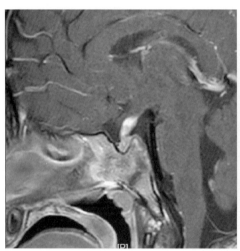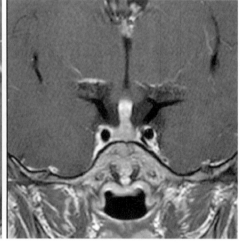

垂体 MRI:左图 T1WI 矢状位增强,增粗的垂体柄明显强化;右图 T1WI 冠状位增强,垂体柄增粗,病灶明显均匀强化。

图 1-3-7-1 LCH 侵犯垂体

病例 2

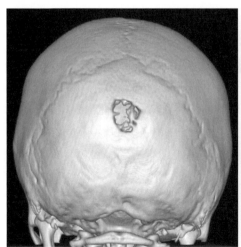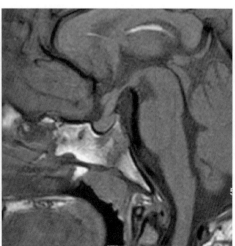

CT/MRI:左图头颅 CT 三维重建,枕骨骨质破坏,临床确诊 LCH;右图垂体 MRI T1WI 矢状位平扫,垂体柄明显增粗,神经垂体高信号未见。

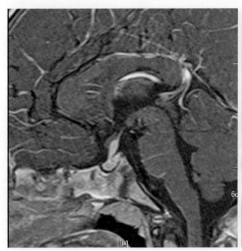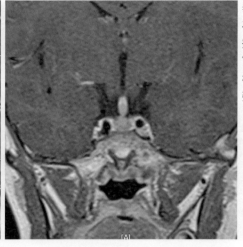

垂体 MRI:左图 T1WI 矢状位增强,垂体柄增粗,病灶明显强化;右图 T1WI 冠状位增强,垂体柄增粗,病灶明显均匀强化。

图 1-3-7-2　LCH 侵犯垂体

8. Rathke 囊肿

〖临床概述〗

流行病学:

Rathke 囊肿(rathke cleft cysts)由 Goldzieher 在 1913 年首次报道,又称颅颊裂囊肿,为先天性发育异常。囊内成分多种多样,可含有黏液、陈旧性出血、胶样物质、胆固醇、黏多糖、含铁血黄素颗粒和细胞碎片等。文献报道称女性多见。

主要表现:

小囊肿多为偶然发现。囊肿增大压迫相邻组织可导致症状发生,常见症状为头痛头晕、视觉功能障碍、垂体功能障碍和尿崩症等。一般患者病程较长,少数可因囊肿内出血而引起急性起病。

〖病理〗

囊内容物为清亮透明的浆液性液体或白色、咖啡色黏液,部分伴陈旧性出血;囊液内含不同比例的脂肪结晶或脱落皮屑样物,镜下囊壁见纤毛柱状或立方上皮及鳞状上皮。

〖影像学表现〗

MRI:

Rathke 囊肿为圆形或类圆形薄壁囊肿,少数为哑铃形,多位于鞍内,垂体前后叶之间,与正常垂体分界清晰。大多数囊肿信号均匀,表现为 T1WI 低信号,T2WI 高信号,囊壁及囊内无钙化,由于囊液含蛋白质浓度不同,也可表现为 T1WI 高信号、T2WI 高信号,或 T1WI 高信号、T2WI 低信号。当病灶小于 5 mm 且在 T1WI 上呈高信号时,提示 Rathke 囊肿可能。Rathke 囊肿合并亚急性出血时,表现为 T1WI 高信号、T2WI 高信号;囊内含铁血黄素 T1、T2 均为低信号。Rathke 囊肿本身并不强化,但部分病例可见薄壁环状强化,可能与炎性反应性血管增生或囊壁周围肉芽组织增生有关。囊内发现漂浮结节是确诊 Rathke 囊肿的关键。

〖诊断要点〗

1. 起源于垂体前后叶之间的胚胎残留性肿瘤,多位于鞍内,少数累及鞍上。

2. 病灶为边界清楚的圆形或椭圆形单发囊性病灶,正常垂体受压但可显示,不出现蝶鞍扩大或破坏。

3. 受囊内容物成分影响,病灶 T1WI 信号多变,高、等、低信号均存在,随着蛋白质与黏多糖浓度增高而信号增高,而 T2WI 以高信号为主,少部分为等或低信号。

4. Rathke 囊肿本身并不强化,伴有感染后囊壁可见强化。

【鉴别诊断】

常见的鉴别诊断:

1. 垂体微腺瘤:多呈等 T1WI、长 T2WI 信号,偏心性生长,常见垂体柄偏移及鞍底塌陷,增强呈渐进性弱强化。

2. 垂体瘤囊变或卒中:垂体瘤常见"束腰征",囊变时囊壁厚薄不均,增强后不均匀强化,强化程度通常高于 Rathke 囊肿。垂体卒中急性期,信号多不均匀,有时可见液-液平面。

3. 囊性颅咽管瘤:病灶多较 Rathke 囊肿大,生长于鞍上的可能性较 Rathke 囊肿大,囊壁多可见蛋壳样钙化,且形状较 Rathke 囊肿多变,增强后可见囊壁及结节状强化。

4. 表皮样囊肿:多呈长 T1WI、长 T2WI 信号,少数呈短 T1WI、短 TWI 信号,增强后无强化,DWI 呈高信号具有特异性。

【参考文献】

1. 梅继新,刘玲莉,黄娟. Rathke 囊肿的 MRI 影像诊断及鉴别诊断[J]. 医学影像学杂志,2017,27(9):1633-1635.

2. 李春洞,高连冬,李坤成. 鞍区囊性病变的 MRI 影像学表现[J]. 医学影像学杂志,2010,20(9):1282-1284.

3. WEN L, HU L B, FENG X Y, et al. Rathke's cleft cysts: clinic pathological and MRI findings in 22 patients [J]. Clinical Radiology, 2010, 65(1): 47-55.

(王瑞珠 高修成)

【病例解析】

病例 1

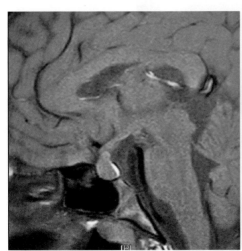 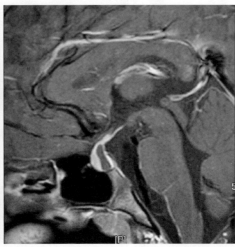

垂体 MRI:左图 T1WI 矢状位平扫,垂体前叶形态饱满,信号不均匀,前后叶间见稍低信号;右图 T1WI 矢状位增强,见垂体前后叶之间条状低信号无强化区,垂体前叶明显均匀强化。

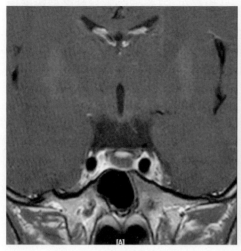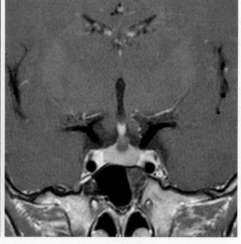

垂体 MRI：左、右图均为冠状位增强，位于垂体前后叶之间的 Rathke 囊肿无强化，边界清晰，对周围结构无侵犯，椎体柄清晰可见。

图 1-3-8-1　垂体 Rathke 囊肿

病例 2

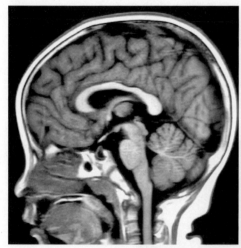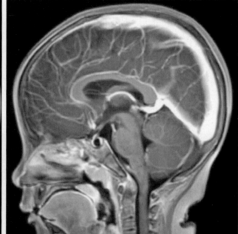

头颅 MRI：左图 T1WI 矢状位平扫，垂体前后叶之间见类圆形低信号；右图 T1WI 矢状位增强，病灶无强化，在明显强化的垂体衬托下显示清晰。

图 1-3-8-2　垂体 Rathke 囊肿

病例 3

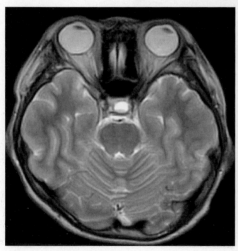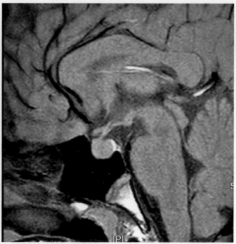

垂体 MRI：左图 T2WI 横断位平扫，垂体窝内见类圆形 T2 高信号；右图 T1WI 矢状位平扫，垂体前后叶之间病灶呈等信号，对比差，易漏诊。

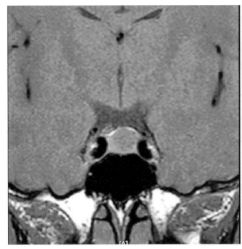 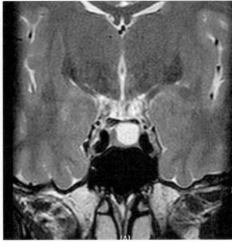

垂体 MRI：左图 T1WI 冠状位平扫，垂体饱满，病变等信号；右图 T2WI 冠状位平扫，病变呈均匀高信号，境界清楚，腺垂体受压。

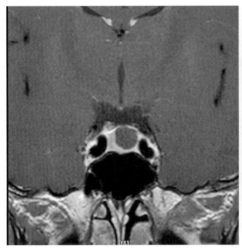 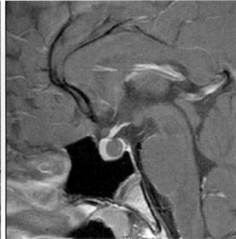

垂体 MRI：左图 T1WI 冠状位增强，右图 T1WI 矢状位增强，病灶无强化，边界光整清晰，周围垂体受压改变，病灶位于垂体柄插入部后方有助于判断其来源。

图 1-3-8-3 垂体 Rathke 囊肿

病例 4

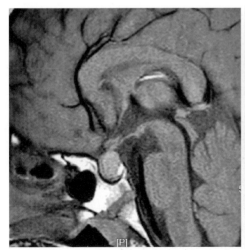 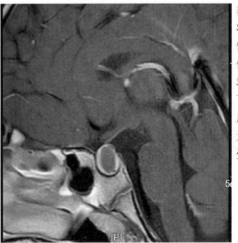

垂体 MRI：左图 T1WI 矢状位平扫，垂体前叶形态饱满，内可见不均匀略高信号；右图 T1WI 矢状位增强，在增强的垂体衬托下，清晰地显示出垂体前后叶之间椭圆形低信号无强化区，垂体前叶明显受压。

图 1-3-8-4 垂体 Rathke 囊肿

9. 黄色肉芽肿

【临床概述】

流行病学:

黄色肉芽肿(xanthogranuloma)是一种十分罕见的良性增殖性疾病,好发于皮肤黏膜的非朗格汉斯细胞的组织细胞增多症,根据发病年龄分为幼年特发性黄色肉芽肿和成年黄色肉芽肿。前者多见于2岁以下婴幼儿,多为皮肤黏膜丘疹,随后由于脂质沉积变为黄色。仅有4%病例伴有多系统病变,而鞍区的黄色肉芽肿十分罕见。1988年国内学者首先报道鞍区黄色肉芽肿,主要发生于青少年。病因不明,可能与自身免疫功能异常、单核细胞系统异常增殖、脂质代谢异常等有关。

主要表现:

病变多位于垂体窝内,也可向上生长,病变体积相对较小,常伴有内分泌障碍,完全切除后复发率低。主要临床表现为头痛、呕吐、视乳头水肿、视力低下、视野缺损等,垂体功能障碍是其一大特征,可能是由于黄色肉芽组织的大量炎性细胞造成垂体的慢性炎症而影响垂体功能。

【病理】

病变组织内含有胆固醇囊变,淋巴细胞、浆细胞浸润,含铁血黄素沉着。胆固醇囊变周围可有大量多核巨细胞,巨噬细胞聚集及小簇的上皮细胞。诊断需依靠病理。

【影像学表现】

CT:

表现为不同密度影,多为低密度,增强扫描无强化,也可有不均匀强化。

MRI:

T1WI多为高信号(胆固醇成分较多),也可为等或混杂信号,T2WI多表现为高信号或以高信号为主,部分为等信号或低信号。增强扫描偶见边缘强化。因病变罕见,影像表现缺乏特异性,术前较难与鞍区颅咽管瘤、垂体腺瘤等鉴别。

【诊断要点】

1. 罕见的位于垂体窝内的良性病变,可伴有多系统病变。

2. 垂体功能障碍为其重要特征。

3. CT多位低密度,MRI上T1WI多为高信号,也可为等或混杂信号,增强后边缘强化。

【鉴别诊断】

常见的鉴别诊断:

1. 颅咽管瘤:蛋壳样钙化,儿童好发,常以发育迟缓,多饮多尿,视力障碍就诊,可有垂体功能下降表现,为囊性或囊实性肿瘤,体积较大,T1WI、T2WI呈混杂等信号或高信号。

2. Rathke囊肿:位于垂体前后叶之间,多位于鞍内,较大病变可延伸至鞍上,病灶信号多较均匀,部分患者可见囊内结节,多为偶然发现,儿童检出率较高。

3. 垂体大腺瘤囊变:好发于成人,常有内分泌症状,内分泌学检查对分泌型垂体腺瘤有重要价值。

【参考文献】

1. 刘玥,唐晓璐,王岩,等. 儿童幼年黄色肉芽肿的临床及影像表现[J]. 中华放射学杂志,2018,52(12):941-946.

2. 吴昊泽,白茫茫,雷盼,等. 鞍区黄色肉芽肿1例报告并文献复习[J]. 临床神经外科杂志,2018,15(4):311-313.

3. 高鑫,程敬亮,汪卫建. 鞍区黄色肉芽肿1例[J]. 中国医学影像技术,2017,33(7):1018.

4. 王超,孙红卫. 鞍区黄色肉芽肿1例并文献复习[J]. 河南医学研究,2017,26(20):62-63.

(王瑞珠　高修成)

10. 蛛网膜囊肿

〖临床概述〗

流行病学:

颅内蛛网膜囊肿(intracranial arachnoid cyst,IAC)是因脑脊液进行性汇聚并被包围在蛛网膜下腔而形成,囊肿可压迫周围神经结构。发生率占颅内占位性病变的 0.4%～1.0%。鞍上和鞍内是较少见部位,占颅内 IAC 的 5%～12.5%。从病因来看,IAC 分为先天性和后天性,前者系胚胎发育畸形或组织异位发育所致,后者与脑外伤或颅内炎症有关。

主要表现:

鞍区 IAC 生长缓慢,初期多无症状,囊肿增大后可引起局灶性神经功能损伤,垂体功能低下等症状。以头痛,视力视野异常,内分泌异常等多见,囊肿堵塞室间孔和导水管可引起脑积水症状,如头痛呕吐等颅内压增高症状。

〖病理〗

囊肿内含脑脊液,囊肿壁只有蛛网膜上皮细胞。

〖影像学表现〗

CT:

表现为鞍区脑外边界清楚的低密度病灶,密度与脑脊液相同,形态可不规则,增强后无强化。囊肿较大可引起脑积水征象,第三脑室球形扩张,两侧侧脑室扩大。

MRI:

形态不规则的均匀囊性信号,多为类圆形。单囊,无囊内分隔及囊内结节。囊壁无低信号环,囊壁均为等 T1WI,等 T2WI 信号。囊液呈 T1WI 低信号,T2WI 高信号,FLAIR 低信号,增强后无强化,各序列信号与脑脊液一致;伴出血或感染时囊内可出现液-液平面,信号混杂。无实性成分,不侵袭周围结构。第三脑室球形扩张,底部上抬,脑干后移等。

〖诊断要点〗

1. 鞍上与脑脊液信号相似病变,较少累及鞍内,无实性成分,无壁,增强后无强化。

2. 较大囊肿可引起头痛,视神经受压,精神运动迟缓,内分泌障碍,脑积水等症状。

3. 不侵犯周围结构。

〖鉴别诊断〗

常见的鉴别诊断:

1. 梗阻性脑积水和单纯性脑积水:第三脑室形态、是否有涡流、第三脑室底是否抬高等有助于区分,脑积水时第三脑室为柱状扩张,有明确的中间块,脑室内有涡流,第三脑室底无上抬。

2. Rathke囊肿:位于鞍内中央部,囊壁主要为 T1WI 等信号,T2WI 等信号,囊液主要为 T1WI 高信号或稍高信号,T2WI 高信号。增强扫描壁无强化。

3. 颅咽管瘤:多数好发于鞍上或同时累及鞍内及鞍上。可为囊性或囊实性,钙化常见,可见蛋壳样钙化或斑片样钙化,实性部分呈不均匀强化。

4. 表皮样囊肿:好发于青壮年,CT 表现水样密度或极低的脂肪密度,CT 值多在 0～5 HU,MRI 一般 T1WI 为低信号,T2WI 为高信号,偶有囊肿破裂引发化学性脑膜炎,患者剧烈头痛伴恶心呕吐。

少见的鉴别诊断:

垂体瘤囊变:垂体瘤儿童发病率低,囊变和坏死发生率更低,多和肿瘤生长过快导致肿瘤缺血坏死有关,实性部分强化明显,较大的腺瘤容易侵犯两侧海绵窦,突破狭窄的鞍隔可显示特征性"束腰征"。

【参考文献】

1. 屈浙,宗绪毅,李建华,等.鞍上池蛛网膜囊肿误诊原因分析[J].中华医学杂志,2020,100(8):610-613.

2. 赵全成,孙新国,李九州,等.鞍区囊肿病误诊为蛛网膜囊肿一例[J].中华神经外科杂志,2014,30(1):37.

3. 王子玚,汪润,韩圣.60例侧裂池蛛网膜囊肿伴癫痫的手术治疗[J].重庆医学,2020,49(6):967-969.

（王瑞珠　高修成）

【病例解析】

病例1

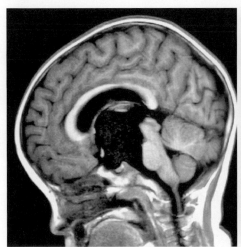 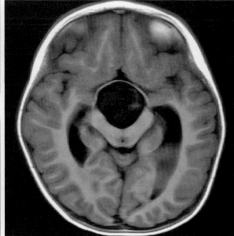

头颅MRI:左图T1WI矢状位平扫,鞍区可见巨大低信号病灶,周围结构皆表现为受压表现,中脑的受压上抬有助于提示病灶位于鞍区脑外;右图T1WI横断位平扫,病灶边界尚清,信号均匀。

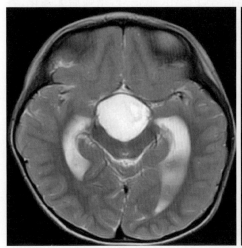 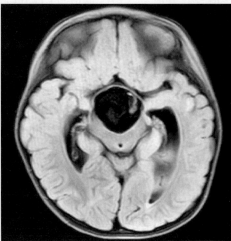

头颅MRI:左图T2WI横断位平扫,病灶呈均匀的高信号,对周围组织无侵犯;右图T2-FLAIR横断位,见病灶信号减低,各序列与脑脊液信号一致。

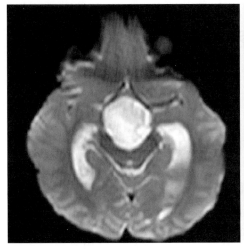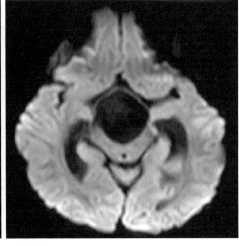

头颅 MRI：左图 B＝0 DWI，病灶呈均匀高信号，与脑脊液一致；右图 B＝1 000 DWI，病变无弥散受限。

图 1-3-10-1　鞍区蛛网膜囊肿

病例 2

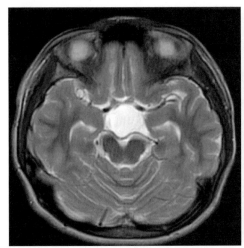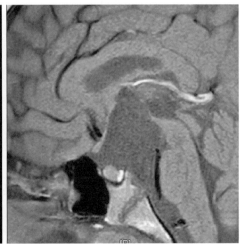

头颅 MRI：左图 T2WI 横断位平扫，鞍区高信号病变，边界尚清，无明显的壁；右图 T1WI 矢状位平扫，鞍区低信号病变，信号均匀，第三脑室底部上抬。

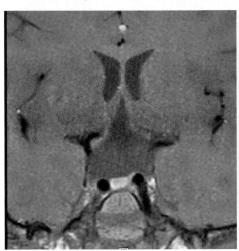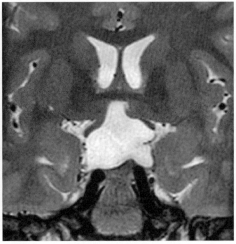

头颅 MRI：左图 T1WI 冠状位增强，病变未见强化；右图 T2WI 冠状位平扫，病变呈与脑脊液一致的均匀高信号。

图 1-3-10-2　鞍区蛛网膜囊肿

第四节 松果体区肿瘤

1. 松果体区生殖细胞肿瘤

〖临床概述〗

流行病学：

颅内生殖细胞肿瘤（germinoma）通常发生于年轻男性，而鞍上区则是年轻女性的好发部位。在胚胎期，女性前神经孔的闭合晚于男性，因此女性包埋的胚胎细胞会到达神经垂体的深部区域，而男性的胚胎细胞只会到达神经管的表面部分，如松果体区。这一理论解释了女性生殖细胞瘤好发于鞍上的原因。

主要表现：

松果体区肿瘤，临床上颅内压增高最为常见，还可有脑积水及佩里诺综合征（上视麻痹）。同时累及鞍区及松果体区的肿瘤，临床主要表现为鞍区病灶而非松果体区的症状。病理类型可分为生殖细胞瘤和非生殖细胞性生殖细胞肿瘤（包括畸胎瘤、胚胎癌等）。

〖影像学表现〗

不同病理类型表现不同。

生殖细胞瘤：大部分松果体区生殖细胞瘤呈界限清楚的圆形或卵圆形肿块，并无特异性，肿瘤较大时可呈分叶状，边界也可不清楚。CT与灰质相比呈等高密度，可形成钙化灶。T1WI多为稍低信号，T2WI稍高信号，信号多均匀，坏死、囊变很少见，或伴范围较小的囊变，肿瘤可伴有出血。无或轻度瘤周水肿及占位效应，常伴有不同程度的侧脑室、第三脑室扩张、积水，可见DWI高信号，Gd-DTPA增强扫描多明显强化，还可见蛛网膜下腔转移灶。

畸胎瘤：可分为成熟型、未成熟型及恶性。典型表现为松果体区伴有脂肪，软组织及钙化的肿块，可有囊变。T1WI脂肪为高信号，而钙化因时期不同而信号不同，T2WI软组织为等高信号。恶性容易沿脑脊液播散。通过影像较难区别成熟型和不成熟型畸胎瘤，还需病理诊断。

卵黄囊瘤：卵黄囊瘤多发生于松果体区，MRI上卵黄囊瘤信号较均匀，较少见到大的囊变坏死，病灶较大时，可见到小的囊变坏死，增强后呈明显均匀强化，结合血清甲胎蛋白明显升高，有助于诊断。

混合性生殖细胞肿瘤：男性多见，MRI表现取决于肿瘤成分，边界清楚或不清楚，信号均匀或不均匀，部分可见瘤周水肿，增强后明显均匀或不均匀强化。

〖诊断要点〗

1. 松果体区占位性病变，常和鞍区生殖细胞瘤同时发生。
2. 肿瘤边界不清，多为圆形或不规则状，少数呈分叶状。
3. CT呈等或稍高密度，MRI上T1WI和T2WI与脑灰质为等信号。
4. 松果体钙化增大且被包埋于肿块中是此瘤的特征性表现。
5. 出血、坏死、囊变较为少见，增强扫描显著强化。
6. MRI矢状位显示中脑导水管受压，第三脑室及侧脑室出现梗阻性脑积水。

〖鉴别诊断〗

常见的鉴别诊断：

1. 松果体囊肿：大多数为5～10mm，无临床症状，表现为边界清楚的松果体区囊性病灶，T1WI低信号，T2WI 高信号（与脑脊液相仿），FLAIR 常为高信号，囊肿偶尔可见出血，增强后无强化，或仅可见壁强化。

2. 松果体细胞瘤：儿童不常见，可发生于任何年龄。在 CT 上可呈低密度、等高混杂密度肿块，边界清楚，增强扫描呈均匀强化改变。MRI 平扫病变 T1WI 呈等信号，也可呈低信号，而 T2WI 为高信号，增强扫描呈均匀强化。

3. 松果体母细胞瘤：为高度恶性肿瘤，儿童发病率高于成人，CT 上往往表现为较大的、分叶状或界限不清的肿块，密度欠均匀，可见周围不规则钙化，增强后明显强化。MRI T1WI 上实性部分呈等至高信号，T2WI 实性部分呈等高信号，可见瘤周水肿及坏死，偶尔可见出血。磁共振波谱可见胆碱峰下降，NAA 峰上升。

少见的鉴别诊断：

松果体区乳头状瘤：起源于松果体区下联合器特殊的室管膜细胞，组织学上具有特征性乳头状结构的神经上皮肿瘤，非常罕见，影像学表现为境界清楚的占位性病变，可伴有囊性成分，增强后可强化。正确诊断需要依靠临床、影像学、病理及免疫组化相结合。

〖**参考文献**〗

1. 李俊荣，建洪，罗永军，等. 颅内少见组织学类型生殖细胞肿瘤的 MRI 诊断[J]. 兰州大学学报医学版，2014，40(3)：52-56.

2. 武乐乐. 儿童及青少年松果体区生殖细胞肿瘤的 CT 及 MRI 表现[J]. 中国 CT 和 MRI 杂志，2018，16(12)：1-3.

3. 柴成奎，周俊林，毛俊杰，等. 颅内松果体区少见类型生殖细胞肿瘤的 MRI 表现[J]. 中华放射学杂志，2014(11)：902-905.

4. HIROKAZU T，KOHEI F，AKITAKE M，et al. Integrated Clinical，Histopathological，and Molecular Data Analysis of 190 Central Nervous System Germ Cell Tumors from the iGCT Consortium [J]. Neuro-Oncology，2019，12(12)：1565-1577.

（王瑞珠　高修成）

〖**病例解析**〗

病例 1

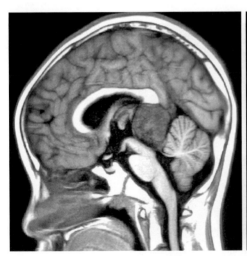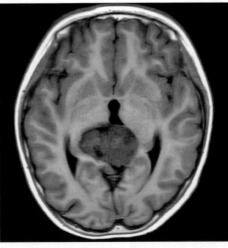

头颅 MRI：左图 T1WI 矢状位平扫，松果体区类圆形占位，T1WI 病灶低信号，信号不均匀，其内可见更低信号囊变区；右图 T1WI 横断位平扫，病变占位效应明显，信号不均匀。

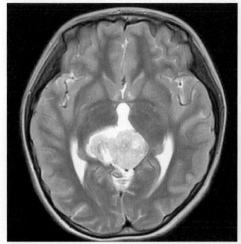
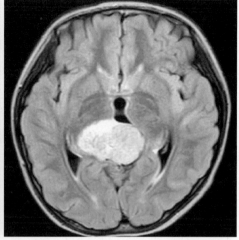

头颅MRI：左图T2WI横断位平扫，病灶为不均匀高信号，内可见更高信号囊变区；右图T2-FLAIR横断位，病灶仍为高信号，病灶压迫致第三脑室稍扩张。

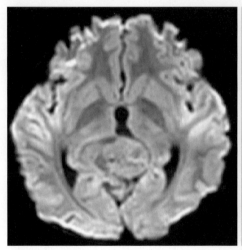
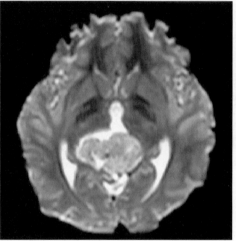

头颅MRI：左图B=1 000 DWI横断位，病灶等低信号，不均匀，无明显弥散受限；右图B=0 DWI横断位，病灶与灰质相比信号稍高。

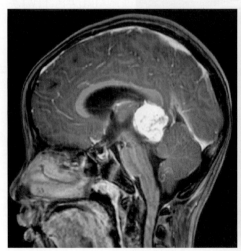
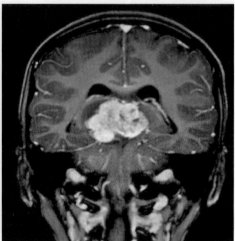

头颅MRI：左图T1WI矢状位增强，病灶明显强化，囊变区无强化；右图T1WI冠状位增强，病变向两侧延伸，压迫周围组织。

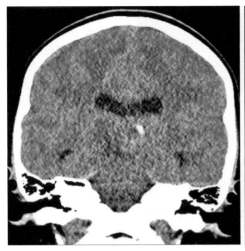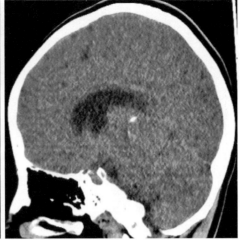

头颅 CT：左图冠状位平扫，肿块与脑灰质相比呈等高密度，内可见小片状钙化；右图矢状位平扫，肿块占据松果体区，与周围组织分界不清，可见钙化灶。

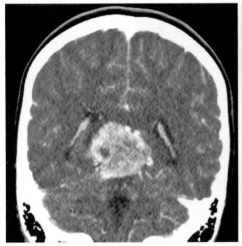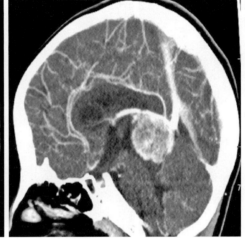

头颅 CT：左图冠状位增强，肿块明显强化，其内见少许点片状低强化区；右图矢状位增强，肿块明显强化，与周围组织分界可见，肿块压迫四叠体及小脑上缘。

图 1-4-1-1　松果体区生殖细胞瘤

病例 2

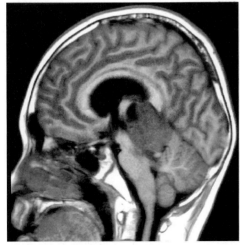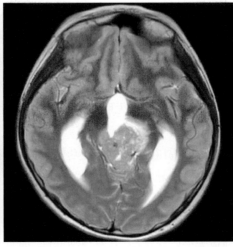

头颅 MRI：左图 T1WI 矢状位平扫，松果体区肿瘤 T1WI 低信号为主，前部囊变区更低信号；右图 T2WI 横断位平扫，肿瘤呈不均匀高信号，肿瘤压迫导水管致脑积水。

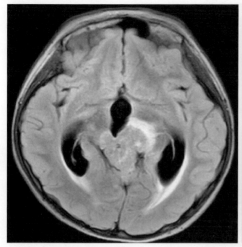
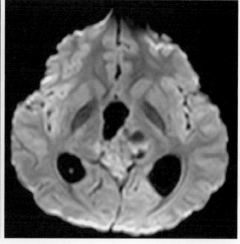

头颅 MRI：左图 T2-FLAIR 横断位，病灶呈稍高信号，周围轻度脑水肿；右图 DWI 横断位，病灶内可见散在轻度弥散受限，呈稍高信号。

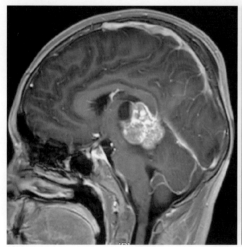
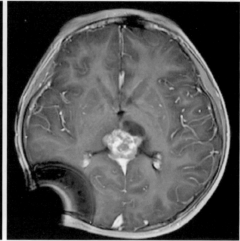

头颅 MRI：左图 T1WI 矢状位增强，松果体区肿瘤明显不均匀强化，前部囊变区无强化，仍为低信号；右图 T1WI 横断位增强，肿瘤明显强化，强化不均匀，左前方囊变区无强化。

图 1-4-1-2　松果体生殖细胞瘤

2. 松果体母细胞瘤

〖临床概述〗

流行病学：

松果体母细胞瘤（pinealoblastoma）是好发于青年人的松果体实质高度恶性原始胚胎性肿瘤，临床少见，发生率约占松果体实质肿瘤的 40%，占所有神经上皮起源肿瘤的 3.7%，属于 WHO 4 级。它可发生于任何年龄，但以 20 岁以下者好发，无明显性别差异，恶性程度高，生长快，预后不良。

主要表现：

临床表现多样，可表现为颅内压增高、视神经功能障碍、精神异常等。脑干或小脑受累时表现出相应症状，下丘脑受累时可见内分泌异常，偶可出现"松果体卒中"。

〖病理〗

大体标本呈灰红色，质软。镜下可见肿瘤主要由未分化的小细胞组成，细胞密度较高。肿瘤细胞呈圆形或类圆形，弥漫排列成无分叶状结构，有丝分裂活跃，偶见菊形团结构，亦可见束状细胞突起，末端呈球状膨大，称为花样小体。免疫组化：Syn、NSE、NFP、CgA 和视网膜 S-抗原阳性，GFAP 偶见阳性。

恶性程度高,可经脑脊液转移。

【影像学表现】

CT:

表现为大的、分叶状边界不清的均质性肿块,钙化不常见,增强后明显不均匀强化。

MRI:

T1呈低-等信号,T2为等-稍高信号,肿瘤通常较大,呈分叶状,信号不均匀,内可见囊变出血,占位效应明显,常侵犯周围结构,伴梗阻性脑积水,增强后不均匀强化。单从影像上区分松果体区生殖细胞肿瘤和松果体实质细胞肿瘤较困难,此时年龄、性别等流行病学因素尤为重要,松果体区生殖细胞肿瘤绝大多数见于男性儿童,而松果体母细胞瘤则男女几乎各半,鞍上生殖细胞肿瘤则女性儿童多见。

【诊断要点】

1. 好发于儿童及青少年的松果体实质高度恶性肿瘤,总体发病率低。

2. 影像表现为较大的分叶状不均质肿块,出血坏死常见,侵犯周围结构,强化不均匀,转移常见。

3. 单从影像上区分松果体区生殖细胞肿瘤和松果体实质细胞肿瘤困难,需考虑年龄、性别等流行病学因素。

【鉴别诊断】

常见的鉴别诊断:

1. 松果体细胞瘤:年龄分布较广,不局限于儿童和青少年,形态规则,圆形或卵圆形,边界清楚,钙化常见,肿瘤的边缘钙化可认为是松果体细胞瘤的特征。增强后常为均匀强化或环形强化。

2. 松果体区生殖细胞肿瘤:多见于儿童及青少年,发病高峰为10～25岁,90%以上为男性,临床常表现为性早熟,多为均质肿块,多呈类圆形或浅分叶,强化较均匀,易沿脑脊液播散种植。对放疗敏感,治疗前后影像变化明显。

3. 松果体区胶质瘤:好发于儿童,多为囊实性,形态多变,强化不均匀,出血坏死少见。

【参考文献】

1. 梁奕,杜柏林. 成人松果体母细胞瘤1例[J]. 中国中西医结合影像学杂志,2014,12(1):108.

2. 巴晓群,张黎,任杰林,等. 松果体母细胞瘤一例报告并文献复习[J]. 中国现代神经疾病杂志,2009,9(5):499.

3. 黄海,曹庆华,荆丽丽,等. 松果体母细胞瘤1例[J]. 诊断病理学杂志,2015,22(5):316,318.

(王瑞珠　高修成)

【病例解析】

病例1

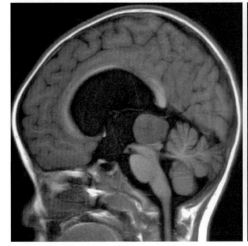
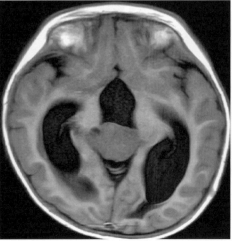

头颅MRI:左图T1WI矢状位平扫,松果体区较大椭圆形占位,边界尚可,呈稍低信号,幕上梗阻性脑积水;右图T1WI横断位平扫,病灶边界尚清,呈均匀的稍低信号,两侧侧脑室后角旁可见室旁水肿。

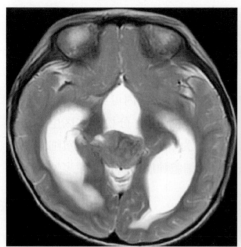 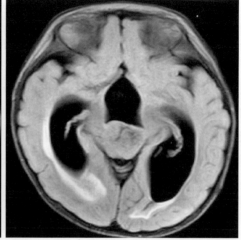

头颅 MRI：左图 T2WI 横断位平扫，松果体区占位信号不均匀，呈等高信号，脑室旁水肿明显；右图 T2-FLAIR 横断位，病灶信号无下降，呈不均匀稍高信号。

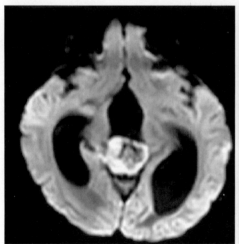 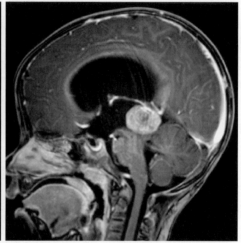

头颅 MRI：左图 DWI 横断位，松果体病灶呈不均匀高信号；右图 T1WI 矢状位增强，病灶呈明显不均匀强化。

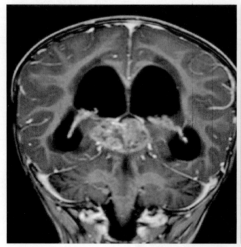 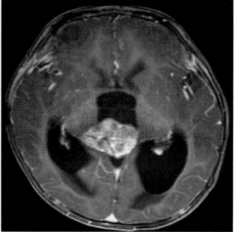

头颅 MRI：左图冠状位增强，病灶呈明显不均匀强化，内可见小片状坏死无强化区；右图 T1WI 横断位增强，病灶明显不均匀强化，向右侧延伸侵犯丘脑，未见明显蛛网膜下腔转移。

图 1-4-2-1 松果体母细胞瘤

3. 胶质瘤

〖临床概述〗

流行病学：

松果体区胶质瘤少见，常起源于脑干四叠体板、丘脑、中脑及胼胝体压部等，少数来源于松果体内的星形细胞成分，多为星形细胞瘤，也可为室管膜瘤、少枝胶质细胞瘤等，偶可见胶质母细胞瘤。多发生于儿童，无性别差异。

主要表现：

常见症状包括脑积水引起的颅内压增高、视力障碍等。由于肿瘤压迫中脑顶盖，导致眼球运动障碍，小脑受压可表现为共济失调，少数还可有性早熟表现。

〖病理〗

肿瘤呈灰黄色或灰红色，无包膜，边界清晰或不清晰，常伴有囊变，质地较硬，电镜下肿瘤细胞细长，核呈卵圆形或梭形，细胞两端见发丝样胶质纤维呈波浪状交错排列。

〖影像学表现〗

CT：

星形细胞瘤边界清晰，平扫呈等低密度，可伴囊变及环形或结节样强化。间变性星形细胞瘤界限欠清，平扫密度不均匀，增强后不均匀强化。

MRI：

多为星形细胞瘤，信号较均匀，T1 低信号，T2 高信号，常伴囊变，钙化及出血坏死少见，增强扫描肿瘤实性成分可见强化，与脑部其他部位星形细胞瘤信号类似。单纯以 MR 信号及强化表现与松果体区其他肿瘤鉴别有一定难度，此时 MR 的精细定位有利于对星形细胞瘤的诊断。MRI 平扫和 T1WI 增强扫描可显示肿瘤的主体和生长方向，若肿瘤起自上述被盖层，松果体钙斑多向上移位对诊断较有帮助。肿瘤与大脑内静脉的关系也有助于鉴别肿瘤是否来自松果体，肿瘤来自松果体时，可推压大脑内静脉向前上移位。

〖诊断要点〗

1. 松果体区少见肿瘤，多来源于丘脑、中脑、脑干四叠体板等。

2. 多为星形细胞瘤，少部分为室管膜瘤或少枝胶质细胞瘤，多发生于儿童。

3. 影像表现与颅内其他部位胶质瘤类似，可见囊变、结节样强化，需根据 MRI 仔细判断肿瘤主体及生长方向，与其他发生在松果体区的肿瘤仔细鉴别。

〖鉴别诊断〗

常见的鉴别诊断：

1. 松果体区生殖细胞肿瘤：生殖细胞肿瘤是松果体区最常见的实性肿瘤，好发于青少年男性，肿瘤可浸润生长，也可沿脑脊液种植转移，对放射治疗有高度敏感性，脑脊液或外周血人绒毛膜促性腺激素（HCG）或甲胎蛋白（AFP）升高有助于诊断。钙化的松果体被肿瘤包裹或位于肿瘤周边。

2. 松果体瘤细胞瘤：好发于成人松果体区，呈圆形或类圆形，浅分叶，CT 呈稍高密度，MRI 表现为 T1WI 低信号，T2WI 稍高信号，增强后均匀或不均匀强化。

3. 松果体母细胞瘤：儿童多见，尤其是 6 岁以下，恶性程度高。肿瘤呈深分叶，形态不规则，内可见出血坏死，增强后明显不均匀强化。钙化少见。

4. 脑膜瘤：成人多见，CT 为稍高密度，瘤内可见钙化，肿瘤边界清楚。MRI 可见松果体区形态规则、边界清楚的占位，T1WI 等信号，T2WI 稍高信号，增强后明显均匀强化，可见"脑膜尾征"。

〖参考文献〗

1. 柴成奎,周俊林,毛俊杰,等. 颅内松果体区少见类型生殖细胞肿瘤的 MRI 表现[J]. 中华放射学杂志,2014(11)：

902-905.

2. 梅鑫,李玉华,刘明,等.儿童松果体区肿瘤的临床及影像学特征[J].放射学实践,2017,32(6):608-614.

3. 方陆雄,漆松涛,邱炳辉,等.松果体区肿瘤的影像学分析[J].中华神经医学杂志,2008,7(2):152-156.

（王瑞珠　高修成）

〖病例解析〗

病例 1

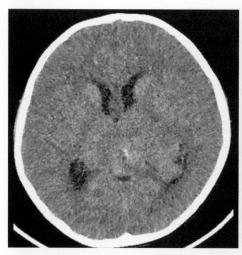
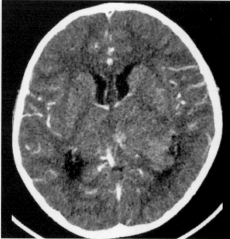

头颅 CT:左图横断位平扫,松果体区及左侧丘脑,侧脑室三角区内侧不均质软组织密度影;右图横断位增强,病灶边界不清,呈明显不均匀强化,左侧侧脑室受压。

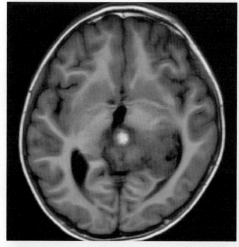
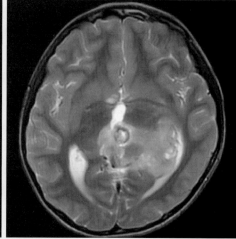

头颅 MRI:左图 T1WI 横断位平扫,松果体区及丘脑区病灶形态不规则,低信号,松果体区可见小片高信号出血;右图 T2WI 横断位平扫,病灶高信号,可见小囊变,形态不规则。

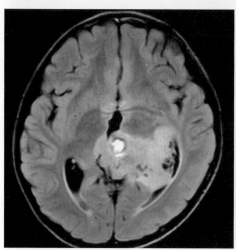
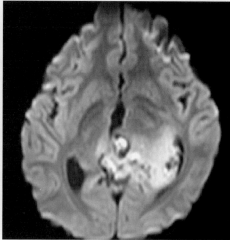

头颅 MRI:左图 T2-FLAIR 横断位平扫,病灶为不均匀高信号,周围脑水肿,出血灶信号更高;右图 DWI 横断位,病灶可见弥散受限呈高信号。

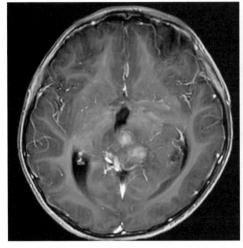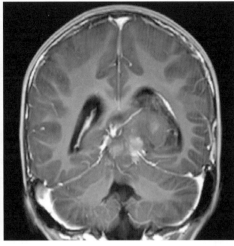

头颅 MRI：左图 T1WI 横断位增强，病灶呈中度不均匀强化，内侧近松果体区结节明显强化，外侧近脑室区强化不明显；右图 T1WI 冠状位增强，病灶不均匀轻度强化，压迫左侧脑室。

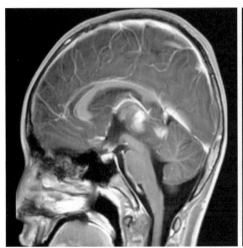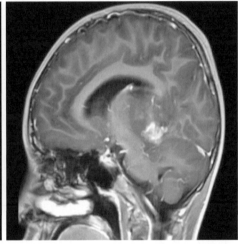

头颅 MRI：左、右图均为 T1WI 矢状位增强，病灶松果体区部分强化明显，大脑内静脉向前上移位，四叠体受压，左侧丘脑受累。

图 1-4-3-1 左侧松果体及丘脑区间变性星形细胞瘤

4. 松果体囊肿

【临床概述】

流行病学：

松果体囊肿是发生于松果体实质的囊性病变，随着 MRI 技术的发展，发现本病并不少见，在常规影像检查的 10% 和尸检的 20%～40% 中可发现松果体囊肿。松果体囊肿形成的机理不明，可能与正常变异、第三脑室顶部闭合障碍、胚胎发育异常或松果体实质发生液化有关。

主要表现：

松果体囊肿一般无临床症状，但囊肿内的上皮少数具有分泌功能，使囊肿增大具有占位效应，导致临床症状，如头痛、复视、恶心、呕吐、癫痫、上丘综合征及共济失调等。但也有报道少部分儿童松果体囊肿伴有性早熟的症状，还可能与儿童特发性矮小、生长激素缺乏及肥胖有关。松果体囊肿较大或增大过快引起导水管梗阻、Galen 静脉及上丘受压导致。囊肿内偶尔可有出血，多无需治疗。

【病理】

大体标本表现为光滑柔软的单房囊肿，囊壁为黄褐色或黄色，囊内容物为清亮的液体或呈黄色，囊内可含有出血成分。

【影像学表现】

CT：

较小的囊肿CT显示欠清，容易漏诊。CT可见松果体区光滑的薄壁囊肿，囊内容物的CT值与脑脊液类似或稍高于脑脊液，钙化少见。

MRI：

MRI对于松果体囊肿的发现及诊断明显优于CT。多为圆形或椭圆形，病灶直径多在0.7～2 cm，极少数超过2 cm，常为偶然发现。囊肿包膜均匀，光滑完整，信号与脑灰质相等，囊液呈长T1长T2信号，与脑脊液信号相仿，有时囊液在T2-FLAIR呈高信号，可能与囊液不流动、囊内蛋白含量高、陈旧性出血等因素有关。增强后囊液无强化。

【诊断要点】

1. 儿童常见的松果体区囊性病变，多较小，边界光整清晰，薄壁。

2. 通常为偶然发现，无临床症状，少数可到儿童性早熟、肥胖及矮小等。

3. MRI诊断效能优于CT，病变呈圆形或椭圆形，CT与脑脊液密度相仿，MRI呈长T1长T2信号，无强化。

【鉴别诊断】

常见的鉴别诊断：

1. 囊性松果体细胞瘤：为松果体细胞瘤内部发生囊变，一般囊壁不规整，可见壁结节，增强扫描囊壁及壁结节明显强化，肿块较大时可出现占位效应。而松果体囊肿一般囊壁较薄，厚度均一，无壁结节。

2. 松果体区蛛网膜囊肿：无囊肿壁，增强后无囊壁强化。

3. 松果体区表皮样囊肿：很少见，囊肿柔软无张力，有"见缝就钻"的特点，DWI高信号。

【参考文献】

1. 王学廷，石珍.先天性松果体囊肿影像学诊断[J].实用放射学杂志，2006，22(4)：502-503.

2. 方陆雄、漆松涛、邱炳辉，等.松果体区肿瘤的影像学分析[J].中华神经医学杂志，2008，7(2)：152-156.

3. 陈文，崔凤，严静东.松果体区肿瘤的影像学表现与临床病理特征相关性分析[J].浙江中西医结合杂志，2021，31(4)：365-367.

4. 邱立军，原小军，乔宏伟.先天性松果体囊肿CT及MRI诊断分析[J].中国煤炭工业医学杂志，2012，15(2)：186-188.

（王瑞珠 高修成）

【病例解析】

病例1

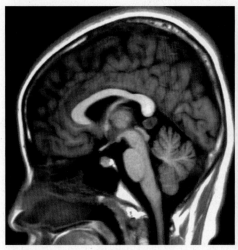
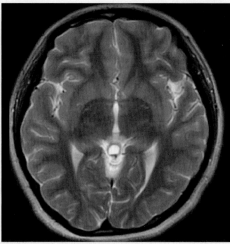

头颅MRI：左图T1WI矢状位平扫，松果体区较小椭圆形囊性信号，边界光整清晰；右图T2WI横断位平扫，病灶边界清晰，呈均匀的高信号。

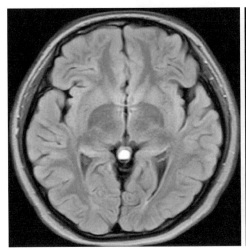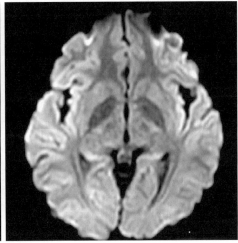

头颅 MRI：左图 T2 - FLAIR 横断位，松果体囊肿呈高信号；右图 DWI 横断位，病灶无弥散受限，呈低信号。

图 1-4-4-1　松果体囊肿

病例 2

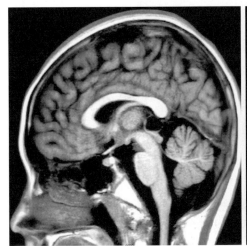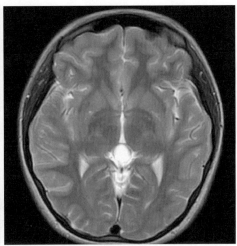

头颅 MRI：左图 T1WI 矢状位平扫，松果体区见类圆形囊性信号，T1 低信号，较病例 1 稍大，边界光整清晰；右图 T2WI 横断位平扫，病灶为均匀一致的高信号，边界光整。

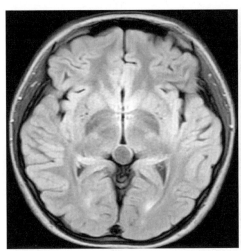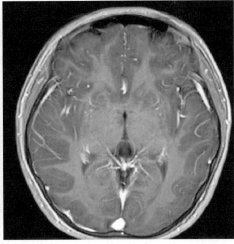

头颅 MRI：左图 T2 - FLAIR 横断位，松果体区囊性病灶信号下降，较脑脊液信号略高，呈中等信号；右图 T1WI 横断位增强，病灶边界清晰，信号均匀，无强化，周围组织无侵犯。

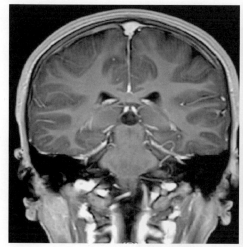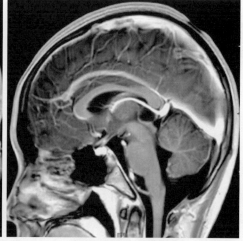

头颅 MRI：左图 T1WI 冠状位增强，松果体区病灶无强化；右图 T1WI 矢状位增强，病灶边界清晰，无强化，四叠体略受压。

图 1-4-4-2　松果体囊肿

病例 3

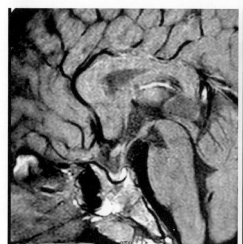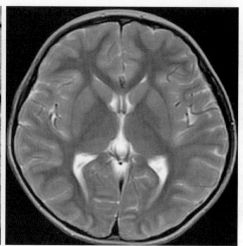

头颅 MRI：左图 T1WI 矢状位平扫，松果体区可见低信号病灶，中脑被盖略受压；右图 T2WI 横断位平扫，病灶边界尚清，信号均匀，两侧大脑内静脉轻度受压改变。

图 1-4-4-3　松果体囊肿

第五节　后颅窝肿瘤

1. 髓母细胞瘤

〖临床概述〗

流行病学：

髓母细胞瘤（medulloblastoma，MB）是儿童后颅窝最常见的肿瘤，占所有后颅窝肿瘤的 30%～40%，占儿童胚胎性肿瘤的 60% 以上，70% 发生在 10 岁以下的儿童中，33% 的病例发生于 3 岁以下的儿童，男孩多于女孩。肿瘤起源于第四脑室顶下髓帆的原始神经上皮细胞残余，恶性程度高，易通过脑脊液转移，可播散至蛛网膜下腔及软脑膜，脊髓表面亦常见转移。目前手术联合放化疗为主要治疗方式。

儿童髓母细胞瘤预后不良相关的因素包括:体积大、播散、年龄小(3 岁以下)和术后影像学残留肿瘤大于 1.5 cm。以前的组织学分型分为四种亚型:经典髓母细胞瘤、大细胞间变性髓母细胞瘤、促纤维增生-结节性髓母细胞瘤和广泛结节的髓母细胞瘤,后两种组织学分型预后较前两种好。

2021 年 WHO CNS5 分为四种分子亚型,且有相对好发部位:①WNT 活化型,好发于中线,小脑脚,桥小脑角池;②SHH 活化/TP53 野生型,好发于小脑半球;③SHH 活化/TP53 突变型,好发于小脑半球;④非 WNT/非 SHH 活化型,好发于第四脑室,中线。预后以 WNT 活化型最好。

主要表现:

临床常见症状通常和颅内压升高/脑积水有关,表现为头痛、恶心、呕吐、步态不稳及共济失调等,如肿瘤阻塞第四脑室可造成梗阻性脑积水。

〖**病理**〗

肿瘤边界清楚,因富于细胞和血管而呈紫红色,质地较脆,大片坏死少见,囊变和钙化罕见。镜下见细胞丰富,为小圆形细胞。其组织病理学分为经典型及四种变异型,变异型包括结缔组织增生/结节型、弥漫结节型、间变型及大细胞型。

〖**影像学表现**〗

CT:

肿瘤多数位于小脑蚓部中线区,呈圆形或类圆形,边界较清楚,瘤周可有轻至中度水肿,平扫呈等高密度,密度相对均匀,较大囊变坏死及钙化少见,增强后强化较均匀,呈轻中度强化。肿瘤可向前推压使第四脑室前上方移位,亦可突入第四脑室占据整个第四脑室,向后下可延伸至枕大池内,甚至向下突入椎管。脑脊液播散及软脑膜受侵可表现为后颅窝或其他脑沟、池内及脑表面多发结节或脑膜增厚,室管膜下亦可见累及,增强后可见强化。

MRI:

T1WI 呈等或稍低信号,T2WI 呈等或高信号,增强后肿瘤实质明显强化,动态增强 MRI 扫描其时间-信号曲线多为上升平台型。DWI 呈高信号,ADC 图为低信号。MRI 显示脑脊液播散优于 CT,尤其是显示脊髓表面转移病灶,表现为脊髓表面线条状及结节状明显强化。

肿瘤不典型表现为位置的偏移及密度不均。肿瘤可发生于一侧小脑半球,亦可发生于桥小脑角区。密度不均,可表现为肿瘤囊变坏死区较大,甚至以囊性成分为主;另有部分肿瘤可发生斑点状或小片状钙化。广泛结节型髓母细胞瘤可表现为小脑半球多发结节影,增强后呈葡萄样强化,亦有少见表现为小脑半球皮层弥漫结节性增厚。

附表:2021 年 WHO CNS5 髓母细胞瘤分子分型

分类	WNT 活化髓母细胞瘤	SHH 活化髓母细胞瘤、TP53 野生型或突变	非 WNT、非 SHH 髓母细胞瘤
占比	10%	30%	60%
年龄	大龄儿童、青少年	婴儿、儿童、成人	婴儿、儿童
男女比例	1:1	1:1	2:1 或 3:1
部位	中线,有时小脑脚或脑干	小脑外侧	中线
就诊时转移比例	10%	15%～20%	35%～45%
组织学特征	经典型,少数大细胞间变型	促纤维增生结节型、广泛结节型、经典型罕见、大细胞间变型罕见	经典型,大细胞间变型

（续表）

分类	WNT 活化髓母细胞瘤	SHH 活化髓母细胞瘤、TP53 野生型或突变	非 WNT、非 SHH 髓母细胞瘤
基因组突变	CTNNB1，DDX3X，SMARCA4，TP53，APC	TP53，PTCH1，SUFU，TERT	KBTBD4，SMARCA4
基因组扩增	—	GLI1/2，MYCN，OTX2	MYC，MYCN，OTX2，CDK6
预后	很好；5 年生存率 95%	MYCN 扩增:差 TP53 突变:很差 OTX2 放大:中等	婴儿:差 转移:差 MYC 扩增:差 其他:中等

【诊断要点】

1. 后颅窝中线区实性为主类圆形肿块。

2. 密度相对均匀，大片囊变及钙化少见，增强较均匀。

3. CT 多呈稍高密度且均匀的第四脑室占位。

4. MRI 上 DWI 序列为高信号，ADC 图为低信号。

5. 肿瘤易经脑脊液播散至蛛网膜下腔及软脑膜。

6. 矢状位四叠体上翘有一定特征性，易引起幕上梗阻性脑积水。

【鉴别诊断】

1. 室管膜瘤:第四脑室内占位，易经四脑室侧孔长入桥小脑脚区，钙化常见，较髓母细胞瘤更易发生囊变，囊性成分所占面积更多。

2. 星形细胞瘤:小脑半球更多见，CT 平扫呈低密度，多为囊实性，常见类型为大囊小结节型，增强后结节明显强化。MRI 实性部分 DWI 为等低信号。

【参考文献】

1. 杜淑旭，李苗，张金，等.儿童髓母细胞瘤的预后因素和生存分析[J].中华实用儿科临床杂志，2019，34(24):1886-1890.

2. 李颜良，张勇，程敬亮，等.髓母细胞瘤的动态增强 MRI 和 DWI 表现分析[J].放射学实践，2016，31(3):214-218.

3. 宋双双，刘学军，贾龙威，等.影像变化过程罕见的髓母细胞瘤一例[J].中华放射学杂志，2017，51(11):872-873.

（吕星星　高修成）

【病例解析】

病例 1

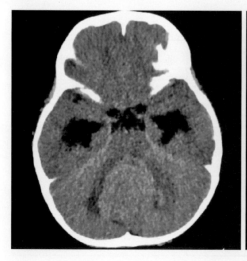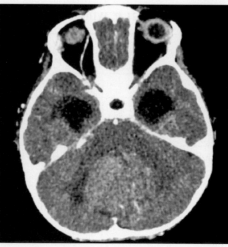

头颅 CT:左图横断位平扫，后颅窝中线区实性肿块，与脑灰质密度相等，内部密度尚均匀，未见明显囊变坏死及钙化;右图横断位增强，肿块轻度均匀强化。

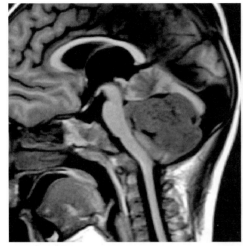
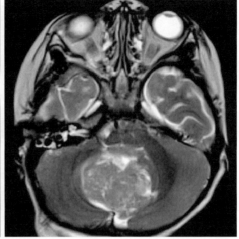

头颅 MRI：左图 T1WI 矢状位平扫，后颅窝中线区实性肿块，小脑受压向上移位，脑桥略受压前移；右图 T2WI 横断位平扫，肿块信号稍高，内部信号不均匀，未见明显向桥小脑区延伸，周围少许水肿。

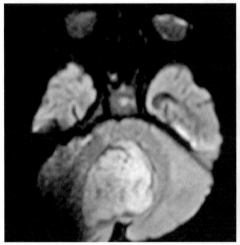
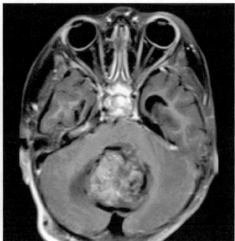

头颅 MRI：左图 DWI 横断位，肿块呈高信号；右图 T1WI 横断位增强，肿块轻度不均匀强化。

图 1-5-1-1　后颅窝中线区髓母细胞瘤

病例 2

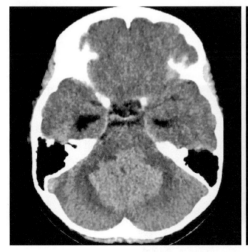
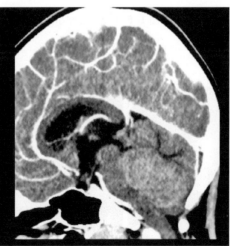

头颅 CT：左图横断位平扫，后颅窝中线区实性肿块，呈等/略高密度，内部密度均匀，周围轻度水肿；右图矢状位增强，肿块均匀强化，第四脑室受压变窄，显示不清。

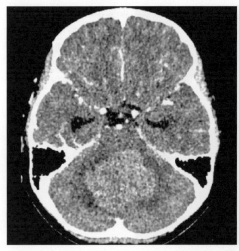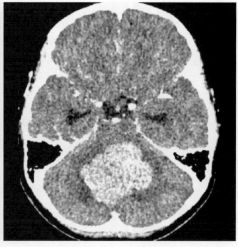

头颅 CT：左图横断位增强动脉期，肿块轻度均匀强化，周围见少许水肿；右图横断位增强静脉期，示肿块进一步强化，强化仍均匀。

图 1-5-1-2　后颅窝中线区髓母细胞瘤

病例 3

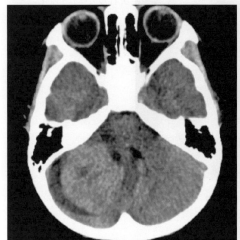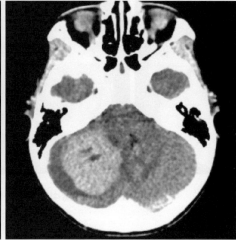

头颅 CT：左图横断位平扫，示右侧小脑半球实性占位，呈等/略高密度，仅见小片状低密度区，边界清，周围水肿较轻，小脑蚓部受压改变；右图横断位增强，肿块中度强化，内部点状囊变区无强化。

图 1-5-1-3　右侧小脑半球髓母细胞瘤

病例 4

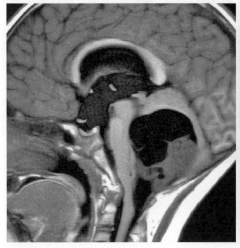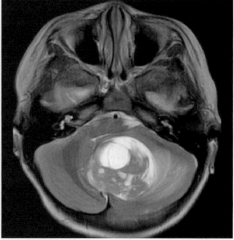

头颅 MRI：左图 T1WI 矢状位平扫，后颅窝中线区较大囊实性占位，囊性成分较多，并向颈部椎管内延伸；右图 T2WI 横断位平扫，实性部分内部亦见多发小囊变，左侧小脑半球水肿明显。

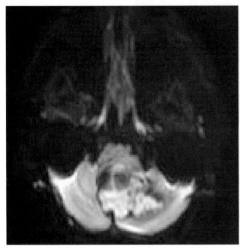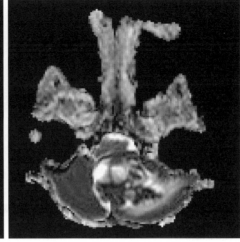

头颅 MRI：左图 DWI 横断位，肿块实性部分呈高信号；右图 ADC 横断位，实性部分呈低信号。

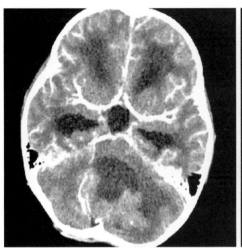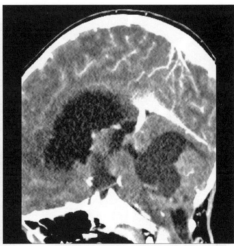

头颅 CT：左图横断位增强，肿块实性部分形态不规则，呈中度强化；右图矢状位增强，病变以上脑室系统扩张积水。

图 1-5-1-4 不典型囊实性髓母细胞瘤

病例 5

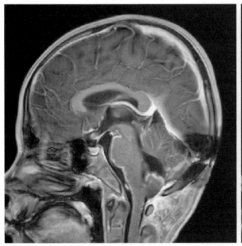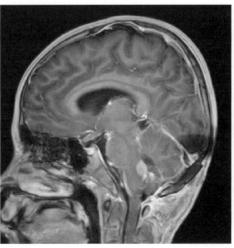

头颅 MRI：左图 T1WI 矢状位增强，脑桥及脊髓表面见弧形、线样转移性强化；右图 T1WI 矢状位增强，延髓背侧明显强化结节。

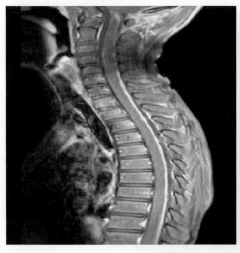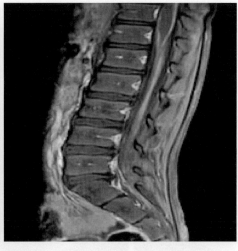

脊柱 MRI:T1WI 矢状位增强,脊髓表面明显线样强化,背侧明显,终丝增粗且可见强化。

图 1-5-1-5 后颅窝髓母细胞瘤术后广泛脑脊液播散

病例 6

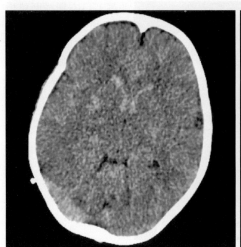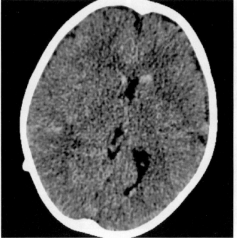

头颅 CT:左、右图均为横断位平扫,双侧多处脑沟、池内弧形、线条状高密度影,双侧脑室前角、左侧脑室后角见高密度影充填。

图 1-5-1-6 后颅窝髓母细胞瘤室管膜下、蛛网膜下腔转移

病例 7

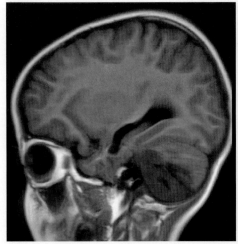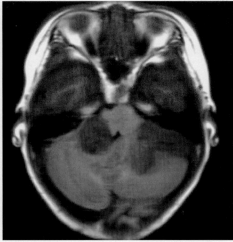

头颅 MRI:左图 T1WI 矢状位平扫,后颅窝小脑半球占位,呈低信号影,与脑组织分界欠清;右图 T1WI 横断位平扫,双侧小脑半球、桥小脑角区均可见类圆形或椭圆形占位,有一定占位效应。

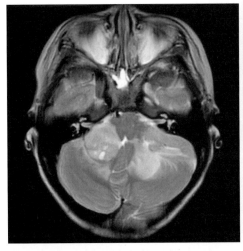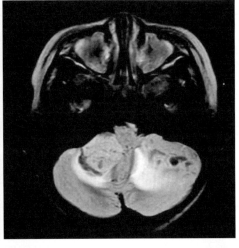

头颅 MRI：左图 T2WI 横断位平扫，占位呈混杂信号影，内见小囊影，边缘少许水肿，第四脑室及脑干受压；右图 T2WI 横断位脂肪抑制序列，肿块实性部分呈稍高信号。

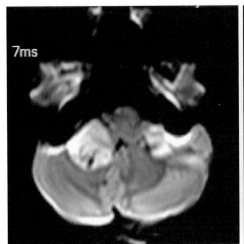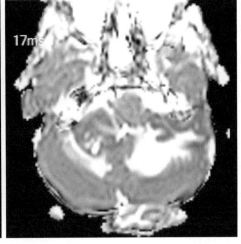

头颅 MRI：左图 DWI 横断位，肿块实性部分呈高信号；右图 ADC 横断位，实性部分呈低信号。

图 1-5-1-7　"左小脑、右小脑"胚胎性肿瘤：经典型髓母细胞瘤（WHO 4 级）

2. 幕下室管膜瘤

【临床概述】

流行病学：

儿童室管膜瘤（ependymoma）以幕下多见，约占 70％；幕下室管膜瘤占儿童后颅窝肿瘤的 8％～15％。各个年龄段均可发生，发病率随儿童年龄增长而下降。1～5 岁及 45 岁左右为后颅窝室管膜瘤的两个发病高峰。

幕下室管膜瘤起源于第四脑室顶和底的分化良好的室管膜细胞，WHO 分级为Ⅱ级，多数位于第四脑室内，亦可起源于有室管膜残余的部位，如桥小脑角区。起源于后颅窝外侧的室管膜瘤较起源于中线者预后差。

2021 年 WHO CNS5 后颅窝室管膜瘤根据甲基化谱分为两种最常见的分子亚型：PFA 组和 PFB 组室管膜瘤。前者主要发生在婴儿中，位于后颅窝侧面，预后比 PFB 室管膜瘤差；PFB 亚型发生在年龄较大的儿童中，通常预后相对较好。但儿童室管膜瘤的长期预后仍然很差，10 年的总体生存率和无进展生存率分别为 50％和 30％。

附表:儿童室管膜瘤分子分型

分类	幕上		幕下	
	ZFTA 融合-阳性	YAP1 融合-阳性	后颅窝 A	后颅窝 B
占比	70%	30%	90%	10%
中位年龄	8	1	3	20
性别优势	女	男	女	女
部位	大脑半球	大脑半球	外侧	中线
分子改变	ZFTA 融合	YAP1 融合	H3K27 三甲基化:低	H3K27 三甲基化:高
预后	差	好	差	好

主要表现:

临床症状根据肿瘤所在部位不同而异,肿瘤多数位于第四脑室内,大多数患儿有脑积水、颅内压增高及由此导致的恶心、呕吐;肿瘤位于延髓背侧脑闩处可有斜颈及共济失调;位于脑室侧孔及桥小脑角区时可有脑神经损害症状。

〖病理〗

组织学上分为细胞型、上皮型、乳头型及透明细胞型。肿瘤肉眼观多为实性,呈球形、乳头状或分叶状、菜花样,色淡红或灰白,质软或稍硬。镜下可见细胞围绕血管呈假菊形团样结构。

〖影像学表现〗

CT:

平扫第四脑室内与脑灰质相仿的等密度或高密度,呈塑形性生长,肿瘤外缘有时可见扩张第四脑室形成的弧形脑脊液区,近半数可见多发小斑点状钙化灶,常可见瘤内多发囊变,部分可见高密度出血。其特征性表现为肿瘤沿第四脑室两侧孔进入桥小脑角区,可包绕周围血管及神经;向下沿正中孔进入枕大池,甚至延伸至颈部椎管内位于颈髓背侧。因位于第四脑室内,一般无瘤周水肿。

MRI:

T1WI 呈等信号,T2WI 呈等或高信号,内可见低信号钙化,较 CT 能更清楚地显示肿瘤是否位于第四脑室内及肿瘤向周围延伸情况。一般不发生蛛网膜下腔转移,若出现或局部 DWI 信号增高则应考虑间变性室管膜瘤。良性室管膜瘤瘤细胞排列较疏松,胞质成分多,细胞间隙大,DWI 多呈等或低信号,增强后轻中度强化。

〖诊断要点〗

1. 第四脑室内塑形生长的肿块,常伴囊变、钙化。

2. 易沿第四脑室侧孔及正中孔进入桥小脑角区及枕大池。

3. 增强后强化不均匀,CT 上多为中等强化。

〖鉴别诊断〗

1. 髓母细胞瘤:密度较均匀,囊性成分及钙化较室管膜瘤少,DWI 呈高信号,ADC 值明显低于室管膜瘤。随着影像组学的发展,应用直方图及纹理分析对儿童后颅窝肿瘤进行鉴别已有较多研究,基于小波变换对肿瘤全域常规 MRI 序列的特征参数进行提取并建模,能提供更多量化信息对后颅窝髓母细胞瘤、室管膜瘤及星形细胞瘤进行鉴别,准确度最优为 86.8%。

2. 星形细胞瘤:位于小脑半球或中线区,CT 平扫呈低密度,多呈囊实性或大囊小结节,增强后实性部分明显强化。

3. 桥小脑角区其他肿瘤:如非典型畸胎样横纹肌样肿瘤(AT/RT)和听神经瘤。AT/RT 表现为较大的实性肿块,周边常见较大偏心囊变,增强后见明显条带状强化。听神经瘤亦儿童少见,常见囊变,大多可显示内听道扩大。

【参考文献】

1. 徐瑞,赵志勇,周青,等.最小 ADC 值对后颅窝不典型髓母细胞瘤与室管膜瘤的鉴别诊断价值[J].临床放射学杂志,2020(5):885-889.

2. 王树杰,张炜,何俊平,等.基于小波变换的常规磁共振图像在儿童颅后窝脑肿瘤分类中的应用[J].中华医学杂志,2020,100(3):178-181.

（吕星星　高修成）

【病例解析】

病例 1

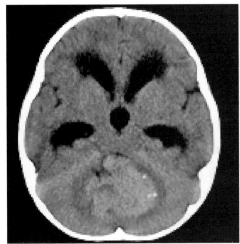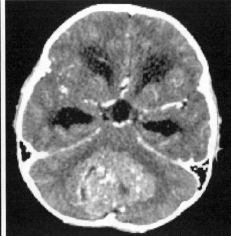

头颅 CT:左图横断位平扫,后颅窝中线区不规则等密度肿块,边界清,边缘可见散在点状钙化,内见小片状低密度区;右图横断位增强,肿块明显强化,幕上脑室梗阻性扩张。

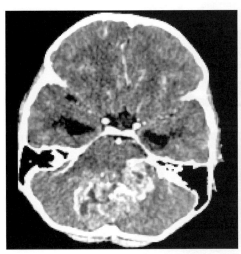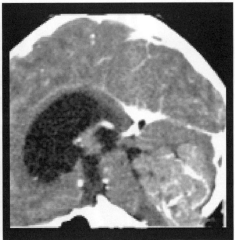

头颅 CT:左图横断位增强,肿块明显不均匀强化,内见条片状囊变坏死区;右图矢状位增强,肿块向上推移第四脑室,脑干呈略受压改变。

图 1-5-2-1　室管膜瘤(2 级)

病例 2

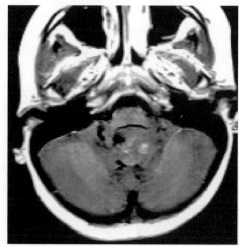
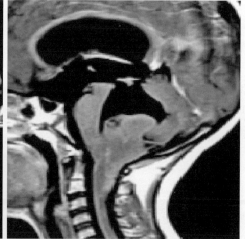

头颅 MRI：左图 T1WI 横断位增强，第四脑室内肿块，可见局部囊变，呈不均匀轻度强化，并向两侧桥小脑角区延伸；右图 T1WI 矢状位增强，第四脑室明显扩大，肿块位于脑室下部并向颈部椎管内生长。

图 1-5-2-2 室管膜瘤(2 级)

病例 3

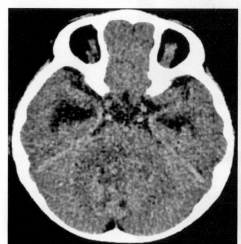
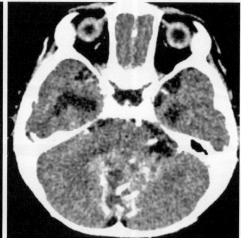

头颅 CT：左图横断位平扫，后颅窝中线区密度不均肿块，等密度为主，内见多发小片状低密度区；右图横断位增强，肿块不均匀强化，低密度区未见强化。

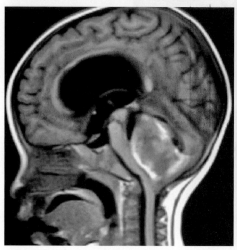
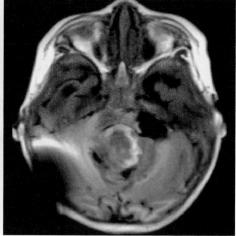

头颅 MRI：左图 T1WI 矢状位平扫，第四脑室内等低信号肿块，周围见环状高信号出血；右图 T1WI 横断位平扫，肿块中央大片低信号区。

图 1-5-2-3 室管膜瘤(2 级)伴大片坏死

病例 4

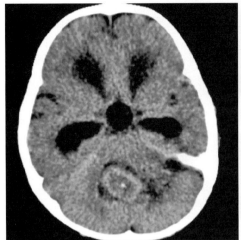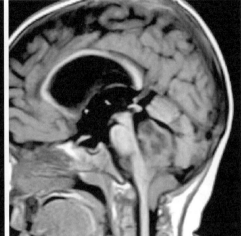

头颅 CT/MRI：左图 CT 横断位平扫，后颅窝第四脑室内密度不均肿块，内部见较大低密度区；右图 MRI T1WI 矢状位平扫，示肿块后缘可见扩张第四脑室的弧形脑脊液区，肿块向下呈舌状延伸入颈部椎管。

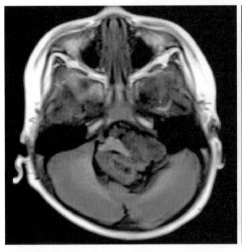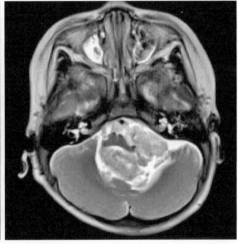

头颅 MRI：左图 T1WI 横断位平扫，肿块信号与脑灰质相等，经第四脑室侧孔向左侧桥小脑角区及延髓前方生长，包绕延髓；右图 T2WI 横断位平扫，肿块与灰质信号相等，内见高信号囊变区。

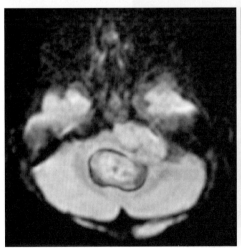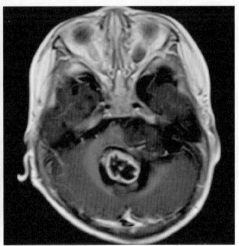

头颅 MRI：左图 DWI 横断位，肿块中央信号稍高；右图 T1WI 横断位增强，肿块呈环形强化。

图 1-5-2-4 间变性室管膜瘤

病例 5

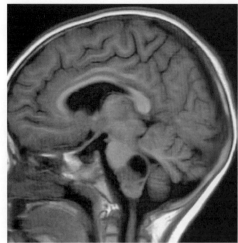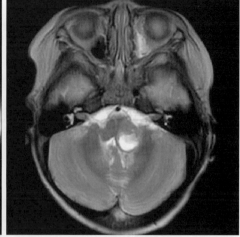

头颅 MRI：左图 T1WI 矢状位平扫，桥小脑角区囊实性占位；右图 T2WI 横断位平扫，肿块位于左侧桥小脑角区，与延髓关系密切，延髓受压改变，左侧内听道未见扩大。

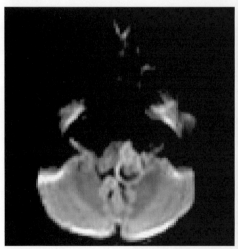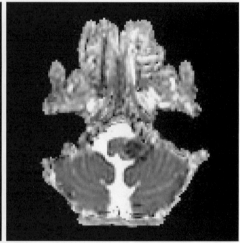

头颅 MRI：左图 DWI 横断位，肿块实性部分呈高信号；右图 ADC 横断位，肿块内侧可见明显低信号区。

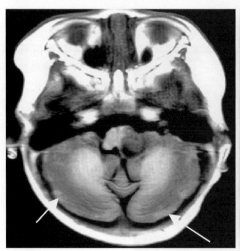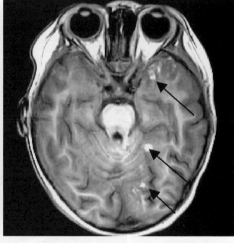

头颅 MRI：左图 T1WI 横断位平扫，小脑半球表面多发结节状稍高信号；右图 T1WI 横断位 3D 薄层，沿脑脊液播散结节更为清楚，左侧外侧裂池，小脑幕可见多发结节状及条状高信号。

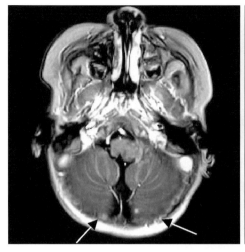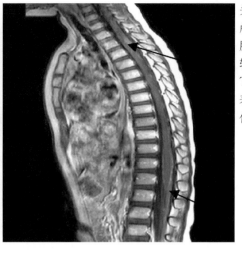

头颅/脊柱 MRI：左图头颅 T1WI 横断位增强，小脑半球表面多发小结节，轻度强化；右图脊柱 T1WI 矢状位增强，脊髓表面及条片状及线样强化，提示脊膜转移。

图 1-5-2-5　左侧桥小脑角区间变性室管膜瘤伴脑脊液广泛转移

3. 毛细胞型星形细胞瘤

【临床概述】

流行病学：

儿童星形细胞瘤（astrocytoma）幕下较多见，主要发生于小脑半球、蚓部及脑桥，小脑星形细胞瘤以毛细胞型星形细胞瘤（pilocytic astrocytoma，PA）最多见，WHO 分级为 1 级，男女发病率相仿，预后良好；毛细胞黏液样型星形细胞瘤为其特殊亚型，但更具侵袭性，其与 PA 存在广泛的组织学与基因学重叠，部分在一定时间成熟后可转变为 PA，现已归类于 PA 中；另有部分弥漫性星形细胞瘤（WHO 2 级）亦可发生于小脑，间变性星形细胞瘤及胶质母细胞瘤幕下少见。

主要表现：

临床常见症状为头痛、恶心以及小脑定位体征如共济失调、轮替运动障碍，如肿瘤压迫或位于第四脑室内可造成梗阻性脑积水。

【病理】

PA 大体呈灰红或灰黄色，无包膜，边界清楚，常伴有囊变。镜下肿瘤细胞细长，细胞一端或两端可见毛发丝样纤维突起，呈致密区与疏松区双相分布，致密区见密集肿瘤细胞及 Rosenthal 纤维，疏松区见较多微囊及嗜酸小体。

【影像学表现】

CT：

PA 约半数表现为较大囊腔伴壁结节，亦可表现为囊实性病灶，实性为主者相对少见。病灶边界较清楚，瘤体较大时压迫周围脑组织可有水肿。实性部分平扫呈等或低密度，增强后壁结节或实性部分强化明显。其强化明显并非是由于血脑屏障被破坏，而是由于其实性部分血管丰富，有酷似毛细血管瘤或海绵样血管瘤结构，且其血管内皮有孔状间隙，对比剂可通过内皮间隙进入肿瘤组织。

MRI：

较 CT 能更清楚显示肿瘤位置以及是否位于第四脑室内。T1WI 呈等或稍低信号，T2WI 呈等或高信号，增强后肿瘤实质明显强化。DWI 序列实性部分呈等低信号。灌注成像显示其脑血容量较血管明显降低。

病灶表现不典型时可出现瘤内出血及钙化，强化亦可表现为轻度强化、不均匀斑片状强化、环形强化。

〖诊断要点〗

1. 小脑半球或中线区囊实性占位,大囊小结节为典型表现。

2. CT 平扫实性部分呈等低密度,增强后明显强化。

3. MRI 上 DWI 序列为低信号,ADC 图为高信号。

〖鉴别诊断〗

1. 血管母细胞瘤:成年女性多见,壁结节强化较 PA 更为显著,MR 瘤内可见流空血管,常合并 Von Hippel-Lindau 病。

2. 节细胞胶质瘤:主要发生于大脑半球颞叶及额顶叶,实性部分可为等、低密度或混杂密度,囊变及钙化多见,形态多不规则,强化形式多样,可伴有同侧小脑半球萎缩。

〖参考文献〗

1. 杨飘,李美蓉,李玉华,等.儿童颅内毛细胞型星形细胞瘤的误诊原因分析[J].临床放射学杂志,2017,36(3):402-406.

2. 刘万胜,韩志光,亓蓉,等.探讨 MRI 对幕下毛细胞星形细胞瘤与室管膜瘤的诊断价值[J].当代医学,2020,26(24):31-33.

3. 王淳正,郭晓强,赵佳宝.颅内毛细胞型星形细胞瘤的 MRI 诊断[J].中国中西医结合影像学杂志,2017,15(06):711-713.

(吕星星　高修成)

〖病例解析〗

病例 1

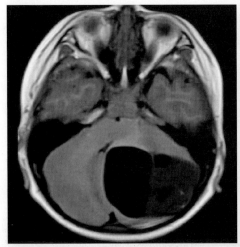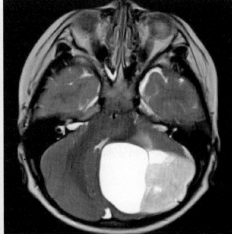

头颅 MRI:左图 T1WI 横断位平扫,右图 T2WI 横断位平扫,左侧小脑半球囊实性占位,呈长 T1 长 T2 信号,囊性部分偏内,实性部分位于外侧,实性部分内可见散在小囊变,小脑中线结构及第四脑室受压推移,瘤周见少许水肿。

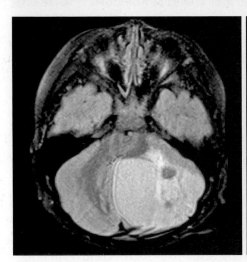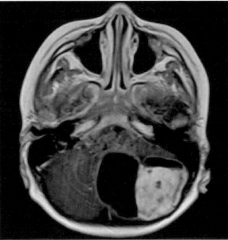

头颅 MRI:左图 T2-FLAIR 横断位,较大囊性部分呈略高信号;右图 T1WI 横断位增强,实性部分明显不均匀强化,囊性部分无强化。

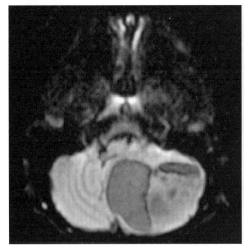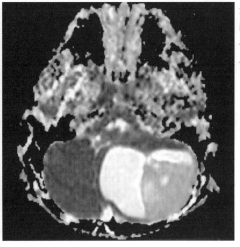

头颅 MRI:左图 DWI 横断位,病灶实性部分呈等低信号;右图 ADC 横断位,病灶呈略高信号。

图 1-5-3-1　左侧小脑半球毛细胞型星形细胞瘤

病例 2

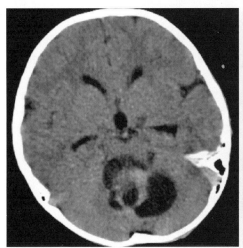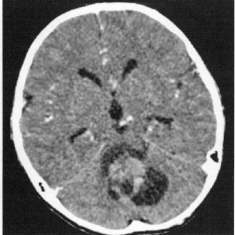

头颅 CT:左图横断位平扫,示小脑中线部位囊实性占位,形态欠规则,实性部分居中,其内见小囊变;右图横断位增强,实性部分中度强化。

图 1-5-3-2　小脑蚓部毛细胞型星形细胞瘤

病例 3

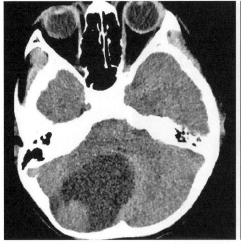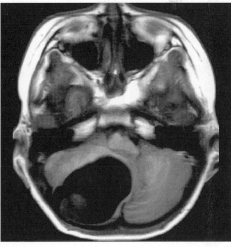

头颅 CT/MRI:左图 CT 横断位平扫,右侧小脑半球囊性成分为主占位,呈大囊小结节;右图 MRI T1WI 横断位平扫,示实性部分呈等信号,边界清,周围无水肿。

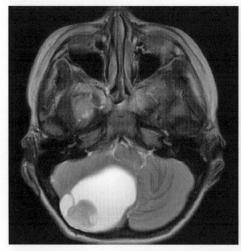 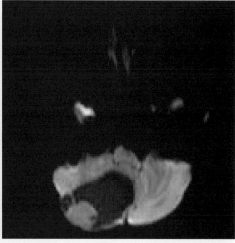

头颅 MRI：左图 T2WI 横断位平扫，实性部分呈等信号，瘤周无水肿；右图 DWI 横断位，肿瘤外后侧壁结节呈等信号。

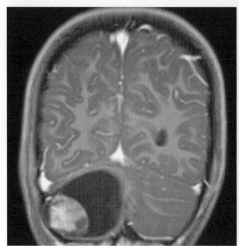 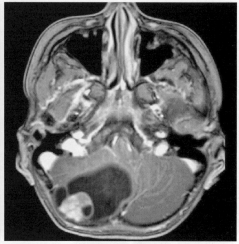

头颅 MRI：左图 T1WI 冠状位增强，结节明显不均匀强化；右图 T1WI 压脂横断位增强，病灶内小囊变显示清晰，不强化，囊性部分囊壁无强化。

图 1-5-3-3　右侧小脑半球毛细胞型星形细胞瘤

病例 4

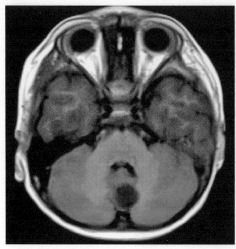 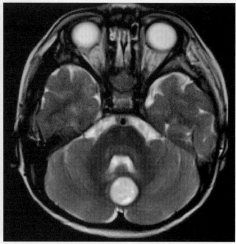

头颅 MRI：左图 T1WI 横断位平扫，右图 T2WI 横断位平扫，小脑蚓部见类圆形实性为主占位，呈长 T1 稍长 T2 信号，边界清，内部信号不均，周围无水肿。

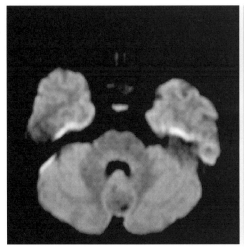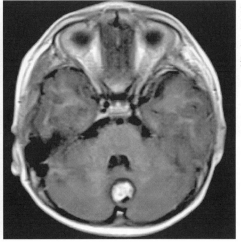

头颅 MRI：左图 DWI 横断位，病灶呈等低信号；右图 T1WI 横断位增强，病灶内部呈明显强化。

图 1-5-3-4　小脑蚓部毛细胞型星形细胞瘤

病例 5

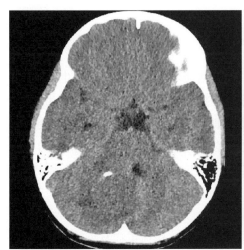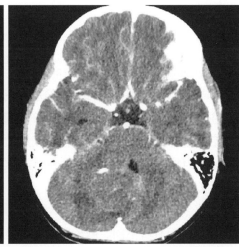

头颅 CT：左图横断位平扫，右侧小脑半球实性占位，密度稍欠均，边缘见结节状钙化；右图横断位增强，肿块轻度不均匀强化。

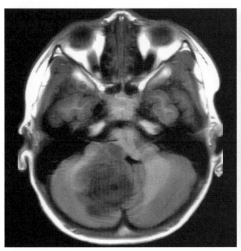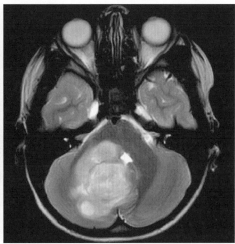

头颅 MRI：左图 T1WI 横断位平扫，右图 T2WI 横断位平扫，病灶信号不均，T1WI 呈等低信号，T2WI 信号稍高。瘤周水肿不明显，占位效应明显，第四脑室受压，右侧小脑中脚变形。

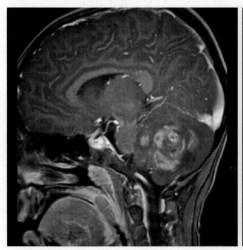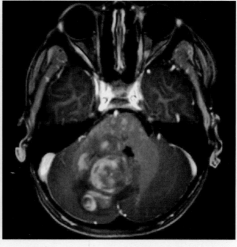

头颅 MRI：左图 T1WI 矢状位增强，右图 T1WI 横断位增强，病灶呈多发、大小不等的环状不均匀强化。

图 1-5-3-5　右侧小脑半球弥漫性星形细胞瘤

4. 脑干胶质瘤

【临床概述】

流行病学：

脑干胶质瘤(brainstem glioma)约占儿童胶质瘤的 12%，主要以星形细胞瘤为主，多发生于脑桥。根据部位可分为 4 种类型：局灶性、背部外生性、颈髓延髓性和弥漫内生性，中脑肿瘤以局限性为主，脑桥肿瘤中以弥漫内生性为主。局限性生长及外生性以 1、2 级星形细胞瘤多见，弥漫性生长以间变性星形细胞瘤为主。局限性预后好于弥漫性。儿童弥漫性中线胶质瘤是以组蛋白 *H3* 基因或更少见的相关 *HIST1H3B* 基因 K27M 突变为特征的一组儿童原发肿瘤，呈弥漫性生长，位于中线结构，如丘脑、脑桥和脊髓，为 WHO 4 级，预后差。

主要表现：

临床症状根据肿瘤所在部位而有所不同。脑桥肿瘤主要是脑神经麻痹、锥体束症及小脑功能不全；中脑肿瘤以头痛、呕吐、复视、偏瘫为主；顶盖胶质瘤以脑积水为主；延髓肿瘤主要表现为颅内压增高、吞咽及发音困难，晚期可出现偏瘫。

【病理】

1、2 级星形细胞瘤分化良好，没有包膜，虽有一定浸润性，但与正常脑组织分界较清，可有点状钙化。3、4 级星形细胞瘤分化不良，呈弥漫浸润性生长，边缘不光整，与周围脑组织分界不清，易发生囊变坏死，肿瘤血管形成不良，易出血。

【影像学表现】

CT：

弥漫性脑桥胶质瘤表现为脑桥增粗，体积增大，肿瘤边界不清，可累及中脑及延髓。一般为低密度或等密度，脑桥周围脑池变小或消失，第四脑室可受压变窄、向后移位；肿瘤向前可包绕基底动脉，增强后一般无强化，但在肿瘤进展后期，可出现弥漫强化和坏死。局限性表现为局部形态改变或向外突出，增强后可有均匀或不均匀强化。钙化和出血罕见。

MRI：

T1WI 序列为等或低信号，T2WI 高信号。DWI 信号根据肿瘤级别而定。较 CT 能更清楚地显示肿瘤形态、部位。横断位上位于延髓的背侧外生性肿瘤需与小脑蚓部星形细胞瘤区别,矢状位可显示肿瘤起源。肿瘤直径大于 2 cm、跨脑干轴位中线生长、有囊变、中心坏死及基底动脉包绕可在一定程度上提示肿瘤恶性程度,指导判断预后。MRS 在确定肿瘤治疗有无效果方面具有一定价值。胆碱/肌酸和胆碱/NAA 值下降见于对首次放疗有效果的肿瘤中。弥漫性中线胶质瘤文献报道强化程度不一,可为点状强化,亦可表现为大片明显强化、囊变区环形强化或小结节状强化。

【诊断要点】

1. 脑干局限性突出肿块或弥漫性增粗、密度不均。

2. CT 平扫为等密度,增强后局限性可均匀或不均匀强化,弥漫性一般无强化;弥漫性中线胶质瘤强化方式多样。

3. MRI T1WI 序列为等或低信号,T2WI 高信号,DWI 信号根据肿瘤级别而定。

【鉴别诊断】

1. 室管膜瘤:位于延髓的外生性胶质瘤可经枕骨大孔向下延伸,需与室管膜瘤区别。后者向第四脑室内填充并扩张第四脑室,而前者向上推移第四脑室。

2. 脑干非胶质性肿瘤:如出现出血或慢性血管产物或有蛛网膜下腔播散应考虑到非胶质瘤的可能,如海绵状血管瘤、脓肿或生殖细胞瘤等。

3. 脑干脑炎:有前驱症状,急性亚急性起病,有自限性,激素治疗有效,增强后无强化。

【参考文献】

1. 丁茗,郑慧,冯赟,等.儿童弥漫性中线胶质瘤伴 H3K27M 突变 MRI 表现[J].实用放射学杂志,2020,36(3):444-447.

2. 万贻绿,漆松涛,方陆雄,等.94 例脑干胶质瘤 MRI 影像与病理分级的关系分析[J].中华神经外科杂志,2012,28(4):346-349.

（吕星星　高修成）

【病例解析】

病例 1

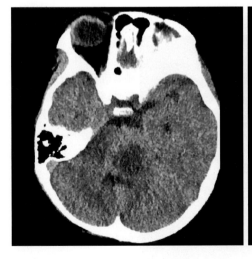 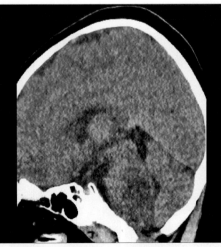

头颅 CT:左图横断位平扫,右图矢状位平扫,桥脑膨胀增粗,密度不均,病灶中央及右缘见类圆形及片状低密度区。桥小角池消失,桥前池受压变窄。第四脑室受压后移。

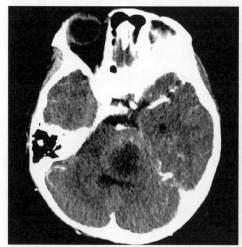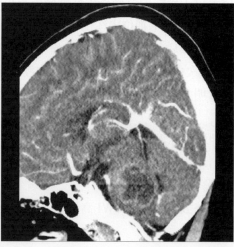

头颅 CT：左图横断位增强，右图矢状位增强，病灶呈轻度不规则环形强化，中央低密度区未见强化。

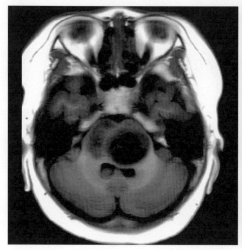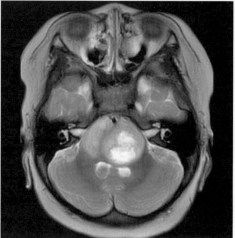

头颅 MRI：左图 T1WI 横断位平扫，右图 T2WI 横断位平扫，脑桥明显膨胀增粗，呈长 T1 稍长 T2 信号，信号欠均，T2WI 序列病灶内部见类圆形坏死区。周围脑池填塞，基底动脉被包埋。

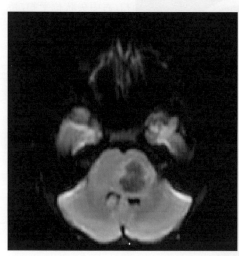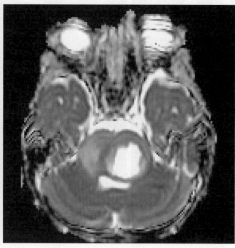

头颅 MRI：左图 DWI 横断位，病灶坏死区边缘呈稍高信号，其余部分呈等信号；右图 ADC 横断位，相应部位呈低信号，其余部分信号偏高。

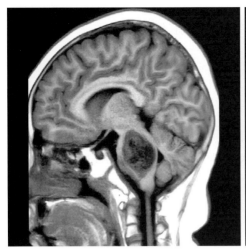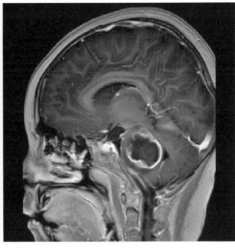

头颅 MRI:左图 T1WI 矢状位平扫,病灶以脑桥为中心膨胀生长,内信号欠均;右图 T1WI 矢状位增强,病灶呈环形强化。

图 1-5-4-1　脑桥 3 级星形细胞瘤

5. 非典型畸胎样横纹肌样肿瘤

【临床概述】

流行病学:

非典型畸胎样横纹肌样肿瘤(atypical teratoid/rhabdoid tumor,AT/RT)是一种较少见的中枢神经系统胚胎性肿瘤,多发生于婴幼儿,3 岁以下多见,男女无明显差异;幕下稍多于幕上,多发生于桥小脑角区及小脑半球,幕上脑实质、松果体、脊髓亦可见。AT/RT 侵袭性强,进展迅速,预后差,约 1/3 肿瘤就诊时已发生转移,患儿多在一年内死亡。其基因学改变为染色体 22q11.2 上的肿瘤抑制基因 *Hsnf5/INI-1* 发生缺失或突变,少部分为染色体 19p13.2 上的 *BRG1* 基因缺失或突变。肿瘤诊断需有明确的分子检测,如肿瘤具有 AT/RT 的组织病理学特点而无基因突变,只能诊断为具有横纹肌样特征的中枢神经系统胚胎性肿瘤。

主要表现:

临床表现与发病年龄、肿瘤部位与大小有关,年龄较小患儿多为呕吐、易激惹、嗜睡、头围大;年长儿多表现为颅内压增高、头痛偏瘫、颅神经麻痹等。

【病理】

肿瘤大体呈鱼肉状,胶冻状囊变坏死多见。镜下肿瘤细胞体积较大,边界清楚,胞质丰富,除含有横纹肌样细胞外,还呈现多向分化,如原始神经外胚层、上皮及间叶分化。免疫表型谱较广泛,可表达上皮细胞膜抗原(EMA)、平滑肌肌动蛋白(SMA)、波形蛋白及不同程度胶质纤维酸性蛋白(GFAP)、结蛋白、突触素等。INI-1 蛋白表达缺失是诊断 AT/RT 的特异性标志物表现。

【影像学表现】

CT:

肿瘤体积较大,形态欠规则,以实性成分为主,实性部分与脑灰质相比呈等或高密度;常伴有囊变坏死区,多位于边缘;出血及钙化不少见,瘤周可见血管源性水肿,水肿程度不一。增强后病灶呈不均匀强化,条带状或环形强化为其较具特征的表现。

MRI:

T1WI 呈等或稍低信号,由于细胞成分较多,T2WI 呈等或低信号,DWI 不均匀弥散受限,ADC 图为低信号。MRS 为 Cho 峰及 Lip 峰明显升高,NAA 峰下降。

【诊断要点】

1. 桥小脑角区、小脑半球较大实性占位,周围多有较大囊变,常伴出血、钙化。

2. MRI 上 T1WI 为等信号,T2WI 低信号,DWI 低信号。

3. 典型增强者后呈环形及条带状强化。

【鉴别诊断】

1. 髓母细胞瘤:患儿年龄较 AT/RT 大,平均约 5 岁,后颅窝中线区多见,囊变坏死出血相对少见。

2. 其他少见恶性肿瘤:如胶质母细胞瘤,伴有多层菊形团的胚胎性肿瘤等。胶质母细胞瘤好发于幕上脑实质深部白质,环形强化,可伴囊变甚至完全囊变呈一大囊;伴有多层菊形团的胚胎性肿瘤多为斑片状强化或轻度强化,瘤周水肿不明显。

【参考文献】

1. 戴望春,刘鸿圣,陈希文,等.小儿中枢神经系统非典型畸胎瘤样/横纹肌样瘤的影像表现[J].中华放射学杂志,2017,51(8):612-615.

2. 李艳华,彭芸,白洁,等.儿童中枢神经系统非典型畸胎样/横纹肌样瘤的影像表现[J].磁共振成像,2021,12(10):49-52,56.

3. 余天平,尹晓雪,杨喜彪,等.中枢神经系统非典型畸胎样/横纹肌样瘤 19 例临床病理分析[J].诊断病理学杂志,2018,25(9):615-619.

(吕星星　高修成)

【病例解析】

病例 1

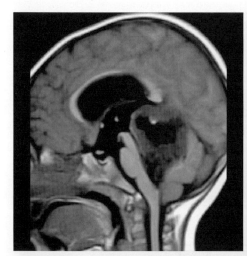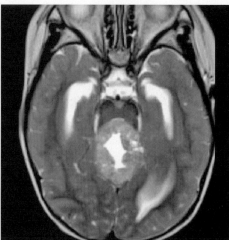

头颅 MRI:左图 T1WI 矢状位平扫,脑干与小脑间囊实性占位,长 T1 信号为主;右图 T2WI 横断位平扫,病灶外周实质部分为稍长 T2 信号,病灶中央见长 T2 液化坏死区。

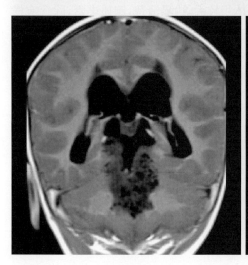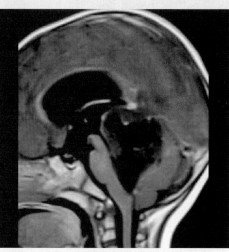

头颅 MRI:左图 T1WI 冠状位增强,右图 T1WI 矢状位增强,肿块内少许轻度强化,肿块向上延伸至第三脑室后方。

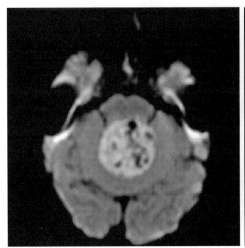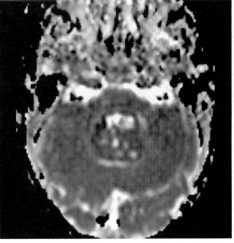

头颅 MRI：左图 DWI 横断位，肿块呈明显高信号；右图横断位，占位实性部分呈低信号。

图 1-5-5-1　后颅窝中线区 AT/RT

病例 2

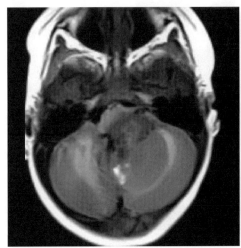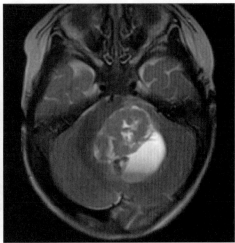

头颅 MRI：左图 T1WI 横断位平扫，后颅窝中线区囊实性占位，病灶实性部分与脑灰质信号相仿，呈等 T1 信号；右图 T2WI 横断位平扫，病变实性部分信号不均匀，后方可见斑片状出血灶及大片囊变。

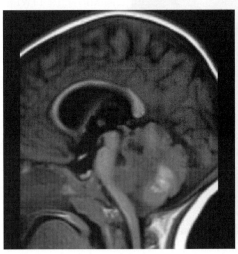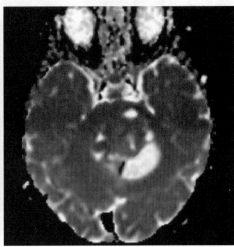

头颅 MRI：左图 T1WI 矢状位，肿块形态不规则，信号欠均，后方见片状短 T1 信号，小脑幕略上移，脑干受压前移变形；右图 ADC 横断位，病变实性部分呈稍低信号。

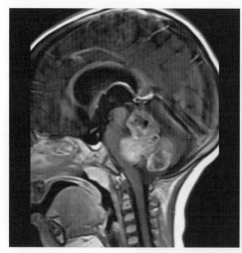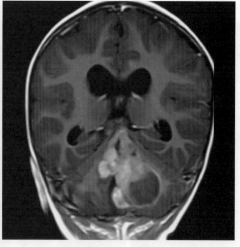

头颅 MRI:左图 T1WI 横断位增强,右图 T1WI 冠状位增强,病灶明显不均匀强化,可见环形及结节状强化。

图 1-5-5-2　后颅窝中线区 AT/RT

病例 3

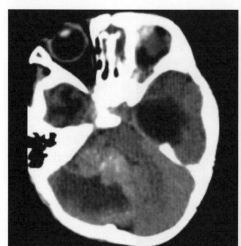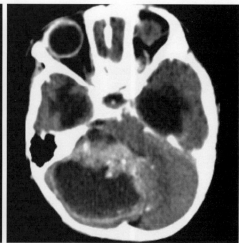

头颅 CT:左图横断位平扫,右侧小脑半球较大囊实性占位,实性部分呈高密度,内见多发点条状高密度,后缘见大片低密度区;右图横断位增强,病灶实性部分及囊变边缘部分明显强化。

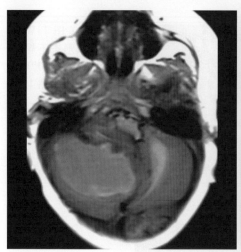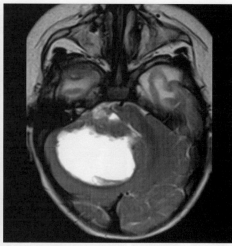

头颅 MRI:左图 T1WI 横断位平扫,右图 T2WI 横断位平扫,病灶以囊性成分为主,边缘见实性部分。囊性部分呈等 T1 长 T2 信号;实性部分呈等 T1 等 T2 信号;瘤周未见明显水肿。

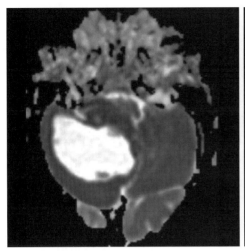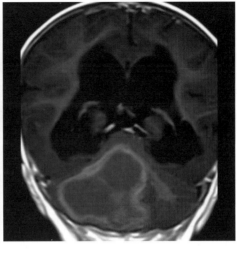

头颅 MRI:左图 ADC 横断位,肿瘤实性部分呈低信号;右图 T1WI 冠状位增强,肿块呈不规则环形强化。

图 1-5-5-3　右侧小脑半球 AT/RT

6. 血管母细胞瘤

【临床概述】

流行病学:

血管母细胞瘤(hemangioblastoma,HB)又称血管网状细胞瘤,是颅内少见的良性肿瘤(WHO 1级),2016 年 WHO 将其归于间叶细胞、非脑膜上皮肿瘤,占所有颅内肿瘤的 1%~2%。多见于成年人,中青年为主,只有不到 20% 发生于儿童。在 Von Hippel-Lindau(VHL)综合征患者中出现的比例较高,占 60%~80%,年龄较轻,常伴有其他系统的病变。血管母细胞瘤最常发生于小脑半球,脊髓、脑干及脑室较为少见。临床分散发(单发)和家族遗传性(VHL 综合征,多发),其确切的发病机制目前尚不明确,多数学者认为是一种器官特异性基因性疾病。

主要表现:

血管母细胞瘤的临床表现常无明显特异性,一般与肿瘤的生长部位相关,主要临床表现有头晕、头痛、呕吐、行走不稳等,少见症状有视力模糊、肢体麻木、口齿不清等,肿瘤增大可凸向第四脑室,导致脑脊液循环障碍,引起颅内高压。

【病理】

肿瘤大体上呈囊性,囊腔内有大量淡黄色液体,囊内可见附壁结节,呈淡红色,与周围脑组织界限清,肿瘤血供丰富。组织学上构成肿瘤的间质细胞定位于不同成熟阶段的血管间隙中,可以呈片巢状排列,胞质浅染,内可见含有脂质的小泡,呈"透明细胞"样改变,有时空泡改变比较广泛,常常类似于肾脏的透明细胞癌。毛细血管具有不同成熟阶段,构成网架结构,网状纤维染色可呈阳性,不同病例两者的比例有一定的差异,造成肿瘤组织形态多样。

【影像学表现】

影像学检查是诊断血管母细胞瘤的重要手段,根据影像表现可分为 3 种类型:单纯囊型、大囊小结节型和实质型,其中大囊小结节型最为常见,实质型少见。

X 线平片:

敏感性差,血管造影偶尔可见瘤周异常血管影。

CT:

平扫:典型表现为小脑半球低密度囊性病变,其内见等密度结节,囊腔张力较高,边界清晰,瘤周无或轻度水肿。

增强：壁结节呈明显强化，囊壁无明显强化。

MRI：

单纯囊型：类圆形囊性长 T1、长 T2 信号，壁光滑，FLAIR 序列上呈均匀稍高信号，DWI 为低信号；增强扫描邻近脑表面局部囊壁呈线状或小结节状强化，是确诊的重要依据；瘤周无明显水肿。

大囊小结节型：典型，最常见，囊腔张力较高，边缘光滑，囊液 T1WI 呈低信号，等或稍高于脑脊液信号，壁结节信号与脑实质信号相仿或稍低，高于囊液信号；T2WI 囊液呈均匀高信号，壁结节信号低于囊液，但往往被囊液高信号影掩盖。壁结节附着于邻近软脑膜侧，壁结节较大时，形态不规则，信号不均匀，FLAIR 及增强可见壁结节内的囊性变，呈"囊中囊"征象。壁结节及瘤周可见异常流空血管影。增强扫描，壁结节呈明显强化，囊液及囊壁未见强化。

实质型：肿瘤形态欠规则，T1WI 呈低、等混杂信号，T2WI 呈高信号，病灶内或周围可见点状、迂曲线条状流空血管；实质部分可见坏死、囊变区，通常为较规则的圆形，呈高信号结节内囊的表现；增强后实性部分明显强化，瘤周中、重度水肿。

〖**诊断要点**〗

1. 好发于小脑半球，典型表现为大囊小结节。

2. 壁结节附着于邻近软脑膜，增强后呈明显强化。

3. 壁结节及瘤周可见异常流空血管影。

4. 多发要考虑 VHL 可能。

〖**鉴别诊断**〗

1. 毛细胞型星形细胞瘤，为小儿最常见的胶质瘤，呈囊实性，壁结节较大，增强后壁结节强化不如血管母细胞瘤强化明显，病灶周围无异常流空血管。

2. 髓母细胞瘤，好发于儿童，多发生于小脑蚓部，为实性占位，CT 平扫呈高密度，T2WI 呈等或稍高信号，可伴有蛛网膜下腔转移。

3. 室管膜瘤，儿童好发，多发生于第四脑室底部，肿瘤后方及侧方可见脑脊液间隙，可沿外侧孔、正中孔向周围脑池延伸，囊变多见；增强后呈轻度、不均匀强化。

〖**参考文献**〗

1. 马德选，杜尊国，吕铁，等. 不典型影像学表现的颅内血管母细胞瘤（附八例报道）[J]. 中华神经外科杂志，2019，35（10）：1044-1048.

2. 刘冲，王震，李海，等. 小脑血管母细胞瘤临床病理学观察[J]. 中华病理学杂志，2016，45（002）：113-114.

3. 叶卫川，王海林，纪建松. 左侧大脑额部颅板下血管母细胞瘤一例[J]. 中华放射学杂志，2020，54（02）：161-162.

4. KLINGLER J H, GLÄSKER S, BAUSCH B, et al. Hemangioblastoma and von Hippel-Lindau disease：genetic background，spectrum of disease, and neurosurgical treatment. *Childs Nerv Syst*，2020，36(10)：2537-2552.

（李　宁　周　静）

【病例解析】

病例1

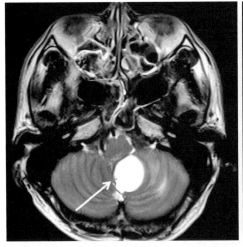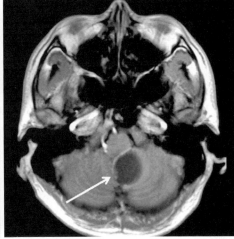

头颅 MRI:左图 T1WI 横断位平扫,右图 T2WI 横断位平扫,左侧小脑半球囊性病灶,边界清晰,边缘光整,T1 呈低信号,T2 呈高信号,右侧壁见小结节影,T1、T2 均呈等信号,脑干轻度受压。

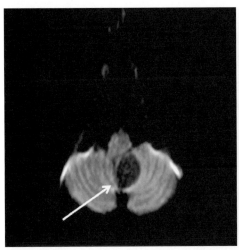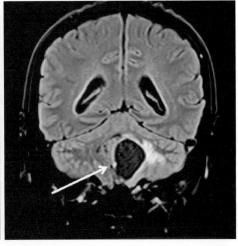

头颅 MRI:左图 DWI 横断位,病变右侧壁结节呈等信号;右图 T2-FLAIR 冠状位,右侧壁结节呈高信号,外侧周围见片状高信号脑水肿。

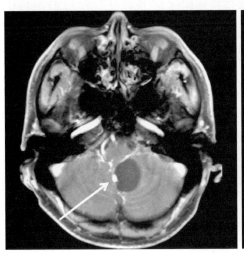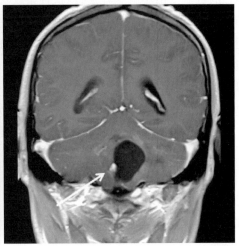

头颅 MRI:左图 T1WI 横断位增强,右图 T1WI 冠状位增强,病灶右侧壁结节明显强化,呈大囊小结节改变,周围脑实质未见明显异常强化。

图 1-5-6-1 左侧小脑血管母细胞瘤

7. 发育不良性小脑神经节细胞瘤

〖临床概述〗

流行病学：

发育不良性小脑神经节细胞瘤(dysplastic gangliocytoma of cerebellum)是一种罕见的原发于小脑的良性病变,由 Lhermitte 和 Duclos 于 1920 年首次报告,故又称为 Lhermitte-Duclos disease(LDD)。2007 年 WHO 中枢神经系统肿瘤分类归类于神经上皮肿瘤中的神经元和混合性神经元-神经胶质细胞肿瘤,WHO 分级为 1 级。LDD 其发病年龄广泛,从新生儿至老年不等,20～40 岁为发病高峰;无明显性别差异;好发于单侧小脑半球或小脑蚓部,双侧同时受累罕见。约 40%LDD 患者合并有 Cowden 综合征。此病同时还可伴发脊髓积水、多指(趾)、神经纤维瘤病、多发血管瘤等先天发育畸形。手术切除病变为唯一有效方法,预后一般较好,若肿瘤与周围组织边界不清不能完全切除则可能复发。

主要表现：

临床表现无明显特异性,起病较隐匿,进展较慢,早期多无症状。颅内压增高常为首发症状,其次可出现头痛、头晕、意识障碍、呕吐、视乳头水肿等,同时可出现小脑半球的占位效应,导致脑积水或共济失调。

〖病理〗

大体观可见弥漫性或局限性小脑皮质颗粒细胞层增生,大量发育不良的神经节细胞代替了正常的小脑颗粒细胞,浦肯野细胞减少或消失,肿瘤细胞可侵入分子层。分子层增厚、过度髓鞘化,肿瘤与正常组织呈分层状结构。镜下见肿瘤细胞呈圆形或多角形,大小不一,主要为胞浆少、核深染的小型细胞。核异型不明显,多无核分裂像。免疫组化示神经元标志物突触素(Syn)、神经元特异性稀醇化酶(NSE)、神经纤维丝(NF)均阳性;胶质细胞标志物如胶质纤维酸性蛋白(GFAP)等阴性表达。

〖影像学表现〗

CT：

表现为不均匀低密度,边界清楚或欠清。具有占位效应,可导致周围脑组织受压变形,挤压第四脑室及中脑导水管可致幕上脑积水。

MRI：

为诊断 LDD 的有效方法。T1WI 序列为等低信号相间构成的条纹状排列结构,T2WI 为高信号区域内有低信号的条纹状结构,病变沿小脑脑叶走行,这种条纹状排列结构称为"虎纹征",为 LDD 的特征性表现。由于病灶没有血脑屏障破坏且无肿瘤新生血管,故增强后病灶区无强化,若有条状强化,可能与邻近的软脑膜小血管增生或局部静脉扩张有关。由于 T2WI 的透过效应,DWI 呈高信号,ADC 为等或高信号,无扩散受限。

灌注加权成像病灶通常呈高灌注,与磁敏感加权成像或 GRE 梯度回波成像所显示的扩张血管相对应,因此高灌注可能提示扩张的静脉,或由于血管反应性增高、发育不良的组织代谢或酶活性增强所致,并非恶性病变。MRS 示 NAA 降低,提示脑实质破坏,Cho 降低,提示非肿瘤性病变;乳酸峰增高提示病变区无氧酵解增加。

〖诊断要点〗

1. 病变位于小脑半球或小脑蚓部。

2. MRI 呈特征性"虎纹征",增强后无明显强化,周围无明显水肿。

3. MRS 示 NAA 降低,Cho 降低;乳酸峰增高。

〖鉴别诊断〗

1. 小脑半球髓母细胞瘤:病灶密度及信号相对均匀,增强后病灶轻中度强化,DWI 高信号,ADC 低信号。

2. 神经节细胞胶质瘤：儿童及青少年多见，好发于颞叶，易囊变坏死、可伴钙化，增强后实性部分呈程度不同强化或无明显强化。

3. 小脑梗死：呈急性病程，病灶与血管走形区一致，占位效应不明显，增强后无强化。

4. 小脑侵袭性星形细胞瘤：可呈不均匀 T1WI 等低信号、T2WI 等高信号，无虎纹征，DWI 等信号，MRS 有助鉴别。

【参考文献】

1. 李贝贝,任翠萍,程敬亮,等.小脑发育不良性神经节细胞瘤的临床特征与 MRI 表现[J].中国医学影像学杂志,2019,27(9):646-648.

2. 冯全志,孔垂丽,韩彤.双侧小脑发育不良性神经节细胞瘤 1 例并文献复习[J].中国临床医学影像杂志,2020,31(4):296-299.

（吕星星 高修成）

第六节 桥小脑角区肿瘤

1. 神经鞘瘤

【临床概述】

流行病学：

桥小脑角（cerebellopontine angle，CPA）是脑桥和小脑与颞骨岩部后侧面之间的区域。CPA 的重要结构包括第 V（三叉神经）、第 Ⅶ（面神经）和第 Ⅷ（前庭耳蜗神经）对脑神经及小脑前下动脉。

神经鞘瘤（neurinoma）起源于神经鞘膜的施万细胞，又称施万细胞瘤（schwanoma），是 CPA 最常见的肿瘤，占所有颅内肿瘤的 8%～10%，多见于成人，儿童十分罕见。听神经瘤最常见，其次为三叉神经瘤，其他颅内神经均不常见。

听神经瘤（acoustic neurinoma）是来源于第 Ⅷ（前庭耳蜗神经）对脑神经施万细胞的良性肿瘤，约占成人桥小脑角肿瘤的 90%，占颅内肿瘤的 8%，是桥小脑角区域最为常见的良性肿瘤。听神经由桥延沟至内耳门长约 1 cm，称近侧段；在内耳道内长约 1 cm，称远侧段。听神经瘤约 3/4 发生在远侧段，1/4 在近侧段。

三叉神经瘤（trigeminal neuroma）为第二常见神经鞘瘤，起源于三叉神经根、半月神经节及其节后分支的施万细胞，占颅内神经鞘瘤的 0.8%～8%，占颅内肿瘤的 0.2%。可发生于三叉神经颅内外段的任意部分，生长模式复杂，可分别或同时位于硬膜下、硬膜间及颅外。

主要表现：

早期多为神经本身症状，感音神经性听力减退是听神经瘤患者最常见的临床症状；三叉神经瘤临床症状主要包括三叉神经痛、面部麻木以及听力障碍等。中晚期桥小脑角区神经鞘瘤主要临床表现为桥小脑角综合征，即病侧听神经、面神经和三叉神经受损以及小脑症状。肿瘤压迫第四脑室，脑脊液循环受阻形成颅高压。儿童多数临床表现不如成人典型，成人听神经瘤典型的表现如耳鸣、耳聋和平衡障碍三联征，在儿童听神经瘤中少见。尽管早期患儿有听力下降，但常常被忽略，或以为是常见的中耳炎等疾病；只有当肿瘤已经生长得很大，产生脑积水，压迫脑干或小脑，才开始就诊。因此，当儿童出现单侧听力丧失及语言识别障碍时，应高度怀疑听神经瘤。

【病理】

神经鞘瘤起源于神经鞘膜的施万细胞，可见到 2 个基本组织类型:致密、狭长的 Antoni A 型细胞；

细胞少、质地疏松、脂肪化的 Antoni B 型细胞;免疫组化 S100 显著表达。

听神经瘤多起源于前庭支的神经鞘,绝大多数为神经鞘瘤,耳蜗神经少见,为良性脑外肿瘤。肿瘤呈类圆形或椭圆形,包膜完整;血运可;早期常位于内耳道内,后长入桥小脑角池。可发生脂肪性变及囊变,偶伴出血。可伴有内耳道扩大,亦可压迫脑干和小脑,产生梗阻性脑积水等改变。多为单侧,偶可累及两侧,此时需要与神经纤维瘤病Ⅱ型鉴别。

三叉神经瘤起源于三叉神经根、半月神经节及其节后分支的施万细胞,可发生于三叉神经颅内外段的任意部分,53%起源于半月神经节,引起 Meckel 腔扩大,47%起源于中后颅窝神经根。肿瘤呈类圆形或哑铃形,包膜完整,瘤体呈实性或囊实性。

【影像学表现】

听神经瘤:多起源于前庭支的神经鞘,早期常位于内耳道内,后长入桥小脑角池。

X 线平片:

平片可表现内耳道、内耳门的扩大以及邻近骨质破坏。

CT:

早期病变较小,CT 难以诊断。以后病灶沿着神经向阻力较小的内耳道外及 CPA 区生长,以内耳道为中心,内耳道呈漏斗状扩大,部分可有骨质破坏。多数与岩骨相交呈锐角,少数为钝角。肿瘤多为类圆形,少数为半月形。CT 平扫多数呈等密度,伴有坏死、囊变或脂肪化时呈混杂密度。肿瘤增大可压迫脑干及小脑,使其变形移位;压迫第四脑室,可形成梗阻性脑积水。增强扫描肿瘤表现为均匀或不均匀明显强化,也可为单环或者多环状强化。未强化区,可以是囊变坏死,也可以是瘤内脂肪变性。

MRI:

早期病灶较小,常局限于内听道生长,表现为听神经增粗,后沿着神经向阻力较小的内耳道外及 CPA 区生长,以内耳道为中心,内耳道呈漏斗状扩大,与硬脑膜呈锐角相交,常有一蒂伸入内听道,呈"冰淇淋蛋卷征"。病灶呈圆形或分叶状,多呈不均匀长 T1、长 T2 信号,常有囊变。少数情况下肿瘤内可伴有出血,明显者可与囊液的交界处形成液-液平面。增强检查,肿瘤实性部分明显强化,囊变部分无强化,肿瘤显示更为清楚。当听神经瘤较大时可出现明显的脑外占位征象,其表现与 CT 扫描所见相同,但 MRI 由于无骨性伪影的影响,显示更加清楚。

三叉神经瘤:通常发生于 Meckel 腔的三叉神经节或后颅窝的三叉神经根。

X 线平片:

平片可表现为颞骨岩部骨质破坏、眶上下裂及圆孔扩大、骨质吸收等。

CT:

多呈等密度,伴有坏死、囊变则呈混杂密度,常伴有颞骨岩部及颅底骨的骨质吸收和破坏,岩椎缩短,Meckel 腔扩大,患侧咀嚼肌萎缩。肿瘤内常发生微小出血、囊变等改变,增强后实性部分呈明显强化。

MRI:

肿瘤沿三叉神经走行生长,常跨越中、后颅窝,呈哑铃状,T1WI 呈低或等信号,T2WI 呈高信号,增强后呈明显强化,坏死、囊变区不强化。三叉神经根增粗,与肿瘤主体相连,常伴有颞骨岩部及颅底骨的骨质吸收和破坏,岩椎缩短,Meckel 腔扩大,患侧咀嚼肌萎缩等。

【诊断要点】

1. 听神经瘤:CPA 最常见肿瘤;以内耳道为中心,内耳道呈漏斗状扩大,与硬脑膜呈锐角相交;呈"冰淇淋蛋卷征";增强后显著、不均匀强化。

2. 三叉神经瘤:常跨越中、后颅窝,呈哑铃状;常伴有颞骨岩部及颅底骨的骨质吸收和破坏,Meckel

腔扩大;增强后显著、不均匀强化。

【鉴别诊断】

1. 脑膜瘤,为 CPA 区第二常见肿瘤,以宽基底与岩骨相连,与岩骨间夹角为钝角;密度及信号均匀,增强后呈均一强化,可见"脑膜尾征"。

2. 表皮样囊肿,也称胆脂瘤,呈匐匐样生长,"见缝就钻",沿蛛网膜下腔扩散蔓延。密度及信号取决于肿瘤内胆固醇与角化物含量以及出血、钙化等情况;CT 平扫多呈低密度,T1WI 呈低信号,T2WI 呈高信号,DWI 弥散受限,增强后无明显强化。

3. 蛛网膜囊肿,多呈圆形或椭圆形,边界清楚,形态规则,CT 上与脑脊液密度相仿;MRI 上信号与脑脊液信号相仿,呈长 T1 长 T2 信号,FLAIR 呈低信号,DWI 呈低信号,增强后无强化。

【参考文献】

1. 李春德,罗世琪,马振宇,等. 儿童听神经瘤[J]. 中华神经外科杂志,2009,25(12):1094-1096.

2. 吴皓,汪照炎. 听神经瘤临床研究新进展[J]. 中华耳科学杂志,2019(3):334-338.

3. YIN L,MA Z,LI C,et al. Unilateral Vestibular Schwannomas in Childhood without Evidence of Neurofibromatosis:Experience of 10 Patients at a Single Institute [J]. Turkish Neurosurgery,2017,27(3):333-338.

(李　宁　周　静)

【病例解析】

病例 1

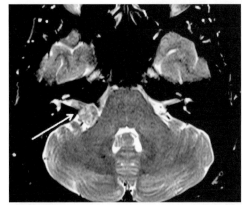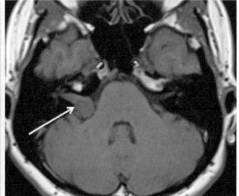

内耳 MRI:左图 T2WI 横断位平扫,右图 T1WI 横断位平扫,右侧内耳道呈漏斗状扩大,听神经明显增粗,T1WI 呈稍低信号,T2WI 呈不均匀高信号,边界清晰,边缘光整,桥小脑角扩大,临近小脑脚轻度受压。

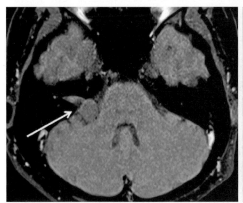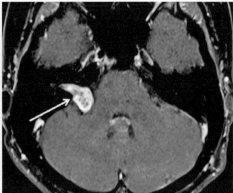

内耳 MRI:左图 T1WI 横断位平扫,右图 T1WI 横断位增强,病灶明显强化,呈"冰淇淋蛋卷征"。

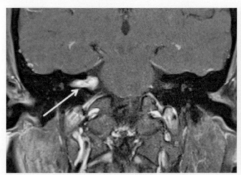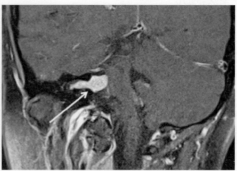

内耳 MRI:左图 T1WI 冠状位增强,右图 T1WI 矢状位增强,右侧内耳道扩大,病灶明显强化。

图 1-6-1-1　右侧听神经瘤

病例 2

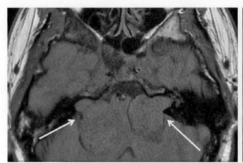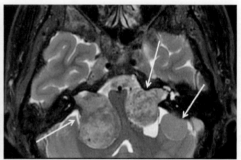

内耳 MRI:左图 T1WI 横断位平扫,右图 T2WI 横断位平扫,双侧内听道扩大,听神经明显增粗,见软组织结节影,T1 呈等信号,T2 呈不均匀高信号,边界清晰,边缘光整,临近小脑受压,左侧 CPA 区另见一脑膜瘤。

图 1-6-1-2　神经纤维瘤病 2 型,双侧听神经瘤

2. 表皮样囊肿

〖**临床概述**〗

流行病学:

表皮样囊肿(epidermoid cyst)又称胆脂瘤或珍珠瘤,是一种生长缓慢的良性肿瘤,其起源于先天性残余组织,由于神经管闭合时神经外胚层与皮肤外胚层不完全分离,导致皮肤表皮细胞层残留于颅腔内,上皮组织不断更新脱落角化的细胞,使得囊肿内容物不断增多形成肿瘤。其发病率较低,约占颅内肿瘤的 2%。男性略多于女性,可发生于任何年龄部位,但多在中年发病,20~50 岁多见。发病部位多远离中线,颅内表皮样囊肿可分为硬膜内型(90%)和硬膜外型(10%)。硬膜内型分为脑内和脑外型,脑内者位于脑实质或脑室内,以第四脑室、侧脑室前角和脑实质内常见;脑膜外型最常见于桥小脑角区,其次为松果体区、鞍上及中颅窝。肿瘤极少数可恶变为鳞状细胞癌。

主要表现:

肿瘤生长缓慢,故肿瘤虽可以很大,但症状可以轻微,约 70% 患者病程在三年以上。临床症状与肿瘤所在部位有关,桥小脑角区肿瘤常见颅神经症状,多为三叉神经痛,其次可有面肌痉挛、耳鸣、耳聋等;体征可有面部感觉减退、听力下降、共济失调,后组脑神经麻痹,后期可表现为桥小脑角综合征。

〖**病理**〗

由内层层状鳞状上皮和外层的纤维囊构成。肿瘤质地柔软,有包膜,囊内含有角蛋白和胆固醇,呈白色蜡样结构。外形呈颗粒状,似珍珠。肿瘤内不含皮肤附属器如毛发、汗腺等。

【影像学表现】

CT：

桥小脑角区均匀或不均匀的低密度区，密度常与脑脊液类似，CT 值为 0～15 HU，边界清楚，可呈分叶状。扁平形形态不规则，沿蛛网膜下腔蔓延，见缝就钻为其特征性表现，可包绕神经和血管。团块形多位于硬膜外，呈球形混杂密度。肿瘤可有钙化，但不常见，多位于囊壁，亦可在囊内，病理多提示合并感染。增强扫描病灶无强化，合并感染时可见囊壁强化。

MRI：

肿瘤信号类似于脑脊液，T1WI 序列信号稍高于脑脊液信号，不典型者 T1WI 序列亦可呈高信号，T2WI 序列为高信号；肿瘤内若有钙盐沉着或陈旧性出血，信号可较复杂，甚至 T2WI 序列可呈低信号。DWI 序列为高信号具有诊断意义。

【诊断要点】

1. 桥小脑角区低密度灶，轮廓多不光整，分叶状，沿腔隙生长，见缝就钻为其特征性。

2. MRI 信号类似于脑脊液，DWI 序列为高信号具有诊断意义。

3. 增强后无强化，合并感染或肉芽肿时可见囊壁环形强化。

【鉴别诊断】

1. 蛛网膜囊肿：轮廓较光整、规则，张力较高，推移血管及神经，DWI 序列为低信号。

2. 脂肪瘤：CT 上密度更低，T1WI 及 T2WI 序列均为高信号，压脂序列低信号。

3. 桥小脑角区其他肿瘤：如听神经瘤及脑膜瘤，听神经瘤完全囊性少见，有内听道扩大及周围骨质破坏；脑膜瘤为 T1WI 等 T2WI 信号占位，位于脑外，增强后有强化，可见"脑膜尾征"。

【参考文献】

1. 张晖,董连强,张国宝,等.颅内表皮样囊肿恶变成鳞状细胞癌一例并文献复习[J].中华神经外科杂志,2012,28(9):943-945.

2. 白玉贞,牛广明,高阳.颅内不典型表皮样囊肿的 MRI 表现[J].临床放射学杂志,2015,34(7):1048-1052.

（吕星星　高修成）

【病例解析】

病例 1

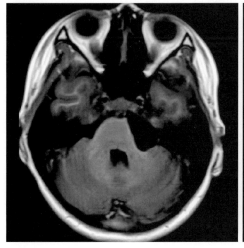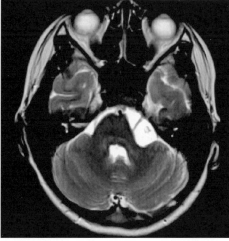

头颅 MRI：左图 T1WI 横断位平扫,右图 T2WI 横断位平扫,左侧桥小脑角区不规则占位,呈长 T1 长 T2 信号,内见分隔及小片状等 T1 等 T2 信号,具轻度占位效应。

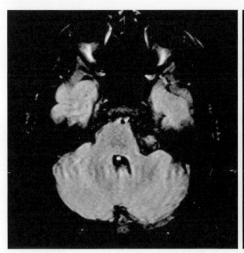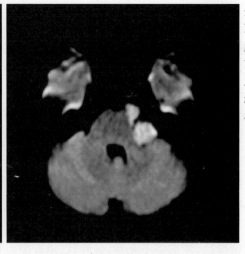

头颅 MRI：左图 T2-FLAIR 横断位，病灶压脂后病灶呈稍低信号，但高于脑脊液信号，中央见小片状等信号；右图 DWI 横断位，显示病灶呈高信号。

图 1-6-2-1　左侧桥小脑角区表皮样囊肿

3. 蛛网膜囊肿

〖临床概述〗

流行病学：

蛛网膜囊肿（arachnoid cyst，AC）是脑脊液聚集于脑沟、裂的蛛网膜下腔中所形成的囊样结构，约占颅内占位性病变的 1%。常发生于枕大池、外侧裂池、鞍上池等部位。分为先天性和继发性两类。先天性 AC 产生可能与蛛网膜下腔形成早期脑脊液流动的变化有关，又称蛛网膜内囊肿或真性囊肿，蛛网膜异常分裂形成双层膜结构，脑脊液进入其间，与蛛网膜下腔不通；继发性又称蛛网膜下囊肿或假性囊肿，是由于炎症或损伤导致蛛网膜粘连，囊肿与蛛网膜下腔之间有狭窄腔隙相通或封闭。

主要表现：

临床表现与囊肿大小有关，一般不会引起临床症状。有临床症状者表现根据囊肿部位而不同。位于桥小脑角区的蛛网膜囊肿可由同侧小脑半球萎缩及听神经受压变性产生相应症状。

〖病理〗

病理上蛛网膜囊肿壁与正常蛛网膜组织相仿。后颅窝 AC 可显示脉络丛成分，鞍上 AC 可见与第三脑室底组织相同的神经胶质成分。

〖影像学表现〗

CT：

表现为桥小脑角区囊状低密度影，边界清楚，多有张力，可呈半圆形压迫临近小脑，CT 值与脑脊液相仿，增强无强化。

MRI：

为长 T1WI 长 T2WI 信号，FLAIR 像根据囊内成分不同可呈高、等或低信号。DWI 呈低或等信号，病灶较大时周围结构可呈现受压表现。

〖诊断要点〗

1. 桥小脑角区半圆形或条状低密度区，有占位效应。

2. CT 上与脑脊液相仿，密度均匀。

3. MR 为长 T1WI 长 T2WI 信号，DWI 呈低或等信号。

【鉴别诊断】

1. 表皮样囊肿:CT 值多呈脂肪密度,形态不规则,生长有见缝就钻趋势,DWI 高信号。

2. 脑穿通畸形:囊肿与邻近脑室或蛛网膜下腔相通,形态不规则,无张力及占位效应。

【参考文献】

1. 胡雪姣,李映良,梁平. 儿童颅内蛛网膜囊肿的研究进展[J]. 中华神经外科杂志,2017,33(2):213-216.

2. 张婷,马杰. 颅内蛛网膜囊肿的诊断与治疗新进展[J]. 中华神经外科疾病研究杂志,2010,9(2):187-189.

3. 卢昊宁,张晓琴,车宏伟,等. MRI 与 CT 诊断桥小脑角区占位性病变的临床价值以及影像学特征[J]. 中国实用医药,2021,16(26):4-7.

（吕星星 高修成）

【病例解析】

病例 1

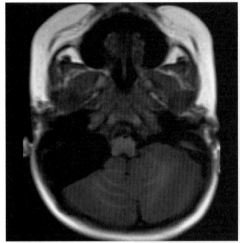
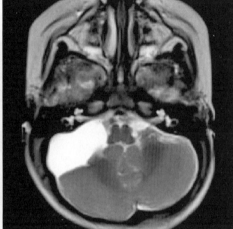

头颅 MRI:左图 T1WI 横断位平扫,右图 T2WI 横断位平扫,右侧桥小脑角区类半圆形长 T1 长 T2 信号,信号均匀,具占位效应,右侧小脑半球受压改变,未见脑水肿征象。

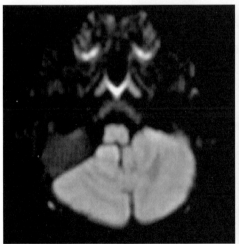
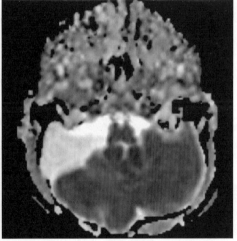

头颅 MRI:左图 DWI 横断位,病灶呈低信号,但较脑脊液信号略高;右图 ADC 横断位,病灶为高信号。

图 1-6-3-1 右侧桥小脑角区蛛网膜囊肿

病例 2

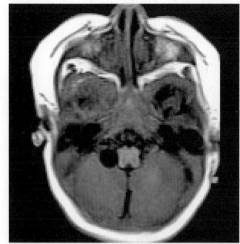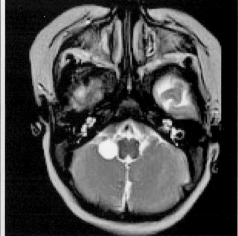

头颅 MRI:左图 T1WI 横断位平扫,右图 T2WI 横断位平扫,右侧桥小脑角区小圆形长 T1 长 T2 信号,信号均匀,具占位效应,右侧小脑半球稍受压改变。

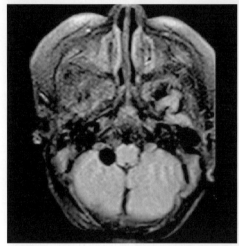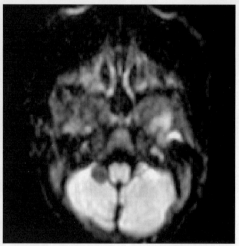

头颅 MRI:左图 T2-FLAIR 横断位,病灶呈低信号,信号强度同脑脊液,提示囊内液体较为清亮;右图 DWI 序列为低信号。

图 1-6-3-2　右侧桥小脑角区蛛网膜囊肿

病例 3

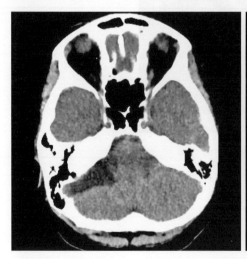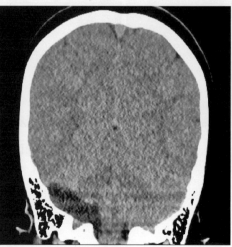

头颅 CT:左图横断位平扫,右图冠状位平扫,右侧桥小脑角区不规则低密度区,右侧小脑受压改变。

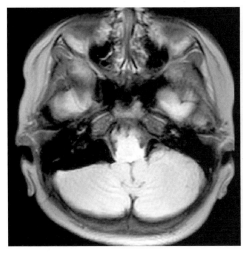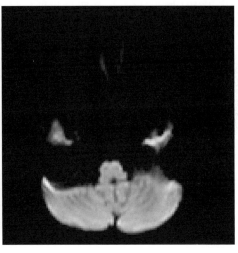

头颅 MRI：左图 T2 - FLAIR 横断位病灶呈低信号，右图 DWI 横断位病变为低信号。

图 1-6-3-3 右侧桥小脑角区蛛网膜囊肿

4. 脂肪瘤

【临床概述】

流行病学：

颅内脂肪瘤（lipoma）属于先天发育异常，是由原始脑膜异常分化不良所致，并非增殖的新生物。正常情况下原始脑膜分化成软脑膜并形成蛛网膜下腔，由于某些原因脑膜异常分化成脂肪而形成颅内脂肪瘤。因其是由原始脑膜分化而来，故位于蛛网膜下腔中，约半数位于颅内中线纵裂区、胼胝体区，其次位于四叠体池、小脑上池、鞍上池，桥小脑角区少见。无明显年龄及性别差异。

主要表现：

因脂肪瘤一般没有占位效应，颅内血管及神经可穿行于其间，临床一般没有明显的症状或有一些非特异性的神经系统症状，多于颅内检查时偶然发现，一般无需手术治疗；肿瘤较大时可压迫周围组织产生相应症状及体征，桥小脑角区脂肪瘤可表现为压迫临近颅神经症状，如头晕、耳鸣、听力减退及三叉神经痛等。

【病理】

大体观与其他部位脂肪瘤相同，为质软黄色组织，表面有菲薄纤维包膜，周围与软脑膜相连，内可含有部分神经组织及血管结构。镜下见由分化成熟的脂肪细胞构成，有纤维血管分隔呈小叶状。

【影像学表现】

CT：

桥小脑角区边界清晰的极低密度区，测量 CT 值为脂肪密度，一般无占位效应。半球间裂脂肪瘤常伴钙化，呈结节状或条带状。其他区域内脂肪瘤钙化少见。

MRI：

桥小脑角区脂肪瘤 T1WI 及 T2WI 均表现为高信号，T2WI 序列因水呈高信号而不易显示，FLAIR 为高信号，压脂后信号减低可明确诊断，DWI 无弥散障碍。颅内脂肪瘤在 SWI 序列中呈明显低信号，相位图呈高低混杂信号，反映颅内脂肪瘤形成有复杂的病理过程，其内有复杂成分，从而造成明显的磁敏感改变。

【诊断要点】

1. CT 上桥小脑区蛛网膜下腔内呈不规则脂肪密度。

2. MRI 上 T1WI 及 T2WI 均为高信号,压脂后呈低信号。

3. 可单独存在或伴发神经系统其他发育畸形。

【鉴别诊断】

1. 表皮样囊肿:桥小脑角区好发,CT 值一般稍低于脑脊液,较脂肪密度高;MRI 上一般呈长 T1WI 长 T2WI 信号,偶可呈短 T1WI 信号,但 DWI 呈明显高信号。

2. 皮样囊肿:T1WI 及 T2WI 为高信号,缺乏分叶表现,推移血管及神经,可破裂入脑池内引起化学性脑膜炎。

【参考文献】

1. 劳长娣,元建鹏,谢明伟.25 例颅内脂肪瘤 MRI 表现及诊断分析[J].医学影像学杂志,2015,25(5):918-921.

2. 郭洪刚,由俊宇,张法学,等.颅内脂肪瘤的诊断及治疗[J].中国临床神经外科杂志,2012,17(2):91-93.

3. 赵延通,刘秀颖,韩旭,等.颅内脂肪瘤 SWI 序列信号改变特点探讨[J].中国 CT 和 MRI 杂志,2019(4):7-9.

（吕星星　高修成）

【病例解析】

病例 1

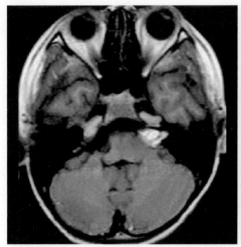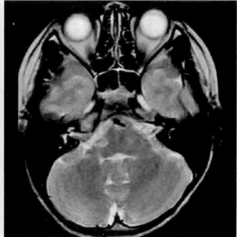

头颅 MRI:左图 T1WI 横断位平扫,左侧桥小脑角区见形态不规则短 T1 信号,可见低信号神经通过其间,无明显占位效应;右图 T2WI 横断位平扫,肿块呈高信号,同脑脊液信号混淆,难以观察。

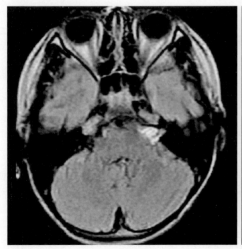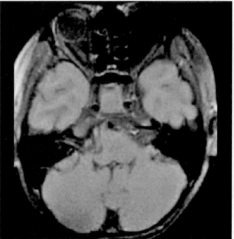

头颅 MRI:左图 T2-FLAIR 横断位,脑脊液信号被抑制凸显出脂肪瘤呈高信号;右图压脂 T2-FLAIR 横断位,肿块内脂肪被抑制呈低信号。

图 1-6-4-1　左侧桥小脑角区脂肪瘤

病例 2

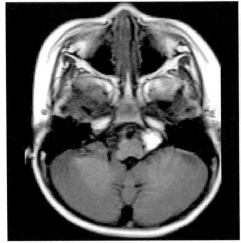
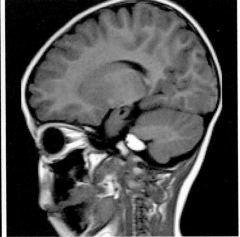

头颅 MRI:左图 T1WI 横断位平扫,右图 T1WI 矢状位平扫,左侧桥小脑角区见形态不规则短 T1 信号。

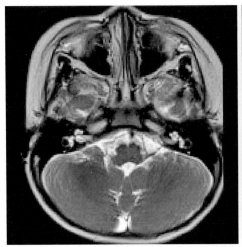
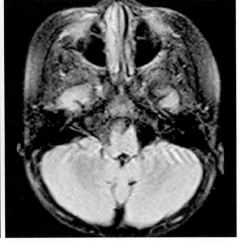

头颅 MRI:左图 T2WI 横断位平扫,病灶呈高信号;右图 T2-FLAIR 横断位,病灶呈低信号。

图 1-6-4-2　左侧桥小脑角区脂肪瘤

第七节　脑膜肿瘤

1. 脑膜血管瘤病

【临床概述】

流行病学:

脑膜血管瘤病(meningeal angiomatosis,MA)是一种罕见的良性增生性错构瘤样病变,常发生于脑膜或大脑皮层,是一种以脑膜上皮细胞或成纤维细胞围绕皮层内小血管为特征的良性增生性病变,病灶单发或多发,可能与Ⅱ型神经纤维瘤病(NF2)相关,其来源尚不清楚,可能的发病机制有 3 种:①合并 NF2 的患者,MA 为错构瘤,并发生退行性改变;②MA 是来源于软脑膜的脑膜瘤,侵入脑组织;③MA 是由位于皮层的血管畸形引发的血管周围的纤维母细胞或蛛网膜细胞增生,这些细胞围绕在血管周围并伴随血管长入皮层,在来自血管病变的长期慢性刺激下,细胞增生形成类似 MA 的组织学变化。

多见于儿童和青少年,男女患病比例约为 2∶1,以癫痫为主要症状,肿瘤多发生于脑皮质,少数亦可位于第三脑室、扣带回、脑干、丘脑等部位。MA 是一种良性病变,其病程一般较长。部分 MA 可并发脑膜瘤、局灶皮质发育不良、脑动静脉畸形、少突胶质细胞瘤、血管外皮细胞瘤及脑膜血管外皮细胞瘤等,以脑膜瘤最多见。

主要表现:

临床上分为 NF2 相关型和散发型两类,NF2 相关型常无临床症状,常为偶然发现或尸检发现,多为单发性皮层内病变,少有多发性或非皮层性病变,以血管为主时可类似血管畸形,以脑膜上皮为主时类似脑膜瘤;散发型常发生于青年或儿童,常为单发病灶,NF2 基因无突变,临床症状常表现为顽固性癫痫发作,其他临床表现有头痛、面神经痛和后组颅神经麻痹。

【病理】

病理学特征是软脑膜上皮细胞或纤维母细胞沿软脑膜血管间隙侵入大脑皮层,绕血管周围生长,微小血管增生伴胶原变性和钙化,形成斑块状病变,同时伴有脑膜不同程度增生伴钙化或砂粒体形成。镜下可见不同程度的血管及血管周围纤维母细胞样增生和脑膜上皮增生、钙化,增生的血管发育不全,管壁厚薄不一,弹性纤维层减少或缺失,增生的纤维母细胞样细胞排列呈旋涡状、栅栏状或束状,胶质细胞增生,可见变性的神经元。

【影像学表现】

CT:

脑膜血管瘤病在影像学上无特异性表现,大多数病变累及大脑皮质,多位于额叶、颞叶,其次是枕叶及顶叶,不累及白质,CT 上通常表现为皮质软脑膜区类圆形低密度或高密度的病变,边界清楚,伴有不同程度的钙化,强化多不明显或无。

MRI:

病灶局限于大脑皮质,T1WI 为等或低信号,T2WI 病灶周围的信号增高,提示有水肿或胶质增生,增强后可有不同程度的强化,可表现为无强化或轻度强化,甚至明显强化,差异较明显,强化程度主要取决于病灶内小血管增生的程度及软脑膜上皮增生的数量。

【诊断要点】

1. 较为少见且缺乏特异性,进展缓慢,预后良好。

2. 青少年起病,以癫痫为主要临床表现。

3. 常累及脑膜和皮质。

4. CT 呈等密度,伴不同程度的钙化。

5. T1WI 等低信号,T2WI 稍高信号,无占位效应。

【鉴别诊断】

1. 侵袭性脑膜瘤:其临床症状进展较快,CT 或 MRI 上可见有明显的水肿、强化和占位效应,邻近脑膜增厚并出现强化,出现"脑膜尾征";病理上发现肿瘤呈指状侵入皮层,浸润范围常不局限于皮层,会引起脑组织明显的水肿和软化。肿瘤细胞有核异型、核分裂或小灶坏死等改变。

2. 节细胞胶质瘤:是一种既有神经元又有胶质的肿瘤,生长缓慢,多位于第三脑室或大脑中央白质半卵圆区,T1WI 常为不均匀低信号,T2WI 一般为高信号,肿瘤囊变常见,常表现为大囊小结节,并囊壁强化。

3. 血管样病变:包括动静脉血管畸形和 Sturge-Weber 综合征。动静脉血管畸形的血管厚薄不一,血管壁可有钙化,但无血管周围纤维母细胞样细胞增生。Sturge-Weber 综合征属斑痣性错构瘤病的一种,临床表现为颜面部沿三叉神经分布区血管瘤,病理特征为软脑膜血管瘤病及沿脑回分布的大片钙化,相应皮质萎缩。

4. 少突胶质细胞瘤:癫痫发病率及肿瘤钙化率高,病变多位于额叶,病理上可见细胞大小一致,核圆和胞质透明的少突胶质细胞。

5. 脑囊虫病:CT 也可出现钙化,MRI 增强扫描呈均匀明显强化,病变区血流高灌注,患者脑脊液囊虫抗体阴性。

〖参考文献〗

1. 连芳,王丹丹,刘雪咏,等.散发型脑膜血管瘤病临床病理学分析[J].中华病理学杂志,2021,50(2):114-118.

2. 丁岩,朴月善.临床病理讨论——脑膜血管瘤病[J].北京医学,2015,37(05):486-489,507.

3. 赵祥,赵杰,杨少波,等.儿童脑膜血管瘤病二例并文献复习[J].中华神经外科杂志,2020,36(3):304-306.

（席艳丽　张晓军）

〖病例解析〗

病例 1

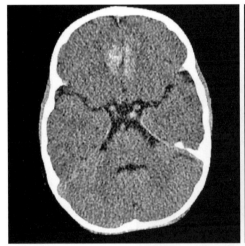 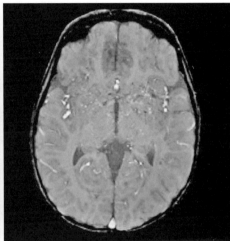

头颅 CT/MRI:左图 CT 横断位平扫,双侧额叶近矢状旁区不规则稍高密度影,边界不清,其内可见多发点片状钙化影;右图 MRI SWI 横断位,双额叶皮质区病变呈相对稍低信号,未见明显占位效应。

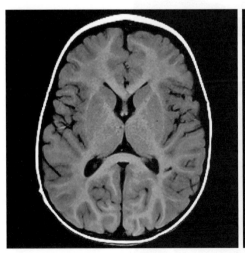 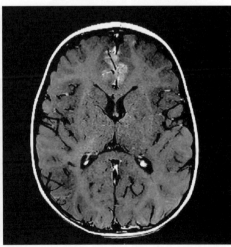

头颅 MRI:左图 T1WI 横断位平扫,平扫双额叶局部皮层增厚,病变呈等信号;右图 T1WI 横断位增强,病变呈明显不均匀强化。

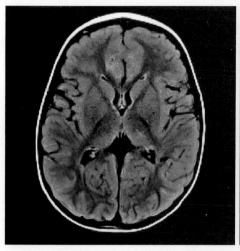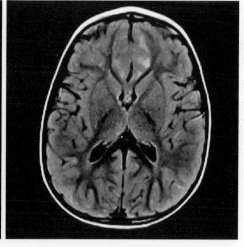

头颅 MRI:左图早期 T2-FLAIR 横断位,上述病变异常信号不明显;右图 T2-FLAIR 横断位,6 个月复查,双额叶皮质病变呈相对稍高信号,周围未见水肿,未见占位效应。

图 1-7-1-1　双额叶矢状旁区脑膜血管瘤病

病例 2

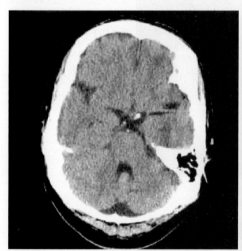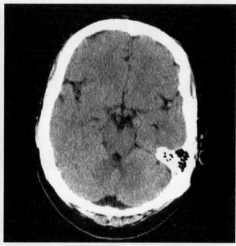

头颅 CT:左、右图均为横断位平扫,左侧额叶皮层区可见一等密度结节影,与周围脑组织分界不清,未见钙化及水肿。

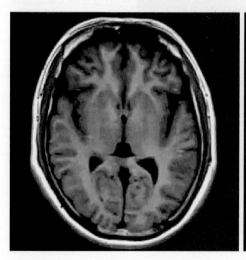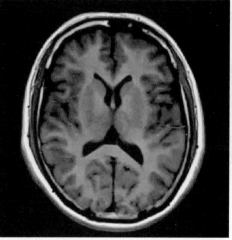

头颅 MRI:左、右图均为 T1WI 横断位平扫,左额叶局部等 T1 信号结节影,邻近脑皮层增厚。

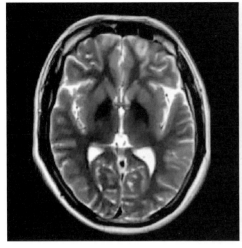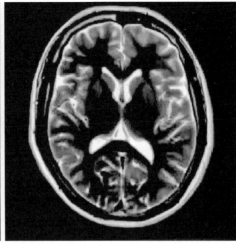

头颅 MRI：左、右图均为 T2WI 横断位平扫，左额叶病变呈不均匀稍长 T2 信号，中央部分信号稍低，周围部位信号稍高，白质未见受累。

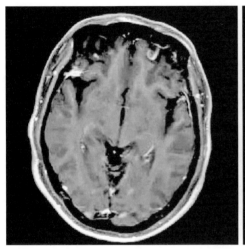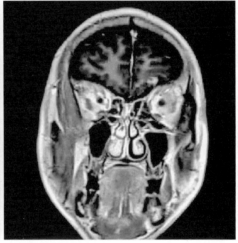

头颅 MRI：左图 T1WI 横断位增强，右图 T1WI 冠状位增强，左额叶病变呈不完整环形强化，中心部分未见明显强化。

图 1-7-1-2　左额叶脑膜血管瘤病

病例 3

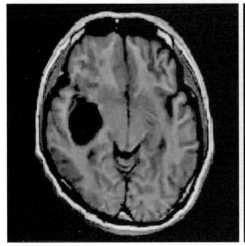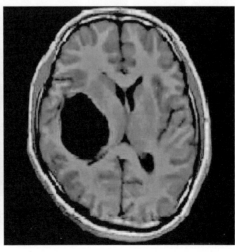

头颅 MRI：左、右图均为 T1WI 横断位平扫，右颞叶脑室旁囊实性占位，边界清楚，囊性部分呈均匀低信号，实性部分位于肿块边缘，呈等 T1 信号，左侧脑室受压稍移位，具有轻度占位效应。

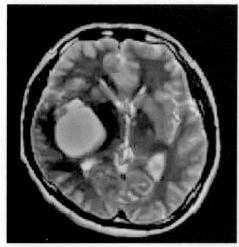
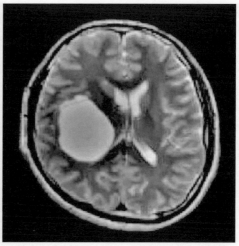

头颅 MRI：左、右图均为 T2WI 横断位平扫，囊性部分呈均匀高信号，其内可见低信号分隔，实性部分呈结节状等信号，病变周围未见明显水肿信号。

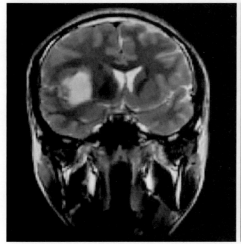
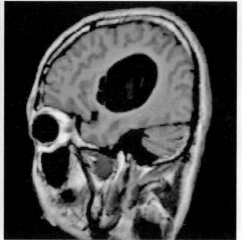

头颅 MRI：左图 T2WI 冠状位平扫，右图 T1WI 矢状位平扫，囊实性占位边界清楚，实性部分及囊性分隔显示清楚。

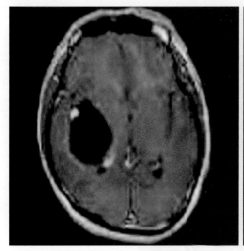
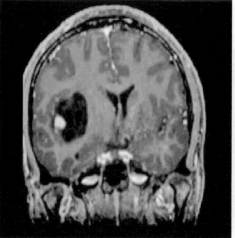

头颅 MRI：左图 T1WI 横断位增强，右图 T1WI 冠状位增强，肿块实性部分呈明显附壁样结节状强化，囊性部分及囊壁均未见明显强化。

图 1-7-1-3　右颞叶脑膜血管瘤病

病例 4

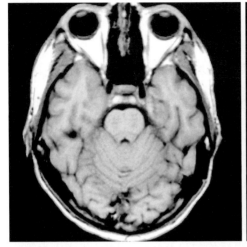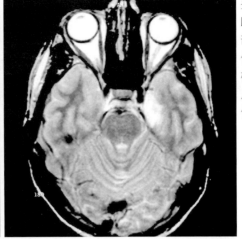

头颅 MRI：左图 T1WI 横断位平扫，左颞叶内侧局部脑回结构紊乱，可见等信号病变影；右图 T2WI 横断位平扫，左颞叶内侧皮质区病变呈不均匀高信号。

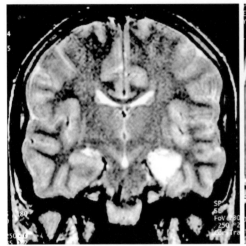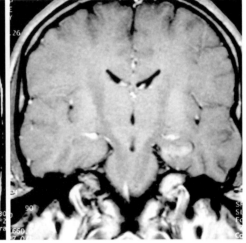

头颅 MRI：左图 T2WI 冠状位平扫，左颞叶内侧海马区病变呈稍高信号；右图 T1WI 冠状位增强，病变中央部分呈轻度不均匀强化，无占位效应，周围无水肿。

图 1-7-1-4　左颞叶脑膜血管瘤病

2. 脑膜瘤

【临床概述】

流行病学：

脑膜瘤（meningiomas）是成人常见的颅内肿瘤，约占所有颅脑原发肿瘤的三分之一。儿童罕见，占原发性中枢神经系统肿瘤的 0.4%～4.6%。儿童脑膜瘤可发生在任何年龄段，但发病率随着年龄的增大而增加，约 5% 的儿童脑膜瘤发生于 3 岁以下，36% 发生于 3～12 岁，59% 的患者超过 12 岁。脑膜瘤的级别是否随年龄而变化尚不清楚，但有迹象表明年龄越小的儿童脑膜瘤的级别可能越高。男童的发病率高于女童，男女比例为 1.3∶1～3∶1，而在成人中，女性更为常见。

儿童脑膜瘤的发生部位，大脑凸面多见（30%），其次为脑室内（11%）、后窝（10%）和脊柱（5%），脑实质内、神经鞘、骨内、头皮和颅外脑膜瘤也有描述，但非常罕见。在大约 3.5% 的病例中，儿童脑膜瘤可能是多灶性的，这在神经纤维瘤病（NF-1、NF-2）患者中更常见，约 20%，而不伴有神经纤维瘤病患者中仅占 1%。

主要表现：

大多数儿童脑膜瘤起病隐匿，无特异的症状和体征，尤其在婴幼儿期，因语言表达障碍、家长观察不仔细等原因，使病情不易发现。脑膜瘤的临床表现主要与肿瘤发生部位相关。发生于幕上常表现为头痛、癫痫、视力改变或运动障碍，幕下多表现为共济失调和脑神经麻痹。幼儿患者的特殊表现为可有头颅局部凸起。由肿瘤的直接压迫产生的症状多见，单纯高颅压症状出现较晚。儿童脑膜瘤生长快速，明确诊断时肿瘤往往体积巨大。

【病理】

儿童脑膜瘤的病理类型包括内皮型、成纤维型、血管型、砂粒型、混合型、恶性脑膜瘤、脑膜肉瘤，在成人中少见的病理类型，反而在儿童多见，而且恶变或脑膜肉瘤也较成人多见。儿童脑膜瘤有较高的恶变倾向，表现为肿瘤细胞较丰富，生长活跃，复发率高，肿瘤有转移的可能。

【影像学表现】

脑膜瘤典型 CT 表现为宽基底与颅骨或硬脑膜相连，呈等或略高密度团块，密度均匀，边缘清晰，可伴钙化、瘤周水肿以及邻近骨质改变，出血、坏死、囊变少见，增强后均匀显著强化。MRI T1WI 为等或稍低信号，T2WI 可表现为高信号、等信号或低信号，增强扫描呈明显强化，邻近脑膜发生鼠尾状强化，称为"硬膜尾"征或"脑膜尾"征。儿童脑膜瘤常缺乏这些典型表现，可表现为囊变、位置不典型、多样性和不均匀强化，囊变常见，占 15%～63.6%，不典型位置包括脑室内和脑实质内，钙化少见，增强后不均匀强化。周围无硬脑膜附着(24.1%)，无"硬膜尾"征或"脑膜尾"征；病灶体积较大，多大于 5 cm。

X 线平片：

头颅平片可出现骨质改变，肿瘤钙化以及血管压迹增粗等改变，还可出现颅内高压和松果体钙化移位等征象。血管造影可显示脑血管的移位和肿瘤血管显影。

CT：

儿童脑膜瘤常伴有囊变，肿瘤体积较大，常大于 5 cm；平扫实性部分呈等或稍高密度，囊性部分为低密度影，瘤周可见水肿，钙化少见；增强后呈明显不均匀强化，实性部分强化明显，囊性部分无强化。

MRI：

肿瘤体积较大，常大于 5 cm；MRI 平扫信号多不均匀，T1WI 呈低信号，T2WI 呈混杂高信号，实性部分呈等或稍高信号，囊性部分呈高信号，瘤周可见水肿；增强后呈明显不均匀强化，实性部分强化明显，囊性部分无强化。

【诊断要点】

1. 肿瘤体积较大，常大于 5 cm。
2. 密度/信号不均，伴囊变。
3. 位置不典型，可发生于脑室或脑实质。
4. 周围无硬脑膜改变。
5. 增强后呈不均匀强化。

【鉴别诊断】

1. 胶质瘤，发生于脑实质内的脑膜瘤需要与高级别胶质瘤鉴别，成人多发生于幕上，儿童多发生于幕下，呈混杂密度/信号，可伴出血，周围水肿明显，可跨中线生长，增强后呈明显不均匀强化。

2. 室管膜瘤，发生于脑室内脑膜瘤需要与室管膜鉴别，室管膜瘤儿童好发，多发生于第四脑室底部，肿瘤后方及侧方可见脑脊液间隙，可沿外侧孔、正中孔向周围脑池延伸，囊变多见；增强后呈轻度、不均匀强化。

【参考文献】

1. 贾文清，李大鹏，姜忠利，等. 儿童期脑膜瘤的特点[J]. 中华神经外科杂志，2008，6：425-427.

2. 吴明伟,谢庆海,吴京展,等.儿童小脑蚓部巨大脑膜瘤一例并文献复习[J].中华神经外科杂志,2014,30(6):579-581.

3. GREENE S, NAIR N, OJEMANN J G, et al. Meningiomas in children [J]. Pediatric Neurosurgery, 2008, 44 (1): 9-13.

（李　宁　周　静）

【病例解析】

病例 1

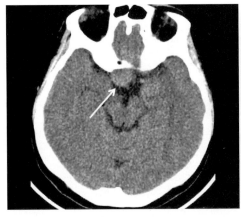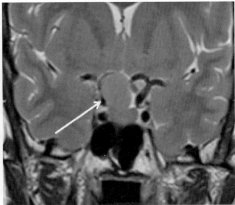

CT/MRI：左图 CT 横断位平扫,鞍区结节,CT 平扫呈等密度,密度均匀,边界清晰；右图 T2WI 冠状位平扫,病变呈等信号,信号均匀,边界清晰,下缘见正常垂体信号。

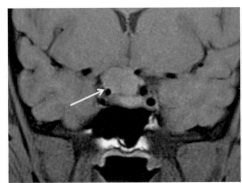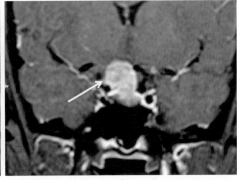

垂体 MRI：左图 T1WI 冠状位平扫,鞍上结节,T1 呈等信号,信号均匀,边界清晰；右图 T1WI 冠状位增强,病变明显均匀强化。

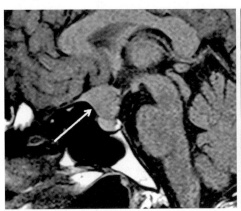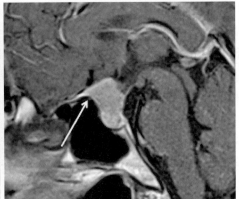

垂体 MRI：左图 T1WI 矢状位平扫,鞍上结节,T1 呈等信号,信号均匀,边界清晰；右图 T1WI 矢状位增强,病变明显均匀强化,前缘见"脑膜尾征",下缘见正常垂体信号。

图 1-7-2-1　鞍区脑膜瘤

病例 2

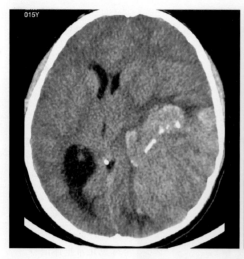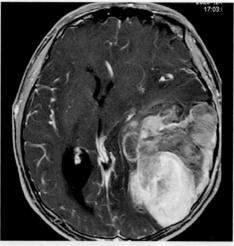

头颅 CT/MRI：左图 CT 横断位，左侧颞枕部巨大软组织肿块，密度不均，呈稍高密度，局部见小斑片状钙化，邻近脑实质受压右移，侧脑室受压变扁，中线结构右移；右图 T1WI 横断位增强，病变呈明显不均匀强化。

图 1-7-2-2　左侧颞枕部脑膜瘤

3. 神经皮肤黑素病

【临床概述】

流行病学：

神经皮肤黑素病，又称为神经皮肤黑变病（neurocutaneous melanosis，NCM），是一种罕见的神经皮肤综合征，为非家族遗传的先天性缺陷病，特征表现为先天性黑色素细胞痣和软脑膜黑色素细胞增厚，可导致神经功能缺损、脑积水、癫痫。2/3 的 NCM 患者有巨大的先天性黑色素细胞痣，剩下 1/3 有多个小病灶。NCM 发病多在 2 岁以下，2 岁前死亡率高，个别病例可存活至 20 岁以上。有学者认为是染色体突变形成的嵌合体保留了显性致死基因，并引起胚胎神经外胚层形态发生异常，也有学者认为是神经胚胎起源的黑色素细胞前体细胞或皮肤和软脑膜的成黑色素细胞在发育过程中发生突变所致。因此 NCM 具有散在发病、无性别差异、病变累及范围广泛等特征。

主要表现：

NCM 可同时累及皮肤和神经，表现为先天性多发皮肤色素斑和软脑膜黑色素增生和增厚，包括弥漫性或局灶性黑色素细胞瘤或恶性黑色素瘤。皮损表现为背部中轴的巨大型先天性黑色素细胞痣，皮肤色素斑多直径可达 20 cm，伴有卫星痣，可似帽状覆盖整个头部，或似肩垫、衣袖、袜套状覆盖肩部、四肢，也称为"兽皮痣"，没有恶变倾向。NCM 中枢神经系统病变以良性或恶性黑色素细胞增生为主要特征，脑膜黑色素细胞病变可演变成黑色素瘤。NCM 黑色素瘤多位于后颅窝，尤其以脑底部、脑干腹侧、脑桥小脑角池和枕大孔附近多见。中枢神经系统症状表现为颅内高压、癫痫发作、智能障碍、精神异常或瘫痪等。

【病理】

脑脊液、脑膜、脑实质肉眼可见黑色物质沉积，镜下可见梭形及上皮样细胞散在或成簇分布，细胞质内充满黑色素颗粒，局灶可呈瘤样增生。

【影像学表现】

CT：

表现为阴性或呈稍高、高密度，增强扫描强化均匀，肿瘤内有坏死者也可呈不均匀强化或环形强化，无特异性。

MRI：

MRI 检查对脑内黑色素沉积较为敏感，由于黑色素为顺磁性物质，会缩短 T1 时间，表现为 T1 高信号。典型信号表现为：①脑膜显著增厚，增强扫描呈明显强化；②若有肿瘤样变，MRI 上见特征性 T1 高信号，T2 为低信号表现，DWI 无弥散受限；③可合并多种中枢神经系统疾病，Dandy-Walker 畸形、脑血管瘤、神经纤维瘤、脑脊髓脂肪瘤等，以 Dandy-Walker 畸形最为常见。

〖诊断要点〗

1. 背部中轴巨大先天性黑色素细胞痣。

2. CT 病灶表现阴性或稍高、高密度，强化均匀。

3. MRI 典型表现：脑膜增厚伴强化。肿瘤样变成 T1 高信号，T2 低信号；可合并多种中枢神经系统疾病，Dandy-Walker 畸形最为常见。

〖鉴别诊断〗

1. 脑膜炎：MRI 可表现脑膜广泛受累，病灶急性期 DWI 可见弥散受限，影像诊断有一定困难，需结合临床及脑脊液检查。

2. 蛛网膜下腔出血：可表现为 T1WI 低信号，T2WI 高信号，沿蛛网膜下腔分布，呈明显线状。

3. 软脑膜癌病：MRI 平扫常无异常，或仅表现为脑膜增厚或结节，增强扫描脑膜明显强化，与 NCM 颅内病灶典型 T1 高信号、T2 低信号可鉴别，与不典型 NCM 颅内病灶鉴别需脑脊液细胞学检查。

4. 其他含黑色素的病变和非黑色素细胞出血性肿瘤：部分影像表现可相似，需结合临床及生化检查。

〖参考文献〗

1. 李莹，任翠萍，李贝贝，等. 神经皮肤黑变病 1 例[J]. 实用儿科临床杂志，2012，27(2)：2.

2. BIANCHI F，TAMBURRINI G，COLOSIMO C，et al. Neurocutaneous Melanosis in Infancy：Always a Dismal Prognosis? Turk Neurosurg，2020，30(4)：476-482.

3. 王亚萍，李荣培，满宜刚. 儿童神经皮肤黑变病伴兽皮痣个案 1 例并文献复习[J]. 影像研究与医学应用，2020，4(12)：25-26.

4. GULER E，GOCMEN R，ARSLAN E A. A Case of Neurocutaneous Melanosis and Neuroimaging Findings [J]. Journal of Radiology Case Reports，2015，9(1)：1-6.

（陆　锐　高修成）

〖病例解析〗

病例 1

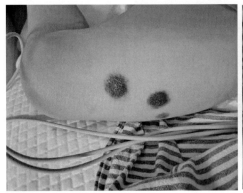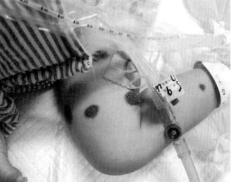

患儿全身多发大块突出皮肤的黑色素痣。

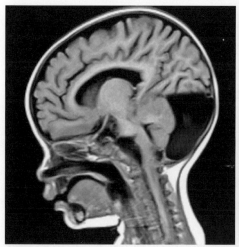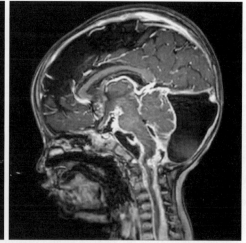

头颅 MRI：左图 T1WI 横断位平扫，后颅窝见巨大囊肿，小脑受压前移，脑干前缘不规则，枕骨大孔处粘连；右图 T1WI 横断位增强，可见幕下弥漫软脑膜增厚，强化明显，囊肿壁可见强化。枕骨大孔处脊髓扭曲（此患儿临床表现为不完全高位截瘫）。

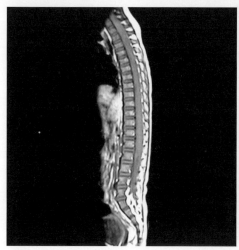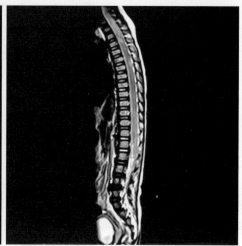

脊髓 MRI：左图 T1WI 矢状位平扫，脊髓显示不清，与蛛网膜下腔无法分辨；右图 T2WI 矢状位平扫，蛛网膜下腔信号不均匀，脊髓内可见多发点片状高信号，马尾神经根显示不清。

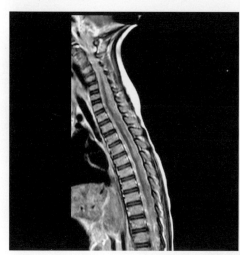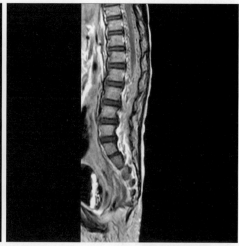

脊髓 MRI：左、右图均为 T1WI 矢状位增强，椎管内蛛网膜下腔弥漫性不均匀强化（反映蛛网膜下腔为弥漫性肿瘤组织所填充），下段脊髓周围在强化的蛛网膜下腔内可见多发迂曲的血管留空信号。脊髓在椎管内的走形扭曲变形（反映脊髓受到肿瘤组织的压迫）。

图 1-7-3-1　神经皮肤黑变病

4. 转移

【临床概述】

流行病学：

脑膜转移(meningeal metastasis)是由于恶性肿瘤通过血行转移或脑脊液种植播散至脑膜，或邻近肿瘤直接侵犯脑膜所致。按脑膜转移部位可分为两型：硬脑膜型(硬脑膜—蛛网膜型)和软脑膜型(软脑膜—蛛网膜型)。前者表现为大脑表面、紧贴颅骨内板下方及沿大脑镰、小脑幕走行的结节状或增厚的节段性线状病变，不深入脑沟、脑池，连续层面均可见到；后者表现为紧贴大脑表面的小结节状或细线状病变，并能深入脑沟和脑池，主要位于软脑膜、蛛网膜下腔、室管膜及脑室壁等部位，伴有脑室扩大。按脑膜转移的形态可分为三型：结节型，脑膜转移呈圆形结节状，常常位于脑膜表面、室管膜下或蛛网膜下腔；线样增厚型，脑膜转移表现为脑膜弥漫性增厚呈线状，可同时累及硬脑膜、软脑膜或室管膜；混合型，同时具有上述两型的表现。

主要表现：

可有不同程度的头痛、恶心、呕吐等颅高压症状，或抽搐、意识模糊、肢体活动障碍、听视力障碍、失语、眩晕、癫痫等；可有脑膜刺激征阳性，脑脊液检查蛋白含量增高，糖含量降低，细胞学检查发现肿瘤细胞。

【影像学表现】

CT：

硬脑膜转移平扫以稍高密度为主，部分呈等密度，病变局限时呈梭形或结节形，较广时呈新月形或波浪状。CT高密度可能为肿瘤细胞封闭硬膜外层毛细血管而继发硬膜内层毛细血管破裂出血，或转移瘤内组织坏死附加凝血异常所致。小儿神经母细胞瘤硬膜转移多累及硬膜外。软脑膜转移为脑表面或室管膜下结节状等密度。

MRI：

硬膜转移表现为颅骨内板下的大脑凸面结节状或连续的弧线状、条带状病灶，可向大脑镰及小脑幕蔓延，而不延伸至脑沟内，T1WI多呈稍低或等信号，T2WI多呈等或稍高信号，增强后明显强化。MRI平扫常不能检出软脑膜转移灶，仅少数在蛛网膜下腔或脑室系统的室管膜下可见薄片状、结节状病灶，增强扫描呈结节性强化，病变常伸入脑沟内，表现为弥漫线性强化。MRI增强检查在显示脑膜异常方面极为敏感，可发现直径大于0.3cm的转移结节和厚度大于0.2cm的脑膜增厚。

【诊断要点】

1. 硬膜转移表现为颅骨内板下的大脑凸面结节状或连续的弧线状、条带状病灶。
2. 软脑膜转移表现为脑沟、脑池或脑室壁的线状、结节状强化。
3. MRI平扫对脑膜转移价值有限，增强在显示脑膜异常方面极为敏感。

【鉴别诊断】

1. 脑外血肿：常有外伤史，增强后病灶无强化；伴有邻近骨质破坏者有助于脑膜转移的诊断。
2. 感染性脑膜炎：可有发热或结核接触史等临床资料，可并发硬膜下积液、积脓、脑脓肿或血管炎等；脑膜转移有原发肿瘤。

【参考文献】

1. 张旭,彭艳梅,李嫱,等.不同表现的脑膜转移瘤3例报道并文献复习[J].疑难病杂志,2019,18(10):1042-1045.
2. 张会霞,程敬亮,白洁,等.脑膜转移瘤的MRI表现及诊断价值[J].中国医学影像技术,2007,23(9):1292-1295.
3. 张贵祥,徐朝霞,韩月东,等.不同途径脑膜转移瘤的MRI分析[J].中华放射学杂志,2001,35(1):17-20.
4. 范存刚,周景儒,张庆俊,等.硬脑膜转移瘤的临床特征、诊断和治疗策略[J].中国临床神经外科杂志,2012,17(8):504-507.

(吕星星　高修成)

〖病例解析〗

病例1

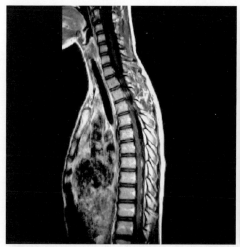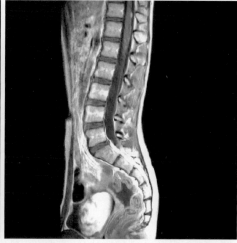

脊柱MRI:左、右图均为T1WI矢状位增强,脊髓胸腰段后缘小片状及结节影明显强化,脊髓末端亦见线状强化。

图1-7-4-1 后颅窝髓母细胞瘤转移

病例2

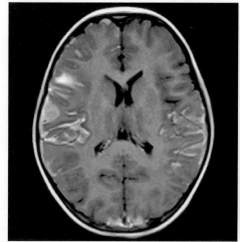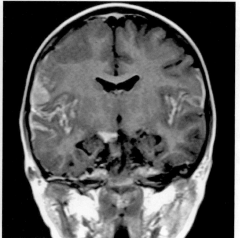

头颅MRI:左图T1WI横断位增强,右图T1WI冠状位增强,脑表面见多处沿脑沟线条状及结节状强化灶。

图1-7-4-2 神经母细胞瘤转移

病例3

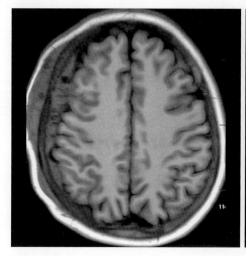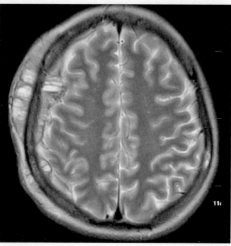

头颅MRI:左图T1WI横断位平扫,右图T2WI横断位平扫,右侧额部见条带状等T1等T2信号,额部软组织见等T1长T2信号包块;板障信号不均匀。

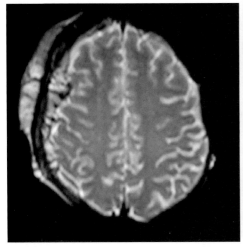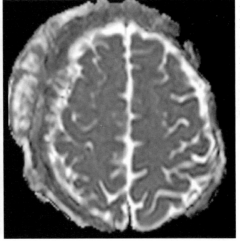

头颅 MRI：左图 B＝0 DWI 横断位，右侧额部颅板下病灶呈等信号，软组织病灶呈稍高信号；右图 ADC 图，病变呈等及高信号。

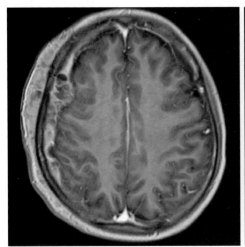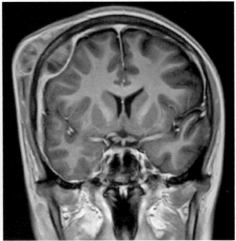

头颅 MRI：左图 T1WI 横断位增强，右图 T1WI 冠状位增强，颅板下脑膜明显条状强化，右侧额部梭形局部突起。右侧额部软组织包块不均匀强化。

图 1-7-4-3　霍奇金淋巴瘤转移

第八节　颅内囊肿

1. 蛛网膜囊肿

〖临床概述〗

流行病学：

蛛网膜囊肿（arachnoid cyst，AC）发病率约占颅内占位性病变的 1%，多散发，男女发生比例约为 2∶1。分为先天性及后天性，先天性蛛网膜囊肿又称为真性蛛网膜囊肿，由先天性发育异常导致，可合并胼胝体发育不良和脑血管发育畸形；继发性蛛网膜囊肿又称为假性蛛网膜囊肿，多继发于炎症、外伤引起的蛛网膜粘连，囊肿与蛛网膜下腔常存在狭窄通道连通，好发于中青年，也可见于发生轻微闭合性脑外伤的婴儿。

主要表现：

蛛网膜囊肿大多体积较小，没有明显临床表现。当体积较大时影响脑脊液回流或压迫周围脑组织产生相应的神经症状；位于鞍区、鞍上区、桥小脑角的蛛网膜囊肿较其他位置更易产生相应神经症状。

〖病理〗

蛛网膜囊肿囊壁由血管胶原膜组成，内衬扁平的蛛网膜细胞，缺少胶质界膜及上皮内衬，没有实性成分。

〖影像学表现〗

儿童多见，多位于幕上，50%～60%发生于中颅窝，其余部位包括脑桥小脑角区（10%）、鞍上池及后颅窝（10%）、大脑凸面及四叠体池（10%），发生在脑室内罕见。大小不等：从数毫米到体积巨大。边界清楚的圆形、卵圆形或形态欠规则轴外囊肿，可有脑外占位性病变特征：白质塌陷征、皮质受压改变。

CT：

表现为边界清楚的轴外囊肿，与脑脊液密度相仿，增强后无强化，邻近脑组织及颅骨呈受压改变。合并脑外伤时，囊肿可破裂或囊内出血，幕上囊肿多见。位于外侧裂的蛛网膜囊肿可根据病灶大小、位置依据 Galassi 分型分为 3 型：Ⅰ型：纺锤形，局限于中颅窝前部，蝶骨嵴以下；Ⅱ型沿外侧裂向上延伸，颞叶受压；Ⅲ型占据整个中颅窝，颞叶、额叶及顶叶受压，常伴中线偏移。CT 脑池造影显示囊肿与蛛网膜下腔的交通情况。

MRI：

囊内在 MRI 各序列上呈脑脊液信号，囊壁较薄，多数无弥散受限，增强后不强化。合并出血、囊肿内蛋白含量高或囊肿内血流不足时，MRI 信号表现多样性。

〖诊断要点〗

1. 轴外囊肿，幕上多见，多位于中颅窝，后颅窝相对少见。

2. 多散发，病灶体积相对稳定。

3. 信号/密度同脑脊液，边界清楚，囊壁较薄，增强后无强化。

〖鉴别诊断〗

1. 表皮样囊肿：匍匐生长（脑池内），FLAIR 信号不均、增高，存在弥散受限，包绕而非推移邻近血管及神经。

2. 脑穿通囊肿：存在感染或外伤病史，大脑半球内囊肿与脑室系统相通，周围伴胶质增生。

3. 慢性硬膜下出血：外伤病史，新月形，MRI 不表现为脑脊液信号，增强后周围可见环形强化。

〖参考文献〗

1. 胡雪姣，李映良，梁平. 儿童颅内蛛网膜囊肿的研究进展[J]. 中华神经外科杂志，2017，33（2）：213-216.

2. SARICA C，ZIYAL M I. Retroclival Arachnoid Cysts：Case Series，Literature Review，and New Classification Proposal. World Neurosurg，2019，121：e898-e907.

（苗丹童　盛会雪）

【病例解析】

病例 1

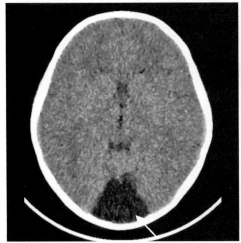
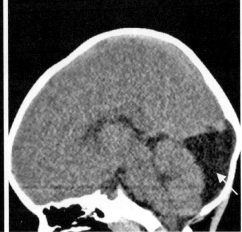

头颅 CT:左图横断位平扫,右图矢状位平扫,枕大池可见不规则低密度影,密度均匀,呈水样密度影,边界清楚,小脑受压。

图 1-8-1-1　蛛网膜囊肿

病例 2

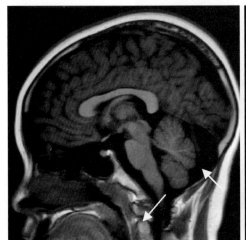
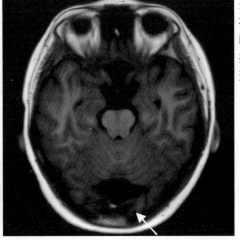

头颅 MRI:左图 T1WI 矢状位平扫,右图 T1WI 横断位平扫,显示后颅窝见类圆形低信号影,边界清楚,邻近小脑受压。

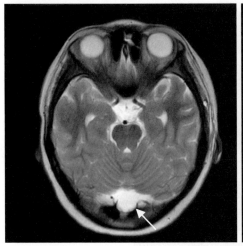
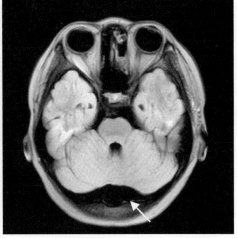

头颅 MRI:左图 T2WI 横断位平扫,病灶呈高信号影(箭头),边界清楚,右图 T2-FLAIR 横断位,病灶呈低信号。

图 1-8-1-2　蛛网膜囊肿

病例 3

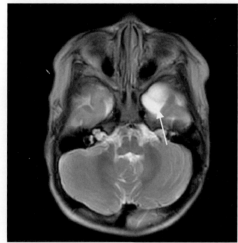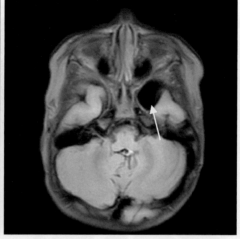

头颅 MRI:左图 T2WI 横断位平扫,左侧颞部脑外间隙增宽,见类圆形常 T2 信号影,边界清楚,邻近颞叶稍受压;右图 T2-FLAIR 横断位,病灶呈低信号。

图 1-8-1-3 蛛网膜囊肿

病例 4

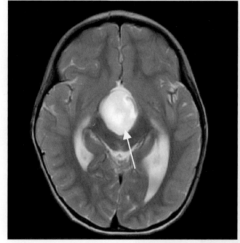

头颅 MRI:左图 T2WI 横断位平扫,鞍上区见一较大类圆形高信号影,周围未见水肿带,邻近结构向周围推压移位,双侧脑室三角区扩张;右图 T2-FLAIR 横断位,病灶呈低信号。

图 1-8-1-4 蛛网膜囊肿

病例 5

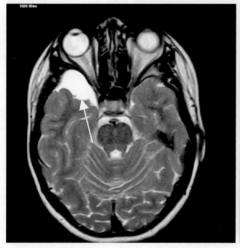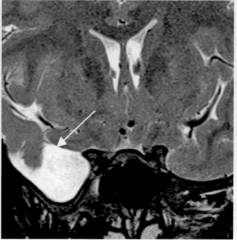

头颅 MRI:左图 T2WI 横断位平扫,右图 T2WI 冠状位平扫,右侧颞叶脑外一类圆形高信号影,边缘光整,邻近颞叶组织受压改变。

图 1-8-1-5 蛛网膜囊肿

病例 6

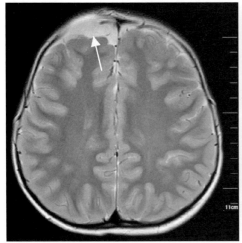 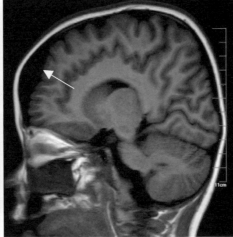

头颅 MRI:左图 T2WI 横断位平扫,右图 T1WI 矢状位平扫,右额部脑外类圆形长 T1 长 T2 信号影,邻近额叶受压。

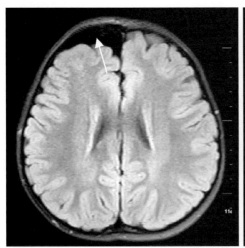 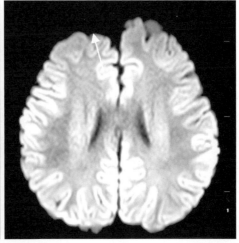

头颅 MRI:左图 FLALR 横断位,病灶呈低信号;右图 DWI 横断位,病变未见明显弥散受限。

图 1-8-1-6 蛛网膜囊肿

病例 7

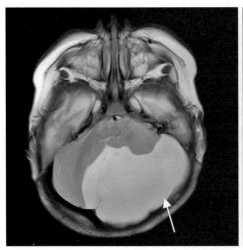 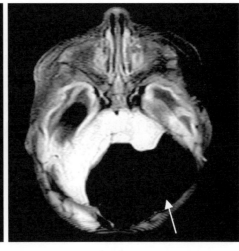

头颅 MRI:左图 T2WI 横断位平扫,右图 T2-FLAIR 横断位,后颅窝巨大囊肿,呈长 T2 信号,FLAIR 序列呈低信号,与第四脑室不通,第四脑室受压变窄,小脑受压上移,脑桥前移,前后径窄。

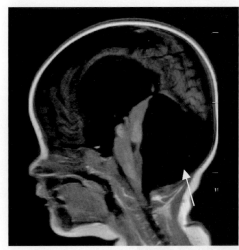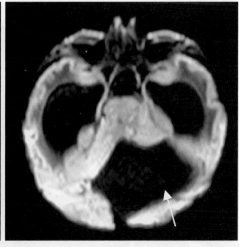

头颅 MRI：左图 T1WI 矢状位平扫，后颅窝巨大囊肿，与第四脑室不通，第四脑室受压变窄，小脑受压上移，脑桥前移，前后径窄；右图 DWI 横断位，病变未见弥散受限，侧脑室颞角明显扩张。

图 1-8-1-7　蛛网膜囊肿

2. 脉络膜裂囊肿

【临床概述】

流行病学：

脉络膜裂囊肿(choroidal fissure cysts)是在胎儿时期，沿脉络膜裂形成原始脉络丛时发生障碍，在脉络膜裂任一处形成的含有脑脊液的囊肿，多见于右侧，为边界清楚、脑脊液密度/信号囊性病灶。

主要表现：

通常偶然检出，无临床症状。囊肿体积较大时可伴有头痛、头晕症状，可能与脉络膜裂囊肿压迫海马回有关，部分患者可能伴有癫痫。

【病理】

属于神经上皮囊肿，边缘清楚，呈圆形或椭圆形。镜下囊肿的组织结构具有原始室管膜和(或)脉络膜丛的特征，囊壁内衬有上皮组织，典型者存在基底膜。免疫组化胶质酸性蛋白(GFAP)强阳性。

【影像学表现】

好发于颞叶内侧脉络膜裂内，多见于右侧，为边界清楚同脑脊液密度/信号囊性病灶。邻近脑实质可见受压移位，但无灶周水肿。增强扫描显示囊肿位于脉络膜动脉与侧脑室颞角脉络丛外侧。

CT：

位于脉络膜裂内，位于海马和间脑之间，常散发，右侧多见，最大径多小于 1.5 cm，当其突入侧脑室下角内形成脑室内囊肿，体积可较大。呈脑脊液样低密度，边界清楚，无明显占位效应，囊肿较大时可压迫邻近脑实质，增强后无强化。

MRI：

信号与蛛网膜囊肿类似，在各序列上与脑脊液信号相仿，具有"见缝就钻"形态学特点。冠状位由于下丘脑、海马回环绕，内外侧存在脉络膜裂，矢状位图像上病灶可表现为"双凸透镜"形。无弥散受限，增强后无强化。

【诊断要点】

1. 位于脉络膜裂内囊肿，右侧多见。

2. 散发，体积较小。

3. 呈脑脊液密度/信号特点，无占位效应，增强后无强化。

【**鉴别诊断**】

1. 蛛网膜囊肿:信号/密度同脉络膜裂囊肿一致,通过病灶位置可鉴别,前者多位于邻近环池或颞叶前方。

2. 颞叶内侧硬化:癫痫常见原因,单侧或双侧海马萎缩,MRI 显示内部结构失常,FLAIR 信号异常,同侧穹隆体积减小,继发同侧脉络膜裂增宽。

3. 表皮样囊肿:多位于桥小脑角池,呈塑形状生长,FLAIR 像上信号增高,DWI 弥散受限。

4. 脑囊虫病:常多发,需要与单囊型脑囊虫病鉴别,观察到头节可鉴别。T1WI 显示位于病灶中央或附着于囊壁的点状中等信号,呈"黑靶征",T2WI 因头节在高信号囊液内呈低信号而显示"白靶征"。

【**参考文献**】

1. 郭飞,王中秋,张俊祥,等. 中枢神经系统神经上皮囊肿 MRI 特征及其病理基础[J]. 临床放射学杂志,2009,28(1):1461-1465.

2. ALTAFULLA J J, SUH S, BORDES S, et al. Choroidal fissure and choroidal fissure cysts: a comprehensive review [J]. Anat Cell Biology, 2020, 53(2): 121-125.

（苗丹童　盛会雪）

【**病例解析**】

病例 1

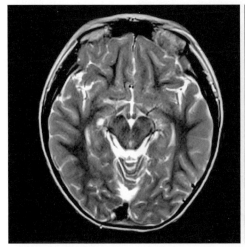 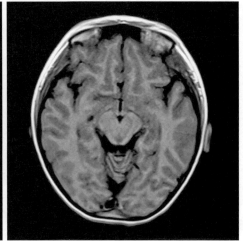

头颅 MRI:左图 T2WI 横断位平扫,右图 T1WI 横断位平扫,右侧海马区四叠体池右前方可见小囊状长 T2 长 T1 信号影。

图 1-8-2-1　脉络膜裂囊肿

病例 2

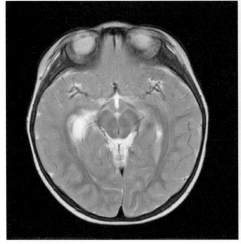 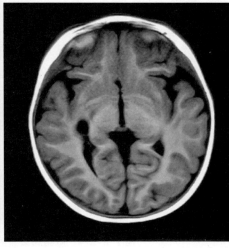

头颅 MRI:左图 T2WI 横断位平扫,右图 T1WI 横断位平扫,右侧海马区侧脑室颞角内侧、环池外侧可见一类圆形长 T1 长 T2 信号影,边缘光整,信号均匀,强度同脑脊液一致。

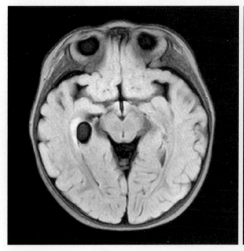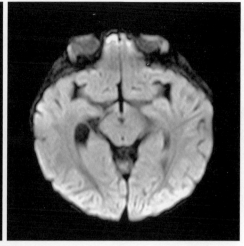

头颅 MRI：左图 T2-FLAIR 横断位，病变为低信号，边缘可见小片状高信号，提示少许胶质增生；右图 DWI 横断位，病变无弥散障碍，部分邻近颞叶稍受压。

图 1-8-2-2　脉络膜裂囊肿

病例 3

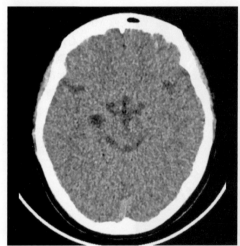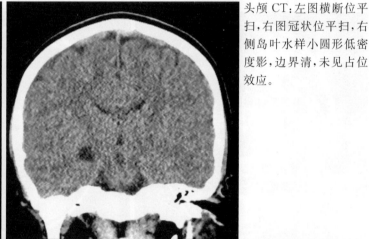

头颅 CT：左图横断位平扫，右图冠状位平扫，右侧岛叶水样小圆形低密度影，边界清，未见占位效应。

图 1-8-2-3　脉络膜裂囊肿

病例 4

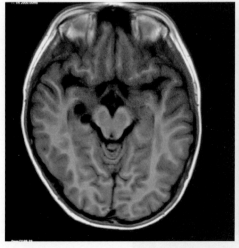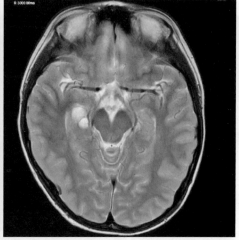

头颅 MRI：左图 T1WI 横断位平扫，右图 T2WI 横断位平扫，右侧海马区可见两枚类圆形长 T1 长 T2 信号影，边界清楚，周围未见水肿带。

图 1-8-2-4　脉络膜裂囊肿

病例 5

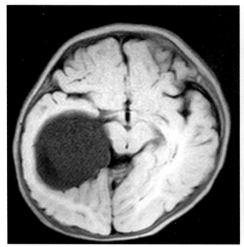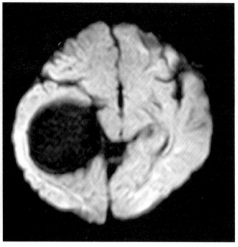

头颅 MRI：左图 T2-FLAIR 横断位，病灶呈低信号，右侧颞叶、右侧大脑脚及环池受压推移，右侧脑室颞角显示不清；右图 DWI 横断位，未见明显弥散受限。

图 1-8-2-5　脉络膜裂囊肿

3. 室管膜囊肿

〖临床概述〗

流行病学：

室管膜囊肿（ependymal cysts）属于神经上皮囊肿，较少见，是一种先天性疾病，与胚胎发育过程中室管膜细胞异位有关。其起源于神经上皮组织，与脉络丛囊肿同为典型的神经上皮囊肿，但其发病率明显低于后者。

病变位置多位于侧脑室或脑室旁脑实质内（额叶或颞顶叶交界区），少见于蛛网膜下腔、脑干及小脑，室管膜囊肿不与脑室系统及蛛网膜下腔相通。男性较女性更为多见。

主要表现：通常无临床症状，偶然检出，部分囊肿较大时造成脑脊液梗阻或颅内压升高时可表现为头痛、癫痫，步态异常。

〖病理〗

属于神经上皮囊肿，由于胚胎发育过程中神经外胚层隔离产生的囊肿，衬有柱状细胞（有/无纤毛），区别于脉络丛囊肿，没有基底膜和结缔组织，囊壁较薄，囊内为室管膜细胞分泌的透明浆液。

〖影像学表现〗

影像学表现体积通常较小（直径 2～3 mm），边界光滑的薄壁囊肿，同脑脊液密度/信号，钙化极其罕见。最常见于侧脑室内，第三脑室及脑实质内少见，也可发生于蛛网膜下腔。

CT：

多位于侧脑室或额叶、颞顶叶交界区的侧脑室旁脑实质内的薄壁囊肿，病变位于侧脑室时，多见于三角区或体后部。囊内密度等同脑脊液，同侧侧脑室扩张，增强后囊肿无强化。

MRI：

囊内信号在各序列上等同脑脊液信号，无弥散受限，占位效应不明显，位于脑室内的室管膜囊肿可合并同侧脑室及颞角扩张，不伴有灶周水肿及胶质增生，增强后无强化，邻近强化的脉络丛受推移。

〖诊断要点〗

1. 侧脑室内多见，脑实质及第三脑室少见。

2. 边界清楚、薄壁囊肿,体积通常较小。

3. 信号/密度同脑脊液,增强后无强化。

【鉴别诊断】

1. 脉络丛囊肿:体积较小,多为双侧对称性,脑室膨胀程度轻,T2-FLAIR 呈不均匀高信号,DWI 部分高信号,增强后可环形或结节状强化。

2. 蛛网膜囊肿:轴外囊肿,发生在脑室内罕见,合并脑室扩张不同于室管膜囊肿,呈同侧脑室普遍成比例扩张。

3. 脑囊虫病囊肿:可位于脑室内,常多发,体积较小,观察到头节易于鉴别诊断。

【参考文献】

1. 邹子仪,高振华,胡晓书.脑脉络膜裂 MRI 解剖研究及脉络膜裂囊肿影像分析[J].影像诊断与介入放射学,2011, 20(4):245-248.

2. OSBORN A G, PREECE M T. Intracranial cysts: radiologic-pathologic correlation and imaging approach. Radiology. 2006;239(3):650-664.

(苗丹童　张晓军)

【病例解析】

病例 1

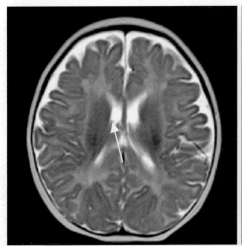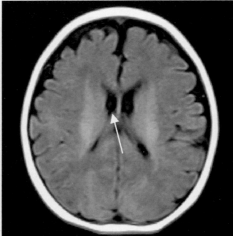

头颅 MRI:左图 T2WI 横断位平扫,右图 T1WI 横断位平扫,右侧侧脑室前角见一类圆形长 T2 长 T1 信号影,边界清楚,第三脑室未见扩张,右侧侧脑室未见明显扩张。

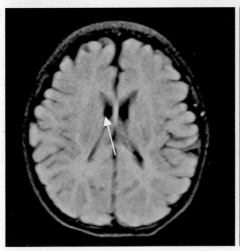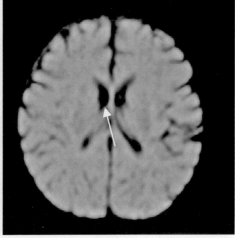

头颅 MRI:左图 T2-FLAIR 横断位,病灶为低信号,轮廓清晰,与侧脑室不通;右图 DWI 横断位,无弥散障碍。

图 1-8-3-1　室管膜囊肿

4. 神经胶质囊肿

〖临床概述〗

流行病学：

神经胶质囊肿(NGC)又称室管膜胶质囊肿(glioependymal cysts，GECs)，发生率较低(不足颅内囊肿的1%)，可发生于所有年龄段，男女发生比率大致相等。起源于神经外胚层。

主要表现：

通常偶然检出，多无临床症状。少数病例表现：头痛(最常见)、癫痫、神经功能障碍。

〖病理〗

圆形、单腔囊肿，囊壁内衬低柱状/立方上皮细胞，包含胶质细胞层及结缔组织，囊内为清亮液体，类似脑脊液。

〖影像学表现〗

影像学表现为位于大脑白质内良性囊肿，常见于幕上，额叶最多见，脑实质内发生率高于脑实质外；也可位于脑室附近，但是与脑室不相通，罕见发生于脊髓内。多为孤立性单房囊肿。与各种颅内良性囊肿有共同放射学特征。

CT：

大小从数毫米到数厘米不等，圆形或卵圆形单房囊肿，边界光整，囊内密度同脑脊液，通常不含钙化或出血。

MRI：

多数同长T1长T2脑脊液信号，FLAIR及DWI呈低信号，增强后无强化，病灶周围无异常信号或可见轻度胶质增生。

〖诊断要点〗

1. 幕上脑实质(额叶)多见＞脑室周围(不与脑室交通)。
2. 大小不等的单房囊肿伴周围轻度/无胶质增生。
3. CT、MRI同脑脊液密度/信号，不含钙化、出血，增强后无强化。

〖鉴别诊断〗

1. 增大的血管周围间隙：多发，大小不等囊肿成簇状分布。
2. 脑穿通畸形囊肿：存在脑组织破坏，脑实质内囊性病变(软化灶)与邻近脑室相通，病灶周围伴胶质增生。
3. 脑囊虫病：常多发，囊壁强化或观察到头节可鉴别。
4. 蛛网膜囊肿：轴外囊肿。
5. 表皮样囊肿：FLAIR上不被抑制，存在弥散受限。
6. 室管膜囊肿：多位于侧脑室或额叶、颞顶叶交界区的侧脑室旁脑实质内。
7. 肿瘤性、炎性囊肿：密度/信号与脑脊液不相近，囊壁可强化/钙化，周围脑组织水肿。
8. 囊性脑室周围白质软化症：多见于早产儿，侧脑室外侧、背侧白质多见。

〖参考文献〗

1. 苗延巍,伍建林. 颅内囊肿的病理-影像学表现和鉴别诊断[J]. 国际医学放射学杂志,2008,31(1):18-22.
2. 娄晓宇,程敬亮,杨涛.DWI和ADC值测量在颅内囊性病变鉴别诊断中的价值[J].放射学实践,2009,24(4):384-386.

（苗丹章　张晓军）

【病例解析】

病例1

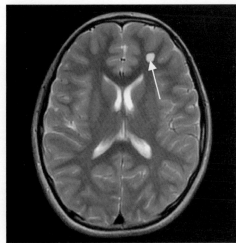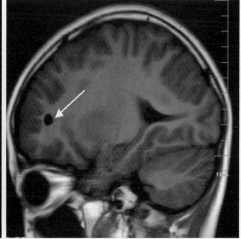

头颅MRI:左图T2WI横断位平扫,右图T1WI矢状位平扫,左额叶见一小圆形长T1长T2信号影,病灶周围未见明显异常信号。

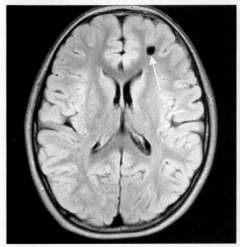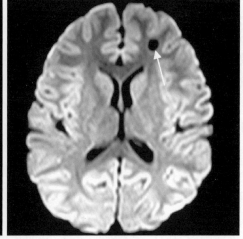

头颅MRI:左图T2-FLAIR横断位,病灶呈低信号;右图DWI序列未见明显弥散受限,境界清晰。

图1-8-4-1　神经胶质囊肿

5. 神经性囊肿

【临床概述】

流行病学:

神经性囊肿(neurenteric cyst,NE),又称肠源性囊肿、肠囊肿、内胚层囊肿、神经内胚层囊肿,其他名称主要用于椎管内神经性囊肿。神经性囊肿是一种罕见的良性囊肿,与Rathke囊肿及胶样囊肿一样,都是起源于中枢神经系统的内胚层发育异常。年龄分布呈双峰形:10岁(脊柱NE多见)及30~40岁(颅内NE多见),男性略多于女性。

主要表现:

颅内神经性囊肿早期可表现为轻度间歇性头晕、头痛,后期可有癫痫,脑神经麻痹等症状。位于后颅窝囊肿可表现为枕部或颈部疼痛。囊肿周期性破裂或囊液吸收不均衡可导致症状反复及周期性发热。

【病理】

边界清楚,边缘光整的半透明囊肿,囊内容物为类似脑脊液透明液体/黏稠的黏液分泌物,囊壁可为立方、柱状、单层扁平、假复层柱状细胞等,有少数文献报道神经囊肿存在鳞状化生或合并黏液性腺癌。

【影像学表现】

影像学表现为脊椎发生率高于颅内,颅内神经性囊肿75%位于中线附近后颅窝或脑桥-延髓交界处外侧、前侧,25%～30%位于幕上,包括鞍上池及四叠体池,发生于脑实质内额叶多见。囊肿发生于后颅窝时体积较小(通常小于2 cm),发生于幕上体积通常较大(最大可达9 cm)。神经性囊肿多为单发灶,少数呈广泛播散状(位于椎管内时)。

CT：

多为单发的类圆形,边界清楚囊性灶,密度由囊液中蛋白含量决定,多呈等或略高密度(较脑脊液),约25%表现为高密度,无钙化或囊内出血,邻近骨质异常少见。增强后无强化,推移邻近神经血管。

MRI：

囊肿内信号强度随囊内蛋白含量的不同变化较大,T1WI呈等/高信号,T2WI 90%呈高信号,5%～10%囊肿内有脱水内容物表现为低信号。FLAIR信号不受抑制呈高信号,DWI弥散轻度受限/不受限。增强后无强化,少数文献报道见几例囊肿-脑交界处边缘轻度强化。

【诊断要点】

1. 75%位于中线附近后颅窝或脑桥-延髓交界处外侧、前侧。

2. 轴外囊肿。

3. 密度/信号由囊内蛋白含量决定,多较脑脊液高：T1WI呈等/高信号,T2WI高信号,FLAIR高信号。

4. 增强后多数无强化。

【鉴别诊断】

1. Rathke囊肿、胶样囊肿：可根据位置鉴别：Rathke囊肿位于鞍区,胶样囊肿位于室间孔。

2. 表皮样囊肿：沿缝隙生长,呈分叶状,DWI弥散受限,多见于桥小脑角池而非脑桥-延髓交界处。

3. 蛛网膜囊肿：CT及MRI等同脑脊液密度/信号,FLAIR信号受抑制。

4. 神经鞘瘤：成人最常见轴外后颅窝肿瘤,中线区罕见,增强后强化明显。

【参考文献】

1. 柴学,王娟,陈璐,等. 中枢神经系统肠源性囊肿(附3例报告并文献复习)[J]. 南京医科大学学报(自然科学版),2016(9)：1150-1152.

2. 席一斌. 中枢神经系统肠源性囊肿的MRI表现[J]. 放射学实践,2016,31(11)：1034-1037.

3. 黄增超,张雪林. 中枢神经系统肠源性囊肿的MRI表现[J]. 中国医学影像学杂志,2013,21(1)：10-12.

（苗丹童　盛会雪）

〖病例解析〗
病例1

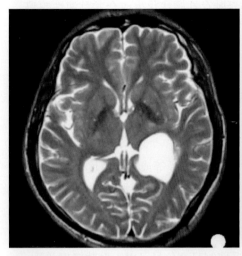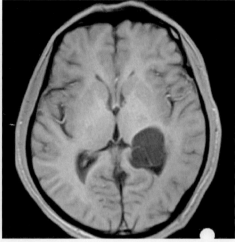

头颅 MRI：左图 T2WI 横断位平扫，右图 T1WI 横断位平扫，左侧脑室三角区间见类圆形长 T1、长 T2 信号影，病灶边缘尚清，其内信号尚均匀，T1WI 示病灶内见条状分隔；灶周围未见明显水肿信号。

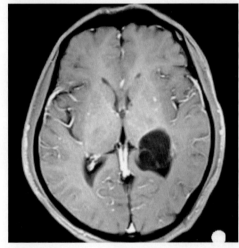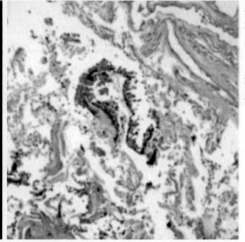

左图：头颅 T1WI 横断位增强，增强后病灶未见明确强化；右图病理图，（HE，×100）显微镜下见囊壁为单层或假复层柱状上皮细胞。

图 1-8-5-1　肠源性囊肿（南京市脑科医院　柴学供图）

6. 扩大的血管周围间隙

〖临床概述〗

流行病学：

扩大的血管周围间隙（perivascular spaces，PVS）又称 Virchow-Robin 间隙，较大的血管周围间隙可引起占位效应，被误认为多囊性脑瘤。血管周围间隙是伴随穿支动脉及小动脉进入脑实质的轴状间隙，其内充满间质液体，遍布大脑半球、中脑及小脑，是间质液体与大脑代谢物代谢出脑的主要途径，不与蛛网膜下腔相通，间隙扩大可能与间质液体流出道堵塞相关。散发的 PVS 多为生理性变异，基因多正常，未降解的黏多糖类（Hurler、Hunter 或 Sanfilippo 病）或先天性肌营养不良可合并扩大的血管周围间隙。有研究表明 PVS 是脑小血管病的 MRI 标志物。

主要表现：

通常无症状，偶然检出，部分有症状患者表现为：头痛，头晕，记忆障碍。位于中脑较大的 PVS 可导致梗阻性脑积水。

〖病理〗

边界光整的类圆形囊腔,皮质 PVS 由单层柔脑膜内陷构成,豆纹动脉及中脑动脉旁 PVS 由双层柔脑膜构成,柔脑膜在毛细血管水平消失。周围脑实质通常无破坏。

〖影像学表现〗

影像学表现为大小不等,边界清楚的簇状囊腔,增强后未见强化,可单发/多发,不对称分布,多小于 5 mm。可发生于任何年龄、大脑任何部位,好发于前联合周围、中脑、深部白质(三角区周围)、脑岛下白质及外囊,少见于小脑齿状核、丘脑、胼胝体及扣带回。儿童胼胝体周围多发 PVS 需考虑黏多糖贮积症。

一般认为,直径小于 2 mm 的 PVS 属正常解剖结构,见于各个年龄组的健康人群。直径大于 2 mm 的 PVS 被认为是 PVS 扩大(enlarged perivascular space,EPVS),还见有巨大 PVS、海绵状 PVS 等。EPVS 的形态学特征是边界光滑清楚,可呈椭圆形、圆形、线状或管状,通常双侧对称,边界清楚,直径在 5 mm 以下,与穿通动脉的行径相一致。

按照发病部位可将其分为 3 型。Ⅰ型:随着豆纹动脉走行经前穿质进入基底节,称基底节型,最常见;Ⅱ型:随着髓质动脉走行进入大脑半球白质并延续至皮层下白质,称大脑半球型,常为单侧;Ⅲ型:随着大脑后动脉的传通支走行进入中脑,称中脑型。按形态可分为:单发囊型,呈孤立类圆形囊状;局部簇集型,呈多发条状、线状;单侧为主的密集囊型;蜘蛛网型。

CT:

多成簇状分布囊腔,可为圆形、类圆形、线样、点状,多发多于单发,多数 PVS 直径小于 5 mm,不合并钙化或出血,增强后无强化。

MRI:

使用 3.0T MRI 25%～30%儿童都可以观察到小 PVS。PVS 囊内信号在各序列上同脑脊液信号,邻近脑组织无异常改变,较大 PVS 可合并占位效应。FLAIR 及 DWI 呈低信号。增强后无强化,有时可观察到穿支动脉。皮质下 PVS 可伴随邻近脑回扩张,发生在中脑的较大 PVS 可压迫第三脑室或导水管导致梗阻性脑积水。

〖诊断要点〗

1. 簇状、不对称分布的囊性灶。

2. 前联合周围、中脑或基底节区多见。

3. 多小于 5 mm,偶见巨大的瘤样 PVS。

4. 儿童胼胝体周围多发 PVS 需考虑黏多糖贮积症。

〖鉴别诊断〗

1. 腔隙性脑梗死:年龄较大,前联合周围少见,形状多不规则,周围可见胶质增生呈高信号。

2. 实质性脑囊虫病:囊壁强化,有时可观察到头节,周围伴水肿,不呈簇状分布。

3. 囊肿样肿瘤:单发多于多发,信号/密度不同于脑脊液,周围脑实质异常,可有强化。

〖参考文献〗

1. 苗延巍,伍建林. 颅内囊肿的病理-影像学表现和鉴别诊断[J]. 国际医学放射学杂志,2008,31(1):18-22.

2. UAR I L, YLDRM M, SAYAR Y, et al. Hypomelanosis of Ito presenting with unilateral dilation of Virchow-Robin spaces:a case report [J]. Child's Nervous System,2021:1-4.

（苗丹童　盛会雪）

〖病例解析〗

病例 1

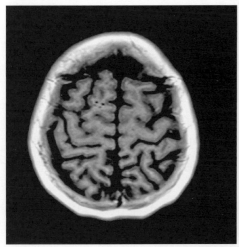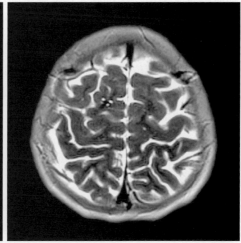

头颅 MRI：左图 T1WI 横断位平扫，右图 T2WI 横断位平扫，右侧额叶见数个点状长 T2 长 T1 信号，邻近脑组织无异常改变。

图 1-8-6-1　扩大的血管周围间隙

病例 2

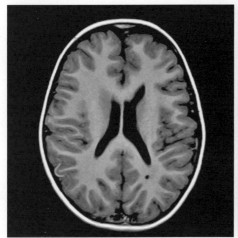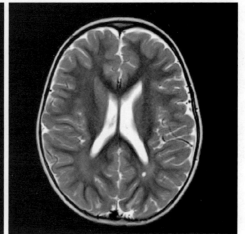

头颅 MRI：左图 T1WI 横断位平扫，右图 T2WI 横断位平扫，左侧顶叶白质可见圆形长 T1 长 T2 信号，境界清晰，周围无异常信号。

图 1-8-6-2　扩大的血管周围间隙

病例 3

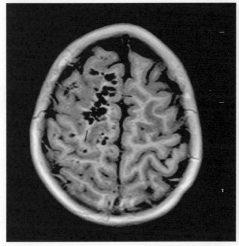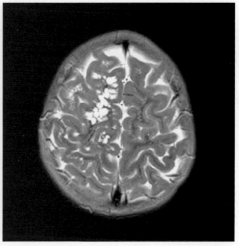

头颅 MRI：左图 T2-FLAIR 横断位，右图 DWI 横断位，右侧额叶白质内成簇分布的大小不等囊状及小圆形长 T1 长 T2 信号影，境界清晰。

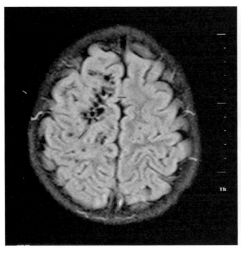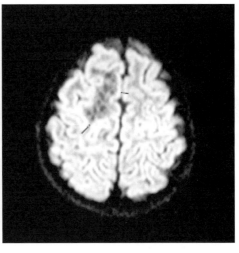

头颅 MRI：左图 T2-FLAIR 横断位，右图 DWI 横断位，右侧顶叶病灶呈境界清晰低信号，边缘无胶质增生。

图 1-8-6-3　扩大的血管周围间隙

病例 4

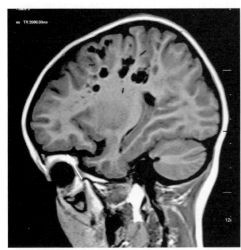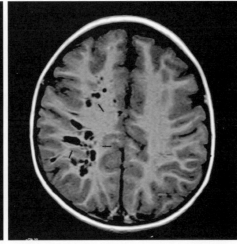

头颅 MRI：左图 T1WI 矢状位平扫，右图 T1WI 横断位平扫，右侧额顶叶白质内成簇分布的大小不等囊状及小圆形长 T1 长 T2 信号影，境界清晰。

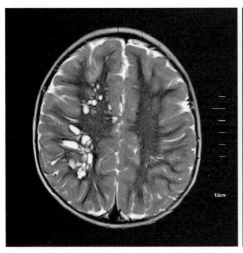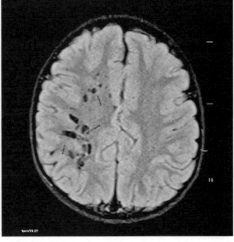

头颅 MRI：左图 T2WI 横断位平扫，右图 T2-FLAIR 横断位，右侧顶叶病灶边界清晰，无胶质增生。

图 1-8-6-4　扩大的血管周围间隙

7. 表皮样囊肿

【临床概述】

流行病学：

颅内表皮样囊肿（epidermoid cyst，EC）占颅内原发性肿瘤和瘤样病变的 0.2%～1.8%，发生率是皮样囊肿的 4～9 倍，最常见的桥小脑角区囊性肿瘤。发病高峰年龄为 20～60 岁，男女发生比率大致相等。EC 分为：①先天性病变，为胚胎期（3～5 周）神经沟闭合期，由于神经管及皮肤外胚层不完全分裂形成的外胚层细胞，异位残留于神经管分化形成，为颅内表皮样囊肿常见病因。先天性桥小脑角区表皮样囊肿来源于第一鳃沟细胞；②后天性（外伤相关）：颅内表皮样囊肿少见病因，更常见于脊柱腰穿后。

主要表现：

儿童很少有临床症状。临床症状与发生部位相关，多表现为头痛和相应的颅神经病变（第五、第七、第八对脑神经受累时）。

【病理】

囊肿表面呈有光泽的颗粒状改变，类似"珍珠母"，囊壁外层为纤维囊，内衬复层鳞状上皮，囊内容物为蜡状、奶油样或片状物质，同心圆薄片状角蛋白/胆固醇结晶。肿瘤内不含皮肤附件如毛发、汗腺等。

【影像学表现】

影像学表现为不规则、分叶状肿块，边界清晰，呈匍匐生长，除肿块体积较大时，通常无占位效应，可延伸至脑池包绕血管、神经。90% 的 EC 位于硬膜内，基底池多见：桥小脑角池最常见（40%～50%），颅中窝、鞍旁、第四脑室、侧脑室颞角、第三、四脑室脉络丛及大脑纵裂、侧裂。硬膜外（10%）少见：颅骨板障及脊柱。脑干及大脑半球罕见。EC 破裂及恶变均罕见。

X 线平片：

发生于板障内 EC 以眶外壁多见，表现为类圆形骨质缺损，边缘清楚，有硬化边。

CT：

发生于桥小脑角池和桥前池内：沿缝隙生长；发生于小脑蚓部、颞底部、环池或第四脑室推移邻近结构，需与脑干肿瘤鉴别。分叶状或圆形的肿块，90% EC 呈低密度，囊内或囊壁脂类、蛋白、胆固醇结晶含量较多或存在少量钙化、黏液变性时，CT 表现稍高密度。继发于出血、钙化或含铁色素时可表现为罕见的高密度囊肿。增强后无/囊壁轻度强化。可包绕邻近神经及血管。

MRI：

多数 T1WI 呈低信号，T2WI 呈高信号，当囊内脂类、蛋白、胆固醇结晶较多或合并钙化时 T1WI 呈等/高信号，T2WI 呈低/等信号。FLAIR 完全/不完全抑制，DWI 中度/明显弥散受限。增强后无/囊壁轻度强化。

【诊断要点】

1. 分叶状/类圆形肿块，匍匐生长，包绕邻近血管及神经。

2. 囊肿内成分复杂而信号/密度混杂，增强后无/囊壁轻度强化，DWI 存在弥散受限。

3. 病灶体积较小，掩盖于脑脊液中时可通过 FLAIR、DWI 或脑池造影鉴别。

【鉴别诊断】

1. 蛛网膜囊肿：信号/密度同脑脊液，无弥散受限。

2. 脑囊虫病：多发，多位于脑沟深处或脑实质内，囊壁强化或观察到头节可鉴别。

3. 皮样囊肿：类似脂肪信号/密度，多位于中线周围。

4. 低级别星形细胞瘤：多远离中线，邻近脑皮层。

参考文献

1. 欧光乾,夏贤武,刘含秋,等.脑实质型表皮样囊肿的 MRI 表现及相关病理学基础与临床[J].中国医学计算机成像杂志,2018,24(04):287-291.

2. 杨小平,李坤成,于春水,等.颅内表皮样囊肿的影像与病理所见对照分析[J].临床放射学杂志,2005,24(7):573-576.

3. 陈培友,邱雷雨,宣建华.颅内表皮样囊肿 CT 和 MRI 诊断[J].医学研究杂志,2008,37(4):105-108.

（苗丹童 盛会雪）

病例解析

病例 1

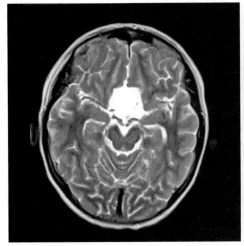 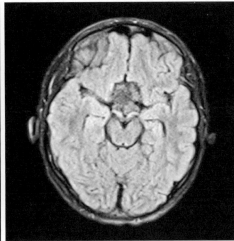

头颅 MRI：左图 T2WI 横断位平扫，鞍上见一类圆形长 T2 信号影，其内信号混杂，可见絮状稍低信号影，边界清楚；右图 T2-FLAIR 序列横断位，病灶主要呈低信号，絮状影仍呈稍高信号。

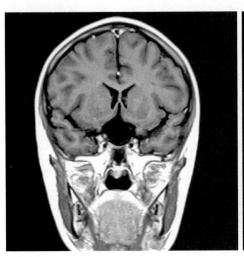 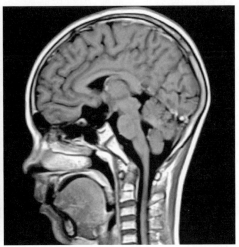

头颅 MRI：左图 T1WI 冠状位增强，右图 T1WI 矢状位增强，病灶无明显强化，邻近垂体及垂体柄受压。

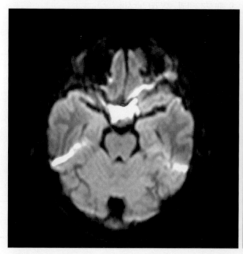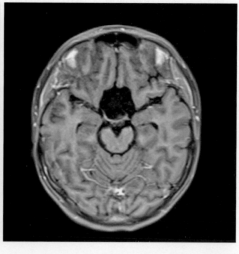

头颅 MRI：左图 DWI 横断位，鞍上病灶边缘弥散受限呈高信号；右图 T1WI 横断位增强，示病灶无明显强化，后部可见受压变形的视交叉。

图 1-8-7-1　鞍上表皮样囊肿（病理为表皮样囊肿，囊内含有大量角化物）

8. 皮样囊肿

【临床概述】

流行病学：

皮样囊肿（dermoid cyst，DC）是胚胎发育早期（3～5 周），包埋于神经管内的外胚层或外胚层与神经管分离不全形成的轴外囊肿。发病率小于颅内肿瘤的 0.5%，好发于 10～30 岁，常单发，男性略多见。

主要表现：

通常无明显临床症状，囊肿自发性破裂（多见）或外伤发生破裂时，可继发化学性脑膜炎、癫痫、昏迷、血管痉挛甚至梗死。

【病理】

单房厚壁囊肿，囊壁为复层鳞状上皮细胞，内衬皮脂腺、毛囊及汗腺的真皮成分，囊内含有脂质、角蛋白碎片及皮肤附件如毛囊，可能存在漂浮的蛋白类物质。

【影像学表现】

影像学表现为好发中线区，边界清楚的单房囊性灶，其内含有脂肪成分，发生破裂时脂滴可进入蛛网膜下腔；最常见于鞍上池，其次为后颅窝，颅外可见于脊柱、眼眶。

CT：

多位于中线部位，类圆形或分叶状的单房囊性肿块，多边界清楚，合并感染时边界模糊，CT 平扫因含有脂肪成分呈欠均匀低密度影，20% 囊壁有钙化，增强后病灶无明显强化，合并感染时，病灶边缘可出现不规则点、条状强化。囊肿位于后颅窝可压迫第四脑室引起梗阻性脑积水。囊肿破裂后脂滴进入邻近蛛网膜下腔显影或进入脑室、脑池出现脂-液平面，较小囊肿破裂时因内容物外溢导致原发灶塌陷未见显示，仅见周围脂滴显影提示囊肿破裂；同时也需进一步检查脊柱 MRI 除外椎管内皮样囊肿破裂。

MRI：

因囊内成分复杂，含毛发、脂肪成分而信号不均，T2WI 为著，T1WI 呈稍低～等高信号，T2WI 呈低～高信号，脂肪抑制序列上囊内脂肪成分信号减低。T2WI 毛发呈细而卷曲的低信号影。罕见的致密皮样囊肿 T1WI 呈显著高信号，T2WI 呈显著低信号。囊肿破裂脂滴外溢 T1WI、T2WI 均呈高信号。MRS：0.9～1.3 ppm 可见增高脂峰。

【诊断要点】

1. 多位于中线位置，鞍上/后颅窝常见。

2. 边界清、单房囊性肿块，其内含脂肪成分而密度减低、欠均。

3. 增强后病灶无明显强化或囊壁环形强化。

4. 囊肿可破裂导致脂滴外溢而显影。

【鉴别诊断】

1. 表皮样囊肿：较皮样囊肿常见，多表现为类脑脊液密度/信号，不含脂肪，DWI可见弥散受限。

2. 脂肪瘤：多位于幕上半球间裂，胼胝体上方＞鞍上＞顶盖区，呈均匀脂肪密度/信号影，可合并胼胝体发育畸形，钙化较皮样囊肿少见。

3. 颅咽管瘤：好发于鞍上，呈分叶状囊实性混合肿块，可见典型蛋壳样钙化或结节状钙化，实性成分强化。

【参考文献】

1. 荆彦平，张俊，高峥嵘，等.颅内皮样囊肿破裂的CT、MRI诊断[J].中国CT和MRI杂志，2017，15(1)：14-16.

2. 廖欣，詹玮，童娟，等.颅内皮样囊肿自发性破裂的CT及MRI表现[J].贵阳医学院学报，2015，40(10)：1066-1069.

（苗丹童　张晓军）

【病例解析】

病例1

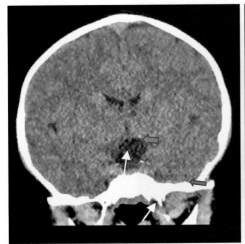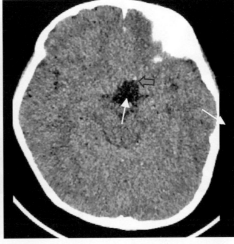

头颅CT：左图冠状位平扫，右图横断位平扫，鞍区及鞍上见团块状低密度影，边缘见点状钙化。

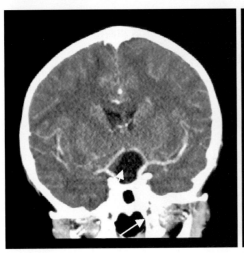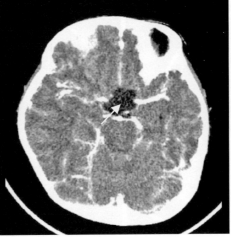

头颅CT：左图冠状位增强，右图横断位增强，病灶无明显强化，未见明显异常血管供血。

图 1-8-8-1　皮样囊肿

病例 2

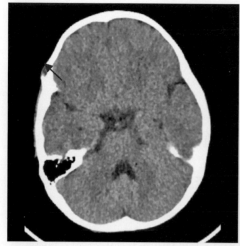 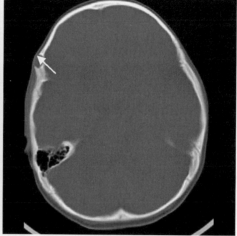

头颅 CT：左图脑窗横断位平扫，右侧额颞部交界处皮下可见一类圆形低密度影，边界清楚，CT 值呈水样密度；右图骨窗横断位平扫，骨窗可见邻近骨质受压、凹陷变薄。

图 1-8-8-2　皮样囊肿

病例 3

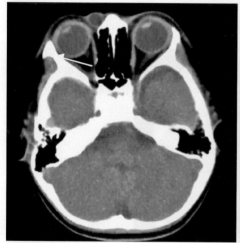 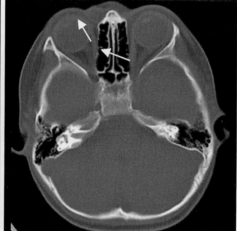

头颅 CT：左图脑窗横断位平扫，右侧眼眶内鼻侧皮下可见一类圆形包块影，边缘清楚，CT 值约 −10 HU；右图骨窗横断位平扫，骨窗见病灶相邻骨质未见受压改变。

图 1-8-8-3　皮样囊肿

病例 4

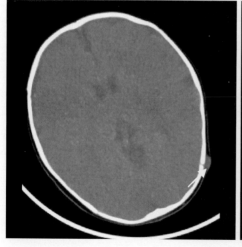 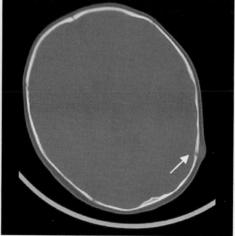

头颅 CT：左图软组织窗横断位平扫，左侧顶枕部交界处皮下可见一类圆形小结节影，边界清，呈水样密度；右图骨窗横断位平扫，邻近骨质未见明显破坏及受压改变。

图 1-8-8-4　皮样囊肿

第九节　其他肿瘤

1. 畸胎瘤

〖临床概述〗

流行病学:

畸胎瘤(teratoma)起源于多潜能生殖细胞,包括成熟型畸胎瘤(最常见,分化良好),未成熟畸胎瘤(一些分化不完全的组织)及畸胎瘤恶变。起源于胚胎发育 3～4 周,在宫内或者新生儿时期检出,男性发病率大于女性,占儿童颅内肿瘤的 2%～4%,占围产期颅内肿瘤的 42%。在胎儿脑肿瘤中存活率最低,多在宫内死亡,恶性畸胎瘤通过脑脊液播散最常见。

主要表现:

全颅畸胎瘤表现为巨头,畸胎瘤位于松果体区可导致颅内压增高症,位于鞍区可导致下丘脑综合征。血清癌胚抗原(CEA)增加,如果肿瘤合并肠腺成分(卵黄囊细胞)甲胎蛋白增高。

〖病理〗

成熟畸胎瘤组织完全分化,呈典型的三胚层结构,囊性成分常见,也可见软骨、骨及鳞状上皮。未成熟畸胎瘤/恶性畸胎瘤由于组织不良而缺乏典型组织学特征,类似胎儿组织。畸胎瘤也可与生殖细胞瘤/非生殖细胞瘤以混合型肿瘤形式存在。

〖影像学表现〗

影像学表现为含有脂肪、钙、囊性及软组织成分的肿块,主要好发松果体区>蝶鞍区,其余颅内各部均可发生,肿瘤位置一般近中线。可根据灶周水肿帮助区分成熟畸胎瘤及未成熟畸胎瘤。

CT:

位置多分布近中线,松果体多见,可累及中脑顶盖,位于鞍上:下丘脑、视交叉,鞍旁:海绵窦或近颅中窝,位于大脑半球及脑室少见,肿块较大时常无法准确判断肿瘤解剖起源,全颅畸胎瘤体积巨大。CT平扫可见脂肪、钙化及软组织混合密度影,囊性成分多见,增强后瘤体内软组织成分强化。

MRI:

信号混杂,脂肪成分在 T1WI 及 T2WI 呈高信号,脂肪抑制序列呈低信号,FLAIR 囊性成分呈低信号,DWI 部分肿瘤由于细胞成分密集表现弥散受限。成熟畸胎瘤通常没有灶周水肿,而未成熟畸胎瘤常见。增强后软组织成分强化。

〖诊断要点〗

1. 多位于中线区密度/信号混杂肿块,其内见钙化、囊性、脂肪及软组织成分。
2. 肿瘤较大时,尤其在新生儿时期全颅肿瘤考虑畸胎瘤。
3. 软组织成分强化可区分皮样囊肿。
4. 成熟畸胎瘤通常没有灶周水肿,未成熟畸胎瘤常见。
5. CEA 增高可辅助诊断。

〖鉴别诊断〗

1. 皮样囊肿:多位于中线区,颅内最常见于鞍上及后颅窝,界清的囊性肿块其内含脂肪成分,囊壁厚,增强后病灶无明显强化或囊壁环形强化,囊肿破裂可见脂滴外溢。
2. 脂肪瘤:多位于幕上半球间裂,密度较均匀,MRI 压脂像信号减低,增强后无强化。

〖参考文献〗

1. 李春德,甲戈,宫剑,等.儿童颅内未成熟畸胎瘤的诊断及治疗(附 36 例报告)[J].中华神经外科杂志,2012,28

(10):979-981.

2. 梅鑫,李玉华,刘明,等.儿童松果体区肿瘤的临床及影像学特征[J].放射学实践,2017,32(6):608-614.

3. 吴靖雯,王显龙,林燕红,等.颅内畸胎瘤的 CT 和 MRI 诊断[J].中华神经医学杂志,2015,14(9):890-893.

（苗丹童　张晓军）

《病例解析》

病例 1

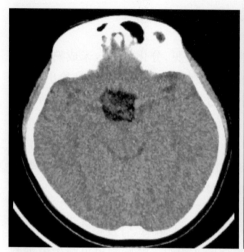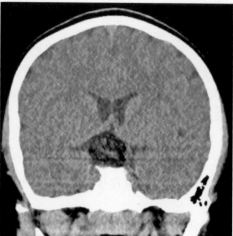

头颅 CT:左图横断位平扫,右图冠状位平扫,鞍区及鞍上可见囊性低密度影,其内密度欠均,内可见少许絮状稍高密度影。

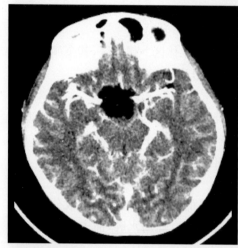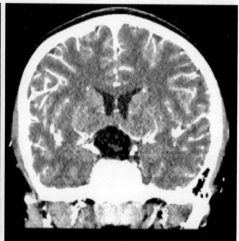

头颅 CT:左图横断位增强,右图冠状位增强,病灶未见明显强化。

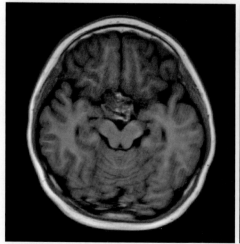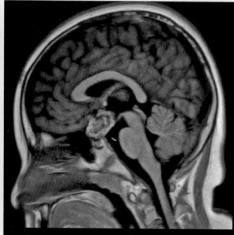

头颅 MRI:左图 T1WI 横断位平扫,右图矢状位平扫,鞍区及鞍上一类圆形混杂信号影,病灶中央见絮状高信号影,视束视交叉受压移位,垂体柄显示不清。

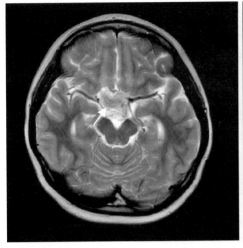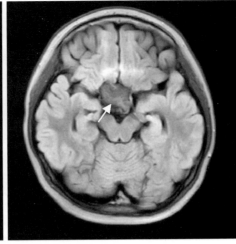

头颅 MRI：左图 T2WI 横断位平扫，鞍区及鞍上一类圆形等-高信号影（细箭头），其内信号混杂，边缘见片状囊性灶，周围未见水肿带；右图 T2-FLAIR 横断位，病灶内囊性成分信号受抑制，余呈等-高信号。

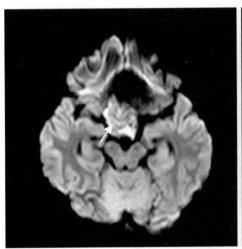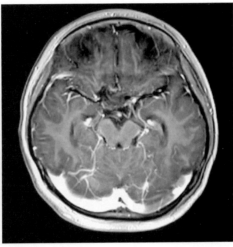

头颅 MRI：左图 DWI 横断位，病灶大部分弥散受限；右图 T1WI 横断位增强，病灶未见明显强化。

图 1-9-1-1　畸胎瘤（病理结果为成熟性囊性畸胎瘤，囊内含有少量脂肪成分）

病例 2

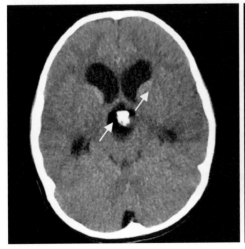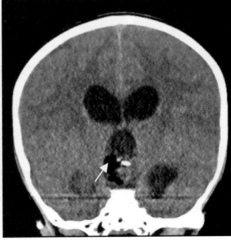

头颅 CT：左图横断位平扫，右图冠状位平扫，中线区见一混杂密度类圆形占位灶，可见脂肪密度影及结节状钙化灶，左侧缘可见少许软组织密度影，幕上脑室系统扩张。

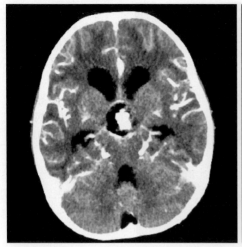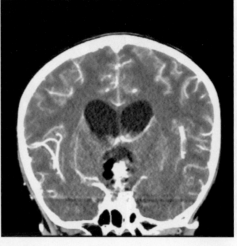

头颅 CT:左图横断位增强,右图冠状位增强,病灶内软组织成分见强化,余未见强化。

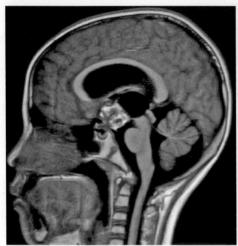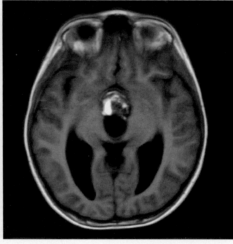

头颅 MRI:左图 T1WI 矢状位平扫,右图 T1WI 横断位平扫,鞍上区见混杂信号肿块,向上突入三脑室,边界欠规则,内见片状短 T1 信号脂肪组织,中间混杂低信号钙化灶。

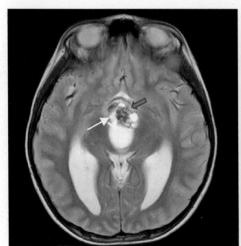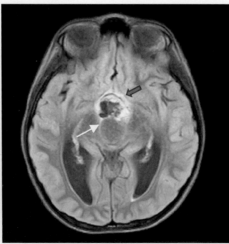

头颅 MRI:左图 T2WI 横断位平扫,病灶信号混杂,见长 T2 信号脂肪、囊变影及明显点片状低信号钙化影,周围组织推移,未见明显水肿带;右图 T2-FLAIR 横断位,病灶内脂肪及囊性成分信号抑制。

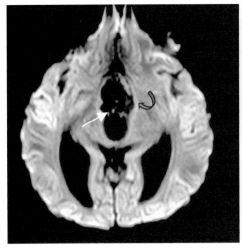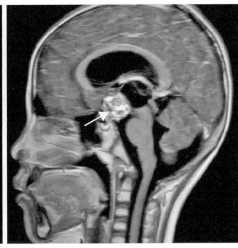

头颅 MRI:左图 DWI 横断位,病变未见明显弥散受限;右图 T1WI 矢状位增强,软组织成分可见明显不均匀强化。

图 1-9-1-2 畸胎瘤

病例 3

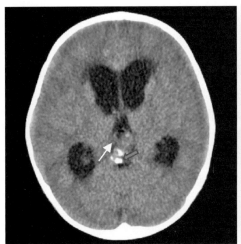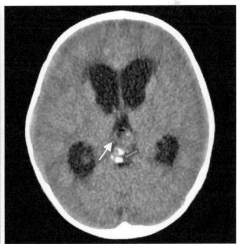

头颅 CT:左、右图均为横断位平扫(不同层面),显示第三脑室上方不规则混杂密度软组织肿块影,其内见多发点状钙化影及小片状脂肪密度影,邻近松果体结构显示不清,幕上脑室系统扩张。

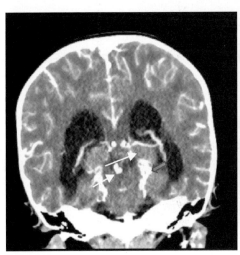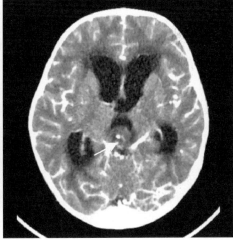

头颅 CT:左图冠状位增强动脉期,右图横断位增强动脉期,第三脑室后上方见不规则软组织肿块影,其内脂肪及钙化影,病灶内软组织成分轻中度强化。

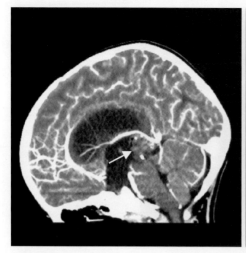 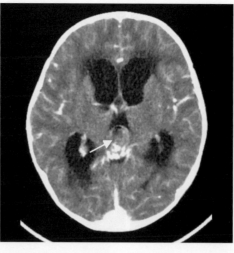

头颅 CT：左图冠状位增强静脉期，右图横断位增强静脉期，病灶软组织成分进一步强化；松果体结构显示不清，幕上脑室系统扩张，伴室旁白质内见片状低密度影（间质性水肿）。

图 1-9-1-3　畸胎瘤

2. 脂肪瘤

〖临床概述〗

流行病学：

脂肪瘤（intracranial lipoma，ICL）又称脂肪瘤样错构瘤，属于先天畸形而非真正的肿瘤，是成熟的非肿瘤性脂肪组织团块，发生在中枢神经系统的脂肪瘤变异包括：骨脂肪瘤、冬眠瘤及血管脂肪瘤。脂肪瘤多认为由于原脑膜发育不全形成的先天畸形，正常情况下原脑膜可分化为软脑膜及脑池，异常分化为脂肪组织，可通过胚胎脉络膜裂发展成软脑膜凹陷，这解释了通常半球间脂肪瘤向脑室内延伸这一现象。脂肪瘤多合并其他颅内异常，最常见为大脑半球间脂肪瘤合并胼胝体发育畸形，其他畸形包括：脑膨出，闭合性脊柱闭合不全等。颅内脂肪瘤发生率在颅内肿瘤中（包括非真性肿瘤）小于 0.5%，无明显性别差异，可发生于任何年龄。

主要表现：

缺乏特异性临床表现，多在影像检查中偶然发现，临床表现可表现为癫痫、头痛、痴呆、精神迟钝或偏瘫等，因累及部位不同而临床表现各异，其中病灶位于胼胝体区、脑表面及侧裂池多以癫痫为主，靠近脑室可引起脑积水。

〖病理〗

黄色或白色实性、分叶状脂肪性肿块，多邻近软脑膜，对周围脑组织无侵犯，有时可产生粘连，瘤体内见神经、血管穿行。镜下为成熟脂肪组织。

〖影像学表现〗

影像学表现为脂肪密度/信号类圆形肿块，边界清，病灶位置多位于中线区或附近位置，80%位于幕上：40%～50%位于半球间裂（胼胝体区，可延伸至脉络丛及侧脑室）＞鞍上＞顶盖区，少见于侧裂池、岛叶；20%脂肪瘤位于幕下：桥小脑角＞颈静脉孔、枕大孔。体积变化范围较大：从微小至非常大。表现为以软脑膜为基底的分叶状脂肪肿块，可包绕血管和神经。半球间脂肪瘤可分为两种，曲线型和管结节型，前者更为多见，位于后部的胼胝体压部周围，病灶薄且少与胼胝体或实质异常相关；后者主要位于半球间裂的前部，表现为结节肿块样，常伴发胼胝体或其他异常。

X 线平片：

多为阴性，位于半球间脂肪瘤瘤体较大时表现为低密度，结节型脂肪瘤可见边缘钙化。

CT：

脂肪密度类圆形肿块：−100～−30 HU，边界清楚，钙化程度变化较大：无钙化、斑点状、线样、广泛性钙化；增强扫描无强化，无明显占位效应，常合并其他畸形。位于颅骨附近易因为容积效应病灶密度增高而漏诊。

MRI：

T1WI 高信号，T2WI 高信号，压脂序列低信号，FLAIR 高信号，当合并钙化 CT 显示优于 MRI，T2WI 瘤体内穿行血管、神经可表现为"充盈缺损"。

超声：

强回声颅内肿块，可合并其他畸形。

【诊断要点】

1. 多位于幕上半球间裂，胼胝体上方＞鞍上＞顶盖区。

2. 类圆形或分叶状脂肪性占位，瘤体内可包绕神经、血管。

3. CT、MRI 表现为脂肪密度/信号，钙化程度不等，无强化。

4. 注意合并畸形：胼胝体发育畸形最常见。

【鉴别诊断】

1. 皮样囊肿：密度为 20～40 HU，密度/信号欠均，增强后多无强化或囊壁环形强化，鞍上/后颅窝常见，囊肿破裂可见脑池内脂滴。

2. 畸胎瘤：多位于松果体区、混杂密度，不均匀强化。

3. 表皮样囊肿：密度多较脂肪瘤高，稍低于脑脊液，多位于桥小脑角区或第四脑室，匍匐生长，存在弥散受限。

4. 亚急性出血：CT 接近水样密度，MRI T2 及脂肪抑制序列容易区分。

【参考文献】

郭彩英,彭勇,杨小民,等.颅内脂肪瘤的 CT、MRI 诊断[J].现代医用影像学,2011,20(3):196-198.

（苗丹童　盛会雪）

【病例解析】

病例 1

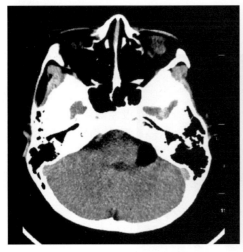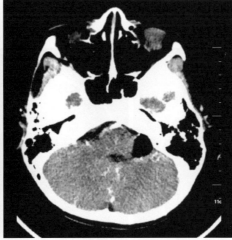

头颅 CT：左图横断位平扫，显示左侧桥小脑角区可见类圆形低密度影，CT 值约−110 HU；右图横断位增强，病灶未见明显强化，可见基底动脉分支血管于病灶边缘走行。

图 1-9-2-1　脂肪瘤

病例 2

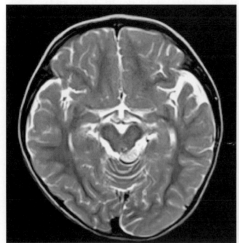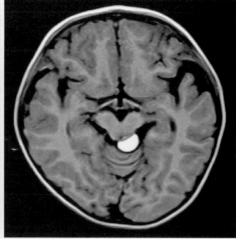

头颅 MRI：左图 T2WI 横断位平扫，右图 T1WI 横断位平扫，四叠体池偏左侧见一类圆形短 T1 长 T2 信号影，边界清楚，邻近小脑受压改变。

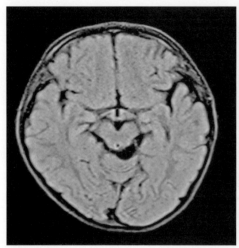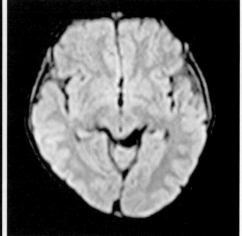

头颅 MRI：左图 T2 - FLAIR 横断位，病灶信号变化与皮下脂肪层一致，内部脂肪信号被抑制而呈低信号；右图 DWI 横断位，病灶未见明显弥散受限。

图 1-9-2-2　脂肪瘤

病例 3

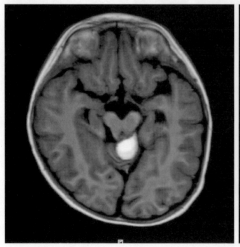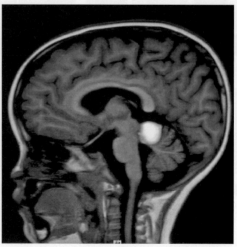

头颅 MRI：左图 T1WI 横断位平扫，右图 T1WI 矢状位平扫，显示四叠体池及左侧环池内见类圆形短 T1 信号影，边界清楚。

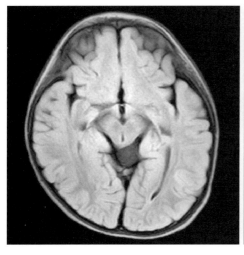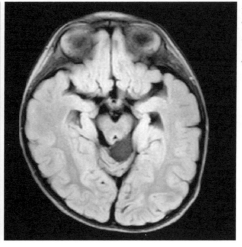

头颅 MRI：左、右图均为 T2-FLAIR 序列（不同层面），显示病灶为低信号，邻近小脑受压移位。

图 1-9-2-3 脂肪瘤

病例 4

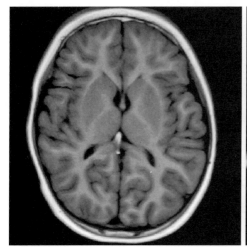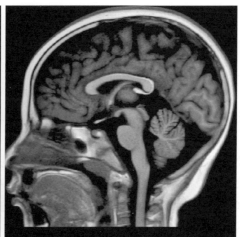

头颅 MRI：左图 T1WI 横断位平扫，右图 T1WI 矢状位平扫，示中线区胼胝体周围可见短 T1 信号影环绕，边界清。

图 1-9-2-4 脂肪瘤

病例 5

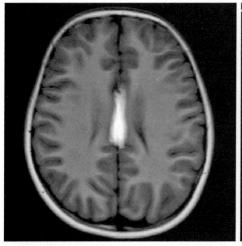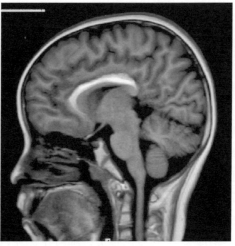

头颅 MRI：左图 T1WI 横断位平扫，右图 T1WI 矢状位平扫，胼胝体上方较粗大弧形短 T1 信号影，胼胝体体部略薄。

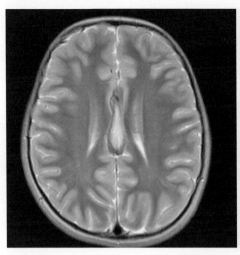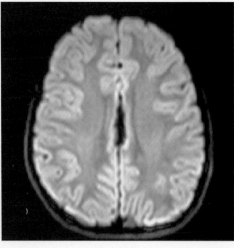

头颅 MRI:左图 T2WI 横断位平扫,病灶为长 T2 信号影;右图 DWI 横断位,显示病灶呈低信号,胼胝体呈受压改变。

图 1-9-2-5　脂肪瘤

3. 脊索瘤

【临床概述】

流行病学:

脊索瘤(chordoma)占原发性恶性骨肿瘤 2%～4%,起源于残存脊索或迷走脊索组织的低度恶性肿瘤,转移少见,手术难以完全切除,术后易复发。40～60 岁为发病高峰期,儿童少见,发生率小于 5%;男性发病率约为女性 2 倍,发生于斜坡和颈椎脊索瘤无明显性别差异。部分患儿合并结节性硬化。

主要表现:

由于肿瘤生长缓慢,症状长期存在(4～24 个月),最早因为肿瘤体积增大侵犯/压迫邻近组织表现为疼痛,晚期临床症状与位置相关:发生于斜坡表现为脑神经麻痹、复视,鼻内侵犯表现为鼻炎症状;发生于活动椎脊索瘤表现为神经根病、脊髓压迫,肿瘤较大可压迫气道,吞咽困难;发生于骶骨脊索瘤表现为下肢无力、臀骶部感觉异常等。

【病理】

类圆形或分叶凝胶样肿块、质软,边界尚清,有纤维假包膜,瘤体内或有钙化、出血、囊变;质软、含黏液较多者倾向于良性,质硬、钙化较多者倾向于恶性。镜下脊索瘤组织变化较多,典型脊索瘤由片状、条带状空泡化的黏液细胞组成,含有丰富黏蛋白。

【影像学表现】

影像学表现为较大软组织肿块及邻近骨质破坏,但斜坡病变常较小。好发于中轴骨,两端多见:头颅(32.0%)＞骶骨(29.3%)＞脊柱(22.8%),中轴骨外脊索瘤罕见,颅底脊索瘤好发于斜坡,具有侵袭性,可侵犯鞍区及副鼻窦。

X 线平片:

发生在颅底脊索瘤表现为:蝶鞍、斜坡骨质破坏,骨质破坏边界尚清,瘤体内可有碎骨片残余或斑片状钙化;发生在脊柱、骶骨脊索瘤表现为:椎体不均匀膨胀性、溶骨性骨质破坏,椎间盘及≥相邻 2 个椎体受累,局部可见软组织肿块。

CT:

中轴骨多见,膨胀性、溶骨性骨破坏可伴硬化边,较大软组织肿块,可沿斜坡向颅内生长,密度欠均匀,CT 平扫以等或稍高密度为主,很少出现大范围液化坏死,多为小片状低密度囊变,瘤体内斑片状钙化灶。增强后由于肿瘤合并囊变、坏死、出血,呈不均匀明显强化。颅底脊索瘤易侵犯邻近鼻咽部、副鼻窦及眶内。

MRI:

T1WI 不均匀等-低信号肿块(低信号为主),T2WI 不均匀高信号,瘤体内纤维分隔、钙化呈低信号;增强后不均匀、筛网样中等程度至明显强化。

〖**诊断要点**〗

1. 好发于中轴骨的恶性肿瘤,脊柱两端多见。

2. 溶骨性、膨胀性骨质破坏及较大软组织肿块,钙化多见,生长缓慢,局部侵袭性。

3. 不均匀中-重度强化,筛网样强化。

4. 儿童脊索瘤患者需注意是否伴发结节性硬化。

〖**鉴别诊断**〗

1. 颅咽管瘤:好发于鞍上,边界清楚的囊性肿块,有典型蛋壳样或弧线形钙化,邻近骨质一般无破坏。

2. 软骨肉瘤:MRI 特征类似脊索瘤,好发于神经弓>椎体,外周及瘤体内分隔轻度强化。

3. 脊索残余物:罕见,常见于颅底或 C2 椎体,较小良性异位脊索残余,无骨质破坏。

〖**参考文献**〗

1. 郑琼娜,郑汉朋,潘阿善,等.颅底脊索瘤的 CT 和 MRI 影像表现特征[J].医学影像学杂志,2018,28(7):1057-1060.

2. 刘依凝,程敬亮.颅底脊索瘤的影像学诊断及研究现状[J].临床放射学杂志,2006,25(5):479-482.

3. 田爱民,李威,马国林.脊索瘤的影像学诊断和鉴别诊断[J].实用医学影像杂志,2013(1):38-40.

(苗丹童　盛会雪)

〖**病例解析**〗

病例 1

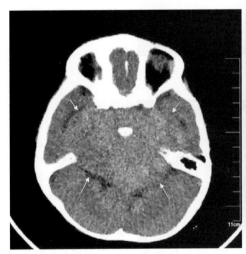 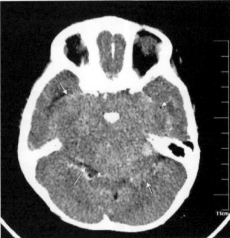

头颅 CT:左图横断位平扫,示鞍上巨大软组织肿块,境界较清晰,平扫呈等、稍高密度,少许砂砾状钙化;右图横断位增强,病变呈中等较均匀强化,邻近脑组织呈受压改变。

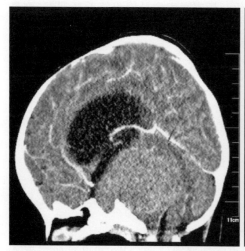
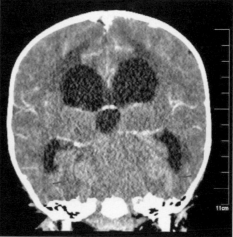

头颅 CT：左图矢状位增强，右图冠状位增强，示肿块中等程度强化，强化较均匀，蝶鞍明显扩大，邻近脑组织及血管呈受压改变。

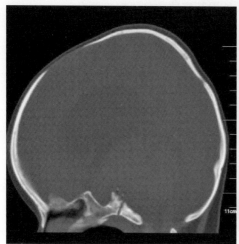
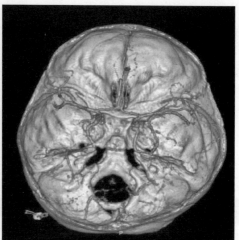

头颅 CT：左图矢状位骨窗平扫，右图动脉期三维重组图，示蝶鞍扩大，斜坡密度不均匀，可见小囊状骨质破坏，邻近大脑中动脉及大脑后动脉受压向两侧移位。

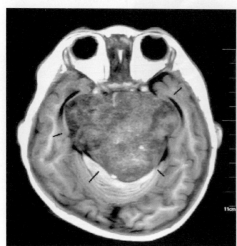
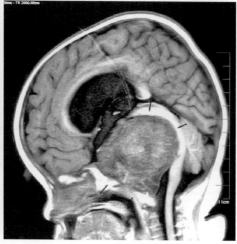

头颅 MRI：左图 T1WI 横断位平扫，右图 T1WI 矢状位平扫，鞍上区域巨大软组织肿块，呈不均匀低信号，内可见点、条状高信号（流速缓慢血管或少量出血）及小片状低信号（囊变），矢状位可观察到病灶与斜坡宽基底相连伴斜坡明显骨质破坏。

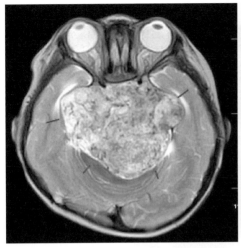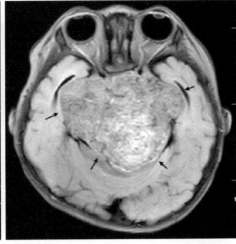

头颅 MRI:左图 T2WI 横断位平扫,右图 T2 - FLAIR 横断位,示病灶呈不均匀高信号,内散在条点状低信号,邻近脑组织呈受压改变,无瘤周水肿,提示病灶为脑外来源。

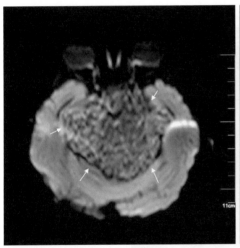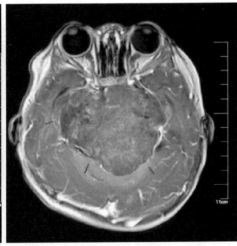

头颅 MRI:左图 DWI 横断位平扫,右图 T1WI 横断位增强,示病灶无明显弥散受限,呈不均匀中等程度强化。

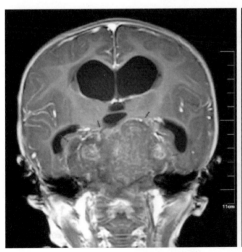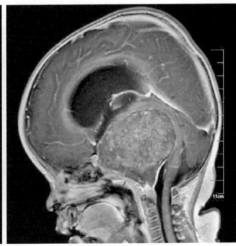

头颅 MRI:左图 T1WI 冠状位增强,右图 T1WI 矢状位增强,示随扫描时间延长,强化较横断位显著,内可见灶状明显强化区域。脑干明显受压向北侧移位。

图 1-9-3-1 鞍上巨大脊索瘤

病例 2

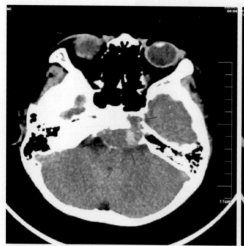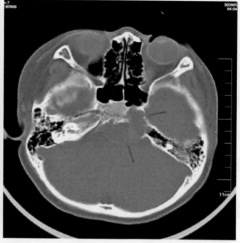

头颅 CT：左图横断位平扫软组织窗，右图横断位骨窗，示斜坡形态不规则膨胀性软组织肿块，呈等、稍高密度，病灶左缘见片状高密度影，提示出血，斜坡骨质破坏。

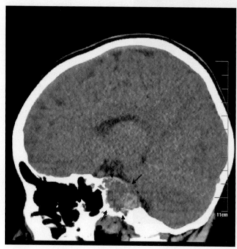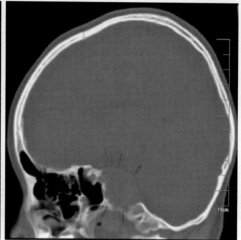

头颅 CT：左图矢状位平扫软组织窗，右图矢状位骨窗，示病灶起源于斜坡并向鞍上膨胀性生长，局部明显骨质破坏，边缘可见斜坡轮廓。

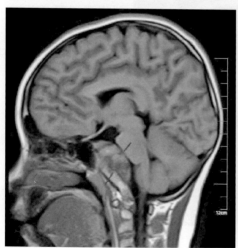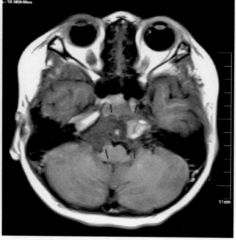

头颅 MRI：左图 T1WI 矢状位平扫，右图 T1WI 横断位平扫，示斜坡混杂信号肿块影，沿斜坡膨胀性向外生长，病灶以低信号为主，左缘见片状高信号影，提示出血。

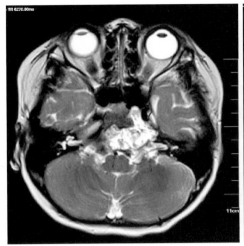
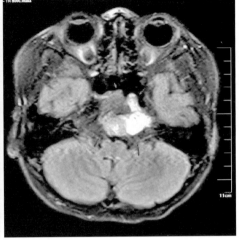

头颅 MRI:左图 T2WI 横断位平扫,右图 T2-FLAIR 横断位,示病灶呈不均匀明显高信号,邻近脑组织信号正常,无瘤周水肿。

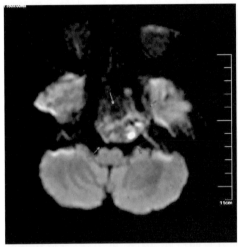
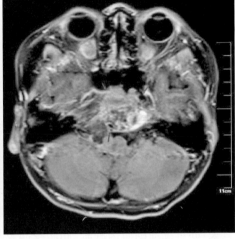

头颅 MRI:左图 DWI 横断位,右图 T1WI 横断位增强,示肿块左缘点片状 DWI 高信号,与病灶内出血有关,增强后呈明显不均匀筛网状强化。

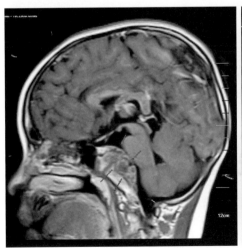
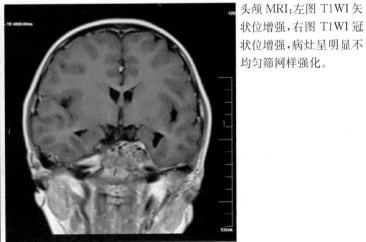

头颅 MRI:左图 T1WI 矢状位增强,右图 T1WI 冠状位增强,病灶呈明显不均匀筛网样强化。

图 1-9-3-2 斜坡脊索瘤

4. 炎性假瘤

〖临床概述〗

流行病学:

炎性假瘤(inflammatory pseudotuomor)是一种以结缔组织增生、炎性细胞浸润为特点的软组织病变,浸润的炎性细胞多为成熟的、多克隆来源的浆细胞、淋巴细胞、嗜酸细胞、巨嗜细胞等;亦称为炎性成肌细胞瘤、浆细胞肉芽肿、纤维性黄色瘤等,2002年WHO将其重新命名为"炎性成肌纤维细胞瘤",并归为界于良性和恶性之间的交界性软组织肿瘤,其中约5%的患者可发生转移。

发病机制尚未明确,可能与某些免疫功能障碍及病毒感染有关,可累及全身各个组织与器官,中枢神经系统炎性假瘤少见,好发于男性,平均年龄在25～30岁,最常起源于硬膜,表现为颅内脑外占位,但可在任何部位发生,包括小脑、大脑、下丘脑-垂体轴、脑膜和脉络丛。个案报道可有颅内多部位受累及以及颅内外同时受累。

主要表现:

本病的临床表现复杂且缺乏特异性,主要取决于肿瘤的大小和部位,主要包括头痛、头晕等颅高压症状及位于功能区所引起的相应肢体功能障碍,其他包括癫痫、脑神经麻痹、共济失调等。实验室检查可有贫血、血小板增多及血沉快等。

〖病理〗

镜下特征是在或多或少的纤维组织或血管基质背景下存在大量浆细胞、淋巴细胞以及其他炎性细胞浸润,也可发现不成熟的双核浆细胞,这些细胞是多克隆的,与血液肿瘤(如淋巴瘤等)有明显区别。免疫组化方面,大部分炎性假瘤SMA(平滑肌抗体)有阳性表达,而ALK(间变性淋巴瘤激酶)则极少表达,EMA(上皮膜抗原)、CD 21、c-kit不表达,可与脑膜瘤、浆细胞瘤及其他疾病相鉴别。

〖影像学表现〗

CT:

多呈软组织占位,为等或高密度,密度较均匀,边界清楚,伴或不伴周围脑组织水肿,增强后明显强化,与病变纤维化程度有关,亦可见周围肌肉肿胀、脂肪浸润及临近骨骼侵蚀、增厚、重塑等;少数病变密度不均匀,可能与肿块内部出血、肿块的纤维组织构成及活动性感染有关。病变位于硬脑膜时可见硬脑膜增厚及明显强化。

MRI:

可清晰显示病变的部位、形态、内部结构及其周围情况,病变呈长T1WI短T2WI信号,亦可呈等或稍高信号。炎性渗出和周围脑组织水肿呈长T1长T2信号,若合并出血则根据时间不同表现各异。增强后病灶可呈片状、结节状或环状明显强化。当病变位置表浅时,易累及脑膜,增强后出现线条状、脑回状强化。

〖诊断要点〗

1. 脑实质内或脑膜旁占位,密度较均匀,边界清楚,增强后明显强化。
2. 典型者MRI呈长T1WI短T2WI信号,累及脑膜时可见脑膜增厚及明显强化。
3. 周围征象包括肌肉肿胀、脂肪浸润及临近骨骼侵蚀、增厚、重塑等。

〖鉴别诊断〗

1. 脑膜瘤:脑膜瘤与炎性假瘤在影像学上区分非常困难,大多需要通过术后病理加以鉴别。约半数脑膜瘤出现骨肥厚及瘤内钙化。

2. 胶质瘤:脑胶质瘤增强扫描可呈无或轻度强化、不规则花环状或结节状明显强化,病灶多位于白质,位置相对较深,颅骨骨质、头皮软组织多无改变,脑膜较少受累;即使脑膜受累且出现强化,但其发生率远低于炎性假瘤。

3. 淋巴瘤:原发者多为霍奇金淋巴瘤,幕上多见。可分为脑实质性、脑膜性及脑室壁弥漫浸润性,生长特点为多中心生长,可跨叶存在。CT 呈等密度或稍高密度,钙化,肿瘤大小与瘤周水肿呈正比;MRI 呈长或等 T1WI 信号,T2WI 多为稍低信号,增强后呈明显团块状或结节状强化。

参考文献
1. 解超莲,胡然,陈勇,等.脑炎性假瘤一例[J].临床放射学杂志,2016,35(10):1506-1507.

2. 杜世伟,杨义,马文斌,等.中枢神经系统炎性假瘤的诊断及治疗(一例报告并文献复习)[J].中华神经外科杂志,2009,25(4):336-338.

3. 王晔,郭大文,王耀山,等.脑炎性假瘤的临床、影像学及病理特征(附 1 例报告)[J].临床神经病学杂志,2006,19(2):144-146.

(吕星星　高修成)

病例解析

病例 1

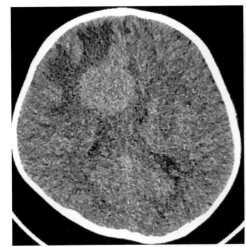 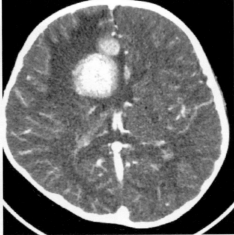

头颅 CT:左图横断位平扫,右侧额叶见类圆形稍高密度占位,呈葫芦状,密度均匀,边缘尚清,周围见低密度水肿;右图横断位增强,增强后见病灶明显强化,呈多灶性。

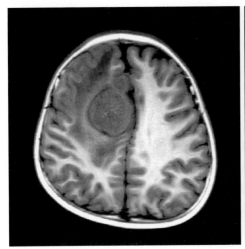 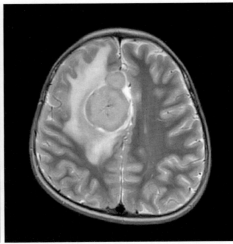

头颅 MRI:左图 T1WI 横断位平扫,右图 T2WI 横断位平扫,右侧额叶双凸形等 T1 等 T2 信号占位,周围见片状长 T1 长 T2 信号,中线结构略左移。

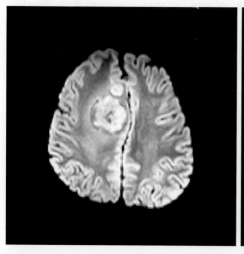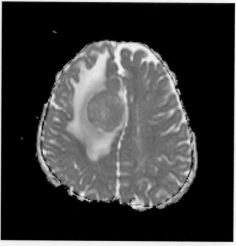

头颅 MRI:左图 DWI 横断位,病灶呈稍高信号;右图 ADC 图,病灶呈等信号。

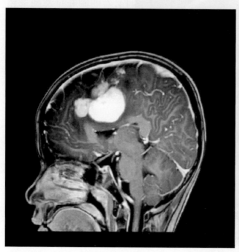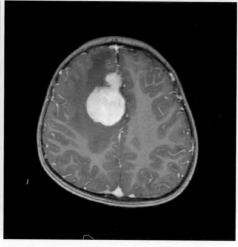

头颅 MRI:左图 T1WI 矢状位增强,右图 T1WI 横断位增强,病灶呈明显均匀强化,矢状位病灶周围见明显强化小结节灶。

图 1-9-4-1　右侧额叶炎性假瘤

5. 视网膜母细胞瘤

【临床概述】

流行病学:

视网膜母细胞瘤(retinoblastoma,RB)是最常见的儿童眼内肿瘤。发生在单侧或双侧眼球视网膜母细胞瘤,同时伴有鞍上或松果体区肿瘤,称为三边视网膜母细胞瘤(trilateral retinoblastoma,TRb)。此肿瘤类型于 1971 年首次被描述,临床罕见,主要以家族遗传和散发性形式出现,其中遗传易感性是由染色体 *13q14* 的部分或全部缺失引起。发病年龄多为 4 岁以下,眼部病变通常比颅内病变早发现。本病预后较差,常发生蛛网膜下腔肿瘤扩散。

主要表现:

临床表现无特异性,患儿多以眼部症状如白瞳症、眼球突出等就诊,偶有患儿因头痛、呕吐来院筛查偶然发现颅内病灶。

【病理】

三边视网膜母细胞瘤在组织病理学上类似于视网膜母细胞瘤,但并非颅内转移所致。儿童视网膜母细胞瘤属胚胎性恶性肿瘤。病理上一般分为分化型和未分化型。分化型具有典型的菊形团,可据以确定诊断。

〖影像学表现〗

影像学在儿童三边视网膜母细胞瘤的准确诊断对肿瘤的早期治疗及预后极其重要,尤其是 MRI 检查,是评估合并视网膜母细胞瘤的原发性颅内肿瘤和检测肿瘤软脑膜扩散的首选方法。

CT：

颅内肿瘤主要表现为发生于中线结构(如鞍上或松果体区)圆形或类圆形、边界清晰的结节。CT 检查由于肿瘤细胞密集而呈高密度。

MRI：

病变在 T1WI 呈等信号或稍高信号,T2WI 常与脑灰质信号相仿,呈等信号或略低信号,肿瘤因富细胞而弥散受限,因而 DWI 呈高信号,ADC 呈低信号。增强扫描可见病灶均匀或不均匀明显强化。对于有视网膜母细胞瘤病史或家族史的患儿,如果发现颅内中线肿瘤,应当考虑本病的可能。

〖诊断要点〗

1. 有视网膜母细胞瘤病史或家族史,颅内病变的发现常晚于眼球病变。

2. 松果体区、鞍上或鞍旁圆形或类圆形、边界清晰的结节。

3. 肿瘤细胞密集,CT 呈高密度,MRI 弥散明显受限。

4. 增强扫描可见病灶均匀或不均匀明显强化。

5. MRI 检查可以检测或评估肿瘤软脑膜扩散情况。

〖鉴别诊断〗

1. 颅内生殖细胞瘤:松果体区病变多为圆形或椭圆形,肿瘤可沿三脑室两侧壁向前生长,造成三脑室后部呈"V"形改变。鞍区病变特征性表现为神经垂体 T1WI 高信号消失。

2. 松果体细胞瘤:增强检查强化常不如视网膜母细胞瘤显著,发病年龄略大,多见于女性。

3. 松果体母细胞瘤:在 CT 上往往呈大的分叶状,边界不清,密度均匀,钙化少见,增强后可强化;T1WI 信号较松果体区视网膜母细胞瘤低。

4. 畸胎瘤:典型者瘤内有脂肪、软组织及钙化密度影,鉴别诊断不难。

〖参考文献〗

1. 罗静,吴光耀. 儿童不常见母细胞瘤影像学表现[J]. 临床放射学杂志,2013(09):1366-1371.

2. JONG M，KORS W A，GRAAF P D, et al. Trilateral retinoblastoma：a systematic review and meta-analysis[J]. Lancet Oncology，2014，15(10)：1157-1167.

（吴　寒　高修成）

6. 淋巴瘤和白血病

〖临床概述〗

流行病学：

儿童白血病(leukemia)具有病程短、恶性程度高、进展迅速等特点,中枢神经系统及骨髓是肿瘤浸润或复发的最常见部位。此外,部分可原发于中枢神经系统,称为原发性中枢神经系统淋巴瘤,约占儿童颅内肿瘤的 0.45%。近些年随着儿童淋巴瘤和白血病的化疗方案的不断成熟与完善,该病的预后得到了明显的改善,但中枢神经系统仍是复发的主要部位。尽管该类疾病的明确诊断是依据骨髓穿刺及脑脊液细胞学检查,但影像学检查对于疾病的早期发现及早期诊断仍有着特殊的诊断意义。

主要表现：

常见中枢神经系统症状主要包括头痛、性格改变、下肢无力、截瘫或颅神经受累,部分患儿可出现癫痫;累及脑膜者可出现脑膜刺激征。

【影像学表现】

影像学检查,尤其是 CT、MRI 平扫及增强检查能够有助于脑脊液检查结果阴性的患儿的早期诊断。

CT:

由于白血病常导致患儿全身血液系统功能异常,最为常见的是凝血功能障碍,从而导致出血的概率大大增加;此外脑小血管内白细胞明显增多,导致血管壁的损伤和出血,所以患儿常表现为多发颅内出血,CT 表现为散在高密度结节,占位效应较轻,周围可伴有低密度环。颅骨也是肿瘤性白细胞常侵袭的部位,尤其以颅底骨为著,CT 表现为多发虫蚀状骨质破坏,边缘不光整,呈侵袭性,受累骨质周围可见软组织肿块影。原发性中枢神经系统淋巴瘤多发生于脑血管周围间隙丰富的区域,如基底节区或脑室周围;因肿瘤细胞密集,所以 CT 上多为均匀稍高密度病灶,有一定占位效应。

MRI:

颅内浸润伴出血性病灶,由于出血的不同时期而 MRI 表现多样,T1WI 常呈等信号,T2WI 及 FLAIR 呈混杂等高信号,DWI 可见部分弥散受限,增强扫描病灶可见强化;病灶边缘可见 T2WI 高信号环,但占位效应一般较轻,可见少许瘤周水肿。

MRI 对颅骨浸润的显示主要表现为受累骨质 T1WI 信号明显减低,而 DWI 信号明显增高;瘤周软组织病灶 T1WI 呈等信号,T2WI 及 FLAIR 呈稍高信号,弥漫受限不明显,增强扫描明显强化。

MRI 对肿瘤浸润脑膜的显示要显著优于 CT,尤其是 MRI 增强检查,主要表现为沿脑沟分布的细条状 FLAIR 高信号,增强扫描可见明显强化。原发性中枢神经系统淋巴瘤的 MRI 表现随病灶的坏死程度不同而多样,但 DWI 呈明显高信号,增强扫描肿瘤部分明显均匀强化。

【诊断要点】

1. 白血病脑实质多发结节状浸润伴出血灶,可单发可多发,大小不等类圆形混杂密度/信号,DWI 呈高信号,占位效应轻,增强可见强化。

2. 颅骨虫蚀状骨质破坏,MRI T1WI 信号明显减低(颅底骨为著);可伴有周围软组织肿块,增强明显强化。

3. 沿脑沟分布的细线状或条状 FLAIR 高信号,增强明显强化。

4. 原发性中枢神经系统淋巴瘤 CT 表现为均匀稍高密度病灶,可见瘤周水肿;肿瘤 DWI 呈明显高信号,增强扫描肿瘤实性成分明显均匀强化。

【鉴别诊断】

1. 脑出血:患儿多起病急,无全身其他系统受累症状。且脑出血占位效应较白血病或淋巴瘤脑浸润伴出血灶占位效应明显,且增强扫描无强化。

2. 脑膜炎:脑膜炎与脑膜型白血病影像学表现相近,但脑膜炎患儿临床症状及脑脊液检查常可明确感染。

3. 转移瘤:需要与单发或肿块型白血病浸润灶相鉴别。转移瘤患儿可有原发肿瘤病史,病灶增强扫描多呈结节状或环状强化,典型者表现为小结节大水肿。

4. 胶质瘤:瘤内多见囊变、坏死或出血,占位效应较白血病或淋巴瘤明显,且增强扫描肿瘤实性成分呈花环状强化。

【参考文献】

1. 李钱程,张龚巍,张欣贤,等. 儿童急性白血病中枢神经系统颅脑浸润 CT 与 MRI 表现[J]. 临床放射学杂志,2015,34(10):1642-1645.

2. 闫岩,张永红,金玲. 儿童恶性淋巴瘤中枢神经系统侵犯的临床及影像学特点[J]. 中国小儿血液与肿瘤杂志,2012(04):189-192.

3. 柏冬,祝安惠,张晓锦. 中枢神经系统白血病的 CT 及 MRI 主要表现[J]. 空军医学杂志 201632(1):62-65.

（吴　寒　高修成）

〖病例解析〗

病例 1

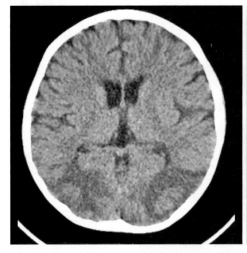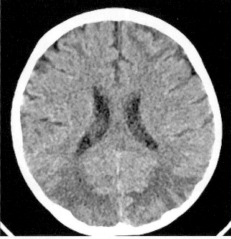

头颅 CT：左、右图均为横断位平扫，示两侧大脑半球脑实质内多发不规则片状低密度影，枕叶为著。

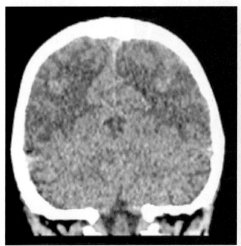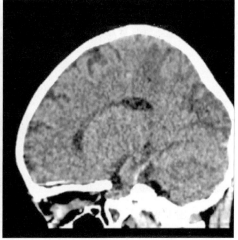

头颅 CT：左图冠状位平扫，右图矢状位平扫，示病灶边界不清，局部脑灰白质分界模糊。

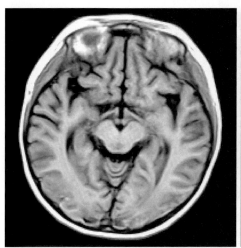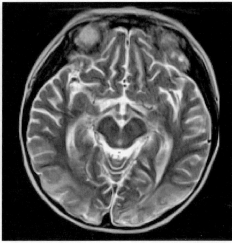

头颅 MRI：左图 T1WI 横断位平扫，双侧枕部灰白质内见不规则斑片状稍低信号；右图 T2WI 横断位平扫，病变呈高信号，边界不清，邻近脑沟模糊。

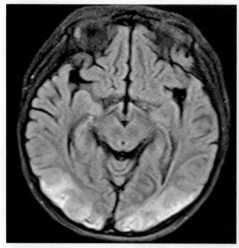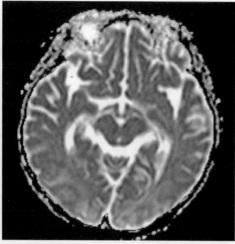

头颅 MRI：左图 T2-FLAIR 横断位，示病灶呈高信号；右图 ADC 图，病变区未见明显低信号（提示没有弥散障碍）。

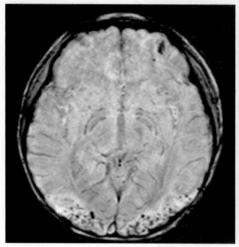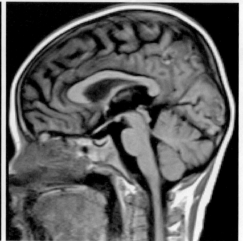

头颅 MRI：左图 SWI 横断位，示双侧顶枕叶及双额叶散在多发点片状低信号，提示内部有散在点状出血；右图 T1WI 矢状位平扫，顶枕叶内可见散在点絮样高信号。

图 1-9-6-1 急性髓系白血病中枢神经系统浸润

病例 2

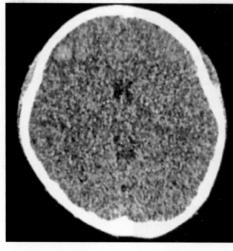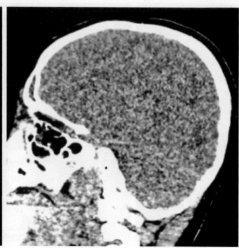

头颅 CT：左图横断位平扫，右图矢状位平扫，示两侧大脑半球肿胀，脑组织界面显示欠清，双侧额顶叶见多发团片状出血密度增高影。

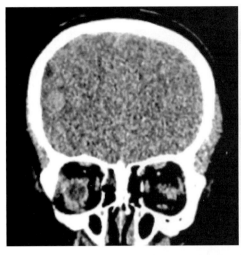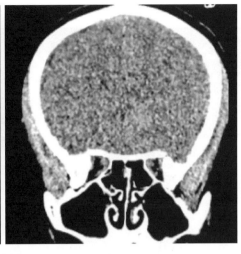

头颅CT:左、右图均为冠状位平扫,示病灶密度均匀,边界尚清,占位效应不明显。

图1-9-6-2 急性非淋巴细胞性白血病颅内多发出血灶

病例3

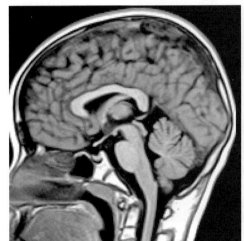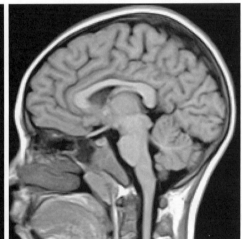

头颅MRI:左图T1WI矢状位平扫,为正常10岁男孩示斜坡、颅板及颈椎呈均匀高信号(为正常黄骨髓信号);右图 T1WI矢状位平扫,确诊白血病10岁女孩,斜坡、颅板及颈椎信号减低(提示肿瘤细胞浸润)。

图1-9-6-3 白血病浸润颅骨及颈椎

病例4

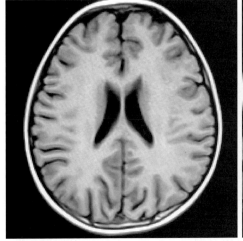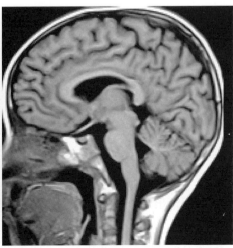

头颅MRI:左图T1WI横断位平扫,示两侧大脑半球皮层下白质内可见散在的片状稍低信号(不容易观察);右图 T1WI矢状位平扫,示斜坡、颅板及颈椎正常高信号减低。

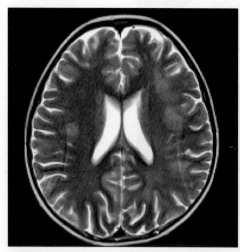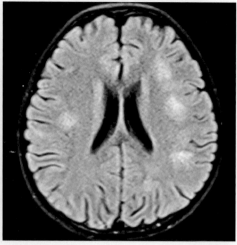

头颅 MRI：左图 T2WI 横断位平扫，示病灶呈高信号；右图 T2-FLAIR 横断位，更清晰地显示病灶的数量、大小及形态。

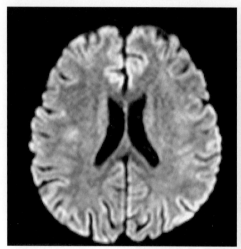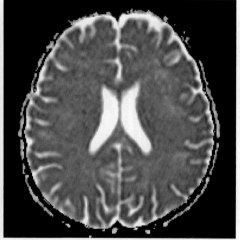

头颅 MRI：左图 DWI 横断位，见部分病灶呈稍高信号；右图 ADC 图，右侧半卵圆中心未见明显低信号，提示前述病变无弥散受限。

图 1-9-6-4　急性髓系白血病中枢神经系统浸润

7. 转移瘤

【临床概述】

流行病学：

脑转移瘤（brain metastases）在患有实体瘤的儿童中并不常见，儿童脑转移瘤通常继发于神经母细胞瘤、肝母细胞瘤和肉瘤（包括横纹肌肉瘤、骨肉瘤及尤因肉瘤等）的血行播散转移，也可为视网膜母细胞瘤等直接侵犯颅内所致。肿瘤可为单发，也可为多发，往往发展快、病程短。对颅内转移瘤的及早发现有助于进行早期的干预和治疗，改善患儿生存质量。

主要表现：

除了原发部位肿瘤引发的症状，部分患儿可出现神经系统受累的症状及体征。脑转移最常见的症状是头痛或颅内压升高（52%）、癫痫发作（36%）、偏瘫（36%）和精神状态改变（16%）。早期症状可不明显，随着肿瘤的体积增大可以逐渐出现。此外，累及脑膜者可以出现脑膜刺激征。

【病理】

脑转移瘤大多为多发，依其病理学特点可分为以下两大类：结节型与弥漫型。其中结节型最常见，镜下肿瘤组织边界不清,瘤巢常沿血管外膜并向周围组织浸润,导致周围组织水肿、软化及胶质增生。弥漫型相对少见,可单独存在,也可与结节型同时存在;通常广泛种植于脑膜,软脑膜及蛛网膜受累而增厚呈不透明的灰白色,偶可见点状出血和瘤结节。

〖影像学表现〗

当上述实体瘤患儿出现神经系统症状或体征时,必须明确有无中枢神经系统的转移。影像学检查是评估脑转移的首选方法,尤其是 MRI 增强检查以及一系列功能扫描。

CT:

由于脑转移瘤多由血行转移,所以好发于血流速度相对较慢的灰白质交界处,且以双侧大脑中动脉供血区多见。病灶多为实性,当体积较大时易发生囊变、坏死及出血,因此密度可不均匀,增强扫描实性成分可见强化,囊变坏死区域不强化;偶可见瘤体完全囊变而呈现出低密度灶,增强扫描仅囊壁强化。典型病灶占位效应明显,周围可见大片水肿带影,且这种水肿的范围与病灶的大小不成比例。

MRI:

由于 MRI 具有较高的密度分辨率,尤其是 MRI 增强扫描,对转移灶的数目、部位、形态、大小、水肿及脑膜转移的显示均优于 CT。转移瘤实性部分表现为 T1WI 稍低信号,T2WI 呈稍高信号,弥散可见高信号,增强扫描较均匀强化;囊变坏死部分常呈 T1WI 低信号,T2WI 高信号,增强扫描不强化。典型者病灶周围多可见大片状长 T1 长 T2 水肿带,也有部分病灶周围无明显水肿。

磁共振波谱技术(MRS)可以分析颅内肿瘤代谢情况来做出诊断及分级判断。转移瘤常表现为实性成分的 Cho/Cr、Cho/NAA 比值增高,NAA/Cr 比值下降,部分肿瘤会出现 Lac 峰或 Lip 峰的升高;瘤周水肿区域波谱通常无明显异常改变。

〖诊断要点〗

1. 脑实质表浅部位多发结节灶,偶可单发。
2. 实性或囊实性病变,常见坏死、囊变及出血等。
3. 与瘤体大小不符的大片水肿带。
4. CT、MRI 增强扫描实性成分较均匀强化。
5. 实性成分 Cho/Cr、Cho/NAA 比值增高,NAA/Cr 比值下降。

〖鉴别诊断〗

1. 高级别胶质瘤:多为单发病变,病灶较大时密度也可不均匀,但多可见壁结节及钙化。
2. 脑脓肿:患儿一般有急性感染体征及症状。颅内病灶多为单发,张力高,壁薄且光整,水肿范围较转移瘤小,增强扫描可见脓肿壁明显均匀强化。
3. 脑实质结核:存在结核感染病史,常继发或伴有结核性脑膜炎的梗阻性脑积水。脑实质结核病灶通常较脑转移瘤数量多、体积小,增强扫描呈结节状强化或厚薄均匀、光整的环壁明显强化。

〖参考文献〗

1. 丁爽,陈宏,王金英,等. 脑实质结核与转移瘤的常规及 DCE-MRI 鉴别分析[J]. 临床放射学杂志,2018,37(1):22-26.

2. 李松涛. 颅内单发转移瘤的磁共振成像的影像表现[J]. 实用医学影像杂志,2014,15(2):130-132.

3. 胡慧敏,张伟令,黄东生,等. 儿童恶性实体瘤发生中枢神经系统转移的临床分析[J]. 中华神经科杂志,2020,53(5):345-355.

4. 周之怀,王健. MRI 增强扫描及表观扩散系数值在脑转移瘤和高级别胶质瘤鉴别诊断中的价值分析[J]. 临床放射学杂志,2020(3):446-451.

(吴　寒　高修成)

〖病例解析〗
病例 1

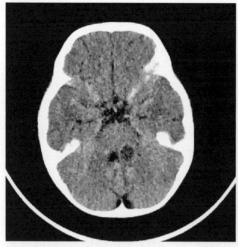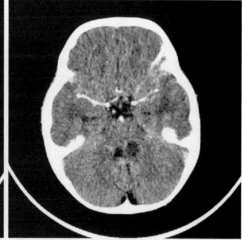

头颅 CT：左图横断位平扫，示脑干、左侧桥小脑角区可见片状稍高密度影，边界不清，其内见斑片状低密度影；右图横断位增强，动脉期可见病变实性部分呈轻度强化。

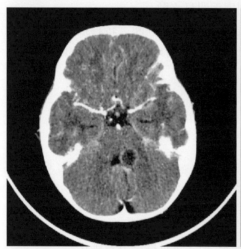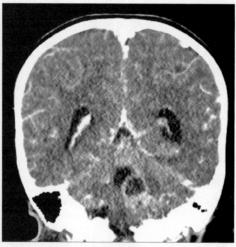

头颅 CT：左图横断位增强，静脉期，病灶实性部分强化更为明显，中央囊性部分未见强化；右图冠状位增强，部分脑沟及脑沟内似可见结节状强化。

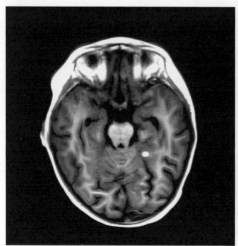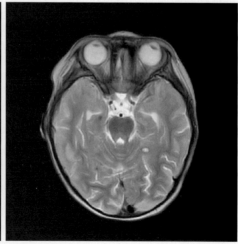

头颅 MRI：左图 T1WI 横断位平扫，右图 T2WI 横断位平扫，示幕上、幕下脑表面及脑沟、脑池见多发点状、结节状异常信号，部分呈短 T1 稍长 T2 信号。

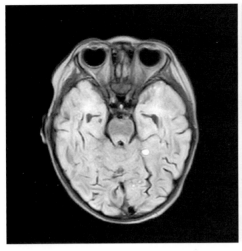 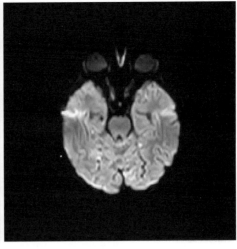

头颅 MRI：左图 T2 - FLAIR 横断位，部分结节呈高信号；右图 DWI 横断位，部分结节呈明显高信号。

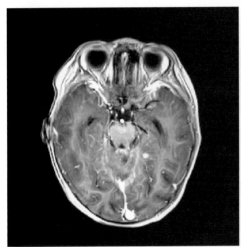 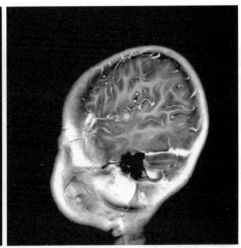

头颅 MRI：左图 T1WI 横断位增强，右图 T1WI 矢状位增强，示病变明显均匀强化，占位效应不明显。

图 1-9-7-1　左侧桥小脑角区间变性室管膜瘤，伴颅内多发转移

病例 2

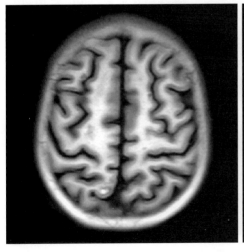 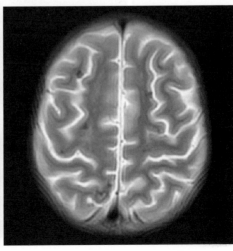

头颅 MRI：左图 T1WI 横断位平扫，右侧顶叶皮层下病灶呈低信号，中央可见点状高信号；右图 T2WI 横断位平扫，病灶以等低信号为主，信号不均匀，内可见稍高信号，提示点状出血。

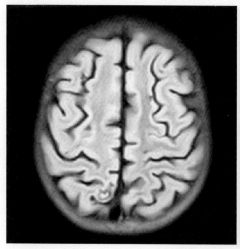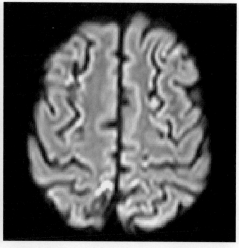

头颅 MRI：左图 T2 - FLAIR 横断位，右顶叶病灶边缘呈低信号，中央可见点片状高信号；右图 DWI 横断位，病灶中央可见点状弥散高信号。

图 1-9-7-2　腹膜后神经母细胞瘤伴颅内多发转移

病例 3

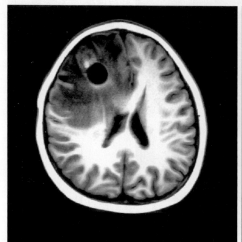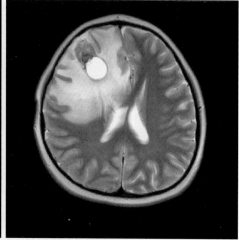

头颅 MRI：左图 T1WI 横断位平扫，右额叶见一类圆形低信号，外前方见一团块状等高信号；右图 T2WI 横断位平扫，见囊壁光整，外前方病灶呈等低信号，周围见大片状长 T1 长 T2 水肿信号。

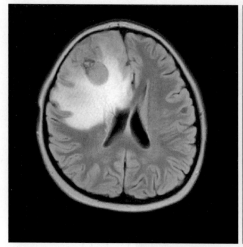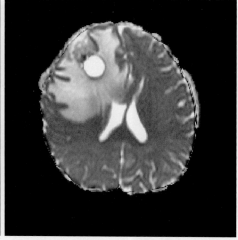

头颅 MRI：左图 T2 - FLAIR 横断位，病灶实性及囊性成分呈等或稍高信号，其内见不规则点片状低信号，病变占位效应明显；右图 ADC，见囊壁外前方见点状低信号，提示有弥散障碍。

图 1-9-7-3　肝母细胞瘤切除术后 2 年颅内转移

第十节 遗传性中枢神经系统综合征

1. 基底细胞痣综合征

【临床概述】

流行病学：

基底细胞痣综合征(basal cell nevus syndrome，BCNS)又称为痣样基底细胞瘤综合征(nevoid basalioma syndrome)、下颌囊肿-基底细胞瘤-骨畸形综合征、Ward 综合征、Gorlin-Goltz 综合征、Hermans-Horzberg 综合征、遗传性皮肤下颌多肿瘤病、痣样基底细胞癌综合征(nevoid basal cell carcinoma syndrome)等，为常染色体显性遗传性疾病，常见于白种人，累及多种器官。发病年龄主要在青少年期，20~30 岁达到高峰。

主要表现：

多器官表现的外、中胚层多种发育障碍是基底细胞痣综合征典型特征，主要累及皮肤、骨骼、眼、神经、生殖等。诊断基底细胞痣综合征的条件包括主要标准和次要标准，主要标准为：①多发基底细胞癌，20 岁以下的单个基底细胞癌或 10 个以上的基底细胞痣；②颌骨牙源性角化囊性瘤；③手掌、脚掌特殊凹陷；④颅内 20 岁以下的早期钙化；⑤分叉/融合肋；⑥直系亲属为基底细胞痣综合征患者。次要标准为：巨颅症、唇腭裂、额部突出、中重度的眶距过宽、胸部畸形、脊椎异常、典型的手脚畸形及子宫纤维瘤。

【影像学表现】

BCNS 累及系统广泛，多发牙源性角化囊性瘤是 BCNS 最常见、最重要的表现之一，见于 65%~75% 的病例；颅内钙化是 BCNS 的另一个重要影像特征；当同时伴有上述两征象时，高度提示本病。其他影像学表现包括：肋骨分叉、融合或外翻肋骨畸形以及发育不良；高肩胛症、鸡胸、并指(趾)；融合椎、半椎体、脊柱侧弯及脊柱裂。

X 线平片：

①牙源性角化囊性瘤，X 线表现为上下颌骨区域多发囊性低密度灶，边界多较清晰；②颅内钙化 X 线显示不及 CT，多可见到大脑镰、小脑幕板层状致密影；③骨骼系统畸形 X 线可清晰显示并诊断。

CT：

①牙源性角化囊性瘤，上下颌骨均可受累，但以下颌骨多见，下颌骨的病灶以磨牙区及升支最为常见。沿下颌骨长轴生长，无膨胀性或膨胀较轻，病变骨髓腔呈"掏空"状改变，周围无明显硬化。上颌骨的病灶多呈圆形，大小不等，膨胀性较明显，可突入上颌窦致其狭窄甚至闭塞。KCOT 可含牙亦或不含，周围的牙根往往呈斜面状吸收；②颅内板层状钙化常见的部位包括大脑镰、小脑幕、床突间韧带或脉络丛，床突间韧带或鞍背后方的硬脑膜亦可发生钙化，以大脑镰及小脑幕钙化最为多见；③骨骼系统畸形，一般 X 线可明确诊断，无需 CT 进一步检查。

【诊断要点】

1. 家族史，20~30 岁多见。
2. 多发牙源性角化囊性瘤，下颌骨多见，边界清晰囊性低密度灶，无明显硬化边。
3. 颅内钙化以大脑镰及小脑幕最为多见。
4. 多发骨骼系统畸形：肋骨分叉、融合、高肩胛症、鸡胸、并指(趾)及脊柱畸形。

【鉴别诊断】

本病系多系统的综合征，主要和单纯性牙源性囊肿及颅内钙化相鉴别：

1. 含牙囊肿：好发于青少年，多无明显自觉症状，常因含牙未萌、牙缺失或倾斜摄片或局部骨质膨隆发现。表现为下颌骨内膨胀性生长的单囊或多囊、边界清晰、圆形或卵圆形低密度灶,邻近骨皮质变薄伴周围骨质硬化,所含牙的牙冠朝向囊腔中央。

2. 颅内单纯钙化:正常颅内可见到松果体、脉络丛及大脑镰的钙化,数目较少,部位固定。

〖参考文献〗

1. 沈金丹,范光明,黄翠殊,等. 基底细胞痣综合征的影像诊断[J]. 实用放射学杂志,2016,32(7):1150-1151.

2. 何云飞,袁庆城,钟凡. 基底细胞痣综合征影像表现[J]. 放射学实践,2009,24(5):539-541.

(盛会雪　高修成)

2. Rubinstein-Taybi 综合征

〖临床概述〗

Rubinstein-Taybi 综合征(Rubinstein-Taybi syndrome,RSTS)最早由 Rubinstein 和 Taybi 于 1963 年报道的一种罕见常染色体显性遗传病,其主要临床表现为生长发育迟缓、毛发浓密、智力障碍、面部及四肢异常,包括小头畸形、拇指/趾粗大以及面容异常等。面容异常表现为:睑裂向下倾斜、宽鼻梁、喙鼻和鬼脸笑容等。该病在活产婴儿中的发病率为 1/125 000～1/100 0000。50%～70% 的 RSTS 患者是由 CREBBP 基因异常所致,约 3% 的 RSTS 患者由 CREBBP 的同源基因 EP300 所致。

〖影像学表现〗

本病确诊依据基因测序,目前对 RSTS 的诊断主要依靠临床表现和基因分析,55%～70% 的 RSTS 病例通过基因检测确诊。影像学可以作为辅助诊断的手段。X 线平片可提示小头畸形、拇指/趾粗大,并且发现伴发的其他异常,如先天性心脏病、泌尿系统畸形。

X 线平片:

枕部扁平、枕大孔扩大,头颅前后及左右经线均变小,1 岁以内患儿囟门及颅缝可见;拇指/趾粗大,可单侧抑或双侧同时存在,末端形似铲刀,关节在位。骨龄片示骨龄延迟。

CT:

本病无特异性 CT 表现,主要进行排除性检查。CT 心脏大血管成像可对先天性心脏病,如房间隔缺损、室间隔缺损及动脉导管未闭等进行诊断。另外 CT 检查可显示男性生殖系统异常,阴茎短小、隐睾,隐睾多位于双侧腹股沟区域。

〖诊断要点〗

1. 生长发育迟滞、智力障碍。

2. 特殊面容:睑裂向下倾斜、宽鼻梁、喙鼻和鬼脸笑容等。

3. 小头畸形、拇指/趾粗大。

4. 伴发异常,如先天性心脏病、泌尿系统畸形。

〖鉴别诊断〗

1. Treacher-Collins 综合征:鸟面综合征,又称颌面骨发育不全及耳聋综合征。是由于胚胎 7～8 周以前第一、二腮弓发育异常所致畸形。特殊面貌表现为下颌骨发育不良,耳郭处仅有一肉赘,上眼睑下垂,不能支持睁眼。呈鸟脸,小眼、钩鼻。

2. Hallerman-Streiff 综合征:相似点为反蒙古样睑裂、鸟嘴样鼻梁等。但 Hallerman-Streiff 综合征有颅骨发育不全,伴先天性白内障和毛发稀少,蓝巩膜,角膜畸形。X 线平片呈下颌发育不良、颞关节向前移位,髁状突可完全缺如的特征改变。

〖参考文献〗

1. 俞莎,吴冰冰,周文浩,等. Rubinstein-Taybi 综合征 1 例报告并文献复习[J]. 中国循证儿科杂志,2017(3):233-235.

2. 程衍杨,刘奥杰,魏丽,等. Rubinstein-Taybi 综合征临床特点及基因诊断[J]. 临床儿科杂志,2018,36(3):207-209.

3. MILANI, DONATELLA, et al. Rubinstein-Taybi syndrome：clinical features，genetic basis，diagnosis，and management [J]. Italian journal of pediatrics vol. 414.

（盛会雪　高修成）

3. Li-Fraumeni 综合征

【临床概述】

　　Li-Fraumeni 综合征(Li-Fraumeni syndrome，LFS)是一种典型的遗传易感性肿瘤综合征,发病年龄早,肿瘤发生率高,呈常染色体显性遗传。LFS 疾病谱系主要包括：软组织肉瘤、骨肉瘤、绝经前乳腺癌、脑肿瘤、肾上腺皮脂瘤、白血病或者肺细支气管肺泡癌。$TP53$ 基因是比较明确的 Li-Fraumeni 综合征的致病基因,有 70% 以上的 Li-Fraumeni 综合征患者存在 $TP53$ 基因种系致病性突变。

　　2009 年更新的 Chompret 诊断标准符合以下标准中的任意一条即可：①先证者 46 岁前诊断为 LFS 疾病谱系中的任何疾病,并且至少有 1 名一级或二级亲属在 56 岁前确诊 LFS 谱系疾病(如果先证者患乳腺癌则家系患病中不包括乳腺癌)；②先证者患多种肿瘤(多种乳腺肿瘤除外)且其中 2 种属于 LFS 谱系肿瘤,最早的肿瘤于 46 岁以前发病；③先证者如果为肾上腺皮质癌或者脉络丛肿瘤,则无论家系是否患病。

【病理】

　　对于儿童患者,Li-Fraumeni 综合征谱系疾病最常见的依次为骨肉瘤、肾上腺皮质肿瘤、中枢神经系统肿瘤和软组织肉瘤。病理特征如各章节所示一致。

【影像学表现】

　　对于某些具有遗传易感性的儿童肿瘤患者,在明确诊断的同时有必要进行遗传学评估,尤其是进行 $TP53$ 基因检测。如果存在 $TP53$ 基因突变,治疗上则应当更为积极,并采取适当措施优化患儿及家庭成员管理。

X 线平片：

　　X 线平片可用于儿童骨肿瘤的监测与筛查,但对于早期的肿瘤的敏感性明显低于 CT 及 MRI。

CT：

　　CT 由于电离辐射的原因,并不能用于 LFS 家族儿童的常规筛查。对于肿瘤患者,推荐 CT 平扫＋增强检查,对于肿瘤的定位、定性诊断增加信心。

MRI：

　　虽然存在检查时间长、费用高、小龄患儿需要镇静的缺点,但 MRI 仍然是儿童肿瘤筛查的重要手段。推荐 LFS 家族患儿每年一次头颅 MRI 检查,第一次推荐平扫＋增强 MRI,之后可行 MRI 平扫进行监测。对于软组织及骨肉瘤,推荐每年一次全身 MRI 检查。

【诊断要点】

　　1. LFS 为常染色体显性遗传。

　　2. $TP53$ 基因是比较明确的 Li-Fraumeni 综合征的致病基因。

　　3. 影像学检查证实相关肿瘤存在。

【鉴别诊断】

　　对于本病的诊断主要是基因诊断,存在家族性肿瘤患病史,主要与散发的非家族性同源肿瘤相鉴别。

【参考文献】

　　1. 谢瑶,赵卫红,华瑛,等. 诊断横纹肌肉瘤的一个 Li-Fraumeni 综合征家系报道并文献复习[J]. 中国当代儿科杂志,2017,19(12):1263-1266.

　　2. 张学斌,阎晓玲,金树梅,等. Li-Fraumeni 综合征[J]. 中国现代神经疾病杂志,2018,18(08):608-613.

（盛会雪　高修成）

4. Cowden 综合征(多发错构瘤综合征)

〖临床概述〗

流行病学:

Cowden 综合征(Cowden disease,CD)是常染色体显性遗传病,属罕见病,又称"多发错构瘤综合征""考登病",包括各种错构瘤和内、中、外胚层来源的肿瘤,由于部分患者只有轻度的皮肤黏膜变化,所以发病率尚未确定。小脑发育不良性神经节细胞瘤(Lhermitte-Duclos病,LDD),是 CD 主要的中枢神经系统表现,其他中枢神经系统病变还包括:巨脑回畸形(20%~70%)、灰质异位、脑积水、智力发育停滞和癫痫(局灶性皮质发育不良),此外少数可伴发脑膜瘤和髓母细胞瘤。外周病变包块疣状皮肤病、鹅卵石斑和口腔黏膜纤维瘤、多发性面部毛根鞘瘤、结肠错构瘤性息肉、甲状腺肿瘤和乳腺癌。

主要表现:

面部病变为 CD 的特征性病变,超过 80%的患者有口腔黏膜病变:牙龈和口唇上的小的角质性丘疹。毛根鞘瘤发病率为 85%,且 70%的毛根鞘瘤患者可同时伴发甲状腺病变,40%的患者有胃肠息肉,近 30%的有乳腺癌。乳腺癌是女性 CD 的主要危险。

小脑发育不良性神经节细胞瘤表现为位于小脑半球或中线的包块,多为单侧,偶可见双侧,常有共济失调及颅内压增高的症状。小脑病变可以发生在相关的 CD 症状出现之前。临床表现为头痛、视力障碍,共济失调、颅内神经麻痹及颅内压增高。

LDD 为神经元和混合神经元-胶质肿瘤,为良性病变,若能完整切除,则预后良好。

〖病理〗

小脑发育不良性神经节细胞瘤肉眼观察与正常脑组织分界不清,病变区小脑增厚、肥大、变形,结构呈层状排列,类似洋葱皮样,肿瘤呈白黄色,质地较硬,血供不丰富。镜下可见小脑回增多,出现散在或聚集分布的异常神经元。节细胞呈圆形或多角形,大小不一,核异性不明显。间质内血管不丰富,可见局灶毛细血管增生,微囊变,血管壁偶见钙化。部分小脑颗粒细胞被肿瘤细胞代替,分子层增宽,其内可见轴突,浦肯野细胞及颗粒细胞均消失,皮层完全被大量异常增生的肿瘤性神经元代替,白质萎缩或减少,脱髓鞘改变。

〖影像学表现〗

LDD 影像学表现较为独特,对于术前诊断和确定肿瘤的范围有重要的意义。

CT:

多位于小脑半球,较少累及到小脑蚓部,表现为圆形或类圆形低密度或等密度混杂病灶,部分见散在钙化,具有占位效应,第四脑室受压变形移位,幕上脑室积水扩张。

MRI:

对于 LDD 诊断意义更强,T1WI 表现为条纹状低或等信号,T2WI 像上表现为典型的随小脑皮层走行的条纹状结构,即在高信号区域里见低信号小脑叶走行的条纹状结构,称为"虎纹征",增强扫描肿瘤无强化或轻度强化。肿瘤界限欠清,瘤周水肿不明显。可伴有小脑扁桃体下疝,功能成像 MRS 见 NAA 与胆碱减低,乳酸峰出现。

"虎纹征"及肿瘤不明显强化为 LDD 独特的影像学表现。

〖诊断要点〗

1. 小脑半球等低密度、混杂信号包块。

2. 病侧小脑增厚、肥大、变形。

3. MRI 呈"虎纹征"。

4. CT、MRI 增强扫描强化不明显或稍强化。

5. 系统性病变,是否合并其他脏器肿瘤、病损。

〖鉴别诊断〗

1. 小脑节细胞胶质瘤：可见于中枢神经系统各部位，通常位于幕上，大脑半球颞叶。主要发病人群为儿童以及青少年，肿瘤生长缓慢，病程长，CT 可见囊样改变或附壁结节。

2. 胚胎性发育不良性神经上皮肿瘤：好发于 20 岁以下青少年，多以癫痫发病，并表现为顽固性癫痫，好发于额叶、颞叶，多起源于白质，尤其是脑室周围。MRI 多见脑回状病变，部分可有囊状改变或者分隔区，呈三角形分布。

3. 毛细胞星形胶质细胞瘤：儿童和青少年易发病，好发于小脑半球。肿瘤形态多为类圆形或者边缘略不规则形，呈长 T1 长 T2 信号，伴有壁结节，典型影像学表现为"大囊小结节"，占位效应轻，瘤周常无水肿或轻度水肿，常见于压迫第四脑室产生梗阻性脑积水，肿瘤易发生囊变，以囊实性者居多。

〖参考文献〗

1. 李贝贝，任翠萍，程敬亮，等. 小脑发育不良性神经节细胞瘤的临床特征与 MRI 表现［J］. 中国医学影像学杂志，2019,27(9):3.

2. 李玉婵，安彦军. Cowden 综合征一例诊断体会［J］. 中华消化内镜杂志，2016,33(7):488-489.

3. 戴高中. Cowden 病一例［J］. 中华消化杂志，2006,26(4):1.

（姚 琼 高修成）

第二章　脊柱脊髓

绪　论

椎管内占位的诊断，定位至关重要。

1. 髓内：室管膜瘤（成人最常见）、星形细胞瘤（儿童最常见）、血管网状细胞瘤、血管母细胞瘤、脂肪瘤等。

2. 髓外硬膜内：神经源性肿瘤（如神经鞘瘤、神经纤维瘤等）、脊膜瘤、脂肪瘤、皮样囊肿、表皮样囊肿、畸胎瘤、动静脉畸形等。

3. 髓外硬膜外：除脊柱原发肿瘤外，主要有转移瘤、淋巴瘤、血管瘤、脂肪瘤、脊膜囊肿、椎管内血管脂肪瘤等。

脊髓（髓内）肿瘤

星形细胞瘤和室管膜瘤约占脊髓肿瘤的90％，脊髓其他肿瘤很少见。星形细胞瘤约占60％，室管膜瘤约占30％。脊髓肿瘤的表现症状通常是非特异性的，并且诊断上大多数延迟很久。典型的早期特征是背痛、无力和行动笨拙。一些患者可出现进行性斜颈或进行性脊柱侧弯。腰部肿瘤可导致肠管和膀胱括约肌功能障碍。临床检查通常表现出病理反射和（或）感觉改变。MRI是检测脊髓病变的首选成像技术。

星形细胞瘤是儿童中最常见的脊髓肿瘤，约占髓内肿瘤的60％，颈胸部是最常见的部位。室间隔膜瘤是儿童中仅次于星形细胞瘤的第二大最常见的原发性髓内肿瘤，约占儿童脊髓肿瘤的30％。终丝和脊髓圆锥是最常见的部位，其后依次是腰、胸和颈椎区域。

髓外硬膜内肿瘤

神经根鞘肿瘤约占小儿脊柱肿瘤的10％。神经鞘瘤和神经纤维瘤是神经根鞘的良性肿瘤。神经鞘瘤通常不会完全围绕受累神经根。神经纤维瘤常多发，并完全包裹受累神经根。神经鞘瘤通常为孤立性病变或伴有2型神经纤维瘤的形式发生。几乎所有神经纤维瘤患者均患有1型神经纤维瘤。神经纤维瘤在儿童中比神经鞘瘤更为常见。

椎管畸胎瘤是一种良性生殖细胞肿瘤，通常以孤立性病变的形式出现，无先天性脊柱畸形并存，这与其他先天性脊柱肿瘤（如脂肪瘤、皮样和表皮样囊肿）形成鲜明对比。畸胎瘤可出现在脊髓的任何水平，胸腰段背侧略多见。肿块可位于髓内、髓外硬膜内或两者兼有。畸胎瘤与脊髓之间的界面通常不清。

椎管内动静脉畸形可发生在任何年龄。剧烈的体育活动或 Valsalva 动作会导致症状突然发作。临床发现包括腰痛、下肢运动异常和括约肌功能障碍。患有脊柱动静脉畸形的幼儿可能具有下肢无力、发育不良和进行性痉挛。约有三分之一的脊髓动静脉畸形患者伴有血管增生异常。椎管动静脉畸形约有一半发生在胸腰部区域，影像学表现包括椎体扇贝形，椎弓根侵蚀，椎管局部增宽和后凸畸形。

髓外硬膜外肿瘤

可能源于椎骨、脂肪、血管、淋巴结或髓外神经元。良性病变包括骨软骨瘤,骨样骨瘤和动脉瘤性骨囊肿。恶性肿瘤包括骨肉瘤、尤因肉瘤、脊索瘤和转移性疾病。

椎旁软组织由肌肉、周围神经和结缔组织组成,可引起各种肿瘤。这些病变的椎管内扩张可导致神经系统表现。与椎管内延伸相关的最常见的椎旁肿瘤是神经源性肿瘤,如神经嵴肿瘤(神经母细胞瘤、节细胞神经母细胞瘤及神经节细胞瘤)和神经纤维瘤。其他潜在的病变包括横纹肌肉瘤、周围原始神经外胚层肿瘤、白血病和髓外造血。

神经源性肿瘤包括神经母细胞瘤、节细胞神经母细胞瘤和神经节细胞瘤。这些病变通常来自肾上腺或交感神经节。脊柱旁起源部位是继肾上腺之后最常见的部位。这3种病理类型从恶性的神经母细胞瘤到良性神经节细胞瘤,其中节细胞神经母细胞瘤介于两者之间。神经母细胞瘤最常见于婴儿和幼儿,而神经节细胞瘤通常10岁后才发现,节细胞神经母细胞瘤最常出现在幼儿中。

第一节　髓内肿瘤

1. 星形细胞瘤

〖临床概述〗

流行病学:

星形细胞瘤(astrocytoma)是儿童最常见的脊髓肿瘤,约占髓内肿瘤的60%,好发于颈胸段,好发于儿童及青少年,平均年龄6~7岁。无明显性别差异,颈髓和胸髓是最常见的部位。约一半的儿童脊髓星形细胞瘤累及整个脊髓。放射治疗后可发生脊髓星形细胞瘤。辐射所致的星形细胞瘤多为高度恶性肿瘤。

其起源于脊髓星形细胞,由星形胶质细胞分化异常引起,偏心性浸润生长或膨胀性生长,与脊髓分界不清,肿瘤恶性程度低,范围大,生长慢,可以累及脊髓全长,肿瘤无包膜。星形细胞瘤通常是浸润生长,很难完全切除。

主要表现:

临床表现取决于肿块部位、大小及周围组织器官侵袭情况,患儿主观表达能力有限,早期神经系统损害症状易忽视,临床表现缺乏特异性。本病常首先引起运动系统损害,部分孩子步态变化,会走路后仍不愿站或爬,部分患儿以疼痛为主要症状,年长儿能描述但常不准确,部分会出现轻微感觉障碍。

〖病理〗

肿瘤组织由肿瘤性星形细胞构成,细胞密集,见较多多形性细胞或多核瘤巨细胞。多形性细胞核深染,部分胞浆丰富;核分裂象可见。肿瘤组织内见灶状出血及坏死。免疫组化结果:GFAP(+),Syn(+),S-100(+),CD99(+),Vimentin(+),P53(部分+),CD34(血管+),INI-1(+),Ki-67(约30%+),D2-40(灶状+)。

〖影像学表现〗

CT:

平扫脊髓局部增粗,呈长圆形或椭圆形,呈低密度病灶,境界不清,范围较广,甚至累及全脊髓,内可见囊变坏死。增强后可见轻度不均匀强化,囊变坏死不强化。肿块较大时可见邻近椎管扩大,邻近骨质吸收等改变不明显。

MRI：

脊髓增粗，病变范围较广泛，常累及多个脊髓节段，肿块呈 T1WI 等低信号，T2WI 高信号，内常见囊变，多为偏心不规则小囊，部分位于肿瘤两端。增强后可见强化，一般为轻度强化，实性成分也可明显强化，囊变不强化，囊壁可见强化。

〖诊断要点〗

1. 肿瘤一般位于颈胸段。

2. 脊髓星形细胞瘤通常位于偏心位置。

3. 肿块范围较广，肿块密度/信号均匀，内见坏死及囊变，CT 为低密度，T1WI 等低信号，T2WI 高信号；肿瘤与脊髓分界不清。

4. CT、MRI 增强扫描后轻度强化，部分 MRI 实性成分可明显强化。

5. 邻近椎管可扩大，但骨质吸收改变等不明显，提示相对慢性病程。

〖鉴别诊断〗

1. 室管膜瘤：为儿童第二常见肿瘤，成人相对更多见，常见于腰骶段、脊髓圆锥及终丝，病灶较局限且多位于脊髓中央，边界较清楚，两端囊变多见，常见含铁血黄素帽，周围骨质改变较星形细胞瘤明显。

2. 脊髓炎症：起病急，范围广泛，脊髓肿胀较轻，边缘不光整，内不出现囊变坏死或脊髓空洞。临床症状也较明显。

〖参考文献〗

1. 杨文圣，许相范，化洪中，等. WHO(2016)中枢神经系统肿瘤分类解读(一)[J]. 诊断病理学杂志，2016，23(10)：725-729.

2. 刘秀珍，付志安，武红旗，等. 椎管内肿瘤 10 例误诊分析[J]. 中华实用儿科临床杂志，2003，18(12)：995.

3. 洪国良，钟跃. 儿童脊髓髓内肿瘤的特点[J]. 国外医学：神经病学. 神经外科学分册，2005，32(3)：204-207.

（陈桂玲　柴雪娥）

〖病例解析〗

病例 1

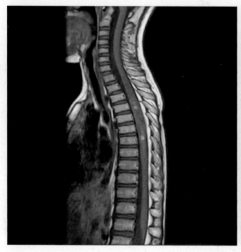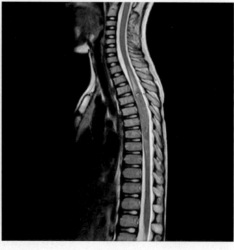

脊柱 MRI：左图 T1WI 矢状位平扫，T4-8 椎体水平脊髓增粗，相应椎管内蛛网膜下腔变窄，髓内见梭形异常信号影，长约 53.8 mm，呈等稍高混杂信号；右图 T2WI 矢状位平扫，病灶呈稍高信号。

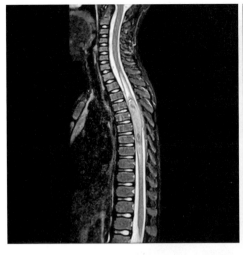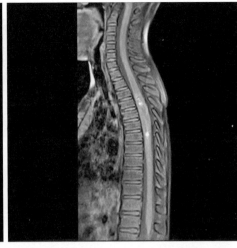

脊柱 MRI：左图 T2WI 压脂矢状位，病灶呈高信号，其内少许低信号，T1-3 水平脊髓中央管扩张；右图 T1WI 矢状位压脂平扫，呈等高混杂信号。

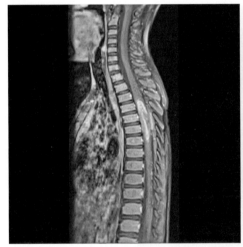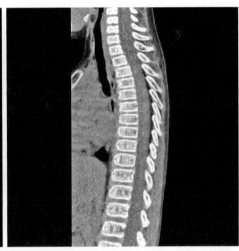

脊柱 MRI/CT：左图 T1WI 压脂矢状位增强，可见不均匀明显强化，未见向椎间孔延伸；右图 CT 矢状位平扫重组，示 T4-8 椎体水平脊髓增粗，密度略高，边界欠清。

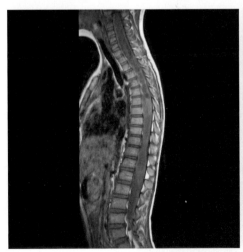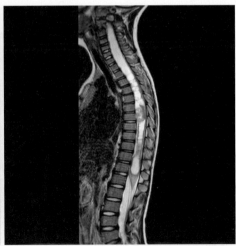

脊柱 MRI：左图 T1WI 矢状位平扫，T5-6 水平脊髓见不规则等信号包块影，其上下方所及脊髓膨大，内可见多发低信号，边界清晰，为多发脊髓空洞可能；右图 T2WI 矢状位，示病灶呈等高信号，其上下方多发囊状影呈高信号。

图 2-1-1-1　脊髓星形细胞瘤

病例 2

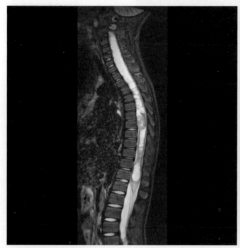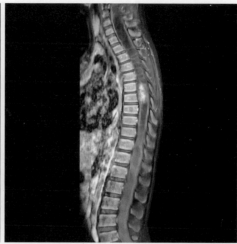

脊柱 MRI：左图 T2WI 压脂矢状位，病灶呈等高信号，多发脊髓空洞则为高信号；右图 T1WI 压脂矢状位增强，示病灶明显强化，欠均匀，多发脊髓空洞未见强化。

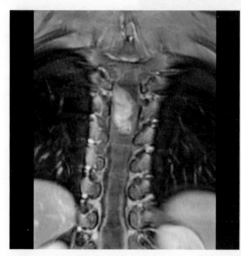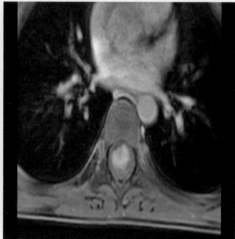

脊柱 MRI：左图 T1WI 压脂冠状位增强，示病灶明显强化，未见向两侧椎间孔延伸，病灶下方为扩张的脊髓空洞，未见强化；右图 T1WI 压脂横断位增强，示病灶明显强化。

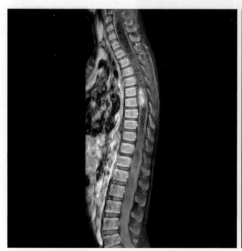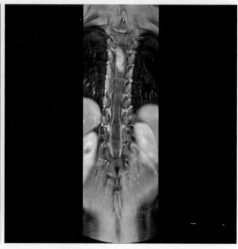

图 2-1-1-2　脊髓星形细胞瘤

2. 室管膜瘤

〖临床概述〗

流行病学：

室管膜瘤（ependymoma）是儿童中仅次于星形细胞瘤的第二大最常见的原发性髓内肿瘤，约占髓内肿瘤的 30%。起源于脊髓中央管的室管膜细胞或终丝等的室管膜残留物，属于胶质瘤，脊髓圆锥及终丝处的肿瘤易发生黏液变性，多见黏液乳头型，在肿块上下缘易出现囊变及出血。肿瘤边界较清，症状轻，生长慢，一般就诊时肿块已较大。一般选择手术治疗及放化疗，因肿块边界清，结合影像学资料，全切可能性增大。

终丝和脊髓圆锥是最常见的部位，其后依次是腰、胸和颈部。脊髓来源室管膜瘤占儿童室管膜瘤总发病率的 13%，好发于男性，多见于 10～14 岁青少年。神经纤维瘤病 2 型患者可发生脊髓多灶性室管膜瘤。

主要表现：

脊髓室管膜瘤生长缓慢，早期症状不典型，容易被忽视，首发症状为肿瘤部位的疼痛，肢体活动障碍、麻木，脊髓圆锥部位的肿瘤可以出现直肠膀胱功能障碍，如尿潴留、尿失禁、便秘等。

〖病理〗

2016 年 WHO 把室管膜肿瘤分为以下五类：黏液乳头状室管膜瘤（WHO Ⅰ级）；室管膜下瘤（WHO Ⅰ级）；室管膜瘤（WHO Ⅱ级）；间变性室管膜瘤（WHO Ⅲ级）；室管膜瘤，RELA 融合-阳性（WHO Ⅱ或Ⅲ级）。根据 2021 年 WHO CNS5 把黏液乳头状室管膜瘤（WHO Ⅰ级）定为 2 级。按传统的组织学不同分为 3 种类型：乳头状型、透明细胞型、伸长细胞型。但是根据 2021 年 WHO CNS5 乳头状室管膜瘤、透明细胞瘤和伸长细胞瘤亚型不再被列为室管膜瘤的亚型，被室管膜瘤的组织学描述取代。肿瘤细胞多为中等密度，其内富含薄壁的血管，以血管为中心的假菊花团和室管膜菊形团是最具特征表现。

位于髓内的室管膜瘤多为典型的细胞型及上皮型，而马尾或终丝的室管膜瘤多为黏液乳头状室管膜瘤。病理组织学上肿瘤细胞呈乳头状排列，围绕乳头状结构的结缔组织常有黏液样变，而且常可见自发性出血。

〖影像学表现〗

CT：

平扫：脊髓局部增粗，呈稍高密度影，境界不清，内可见囊变呈低密度，出血呈高密度，多见于肿瘤两端，增强后实性成分呈明显强化，囊变坏死不强化，钙化少见，肿块较大时可见邻近椎管扩大，邻近骨质吸收等改变。

MRI：

脊髓增粗，病变范围较局限，累及 4～5 个脊髓节段，呈膨胀性及中央性生长为主，肿块呈 T1WI 等低信号，T2WI 呈高信号，内常见囊变及出血，信号不均匀，T2WI 上肿块上下缘可见极低信号影，为出血含铁血黄素沉积所致，称为帽征，较具特征性，发生率为 20%～30%。病灶周围可见脊髓水肿，头尾两端可见囊变，中央管扩张常见，增强后可见不同程度的强化。部分肿块可沿脑脊液播散。

〖诊断要点〗

1. 肿瘤可发生于脊髓各段，马尾或终丝的室管膜瘤多为黏液乳头状室管膜瘤。

2. 肿块范围较局限，中央性生长为主，肿块密度/信号欠均匀，内见坏死及囊变，CT 为等高密度，T1WI 等低信号，T2WI 高信号。

3. 囊变出血多位于肿块两端，T2WI 上可见帽征，较具特征性；可见脊髓水肿及中央管扩张；CT、

MRI增强扫描实性成分强化。

4. 可见邻近椎管扩大,邻近骨质吸收等改变。

〖鉴别诊断〗

1. 星形细胞瘤:脊髓星形细胞瘤一般呈浸润性生长,与正常脊髓分界不清,一般多发生于儿童,肿瘤一般呈偏心性生长,增强后扫描一般呈斑片状不均匀性轻中度强化。

2. 血管母细胞瘤:发生于脊髓的血管母细胞瘤较少见,肿瘤大部分位于髓内,少数也可累及髓外甚至硬膜外,肿瘤在T1WI上表现为等或高信号,在T2WI上为高信号,肿瘤内可见流空的血管信号,部分脊髓血管母细胞瘤也可表现为颅内典型血管母细胞瘤囊壁结节强化的特点。

3. 其他少见肿瘤:神经节神经胶质瘤、转移瘤等。神经节神经胶质瘤非常少见,T1WI大部分肿瘤呈混合性高低信号,增强后多表现为斑片状强化。髓内转移瘤也表现为均匀强化,脊髓增粗较室管膜瘤轻微,脊髓囊变较少见,有原发瘤病史。

4. 脊髓炎症:起病急,范围广泛,脊髓肿胀较轻,边缘不光整,内不出现囊变坏死或脊髓空洞。临床症状也较明显。

〖参考文献〗

1. 宋丽楠,房彤,侯栋梁,等. 儿童脊髓室管膜瘤术后放射治疗的疗效和预后分析[J]. 中国肿瘤临床,2019,46(23):1212-1217.

2. 李彬,曾小松. 脊髓室管膜瘤和星形细胞瘤的MRI影像诊断[J]. 安徽医药,2018,22(4):710-714.

3. 杨文圣. WHO(2016)中枢神经系统肿瘤分类解读(一)[J]. 诊断病理学杂志,2016.

4. KUSHEL Y V, BELOVA Y D. Comparative epidemiology of adult and pediatric intramedullary spinal cord tumors [J]. Zh Vopr Neirokhir Im N N Burdenko, 2015, 79(6): 22-28.

5. 唐勇,张雪林. 脊髓室管膜瘤MRI特征分析及其鉴别诊断[J]. 临床放射学杂志,2006,25(5):409-411.

6. 潘豪,刘斌,钱银锋,等. 对比观察髓内室管膜瘤及星形细胞瘤的MRI特征[J]. 中国医学影像技术,2011,27(10):1993-1996.

(陈桂玲 张晓军)

〖病例解析〗

病例1

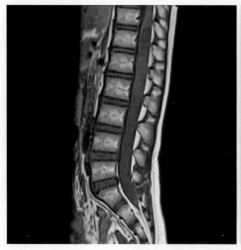
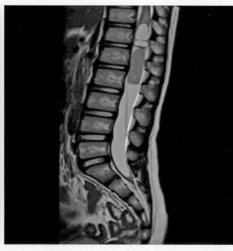

腰骶椎MRI:左图T1WI矢状位平扫,示约平L1-2椎体后方见团块状,呈等低信号影,其上方髓内见囊状低信号,内有分隔;右图T2WI矢状位平扫,示包块呈等高信号,上端可见条状低信号(帽征),邻近蛛网膜下腔欠通畅。

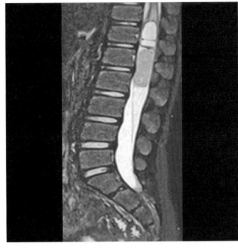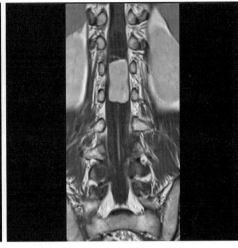

腰骶椎 MRI：左图 T2WI 压脂矢状位平扫，示肿块呈高信号，其上方脊髓内见囊状高信号；右图 T1WI 冠状位增强，肿块明显强化。

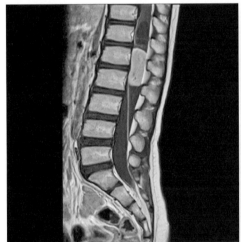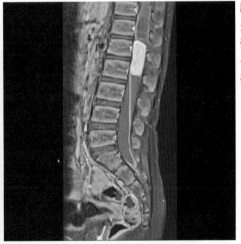

腰骶椎 MRI：左图 T1WI 矢状位增强，示肿块明显强化，上方囊性灶不强化；右图 T1WI 压脂增强，示包块强化更明显。

图 2-1-2-1　黏液乳头型室管膜瘤

病例 2

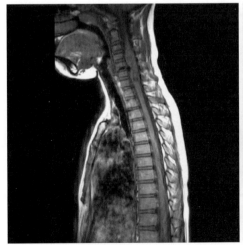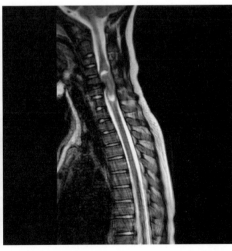

颈胸椎 MRI：左图 T1WI 矢状位平扫，示 C3-7 水平脊髓增粗，其内可见形态欠规则等信号，其上下缘可见囊变；右图 T2WI 矢状位，示肿块呈等高信号，上下缘可见高信号囊变影。

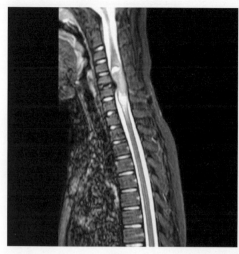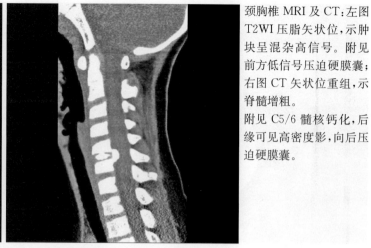

颈胸椎 MRI 及 CT：左图 T2WI 压脂矢状位，示肿块呈混杂高信号。附见前方低信号压迫硬膜囊；右图 CT 矢状位重组，示脊髓增粗。

附见 C5/6 髓核钙化，后缘可见高密度影，向后压迫硬膜囊。

图 2-1-2-2　室管膜瘤

病例 3

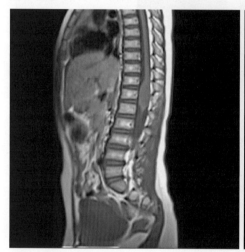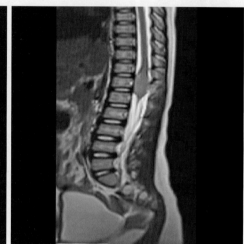

胸腰骶椎 MRI：左图 T1WI 矢状位平扫，示 T11～L1 椎体水平脊髓局部增粗，见肿块梭形等信号影，边界尚清晰；右图 T2WI 矢状位，示肿块呈等信号，局部蛛网膜下腔受压变窄。

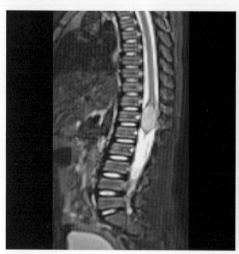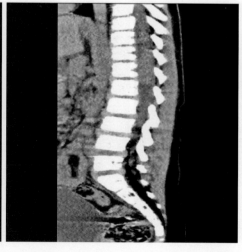

胸腰骶椎 MRI/CT：左图 T2WI 压脂，示肿块呈高信号，局部蛛网膜下腔受压变窄；右图 CT 平扫矢状位重组，示脊髓增粗，肿块呈略高密度。

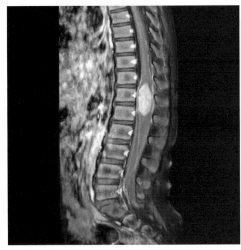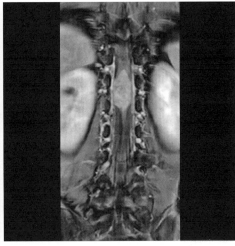

胸腰骶椎 MRI：左图 T1WI 压脂矢状位增强，肿块明显强化，内见小血管穿行影；右图 T1WI 压脂冠状位增强，肿块明显强化，部分欠均匀。

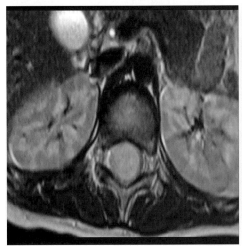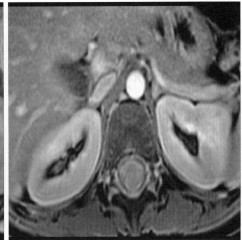

胸腰骶椎 MRI：左图 T2WI 横断位，示肿块呈等高信号，局部蛛网膜下腔窄；右图 T1WI 压脂横断位增强，肿块明显强化。

图 2-1-2-3　室管膜瘤

3. 神经节胶质瘤

【临床概述】

流行病学：

神经节胶质瘤（ganlioglioma）是一种少见的原发性中枢神经系统肿瘤，肿瘤由胶质细胞、神经细胞组成，多发生于儿童或年轻人。2016 年 WHO 将其归类为神经元及混合神经元神经胶质肿瘤（WHO 1 级），发生于颅内较多见，脊髓极其罕见，仅 3% 左右发生于脊髓，发病率约占脊髓肿瘤的 1.1%。神经节胶质瘤好发于颈段脊髓，也可发生于胸、腰段脊髓，甚至累及全脊髓。神经节胶质瘤生长比较缓慢，常于晚期发现。

主要表现：

临床表现与病灶位置有关，常表现为肿瘤部位的疼痛，肢体活动障碍、麻木，脊髓圆锥部位的肿瘤可以出现直肠膀胱功能障碍尿潴留、尿失禁、便秘等。部分脊髓神经节细胞胶质瘤，因肿瘤出血表现为急性神经功能缺损症状。

【病理】

镜下可见节细胞和胶质细胞混合存在,节细胞排列紊乱,胶质细胞增生,间质可见血管增生和网织纤维增生。免疫组化示:Vimentin(+),S-100(++),ATRX(+),GFAP(+),Syn(+),Ki-67(2%~3%+)。

【影像学表现】

脊髓神经节胶质瘤分为囊性、实性和囊实性三种类型,肿块内常见钙化、囊变和壁结节,累及范围较广,可见于脊髓任何节段,颈段脊髓为主,胸腰段次之。肿块在T1WI/T2WI呈混杂信号,增强扫描明显强化,脊髓表面强化和斑片样强化有一定特征性,可作为鉴别诊断。部分可见脊髓空洞形成及邻近脊髓水肿。

【鉴别诊断】

1. 星形细胞瘤:脊髓星形细胞瘤一般呈浸润性生长,与正常脊髓分界不清,一般多发生于儿童,肿瘤一般呈偏心性生长,增强后扫描一般呈斑片状不均匀性轻中度强化。

2. 室管膜瘤:为儿童第二常见肿瘤,成人相对更好发,常见于腰骶段、脊髓圆锥及终丝,病灶较局限且多位于脊髓中央,边界较清楚,两端囊多见,常见含铁血黄素帽,周围骨质改变较星形细胞瘤明显。

3. 血管母细胞瘤:发生于脊髓的血管母细胞瘤较少见,肿瘤大部分位于髓内,少数也可累及髓外甚至硬膜外,肿瘤在T1WI上表现为等或高信号,在T2WI为高信号,肿瘤内可见流空的血管影,部分脊髓血管母细胞瘤也可表现为颅内典型血管母细胞瘤囊壁结节强化的特点。

【参考文献】

1. 杨文圣,许相范,化洪中,等. WHO(2016)中枢神经系统肿瘤分类解读(一)[J]. 诊断病理学杂志,2016,23(10):725-729.

2. KUSHEL Y V, BELOVA Y D. Comparative epidemiology of adult and pediatric intramedullary spinal cord tumors [J]. Zh Vopr Neirokhir Im N N Burdenko, 2015, 79(6): 22-28.

3. 潘豪,刘斌,钱银锋,等. 对比观察髓内室管膜瘤及星形细胞瘤的MRI特征[J]. 中国医学影像技术,2011,27(10): 1993-1996.

4. 刘永辉,张水兴,罗剑云,等. 神经节细胞胶质瘤的影像学表现[J]. 实用放射学杂志,2012,28(10):1647-1649.

5. 王金显,李贞,封华. 儿童脊髓节细胞胶质瘤1例[J]. 放射学实践,2015,30(1):96.

(陈桂玲 柴雪娥)

4. 原始神经外胚层肿瘤

【临床概述】

流行病学:

原始神经外胚层肿瘤(primary primitive neuroectodermal tumor, PNET)好发于小脑,可发生于大脑、脑干、松果体、外周神经及脊髓。原发脊髓PNET罕见,是恶性肿瘤,可发生于脊髓的各个节段,以胸段脊髓及圆锥常见,呈浸润性生长,与正常脊髓组织分界欠清。PNET预后差,可发生远处转移及复发。原始神经外胚层肿瘤(PNET)指一类形态上相似、主要由未分化细胞构成的肿瘤,发病部位不同,但在组织学、免疫组化或电镜方面表现为星形胶质、神经、室管膜、肌肉或上皮方向分化。

主要表现:

肿瘤生长缓慢,早期症状不典型,容易被忽视,首发症状为肿瘤部位的疼痛,肢体活动障碍、麻木,脊髓圆锥部位的肿瘤可以出现直肠膀胱功能障碍,如尿潴留、尿失禁、便秘等。

【病理】

大体病理一般呈灰红色或灰白色,血供丰富,实质性,质地柔软。光镜下,PNET起源于原始未分化的神经上皮细胞，部分可分化为胶质细胞或神经细胞，组织形态上均呈小圆细胞形，细胞排列致密，核内有丝分裂活跃，胞浆成分少，核浓染，核浆比例高。免疫组织化学分析神经元特异性烯醇酶（neuron-specific enolase，NSE）、波形蛋白（vimentin，Vim）染色阳性，S100 蛋白（S100. protein，S100）、细胞蛋白（cytokeratin，CK）和神经丝（neurofilaments，NF）染色可呈阳性，在病理诊断中 PNET 应与尤因肉瘤、淋巴瘤、横纹肌肉瘤及小细胞癌鉴别。

【影像学表现】

CT：

平扫：脊髓局部增粗，呈低密度影，境界不清，内可见囊变低密度，增强后实性成分可呈中度强化或轻度强化，部分不强化，囊变坏死不强化，钙化少见，肿块较大时可见邻近椎管扩大，邻近骨质吸收甚至破坏。

MRI：

脊髓增粗，肿瘤 T1WI 呈等信号或稍低信号，T2WI 呈高信号，瘤周水肿少见或较轻，病变可局限性，也可弥漫性，可位于髓内，也可部分位于髓内，部分位于髓外，甚至呈外生性生长。增强后，大部分中度或明显强化，强化均匀或不均匀。少数轻度强化或不强化。

【鉴别诊断】

1. 星形细胞瘤：脊髓星形细胞瘤一般呈浸润性生长，与正常脊髓分界不清，一般多发生于儿童，肿瘤一般呈偏心性生长，增强后扫描一般呈斑片状不均匀性轻中度强化。

2. 室管膜瘤：为儿童第二常见肿瘤，好发于成人，常见于腰骶段、脊髓圆锥及终丝，病灶较局限且多位于脊髓中央，边界较清楚，两端囊变多见，常见含铁血黄素帽，周围骨质改变较星形细胞瘤明显。

3. 血管母细胞瘤：发生于脊髓的血管母细胞瘤较少见，肿瘤大部分位于髓内，少数也可累及髓外甚至硬膜外，肿瘤在 T1WI 上表现为等或高信号，在 T2WI 为高信号，肿瘤内可见流空的血管影，部分脊髓血管母细胞瘤也可表现为颅内典型血管母细胞瘤囊壁结节强化的特点。

4. 其他少见肿瘤：神经节神经胶质瘤、转移瘤等。神经节神经胶质瘤非常少见，T1WI 大部分肿瘤呈混合性高低信号，增强后多表现为斑片状强化。髓内转移瘤也表现为均匀强化，脊髓增粗较室管膜瘤轻微，脊髓囊变较少见，有原发瘤病史。

【参考文献】

1. 叶进湖，戴建平，李少武，等. 脊髓原发性原始神经外胚层肿瘤的 MRI 影像特征及相关文献分析［J］. 中国医学影像技术，2007，23（9）：1296-1299.

2. 杨文圣，许相范，化洪中. WHO（2016）中枢神经系统肿瘤分类解读（一）［J］. 诊断病理学杂志，2016，23（10）：725-729.

3. De TOMMASI A, De TOMMASI C, OCCHTOGROSSO G, et al. Primary intramedullary primitive neuroectodermal tumor（PNET）-case report and review of the literature［J］. European Journal of Neurology. 2006，13（3）：240-243.

4. 张卫东，谢传淼，莫运仙，等. 外周型原始神经外胚层肿瘤的 CT 和 MRI 影像特征［J］. 癌症，2007，26（6）：643-646.

（陈桂玲　柴雪娥）

5. 血管母细胞瘤

〖临床概述〗

流行病学：

血管母细胞瘤（hemangioblastoma）也称为血管网状细胞瘤，是发生于小脑、脑干和脊髓的肿瘤，生长缓慢、富血管是其特点，肿瘤多见于后颅凹，发生于脊髓内罕见，占髓内肿瘤的 2%～6%，可发生于脊髓、硬膜外、硬膜下，是一种良性肿瘤，多见于胸腰段，多为单发，多发者多见于 von Hippel‐Lindau（VHL）综合征。好发于年轻人，无性别差别。

主要表现：

脊髓血管母细胞瘤生长缓慢，主要表现为缓慢进展的脊髓功能损害症状，为肿瘤部位的疼痛，肢体活动障碍、麻木，感觉障碍等，常伴有脊髓空洞。VHL 综合征患儿还可伴有视网膜血管瘤，胰腺、肾囊肿等，肾癌、嗜铬细胞瘤等。

〖病理〗

由中胚层血管内皮细胞在形成原始血管过程中发生障碍残存的胚胎间质细胞形成的肿瘤，大体上脊髓血管母细胞瘤以实性多见，无包膜，边界清，呈红色结节样肿块，有囊性和壁结节构成，壁结节一般位于脊髓背侧，镜下无包膜，镜下肿块中主要有三种成分：内皮细胞、周细胞和间质细胞，前两种细胞构成细胞构架，组织学上由间质细胞及小血管构成。瘤组织借毛细血管向周围组织伸展或浸润，该肿瘤易复发。

〖影像学表现〗

CT：

平扫：脊髓不均匀增粗，范围可较大，呈低密度影，低密度影背侧可见结节样呈高密度影，结节内可见钙化灶，内可见囊变呈低密度，增强后结节呈明显强化，囊变坏死不强化。

MRI：

MRI 可以准确地显示肿瘤的位置、大小、形态、边缘、信号和周围水肿，有无脊髓空洞、血管流空效应等。瘤体较小时在 T1WI 上呈等信号，T2WI 呈高信号，信号均匀；较大时 T1WI 呈低信号和等、低混杂信号，T2WI 上呈混杂信号，壁结节 T1WI 呈等低信号，T2WI 呈略高信号，增强后明显强化，囊液及囊壁不强化。肿瘤边界清楚，在脊髓背侧可见明显扩张和迂曲的血管，代表供血动脉或引流曲张的静脉，较具特征性，常伴有脊髓空洞。

〖诊断要点〗

1. 肿瘤多见于胸腰段。

2. 肿块呈囊实性病灶，CT 呈低密度内可见高密度结节，MRI 上囊性成分可较复杂，在 T1WI 上信号可高可低，实性结节 T1WI 等低信号，T2WI 呈高信号。

3. 增强扫描结节可见明显强化，肿瘤内或脊髓背侧可见迂曲流空血管影，较具特征性。

4. 常伴两端脊髓内空洞或囊变。

〖鉴别诊断〗

1. 星形细胞瘤：脊髓星形细胞瘤一般呈浸润性生长，与正常脊髓分界不清，一般多发生于儿童，肿瘤一般呈偏心性生长，增强后扫描一般呈斑片状不均匀性轻中度强化。

2. 室管膜瘤：为儿童第二常见肿瘤，好发于成人，常见于腰骶段、脊髓圆锥及终丝，病灶较局限且多位于脊髓中央，边界较清楚，两端囊变多见，常见含铁血黄素帽，周围骨质改变较星形细胞瘤明显。

3. 血管畸形：在 MRI 检查可见血管流空信号影，增强扫描没有壁结节，当鉴别困难时，可行血管造影检查,除供血动脉和引流静脉外,血管畸形可见畸形血管团,而脊髓血管母细胞瘤可见肿瘤结节染色。

【参考文献】

1. 张晓丹,金征宇,张燕,等.脊髓血管母细胞瘤的 MRI 表现[J].临床放射学杂志,2005,24(6):475-477.

2. 吴雨静,席一斌,刘海婷,等.脊髓血管母细胞瘤的 MRI 特点[J].放射学实践,2016,31(8):717-720.

3. 杨文圣,许相范,化洪中.WHO(2016)中枢神经系统肿瘤分类解读(一)[J].诊断病理学杂志,2016,23(10):725-729.

4. 金征宇.放射学高级教程(第 2 版)[M].中华医学电子音像出版社.

5. 陈谦,戴建平,高培毅.脊髓血管母细胞瘤的 MRI 影像研究[J].实用放射学杂志,2005,21(2):123-126,146.

(陈桂玲　柴雪娥)

6. 淋巴瘤

【临床概述】

流行病学：

原发性中枢神经系统淋巴瘤(primary centralnervous system lymphoma，PCNSL)是一种少见的结外非霍奇金淋巴瘤(non-Hodgkin's lymphoma，NHL),病变只局限于中枢神经系统,幕上多见,其发病率约为 0.46/10 万,而发生于脊髓的原发性淋巴瘤(primary intramedullary spinal cord lymphoma PISCL)就更为少见了,被认为是原发于髓内及软脊髓膜下的淋巴组织;仅占 PCNSL 患病人群的 1% 左右,男女发病率无明显差异,多见于 50 岁左右中年人,故国内外关于儿童 PISCL 的文献论著更不多见。

临床表现：

大部分患者表现为典型脊髓病变症状,主要为背部不适、疼痛、肢体无力、感觉异常、尿便障碍等,部分患者可伴有低热、体重减轻等恶病质体征。由于 PISCL 患儿年龄较小,多以长期腰背部不适、疼痛为前驱症状,部分患儿可伴有姿势性脊柱侧弯。PISCL 的治疗与 PCNSL 并无差异,且病灶常呈多发性,具有侵袭性,因此手术治疗获益甚微,故多采用的放疗、化疗、放疗联合化疗等治疗方案。

【病理】

有研究表明,PISCL 患者多为 B 细胞来源淋巴瘤,约占 86%,而低分化 B 细胞及 T 细胞淋巴瘤少见。其中 B 细胞来源淋巴瘤以弥漫大 B 细胞淋巴瘤(diffuse large B cell lymphoma，DLBCL)多见,约占 36%。而根据肿瘤细胞 CD10、Bcl-6、MUMI 等免疫表型不同,可将 DLBCL 分为生发中心 B 细胞样和非生发中心 B 细胞样两种亚型,后者预后较差。

【影像学表现】

对于脊髓内病变的观察 MRI 的应用价值明显高于 X 线平片及 CT 检查。

X 线平片及 CT：

只有对椎体破坏或椎旁椎管内淋巴瘤有诊断价值,但对椎管内病变评估价值有限。CT 多平面重组观察,可见累及脊髓段肿胀、密度不均、局部减低。

MRI：

PISCL 常为多发病灶,可以累及脊髓多段,其中以颈胸段较为常见,脊髓圆锥及马尾终丝亦可受累。主要表现为受累脊髓段的肿胀,信号异常,T1WI 表现为等低信号,T2WI 主要表现为等高信号,更有助于髓内病灶的观察;囊变、出血、坏死少见,周边椎体多无累及破坏。增强后髓内大多病灶可表现为强化,维持时间长,部分强化病灶可累及软脊髓膜。部分患儿颅内脑组织亦可伴有多发异常信号及强化灶。

PET：

PISCL 脊髓病灶多表现为高代谢,对髓内病灶分布更直观;其次 PET 有助于评估系统性淋巴瘤,对脊髓内淋巴瘤是原发性还是继发性有着重要的提示作用。

【诊断要点】

髓内多发病灶,相应脊髓段肿胀,脊髓圆锥及马尾终丝亦可以累及;增强后髓内病灶多有强化,维持时间长,部分患儿颅内常伴有多发异常信号。

【鉴别诊断】

PISCL 的影像学表现多不典型,主要与髓内多发性硬化(MS)、视神经脊髓炎(NMO)相鉴别。MS脊髓病灶多较短且多发,主要分布于脊髓外周白质部分,常不对称,脊髓肿胀不明显,颅内病灶主要分布于侧脑室周围白质,与 PISCL 分布有差异。而 NMO 与 PISCL 影像表现多有类似,亦好发于颈胸段,但多表现为长节段脊髓病变(在 3 个或 3 个以上椎体阶段),其次脑脊液部分特异性蛋白及抗体检查(抗AQP4)有助于诊断。但最终仍需病理活检或者脑脊液流式细胞检查确诊。

【参考文献】

1. 杨红,臧卫周,夏明荣,等. 原发性椎管内淋巴管瘤四例临床特点分析[J]. 中华神经科杂志,2018,51(4):288-293.

2. MERHEMIC Z, STOSIC-OPINCAL T, THURNHER M M. Neuroimaging of Spinal Tumors [J]. Magn Reson Imaging Clin N Am, 2016, 24(3): 563-579.

3. FLANAGAN E P, O'NEILL B P, HABERMANN T M, et al. Secondary intramedullary spinal cord non-Hodgkin's lymphoma [J]. J Neurooncol, 2012, 107(3): 575-580.

(张　炜　柴雪娥)

第二节　髓外硬膜内肿瘤

1. 神经鞘瘤

【临床概述】

流行病学:

椎管内神经鞘瘤(intraspinal neurinoma)是一种椎管内较为常见的良性肿瘤,好发于 40～60 岁成人,儿童发病率较低,占儿童椎管内肿瘤的 10% 左右。分为施万细胞瘤和神经纤维瘤两种,起源于背侧脊神经,常单发,生长缓慢,多为良性,少数可恶变,无明显男女发病差异,在神经纤维瘤病Ⅱ型的患者中发病率较高。好发于脊神经后根,常位于椎管前外侧或后外侧,其中髓外硬膜内占 70%,少数位于硬膜外。

主要表现:

常以疼痛为首发症状,其次为运动及感觉障碍,因其生长部位、大小及肿瘤对脊髓压迫的程度不同而临床症状有较大差异。颈胸段肿瘤可表现为进行性肢体麻木,无力,活动不灵,腰骶段肿瘤出现腰痛,下肢感觉及运动减退,膝反射,跟腱反射减弱等。该病生长缓慢。

【病理】

大体标本质韧,切面灰白色,镜下所见:肿瘤由 Antoni A 区和 Antoni B 区组成,Antoni A 区由密集、呈旋涡状排列的梭形细胞构成,Antoni B 区瘤细胞稀疏、网状排列,基质富含水,部分伴囊变或黏液样变性。

【影像学表现】

CT:

脊髓受压,病变区蛛网膜下腔扩大,蛛网膜下腔注入造影剂后,病变区有造影剂环绕,与脊髓间有造影剂间隔。

MRI：

发生于髓外硬膜内的肿瘤，多沿神经根生长，多呈上下走行的椭圆形，且受限于硬膜，肿瘤沿着椎管上下生长，难以向外延伸；而位于硬膜外的肿瘤，可以沿穿出硬膜的神经根生长并经椎间孔向外延伸，肿瘤呈哑铃状。T1WI呈较脑脊液低、略低或相等的信号，T2WI呈高信号，但较脑脊液的高信号要明显低。增强后肿瘤显著强化，信号的改变与内部结构关系密切，出血坏死区无明显强化。

【诊断要点】

1. 椎管内较常见的一种良性肿瘤，好发于成人，儿童发病率低，病程较长，多位于髓外硬膜下。

2. 成人首发症状以疼痛为主，儿童首发症状以功能障碍为主，不同部位的肿瘤症状不同。

3. MRI为首选检查方法，位于髓外硬膜内的肿瘤，多沿神经根生长，呈上下走行的椭圆形，T1WI呈等低信号，T2WI呈高信号。增强后肿瘤显著强化，肿瘤常伴出血坏死。

【鉴别诊断】

1. 脊膜瘤：生长在椎管内的脊膜瘤，好发于40岁以上的女性，占所有椎管内肿瘤的25%，神经鞘瘤内部常出现囊变坏死，而脊膜瘤少见，脊膜瘤T1等信号，T2等高信号，且增强后出现"脊膜尾征"。

2. 神经纤维瘤：T1等或低信号，T2等信号，增强后明显均匀强化。

3. 恶性椎管内肿瘤：MRI肿瘤边界常不光整，邻近组织结构受侵蚀，椎板常有骨质破坏，根据肿瘤内部结构不同，存在不规则强化。

【参考文献】

1. 甲戈，景治涛，罗世祺，等. 儿童椎管内神经鞘瘤17例临床分析[J]. 中华神经外科杂志，2006，22(10)：585-587.

2. 佟珅，颜华东，张子言，等. MRI平扫及增强对椎管内神经鞘瘤的诊断及鉴别[J]. 亚太传统医药，2013，9(5)：206-207.

（王瑞珠　柴雪娥）

【病例解析】

病例1

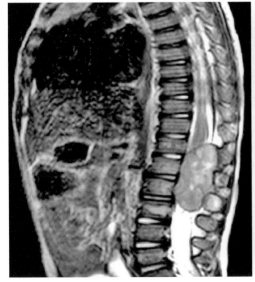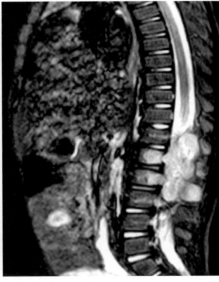

脊柱MRI：左图T2WI矢状位平扫，病灶呈不均匀高信号，边界尚清，脊髓受压；右图T2WI压脂序列，病灶侵袭性大，突破硬膜囊向椎间孔扩展，椎体受累呈高信号，蛛网膜下腔显示不清。

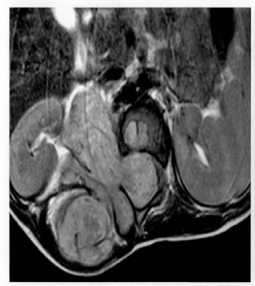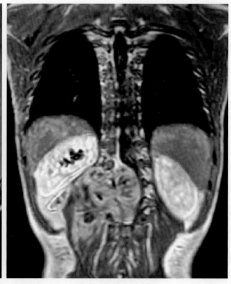

脊柱 MRI：左图 T2WI 横断位，示病灶明显向周围侵犯，形成椎旁巨大软组织肿块，椎间孔扩大；右图 T1WI 冠状位增强，可见明显不均匀强化，内可见坏死无强化区，术后病理示恶性神经鞘瘤。

图 2-2-1-1　椎管内恶性神经鞘瘤

2. 肠源性囊肿

【临床概述】

流行病学：

椎管内肠源性囊肿（intraspinal enterogenous cyst）是一种少见的、由胚胎发育异常导致的先天性疾病。病因尚不明确，可能与内胚层发育障碍有关，多数学者认为胚胎第三周神经管与原肠分离障碍，由其残留或异位组织演变而来。椎管内肠源性囊肿较少见，其发病率占所有椎管内肿瘤的 0.7%～1.3%，男女比例约(1.5～3)∶1，文献报道最小年龄为出生后 10 天，最大年龄 70 岁，以 10～30 岁最多见。

主要表现：

本病的临床表现因部位而有所不同。位于颈段的肠源性囊肿较多见，其次为胸腰段，骶管内最少见。90%位于髓外硬膜下，且多在脊髓腹侧或侧前方。以相应部位的神经根疼痛，脊髓压迫为表现，常见的症状是持续较久的局限性背部或颈部疼痛，上肢或下肢无力，感觉异常及括约肌功能障碍，部分患者可有缓解和加重交替出现的表现。还可见合并脊柱裂、半椎体、椎体融合、脊柱侧弯、脊柱纵裂等。

【病理】

肠源性囊肿肉眼观为边缘光滑的囊壁，内部充满液体的囊性肿物，镜下可见囊壁内层被覆整齐排列的单层柱状上皮，部分有纤毛结构，并混有少数杯状细胞，下层为纤维结缔组织结构，囊液为清亮或黄色液体。

【影像学表现】

CT：

可发现病变，但难以定性诊断，CT 表现为类圆形低密度或稍低密度影，脊髓受压，可协助发现椎体发育畸形。

MRI：

是诊断本病的首选方法，不仅能清晰显示病变的大小、形状、部位，还能清晰显示其与脊髓的关系，为手术定位、判断预后提供有力证据。少部分病变发生于硬膜外。T1WI 上表现为类似或稍高于脑脊液信号，少数因囊肿内含有较多蛋白质，T1 高信号，T2WI 上为类似脑脊液的高信号。病灶边缘清晰锐利，信号均匀一致，增强后多无强化或少数可见囊壁环状强化。脊髓常明显受压变形，横断位 T1WI 常显示囊肿大部分嵌入脊髓中,呈脊髓嵌入征。

〖诊断要点〗

1. 青少年、男性多见,椎管内囊性病变。

2. 多伴发椎体畸形。

3. 以脊髓压迫或神经根疼痛为主要症状,病情激化与缓解交替出现,或短期内出现症状急剧加重。

4. MRI 发现椎管内囊性病变,尤其是颈、胸段椎管腹侧病变。

〖鉴别诊断〗

1. 脊膜囊肿:与肠源性囊肿表现相似,较难鉴别,但脊膜囊肿多位于脊髓背侧,信号与脑脊液相同,可与蛛网膜下腔相通,无"嵌入征"。

2. 血管畸形或血管母细胞瘤:可见异常流空血管,血管母细胞瘤增强可见壁结节强化。

3. 淋巴管瘤:发生于椎管内罕见,可位于髓外硬膜下或硬膜外,若囊内出现分隔更有助于淋巴管瘤的诊断。

4. 表皮样囊肿/皮样囊肿:因其内容物成分多样,MRI 多表现为混杂信号。

〖参考文献〗

1. 徐安辉,王承缘,夏黎明. 椎管内肠源性囊肿的 MRI 与临床诊断[J]. 临床放射学杂志,2006,25(11):1010-1012.

2. 李兆全,史锡文. 椎管内肠源性囊肿 10 例临床分析[J]. 中国实用神经疾病杂志,2013,16(19):75-76.

3. 关丽明,戚喜勋,孙文阁,等. 椎管内肠源性囊肿的 CT 和 MRI 影像[J]. 中国医学影像技术,2005,21(2):327-328.

（王瑞珠　柴雪娥）

3. 神经纤维瘤

〖临床概述〗

流行病学:

椎管内神经纤维瘤(intraspinal neurofibroma)是源于多系统神经嵴损害的常染色体显性遗传病,是神经皮肤综合征中的一种,分为 NF-1 和 NF-2 两型。NF-1 型:15%～20%中枢神经系统受累,脑内改变主要有低级星形细胞瘤、发生于基底节区或脑白质的"错构瘤"及椎管内微小错构瘤、星形细胞瘤、多发神经纤维瘤;NF-2 型:常合并双侧听神经瘤、其他颅神经瘤及多发脑膜瘤,椎管内病变包括髓内室管膜瘤、多发脊膜瘤和多发神经根施万细胞瘤。

神经纤维瘤是一种周围神经瘤,由纤维母细胞和施万细胞组成,混合在移位的神经纤维之间。该肿块通常呈梭形。几乎所有神经纤维瘤患者都具有 1 型神经纤维瘤病。1 型神经纤维瘤病患儿的脊髓神经纤维瘤常伴有脊柱侧弯,肿瘤可出现在脊柱的任何部分。

主要表现:

椎管内神经纤维瘤病(神经纤维瘤或神经鞘膜瘤)为多发,多位于髓外硬脊膜下,少数可跨硬脊膜内外,并可通过椎间孔向椎管外延伸,形成哑铃形肿块。颈胸腰段均可发生。表现为相应节段神经根疼痛,肢体乏力,浅感觉障碍,腰骶段还可出现括约肌功能障碍。

〖病理〗

丛状神经纤维瘤呈多结节状,灰白色,质硬,结节内肿瘤细胞呈梭形,疏松排列,细胞核呈尖细波浪状,间质有胶原纤维增生,施万细胞和黏液样基质,未见明确神经轴索。

〖影像学表现〗

CT:

由于邻近神经根肿瘤的压迫,部分病例 CT 出现椎体后缘弧形受压及椎弓根间距增宽,骨表面凹凸不平,椎间孔增大。

MRI:

椎管内神经纤维瘤病位于髓外硬膜下或硬膜外,病灶分界清楚,T1WI 通常比肌肉信号略高,这是由于病变内的黏多糖成分引起,由于含水量高,T2 多表现为高信号,且信号不均匀,可出现中央低外周高的"靶征",邻近脊髓无炎症或水肿,无硬脊膜及蛛网膜受累,因此脊髓、脊膜及马尾神经形态、信号无异常。增强扫描呈多样性强化,以不均匀强化为主。有症状的硬膜内神经纤维瘤通常是哑铃状改变,受累神经孔扩大。肿块沿着神经走行,最常见的是跨硬膜生长,在病变早期病变可能完全在硬膜内。

【诊断要点】

1. 神经纤维瘤病为多系统疾病,常伴发相关临床症状,需结合临床表现综合诊断。

2. 神经纤维瘤病累及椎管的多为神经纤维瘤或神经鞘瘤,少数为星形细胞瘤和脊膜瘤。

3. 神经纤维瘤多位于髓外硬膜下,少数位于硬膜外,通过椎间孔向外延伸。

4. "靶征"具有一定特异性,增强扫描多样性强化。

【鉴别诊断】

常见的鉴别诊断:

1. 椎管内结核瘤:发病率较低,多由其他部位结核病灶经血行播散或脑脊液播散而致,患者均有其他部位结核灶。可发生在椎管的任何节段,髓外硬膜下多见,可单发或多发,MRI 信号与病灶所处时期有关。通常伴有脊膜增厚,粘连,强化。

2. 椎管内转移瘤:原发瘤病史,脊髓各节段均可发生,可单发或多发,呈斑片状,环形或结节状强化,伴随征象包括脊髓增粗,周围水肿,脊膜不规则增厚,脊髓空洞,脊髓及马尾表面线状强化。

【参考文献】

1. 叶云峰,冯春国. 椎管内 1 型神经纤维瘤病的诊断及治疗[J]. 安徽医学,2016,37(7):876-877.

2. 彭娟,罗天友,吕发金,等. MRI 鉴别诊断椎管内结核瘤、转移性肿瘤及神经纤维瘤病[J]. 中国医学影像技术,2011,27(4):702-705.

(王瑞珠 柴雪娥)

【病例解析】

病例 1

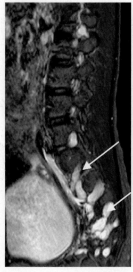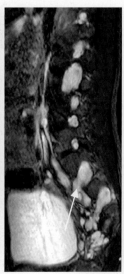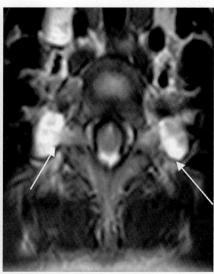

脊柱 MRI:左图 T2WI 压脂序列矢状位,示椎管两侧多发丛状神经纤维瘤,多位于硬膜外及椎旁,椎间孔扩大;中图 T2WI 压脂序列矢状位,示椎管多发丛状神经纤维瘤,椎间孔扩大;右图 T2WI 横断位,胸段脊柱两侧神经纤维瘤,跨椎间孔生长,可见"靶征"。

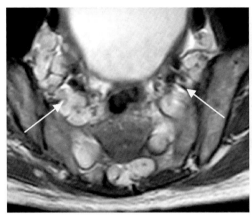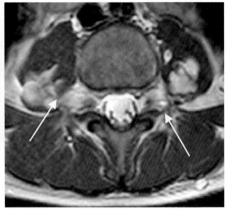

脊柱 MRI:左图 T2WI 横断位,骶段多发巨大神经纤维瘤,沿椎间孔椎旁纵向生长;右图腰段脊柱旁亦可见广泛神经纤维瘤病灶。

图 2-2-3-1 神经纤维瘤

4. 转移瘤

〖临床概述〗

流行病学:

硬膜内转移一般有四种类型:蛛网膜下腔转移,硬膜内蛛网膜下转移,硬膜外病变侵犯和髓内转移。儿童的硬膜内转移性疾病一般由颅内肿瘤的蛛网膜下腔转移引起,髓内转移性病变非常罕见。儿童蛛网膜下腔转移最常见的来源是髓母细胞瘤。转移瘤的临床特征无特异性,一般压迫脊髓引起神经根疼痛才会引起患者注意,其发现时常合并其他脏器转移。文献显示恶性肿瘤患者有 40% 出现椎体转移,但出现椎管内转移的较少,占脊柱转移的 5% 以下。儿童椎管内转移瘤的原发瘤多见于髓母细胞瘤、室管膜瘤、白血病、神经母细胞瘤、恶性胚胎性肿瘤、生殖源性肿瘤、横纹肌肉瘤等,可发生在椎管任何节段,以胸段最多,其次为腰段,颈段和骶段较少。播散途径来自血行播散,脑脊液播散或淋巴转移、直接侵犯等。

主要表现:

肿瘤浸润性生长,侵犯神经根,疼痛为常见和首发症状,如病情发展迅速,可出现不完全或者完全性截瘫。

〖影像学表现〗

CT:

敏感性不如 MRI 强,但可发现有无椎体的骨质破坏,协助诊断。

MRI:

椎管内髓外硬膜下转移瘤病灶 MRI 信号与硬膜相似,T1 为等信号,T2 为等或稍高信号,信号不均匀,形态不规则,增强后明显强化,易误诊,需密切结合临床病史,了解原发灶的情况。可出现脊髓表面、终丝结节状、线状强化,范围较广,串珠样改变,甚至可出现髓内转移。MRI 技术的广泛应用大大提高了椎管内肿瘤的发现率,增强扫描对病灶有重要的显示价值。此外,明确的肿瘤病史对椎管内转移的诊断非常重要。

〖诊断要点〗

1. 通常有原发瘤病史,需找到原发性及其他部位转移灶。

2. 髓外硬膜下转移瘤各节段均可发生,病灶可单发或多发,增强扫描斑点状、结节状、团块状强化,可伴有脊髓及马尾表面线状或结节状增厚强化。

3. 需与椎管内其他神经源性肿瘤和椎管内结核鉴别。

【鉴别诊断】

常见的鉴别诊断：

1. 椎管内原发性神经源性肿瘤包括神经鞘瘤、神经纤维瘤：神经鞘瘤易囊变坏死，神经纤维瘤一般为多发病灶，病灶相对较小，少数可通过椎间孔向外延伸，形成串珠样表现。

2. 椎管内淋巴瘤：胸段多见，其次为腰段，一般位于硬膜外，"硬膜外征"明显，典型特征时可向椎管外呈围锥样生长。

3. 脊膜瘤：好发于颈胸段，腰骶段少见，特点是肿瘤宽基底与硬脊膜相连出现"硬膜尾征"。

4. 椎管内结核瘤：主要发生在髓外硬膜下，呈环形或结节状明显强化，结核瘤常与邻近硬脊膜融合，粘连，硬脊膜明显增厚强化，伴脊髓水肿。

【参考文献】

1. 姚易明，朱庆强，王守安，等.跨椎间孔生长的脑胶质母细胞瘤椎管内转移一例[J].中华医学杂志，2020，100(7)：552-553.

2. 金鑫，王洪，方川，等.椎管内髓外硬膜下转移瘤的诊治：附病例分析[J].中国全科医学，2011，14(8)：874-876.

3. 梁峰，王明杰，陈淑艳，等.脊髓髓内型及髓外硬膜下型转移瘤的MRI诊断分析[J].实用放射学杂志，2016，32(7)：1152-1154.

（王瑞珠　柴雪娥）

【病例解析】

病例1

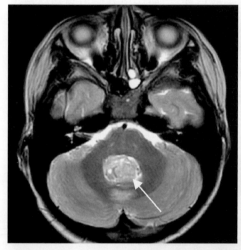
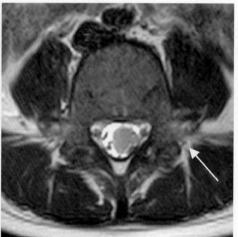

头颈、脊柱 MRI：左图头颅 T2WI 横断位，后颅窝占位，等高信号，术后病理为髓母细胞瘤；右图颈椎 T2WI 横断位，可见占位性病灶，脊髓信号显示不清，为脊髓转移。

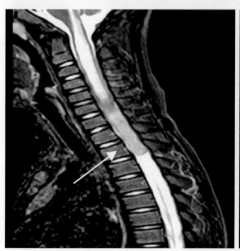
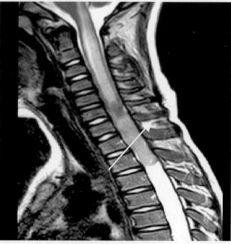

颈椎 MRI：左图 T2WI 矢状位，颈髓及上段胸髓广泛转移，脊髓增粗，内病灶呈长 T2 信号；右图 T2WI 压脂矢状位信号无减低，蛛网膜下腔变窄。

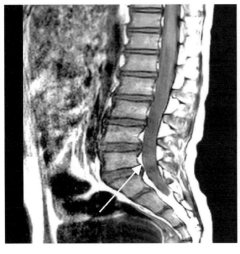
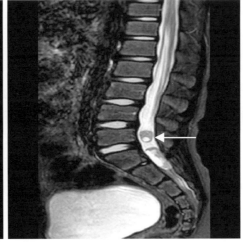

脊柱 MRI：左图 T1WI 矢状位，腰骶椎椎管内结节样 T1WI 等信号，边界欠清；右图 T2WI 压脂矢状位，在脑脊液高信号衬托下，转移灶显示清晰，呈不均匀信号，为髓外硬膜下转移。

图 2-2-4-1　髓母细胞瘤椎管内转移

病例 2

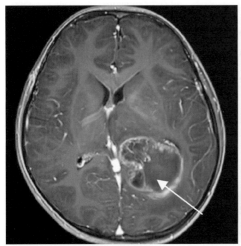
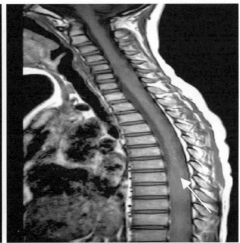

头颅、脊柱 MRI：左图头颅 T1WI 横断位增强，左侧侧脑室三角区占位，明显不均匀强化，术后病理为室管膜瘤；右图脊柱 T1WI 矢状位平扫，脊髓不均匀增粗，脊髓表面及脊髓内多发结节状等信号。

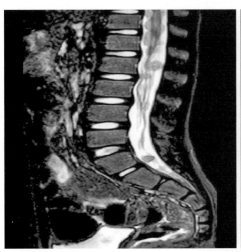
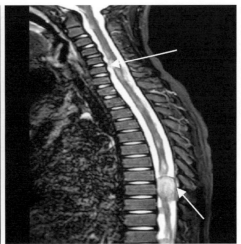

脊柱 MRI：T2WI 压脂矢状位，左图为腰骶段、右图为颈胸段，脊髓内及髓外硬膜下多发结节状转移灶，呈不均匀 T2 高信号。

图 2-2-4-2　室管膜瘤椎管内转移

5. 畸胎瘤

【临床概述】

流行病学：

畸胎瘤(teratoma)是由 3 个胚层衍化的器官样组织结构构成的肿瘤,起源于胚胎卵黄囊内胚层向性腺分化过程中迷走的原始生殖细胞。中枢神经系统畸胎瘤多位于颅内松果体区,发生于椎管内少见。

椎管内畸胎瘤是一种良性生殖细胞肿瘤,通常为孤立性病变,一般不会并发先天性脊柱畸形,这与其他先天性脊柱肿瘤(如脂肪瘤、皮样表皮样囊肿)不同。椎管内畸胎瘤好发于儿童和青少年,1/3 的病例见于小于 6 岁的儿童,性别差异不明显。椎管内畸胎瘤多发生于胸腰段。肿块可以是髓内、髓外硬膜内或两者兼而有之。畸胎瘤与脊髓之间的界限多不清。

主要表现：

临床表现无特异性,多由肿瘤压迫脊髓或神经根所致,最常见的症状为腰痛,可伴有不同程度的下肢无力,感觉异常,反射异常等,呈进行性或间断性发作。

【病理】

按照组织学特点,畸胎瘤分为成熟型、未成熟型和恶性畸胎瘤 3 个类型。

成熟型畸胎瘤病理成分以成熟鳞状上皮、呼吸道及消化道上皮为主,部分可见脂肪、骨质成分,病程相对较长,预后较好。未成熟型及恶性畸胎瘤可见异型性细胞,核浆比升高,细胞呈腺样或实性条索状排列,病变因易于复发而预后不良。小儿椎管内畸胎瘤中,约 30% 为未成熟型和恶性畸胎瘤。

根据病变质地畸胎瘤又可分为实质性、囊性和囊实混合性,以囊实混合性多见,典型者为具有 3 个胚层结构的成熟型囊性畸胎瘤。

【影像学表现】

X 线：

可伴有椎管的局限性扩大,椎弓、椎板变薄,椎弓根距增宽。

CT：

CT 表现为髓外硬膜内的混杂密度影,可较好地显示瘤内的软组织、液性、脂肪、骨质或钙化等多种成分;脊髓受推压移位改变。少数患者可伴有脊柱脊髓的先天性发育异常,如脊髓纵裂、脊柱裂、脊椎侧弯畸形等。

MRI：

与 CT 相比,MRI 在综合评价畸胎瘤方面具有优越性。MRI 能够清楚地显示病变组织成分、部位、范围及邻近结构改变。

畸胎瘤 MRI 表现为混杂信号肿块,囊性成分表现为长 T1 长 T2 信号,软组织成分表现为等长 T1 稍长 T2 信号,脂肪成分表现为短 T1 长 T2 信号,压脂后为低信号,骨化或钙化表现为长 T1 短 T2 信号。增强后,根据不同组织成分的比例而呈现出不同的强化方式。相邻脊髓受压移位,邻近两端蛛网膜下腔增宽、扩大。

【诊断要点】

1. 多发生于胸腰段。

2. 瘤内成分复杂,密度、信号混杂。

3. 少数可伴有脊柱侧弯、脊髓发育畸形。

【鉴别诊断】

1. 脂肪瘤:当畸胎瘤内脂肪成分多,而没有明显其他成分时,两者需要鉴别,脂肪瘤多见于颈胸交界及腰骶段,呈均匀的高信号,边界清楚,很少伴有脊柱裂、椎体发育不良等畸形。

　　2. 皮样囊肿:成熟囊性畸胎瘤需与其鉴别,皮样囊肿好发于马尾,信号较均匀,形态多较规则,体积不大,也可伴有椎体发育畸形。

参考文献

1. 郭丽萍,李文菲.脊髓内畸胎瘤的 MRI 特点及鉴别诊断[J].实用放射学杂志,2016(2):307-309.

2. 何磊,陈岚.原发性椎管内畸胎瘤 6 例临床病理分析[J].诊断病理学杂志,2012(02):96-98.

3. 罗丽,李霞,辛页,等.MRI 对 12 例椎管内畸胎瘤的诊断意义[J].重庆医学,2012,41(2):145-147.

(梁琼鹤　柴雪娥)

病例解析

病例 1

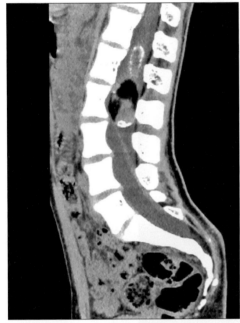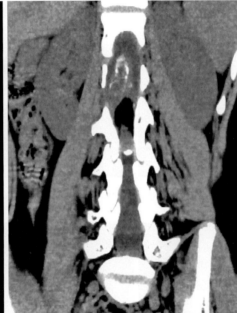

脊柱 CT:左图矢状位平扫重组,示椎管内 L1、L2 平面见卵圆形肿块,内见脂肪、骨骼钙化及软组织成分,局部椎管增宽,椎体后缘受压变形;右图冠状位平扫重组,肿块内见脂肪密度及高密度影,局部椎管增宽。

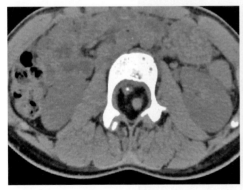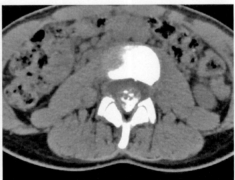

脊柱 CT:左图横断位平扫,椎管内见含脂肪密度、软组织密度及高密度的肿块影,局部椎管增宽;右图横断位平扫,该层面肿块内高密度影较多,局部蛛网膜下腔增宽。

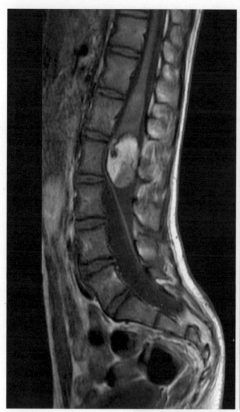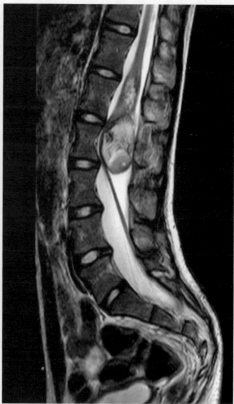

脊柱 MRI：左图 T1WI 矢状位平扫，示 L1、L2 后方椎管内见一卵圆形包块影，下方边界清晰，上方部分于脊髓圆锥内，为混杂信号；椎体后缘受压，局部及下方椎管扩张，硬膜囊及蛛网膜下腔增宽，马尾及终丝向前推移；右图 T2WI 矢状位，以高信号为主。

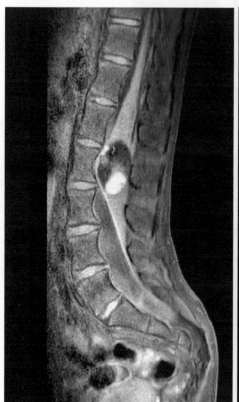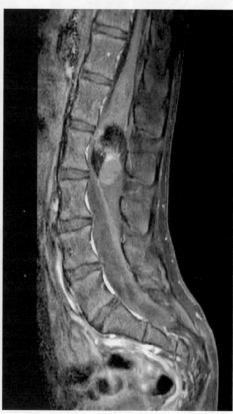

脊柱 MRI：左图 T1WI 压脂矢状位平扫，灶内脂肪信号与皮下脂肪信号同步降低；右图 T1WI 压脂矢状位增强，实性成分有强化。

图 2-2-5-1　椎管内畸胎瘤

6. 脊膜囊肿(蛛网膜囊肿)

〖临床概述〗

流行病学:

脊膜囊肿又称蛛网膜囊肿(arachnoid cyst),根据发生部位分为硬膜内脊膜囊肿和硬膜外脊膜囊肿。硬膜内脊膜囊肿实际上是蛛网膜下腔局限性的憩室样扩张,与正常蛛网膜下腔之间常有小的交通,也可没有交通。

硬膜内脊膜囊肿临床少见,男性发病率略高于女性。其形成原因与颅内蛛网膜囊肿类似,可为先天性,也可为后天继发性,继发于外伤、感染、肿瘤或出血等。

主要表现:

硬膜内脊膜囊肿临床主要表现为根性疼痛、感觉减退、肢体乏力、膀胱括约肌功能障碍等。有些患儿可因体位改变而致症状加重,这可能与囊肿体积改变致周围神经结构受牵拉所致。

〖影像学表现〗

CT:

硬膜内脊膜囊肿可见于椎管的任何节段,以胸段常见,囊肿通常位于脊髓背侧。CT 上脊膜囊肿表现为均匀低密度影,由于密度与脑脊液密度一致,当囊肿体积小时,需要通过脊髓受推压移位来进行诊断。当囊肿体积较大时,可伴有椎管的扩大及椎体骨质的弧形压迹。先天性硬膜内脊膜囊肿可伴有脊椎或脊髓的发育畸形。

MRI:

MRI 表现为边界清楚,信号均匀的囊性病变,T1WI 低信号,T2WI 高信号,FLAIR 序列上为低信号,增强无强化。矢状位可见病变区段脊髓前移、变形,横断位可见脊髓后缘的弧形压迹。

〖诊断要点〗

1. 多发生于胸段。

2. 囊肿密度/信号均与脑脊液一致。

3. 先天性脊膜囊肿可伴有脊柱、脊髓发育畸形。

〖鉴别诊断〗

1. 肠源性囊肿:主要鉴别点包括囊肿的信号与位置,脊膜囊肿为脑脊液信号,而肠源性囊肿的 T1WI 信号常常稍高于脑脊液信号;脊膜囊肿常位于脊髓的背侧,而肠源性囊肿常位于脊髓腹侧,壁厚,并可嵌入髓内,部分病例囊肿可与腹腔内囊肿相通;增强后肠源性囊肿囊壁强化,而脊膜囊肿无强化。

2. 皮样囊肿:多发生于腰骶段,颈胸段少见,信号较均匀,形态多较规则,体积不大,增强后囊壁可轻度强化。

〖参考文献〗

1. 何新红,陆建平. 椎管内囊性病变的诊断与鉴别诊断[J]. 中国医学影像技术,2003(06):773-774.

2. 吴宏洲,陈烨佳,陈荣华,等. 椎管内脊膜囊肿的低场磁共振成像分析[J]. 影像诊断与介入放射学,2010(04):198-200.

3. SHARMA, SHANKAR B, BORKAR, et al. Spinal arachnoid cysts-our experience and review of literature [J]. British journal of neurosurgery, 2017, 31(2): 172-178.

(梁琼鹤　柴雪娥)

【病例解析】
病例1

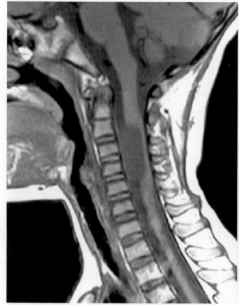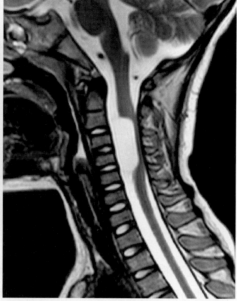

颈椎 MRI:左图 T1WI 矢状位平扫,颈髓腹侧见一类椭圆形脑脊液信号影,信号均匀,边界清晰,囊壁薄,显示欠清,颈髓前缘受压改变;右图 T2WI 矢状位平扫,病灶呈高信号,脊髓受压变窄。

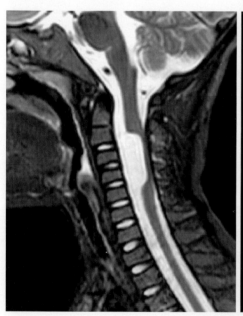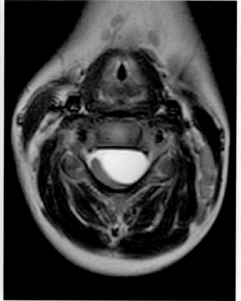

颈椎 MRI:左图 T2WI 压脂矢状位平扫,示病灶仍为高信号;右图 T2WI 横断位,示囊性病灶位于硬膜下、脊髓左前方,脊髓受压变扁、移位。

图 2-2-6-1　颈段椎管内髓外硬膜内脊膜囊肿

7. 皮样囊肿和表皮样囊肿

【临床概述】

流行病学:

　　皮样囊肿(dermoid cyst)和表皮样囊肿(epider moid cyst)占儿童及青少年椎管内肿瘤的 10%～17%。可发生于椎管内任何部位,以髓外硬膜内最常见,且好发于腰骶段,其次为腰段,颈段少见。

椎管内表皮样囊肿可以分为先天性和获得性。先天性表皮样囊肿常与表皮发育缺陷、异位外胚层组织发育有关,其内有残留的外胚层包含物;常伴有脊柱骨质发育异常、皮毛窦、脊髓脊膜膨出、脊髓纵裂等。获得性表皮样囊肿是由于腰椎穿刺、脊柱创伤、脊髓麻醉术等,将上皮组织(皮肤碎片)种植到蛛网膜下腔引起。

主要表现:

临床表现无特异性,与其他髓外硬膜内肿瘤所致的临床表现相似,最常见的症状为腰痛、下肢痛、运动障碍以及膀胱和直肠功能障碍等神经受压症状。

【病理】

表皮样囊肿由完整胶原组织包裹,胶原组织内面衬有复层鳞状上皮,鳞状上皮持续脱屑及鳞状上皮角蛋白的分解产物形成白色物质充满在囊内,白色物质内含有丰富的胆固醇结晶。

皮样囊肿除含有表皮和脱屑外,还含有真皮及皮肤附件,内容物含有毛发、分泌的液体、脂肪及皮肤崩解产物,肉眼观瘤内多为黄色豆渣样物质。

【影像学表现】

CT:

CT表现为椎管内梭形包块影,以等密度为主,其内可伴有少许高密度钙化及低密度脂肪成分,相邻脊髓受推压向对侧移位。部分患者可伴有脊柱脊髓的先天性发育异常。

MRI:

皮样囊肿和表皮样囊肿多呈梭形,边缘清晰,信号多混杂,以稍长T1长T2信号为主,并可见少许短T1稍长T2信号的脂肪成分及低信号的钙化成分,皮样囊肿的脂肪成分多位于瘤内,而表皮样囊肿的脂肪信号多位于瘤周;增强扫描,病灶无强化,部分病变可见周边线状强化,可能与病变边缘的反应性炎症有关。相邻脊髓向对侧受压移位,邻近蛛网膜下腔同侧增宽、对侧狭窄。

【诊断要点】

1. 多发生于腰骶段。

2. 多为梭形,密度及信号欠均匀,部分病灶可见钙化及少许脂肪成分。

3. 增强后无强化,部分可有边缘强化。

4. 可伴有脊柱脊髓发育畸形。

【鉴别诊断】

1. 皮样囊肿与表皮样囊肿相互鉴别:表皮样囊肿与皮样囊肿在影像学上很难鉴别,皮样囊肿内含中胚层和外胚层结构,与表皮样囊肿的组织来源不同,其内成分复杂;皮样囊肿含脂肪的概率较表皮样囊肿高,因此,当病灶内含有斑片状脂肪成分并出现钙化时,更有可能为皮样囊肿。

2. 畸胎瘤:畸胎瘤信号较皮样囊肿和表皮样囊肿信号更为混杂,可见较为明显的脂肪及低信号的钙化、骨质成分。畸胎瘤及皮样囊肿的脂肪信号多位于病变内,表皮样囊肿周围可见与其相连的脂肪信号,而病变内极少见到脂肪信号;此外,表皮样囊肿内的T1WI高信号在脂肪抑制序列不被抑制。

【参考文献】

1. 王培源,王霞,陈亮,等. 椎管内表皮样囊肿的MRI诊断与临床分析[J]. 磁共振成像,2015(9):663-668.

2. 蔡莉,李宗芳,蒋元明,等. 椎管内表皮样囊肿的MRI表现[J]. 中华临床医师杂志(电子版),2015,(8):156-158.

3. KHALIGHINEJAD F, HAJIZADEH M, MOKTARI A, et al. Spinal Intradural Extramedullary Dermoid Cyst: a Case Report [J]. World Neurosurgery, 2020, 134: 448-451.

(梁琼鹤 柴雪娥)

【病例解析】

病例 1

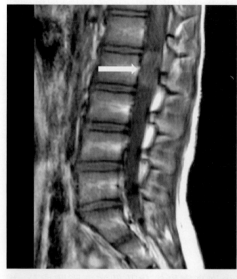 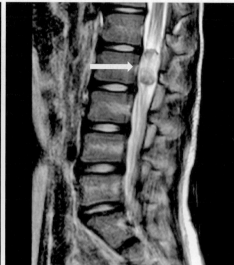

腰椎 MRI：左图 T1WI 矢状位平扫，示腰段椎管内见一类椭圆形等长 T1 等长 T2 信号影，信号欠均匀，病灶边界清晰；右图 T2WI 矢状位平扫，病灶呈高信号，欠均匀。

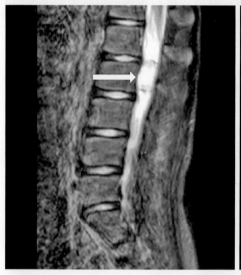 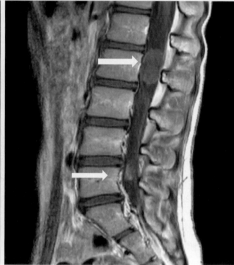

腰椎 MRI：左图 T2WI 压脂矢状位平扫，示病灶为高信号；右图 T1WI 矢状位增强，示病灶内部无强化，周边环形轻度强化，另于第 5 腰椎水平椎管内见另一个病灶。

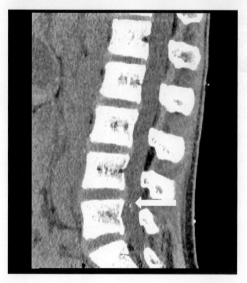

腰椎 CT：平扫矢状位重组，示 L5 水平病灶内点条状钙化(箭头)。

图 2-2-7-1　腰段椎管内多发表皮样囊肿

病例 2

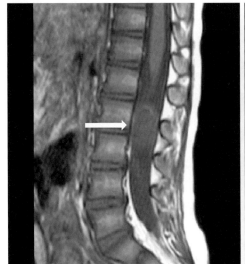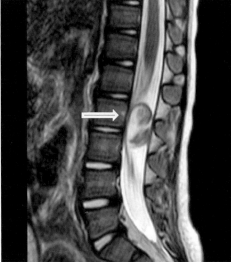

腰椎 MRI:左图 T1WI 矢状位平扫,示腰段椎管内一类椭圆形稍低信号影,信号欠均匀,病灶边界清晰,终丝马尾受压前移;右图 T2WI 矢状位,病灶示等高信号。

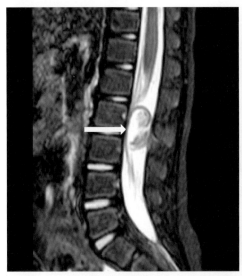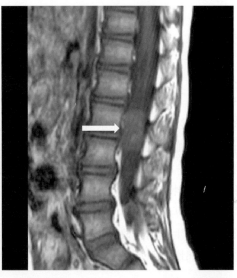

腰椎 MRI:左图 T2WI 压脂矢状位,示病灶为不均匀高信号;右图 T1WI 矢状位增强示病灶无明显强化。

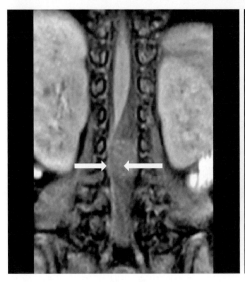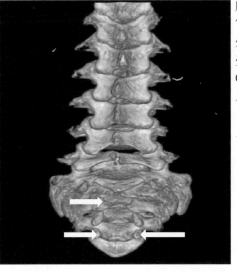

腰椎 MRI、CT:左图 T1WI 压脂冠状位示病灶位于硬膜内,马尾终丝受压向右侧移位;右图 CT VR 重建示第 5 腰椎及骶椎椎板不连。

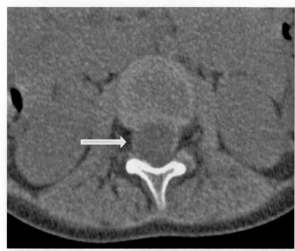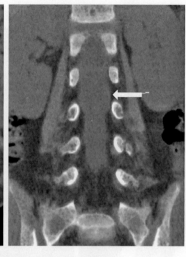

腰骶椎 CT:左图横断位,示病灶为类椭圆形稍低密度影,内未见明显脂肪及钙化;右图冠状位平扫,示局部硬膜囊增宽。

图 2-2-7-2　腰段椎管内表皮样囊肿

8. 动静脉畸形

【临床概述】

流行病学:

脊柱脊髓动静脉畸形(spinal arteriovenous malformation,SAVM),是一种罕见的位于椎管内的血管病变,其特点是动脉血液直接分流到静脉系统。其发病率仅占脊髓相关疾病的 2‰~4‰,但却有很高的致残风险。小儿脊柱脊髓血管畸形作为脊髓血管畸形中较特殊的部分,占所有病例的 6.16%~19.4%,男女发病比例为 1:1~2:1,平均发病年龄为 7~11 岁,通常被认为是与胚胎发育相关的一类先天性疾病,因其自身生长发育特点,发病类型、预后转归等临床特点上与成人患者具有很大的差异,其治疗难度及致残风险均较成人高。

脊髓动静脉畸形约一半发生在胸腰段,约三分之一患者伴有血管增生异常。影像学表现包括:椎体扇贝征,椎弓根侵蚀,椎管局部增宽和后凸畸形。

临床表现:

患儿临床多表现为病灶区域的疼痛,出血、水肿或压迫所造成的脊髓功能障碍,可表现为急性或慢性病程。小儿脊髓血管畸形患者急性起病者较成人多见,可达 54.5%,主要包括肢体运动及感觉障碍、二便功能障碍等。另有个别患者可以出现颈背部搏动性包块、搏动性杂音、心脏功能下降等症状就诊,多为椎旁高流量动静脉瘘所致。介入及显微外科是治疗的主要手段。

【病理】

脊柱脊髓动静脉畸形其特点是动脉血液直接分流到静脉系统,这些病变包括两种异常分流,一种是引流静脉和供血动脉之间有异常血管团病灶,或动脉和静脉之间直接瘘管连接。其分类国内外方法稍有差异,国外根据发病部位分为:硬膜外动静脉畸形、硬膜内动静脉畸形、硬脊膜动静脉瘘、髓内动静脉畸形和脊髓圆锥动静脉瘘。本章节所涉及的动静脉畸形主要指硬膜内髓周动静脉畸形。病灶镜下主要表现为发育不成熟的动脉、静脉及动静脉间不同程度的直接交通。

【影像学表现】

硬膜内髓周动静畸形儿童常见发病部位与成人相似,以胸腰段居多;依据其发生部位分为硬膜内背侧动脉静脉畸形和腹侧动静脉畸形,前者多见,约占髓周动脉畸形的 80%,其主要供血动脉为根髓动脉,经瘘管与髓周软脑膜静脉丛相连;而后者主要是脊髓前/后动脉异常分流至冠状静脉丛。故 CT 增强及 CTA 能很好地多方位显示分流动脉、血管巢/瘘口及异常迂曲增粗的引流静脉；但常规 CT 诊断多困难。

MRI 及 MRA 能更好地协助放射科医师对硬膜下动静脉畸形做出诊断，区分髓周及髓内病灶和两者间的关系。主要表现为扩张的髓周和(或)髓内静脉在 T2WI 上表现为蚯蚓状的流空血管影，增强后有强化，若静脉瘀血就会出现脊髓水肿，T2WI 表现为髓内高信号，边界不清伴脊髓肿胀。如有出血，伴出血时间推移，相应髓内和(或)蛛网膜下腔会出现各种不同出血信号。

DSA 仍是脊柱脊髓动脉畸形诊断的金标准，主要表现为异常供血动脉、分流血管团/瘘口及提前显影的迂曲增粗的引流静脉。

【诊断要点】

CTA、MRA 及增强提示异常迂曲增粗的引流静脉及相关的强化血管瘤巢或瘘口。

【鉴别诊断】

根据相关增强检查、CTA 及 MRA 对经典的硬膜下髓周动静脉畸形多能诊断，并指导脊髓 DSA 以确诊。

【参考文献】

1. OZPINAR A，WEINER G M，DUCRUET A F. Epidemiology, clinical presentation, diagnostic evaluation, and prognosis of spinal arteriovenous malformations [J]. Handb Clin Neurol，2017，3(143)：145-152.

2. 杨惠丽，金赞辉，诸一吕. 椎管内髓外血管瘤 14 例 MRI 诊断分析[J]. 现代实用医学，2019，31(2)：253-254.

（张　炜　柴雪娥）

【病例解析】

病例 1

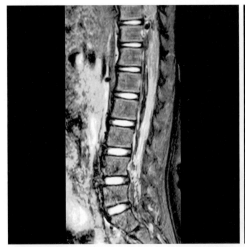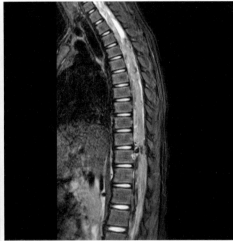

脊柱 MRI：左图 T2WI 矢状位平扫，胸段脊髓前方蚯蚓状流空信号，边界尚清，脊髓受压；右图 T2WI 压脂序列，脊髓前方囊状流空信号，脊髓受压改变。

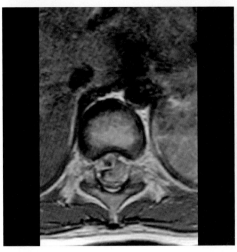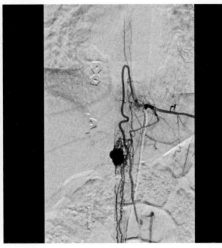

脊柱 MRI/DSA：左图脊柱 MRI 横断位平扫，胸段脊髓右前方类圆形流空信号，脊髓受压；右图 DSA 造影，是血管畸形诊断金标准，可见畸形血管团及迂曲引流静脉。

图 2-2-8-1　脊髓血管畸形

9. 硬膜内脂肪瘤

〖**临床概述**〗

流行病学：

硬膜内脂肪瘤（intradural lipoma）是一种良性肿瘤，其发生通常认为与神经外胚层的发育异常相关，根据发病部位主要分为：髓内脂肪瘤、硬膜内髓外脂肪瘤、硬膜外脂肪瘤、脊神经根脂肪瘤及终丝圆锥脂肪瘤；后者终丝圆锥脂肪瘤多伴有脂肪脊髓脊膜膨出、脊髓栓系及相关椎体的发育畸形。本节所涉硬膜内脂肪瘤是指硬膜内髓外脂肪瘤，一种罕见的先天性肿瘤，占原发性脊柱肿瘤的 1% 以下，它们可以发生在脊柱的任何部位，主要发生在胸椎和颈椎，而不像脂肪脊髓脊膜膨出以发生在腰骶区为主。

临床表现：

硬膜内脂肪瘤患者由于瘤体对相邻脊髓和神经根的压迫，常伴有神经系统，如局部痉挛、深部感觉缺陷和皮肤感觉丧失等；位于腰骶部的硬膜内脂肪瘤还可引发直肠及膀胱功能的障碍。但病程多缓慢而持续，且部分患者几乎没有症状。对于临床症状重的患者多采用外科手术治疗，症状轻微或无症状患者可考虑保守治疗。

〖**病理**〗

瘤体一般呈黄色、胞膜完整、形态多规则。镜下多表现为分化成熟的脂肪组织，其间及周边伴有薄层纤维结缔组织分割及胞膜，部分瘤体周边可见少量残留神经组织成分及出血点。

〖**影像学表现**〗

CT：

主要表现为椎管内脂肪密度瘤体，边界多清晰，周边多无骨质破坏，腰骶部硬膜下脂肪瘤常伴有相邻椎板脊柱裂，但颈胸部较少见。

MRI：

磁共振成像是脊柱脂肪瘤诊断的重要检查方法，对脂肪瘤所在位置、相邻脊髓有无受累、栓系有着重要的诊断价值，对于微小脂肪瘤和脂肪终丝的发现较 CT 高。脂肪瘤在 T1WI 和 T2WI 均呈高信号，在脂肪抑制序列呈低信号，有时瘤体内及周边可见低信号分割及包膜。增强后脂肪瘤无强化。

〖**诊断要点**〗

CT 提示瘤体脂肪密度，MRI 示瘤体呈短 T1 长 T2 信号，脂肪抑制序列呈低信号，无强化。

〖**鉴别诊断**〗

鉴于脂肪瘤本身影像学特征及良性生物学特性，与椎管内髓外肿瘤或类肿瘤，如皮样瘤、神经纤维瘤、神经鞘瘤、表皮样瘤和脉管畸形，相鉴别通常并不困难。

〖**参考文献**〗

1. COGEN A, MICHIELSEN J, VAN SCHIL P, et al. An intradural, subpial lipoma [J]. Acta Chir Belg, 2017, 117(4)：267-269.

2. PANAGOPOULOS D, MARKOGIANNAKIS G, KOUTZOGLOU M. Intradural-Extramedullary Cervical Cord Lipoma：Case Report and Literature Review [J]. World Neurosurg, 2018, 11(29)：162-168.

（张　炜　柴雪娥）

【病例解析】

病例1

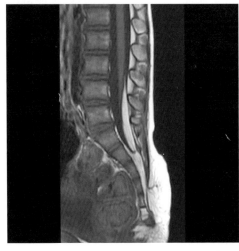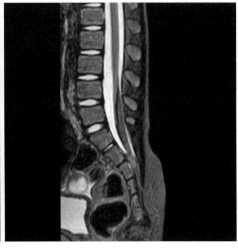

脊柱 MRI：左图 T1WI 矢状位平扫，腰骶部椎管内脂肪信号；右图 T2WI 压脂序列，脂肪信号被抑制。

图 2-2-9-1　椎管内脂肪瘤

第三节　硬膜外肿瘤

1. 生殖细胞肿瘤：骶尾部畸胎瘤

【临床概述】

流行病学：

生殖细胞肿瘤（germ cell tumour）是一种具有分化为不同细胞潜力特点的肿瘤，在同一肿瘤中有不同类型的细胞的混合，也证实它们之间的相互关系。大概在人胚胎发育 4 周时，胚外卵黄囊之中可以识别到生殖细胞，自此，生殖细胞经过中线及背侧的肠系膜迁移，在 6 周的胚胎性腺嵴生殖上皮中可以见到生殖细胞。性腺外的这类肿瘤是生殖细胞从卵黄囊迁移过程中异位到发育中的胚胎，所以大多数位于中线上。性腺外的生殖细胞瘤按好发部位依次为骶尾部、腹膜后、纵隔及脑松果体区。儿童生殖细胞瘤约 70% 位于性腺外，本节只介绍性腺外生殖细胞瘤，性腺的生殖细胞瘤可参阅泌尿生殖系肿瘤部分。

畸胎瘤发生率约 1/40 000，女性多见，男女发病比例约 1∶2。畸胎瘤分为成熟型/不成熟型及含恶性成分的畸胎瘤。在成熟的畸胎瘤中包括三个胚层：中胚层、外胚层及内胚层，所以有不同类型的细胞，是一种高分化的良性肿瘤，各肿瘤标志物都为阴性。而即使未成熟的畸胎瘤在儿童也可呈现为良性过程，所以不能简单认为是恶性畸胎瘤。恶性一词只限于肿瘤含有胚胎癌、卵黄囊癌或绒癌成分。

主要表现：

畸胎瘤大小不一，较小的可仅仅表现为骶尾部小隆起，常不引起注意。中等者常见于骶尾部偏向一侧，在臀部出现肿块而造成不对称。巨大者可于会阴形成巨大肿块。肿瘤通常边界清楚，呈结节状，部分触之坚硬，也有囊性部分。若肿瘤继发感染导致破溃，可以形成慢性窦道而有时被误诊为潜毛性囊肿或者臀部的囊肿和瘘管。骶尾部畸胎瘤也可合并其他畸形，如泌尿生殖系统畸形、先天性无肛、心血管畸形等。

【病理】

肿瘤有时可见肠管和肢体样结构，高度分化时则与寄生胎不易区分。组织学检查可见皮肤、皮下脂肪、肌肉、神经组织、骨和气管壁等。

【影像学表现】

骶尾部畸胎瘤的典型表现是可能含有囊性、实性、脂肪、钙化、骨化等多种不同成分。在成熟性畸胎瘤中，以囊性成分为主，具有完整包膜，与周围组织境界清楚，内可见脂肪、牙齿、骨骼等成分，囊壁可以有结节，也有部分成熟性畸胎瘤内以脂肪成分为主。

未成熟畸胎瘤以实性成分为主，生长迅速，瘤体较大，内可见出血、坏死，而脂肪、骨化成分较少。

按肿瘤位置分为四型，Ⅰ型肿瘤主要突出于体腔外，小部分位于骶前；Ⅱ型瘤体明显突出于体腔外，但是也明显向盆腔内生长；Ⅲ型肿瘤突出于体腔外，但主体位于盆腔和腹腔内；Ⅳ型肿瘤仅位于骶骨前方，不向体腔外突出。

CT：

CT具有较高密度分辨率，能够清楚显示畸胎瘤瘤体各成分的密度差异。在辨别小的钙化及骨化影上具有显著优势。囊性成分在CT上表现为水样密度，脂肪成分为极低密度，CT值多位于$-80\ HU\sim-20\ HU$，实性成分表现为软组织密度，可以表现为囊壁局部增厚或者结节状高密度影，增强扫描实性部分或囊壁可以有轻度强化，而囊性部分无强化。

MRI：

肿瘤内囊性成分在MRI呈长T1、长T2信号，脂肪成分呈短T1、长T2信号，压脂相呈低信号，钙化及骨化显示能力不如CT敏感，在T1WI及T2WI表现为低信号。软组织成分表现为T1WI上类似脊髓信号，T2WI信号稍高于脊髓信号，增强扫描强化方式与CT相同，仅仅表现为实性成分及囊壁强化。

【诊断要点】

1. 骶尾部囊实性或实性肿块，一般境界清楚。

2. 密度不均，可能含有囊性、脂肪、骨化、钙化及实性成分。

3. CT、MRI增强扫描实性成分及囊壁轻度强化。

4. 部分肿块较大者可于臀部或会阴部形成包块。

5. 部分畸胎瘤恶变可向周围侵犯甚至远处转移。

【鉴别诊断】

1. 腰骶部脊膜膨出：脊膜膨出多位于腰骶部中线，而畸胎瘤多偏一侧；前者通过骶骨局限性骨缺损与脊髓的蛛网膜下腔相通，而后者不相通；临床检查，前者压迫可缩小，前囟同时突出；前者常伴有下肢麻痹和大小便失禁等症状。

2. 内胚窦瘤：为实性肿块，在附件、直肠子宫陷凹及骶岬上方常见，高度恶性，密度不均，钙化少见，边界不清，可有周围骨质破坏，AFP高。

3. 神经母细胞瘤：多位于脊柱旁，高度恶性，常见点状或不规则钙化，85%肿瘤合并钙化。囊性和坏死性成分很常见。有时，肿瘤可通过1个或多个神经孔延伸到椎管硬膜外腔内。

4. 淋巴瘤：密度均匀的实性包块，可有腹膜后淋巴结及脾脏增大。

5. 血管瘤：骶前软组织肿块，明显均匀强化。

【参考文献】

1. SACROCOCCYGEAL T. The 13-year experience of a tertiary paediatric centre [J]. Journal of Paediatrics & Child Health, 2011, 47(5): 287-291.

2. SAHINOGLU Z, CELAYIR A C, ASOGLU M R, et al. Type Ⅳ Sacrococcygeal Teratoma Associated with Urogenital Sinus: Difficulties in the Prenatal Differential Diagnosis [J]. Journal of Neonatal Surgery, 2013, 2(1): 9.

3. SWAMY R, EMBLETON N, HALE J. Sacrococcygeal teratoma over two decades: Birth prevalence, prenatal diagnosis and clinical outcomes [J]. Prenatal Diagnosis, 2008, 28(11): 1048-1051.

（陆　锐　柴雪娥）

【病例解析】
病例1

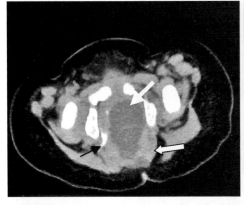
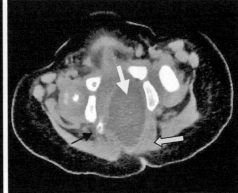

腹部CT:左、右图均为横断位平扫,可见骶尾部较大混杂密度团块影,呈囊实性改变,内可见钙化。

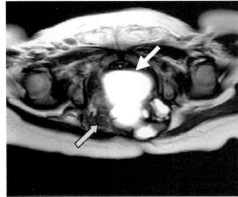
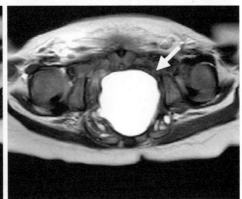

腹部MRI:左图T2WI横断位,可见明显多囊性改变,钙化不易显示;右图T2WI横断位,实性成分内亦可见少许高信号。

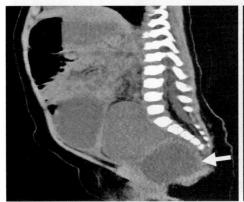
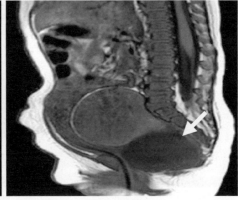

腹部CT/MRI:左图CT平扫矢状位重组,示肿块位于骶尾椎前方;右图MRI T1WI矢状位平扫,示肿块为等低信号,边界锐利。

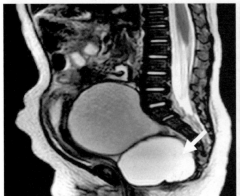
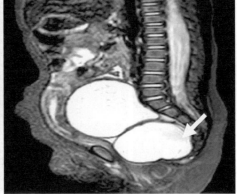

腹部MRI:左图T2WI矢状位平扫,示肿块为高信号,有分隔;右图T2WI压脂矢状位,示肿块呈高信号,与周围软组织结构分界清楚,膀胱向前推移。

图2-3-1-1 骶尾部畸胎瘤

病例 2

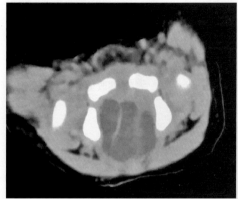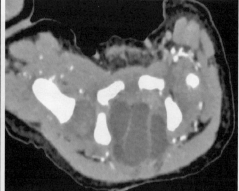

腹部 CT:左图横断位平扫,示骶尾部囊实性包块,内有分隔;右图横断位增强,实性部分及分隔可见强化。

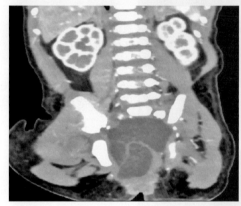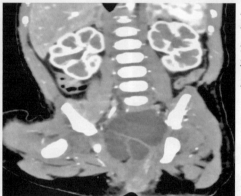

腹部 CT:左图增强冠状位重组,示囊壁及实性部分可见强化;右图增强冠状位重组,可见少量脂肪成分。

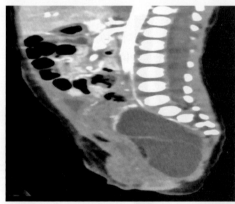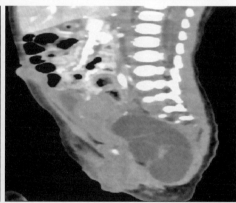

腹部 CT:左图增强矢状位重组,肿块位于骶尾椎前方;右图增强矢状位重组,示肿块内分隔有强化。

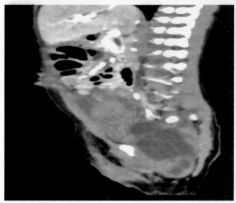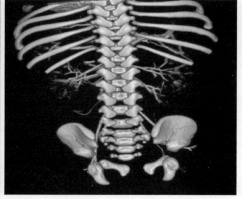

腹部 CT:左图增强矢状位重组,示肿块呈囊实性改变;右图脊柱 VR 重建,可见脊柱裂。

图 2-3-1-2　骶尾部畸胎瘤

病例 3

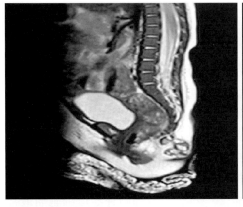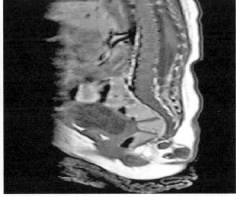

腰骶椎 MRI：左图 T2WI 矢状位，示肿块于尾椎后下方，内见多囊样结构及脂肪成分，以高信号为主；右图 T1WI 矢状位，囊性结构为低信号。

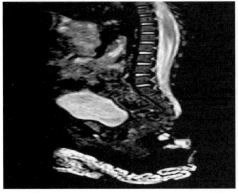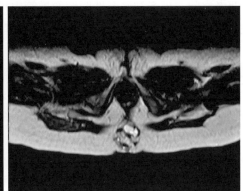

腰骶椎 MRI：左图 T2WI 压脂矢状位，示脂肪信号与皮下脂肪信号同步降低；右图 T2WI 横断位，肿块呈混杂信号，边界清楚。

图 2-3-1-3　骶尾部畸胎瘤

病例 4

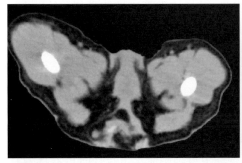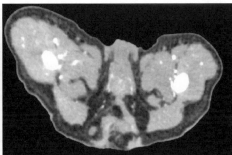

骶尾部 CT：左图横断位平扫，见小片状钙化影及脂肪成分；右图横断位增强，示实性成分轻度强化。

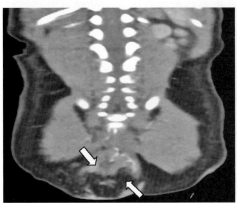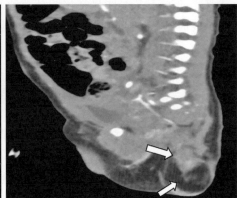

骶尾部 CT：左图增强冠状位重组，肿瘤软组织成分轻度强化，脂肪显示清楚；右图增强矢状位重组，示轻度强化。

图 2-3-1-4　骶尾部畸胎瘤

2. 神经源性肿瘤

〖临床概述〗

流行病学：

神经源性肿瘤病理上良性占多数，主要包括神经鞘瘤、神经纤维瘤和节细胞神经瘤，恶性的有恶性神经鞘瘤（神经性肉瘤）、节神经母细胞瘤和交感神经母细胞瘤。侵犯硬膜外的神经源性肿瘤通常为起源于椎旁软组织的肿瘤通过椎间孔向椎管内生长，本节重点讨论好发于儿童的神经母细胞瘤、神经节母细胞瘤和神经节细胞瘤。

这些病变通常来自肾上腺或交感神经节。脊柱旁起源部位是继肾上腺之后最常见的部位。这3种病理类型的恶性程度差异较大，从恶性神经母细胞瘤到良性的神经节细胞瘤，节细胞神经母细胞瘤介于两者之间。神经母细胞瘤最常见于婴儿和幼儿，而神经节瘤通常10岁以上，节细胞神经母细胞瘤最常出现于幼儿中、亦介于两者之间。椎旁神经源性肿瘤的椎管内扩张最常通过一个或多个神经孔而发生。脊柱内通常局限于硬膜外，尽管累及的神经孔扩大，但通常没有更广泛的骨质破坏。

主要表现：

与髓内肿瘤表现相似，硬膜外神经源性肿瘤主要表现为相应神经压迫症状，最常见的为肢体及躯干无力，也可出现弥漫性颈背部疼痛或放射痛。部分患儿可伴有神经内分泌功能紊乱，如高血压、慢性腹泻等。然而此类临床表现并不具备特异性，且不能判断肿瘤的组织学类型。

〖影像学表现〗

除非出现转移，否则三种类型的神经源性肿瘤具有相似和重叠的影像学表现。骨骼和淋巴结转移常见于神经母细胞瘤；节细胞神经母细胞瘤可以发生相同的转移方式。钙化可以存在于三种神经源性肿瘤中，也可以存在于转移性淋巴结中。

CT：

儿童硬膜外神经源性肿瘤最常见的发病部位为后纵隔及上腹部，颈部及盆腔少见。形态上肿瘤可呈哑铃形、梭形、椭圆形或不规则形，椎管内病灶以哑铃形最为多见，可导致椎管或椎体受累。CT可显示椎旁软组织密度肿瘤经神经孔伸入硬膜外间隙，向椎管内生长者可压迫硬膜囊及脊髓。病灶形态不规则，可跨越中线并呈纵向生长，钙化可见。随着恶性程度的增加，病灶内的成分越复杂，实性成分增多。可出现邻近椎体破坏，但节细胞神经瘤不发生转移及骨质破坏。

MRI：

由于肿瘤容易囊变坏死，所以在MRI上以混杂信号多见，T1WI呈等低混杂信号，T2WI呈等高混杂信号。增强扫描强化程度不一，与肿瘤血供有关，可呈轻中度或明显强化。此外，MRI是目前检测肿瘤是否存在脑脊液转移灶的首选影像学手段。神经母细胞瘤及神经节母细胞瘤发生转移时可表现为脊髓或神经根的多发结节状改变，增强扫描呈明显强化的结节或者弥漫分布于脊髓表面的髓外肿块。然而单纯依靠影像学检查对于鉴别神经母细胞瘤及神经节母细胞瘤还是存在难度的。

〖诊断要点〗

1. 椎旁及椎管内形态不规则肿块，纵行生长。

2. 密度不均，斑点状及点片状钙化多见，常有坏死、囊变，可有转移及周围侵犯。

3. CT、MRI增强扫描不均匀强化。

4. 脑脊液转移者表现为脊髓或神经根的多发明显强化结节灶。

〖鉴别诊断〗

1. 神经鞘瘤或神经纤维瘤：儿童神经鞘瘤极少见，神经纤维瘤病灶呈多发，表现为边界清晰的髓外硬膜下肿块，与骨骼肌密度相似，含硬膜外成分的肿瘤可经过神经孔向外延伸，钙化少见。

2. 巨淋巴结增生：属于淋巴增生性疾病，主要发生于纵隔、颈部和腹部，表现为单发或多发结节，边界清晰,密度均匀,增强扫描明显均匀强化。

3. 淋巴瘤:表现为多发淋巴结肿大融合,密度及信号在治疗前相对均匀。

4. 畸胎瘤:内部也可出现钙化,典型者的脂肪成分对鉴别诊断有价值。

【参考文献】

1. 张立华,袁慧书.脊柱区神经节细胞瘤的影像表现及与神经鞘瘤的鉴别诊断[J].临床放射学杂志,2017,36(05):705-708.

（吴　寒　柴雪娥）

【病例解析】

病例1

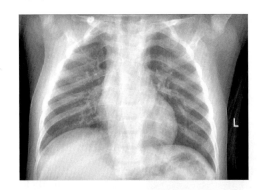

胸部DR:正位片示纵隔影增宽,中纵隔脊柱旁线增宽、外移,定位于后纵隔。

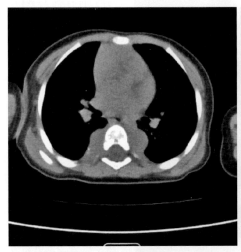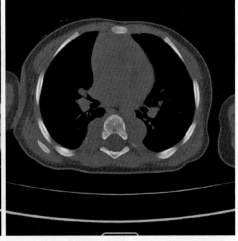

胸部CT:左图横断位平扫,纵隔窗示胸5椎体水平脊柱旁可见不规则软组织影,其内见斑点状钙化影;右图横断位平扫,为骨窗。

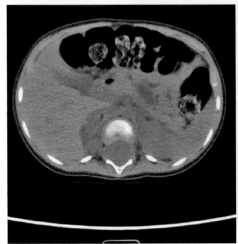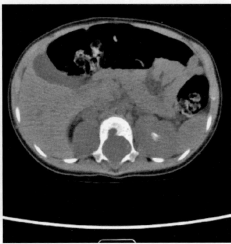

腹部CT:左图横断位平扫,示L2水平椎管增宽,椎管内可见团状软组织影,经椎间孔向外生长,呈哑铃状改变;右图横断位平扫,示椎骨增宽局部骨骼受压改变。

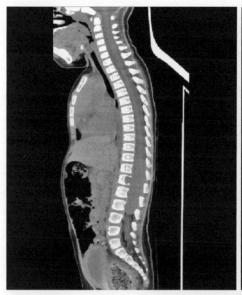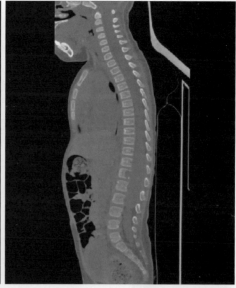

胸腹部 CT：左图矢状位重组纵隔窗，示胸 11－腰 3 水平椎管增宽，椎管内可见团状软组织影；右图矢状位重组骨窗，示 L1 椎体可见溶骨性骨质破坏。

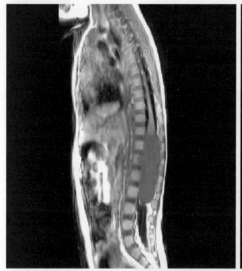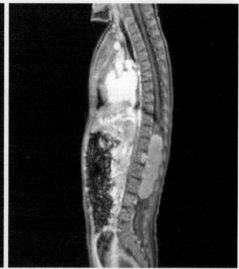

全脊柱 MRI：左图 T1WI 矢状位平扫，T11－L3 椎体水平，椎管内团状异常信号影，呈稍低信号，信号尚均匀；右图 T1WI 压脂增强，肿块明显均匀强化，经椎间孔向外生长，局部椎体破坏。

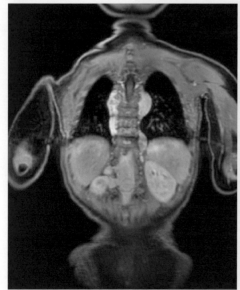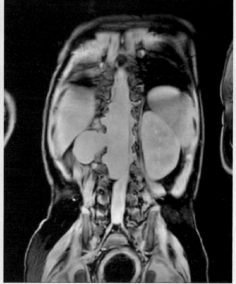

全脊柱 MRI：左图 T1WI 压脂冠状位增强，示胸 5－腰 3 椎旁多发异常强化结节影；右图 T1WI 压脂冠状位增强，示胸 11－腰 3 椎管内及椎旁明显异常强化肿块影，呈哑铃状改变，脊髓明显受压、移位。

图 2-3-2-1　纵隔及腹膜后节细胞神经母细胞瘤（结节型）

病例 2

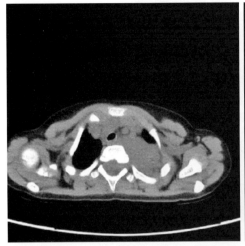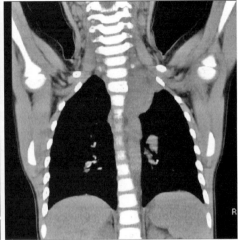

胸部 CT：左图横断位平扫，示左后上纵隔见软组织肿块影，密度均匀；右图平扫冠状位重组，示肿块上缘达锁骨下区，邻近肋骨及椎体未见明显骨质破坏。

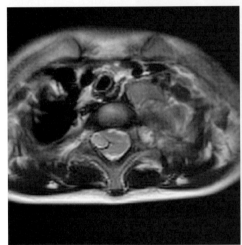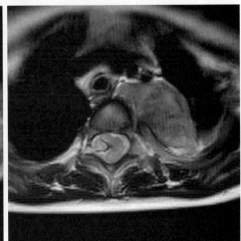

胸部 MRI：左图 T2WI 横断位平扫，C6-T4 椎体水平椎管增宽，硬膜外延至椎间隙肿块影，呈等高信号，不均匀，邻近脊髓受压、右移；右图 T2WI 横断位平扫，示左上纵隔及椎管内肿块呈等高信号。

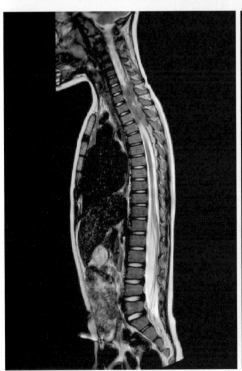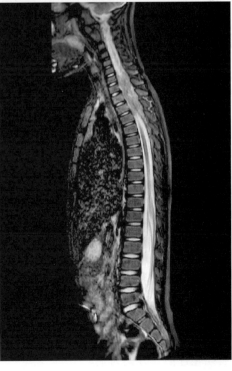

胸部 MRI：左图 T2WI 矢状位，示肿块呈等高信号，脊髓及蛛网膜下腔受压；右图 T2WI 压脂矢状位，肿块呈等高信号，脊柱生理曲度正常，T2、T3 椎体信号增高。

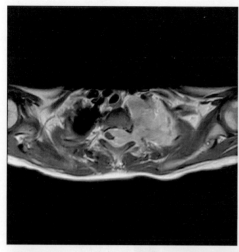
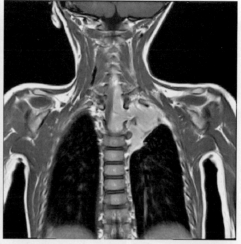

胸部MRI:左图T1WI横断位增强,示肿块强化明显,椎管内及左上纵隔均可见,脊髓向右侧推移;右图T1WI冠状位增强,C6下缘-T5椎体上缘水平椎管内延伸至椎管外及左上纵隔见不规则形大片肿块,强化明显,并包绕邻近大血管。

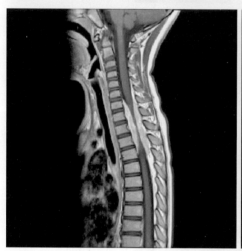
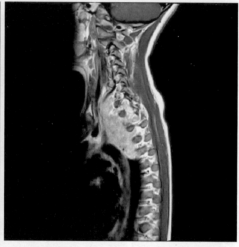

胸部MRI:左图T1WI矢状位增强,示肿块明显强化,相应脊髓明显受压、移位;右图T1WI矢状位增强,肿块经多个椎间孔向椎管内侵犯。

图2-3-2-2 左纵隔节细胞神经母细胞瘤(混合型)

3. 原始神经外胚层肿瘤

【临床概述】

流行病学:

原始神经外胚层肿瘤(primary primitive neuroectodermal tumor,PNET)是一类主要起源于神经外胚层,低分化差或者未分化的高度恶性肿瘤,侵袭性强,预后较差。多见于中枢神经系统,例如大脑、小脑、脑干及松果体区;发生于脊髓和外周神经的PNET较为少见。

周围原始神经外胚层肿瘤几乎可在体内任何地方发生,包括脑膜和脊柱旁软组织。这类小圆细胞肿瘤通常异质性强,囊变和坏死多见。主要发生于儿童及青少年,发病中位年龄约13岁,男性多见。髓外的PNET可以发生于椎管各个部位,其中硬膜外PNET更多见于腰骶部,占50%左右。

临床表现:

临床上多以相关区域脊髓和神经根受压、侵犯而诱发的临床症状为主,例如区域性疼痛、感觉异常及外周神经功能障碍等,部分症状与椎间盘突出引发的临床表现相类似;腰骶部PNET除上述表现外有时还可以导致大小便失禁、下肢肌力减弱等表现。临床上对于髓外PNET治疗方式与中枢性PNET类似,以外科切除配合后期化疗治疗方案为主。

【病理】

PNET肿瘤组织的显微镜检查显示血管层由蓝色小圆形细胞构成,呈轻微小叶状。肿瘤细胞呈假菊团样排列,有丝分裂率高。部分超微结构病理学检查提示细胞质内出现神经内分泌颗粒。相关免疫组化学染色至少发现1种神经元标志物呈阳性,通常CD 99和Ki - 67染色呈强阳性,而desmin和LCA呈阴性。

【影像学表现】

PNET影像学表现具有一定特异性;临床上主要依靠CT及MRI评估瘤体的发生部位、生长方式及周边侵蚀范围。

X线平片:

提供信息较少,有时平片椎周肿瘤可表现正常,或者显示模糊的软组织肿块影,邻近骨质伴有侵蚀或破坏是重要的间接征象。

CT:

平扫可以显示椎管内外生长的欠均匀软组织肿块,形态多不规则,边界欠清晰,以实性肿块为主,可伴有囊变和坏死,钙化少见;增强后呈中等强化,伴有囊变坏死时,强化欠均匀。肿块可通过椎间孔延及椎管内外,可为一侧或环绕脊髓两侧生长,多累及2~3个椎体节段水平,相应椎管扩张,周边椎体及附件可伴有侵蚀、破坏;胸段的PNET有时可侵及邻近肋骨。

MRI:

能更好地显示椎管肿瘤生长范围及邻近脊髓的关系,MRI平扫T1WI上病灶呈等或稍长T1信号,T2WI上呈等或稍长T2信号,多数病灶内信号相对均匀,当病变发生囊变或坏死时,可见小灶状长T2信号,T2WI抑脂序列上呈轻度不均匀高或稍高信号;增强扫描示病变呈中等或明显强化,内可伴小灶状未强化低信号。邻近脊髓受压时可表现脊髓水肿,瘤体直接侵犯脊髓少见,腰骶段PNET可导致终丝推压移位。邻近骨质侵犯可表现为异常T2压脂高信号。

【诊断要点】

1. 椎管周围实质软组织肿块,可伴小灶性囊变及坏死。

2. 可延及椎管内外和多节段椎体水平。

3. 常伴有周边骨质明显侵蚀、破坏。

【鉴别诊断】

椎管内髓外PNET常需与脊椎周围神经源性肿瘤、感染性病变、椎体嗜酸性肉芽肿及淋巴瘤鉴别。

1. 转移瘤:有原发肿瘤病史患者亦需要与脊椎转移瘤相区分,转移瘤多发生于中老年患者,且有比较明确的原发肿瘤病史。

2. 淋巴瘤:发病人群年龄通常较大,常伴有其他区域淋巴结肿大,且对放化疗较敏感。

3. 感染:发生于胸腰段椎体感染性病变,椎体破坏相对较轻、椎管内病变范围较小,部分有脓肿样影像征象,且多伴有相应的临床症状及检验指标。

4. 神经源性肿瘤:沿着一侧或双侧椎间孔向椎管外生长较大的神经源性肿瘤与椎管内PNET不易鉴别,但累及椎体并引起椎体破坏的情况较少见,且肿瘤钙化、囊变及坏死较PNET多见。

5. LCH:椎体嗜酸性肉芽肿导致的椎体破坏有时不易区别,但嗜酸性肉芽肿常累及单一椎体,且椎管内及椎旁软组织肿块相对少见。

【参考文献】

1. 王琳琳,程敬亮,王斐斐,等.脊柱原发原始神经外胚层瘤的MRI诊断[J].临床放射学杂志,2018,37(7):1168-1173.

2. EGHBAL K, DEHGHANIAN A R, GHAFFARPASAND F. Lumbosacral Epidural Primitive Neuroectodermal Tumor (PNET): Case Report and Literature Review [J]. Turk Neurosurg, 2018, 28(6): 1005-1008.

(张 炜 柴雪娥)

〖病例解析〗

病例 1

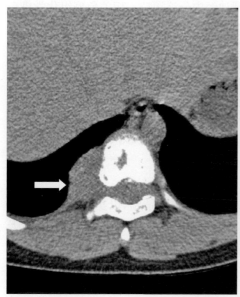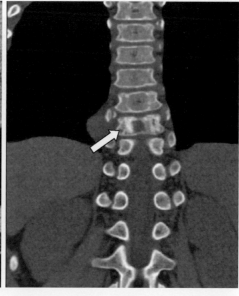

脊柱 CT：左图横断位软组织窗，示 T9 椎体右侧类圆形软组织密度影，密度尚均匀，所及椎体有破坏；右图冠状位重组骨窗，示 T9 椎体破坏，T8 及 T9 椎体压缩改变。

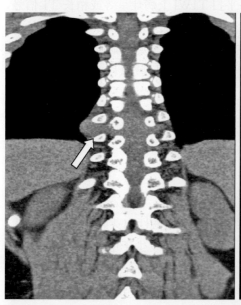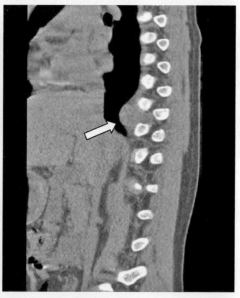

脊柱 CT：左图冠状位重组软组织窗，示 T9 椎体右侧类圆形密度影，经相邻椎间孔侵犯椎管内，邻近脊髓推压改变；右图矢状位重组软组织窗，示椎体破坏软组织团块向椎管内侵犯。

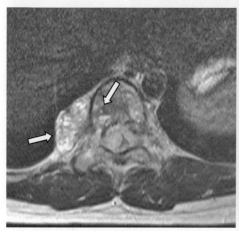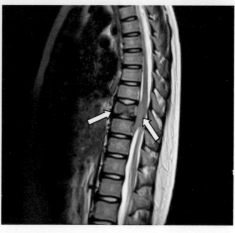

脊柱 MRI：左图 T2WI 横断位，示 T9 椎体右侧等高混杂信号，经相邻椎间孔向椎管内侵犯，邻近脊髓受压推移，所及椎体及附件异常多发信号；右图 T2WI 矢状位，示 T9 椎体信号异常伴压缩改变，椎管内软组织团块均质等高信号，相邻脊髓受压变细。

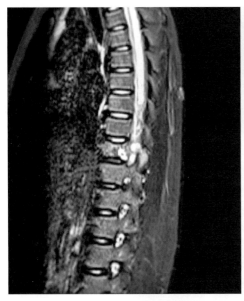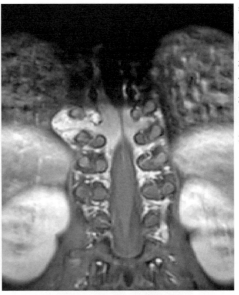

脊柱 MRI：左图 T2WI 压脂矢状位，示 T9 椎体及附件局部信号增高，相邻椎管内信号混杂；右图 T1WI 压脂冠状位增强，椎管旁及椎管内软组织团块明显强化，相邻脊髓受压变细。

图 2-3-3-1　原始神经外胚层肿瘤

病例 2

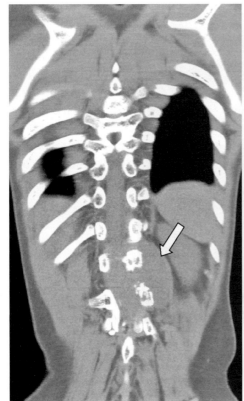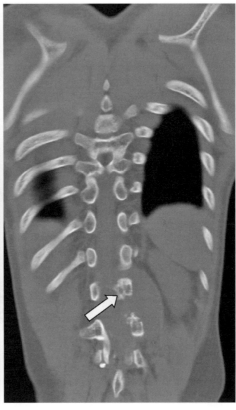

脊柱 CT：左图冠状位重组软组织窗，示 L1 及 L2 椎体左侧软组织团块，密度均匀，向椎管内侵犯，邻近脊髓推压改变；右图冠状位重组骨窗，示相邻 L1 及 L2 附件骨质有破坏。

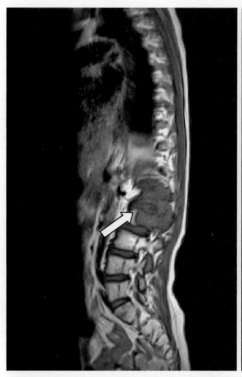
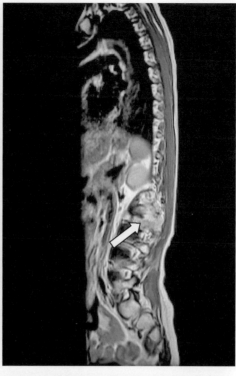

脊柱 MRI：左图 T1WI 矢状位，示 L1 及 L2 椎体旁软组织团块，呈等低信号，欠均匀；右图 T1WI 矢状位增强，示 L1 及 L2 椎体旁软组织团块明显强化。

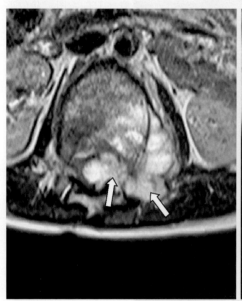
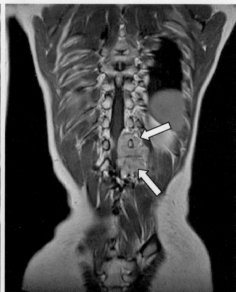

脊柱 MRI：左图 T2WI 横断位，示 L1 左侧软组织团块，呈稍长 T2 信号，部分经椎间孔侵犯椎管内，相邻脊髓受压，L2 椎体及附件局部信号增高；右图 T1WI 冠状位增强，示 L1 及 L2 椎体旁及椎管内强化软组织团块累及多个椎体节段。

图 2-3-3-2　原始神经外胚层肿瘤

病例 3

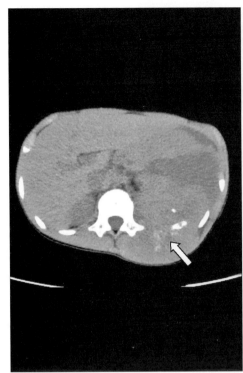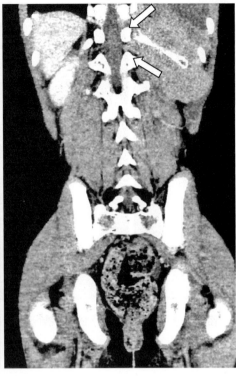

腹部 CT：左图横断位平扫，示左侧腰背部后胸壁T12椎体旁软组织团块，密度欠均匀，其包绕肋骨有破坏；右图冠状位增强，示 T12～L1 左侧椎旁软组织团块，中等强化，密度尚均，部分团块软组织影涉及相邻椎间孔。

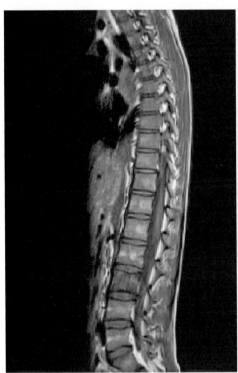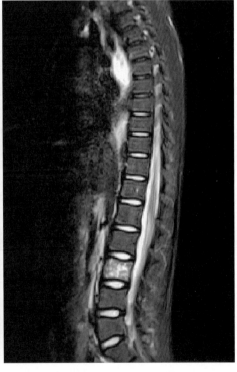

脊柱 MRI：左图 T1WI 矢状位平扫，示后纵隔脊柱前缘多发软组织团块，呈等低信号，L2 椎体信号异常；右图 T2WI 压脂矢状位，示椎体前多发团块呈高信号。L2 椎体呈长T2信号，考虑转移。

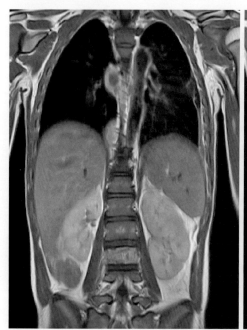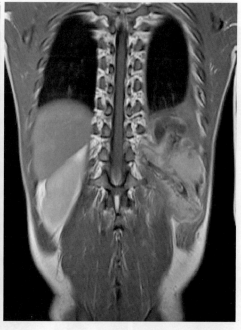

脊柱MRI(临床治疗6个月后复查)：左图T1WI冠状位增强，示后纵隔脊柱旁多发软组织团块，部分囊变，实质有强化；右图T1WI冠状位增强，示左侧腰背部软组织团块轻中度强化，较前略缩小，病灶局部囊性改变。

图2-3-3-3　原始神经外胚层肿瘤(纵隔及胸腰椎多发病灶)

4. 错构瘤

〖临床概述〗

流行病学：

错构瘤(hamartoma)是机体内某一器官的一种或多种分化成熟的正常组织在发育过程中出现错误的排列、组合，而导致的局限性生长的瘤样增生，属于错构性的发育异常。目前大多数学者认为错构瘤并非真性肿瘤。这种类瘤样畸形会随着人体的生长发育而缓慢生长，极少恶变。病理学检查其内可发现多种不同类型的高分化组织，包括神经、脂肪、软骨、骨或钙化、肌肉、血管、腺体、上皮细胞等。错构瘤多发生于肾、肺、肝、脾、乳腺等部位，发生在椎管内者罕见，目前大多为个案报道，发生于椎管内者常见于胸段脊柱，颈段及腰段次之，骶尾段少见。

主要表现：

一般无特征性改变，仅当瘤体较大时，可压迫临近脊髓而产生相应症状。

〖病理〗

瘤体呈灰白色，镜下可见脂肪、肌肉及神经组织。

〖影像学表现〗

CT：

肿瘤边界清楚，常可见脂肪、钙化、软组织密度。

MRI：

MRI是诊断错构瘤的主要方法，发生于硬膜外的错构瘤具有一般硬膜外肿瘤的特征性影像表现：脊髓与瘤体之间可见一弧形凸向椎管内的低信号带，即硬膜外征。典型椎管内错构瘤在MRI上可见低信号的神经束及纤维组织被大量高信号的脂肪组织所包绕，在横断面呈"同轴电缆"样、长轴面呈"意大利面"样的神经束征是本病的特异性征象。增强扫描强化不明显。

〖诊断要点〗

1. 硬膜外征。

2. CT 表现肿块内见脂肪、钙化、软组织。

3. MRI 上低信号的神经束及纤维组织被大量高信号的脂肪组织所包绕,在横断面呈"同轴电缆"样、长轴面呈"意大利面"样的神经束征。

〖鉴别诊断〗

1. 脂肪瘤:一般信号均匀,T1WI 脂肪抑制序列增强扫描不强化。

2. 畸胎瘤:由内、中、外 3 胚层的组织构成的真性肿瘤,为生殖细胞瘤的一种,MRI 可见高信号的脂肪、等信号的软组织及低信号钙化灶,增强一般无强化,影像学上与错构瘤难以区分,仍需要病理学检查加以鉴别。

3. 其他:如胆脂瘤、皮样囊肿等。

〖参考文献〗

1. MORRIS G F, MURPHY K, RORKE L B, et al. Spinal hamartomas: a distinct clinical entity. [J]. Journal of Neurosurgery,1998,88(6):954-957.

2. 马彩叶.附睾错构瘤超声误诊 1 例[J].中国临床医学影像杂志,2013,24(2):151.

3. 万凌红,梁欣洁,钟伟洋,等.腰骶椎管内错构瘤一例[J].中国修复重建外科杂志,2017,31(2):255.

(陆 锐 柴雪娥)

5. 髓外造血

〖临床概述〗

流行病学:

髓外造血(extramedullary hemopoiesis,EMH)是当骨髓造血功能低下,无法满足循环所需时,肝脾及淋巴结等髓外造血组织中造血干细胞分化的一个过程。胎儿时期造血组织多样,由开始的髓外造血逐渐发展为骨髓造血,直至出生后一段时间骨髓造血完全取代其他造血方式,此时虽然髓外造血停止,但是保留了产生红细胞的功能。因此认为,在出生后发生髓外造血是病理性的。出生后造成髓外造血原因多样,主要由于骨髓的无效造血或造血功能不足,常见于血液系统疾病、恶性肿瘤及全身性系统性疾病。根据文献报道,15%的地中海贫血患者会产生髓外造血,此外,骨髓纤维化、淋巴瘤、白血病及慢性溶血性贫血等疾病也会造成髓外造血;另外,机体对弓形体、巨细胞病毒、血吸虫病等微生物发生免疫应答时也会造成髓外造血。髓外造血可以发生于全身多处组织与器官,比如肝脾、淋巴结、胸腺、前列腺、胸膜、腹膜后及心脏等。本节主要讨论发生于脊柱处的髓外造血。

主要表现:

由于髓外造血不是独立的疾病,而是在原有疾病的基础上发生的,因而其本身通常无明显临床症状,临床表现多为原有基础疾病所致的临床表现。如地中海贫血患者会出现慢性进行性贫血症状,面色苍白、头晕无力及发育不良等;早期骨髓纤维化患者无明显临床表现,后期出现疲乏、盗汗、心悸、腹痛等症状。有些患者会出现肝脾肿大,椎旁受累时会出现类似肿瘤的软组织肿块,进而产生神经、脊髓压迫的临床症状。

〖病理〗

镜下见红系增生活跃,以中晚幼为多,常见双核红细胞、巨噬细胞,并有间皮细胞增生。骨髓象可见骨髓增生明显活跃,粒、红、巨三系均增生活跃。

〖影像学表现〗

X 线平片:

脊柱旁突向肺野的肿块,多呈对称性分布。

CT:

累及脊柱旁骨膜下的造血组织,其呈瘤样增生,常表现为后纵隔脊柱旁的软组织肿块。椎旁软组织肿块通常多发,并与脊柱宽基底相连,边缘光整,边界清晰;由于是造血组织代偿性增生,故病灶血供丰富,大多数密度较均匀,少见囊变、坏死和钙化;增强扫描后呈明显的均匀强化,与平扫时相比病灶的CT值上升幅度可达 50 HU 以上,增强曲线多表现为速升缓降型,反映了髓外造血为丰富的造血组织的特征。利用 CT 的多平面重组技术能够更好地观察到病灶的形态及毗邻关系。由于髓外造血为一种类肿瘤的良性病变,因而对邻近的组织器官呈压迫性改变,而无明显的侵犯以及破坏。

MRI:

当机体骨髓造血功能受损时,于 MRI 上表现为骨髓信号的弥漫性、均匀性降低;后纵隔脊柱旁存在少量具有造血功能的组织,病理状态下会过度增生形成病理性造血。此时,在 MRI 上表现为后纵隔脊柱中轴骨、胸椎旁沟内单发或多发、单侧或双侧的软组织肿块,会表现为 T1WI 低信号,T2WI 呈高信号,病灶边缘呈可见弧形 T1WI 高信号,T2WI 呈现稍高信号影,表示有脂肪环绕。

【诊断要点】

1. 脊柱旁多发的半圆形或长梭形软组织肿块影,大小不等。

2. CT 表现肿块明显均匀强化,增强曲线呈速升缓降型。

3. T1WI 呈低信号,T2WI 呈高信号,病灶边缘呈可见弧形 T1WI 高信号,T2WI 呈现稍高信号影,表示有脂肪环绕。

【鉴别诊断】

1. 神经源性肿瘤:多单纯发病,无慢性溶血史,多位于脊柱旁沟内,肿块呈圆形或椭圆形,压迫侵蚀临近肋骨,导致压迫性骨质吸收,哑铃状表现、椎间孔扩大且无贫血史可以鉴别。

2. 胸膜间皮瘤:多有石棉接触史,无慢性溶血病史,无骨骼或骨端膨大等改变。

3. 淋巴瘤:原发于脊柱硬膜外恶性淋巴瘤多属非霍奇金淋巴瘤,好发于胸椎,可通过椎间孔向椎旁软组织蔓延形成包块,其 MRI 表现为肿块多为均匀性信号,T1WI 等信号,T2WI 呈稍高信号;椎体及附件可有弥漫性或斑片状异常信号,T1WI 呈低信号,T2WI 呈混杂高信号分别提示有成骨或溶骨病理改变,此病病程短、发展快。

4. 硬膜外转移瘤:一般有原发肿瘤病史,常与椎体转移瘤并存,以胸段最多见。

【参考文献】

1. JOHNS J L, CHRISTOPHER M M. Extramedullary hematopoiesis: elucidating the function of the hematopoietic stem cell niche [J]. Abdom Imag, 2000, 25(2): 184-186.

2. MEDRANO G, GUAN P H, BARLOW A A J, et al. Comprehensive selection of reference genes for quantitative RT-PCR analysis of murine extramedullary hematopoiesis during development [J]. PLoS One, 2017, 12(7): 1-15.

3. 黄庆宁. 地中海贫血髓外造血 CT 诊断与鉴别诊断概况[J]. 右江医学,2013,41(1):115-117.

4. 范连平. 胸内髓外造血的 CT 诊断[J]. 实用医学影像杂志,2017,18(1):66-68.

(陆 锐 柴雪娥)

6. 硬膜外脂肪瘤病

【临床概述】

流行病学:

硬膜外脂肪瘤病(spinal epidural lipomatosis SEL)又称作硬膜外脂肪增多症,是一种以脊柱硬膜外间隙内大量未包裹脂肪堆积为特征的罕见疾病。其患病率为 2.5%～25%,好发于中老年,男性多于女性,腰椎水平最易受累。根据病因是否明确分为自发性和继发性。继发性 SEL 多与肥胖、皮质醇类激素增高、甲状腺功能减退、高催乳素血症和糖皮质激素的应用相关,故库欣综合征、库欣病和一些诱发皮质醇类激素分泌增多的肿瘤可伴发 SEL。据相关综述报道,SEL 患儿中继发性病例约占 51.7%,多见于肥胖和肾病综合征患儿糖皮质激素的使用。而自发性 SEL 患儿约占所有病例的 31.0%,较成人多见。

临床表现：

部分 SEL 患儿可无明显临床症状，多为相关体检或检查中偶然发现的，而大多数患儿由于硬膜外脂肪包块效应或由椎管内外静脉丛压迫充血而出现脊柱相关体征，如腰背疼痛，四肢疼痛或麻木、肌力异常，间歇性跛行，马尾综合征甚至截瘫。继发性 SEL 患儿控制相关药物的应用和体重，改善硬膜外脂肪堆积，而自发性 SEL 患儿多需要手术治疗。

〖病理〗

其病理形态与脂肪瘤相似，色黄、形态不一、无完整胞膜；镜下 HE 染色切片多显示成熟脂肪组织和少量硬脊膜成分。

〖影像学表现〗

CT 及 MRI 检查根据脂肪特异密度和信号，能很好地显示椎管内硬膜外堆积的脂肪成分，对于小儿 SEL 的诊断有着重要的价值。

CT：

主要表现为椎管内硬膜外连续增多、增宽的脂肪密度；周边骨质无明显破坏。

MRI：

相较 CT，MRI 是诊断 SEL 敏感性高和特异性强的成像方式。典型 SEL 的 MRI 表现为矢状位上可见椎管内硬膜外连续的梭形脂肪沉积，T1、T2 均为高信号，压脂序列脂肪信号明显减低。部分相关研究认为硬膜外脂肪前后径大于 7 mm，或硬膜外脂肪前后径与椎管前后径之比大于 0.4 是 SEL 的诊断依据。脊髓可因压迫导致部分前移，横断面硬膜囊被硬膜外脂肪组织挤压成近似三叶状外观，类似于英文字母"Y"，有时成椭圆形。部分硬膜外堆积脂肪组织通过一侧椎间孔累及椎外，相应椎间孔增宽。椎体及附件骨质信号多无异常。

〖诊断要点〗

椎管内硬膜外连续的梭形脂肪堆积、增宽，相邻硬膜囊受压明显，部分患儿结合相关病史更易于诊断。

〖鉴别诊断〗

根据椎管内硬膜外堆积增厚脂肪信号及密度、相邻硬膜囊受压等征象多能明确诊断，但最终仍需要病理证实。

〖参考文献〗

1. PAPASTEFAN S T，BHIMANI A D，DENYER S，et al. Management of idiopathic spinal epidural lipomatosis：a case report and review of the literature [J]. Childs Nervous System，2018，34(4)：757-763.

2. SPINNATO P，PONTI F，PASQUA S D. MRI Diagnosis of Obesity-Related Spinal Epidural Lipomatosis [J]. Canadian Journal of Neurological Sciences，2020，47(1)：124-125.

3. THEYSKENS N C，PAULINO PEREIRA N R，JANSSEN S J，et al. The prevalence of spinal epidural lipomatosis on magnetic resonance imaging [J]. The Spine Journal，2017，17(7)：969-976.

（张　炜　柴雪娥）

第四节　椎体肿瘤

1. 朗格汉斯细胞组织细胞增生症

〖临床概述〗

流行病学：

朗格汉斯细胞组织细胞增生症（Langerhans cell histiocytosis，LCH），又称嗜酸性肉芽肿（EG），朗格汉斯细胞肉芽肿病,是朗格汉斯细胞异常增生引起的一组少见病变,年龄从几个月到 90 岁均可发病,多见于儿童,尤其是婴幼儿期多见,诊断时平均年龄 5～10 岁,年轻患者出现其他全身播散性病灶,男女发病率为 2∶1,但是 1 岁以下儿童发病男女无明显差异。

骨的组织细胞增多症,属于 LCH 中的局灶型,以骨质破坏、良性局限性组织细胞增生和嗜酸性粒细胞浸润为主要特征。常见发病部位为:①扁骨(65%～70%),包括颅盖骨、骨盆、肋骨(成人最常见部位);②长骨(25%～30%),包括股骨、胫骨、肱骨,可位于骨长径的任何位置,骨干为主,也可见发生于干骺端、骨骺(相对罕见);③脊椎(9%),单发比多发更常见,以胸腰椎最为常见。多发病灶在 1～2 年内相继出现。病损大小平均 4～6 cm,范围:1～15 cm。

主要表现:

任何部位的早期病灶都可表现出高度侵袭性的破坏性改变。本病病因及发病机制尚不完全清楚,朗格汉斯细胞组织细胞增生被认为是一种与免疫异常有关的反应性增殖性病变,2013 年 WHO 将 LCH 归于未明确肿瘤性质的肿瘤,定性为中间型,也有研究认为该病是一种肿瘤性疾病,少数认为本病与病毒感染有一定关系。LCH 最常受累的器官是:骨骼、皮肤、肝脾及淋巴结、肺部以及血液系统。根据受累脏器不同临床表现及预后差异很大。多系统受累 LCH 预后不佳,有肺、肝、脾及血液系统受累时预后尤差。随着化学治疗在 LCH 中的应用与探索,本病的生存率及治疗有效率明显提高。

【病理】

病理上可分为:①增生期,朗格汉斯细胞组织细胞增生、广泛浸润,血管扩张,通透性增加、炎性因子、细胞聚集;②肉芽肿期,随着病变进展,朗格汉斯细胞组织细胞于骨髓腔中积聚,并伴有嗜酸细胞、淋巴细胞、浆细胞和嗜中性粒白细胞浸润;③退缩期,病灶治愈、修复,纤维化代替肉芽肿,可见骨质增生、硬化。

【影像学表现】

影像学表现为 LCH 重要检查方法,可评价骨质破坏部位、形式、骨质破坏程度,在 LCH 的诊断中起重要作用。

X 线平片:

椎体 LCH 病变椎体坍塌可形成扁平椎;在前后位平片上,扁平椎呈薄盘状。扁平椎是儿童脊柱嗜酸性肉芽肿的特征性表现。

CT:

椎体及附件均可受累,以椎体病变为主,延伸至附件区,病变区呈低密度或同肌肉密度,为膨胀性不规则的溶骨性破坏、边界不清,可见残留死骨。骨质破坏可呈地图样、虫蚀性以及浸润性,可见硬化边。

LCH 病变生长相对活跃,突破骨皮质可伴有椎旁软组织肿块。椎体的骨质破坏使得脊柱的承重能力减低,而导致脊椎压缩变形。所示椎体 LCH 也可表现压缩性骨折及扁平椎。

成熟病灶:境界清晰,侵袭性较低。

浸润性病灶:无定型、无硬化边、骨膜反应、软组织肿块突破皮质、破坏性改变迅速进展,比肉瘤或骨髓炎导致的破坏进展更快,呈线样骨膜反应、骨内膜扇贝样压迹,骨轻度膨胀。

MRI:

T1WI:均质低信号,T2WI:不均质高信号。高信号区域勾勒出骨膜反应的轮廓,在早期活动性病灶可见显示骨髓呈 T1WI 低信号,T2WI 高信号的骨髓水肿信号。增强扫描病变区可见明显强化。

椎间盘信号正常,部分病例可见扁平椎上下椎间盘膨隆。

椎旁软组织包绕椎体周围,强化强度与椎体病变强化一致。

核医学:

骨扫描大部分表现为吸收增加,35% 病灶表现正常。相比 X 线平片检查,FDG-PET 能够多发现 35% 新的或复发的病灶。

【诊断要点】

1. 儿童出现椎体骨质破坏,压缩变扁。

2. 相邻椎间隙正常无狭窄,椎间盘膨隆,有特征性鉴别意义。

3. T1WI 呈低信号,T2WI 呈高信号;增强可见明显强化。

【鉴别诊断】

1. 脊椎结核:常累及多个相邻椎体病变,易累及椎间盘,致椎间隙狭窄或消失,椎体上下缘不规则,椎旁伴有寒性脓肿,脊柱后凸畸形更常见,常继发于肺结核,有结核病的临床表现。

2. 化脓性脊柱炎:累及椎间盘、椎体在骨质破坏的同时可出现成骨反应,可呈骨质硬化,椎旁软组织出现脓肿、较弥漫,椎体高度一般改变不大,临床多有持续性高热等感染症状。

3. 尤因肉瘤:为溶骨性、侵袭性、浸润性病灶,侵袭性骨膜反应伴有较明显的软组织肿块,症状与 LCH 相似,尤因肉瘤可转移至其他部位。

4. 脊柱骨软骨病:好发于 10 岁以下,病变椎体明显变扁,前后径增大,骨质密度增高,椎间隙未见明显变化。与儿童脊柱 LCH 鉴别困难。

【参考文献】

1. 张立华,袁慧书.脊柱 LCH 影像表现分析及鉴别诊断[J].临床放射学杂志,2019,38(5):882-886.

2. 孙帆,李惠民.儿童朗格汉斯细胞组织细胞增生症累及肝肺的影像学研究[J].中国医学计算机成像杂志,2018,24(6):532-536.

（姚　琼　柴雪娥）

【病例解析】

病例 1

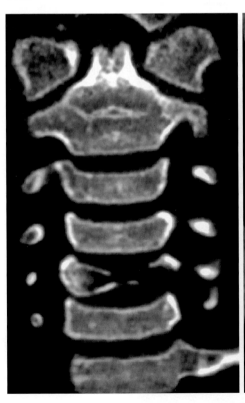
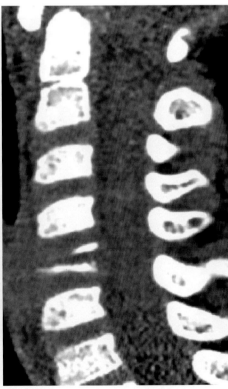

颈椎 CT:左图冠状位重组骨窗,示 C5 椎体变扁,可见骨质破坏,骨皮质不连续,相邻椎间隙未见明显变窄;右图矢状位重组软组织窗,受累椎体周围可见软组织影,并且突入椎管内。

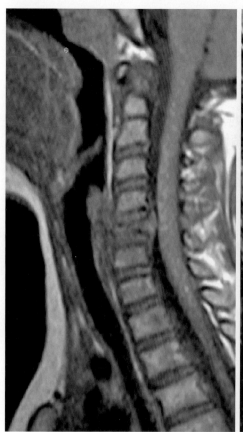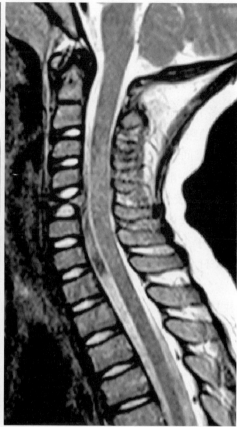

颈椎 MRI：左图 T1WI 矢状位，示 C5 椎体明显变扁，呈等低信号；右图 T2WI 矢状位，C5 椎体明显变扁，呈等高信号，突入椎管内，相邻椎间盘髓核增厚、膨隆，信号未见明显异常。

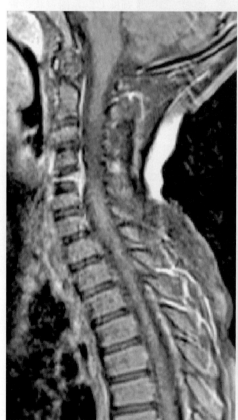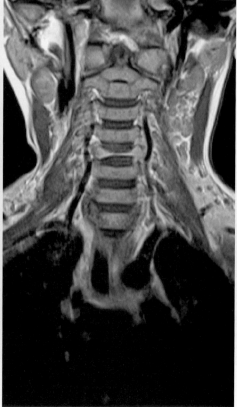

颈椎 MRI：左图 T1WI 压脂矢状位增强，可见变扁的 C5 椎体明显强化，信号均匀；右图 T1WI 冠状位增强，示 C5 椎体变扁，明显强化。

图 2-4-1-1　C5 椎体 LCH

病例 2

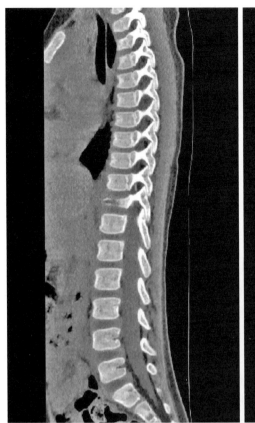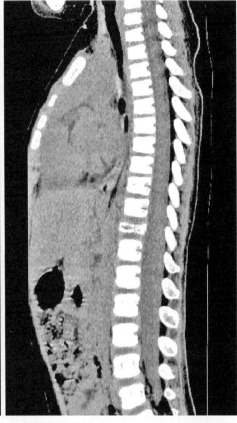

脊柱 CT：左图矢状位骨窗，T11 椎体呈溶骨性骨质破坏，T11 椎体明显变扁；右图矢状位软组织窗，T11 椎体破坏，前缘见软组织影，椎间隙未见明显狭窄。

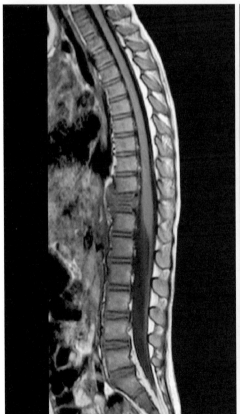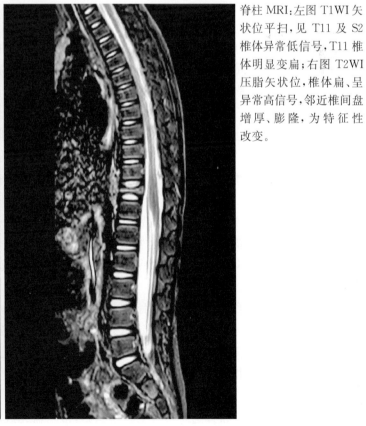

脊柱 MRI：左图 T1WI 矢状位平扫，见 T11 及 S2 椎体异常低信号，T11 椎体明显变扁；右图 T2WI 压脂矢状位，椎体扁、呈异常高信号，邻近椎间盘增厚、膨隆，为特征性改变。

图 2-4-1-2　T11 椎体 LCH

2. 血管瘤

【临床概述】

流行病学：

椎体血管瘤（vertebral hemangiomas，VHs）是一种非常常见的椎体良性肿瘤。可以发生在任何年龄段，多为偶然发现，大多数是在 50 岁左右时诊断出来，尸检报告显示，成年人群中的发生率为 11%，儿童罕见。女性发病率较高，男女比例约 1∶1.5。多发生于胸腰椎，通常局限于椎体，但偶尔也可延伸至椎体后部。

主要表现：

绝大多数椎体血管瘤为偶然发现，没有明显临床症状。少数情况下可因骨膨胀、伴发硬膜外血肿、椎体压缩性骨折等，压迫脊髓、神经根或两者同时受压而伴有神经症状，导致脊髓病变和（或）神经根病变，引起相应的症状。

【病理】

椎体血管瘤是一种良性的血管错构瘤，由海绵状血管组成。宏观上，椎体血管瘤是一个柔软的、界限清楚的暗红色肿块。显微镜下，由薄壁充满血的血管组成，血管内排列有单层扁平的内皮细胞，内皮细胞位于疏松的水肿间质中。血管渗透骨髓并包围原有的小梁。可继发骨髓纤维和（或）脂肪的退化和骨小梁的重建。

【影像学表现】

X 线平片：

是诊断椎体血管瘤的一种简单有效的方法，典型表现为侧位片上椎体上的垂直的条纹，即增粗肥厚的骨小梁结构，呈"栅栏状"改变。有时可看到椎体呈蜂窝样或肥皂泡样改变。但平片的敏感性较差，只有当血管瘤侵犯至少 1/3 椎体时，才可能被发现。当伴有压缩性骨折时椎体受压缩变形，呈楔形改变。

CT：

CT 可以更好地显示病变骨质破坏及椎管内压迫情况。椎体内非应力横向骨小梁因血管组织穿行被吸收，残存纵向应力的骨小梁代偿性增粗，典型表现为 CT 轴位上椎体内多发小圆点状增粗的骨小梁结构即"圆点征"，其周围伴有骨质吸收破坏后造成的局限性低密度区。冠状位或矢状位重建可见"栅栏状"改变。骨皮质光整，椎间隙多不狭窄。

MRI：

在 MRI 上，椎体血管瘤因其病灶内脂肪细胞、血管数量及间质水肿的相对含量不同而表现多样，通常表现为 T1WI 高信号、T2WI 脂肪抑制序列高信号，也可以呈混杂或者均一信号。轴位或矢状位可看到点状或垂直条状低信号，为粗大的骨小梁结构。病灶增强后多呈明显强化。

核医学：

核医学对椎体血管瘤的诊断和鉴别价值有限。多相 99Tc-MDP 骨显像可显示在所有阶段（灌注、血池和延迟）示踪剂摄取增加，在延迟静态图像中摄取最明显。在 PET-CT 上，椎体血管瘤可显示不同程度的 18-FDG 和 68-Ga DOTATATE 摄取，表现为"冷"或"热"病变。

【诊断要点】

1. 椎体内低密度病灶，伴粗大的骨小梁结构。

2. CT 轴位可见小圆点状增粗的骨小梁结构即"圆点征"，冠状位或矢状位重建可见"栅栏状"改变。

3. T1WI 稍低信号、T2WI 脂肪抑制序列高信号，其内可见垂直条状低信号，增强后强化明显。

4. 骨皮质光整，椎间隙多不狭窄。

【鉴别诊断】

1. 嗜酸性肉芽肿：椎体边缘多可见软组织影，椎间盘无破坏、膨隆，椎体扁，椎间隙正常，可伴有血嗜酸细胞增高。

2. 脊柱结核:通常累及 2 个以上椎体,椎间隙变窄,椎体周围可伴有椎旁脓肿。

【参考文献】

1. 邓小丽,王绍武,陈宏海,等.儿童椎体血管瘤致椎体压缩影像表现一例[J].中华放射学杂志,2016,50(4);310-311.

2. 刘孝萍,吴春根,李明华,等.脊柱血管瘤的病理、临床及影像学分型与 PVP 的应用[J].中国医学计算机成像杂志,2011,17(06);565-568.

3. SIMONA G, MATIA M, RAFFAELLA C, et al. A systematic approach to vertebral hemangioma [J]. Skeletal Radiology, 2015, 44(1); 25-36.

4. JOAQUIM A F, GHIZONI E, VALADARES M G C, et al. Spinal tumors in children. Rev Assoc Med Bras (1992), 2017, 63(5); 459-465.

5. RODALLEC M H, FEYDY A, LAROUSSERIE F, et al. Diagnostic imaging of solitary tumors of the spine; what to do and say. Radiographics, 2008, 28(4); 1019-1041.

（李　宁　周　静）

【病例解析】

病例 1

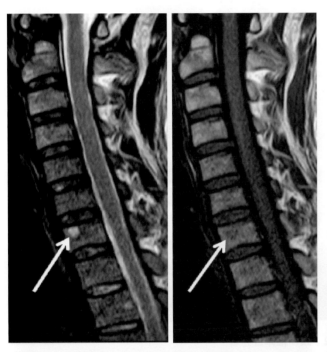

颈椎 MRI:左图 T2WI 矢状位,颈 7 椎体小结节状高信号影;右图 T1WI 矢状位,呈稍低信号,边界清晰,信号均匀。

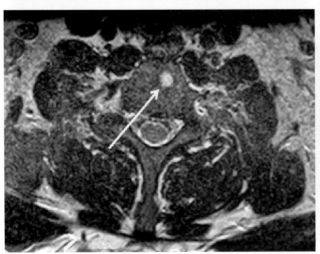

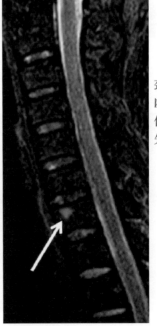

颈椎 MRI:左图 T2WI 横断位,示椎体内类圆形高信号影;右图 T2WI 压脂矢状位,病灶呈高信号。

图 2-4-2-1　颈 7 椎体血管瘤

病例 2

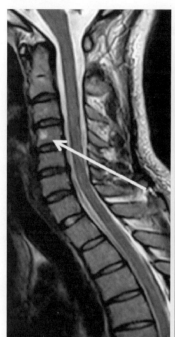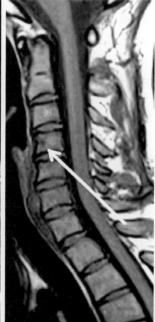

颈椎 MRI:左图 T2WI 矢状位,示颈 4 椎体结节,呈高信号;右图 T1WI 矢状位,病灶呈稍低信号,边界清晰。

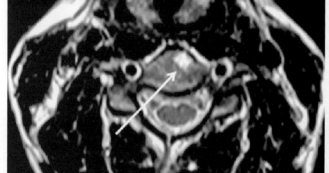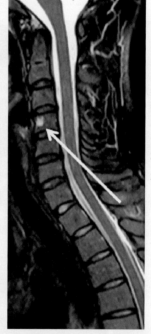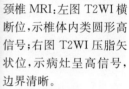

颈椎 MRI:左图 T2WI 横断位,示椎体内类圆形高信号;右图 T2WI 压脂矢状位,示病灶呈高信号,边界清晰。

图 2-4-2-2 颈 4 椎体血管瘤

病例 3

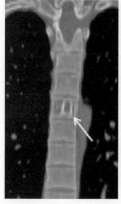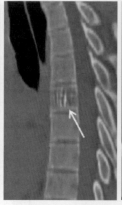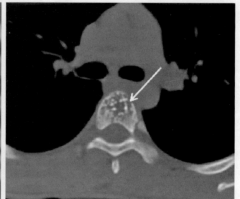

胸椎 CT:左图冠状位重组骨窗,示胸 6 椎体低密度结节,其内骨小梁增粗,冠矢状位呈"栅栏状"改变;中图矢状位重组骨窗;右图横断位骨窗,见椎体内多发小圆点状增粗的骨小梁结构即"圆点征",周围骨皮质光整。

图 2-4-2-3 胸 6 椎体血管瘤

3. 动脉瘤样骨囊肿

〖临床概述〗

流行病学：

动脉瘤样骨囊肿（aneurysmal bone cyst，ABC）是一种良性骨肿瘤，目前病因尚不明确，位于皮质旁或骨表面病灶与创伤史相关，位于髓内病变多认为与局部血液循环障碍相关。ABC 可分为原发性及继发性，原发性 ABC 表现为孤立性骨肿瘤，继发性 ABC 多与另一肿瘤相关，最常见为骨母细胞瘤及骨巨细胞瘤。ABC 发病率占骨肿瘤 1％左右，10～20 岁好发，平均年龄 13 岁，无明显性别差异。

主要表现：

最常见临床症状表现为疼痛及肿块，脊柱 ABC 压迫神经根及脊髓可表现神经性症状：放射性疼痛、肌肉麻痹、痉挛或截瘫。椎体病变可合并病理性骨折（21％）。少数病灶因自发性骨化而停止生长。

〖病理〗

病灶直径多在 5 cm 左右，红色质软肿块，其内单/多个含血囊腔，囊内为非凝固性血液。病灶周围可有薄层反应性骨壳。镜下：分为囊性成分为主、实性成分为主（罕见），后者好发于脊柱。囊性成分为主 ABC：海绵状含血囊腔，内衬巨细胞、成纤维细胞、组织细胞。实性成分为主 ABC：具有分隔充血囊腔，包含编织骨、破骨细胞样巨细胞、显微组织的淡色基质。

〖影像学表现〗

影像学表现为以椎弓为中心向椎体蔓延的膨胀性肿块，内见液-液平面，周围无硬化边，邻近骨质受累时可见骨质破坏及骨膜反应。脊椎 ABC 多好发于颈、胸椎，起源于椎弓根，75％～90％累及椎体，仅局限于椎体病变较罕见。在前后位片上评价椎弓根情况，CT 为诊断的最佳检查，MRI 可显示髓内及硬膜外是否受累。

X 线平片：

首选，病变以椎弓为中心向椎体蔓延，膨胀性透亮区，偏心型最多见。前后位平片因膨胀性骨病变导致椎弓根正常轮廓破坏：椎弓根缺失征。

CT：

附件为中心，囊性 ABC 多表现为囊状膨胀性透亮区，薄层骨壳，多无硬化边。病灶内常无钙化，可见液-液平面和（或）骨性分隔，常伴局灶性骨质破坏。增强后病灶囊肿间隔及边缘强化，实性 ABC 呈弥漫、不均匀强化。

MRI：

椎弓膨胀、分叶状肿块，其内可见分隔，边界为 T1WI、T2WI 低信号环（假包膜、纤维边），囊腔内信号由于出血时期不同表现为信号多样，由于血液沉积可显示液-液平面：上层为典型水样信号，肿块部分或全部也可表现为实性成分（实性 ABC）；瘤周水肿表现为 T2WI、STIR 高信号。增强后病灶边缘及分隔强化，实性 ABC 实性成分弥漫性、不均匀强化。

核医学：

3 期骨扫描阳性，甜甜圈征象：摄取区域边缘摄取增高。

〖诊断要点〗

1. 起源于椎弓良性骨肿瘤，向椎体蔓延。

2. 呈薄壁、膨胀性改变，其内可见分隔。

3. 瘤体内典型征象液-液平面，多无硬化边。

4. 增强后病灶边缘、分隔及实性部分强化。

【鉴别诊断】

1. 骨巨细胞瘤：发病年龄多见 30～40 岁，起源于椎体而非椎弓，骨壳有时不连续，可有软组织肿块，缺乏典型液-液平面表现，增强后强化明显且弥漫，可继发动脉瘤样骨囊肿。

2. 孤立性骨囊肿：病灶膨胀程度不如 ABC，CT 上密度均匀较 ABC 低，缺乏典型液-液平面表现。

3. 骨母细胞瘤：发病年龄类似，侵袭性骨质破坏明显，有宽过渡带。

【参考文献】

1. 常恒，王俭，袁明远，等.动脉瘤样骨囊肿的影像学诊断[J].临床放射学杂志，2003(03):210-212.

2. 徐黎，屈辉.动脉瘤样骨囊肿的影像学表现与鉴别诊断[J].实用放射学杂志，2007(03):404-407.

（苗丹童　盛会雪）

【病例解析】

病例 1

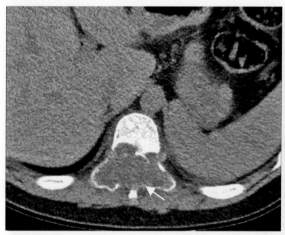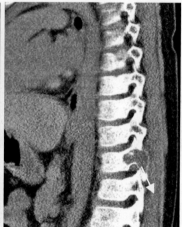

脊柱 CT：左图横断位软组织窗，可见 T9-11 胸椎水平椎管内软组织密度肿块影，形态不规则，部分边界欠清，密度尚均匀，未见明显钙化影，骨质破坏皮质不连；右图矢状位，示病变累及椎弓根。

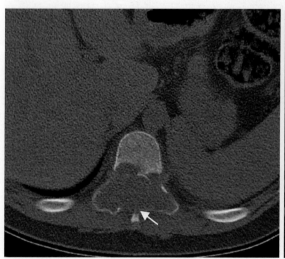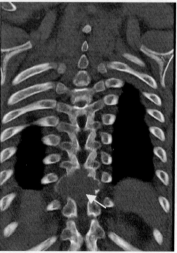

脊柱 CT：左图横断位骨窗，示肿块累及椎体及椎弓根，可见溶骨性骨质破坏；右图冠状位重组骨窗，椎弓膨胀性改变。

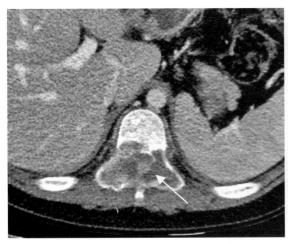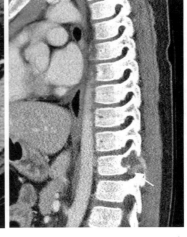

脊柱CT：左图横断位增强,示肿块内呈不均匀强化,肿块边缘强化明显;右图矢状位增强,示椎弓根受累边缘强化明显。

图 2-4-3-1　动脉瘤样骨囊肿

病例 2

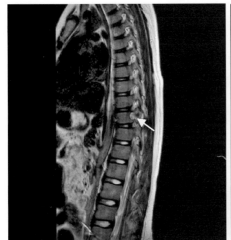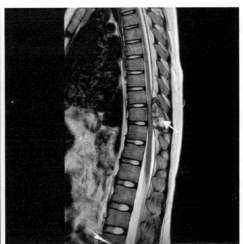

脊柱MRI：左图T2WI矢状位,示累及邻近椎体及椎弓根;右图T2WI矢状位,示T9-11胸椎水平椎管内(髓外硬膜外)信号混杂肿块影,脊髓及蛛网膜下腔受压。

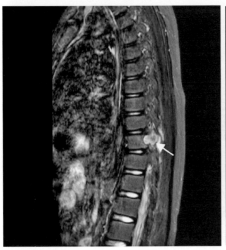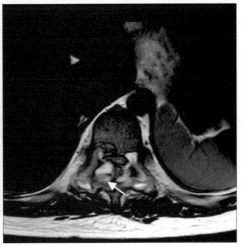

脊柱MRI：左图T2WI压脂矢状位,示肿块呈高信号,未见抑制;右图T2WI横断位,示肿块成分叶状改变,信号混杂,可见特征性液-液平面改变,累及邻近椎体及椎弓根。

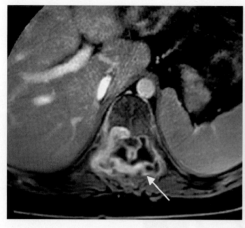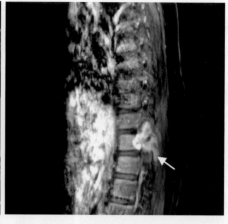

脊柱 MRI：左图 T1WI 压脂横断位增强，示肿块不均匀强化，边缘强化明显，中央部分组织未见明显强化；右图 T1WI 压脂矢状位增强，示累及椎弓根。

图 2-4-3-2　动脉瘤样骨囊肿

4. 骨样骨瘤

【临床概述】

流行病学：

骨样骨瘤（osteoidosteoma）是一种青少年相对常见且稳定的良性成骨性肿瘤，起源于成骨性间胚叶细胞。常好发于四肢长管状骨，发生于脊椎者占 10%～15%，腰椎最多见，其次为颈椎、胸椎及骶椎。肿瘤多位于附件，尤其是后柱附件结构，椎体少见。

主要表现：

临床表现以疼痛为主，可合并脊柱侧弯；疼痛在休息时或夜间反而加重，服用水杨酸类药物可有效解决该疼痛。但该病临床表现缺乏特异性，部分患儿可无明显临床症状。

【病理】

肿瘤由成骨细胞及其产生的骨样组织组成，主要分为瘤巢和周围骨质硬化两个部分。瘤巢一般呈圆形或椭圆形，由血供丰富的结缔组织、放射状分布的骨小梁组成，其内可见不同程度的钙化或骨化。

【影像学表现】

影像学检查的意义在于确定骨样骨瘤的部位、范围，以及确定病变是否具有侵袭性。由于脊椎解剖结构的复杂性，X 线平片检查对肿瘤的识别能力十分有限。

CT：

CT 检查是诊断骨样骨瘤首选方法，可清楚显示肿瘤位置、范围以及瘤巢大小。肿瘤在 CT 上常表现为孤立性骨质密度减低区，边界清楚（瘤巢），内可见小点状钙化或骨化，周围邻近骨质可有不同程度的反应性骨质增生硬化。增强检查瘤巢可出现不同程度的强化。

MRI：

MRI 检查对于瘤巢内钙化或骨化的显示不如 CT，并缺乏一定特异性，肿瘤在 T1WI 常表现低或等信号，T2WI 可表现低、等或高信号，但动态增强 MRI 可有助于瘤巢的显示。MRI 对于瘤周的反应，如骨髓水肿及椎旁软组织炎性水肿反应的显示优于 CT，因而可以更清晰地显示病变的范围。

【诊断要点】

1. 椎体附件的孤立性边界清晰锐利的瘤巢及周围硬化。

2. 瘤巢内见小点状钙化或骨化影。

3. 增强扫描瘤巢内可见点状强化。

4. MRI 可清晰显示瘤周骨髓水肿及椎旁软组织炎性水肿范围。

【鉴别诊断】

1. 骨母细胞瘤,体积较骨样骨瘤大,一般直径大于 2 cm,边界不清,骨质破坏呈膨胀性,骨皮质通常不完整,并可侵入椎管内,当病变内部出现液-液平面或继发动脉瘤样骨囊肿时应高度怀疑骨母细胞瘤的可能。

2. 骨质慢性感染,也可表现为广泛的骨质增生硬化,与骨样骨瘤区别的关键点在于是否存在瘤巢。

【参考文献】

1. 张立华,袁慧书,姜亮,等.脊柱骨样骨瘤和骨母细胞瘤影像表现评价及鉴别[J].中国临床医学影像杂志,2018,29(11):822-825.

2. 思治广,郭柳姬,李晓丹,等.脊柱骨母细胞瘤的 CT、MRI 和 PET-CT 表现[J].实用放射学杂志,2017,33(12):1917-1920.

（吴　寒　柴雪娥）

【病例解析】

病例 1

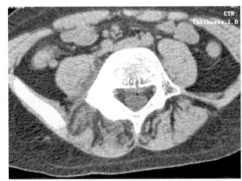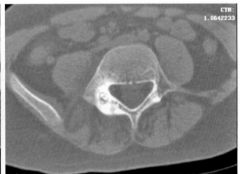

脊柱 CT:左图横断位软组织窗,示 L5 椎体右侧椎弓增粗变形,周围软组织肿胀、模糊,肌肉萎缩、纤维细;右图横断位骨窗,见小圆形骨质密度异常区(瘤巢),边界锐利,瘤巢内见点状高密度影,周围见高密度骨质硬化。

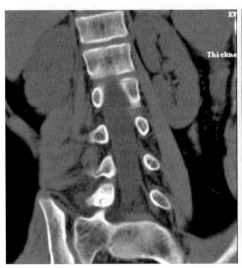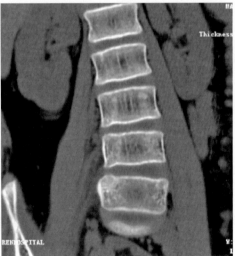

脊柱 CT:左图冠状位骨窗,示 L5 右侧椎弓见小圆形低密度影(瘤巢);右图冠状位重组,示局部腰大肌萎缩,脊柱被动性侧弯。

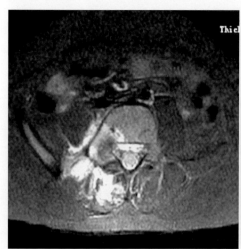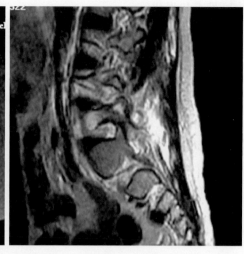

脊柱 MRI：左图 T2WI 压脂横断位，示瘤巢及周围骨质硬化为低信号，部分椎体、椎弓及周围软组织信号高；右图 T2WI 矢状位，示周围软组织信号高。

图 2-4-4-1　L5 右侧椎弓骨样骨瘤

5. 骨母细胞瘤

【临床概述】

流行病学：

骨母细胞瘤(osteoblastoma)，又称成骨细胞瘤，是以骨母细胞增生并产生骨样组织或骨小梁为特点的肿瘤，于 1932 年由 JAFFE 等首先报道。骨母细胞瘤是来源于骨组织的良性肿瘤，发生率约为良性骨肿瘤的 3.5%，好发于 10～30 岁人群，尤其 20 岁左右的男性青年多见。骨母细胞瘤 30%～40% 发生在脊柱，其中以颈椎病变相对多见，而胸腰椎较少见，病变多发生在椎体后部附件，其中以棘突、横突、椎板好发，可累及椎体，但原发于椎体者少见；其次为长管状骨及手足骨。

主要表现：

脊柱骨母细胞瘤缺乏典型的临床表现。常见的症状包括局部疼痛、脊柱侧凸(斜颈)与神经损害。疼痛最为多见，疼痛多为持续性、逐渐加重的钝痛，多无明显夜间疼痛加重，多数患者口服阿司匹林及其他非甾体类抗炎药效果欠佳。由于疼痛无特异性，容易被误诊为肌肉劳损。从出现症状至就诊的时间平均 6～17 个月，这影响了疾病的早期诊断和治疗。肿瘤压迫脊髓和(或)神经根时可出现神经受损的症状和体征，分为神经根损害、脊髓和马尾损害。患者生化检查指标无特异性变化。

【病理】

病理表现：大体标本肿瘤组织界限清楚，呈暗红色，质软，有砂砾感；镜下见肿瘤组织由大量增殖的骨母细胞、分化成熟的骨小梁、排列规则的骨样组织和富含血管的间质构成。

【影像学表现】

X 线平片是诊断骨骼病变最常用的检查方法，但对中轴骨病变由于重叠较多显示欠佳。CT 检查能清晰准确地显示病变的部位、范围、大小、边界，对显示病灶内部的微细结构、病灶的钙化或骨化、骨质破坏程度、有无软组织肿块以及病变与周围组织的关系，明显优于 X 线平片。

X 线平片：

主要表现：①大多数为偏心性生成，常为单发，大多数长径为 3～5 cm，其内可见斑片状、砂粒样或不规则形钙化密度影，其中钙化灶主要分布在病灶四周；②脊柱附件圆形、类圆形或椭圆形低密度影，呈囊样膨胀性生长，邻近骨皮质变薄，少部分骨皮质可被突破，附近出现薄层骨膜反应；③病变早期边缘可呈现分叶改变,以后边缘出现轻度硬化边缘或薄层骨性包壳,颇具特征性,病灶中心可见软组织密度影,范围大的可穿破骨皮质而形成软组织肿块。

CT：

在 CT 上表现为边界清晰的骨质破坏区,内部多发砂砾样或斑片样钙化,部分肿瘤内可见明确的软组织密度成分,病灶细节较平片显示更清楚。增强扫描肿瘤呈明显强化。

MRI：

MRI 表现为膨胀性生长,其信号特点良性骨母细胞瘤与其他骨肿瘤没有明显特异性,平扫在 T1WI 呈不均匀的等或低信号,T2WI 根据组织成分不同可呈不均匀的混杂信号;病灶内的钙化或骨化在 T2WI 上呈低信号区,低信号区与 CT 上的钙化或骨化相对应;病变周围的硬化边在 T1WI 及 T2WI 上均呈低信号环;一般骨膜反应不明显,可见周围软组织水肿或肿块,增强扫描可见病灶呈不均匀强化。

〖诊断要点〗

1. 局部疼痛、脊柱侧凸(斜颈)与神经损害。

2. 囊状膨胀性溶骨性病损、轮廓呈扇贝(分叶)状、周围线样纤细骨性包壳环绕及瘤体内明显钙化成骨现象是骨母细胞瘤的共有表现。

3. 轮廓扇贝(分叶)状改变是脊椎骨附件骨母细胞具有一定特征性的 CT 表现。

〖鉴别诊断〗

1. 血管瘤:多位于椎体,病变呈边界清晰的低密度溶骨区,溶骨区内增粗的骨小梁呈特征性斑点花纹状表现。

2. 骨样骨瘤:其在组织学上与骨母细胞瘤极其相似,多有夜间疼痛,且瘤巢直径常小于 1.5 cm,膨胀不明显而周围骨增生硬化明显,此点可资鉴别。

3. 嗜酸性肉芽肿:主要侵犯椎体,常伴椎旁软组织肿胀,椎体破坏区内骨化钙化不明显,晚期可呈"扁平椎"表现。

4. 动脉瘤样骨囊肿:可为原发性或继发性良性骨肿瘤,肿瘤内常无钙化成分,无成骨反应,仅表现为局部骨质破坏,其内部常可见液-液平面。

〖参考文献〗

1. JO V Y, FLETCHER C D. WHO classification of soft tissue tumours: an up-date Cased on the 2013 (4th) edition [J]. Pathology, 2014, 46(2): 95-104.

2. 戴志兵,袁绍华,李勇奇,等. PKP 在椎体血管瘤治疗中的应用[J]. 实用医学杂志,2014,30(20):3367-3368.

3. 李杰,赵云超,马振贤. 脊椎骨附件骨母细胞瘤的 CT 诊断[J]. 实用医学杂志,2017,33(3):505-506.

（朱 佳 柴雪娥）

6. 骨软骨瘤

〖临床概述〗

流行病学：

骨软骨瘤(osteochondroma)作为临床最常见的骨肿瘤,好发于四肢长管状骨干骺端,发生于脊柱者罕见,仅占骨软骨瘤的 1.3%～4.1%。这些病变可发生于椎体的任何部位,但更倾向于发生在后椎体。颈椎是有症状的骨软骨瘤最常见的部位。它可以是单独的肿瘤,也可以是多发性骨软骨瘤病(遗传性多发性外生性骨病)的一部分。骨软骨瘤可恶变为软骨肉瘤,骨软骨瘤病的恶变率较单发性骨软骨瘤高,但通常发生在骨骼成熟后,在儿童期则很少发生。

主要表现：

大多数椎体骨软骨瘤患儿是无临床症状或者以局部包块就诊。然而，由于发病部位的不同，也可能造成脊髓或神经根的压迫。

【病理】

肿瘤肉眼多呈灰白色半球形骨组织，表面隆起，见软骨帽，质硬，切面呈灰白色、灰褐色。镜下主要由增生的纤维、软骨及不规则的骨小梁构成。

【影像学表现】

X线检查对发生于椎体的骨软骨瘤的诊断价值非常有限。CT是确定骨性解剖的最佳技术，而MRI是观察软骨帽和评估肿块对邻近软组织影响的最佳方法。

CT：

病变可以发生于脊柱的任何部位，如椎体、椎弓、横突及棘突等。病变主要表现为类圆形或不规则骨样突起影，分为基底部及其顶端的软骨帽。骨皮质与椎体相连，并可见骨小梁。病灶大小不等，边界清楚，范围相对局限。软骨帽在CT上通常不显影，但偶可见软骨帽内点片状钙化影。

MRI：

MRI可以清晰显示位于基底部顶端的软骨帽，在T1WI呈低信号，T2WI呈高信号。当短期内软骨帽体积增大、形态不规则或信号不均匀时提示恶变的可能。

【诊断要点】

1. 脊柱各部位的单发或多发的类圆形或不规则骨样突起，边界清晰。

2. CT清晰显示骨软骨瘤与邻近脊柱骨质的骨皮质相连、骨小梁相通。

3. MRI特征性表现为位于基底部顶端的T1WI低信号、T2WI高信号的软骨帽。

【鉴别诊断】

1. 软骨肉瘤：也可呈外生性生长，椎旁软组织肿块是二者的重要鉴别点；此外软骨肉瘤常表现为膨胀性溶骨性骨质破坏。钙化期特征性表现为斑块状或环状钙化。

2. 骨旁骨肉瘤：发生于脊柱者年龄偏大，肿瘤源于骨皮质表面，不与髓腔相通，表现为内部无骨松质的骨性肿块，病变恶性侵袭性明显。

【参考文献】

1. 张立华，袁慧书.脊柱软骨源性肿瘤的影像分析及鉴别[J].临床放射学杂志，2020,39(07):1379-1383.

（吴　寒　柴雪娥）

【病例解析】

病例1

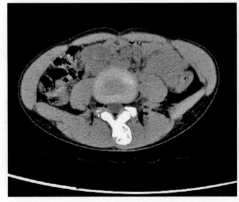 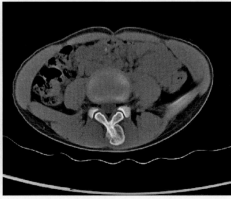

腹部CT：左图横断位平扫，示腰4椎体棘突左缘见一团状骨性突起；右图横断位骨窗，示基底部与棘突相连，其内见骨小梁。

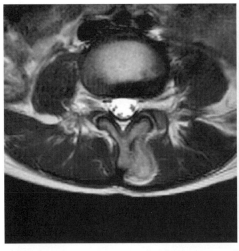
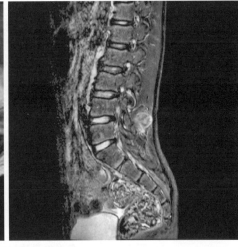

腰椎 MRI：左图 T2WI 横断位，示腰 4 椎体棘突左侧见骨性突起，基底部与棘突相连，呈稍高信号，边缘见环状高信号；右图 T2WI 压脂矢状位，示病变呈混杂信号，外周仍见环状高信号带。

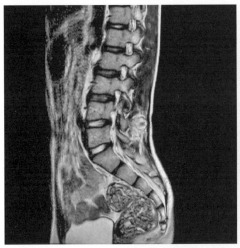
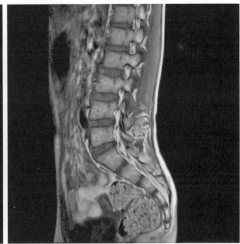

腰椎 MRI：左图 T2WI 矢状位，示病灶呈高低混杂信号，边界欠清，周围软组织内见小片状低信号；右图 T1WI 矢状位，示病灶信号混杂。

图 2-4-6-1　腰 4 椎体棘突左侧骨软骨瘤

病例 2

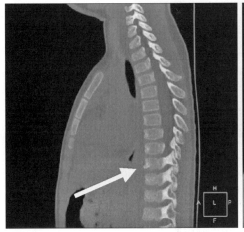
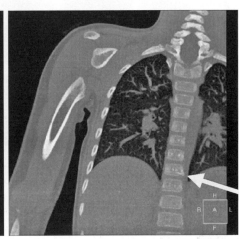

胸部 CT：左图矢状位骨窗，示第 10 胸椎椎体前下缘见小疣状骨质突起；右图冠状位骨窗，示椎体左下缘骨性突起。

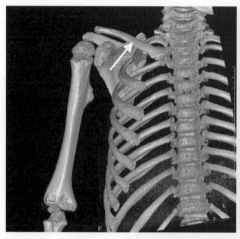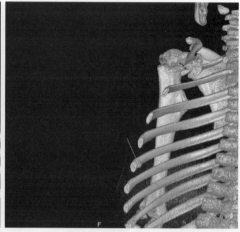

胸部 CT:左图 VR 重建,示右肱骨上段及右侧锁骨见骨性突起,宽基底;右图 VR 重建,示右侧第 5 前肋及右侧锁骨胸骨端均可见多发疣状骨质突起,部分以宽基底与骨质相连。

图 2-4-6-2　多发性骨软骨瘤

病例 3

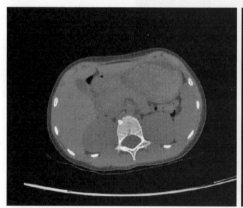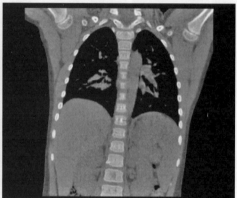

胸部 CT:左图横断位骨窗,示腰 1 椎体右侧见小骨性凸起,密度均匀,边缘光整,边界清晰;右图冠状位重组骨窗示骨性突起。

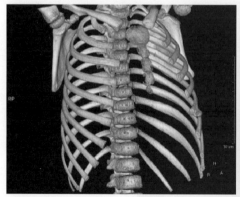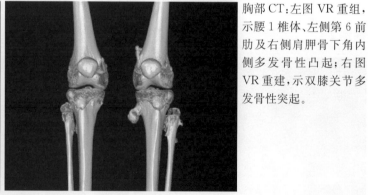

胸部 CT:左图 VR 重组,示腰 1 椎体、左侧第 6 前肋及右侧肩胛骨下角内侧多发骨性凸起;右图 VR 重建,示双膝关节多发骨性突起。

图 2-4-6-3　多发性骨软骨瘤

7. 转移瘤

〖临床概述〗

流行病学：

骨骼是转移性疾病的好发部位，其中脊柱是骨转移最常见的部位，发生于胸椎者多于腰椎和颈椎。在儿童易发生脊柱转移的主要有髓母细胞瘤、神经母细胞瘤和尤因肉瘤。脊柱转移瘤可侵犯脊椎骨质、硬膜外间隙、软脊膜和脊髓。儿童脊柱转移瘤常由血行及淋巴转移而来。由于椎静脉系无瓣膜，有广泛的分支与胸腔静脉丛、腹腔静脉丛及腔静脉等相吻合，受血流速度、肌肉牵拉、重力作用等因素的影响，均有利于肿瘤瘤栓的生长。根据骨性破坏的分型可分为溶骨性、成骨性及混合性，其中溶骨性最为常见。

主要表现：

脊柱转移瘤具有骨转移瘤的共同症状，由于转移肿瘤细胞异常增殖导致溶骨性破坏，出现疼痛、病理性骨折、贫血、高钙血症等症状。此外，部分患儿会出现脊髓及神经根压迫，进而出现神经功能障碍甚至截瘫等。

〖影像学表现〗

X 线平片：

溶骨性病变最为常见，可表现为局部虫蚀样骨质破坏，进展后可出现大面积骨质破坏，受累椎体可呈扁平压缩样变形，但一般不累及椎间盘。

CT：

较 X 线平片更清晰地显示病变的范围及数量。溶骨性转移瘤常表现为类圆形或不规则形低密度骨质破坏影，通常无硬化边；成骨性表现为局部骨质密度增高，骨膜反应罕见。转移瘤在脊柱可跨越式分布，易累及椎弓根，而椎间隙正常。部分骨质破坏周围可见软组织密度影，增强扫描可见强化。由于转移性肿瘤而强度变弱的脊柱，发生病理性骨折的风险更高。

MRI：

溶骨性转移瘤由于转移性肿瘤细胞侵犯正常椎体骨髓，病灶在 T1WI 上呈低信号，在 T2WI 及压脂序列呈等或高信号（其中压脂序列是鉴别正常骨髓脂肪和异常 T2WI 高信号的关键），增强扫描转移灶可见强化。成骨性转移瘤在 T1WI 和 T2WI 均呈低信号，增强扫描无强化或轻度强化。当发生病理性骨折时，可见骨膜反应，在骨皮质外可见均匀或不均匀长条状 T1WI、T2WI 低信号影。

〖诊断要点〗

1. 单个或多个椎体跳跃式分布，局灶性骨质破坏或斑片状骨质密度增高影。

2. 易累及椎弓根，较少累及椎间盘。

3. 可伴有局部软组织肿块，增强扫描可强化。

4. 在 T1WI 呈低信号，T2WI 及压脂序列呈等或高信号。

〖鉴别诊断〗

1. 脊柱结核：有全身其他部位结核病史，常发生单个或邻近多个椎体的溶骨性骨质破坏，早期椎间隙变窄或消失，局部可见冷脓肿及死骨形成。

2. 脊柱压缩性骨折：单个椎体受累，呈楔形改变，椎体周围可见细小碎骨片影，椎间隙一般不受累，有外伤史。

3. 化脓性脊柱炎：青壮年多见，起病迅速，症状明显，发病部位以腰椎为最多，其次为胸椎和颈椎，多累及椎间盘及邻近的椎体前部，骨质破坏累及终板，常见反应性骨形成、椎间隙狭窄甚至自发性融合。

〖参考文献〗

1. 郑慧,夏正荣,曹雯君,等.儿童颞骨朗格汉斯组织细胞增生症与神经母细胞瘤转移影像鉴别价值研究[J].医学影像学杂志,2019,29(04):525-527.

2. 苗重昌,曹刚,贺小平.髓母细胞瘤骨转移的 MRI 诊断及临床治疗[J].医学影像学杂志,2009,19(08):1028-1030.

（吴　寒　柴雪娥）

〖病例解析〗

病例 1

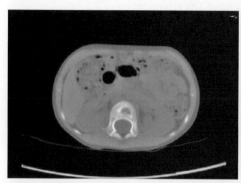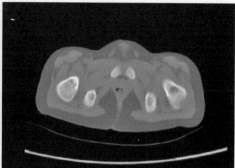

腹部 CT:左图横断位骨窗,示椎体骨质破坏;右图横断位骨窗,示骨盆骨质密度不均匀减低,股骨颈可见斑片状溶骨性骨质破坏。

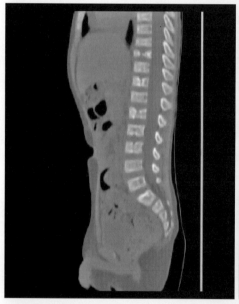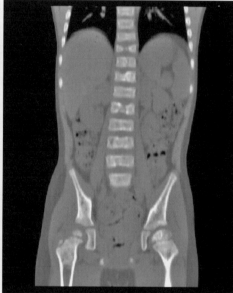

腹部 CT:左图矢状位重组骨窗,示多发椎体骨质破坏,部分椎体变扁;右图冠状位重组骨窗,示多发椎体及股骨近端骨质破坏。

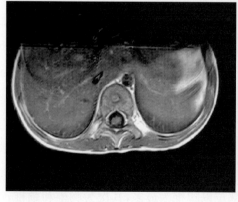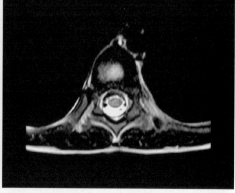

脊柱 MRI:左图 T1WI 横断位,示椎体骨质破坏,呈稍高信号,周边环以低信号;右图 T2WI 横断位,呈高信号,部分边界不清。

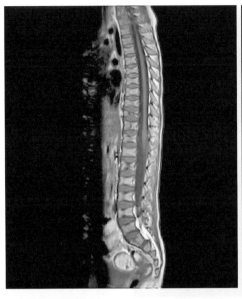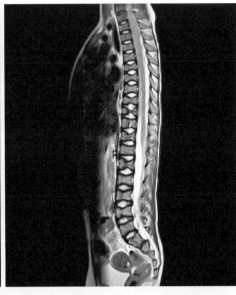

全脊柱 MRI：左图 T1WI 矢状位，示多发椎体信号异常，呈低信号；右图 T2WI 矢状位，呈等或稍高信号，部分椎体变扁，侧位呈蝴蝶状改变，邻近椎间盘显饱满。

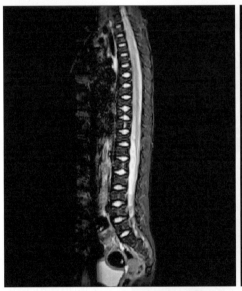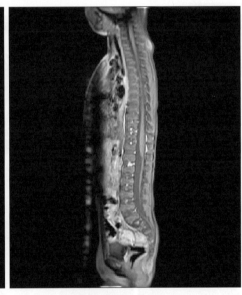

全脊柱 MRI：左图 T2WI 压脂矢状位，示多发椎体信号局部增高、变形；右图 T1WI 压脂增强，示多发胸腰椎椎体斑片状明显强化。

图 2-4-7-1　神经母细胞瘤椎体转移

病例 2

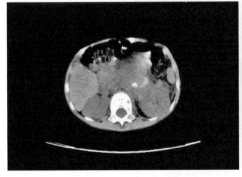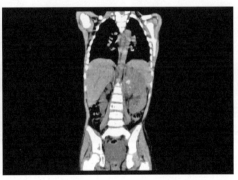

胸腹部 CT：左图横断位平扫，示左腹膜后肾上腺区一软组织肿块，其内密度不均，可见钙化影，边界欠清；右图冠状位重组平扫，显示肿块影。

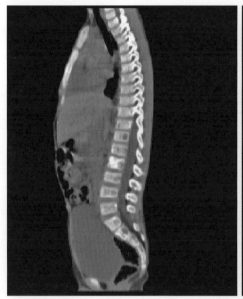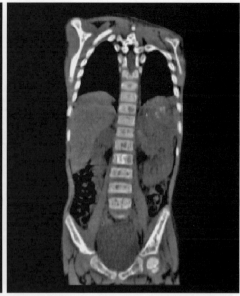

胸腹部 CT：左图矢状位重组骨窗，示多发椎体及骨盆骨质密度不均匀，可见斑片状骨质密度减低及增高区；右图冠状位重组骨窗，示骨质破坏及密度增高。

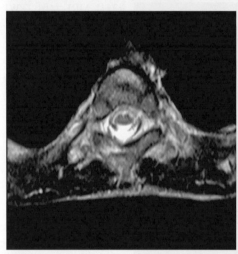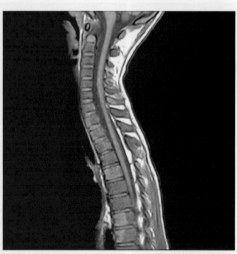

颈胸椎 MRI：左图 T2WI 横断位，示椎体及附件信号不均匀，呈高信号，边缘欠清；右图 T1WI 矢状位，呈等低混杂信号。

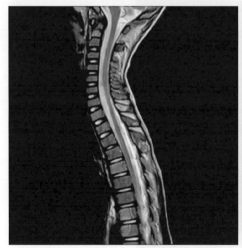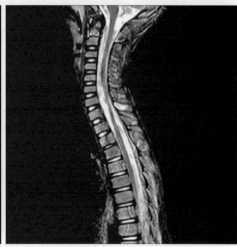

颈胸椎 MRI：左图 T2WI 矢状位，示多发椎体及附件信号不均匀；右图 T2WI 压脂矢状位，病灶呈高信号。

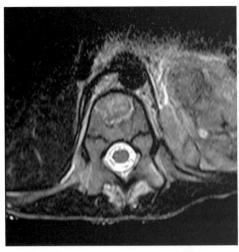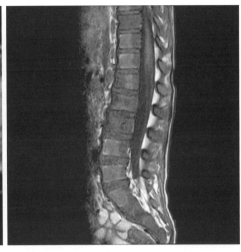

腰椎MRI:左图T2WI横断位,示椎体及附件信号不均匀,呈等高信号,左肾上腺区见等高信号肿块影;右图 T1WI 矢状位,示累及椎体呈高低混杂信号,部分椎体形态稍扁平。

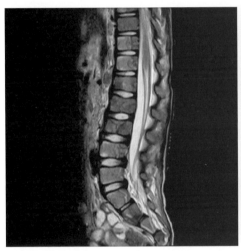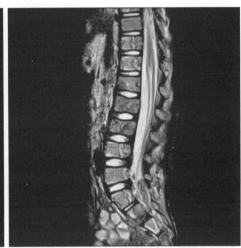

腰椎MRI:左图T2WI矢状位,示多发椎体及附件信号不均匀,呈高信号;右图T2WI压脂矢状位,累及部位呈高信号,骶管内硬膜囊远端显示不清,见等信号软组织影。

图 2-4-7-2　神经母细胞瘤椎体转移

8. 脊索瘤

〖临床概述〗

流行病学:

脊索瘤(chordoma)是一种起源于残留的胎儿脊索的低度恶性骨肿瘤,通常发生在成人,儿童罕见,20岁以下的患者小于5%。由于起源于脊索,所以病变通常发生于中线结构,如斜坡和骶椎。当肿瘤发生于可动脊柱时,颈椎最为多见,其次为胸腰椎;肿块可侵入相邻椎体并扩散到硬膜外和椎旁间隙。

主要表现:

脊索瘤起病隐匿,生长缓慢,临床表现取决于发病部位,最为多见的是肿瘤压迫或侵袭邻近神经根或肌肉软组织而导致的疼痛。

〖病理〗

经典型脊索瘤呈分叶状生长,间质富含黏蛋白,可见空泡化液滴状肿瘤细胞在黏液样基质中成片或条索状排列,并被分隔成的小叶状结构;肿瘤内可见钙化、局灶性出血和囊肿。软骨型脊索瘤的特点为在黏液样基质背景中可见散在分布的软骨样细胞。低分化型脊索瘤则以去分化梭形细胞肉瘤为主。

【影像学表现】

CT：

脊索瘤 CT 检查主要表现为一个或多个相邻椎体的虫蚀样溶骨性骨质破坏，并伴有不规则状软组织肿块。肿瘤密度不均匀，内部可见钙化、出血、囊变或坏死，尤为特征性的可表现为不规则针状钙化。肿瘤边缘骨质可见硬化。部分脊索瘤以硬膜外或椎管内肿块为主，可伴椎间孔扩大，呈哑铃状生长。

MRI：

MRI 检查可以更清晰地显示肿瘤边界。肿瘤在 T1WI 上通常呈低或等信号，在 T2WI 上呈高信号，其中以"卵石状"聚集的 T2WI 明显高信号团块间有低信号间隔影为特征。当多个椎体受累时，可累及椎间盘。增强扫描表现多样，可有不均匀的强化，但是和其他儿童大部分脊椎肿瘤不同的是，当肿瘤无明显强化时强烈提示脊索瘤的可能。

【诊断要点】

1. 椎体(骶椎最常见)的虫蚀样溶骨性骨质破坏伴软组织肿块，密度不均，钙化及边缘骨质硬化多见。

2. MRI 表现为长 T1 长 T2 信号，特征性表现为"卵石状"聚集的 T2WI 明显高信号中可见低信号间隔。

3. 增强扫描表现多样，当肿瘤无明显强化时强烈提示脊索瘤的可能。

【鉴别诊断】

1. 转移瘤：患儿通常有原发病变，如神经母细胞瘤或尤因肉瘤；多发转移性病灶呈跳跃性分布，表现为明显溶骨性骨质破坏，以椎弓根受累更为多见。

2. 骨巨细胞瘤：好发于骶 1～3 椎体，呈偏心性膨胀性骨质破坏，典型者可见皂泡样改变，钙化少见。

3. 多发性骨髓瘤：多见于成人，可表现为多个椎体的溶骨性骨质破坏，晚期也可形成软组织肿块，增强扫描多强化明显。

【参考文献】

1. 陈芳妮,王玮,刘士远,等. 原发性骶尾部脊索瘤的 CT 分型及征象[J]. 临床放射学杂志,2020,39(01):132-137.

（吴　寒　柴雪娥）

【病例解析】

病例 1

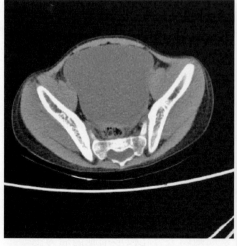 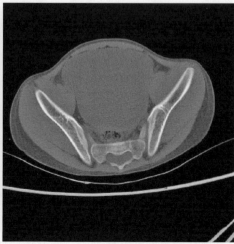

腹部 CT：左图横断位平扫，示骶椎密度增高，骶管内可见不规则低密度影；右图横断位骨窗，骶椎密度高，局部骶管略扩大。

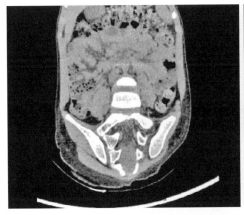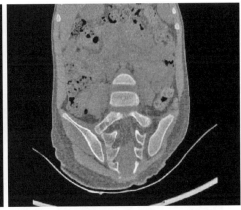

腹部 CT：左图冠状位重组软组织窗；示 S2～S5 骶椎椎管内软组织病灶，密度尚均匀；右图冠状位重组骨窗，示局部骶管略扩大。

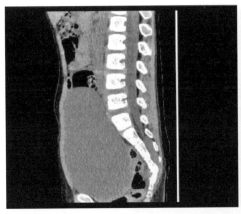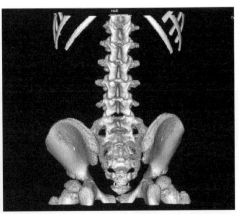

全腹部 CT：左图平扫矢状位重组，示骶尾椎生理弧度不规整；右图 VR 重建，示局部骶管略扩大。

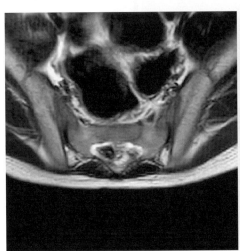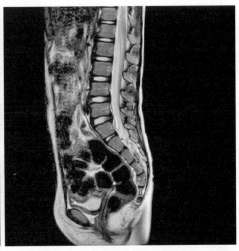

腰骶椎 MRI：左图 T1WI 横断位，示骶管内可见片状异常信号，呈低信号；右图 T2WI 矢状位，示 S2～S5 骶管内信号不均，可见斑片状高信号影，S5 椎体膨大。

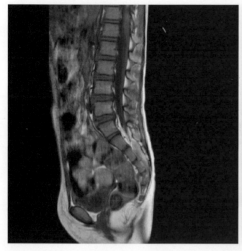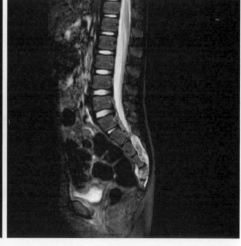

腰骶椎 MRI：左图 T1WI 矢状位平扫，S2～S5 骶管内片状异常信号，呈等信号；右图 T2WI 压脂矢状位，病变等高信号，S5 椎体呈高信号。

图 2-4-8-1　骶椎脊索瘤

病例 2

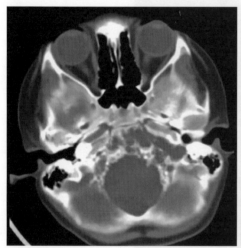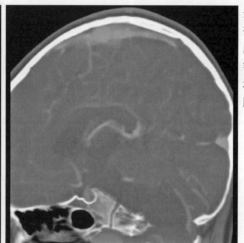

头颅 CT：左图横断位平扫，枕骨大孔扩大，斜坡颅底骨质不光整，多发低密度影；右图矢状位，斜坡骨质虫蚀样骨质破坏，脑干受压后移变形。

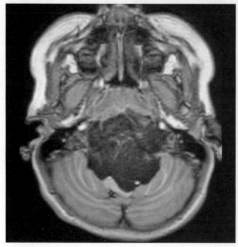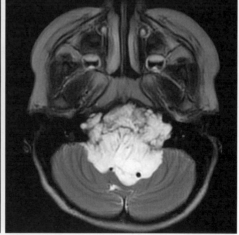

头颅 MRI：左图 T1WI 横断位，示颅底大片低信号，有占位效应，脑干受压后移；右图 T2WI 横断位，呈大片不均匀高信号。

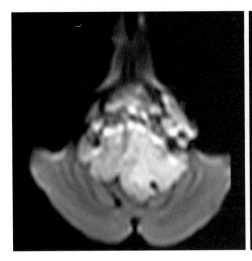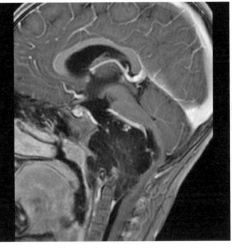

头颅 MRI：左图 DWI 横断位，示肿块弥散障碍；右图矢状位增强，示斜坡下部呈低信号，周围巨大低信号包块，可见不均匀强化。

图 2-4-8-2　斜坡脊索瘤

9. 白血病

【临床概述】

流行病学：

白血病（leukemia）是一类造血干细胞恶性克隆性疾病。克隆性白血病细胞因为增殖失控、分化障碍、凋亡受阻等机制在骨髓和其他造血组织中大量增殖累积，并浸润其他非造血组织和器官，同时抑制正常造血功能。白血病发病率为（2～9）/10 万，占全身各部位恶性肿瘤的第七位，最多见于儿童发病，青年也可发生，男多于女。按照白血病细胞的分期将白血病分为急性白血病和慢性白血病，急性白血病相较于慢性白血病，疾病进展快，发病急，病史短，预后差，生存期短。不同类型白血病对全身骨质，如扁骨、长骨及椎体均可产生浸润。

主要表现：

骨骼受累的主要临床表现为疼痛，此外，可有不同程度的贫血、出血、感染发热以及肝、脾和淋巴结肿大。

【影像学表现】

X 线平片：

由于白血病细胞浸润，导致骨髓、软骨及骨膜等骨骼系统发生异常改变，急性者 X 线表现为椎体骨质破坏，上下缘凹陷似鱼椎骨样。慢性白血病一般受损程度较轻，病变的骨骼呈磨玻璃状改变；脊椎可见弥漫性斑点状、虫蚀状骨质破坏。

CT：

脊柱可见不规则形骨质缺损、溶骨性骨质破坏和葱皮样骨膜新生骨。

MRI：

由于白血病细胞代替了正常的骨髓，椎体 T1WI 信号明显降低，T2WI 信号表现增高，但 T2WI 信号增高与正常黄骨髓高信号不容易区分，T2WI 脂肪抑制序列骨髓出现不均匀斑片状高信号。慢性白血病慢性期的骨髓浸润较轻，骨髓信号异常较轻，累及范围较小，多呈局灶型。

【诊断要点】

1. 椎体弥漫性斑点状、虫噬状骨质破坏。

2. 多发椎体 T1WI 信号明显降低,T2WI 信号表现增高;T2WI 脂肪抑制序列骨髓出现不均匀斑片状高信号。

3. 慢性白血病慢性期的骨髓信号异常较轻,累及范围较小。

【鉴别诊断】

1. 骨髓增生异常综合征:T1WI 表现为等或偏低信号,与慢性白血病表现相似;T2WI 及脂肪抑制序列呈明显高信号。

2. 多发性骨髓瘤,成人多见,伴有广泛骨质疏松,常表现为脊椎、骨盆等骨骼弥漫性或多灶性虫蚀样骨质破坏,椎体形态变形和破坏与白血病不同。

【参考文献】

李丹,吴珂,程敬亮,等. 白血病浸润硬脊膜并侵犯椎间孔的 MRI 表现分析[J]. 临床放射学杂志,2019,38(01):40-46.

（吴　寒　柴雪娥）

【病例解析】

病例 1

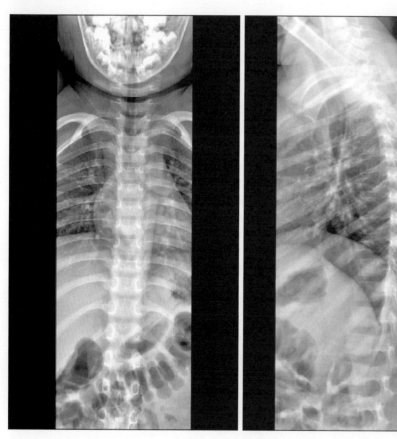

胸腰椎 DR:左图正位片,示 T9 椎体略扁;右图侧位片,示 T9 椎体变扁,略呈楔形变,椎间隙未见狭窄。

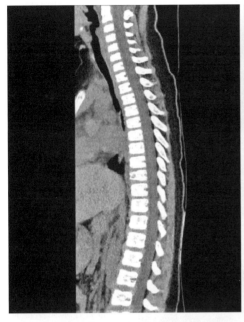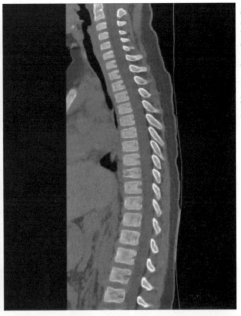

胸腰椎 CT：左图矢状位重组软组织窗，示 T9 椎体密度减低，前缘变扁，相应椎管及椎间盘未见明显异常；右图矢状位重组骨窗，椎体变扁，可见骨质破坏，骨皮质中断。

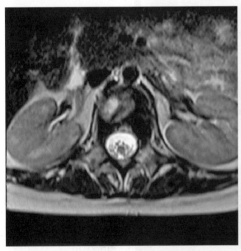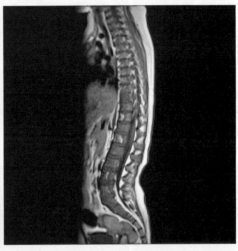

脊柱 MRI：左图 T2WI 横断位，示椎体内见斑片状高信号影；右图 T1WI 矢状位，示 T9 椎体呈压缩样改变，多个颈胸腰骶椎椎体及附件信号偏低，其内可见少许条状高信号影。

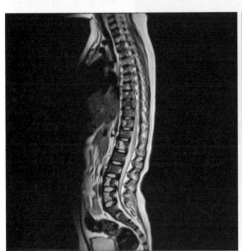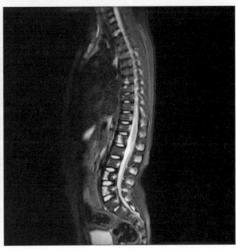

脊柱 MRI：左图 T2WI 矢状位，示多发椎体及附件信号增高；右图 T2WI 压脂矢状位，示椎体及附件异常高信号更明显，椎间盘间隙形态及信号可见，椎管未见明显增宽及狭窄。

图 2-4-9-1　急性淋巴细胞白血病椎体浸润

病例 2

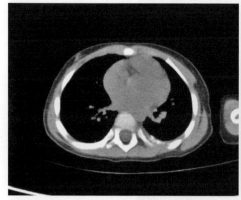
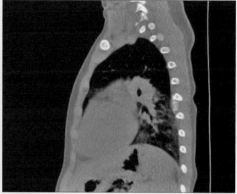

胸部 CT 平扫：左图横断位、右图矢状位重组，示 T6～7 左旁胸膜区软组织影稍厚，内见点片状致密影。

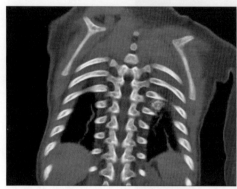
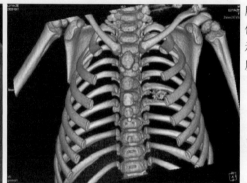

胸部 CT 平扫：左图冠状位重组、右图 VR 重组，示相邻肋骨未见明显骨质破坏。

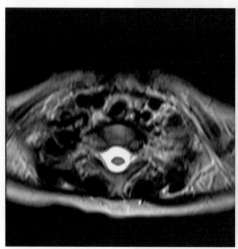
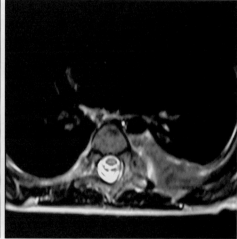

全脊柱 MRI 平扫：左图 T2WI 横断位，T5 椎体左缘可见团片状软组织信号影，沿椎间孔向椎管内凸出，其信号不均匀，T2WI 呈等、稍高信号；右图 T2WI 横断位，示 T5 椎体左缘病灶。

图 2-4-9-2　急性单核细胞白血病椎体浸润

病例 3

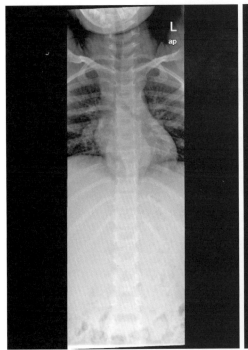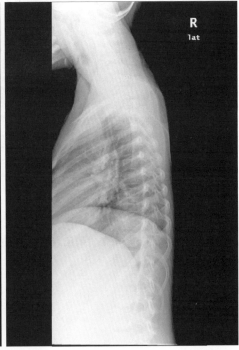

胸腰椎 DR：左图正位片，示 T7、8 椎体稍变扁，周围可见弧形软组织增宽影，脊柱旁线增宽；右图侧位片，示椎体变扁。

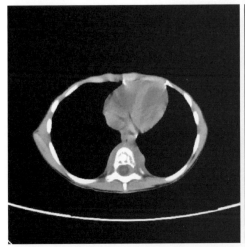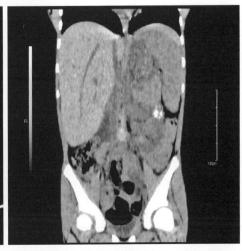

胸腹部 CT：左图横断位纵隔窗，示椎管内外见不规则软组织影，椎体密度不均匀，见骨质破坏；右图冠状位重组，示肝脏、脾脏肿大。

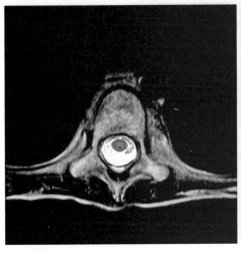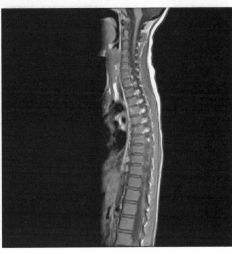

脊柱 MRI：左图 T2WI 横断位，示椎体及附件信号普遍偏高，欠均匀；右图 T1WI 矢状位，示椎体普遍信号减低，T7～9 椎体稍扁，信号尚均匀。

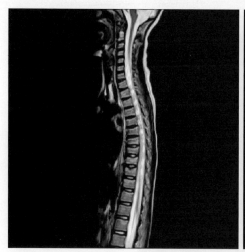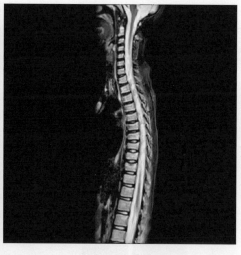

脊柱 MRI：左图 T2WI 矢状位，示 T7～9 椎体变形，所及骨骼普遍信号偏高，椎间隙正常，椎间盘信号无异常；右图 T2WI 压脂矢状位，椎体及其附件弥漫性信号增高。

图 2-4-9-3　急性淋巴细胞白血病椎体浸润

第三章　颌面五官

第一节　颅骨

1. 皮样囊肿/表皮样囊肿

〖临床概述〗

流行病学：

皮样囊肿（dermoid cyst）是沿胚胎闭合线分离的表皮细胞形成的囊肿，是儿童头皮及颅骨常见的良性肿物，出生时即已存在，可随年龄增长逐渐长大，多发现于幼儿或青年期。低龄儿童发生率高，大约57%的患者小于3岁，75%的患者小于5岁。一般预后良好，存在潜在恶变的可能性。

颅骨皮样囊肿好发于头部胚胎发育过程中各突起的缝隙以及躯体中线处。前囟门处是头皮皮样囊肿最好发的部位。皮样囊肿可以局限于头皮，或穿透颅骨不同层次；可导致邻近骨质受压变薄，也可突入颅骨板障内形成哑铃状肿物。位于骨缝处的病灶更易侵犯及穿透颅骨。板障内皮样囊肿枕骨最多见。

颅骨表皮样囊肿（epidermoid cyst）来源于胚胎发育过程中残留于颅骨的静止的外胚层细胞。大多数为先天性、良性的病变，由于囊壁衬有鳞状上皮细胞，也可恶变为鳞癌，发生恶变时可侵犯邻近硬脑膜、静脉窦及脑组织等。板障内表皮样囊肿较罕见。

主要表现：

皮样囊肿和表皮样囊肿临床表现多为前额中线或前囟部位逐渐增大的无痛性头皮肿物，表面皮肤无红肿、破溃，皮肤及毛发均正常。肿物一般缓慢长大，与皮肤无明显粘连，基底较宽，无触痛。皮样囊肿局限于头皮内的病灶有一定的活动度，位于骨膜下层者一般不可推动。儿童前囟未闭合时可能出现肿块"搏动"。肿物向颅骨内板生长，可侵蚀颅骨，甚至侵犯硬脑膜压迫脑组织。巨大的向颅内发展的表皮样囊肿可有局灶性脑受压症状。表皮样囊肿也可能发生感染、脓肿形成、囊内出血、颅内高压、癫痫等。

〖病理〗

皮样囊肿体积一般较小，均可见完整包膜，囊壁为复层鳞状上皮，囊壁内可见各种皮肤附属器（皮脂腺、汗腺、毛囊及毛发等），囊内容物多为糊状或白色干奶酪样物。

表皮样囊肿包膜完整，大体呈灰白色，质地较脆。镜下见囊壁由其角化或未角化鳞状上皮作同心圆排列而成，囊内可见角质碎屑、固态胆固醇结晶及其他类脂质成分，呈干酪样白色物质，偶可见钙盐沉着。

〖影像学表现〗

头颅皮样囊肿可仅局限于头皮组织，也可侵犯颅骨，表现为颅骨浅层受压（仅达颅骨外板）、颅骨深层受压（深达板障）及颅骨全层受压，部分可侵犯至硬膜及颅内。普通X线检查可以观察到颅骨破坏范围、形态及周边情况；CT及其MPR、MRI检查可很好地显示病变内部结构，还可以观察颅内侵犯情况。

儿童前额中线部位的病变 MRI 行冠状扫描病灶显示更为清楚。

X 线平片：

皮样囊肿/表皮样囊肿 X 线主要表现为边界清楚的圆形或类圆形骨质破坏区,有或无硬化边,皮样囊肿/硬化边是板障表皮样囊肿的特征性的表现,但并不具有特异性。切线位病变呈膨胀性改变,如突破外板可见"火山口"征及软组织包块。

CT：

头皮下的皮样囊肿多呈圆形、半圆形或丘状,边缘清晰,CT 平扫为等或低密度,密度均匀;侵犯颅骨的皮样囊肿周围骨质受压变形,与囊肿的交界面锐利,各层次清晰,无颅骨侵蚀表现;位于颅骨骨缝位置的病灶周边骨质会围绕囊肿生长,呈"火山口样"表现,尤以前囟位置的病灶为常见。

表皮样囊肿 CT 表现为颅骨局限性膨胀性骨质破坏,可见部分区域骨质不连续,多同时累及内外板,也可仅累及内板或者外板。囊肿密度不均匀,多呈等低密度,内可见更低密度脂质成分。当囊壁和囊内容物中蛋白、胆固醇结晶、脂类物质含量较多时,可表现为稍高密度。增强扫描示囊肿内部不强化,囊壁或囊内分隔有时可见强化。

MRI：

皮样囊肿在 T1WI 上表现为低信号,T2WI 呈高信号;病变一般边界清楚,可见硬脑膜将病变与颅腔内容物分开。部分因内含有汗腺、皮脂腺等不同成分信号可不均匀。增强扫描囊肿内囊性部分无强化,如合并感染,则边缘呈不规整点条状强化。

表皮样囊肿 MRI 显示病变区颅骨内外板膨胀变薄,局部见圆形或卵圆形破坏区,边界清楚,边缘可见低信号硬化环,可侵蚀颅内板生长至硬膜外。MRI 信号改变与囊内容物的成分及其比例关系密切,T1WI 多呈低信号,T2WI 为高信号,信号常不均匀;当表皮样囊肿由鳞状上皮角蛋白层状脱屑构成干酪样物质时,T1WI 呈低信号,T2WI 为高信号;当囊壁和囊内容物中蛋白质、脂类物质、胆固醇结晶含量较多以及黏液变性和轻微钙化时,T1WI 呈等或高信号,T2WI 为低或等信号,或高低混杂信号。DWI 上呈明显高信号。增强后囊内容物通常不强化,病变一侧的硬脑膜保持完整且明显强化,病灶发生感染时则可见囊壁强化。

〖诊断要点〗

1. 逐渐增大的无痛性头皮下肿物。

2. 皮样囊肿/表皮样囊肿为等或低密度包块,密度均匀或不均匀,边界清晰;周围骨质可受压变形及骨质吸收;部分病变可出现颅骨内外板膨胀性骨质破坏,有或无硬化边;MRI 多呈长 T1 长 T2 信号,DWI 上呈高信号。

3. 增强后囊内容物通常不强化,病灶发生感染时囊壁可强化。

〖鉴别诊断〗

1. 嗜酸性肉芽肿:多见于 3～10 岁儿童,单发或多发颅骨地图样破坏伴或不伴有软组织肿块,破坏区内可见残留小骨片,破坏边缘清晰或伴有不同程度骨质硬化,增强后明显强化。

2. 闭锁性脑膜脑膨出:系先天性神经管病变,影像学检查可以发现颅骨骨瓣不连续,颅内组织与膨出的包块内组织相通,常伴有颅内高压及局灶性神经体征,在咳嗽、哭闹及平卧时膨出,有冲击、胀满感,常伴有颅裂,表现为颅缝闭合不全而留有颅骨缺损。

3. 颅骨膜血窦:近中线区的儿童颅骨膜血窦,肿块与骨质缺损多为类圆形,周围分布放射状引流静脉;远离中线区的肿块形态各异,骨质缺损形态不规则。

4. 颅骨血管瘤:是一种头皮血管畸形,分为毛细血管瘤、海绵状血管瘤、丛状动脉血管瘤,外观及触诊较易鉴别。多为海绵状血管瘤,骨质缺损区内有数量不等钙质样高密度斑片影,自病灶中心向四周有特征性的放射状骨针,具有诊断意义,增强后无骨针低密度区及软组织肿块明显强化,并有粗大颅内血管进入瘤区。

5. 转移瘤:常有原发肿瘤病史,膨胀较明显,边缘常呈虫蚀样改变,可见软组织肿块形成,病灶在增强后可见强化。

6. 巨细胞瘤:常可见到"皂泡"样改变,为富血供肿瘤,增强检查常可见明显强化。

【参考文献】

1. 文华,李黎明,李武铭,等.颅骨板障表皮样囊肿的影像诊断[J].中国 CT 和 MRI 杂志,2014,12(5):3.

2. 祝永杰,张献礼,颜青,等.儿童头皮和颅骨皮样囊肿的临床特点和手术疗效[J].中华神经外科杂志,2019,35(8):5.

3. 成伟,宫剑,刘巍,等.儿童颅骨皮样囊肿五例报告及文献复习[J].中华神经外科杂志,2016,32(4):362-363.

(徐化凤　陈桂玲)

【病例解析】

病例 1

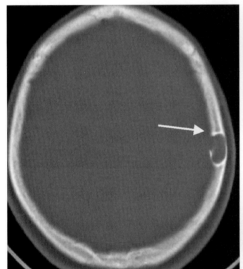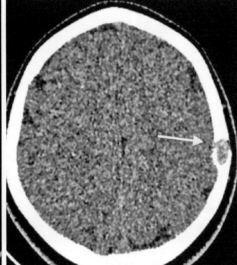

头颅 CT:左图横断位骨窗平扫,左侧顶骨局限性膨胀性骨质破坏,膨胀的内外板可见部分区域骨质不连续,局部可见硬化缘;右图横断位脑窗平扫,骨质破坏内可见软组织密度影。

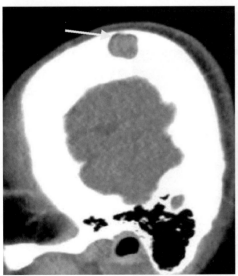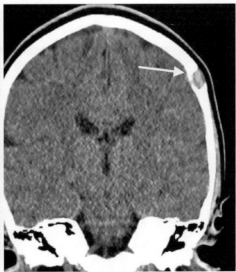

头颅 CT:左图矢状位重组,顶骨骨质破坏,内见软组织密度;右图冠状位重组,左侧顶骨局限性膨胀性骨质破坏,内可见软组织密度影。

图 3-1-1-1 左侧顶部表皮样囊肿

病例 2

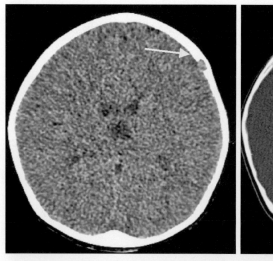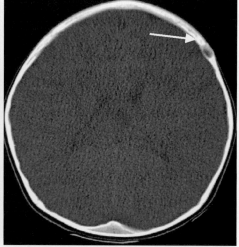

头颅 CT:左图横断位脑窗平扫,左侧顶骨局限性膨胀性骨质破坏,内见软组织影;右图横断位骨窗平扫,侧顶骨近冠状缝处局限性膨胀性骨质破坏,膨胀的内外板可见部分区域骨质不连续。

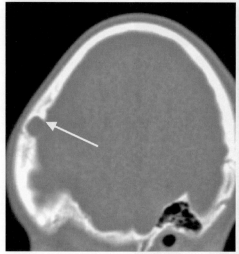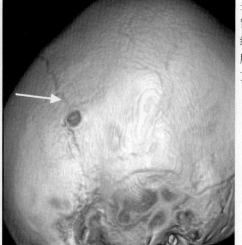

头颅 CT:左图矢状位骨窗重组,左侧顶骨近冠状缝处局限性骨质破坏,略膨胀;右图 CT-VR,左侧顶骨小圆形骨质缺损。

图 3-1-1-2 左侧额顶部表皮样囊肿

病例 3

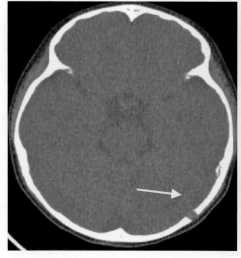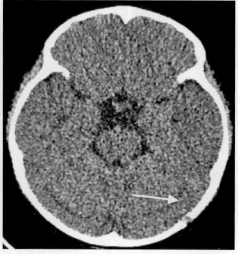

头颅 CT:左图横断位骨窗平扫,左侧枕骨局限性膨胀性骨质破坏,膨胀的内外板部分区域骨质不连续;右图横断位脑窗平扫,骨质破坏内可见软组织密度影。

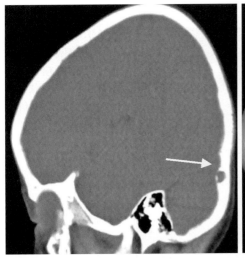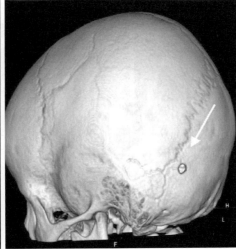

头颅 CT:左图矢状位骨窗重组,左侧枕骨局限性膨胀性骨质破坏;右图 CT-VR,左侧枕骨小圆形骨质缺损。

图 3-1-1-3　右侧枕部皮样囊肿

病例 4

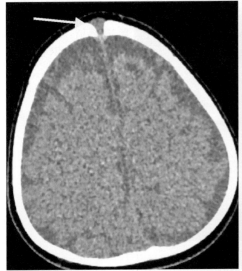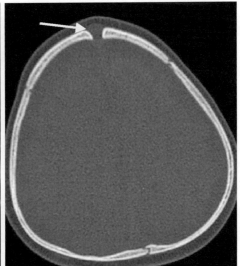

头颅 CT:左图横断位脑窗平扫,额部中线区皮下小的低密度肿块;右图横断位骨窗平扫,邻近额骨见局部骨质缺损。

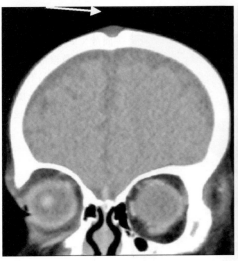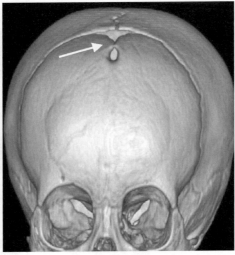

头颅 CT:左图冠状位脑窗重组,额部中线区皮下小的低密度肿块;右图 CT-VR,额骨中线处小圆形骨质缺损。

图 3-1-1-4　额部皮样囊肿

病例 5

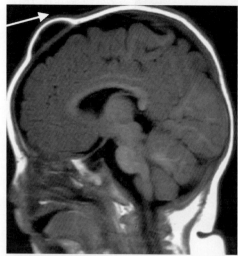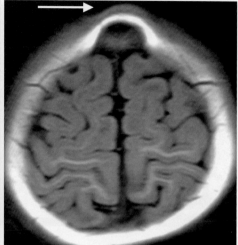

头颅 MRI:左图 T1WI 横断位平扫,额部中线处皮下见椭圆形低信号包块影;右图 T1WI 矢状位平扫,显示邻近骨质信号完整。

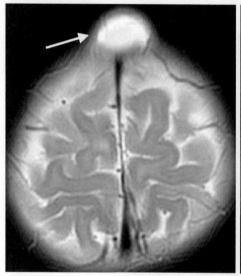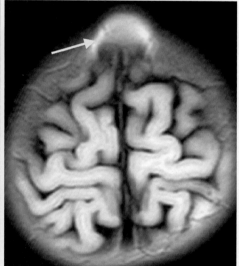

头颅 MRI:左图 T2WI 横断位平扫,额部中线处皮下见椭圆形高信号包块影,边界清,未见明显包膜;右图 FLAIR 横断位,包块呈高信号。

图 3-1-1-5　顶部中线处皮样囊肿

病例 6

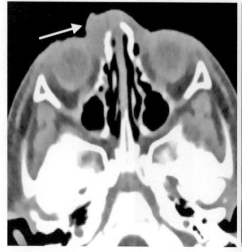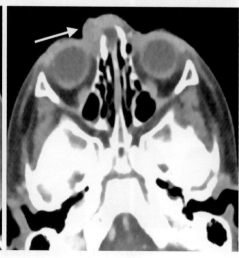

头面颅 CT:左图横断位平扫,右侧鼻根部不规则形软组织密度影;右图横断位增强,病灶轻度强化,前部可见类圆形较低密度影。

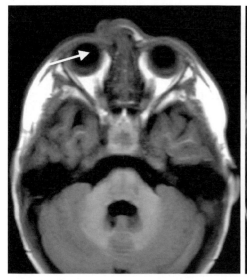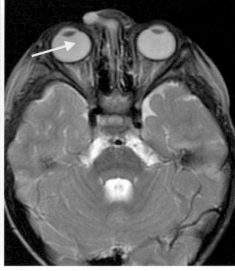

头面部 MRI：左图 T1WI 横断位平扫，右侧鼻根部小圆形低信号；右图 T2WI 横断位平扫，有鼻根部小圆形高信号，边界清，信号均匀。

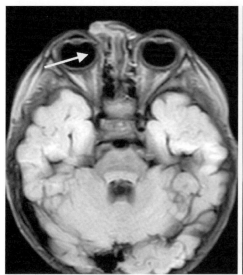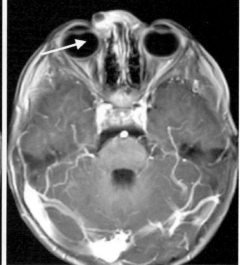

头面部 MRI：左图 FLAIR 横断位平扫，右侧鼻根部小圆形包块，周边呈环形较高信号；右图 T1WI 横断位增强，增强后见环形强化，周围软组织明显强化。

图 3-1-1-6　右侧鼻根部皮样囊肿伴感染

2. 朗格汉斯细胞组织细胞增生症

【临床概述】

流行病学：

朗格汉斯细胞组织细胞增生症（Langerhanscell histiocytosis，LCH）是朗格汉斯细胞克隆性、增生性疾病，发病机制不明。可发生于任何年龄，半数以上发生在 15 岁以下的儿童，发病高峰期为 1～4 岁，男孩多于女孩。颅骨 LCH 好发于儿童和青少年，可单骨或多骨受累。单系统 LCH 患儿预后较好，累及危险器官的多系统 LCH 患儿则预后较差。

LCH 可累及全身各组织、器官，包括骨骼、皮肤、肺、肝、脾、骨髓及中枢神经系统等，可为单发病变，也可为弥漫性、进行性病变。骨骼系统是 LCH 最常受累和复发的部位，其中颅面骨受累最多见。顶骨受累最常见，其次为颞骨、额骨，大部分为多灶性骨破坏。

主要表现：

LCH 发病率比较低，可累及单一系统或多个系统。LCH 临床表现各异，症状缺乏特异性，主要与其受累部位有关。LCH 根据发病年龄、临床经过和预后等特点,依次分为嗜酸性肉芽肿、韩-雪-柯病、勒-雪病,颅骨及脊柱等部位嗜酸性肉芽肿居多。颅骨病灶常累及周围组织,累及中枢神经系统可表现为多饮多尿、尿崩症;累及软组织表现为浸润性生长的肿块;累及耳颞部时,常表现为颞部肿块、耳漏、听力下降、外耳道肉芽等,面瘫相对少见。单骨发病预后相对较好,多发颅面骨损害特别是颅前窝、颅中窝(上颌骨、颞骨、蝶筛骨、眼眶骨、颧骨、乳突)骨质破坏,导致尿崩症发生风险增高 3 倍以上。颅骨缺损、眼眶突出和尿崩症三联征是韩-雪-柯病的典型表现。

【病理】

肿瘤呈灰黄色或棕褐色,无包膜、质软、易碎、易出血。镜下见朗格汉斯细胞弥漫增生,呈簇状或片状分布,有聚集成巢倾向,伴有多少不等的嗜酸性粒细胞、中性粒细胞、淋巴细胞、泡沫细胞等。细胞圆形、卵圆形,胞质丰富、淡染,细胞核呈长形、肾形、咖啡豆样,见核沟及核皱褶,核膜薄,光滑,染色质细腻,未见明显核仁,其间可见多核巨细胞反应,核分裂像偶见,并见片状出血、坏死,小血管丰富。电镜下可见胞质内多少不等的 Birbeck 颗粒,似网球拍样。

【影像学表现】

X 线平片在临床中的应用逐渐减少;CT 能准确显示病变破坏的部位、大小、形态和轮廓及周围侵犯情况,MRI 易显示早期病变,能清晰显示病灶周围软组织情况及邻近脑膜、颅内侵犯等情况。CT 和 MRI 在患者的随访中也有重要作用,CT 可发现治疗好转的病灶处骨质再硬化和重新塑形,MRI 可显示病灶范围缩小。

CT:

发生于颅骨的嗜酸性肉芽肿,以额骨及顶骨居多,多表现为圆形、类圆形、穿凿样骨质破坏,轮廓规则或不规则,边界清楚,常无明确硬化边及骨膜反应;如病灶处于修复过程可出现边界模糊和增生硬化边。骨质破坏常以板障为中心,颅骨内外板破坏不完全时,破坏区有时可残留"纽扣样"死骨。较大的骨质破坏可融合形成地图样缺损。病变部位常可见软组织肿块,跨越颅骨呈"葫芦状"改变,密度一般不均匀,增强后病灶呈中度均匀或不均匀强化。颞骨受累时大多双侧发病,多病灶受累,呈现溶骨性破坏,破坏程度广泛,听小骨、前庭、半规管、耳蜗可受累,面神经骨管、颞下窝等亦可受累;周围见弥漫软组织肿块影,类圆形或不规则,病灶边界不清。韩-雪-柯病典型三联征颅骨缺损、眼眶突出和尿崩症同时出现并不常见,表现为颅面骨多发骨缺损,累及颞骨时可伴有尿崩症;眼眶内视神经增粗伴周围软组织肿块,双侧脑白质及小脑齿状核多发低密度灶等。

MRI:

MRI 表现无明显特异性。大部分病灶在 T1WI 多为低或中等信号,T2WI 呈混杂中等信号、稍高、均匀或不均匀高信号,DWI 上病灶多呈高信号,病变可侵犯硬脑膜,增强扫描病变呈中度强化,并可见硬脑膜增厚、强化。中枢系统受累时多累及下丘脑-垂体轴,MRI 表现为垂体柄增粗,呈等或稍长 T1 长 T2 信号,动态增强后渐进性均匀强化,可伴有垂体后叶 T1WI 高信号消失。

核医学:

颅骨呈异常放射性,表现为圆形或类圆形稀疏或缺损区,部分周边伴环形浓聚灶。LCH 的骨显像表现因病程而异,早期由于组织增生形成灶性肉芽肿而替代骨组织,表现为溶骨现象,示放射性稀疏或缺损,后期病灶周围纤维组织骨化而骨质增生示局部异常放射性浓聚。

PET/CT:

可发现局部的溶骨性骨质破坏及软组织肿块,还可通过 FDG 代谢情况帮助判断病灶活性,表现为不同程度的 FDG 摄取增高;另外,PET/CT 还可帮助寻找隐匿部位或骨质破坏不明显的病灶。

【诊断要点】

1. 以板障为中心累及颅骨内外板的"穿凿"状骨质破坏,可融合成"地图"状;颞骨侵犯表现为乳突骨质破坏。

2. 骨破坏区内残留小骨块,边界清楚,无骨膜反应。

3. 可突破骨皮质形成软组织肿块。

4. T1WI呈等低信号,T2WI呈高信号;增强扫描明显强化。

5. 侵犯中枢系统可有尿崩症。

【鉴别诊断】

1. 颅骨血管瘤:颅骨板障膨胀性骨质破坏,内外板破坏,边界清楚,有硬化,具有特征性的高密度骨针排列,切线位上垂直于颅板。头皮软组织肿块有时因体位改变而大小改变,增强后无骨针区域呈明显均匀强化。

2. 颅骨皮样囊肿/表皮样囊肿:骨质破坏以内板、板障为主,外板骨完整或部分完整,破坏区边缘清楚,可见骨质硬化边。

3. 神经母细胞骨转移:发于眼眶颞骨眶突移行处的鳞部,一般不累及听小骨及迷路,常表现为边界不清楚的骨质破坏,破坏不彻底,仅表现为内外板变薄,可见垂直骨针样的骨膜反应,较具特征性,软组织肿块内可有钙化。DWI序列以等高信号为主。若发现原发病灶可提示神经母细胞瘤转移。

4. 局限性骨髓炎:多有死骨,破坏区边界模糊,周边骨质硬化,多数有骨膜反应,部分患者头皮下可见瘘道。

5. 胆脂瘤:外耳道疼痛、听力下降、外耳道内银屑样物,上鼓室胆脂瘤可见鼓膜穿孔或透过鼓膜见到银白色肿物,CT表现为外耳道、中耳腔内软组织密度影并局部骨质破坏、扩大,破坏区边缘骨质无硬化,以膨大性骨质破坏为主,病灶范围较局限。

【参考文献】

1. 王鹤翔,崔久法,郑迎梅,等.颅盖骨朗格汉斯组织细胞增生症的CT和MRI表现[J].放射学实践,2016,31(8):778-780.

2. 杨素娜,姚红兵.儿童颅面部朗格汉斯细胞组织细胞增生症的临床特点分析[J].临床耳鼻咽喉头颈外科杂志,2020,34(11):999-1001.

3. 廉红云.儿童颅面骨受累的朗格汉斯细胞组织细胞增生症临床分析[J].中华实用儿科临床杂志,2019,34(15):1151-1155.

（徐化凤　陈桂玲）

〖病例解析〗

病例 1

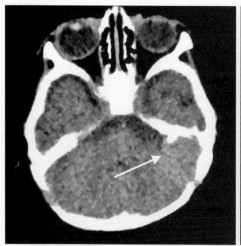
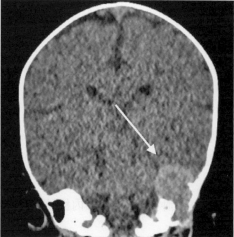

头颅 CT：左图横断位平扫，左侧颞枕部见局部骨质破坏，周围见稍高密度的软组织肿块，向颅骨内外板生长，边界清晰；右图冠状位重组，肿块向颅内生长。

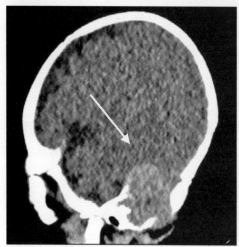
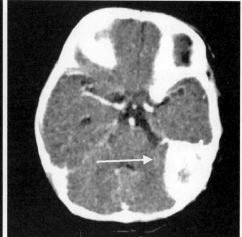

头颅 CT：左图矢状位重组，左侧颞枕部见局部骨质破坏，周围见稍高密度的软组织肿块；右图横断位增强，软组织肿块明显不均匀强化。

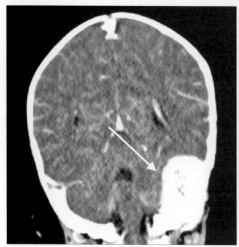
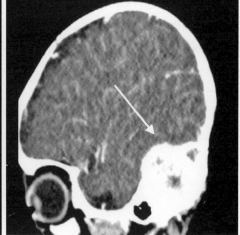

头颅 CT：左图冠状位增强，左侧颞枕部软组织肿块可见强化；右图矢状位增强，软组织肿块明显不均匀强化。

图 3-1-2-1　左侧颞枕部 LCH

病例 2

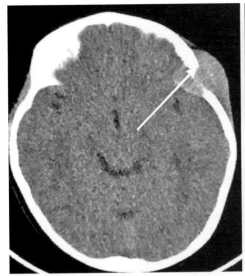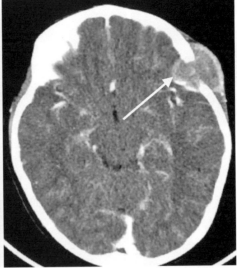

头颅 CT：左图横断位平扫，左侧颞顶部交界处局部骨质破坏，内外板均破坏，破坏区可见少许残余的点状高密度影，周围见较高密度的软组织肿块向颅骨内外生长，边界清晰；右图横断位增强，软组织肿块明显不均匀强化，周边强化明显。

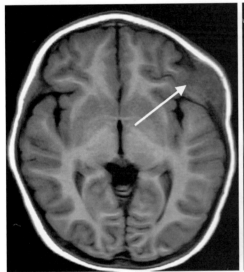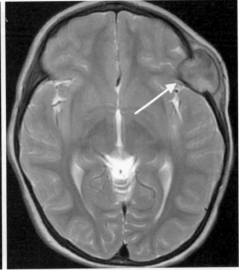

头颅 MRI：左图 T1WI 横断位平扫，左侧颞顶部交界处颅骨信号局部不连续，见一包块影，呈稍低信号，信号欠均匀，边界清晰；右图 T2WI 横断位平扫，做颞顶部骨质破坏，周围软组织包块呈稍高信号，信号不均匀，边界清。

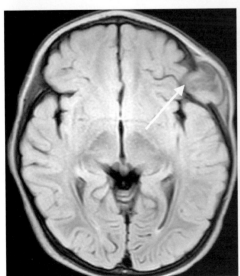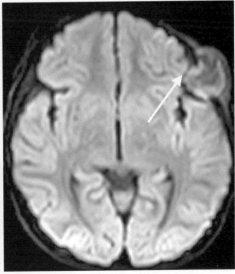

头颅 MRI：左图 FLAIR 横断位，软组织包块呈较高信号；右图 DWI 横断位，周边部分呈较高信号。

图 3-1-2-2　左侧颞顶部交界处 LCH

病例 3

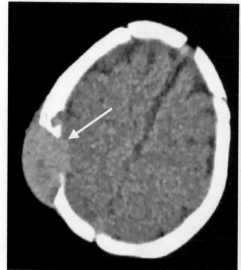 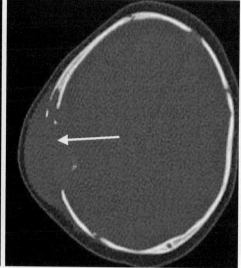

头颅 CT：左图横断位平扫脑窗，右侧顶骨局部骨质破坏，周围见较高密度的软组织肿块，向颅骨内外生长，边界清晰；右图横断位平扫骨窗，左顶骨内外板均破坏，破坏区可见少许残余的点状高密度影。

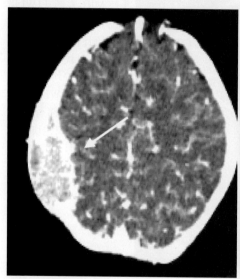 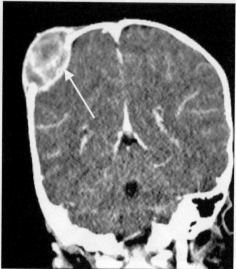

头颅 CT：左图横断位增强，右侧顶骨局部骨质破坏，周围见较高密度的软组织肿块明显不均匀强化；右图冠状位增强，左侧软组织肿块明显不均匀强化，周围强化明显。

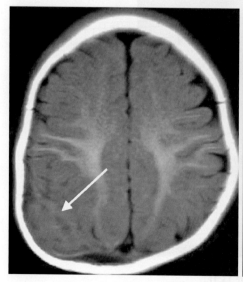 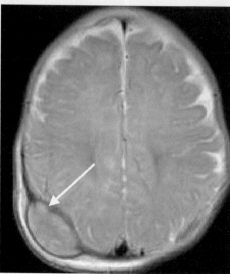

头颅 MRI：左图 T1WI 横断位平扫，右侧顶骨信号局部不连续，见梭形等信号软组织包块，信号欠均匀，边界清晰；右图 T2WI 横断位平扫，包块呈高信号，周围可见线样低信号。

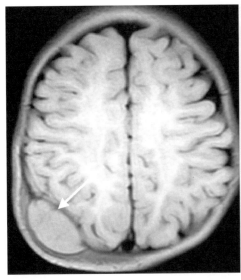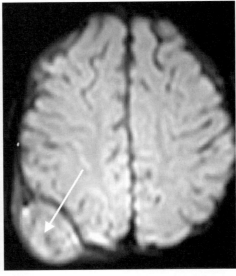

头颅 MRI：左图 FLAIR 横断位，右侧顶部包块呈较高信号，边界清；右图 DWI 横断位，包块信号稍高。

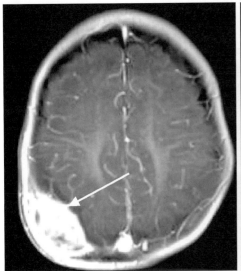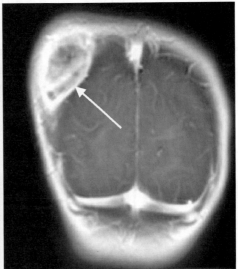

头颅 MRI：左图 T1WI 横断位增强，右侧顶软组织包块明显不均匀强化，内信号不均匀；右图 T1WI 冠状位增强，包块明显不均匀强化，周围强化更明显。

图 3-1-2-3　右侧顶骨 LCH

病例 4

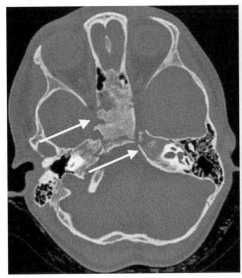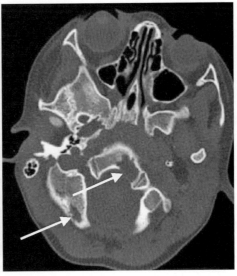

头颅 CT：不同层面横断位骨窗，蝶骨体、颞骨岩部、额骨、枕骨及双侧顶骨多发大小不等的骨密度减低区，部分边界模糊，周边未见明显软组织肿块。

363

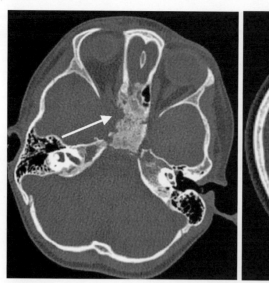
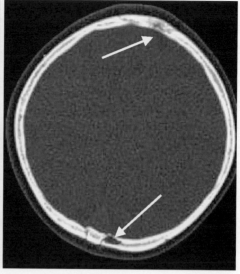

图 3-1-2-4　颅面骨多发 LCH

病例 5

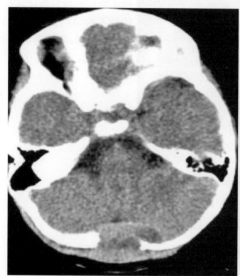
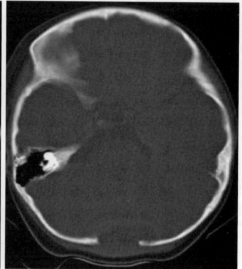

头颅 CT：左图横断位平扫脑窗，枕骨局部骨质破坏，周围见密度不均的软组织肿块向颅骨内外生长，边界清晰；右图横断位平扫骨窗，枕骨内外板均可见骨质破坏。

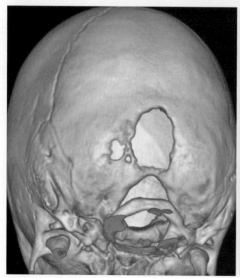
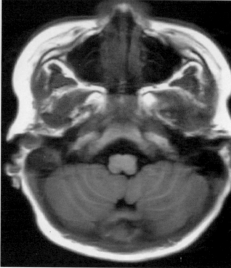

左图头颅 CT-VR：枕骨多发类圆形骨质缺损；右图 T1WI 横断位平扫，枕骨信号局部不连续，见不规则形包块，呈略低信号，信号不均匀，边界清晰。

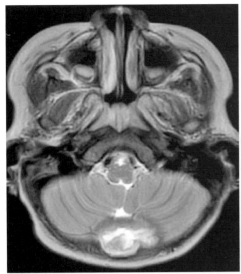 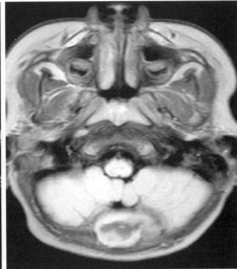

头颅 MRI：左图 T2WI 横断位平扫，枕骨信号局部不连续，见不规则形包块，呈高信号，信号不均匀，边界清晰；右图 FLAIR 横断位，包块周边呈较高信号。

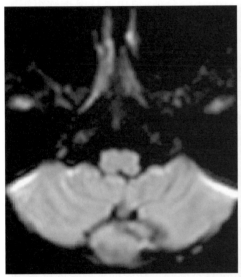 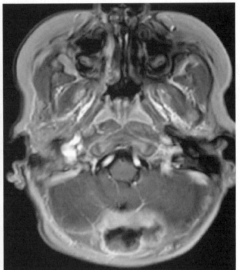

头颅 MRI：左图 DWI 横断位，枕部包块信号略高；右图 T1WI 横断位增强，枕部包块显不均匀环形强化，中心见不强化区。

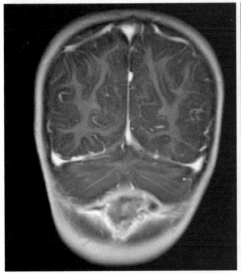 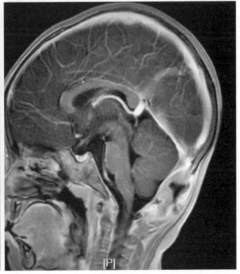

头颅 MRI：左图 T1WI 冠状位增强，枕部包块显不均匀环形强化；右图 T1WI 矢状位增强，枕部包块内见不规则不强化区。

图 3-1-2-5　枕骨 LCH

365

3. 骨瘤

【临床概述】

流行病学：

颅骨骨瘤(skull osteoma)是一种常见的良性骨肿瘤，发生率0.014%～0.43%，占所有骨肿瘤的1%。好发于男性，男性发病率是女性的1.3～1.5倍，可发生于任何年龄，多发生于40～60岁，儿童罕见。一般生长缓慢，病程较长。骨瘤多发于颅骨，累及颅骨穹隆、面部骨骼及副鼻窦，最常发生于颅底，多发于筛骨。

主要表现：

多数的颅骨骨瘤患者并无自觉症状，部分可因阻塞或压迫邻近结构，引起症状。其症状根据病变的大小和部位不同而异，其中头痛最为常见；当阻塞鼻窦窦口时可导致继发性黏液囊肿的形成；当骨瘤超出鼻窦的范围时，可导致面部畸形；突入眶内时可引起眼球突出和眼眶周围疼痛、眼外肌功能障碍等；如果鼻泪管受压则可引起溢泪等症状。多发性骨瘤患者可合并Gardner综合征(消化道息肉＋软组织肿瘤＋骨瘤)。

【病理】

骨瘤为圆形或椭圆形、质硬、乳白色、边界清楚的病灶，通常以较宽的基底附着于颅骨，并被一薄层纤维骨膜覆盖。组织学上，骨瘤可分为3种类型：致密型、松质骨型和混合型。致密型骨瘤，通常有宽基底，致密、坚硬，如象牙样，厚的基质中只有少量的纤维组织和极少的骨髓，多发生于颅骨外板，边界清晰，少有分叶。松质骨瘤通常有一个带蒂的基底，由含有小梁间造血骨髓的松质骨或脂肪组成，而混合型骨瘤具有这两种类型的共同特征。

【影像学表现】

X线平片：

致密型呈圆形或椭圆形，边界清楚，局限性高密度、内部结构致密一致；松质骨型内部密度不均。

CT：

颅骨局部见扁平状或丘状骨性隆起，与颅板相连，边缘光滑，可呈分叶状。致密型骨瘤密度极高，为圆形或椭圆形，边缘光滑锐利、与正常骨皮质相连的高密度病灶，伴局部皮肤或软组织向外推移；松质骨型骨瘤表现为密度不均匀的骨块，内部可见松质骨。骨瘤周围一般无软组织肿块、骨皮质破坏及骨膜反应。

MRI：

致密型T1WI和T2WI均为低信号，病灶与骨皮质连续无间隔；松质骨型T1WI呈不均匀稍低或低信号，T2WI呈混杂高信号。

【诊断要点】

1. 颅骨局部扁平状或丘状骨性隆起，与颅板相连，边缘光滑锐利。

2. 密度或信号与邻近骨质相仿。

3. 病灶周围一般无软组织肿块、骨皮质破坏及骨膜反应。

【鉴别诊断】

1. 骨纤维异常增殖症：颅骨增生硬化范围较广，且密度不均匀，可引起外板的膨胀而内板不受累，病变的密度不如骨瘤高，且伴有不规则的透亮区，常有颅底、鼻窦的硬化与颅骨穹隆的硬化同时存在。

2. 畸形性骨炎：穹隆骨的破坏期与硬化期可合并存在。内板和外板都有增厚，板障增宽含有不规则的钙化,常呈棉团状。硬化期颅骨呈一致性增厚,颅骨内板、外板与板障无法区别,岩骨和鼻窦均可受累。

3.脑膜钙化:常见于大脑镰,呈线形、三角形或斑片状,与颅骨关系不密切,可与颅骨分离,钙化的边缘不规则,密度亦不如骨瘤高。

【参考文献】

1. 李敬文,黄程,郑洪波,等.颅骨多发骨瘤1例报道[J].中华神经外科疾病研究杂志,2016,15(05):459-460.

2. 熊南翔,赵洪洋,张方成,等.颅骨骨瘤临床分类和手术方法的探讨[J].中华神经外科杂志,2006(03):166-167.

3. GEORGALAS C, GOUDAKOS J, FOKKENS W J. Osteoma of the skull base and sinuses [J]. *Otolaryngol Clin North Am*, 2011, 44(4): 875-890.

4. EHIELI E, CHU J, GORDIN E, et al. Frontal sinus osteoma removal with the ultrasonic bone aspirator [J]. *Laryngoscope*, 2012, 122(4): 736-737.

（李　宁　周　静）

【病例解析】

病例1

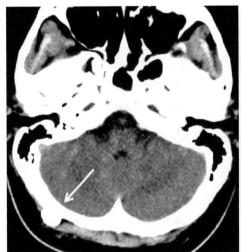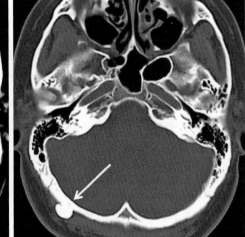

头颅CT:左图横断位平扫脑窗,右侧枕骨边缘见类圆形骨质密度影,与邻近枕骨宽基底相连,边界清晰,周围软组织未见明显异常密度影;右图横断位平扫骨窗,密度与邻近枕骨相仿。

图3-1-3-1　右侧枕骨骨瘤

病例2

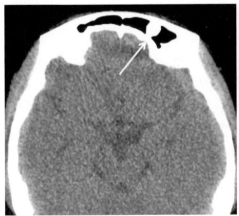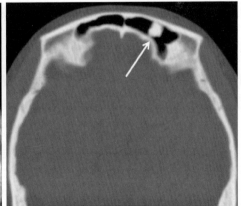

副鼻窦CT:左图横断位平扫软组织窗,左侧额窦见类圆形骨质密度影,边界清晰;右图横断位平扫骨窗,密度与邻近额骨相仿。

图3-1-3-2　左侧额窦骨瘤

4. 纤维性结构不良

【临床概述】

流行病学：

纤维性结构不良（fibrous dysplasia，FD）是儿童及青少年较为常见的骨病，颅面骨受累多见，多为幼年期发病，至儿童和青少年期才出现症状。男性稍多于女性。恶变少见，多数与接受放疗有关。临床可分 3 种类型：单骨型（单骨单发，单骨多发）、多骨型和 Albright 综合征（多骨型伴有内分泌系统疾病）。

主要表现：

主要临床表现为局部缓慢增大的无痛性肿块，导致面部膨隆畸形和邻近结构扭曲，头颅不对称，牙齿移位，咬合错乱等，严重时呈现骨性狮面。病变累及颅底、眼眶、副鼻窦等区域时造成病变区或其周围自然孔道、裂隙或窦腔的狭窄或闭塞，从而出现相应的并发症及临床表现。Albright 综合征少见，主要表现为多骨型骨纤维异常增殖症、皮肤非隆起性边缘不规则咖啡色素斑和内分泌异常。本病病程发展缓慢，成年后有自愈或静止倾向，但原有病损影响骨的强度，反复病理性骨折可引起严重骨骼畸形。

【病理】

病变大体边界清楚，一般呈膨胀性，病变周围骨皮质明显变薄。切面呈灰黄或灰褐色，其间可有出血坏死囊变区，有坚韧感。镜下病灶内正常骨髓组织被增生的梭形纤维母细胞和不成熟编织骨替代，其中可见化生编织骨，基质内纤维排列紊乱。间质为增生的纤维组织，细胞排列呈束状、旋涡状或不定形，疏密不均，核分裂象少见。纤维样细胞细长、核梭形，或胞体较宽、核卵圆形。骨小梁数量及大小不一，纤细、形状多样不规则，排列紊乱，无成熟的板层骨结构。

【影像学表现】

影像学上的差异主要由病灶内的纤维或纤维样组织、新生骨组织与骨硬化、钙化的比例决定，高密度区为结构异常的新生骨小梁，低密度区主要为纤维组织。影像学有 3 种不同的形态学表现：①Paget 病型：具有成骨性和溶骨混合性表现，表现硬化和纤维化透亮区混合改变；②硬化为主型：表现局限或广泛的骨质硬化；③溶骨或囊变为主型：表现为圆形、椭圆形单房或多房性骨质破坏，其周围有硬化边缘伴有骨膨胀。

X 线平片：

病变区外形明显膨大或骨质增厚，呈毛玻璃样不规则密度或钙化，病变区域与正常骨质没有明显分界。

CT：

CT 可清晰显示骨质改变、病变范围和病变区自然孔道、裂隙或窦腔受累情况及其他并发症；多平面重建能清楚显示骨髓腔密度、受累程度、范围及周围软组织情况，对于显示继发较细微的病理性骨折更加确切。

颅面骨异常增殖症以 Paget 病型常见，受累的板障及外板膨胀，以板障为主，内外板间距增宽。外板膨胀形成泡状或膨隆状改变，板障明显增厚，骨质密度可均匀增高呈磨玻璃影，也可密度不均，磨玻璃影内见斑片状低密度区和（或）钙质样密度影。颅底骨受累常以硬化型为主，蝶骨多见，表现为弥漫性、均匀性密度增高，硬化区与周围正常骨常有较宽移行带。病变晚期，病变广泛，无明显边界。颅底骨受累可导致自然孔道、窦狭窄或闭塞，如外耳道、鼓室腔、内听道、面神经乳突段骨管及鼻副窦腔等。颞骨病变一般不破坏听小骨和骨迷路。

MRI:

MRI上FD信号强度取决于病变区内组织构成,如病变主要由纤维组织和类骨质构成,T1WI为较均匀的等或稍低信号,T2WI呈不均匀等、稍高信号。囊变区T1WI为低信号,T2WI为高信号。硬化缘表现为薄层T1WI或T2WI低信号环包绕。增强扫描病灶多呈不均匀明显强化。

【诊断要点】

1. 头颅不对称,严重时呈现骨性狮面。

2. 病变区囊状膨胀性改变和磨玻璃样改变。

3. 病变晚期,病变广泛,无明显边界。

4. 成分不同CT、MRI表现不同。

【鉴别诊断】

1. 骨瘤:青少年多见,多发于颅骨外板和鼻旁窦内,可分致密型、松质骨型及混合型3种,表现为半球状、分叶状或丘状骨性突起,密度较高且与颅骨内外板或鼻副窦壁相连。

2. 骨化性纤维瘤:好发于20~30岁,女性多见。见于单骨发病,多伴有高密度硬化缘和骨壳,膨胀较骨纤维异常增殖症显著。

3. 骨血管瘤:表现为边界清楚的骨破坏区,其内可有放射状骨嵴或皂泡样骨性间隔,骨壳多不完整。

4. 骨纤维性结构不良:主要表现为磨玻璃状、囊状、硬化、丝瓜瓤样、虫蚀样改变,可跨越中线及颅缝生长。

【参考文献】

1. 杨志远,黄伟,余东.颌面部骨纤维异常增殖症的临床和CT表现[J].实用放射学杂志,2011,27(7):1114-1116.

2. 汪月,董栋,赵玉林.鼻窦及颌面部273例良性纤维骨性病变的回顾性分析[J].临床耳鼻咽喉头颈外科杂志,2018,32(15):1188-1191.

（徐化凤　陈桂玲）

【病例解析】

病例1

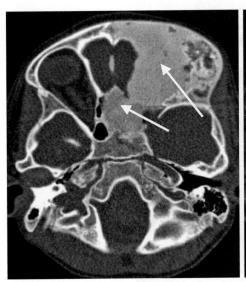 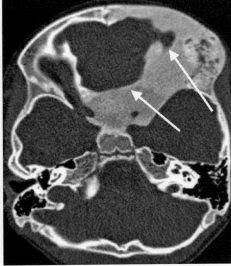

头颅CT:均为头颅横断位骨窗平扫,左侧额骨及蝶骨膨胀,密度增高,呈磨玻璃样改变,正常板障结构消失。

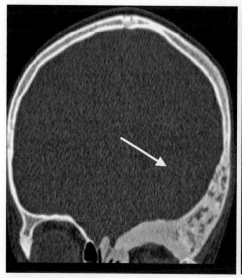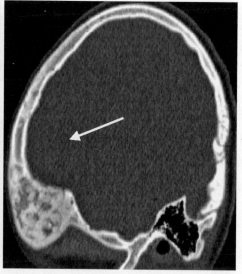

头颅 CT：左图冠状位骨窗平扫，左侧眶顶及蝶骨膨胀，密度增高，呈磨玻璃样改变，正常板障结构消失；右图矢状位骨窗平扫，眶顶及蝶骨膨胀，内密度不均匀，呈高密度影。

图 3-1-4-1　左侧额碟骨骨纤维异常增生

病例 2

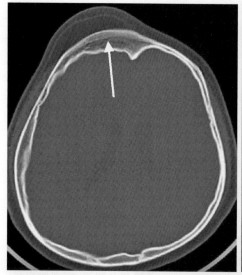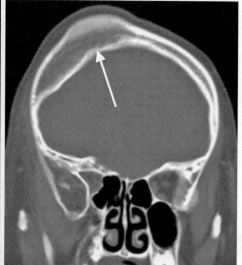

头颅 CT：左图横断位骨窗平扫，右侧额顶骨局部膨胀，正常板障结构消失，密度不均匀增高，呈磨玻璃样改变；右图冠状位骨窗重组，右额顶骨局部膨胀，板障增宽，密度增高。

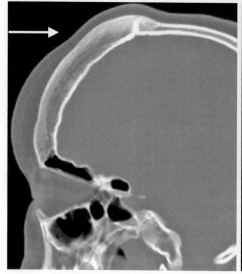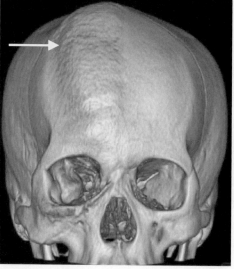

头颅 CT：左图矢状位骨窗重组，右侧额顶骨局部膨胀，正常板障结构消失，密度不均匀增高，呈磨玻璃样改变；右图 VR，右侧额面部膨隆，左右侧不对称。

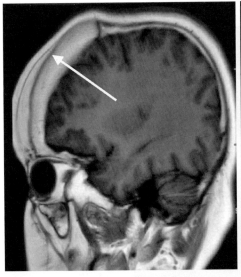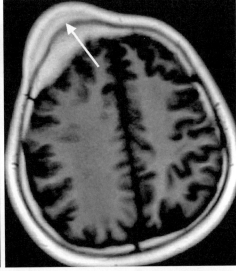

头颅MRI：左图T1WI矢状位平扫，右侧额顶骨不均匀骨质增厚，呈高信号，内可见线样低信号；右图T1WI横断位平扫，右侧额顶骨不均匀骨质增厚。

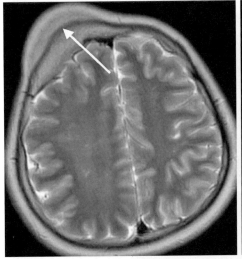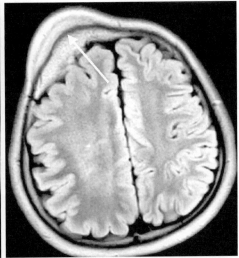

头颅MRI：左图T2WI矢状位平扫，右侧额顶骨不均匀骨质增厚，呈稍高信号，内可见线样低信号；右图FLAIR横断位平扫，右侧额顶骨不均匀骨质增厚，呈高信号。

图3-1-4-2 右侧额顶骨骨纤维异常增生

病例3

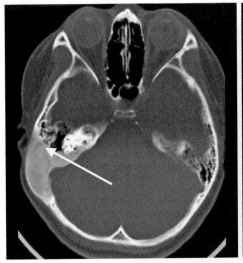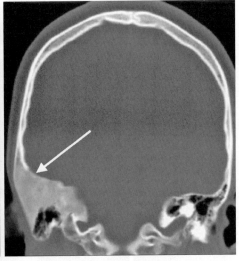

头颅CT：左图横断位平扫骨窗，右侧颞骨岩部及乳突部膨胀性改变，密度不均匀增高，呈磨玻璃样改变；右图冠状位重组骨窗，右侧颞骨部分岩部及乳突骨膨胀，内板障结构消失。

图3-1-4-3 右侧颞骨纤维异常增生

病例 4

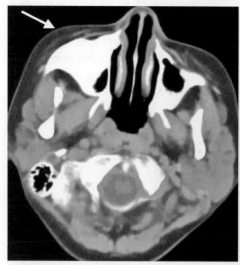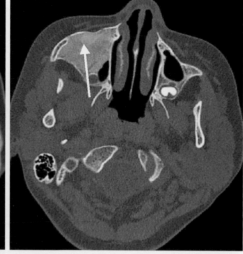

头颅 CT：左图横断位平扫软组织窗，右侧上颌骨处膨胀性改变；右图横断位平扫骨窗，右上颌骨处密度不均匀增高，呈磨玻璃样改变。

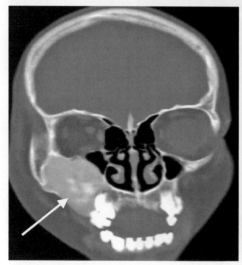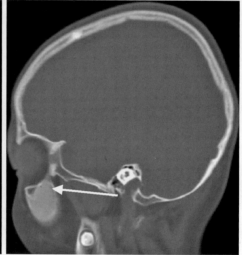

头颅 CT：左图横断位重组软组织窗，右侧上颌骨处膨胀性改变；右图横断位重组骨窗，右上颌骨处密度不均匀增高，呈磨玻璃样改变。

图 3-1-4-4　右侧上颌骨骨纤维异常增生

病例 5

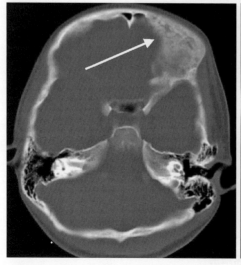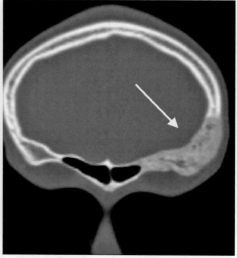

头颅 CT：左侧额骨及眶上壁局部膨胀，正常板障结构消失，密度不均匀增高，呈磨玻璃样改变；右图冠状位重组骨窗，左侧额骨及眶上壁局部膨胀，内密度不均匀。

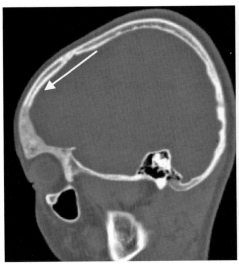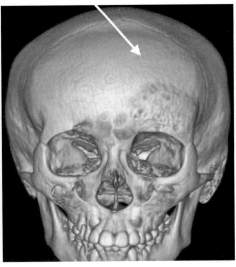

头颅 CT:左图矢状位骨窗重组,左侧额骨及眶上壁局部膨胀,正常板障结构消失,密度不均匀增高,呈磨玻璃样改变;右图 VR,左侧额部略膨隆,左右侧不对称。

图 3-1-4-5　左侧额骨骨纤维异常增生

5. 血管瘤

【临床概述】

流行病学:

颅骨血管瘤(skull hemangiomas)是一种原发于颅骨板障的良性血管源性肿瘤。骨血管瘤是一种少见的骨骼肿瘤,起源于骨的固有血管系统,主要发生于椎体,颅骨血管瘤罕见,仅占颅骨良性原发肿瘤的 0.2% 左右,主要见于成人,发生于儿童则非常罕见。多发生于 40~60 岁,只有 10% 发生于 20 岁以前。女性多发,为男性的 2~4 倍。发生于额骨最常见,其次是顶骨,生长缓慢,多为单发,少数为多发,甚至涉及整个颅骨。

主要表现:

颅骨血管瘤在临床上起病缓慢,病程较长,症状轻微,主要表现为头部无痛性肿块。若肿瘤向内板生长,可引起头痛等症状。其他报道的症状包括视力丧失、眼球突出、复视、乳头水肿和颅神经麻痹等,视肿瘤发生部位而定。

【病理】

大体病理,血管瘤表现为虫噬样骨性空隙,充满了血管组织。在组织学上,根据血管大小和间隔的存在,它们主要有 3 种亚型:海绵状、毛细血管状和混合型。典型的海绵状血管瘤,为大而薄的窦状血管内排列有扁平的内皮细胞,中间有少量的有纤维间隔的结缔组织间质。而毛细血管瘤中缺乏纤维间隔,有较小的、弯曲的由立方状内皮细胞排列的血管腔。毛细血管形态细胞较多,由细而密的毛细血管袢组成。混合型血管瘤同时含有海绵状和毛细血管成分。毛细血管瘤多见于脊柱病灶,而颅脑血管瘤多呈海绵状。破骨细胞重建和成骨细胞强化的结合导致骨小梁的形成。

【影像学表现】

X 线平片:

表现为边界清晰的溶骨性病变,呈圆形或椭圆形骨质密度减低区,边缘规则锐利,可有硬化缘。切线位可见放射状排列的小骨刺,内外板膨胀变薄或缺失,外板明显,偶见血管压迹与病变相连,如迂曲扩张,有恶变可能。

CT：

颅骨局部呈膨胀性破坏，密度不均，以等密度为主，边缘锐利，外板大部缺失，内板变薄，中心呈蜂窝状改变，内有高密度斑点和纤维骨分隔，表现为"辐轮状"或"日光状"。增强扫描示：病灶内的低密度区和软组织肿块明显强化，可见粗大扭曲的颅内血管进入病灶。

MRI：

常表现为 T1WI 和 T2WI 均呈高信号。少数情况下血管瘤脂肪成分的相对减少，表现为 T1WI 低信号，T2WI 高信号。增强后不均匀强化。

【诊断要点】

1. 颅骨局部膨胀性溶骨性改变，边缘锐利。

2. 外板大部缺失，内板变薄，中心呈蜂窝状改变，表现为"辐轮状"或"日光状"。

3. 增强病灶肿块明显强化。

【鉴别诊断】

1. 脑膜瘤：可引起邻近骨质的增生或破坏，以骨质增生为主，并以内板为主，不像血管瘤起自板障，脑膜瘤常见脑膜尾征。

2. 骨肉瘤：病程短，肿块生长迅速，疼痛、压痛明显，溶骨性破坏区边缘无硬化，骨针大小不一、形态不规则、排列不规整，软组织肿块向周围侵犯、边界不清。

3. 黄脂瘤病：多见于 5 岁以下小儿，呈多发性颅骨破坏区，边缘锐利，无硬化，病灶相互融合可呈"地图样"骨质缺损，肺和其他骨骼亦有其特殊表现。

【参考文献】

1. 刘佳，刘仁忠，陈谦学，等. 颅骨海绵状血管瘤九例临床分析[J]. 中华外科杂志，2014(10)：797-799.

2. PRASAD G L, PAI K. Pediatric cranial intraosseous hemangiomas：a review [J]. *Neurosurg Rev*, 2018, 41(1)：109-117.

3. AURORA A, KRISHNAN M M, BAHADUR R, et al. Cavernous hemangioma of the frontal bone：a case report [J]. *Indian J Ophthalmol*, 1991, 39(2)：76-77.

（李　宁　周　静）

【病例解析】

病例 1

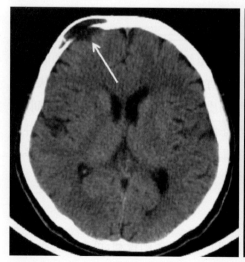
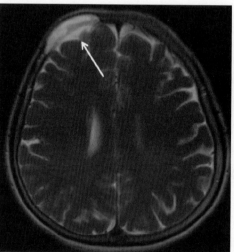

左图头颅 CT 横断位平扫，右侧额骨病灶呈均匀低密度影，颅骨外板骨皮质光整，内板骨皮质不连续，邻近脑实质未见明显异常密度；右图头颅 MRI T2WI 横断位平扫，病灶呈均匀高信号，边界清晰。

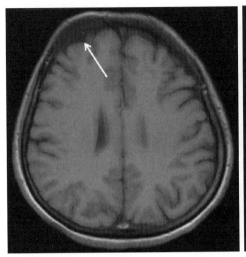 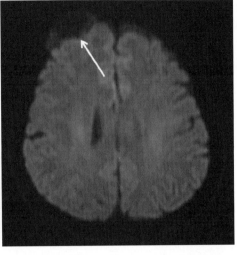

头颅 MRI：左图 T1WI 横断位平扫，病灶呈均匀低信号；右图 DWI 横断位平扫，病变呈低信号。

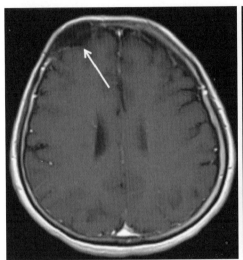 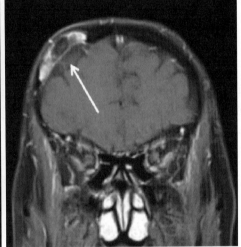

头颅 MRI：左图 T1WI 横断位增强，增强后病灶可见轻度强化；右图 T1WI 冠状位增强，病灶呈明显延迟强化，颅骨外板光整，邻近脑实质未见明显异常强化。

图 3-1-5-1 右侧额骨血管瘤

6. 颅骨膜血窦

〖临床概述〗

流行病学：

颅骨膜血窦，又称颅骨骨膜窦（sinus pericranii，SP），为一类罕见的颅外静脉系统与硬脑膜窦相交通的血管畸形，是发生在颅骨膜上或颅骨膜下的无肌层静脉血管组成的血管团，该血管团通过许多粗细不等的板障静脉、导血管与颅内大静脉窦相沟通。可由先天性、自发性或外伤性等因素所致。好发于婴幼儿和青年，20 岁以前占半数，无性别差异。一般不会引起神经功能的障碍，为解决美观问题及预防自然破裂或者创伤引起大出血和空气栓塞可行手术治疗。

通常单发，好发于中线附近，以额部最多见，顶部和颞部次之，借引流静脉与上矢状窦沟通；少数发生于枕部，可与横窦沟通。远离中线部位也可发生。

主要表现：

主要表现为近中线区头皮质地柔软的膨隆性肿块，无明显搏动和压痛，大小可随颅内压变化而变化，晨起、哭闹、按压等均可以改变肿块的大小；局部皮肤可微红或青蓝色。部分肿块不明显者常以头皮静脉曲张就诊。颅骨膜血窦可合并面部血管瘤和胼胝体发育不良、颅内血管发育异常及颅缝早闭等多种先天疾病。颅骨膜血窦内可有血栓形成,临床表现为肿块短期增大、变硬、疼痛的症状。

【病理】

肿瘤体积一般较小,绝大多数没有包膜,肿瘤表面呈紫蓝色,切面呈蜂窝状或海绵状,可看到血管或囊壁成分。肿瘤组织质地软。镜下可见病灶内有较多毛细血管,其间见扩张的静脉腔隙,内衬单层扁平上皮。部分血管腔内见机化血栓。

【影像学表现】

目前常规 X 线检查多不必须。CT 检查结合脑窗、骨窗、MPR 及颅骨三维成像观察,可观察病灶与颅骨的关系以及邻近颅骨的异常表现,清晰地显示肿块内及周围的引流静脉通过肿块下方的骨质缺损与颅内静脉窦相连;并发现合并症,尤其对 SP 合并颅缝早闭更有优势。MRI 成像特别是 MRI 增强检查及 MRV 和血管造影能够显示 SP 和颅内静脉窦的关系,同时能够检查出可能并存的其他血管异常。

X 线平片:

颅骨平片可发现肿物下方颅骨局限性变薄、蜂窝状侵蚀,或颅骨有圆形、边缘整齐的密度减低区,周围有骨硬化带。

CT:

近中线区的儿童颅骨膜血窦,肿块与骨质缺损多为类圆形,周围分布放射状引流静脉;远离中线区的肿块形态各异,骨质缺损形态不规则。

颅骨膜血窦多表现为邻近中线部位颅板外头皮下的类圆形或不规则形软组织肿块,肿块下或相邻颅板均有骨质缺损,骨质缺损可呈孔状、多发筛孔状或火山口样改变。增强扫描肿块呈均匀或不均匀明显强化,周围可见粗大的畸形引流静脉。当肿块较大时靠近颅骨的囊腔强化明显,远离颅骨的囊腔强化则较差,少部分肿块密度不均匀。肿块经颅骨缺损处与颅内静脉或静脉窦相通,部分可合并颅内动静脉瘘或永存镰状窦。

MRI:

MRI 表现为头皮下肿块,T1WI 序列呈等信号,T2WI 序列呈高信号,FLAIR 呈高信号,颅板下与颅板外肿块可见线条状等高信号影连接。增强扫描病变呈渐进性不均匀强化,延迟期病变明显强化。MRV 可见畸形血管团及引流静脉征象,还可显示上矢状窦局限性膨大。增强检查特别是延迟增强检查能够更好地发现颅内异常血管及显示颅骨骨膜窦病变特征。

DSA:

DSA 颈内动脉选择性造影:静脉期可见颅骨外畸形静脉湖,通过扩张的板障静脉与颅内硬脑膜窦交通,主要为上矢状窦,偶可见横窦。局部直接穿刺造影能充分显示 SP 与颅内静脉系统的关系,有助于确诊。

【诊断要点】

1. 随体位及颅内压改变而变化的头皮非搏动性肿块。

2. 肿块下方或邻近部位有不同程度的颅骨缺损。

3. 肿块周围放射状引流静脉。

4. CT、MRI 增强显示颅板外强化的肿块与颅内静脉窦或静脉相通。

5. 部分仅表现为头皮静脉曲张。

6. 可合并面部血管瘤和胼胝体发育不良、颅内血管发育异常及颅缝早闭等。

【鉴别诊断】

1. 头皮海绵状血管瘤、头皮动静脉畸形:也可有引流静脉,表现为颅板可强化的包块,但常位于皮下脂肪层及表皮,不紧贴颅板,无颅板缺损,无板障静脉与静脉窦相通,压迫双侧颈静脉时肿物无明显增大。二者一般由颈外动脉供血,通过选择性动脉造影可进行鉴别。

2. 皮样囊肿及表皮样囊肿:可伴有颅骨改变,可为压迫性或者缺损,皮样囊肿由于内含物蛋白含量较高使得在 MRI T1WI、T2WI 上均为高信号。表皮样囊肿表现为 T1WI 低、T2WI 高的水样信号。二者于增强后均无强化。

3. 脑膜脑膨出:临床病史长,为可复性包块,内容物为脑组织或脑脊液成分,压迫双侧颈静脉时肿物无明显增大。可伴有颅骨的改变,但肿块增强后不强化,病灶内无异常静脉与颅内静脉窦相通。

4. 嗜酸性肉芽肿:发生于板障的病变,平片可见颅骨破坏呈典型的地图样改变,CT 表现为骨质破坏周围棱形的软组织肿块,可均匀强化。

参考文献

1. 周莺,李玉华,朱铭. 儿童颅骨膜血窦的影像学诊断[J]. 临床放射学杂志,2005,24(5):438-440.

2. 钱静,王刚,吴玉新,等. 儿童颅骨膜血窦 27 例的诊断与治疗[J]. 实用儿科临床杂志,2011,26(23):1796-1798.

3. 常晓华,罗应斌,史天亮,等. 颅骨额部骨膜窦 CT 与 MRI 表现[J]. 医学影像学杂志,2020,30(8):1509-1511.

4. 赵萌,杨小庆,唐文伟,等. 多层螺旋 CT 诊断儿童颅骨膜血窦[J]. 中国医学影像技术,2010(10):1856-1858.

（徐化凤　陈桂玲）

病例解析

病例 1

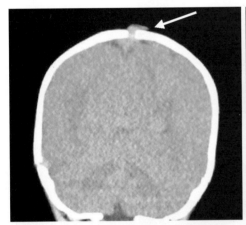 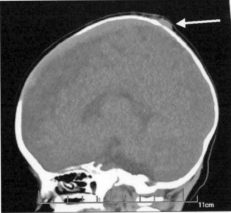

头颅 CT:左图冠状位重组脑窗,顶后部皮下见软组织密度结节影,与上矢状窦关系密切;右图矢状位重组骨窗,邻近颅骨有小圆形缺损。

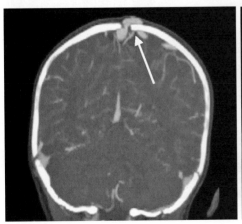 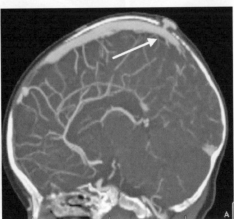

头颅 CT:左图头颅冠状位增强,皮下结节明显强化;右图矢状位增强,通过颅骨缺损处与上矢状窦交通。

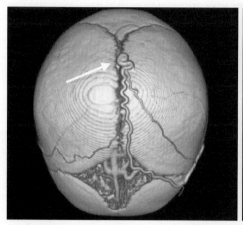 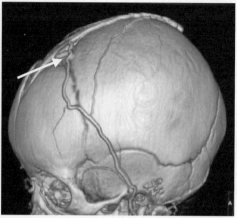

头颅 CT-VR 血管重建：近中线区可数支头皮引流静脉与颅内相通。

图 3-1-6-1　顶后部近中线处颅骨膜血窦

病例 2

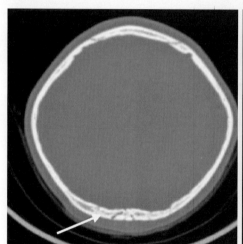 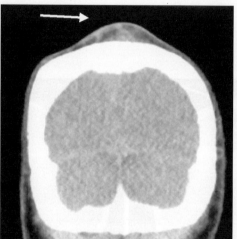

头颅 CT：左图横断位平扫骨窗，枕骨处可见线样骨质缺损；右图冠状位重组，顶枕皮下见不规则形软组织密度影。

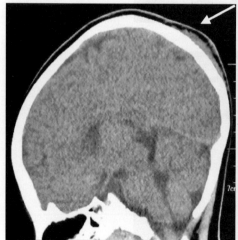 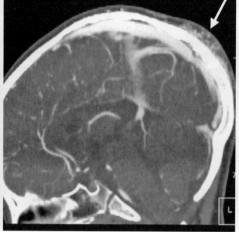

头颅 CT：左图矢状位重组，顶枕皮下见不规则形软组织密度影；右图矢状位增强，软组织内见明显强化的血管影，通过颅骨缺损处与上矢状窦交通。

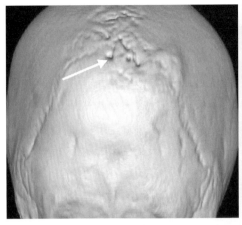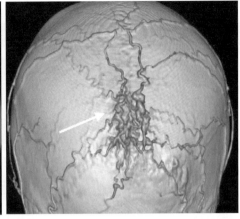

左图为头颅 CT-VR 重建,枕骨见多发孔样骨质缺损;右图为 CT-VR 血管重建,数支头皮引流静脉通过缺损处与颅内相通。

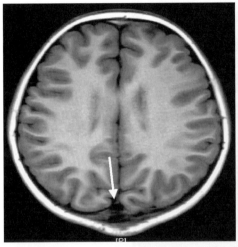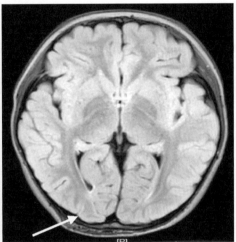

头颅 MRI:左图 T1WI 横断位平扫,顶枕部皮下等 T1 信号;右图 FLAIR 横断位平扫,软组织包块呈较高信号,可见流空的血管影。

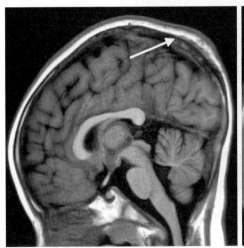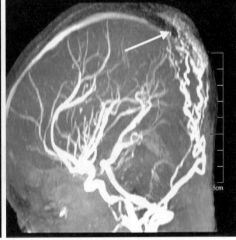

头颅 MRI:左图 T1WI 矢状位平扫,顶枕部皮下等 T1 信号;右图 MRV,皮下数支迂曲增粗的引流静脉。

图 3-1-6-2 顶枕部近中线处颅骨膜血窦

病例 3

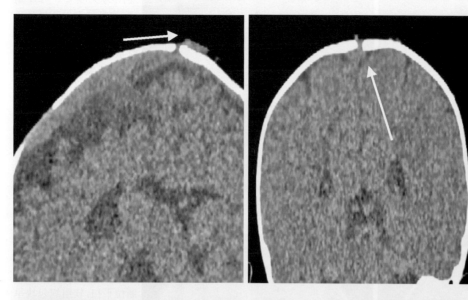

头颅 CT：左图矢状位重组，顶后部皮下见软组织密度结节影；右图冠状位重组，通过邻近颅骨缺损处与上矢状窦关系密切。

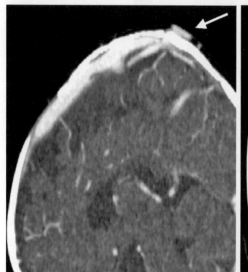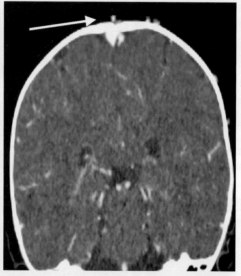

头颅 CT：左图矢状位增强，皮下结节明显强化；右图冠状位增强，通过颅骨缺损处与上矢状窦交通。

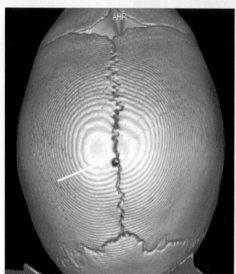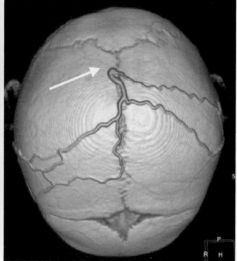

左图为头颅 CT-VR 重建，右侧顶骨近中线处小圆形骨质缺损；右图为头颅 CT-VR 血管重建，可见四支头皮引流静脉经颅骨缺损与颅内相通。

图 3-1-6-3　顶部近中线处颅骨膜血窦

病例 4

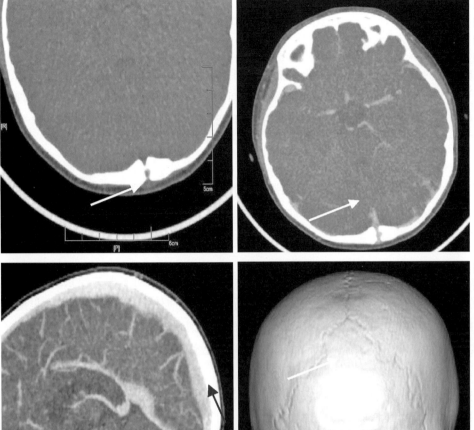

头颅 CT:左图横断位平扫,枕部皮下小结节,局部见骨质缺损;右图横断位增强,包块明显强化,与颅内静脉窦相通。

头颅 CT:左图矢状位增强,包块明显强化,与颅内静脉窦相通;右图 CT-VR 重建:显示枕骨上小圆形骨质缺损。

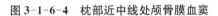
图 3-1-6-4 枕部近中线处颅骨膜血窦

病例 5

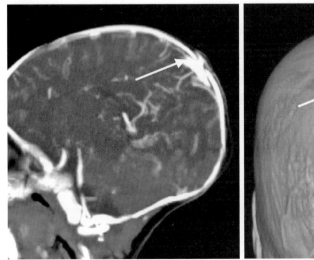
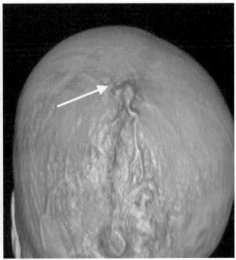

头颅 CT:左图矢状位增强,顶后部皮下明显强化结节,通过颅骨缺损区与颅内静脉窦相通;右图 CT-VR 血管重建:头皮可见一支粗大引流静脉。

图 3-1-6-5 顶后部近中线处颅骨膜血窦

7. 转移性肿瘤

【临床概述】

流行病学：

儿童颅面骨转移瘤常见的原发肿瘤包括神经母细胞瘤、尤因肉瘤、视网膜母细胞瘤，髓母细胞瘤及肾脏透明细胞肉瘤也可发生颅面骨转移。神经母细胞瘤易早期发生颅面骨转移，约 1% 的病例出现转移性病变时未发现原发肿瘤。其无性别差异，发病高峰年龄平均 2～3 岁。肿瘤出现颅骨转移时严重降低生存质量，缩短生存期限。

颅骨为神经母细胞转移瘤好发部位，主要发生在双侧颅眶骨的交界处，尤其是眼眶外侧壁和顶壁；常合并硬膜下转移软组织肿块，可跨中线生长；软组织肿块有沿着硬膜外间隙以及冠状缝蔓延生长的趋势。视网膜母细胞颅骨转移多发生在眼眶周围的蝶骨、颞骨、顶骨及上颌骨。尤因肉瘤的颅骨转移无明显特异性。

主要表现：

临床表现各异，与颅骨转移部位密切相关，早期可无症状。颅盖骨转移早期多无神经系统症状，直接侵及硬脑膜、脑实质或合并脑膜、脑转移等会引起颅内压增高及其他相应体征。颅底转移往往早期引起脑神经麻痹，头痛的部位多与脑神经麻痹在同侧。部分儿童神经母细胞瘤骨转移可表现为头痛、眼球后软组织肿块、双侧眼球突出、眶周肿胀、眶周瘀斑、面部包块等；少数情况下被误认为是外伤性血肿。

【病理】

转移瘤病理同原发肿瘤病理。神经母细胞瘤转移瘤病理表现为小圆形肿瘤细胞，其间可见丰富的神经毡。尤因肉瘤是由具有小圆形细胞核堆积的细胞团组成。尤因肉瘤染色质颗粒细，核仁不明显，而在细胞质中有大量的糖原沉积，因此 PAS 染色呈阳性。

【影像学表现】

CT 扫描对颅骨转移骨质破坏显示比较准确，对溶骨性病变显示较敏感，但软组织分辨率低，通常显示的病灶范围比 MRI 小，MRI 对周围组织的侵犯及脑实质内转移显示优于 CT。

X 线平片：

X 线可见颅面骨斑点样、虫蚀样溶骨性骨质破坏，伴骨质增生和骨膜反应，常同时累及多个骨骼。

CT：

CT 对颅骨病变显示较好，溶骨性骨转移可呈"地图样"及典型"开口征"，内外板同时受累时可出现"新月形"或"双凸形"改变。颅面骨转移瘤多以溶骨性骨破坏为主，表现为虫蚀样至片状不同程度的骨质破坏，边缘模糊；受累骨质周围可见扁平状、梭形软组织肿块，CT 平扫表现为稍高密度。神经母细胞瘤颅面骨转移受累骨质周围软组织肿块内见砂砾样钙化及典型的受累骨皮质下垂直骨针，CT 对软组织肿块内钙化斑和垂直骨针的显示明显优于 MRI。

MRI：

MRI 平扫表现为正常骨髓信号被软组织肿块替代，肿块 T1WI 上呈等或长信号，T2WI 呈稍高信号，增强后可见肿块和邻近脑膜有不均匀轻到中度强化。MRI 增强扫描对小的病灶显示更明确，不仅能更好地显示病变位置、范围，同时可以详细了解患者的脑膜受侵犯的情况。颅骨转移灶常为广基底，结合矢状面、冠状面观察更有助于定位和范围的判断。

核医学：

全身骨扫描转移灶均显示放射性浓聚区。ECT 扫描的敏感度较高，对转移灶可进行初步的确认和定位，但对转移病灶的细节信息提供较为局限，未能评价病灶的具体累及范围、周围组织状况以及颅内其他病灶等。

【诊断要点】

1. 颅面骨呈现虫蚀状至片状不同程度的溶骨性骨质破坏。

2. 正常骨髓信号被软组织的肿块所替代,呈等长 T1 等长 T2 信号。

3. MRI 增强扫描肿块及骨髓异常信号明显强化。

4. 神经母细胞瘤骨转移可有骨膜下垂直骨针、软组织肿块内钙化等特征性影像表现。

5. 部分可向内侵犯硬脑膜、蛛网膜及软脑膜,MRI 易于显示。

【鉴别诊断】

1. 绿色瘤:是由粒细胞性白血病的原粒细胞浸润骨髓在骨膜下形成的软组织肿块,常发生于颅骨和眼眶周围;无明显软组织肿块内的钙化和垂直针状骨膜反应。

2. 横纹肌肉瘤:平均发病年龄较大,常发生在单侧,肿块内钙化少见。

3. 外伤性硬膜外血肿:病变不对称,常伴有邻近颅骨骨折,有明确的外伤史。

4. 朗格汉斯细胞组织细胞增生症:多见于儿童和青少年,患者一般情况好,溶骨性骨质破坏边界锐利,周围可见骨质硬化,软组织肿块内无钙化斑和骨膜下垂直骨针。

5. 多发性骨髓瘤:穿凿样骨质破坏为其特征性 X 线表现,尿 Bence-Jones 蛋白阳性。

6. 颅骨成骨肉瘤:骨破坏同时常有骨质增生及明显软组织肿块。

【参考文献】

1. 边昕,王振常,鲜军舫,等.儿童神经母细胞瘤颅面骨转移的影像表现[J].中华放射学杂志,2009,43(3):258-261.

2. 鲜军舫,王振常,杨本涛,等.眶壁转移瘤的 CT 和 MRI 诊断[J].中华放射学杂志,2006,40(6):581-584.

3. 杜艳生.儿童神经母细胞瘤颅面骨转移的 CT 与磁共振成像表现分析[J].实用医学影像杂志,2016,17(5):110-112.

（徐化凤 陈桂玲）

【病例解析】

病例 1

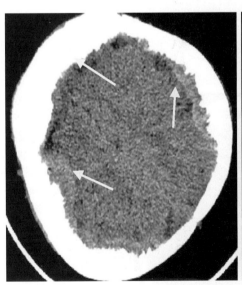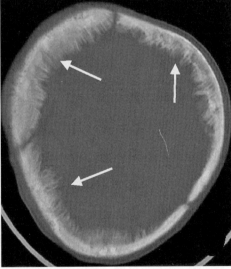

头颅 CT:左图横断位平扫脑窗,双侧顶骨及额骨颅板下周围见弧形软组织肿块;右图横断位平扫骨窗,双侧顶骨及额骨骨质破坏,骨皮质模糊,骨膜下见垂直针状高密度影。

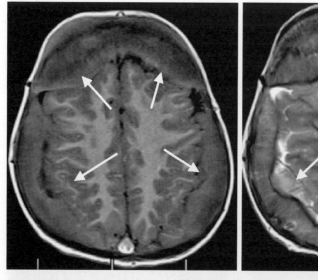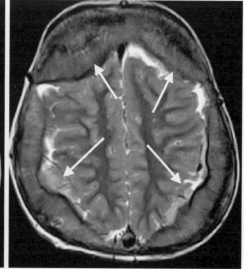

头颅 MRI：左图 T1WI 横断位平扫，双侧顶骨及额骨板障信号被软组织信号取代，肿块呈稍低信号，信号欠均匀；右图 T2WI 横断位平扫，肿块呈稍高信号，邻近脑组织呈受压改变。

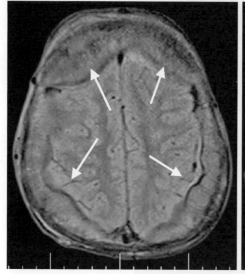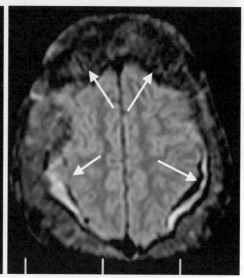

头颅 MRI：左图 T1WI 压脂横断位平扫，双侧顶骨及额骨板障信号被软组织信号取代，肿块呈稍低信号，信号欠均匀；右图 T1WI 压脂横断位增强，肿块见不均匀强化，邻近脑膜增厚明显强化。

图 3-1-7-1　神经母细胞瘤颅骨转移伴脑膜转移

病例 2

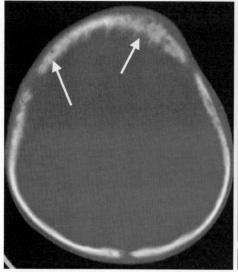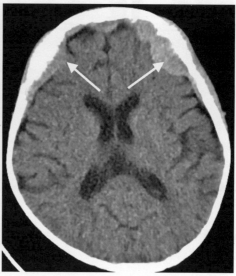

头颅 CT：左图横断位平扫骨窗，双侧顶骨及额骨骨质破坏，骨内外板模糊，颅板下见垂直针状高密度影；右图横断位平扫脑窗，周围见梭形软组织肿块，呈较高密度影。

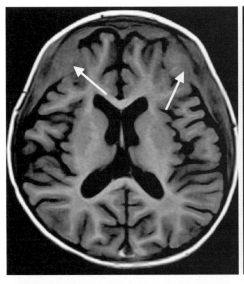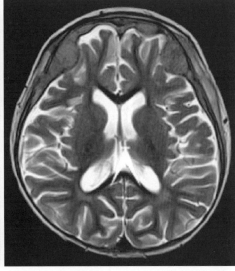

头颅 MRI：左图 T1WI 横
断位平扫，双侧顶骨及额
骨板障信号被软组织信
号取代，肿块呈等信号；
右图 T2WI 横断位平扫，
肿块呈稍高信号，信号欠
均匀。

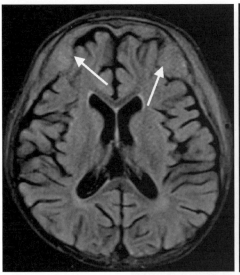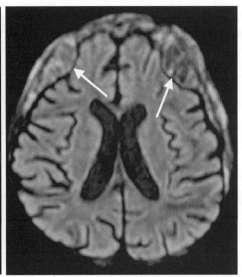

头颅 MRI：左图 FLAIR
横断位平扫，肿块呈等高
信号；右图 DWI 横断位，
肿块呈不均匀高信号。

图 3-1-7-2　神经母细胞瘤颅骨转移

病例 3

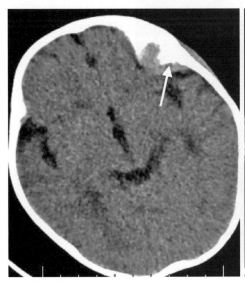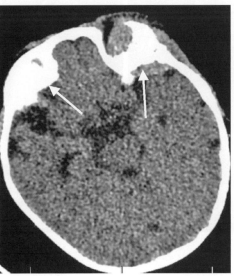

头颅 CT：均为横断位平
扫，双侧眼眶周围骨质溶
骨性破坏，周围见梭形软
组织肿块，呈较高密
度影。

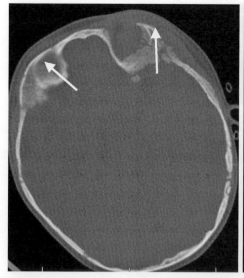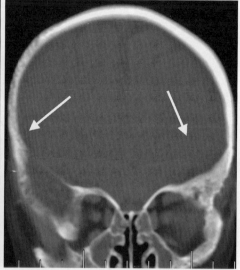

头颅 CT：左图横断位平扫骨窗，双侧眼眶周围骨质溶骨性破坏，骨内外板模糊，部分骨膜下见垂直骨针；右图冠状位重组骨窗，双眼眶周虫蚀样骨质破坏。

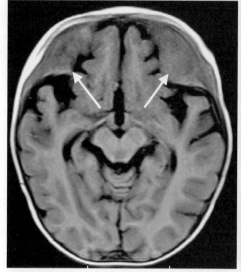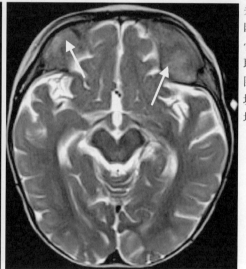

头颅 MRI：左图 T1WI 横断位平扫，双侧眼眶周围骨质信号被软组织信号取代，肿块呈等信号；右图 T2WI 横断位平扫，肿块呈稍高信号，信号欠均匀。

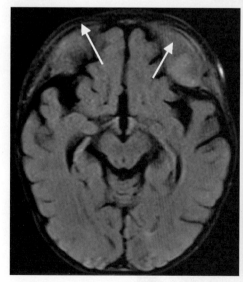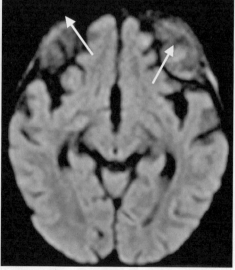

头颅 MRI：左图 FLAIR 横断位平扫，双侧眼眶周围多发梭形稍高信号，内信号不均匀；右图 DWI 横断位，包块呈不均匀高信号。

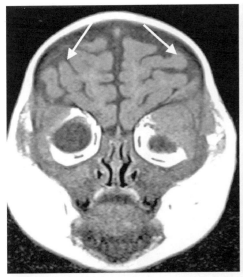
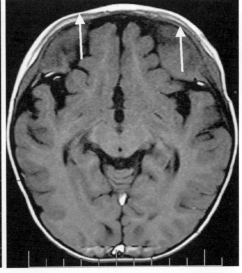

头颅 MRI：左图 T1WI 冠状位平扫，双侧眼眶周围骨质信号被软组织信号取代，肿块呈等信号；右图 T1WI 横断位平扫，肿块呈等信号。

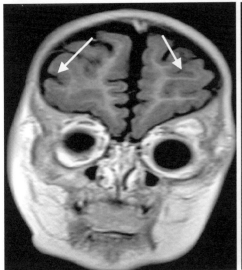
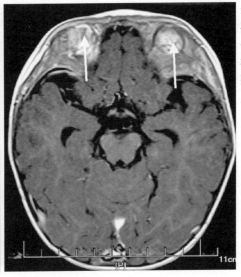

头颅 MRI：左图 T2WI 冠状位增强，肿块可见强化，不均匀；右图 T1WI 横断位增强，肿块轻度强化。

图 3-1-7-3　神经母细胞瘤眼眶周围骨质转移

病例 4

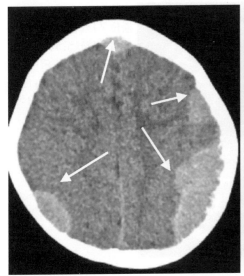
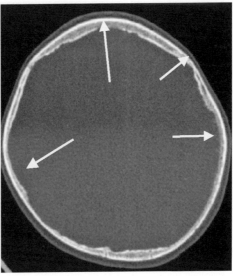

头颅 CT：左图横断位平扫脑窗，双侧额部及顶部颅板下可见多发梭形高密度影；右图横断位平扫骨窗，额骨及双侧顶骨虫蚀样骨质破坏，骨皮质模糊。

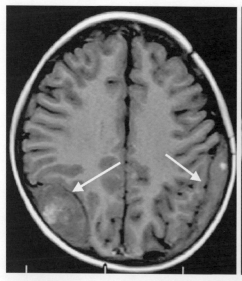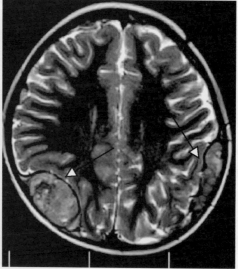

头颅 MRI：左图 T1WI 横断位平扫，额骨及双侧顶骨颅骨及颅板下多发梭形等信号影，内可见斑片状高信号；右图 T2WI 横断位平扫，颅板下肿块呈高信号影，内可见低信号影，边界尚清，邻近脑实质呈受压改变。

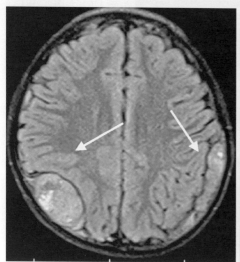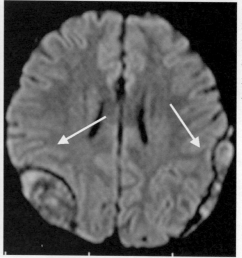

头颅 MRI：左图 FLAIR 横断位平扫，额骨及双侧顶骨颅骨及颅板下多发梭形稍高信号，内信号不均匀；右图 DWI 横断位，包块呈不均匀高信号。

图 3-1-7-4　神经母细胞瘤颅骨转移

病例 5

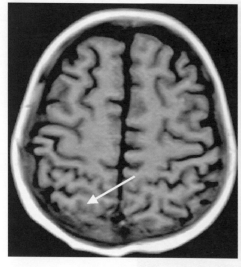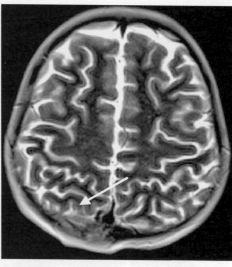

头颅 MRI：左图 T1WI 横断位平扫，右侧顶枕部骨质信号被软组织取代，呈等信号，边界欠清；右图 T2WI 横断位平扫，包块呈高信号，信号不均匀，边界不清。

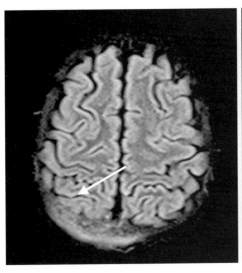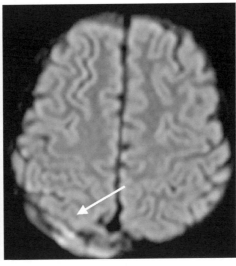

头颅 MRI：左图 FLAIR 横断位平扫，右顶枕部异常包块呈稍高信号，内信号不均匀；右图 DWI 横断位，包块呈不均匀高信号。

图 3-1-7-5　尤因肉瘤颅骨转移

8. 婴儿型黑色素神经外胚层瘤

临床概述

流行病学：

婴儿型黑色素神经外胚层瘤（melanotic neuroectodermal tumor of infancy，MNTI）很罕见，为良性肿瘤，90% 发病于 1 岁以下，特别是 6 个月以内的婴儿多发，男性略多见。90% 发生于头颈部，其中以上下颌骨多见（约占 60%），其他部位有皮肤、脑、附睾、肩部、纵隔等。肿瘤生长速度很快，膨胀性或浸润性生长，溶骨性破坏，可导致局部侵犯、远处转移及根治性切除困难。

主要表现：

临床上通常表现为孤立的无痛性肿块伴色素沉着，肿瘤生长较快并呈进行性增大，浸润性生长，表面黏膜常无溃疡。部分患者尿检发现有大量香草扁桃酸（VMA）。

肿瘤为良性，一般发展缓慢，大部分局限性生长，发现约 36% 病例出现局部复发，7% 出现远处转移，3.4% 发生恶变，肿瘤介于潜在恶性或低度恶性肿瘤。

病理

瘤体表面呈蓝黑色，剖面实性，质地中等。HE 染色可见肿瘤由两种细胞成分构成：大的上皮样瘤细胞和小圆形神经母细胞样瘤细胞。上皮样瘤细胞胞质丰富，内含数量、形状不一的黑色素颗粒，排列成裂隙样、片状、腺泡状、条索状，胞质内可见核仁。小圆形神经母细胞瘤细胞胞质少，见深染的细胞核，未见明确黑色素，这些细胞内衬上皮样细胞的裂隙和腺泡内，或呈团块状散布于致密的纤维间质中。

影像学表现

发生于颅骨的 MNTI 可表现为溶骨性、膨胀性和囊样骨质破坏、骨质增生硬化等多种表现。影像学检查可早期发现病变，防止病变局部侵犯、远处转移发展。

CT：

平扫可见病变骨质明显增厚，局部可见向四周放射状排列的骨针，粗大而不规则，形似日光状，增生的骨质突向眶内呈火焰状，周围可见高密度软组织肿块，边界清楚。CT 增强扫描可见病灶区及软组织区明显强化。

MRI:

T1WI 等信号,T2WI 高信号,增强扫描可见明显强化。

〖诊断要点〗

1. 溶骨性、膨胀性和囊样骨质破坏;并存骨质增生硬化。

2. 病变区四周放射状骨针,粗大不规则骨针。

3. 骨质增生凸向眶内呈火焰状,周围可见边界清楚的高密度软组织肿块。

4. T1WI 等信号,T2WI 高信号,增强扫描可见明显强化。

〖鉴别诊断〗

1. 脑膜瘤:CT 平扫表现为脑实质密度稍高,可见砂砾样钙化;紧贴硬脑膜,宽基底与脑膜接触;邻近骨质较规整增生硬化或受压变薄;MRI 表现为等或稍低信号,T2WI 呈等或稍高信号,明显均匀强化,可见白质塌陷征及脑膜尾征。

2. 黑色素型黑色素瘤:罕见病,可见于成人,肿瘤起源于软脑膜及蛛网膜,可累及硬脑膜,CT 平扫表现为稍高或高密度,亦可见侵犯邻近颅骨出现溶骨性骨质破坏。MRI 扫描可见 T1WI 呈稍高或高信号,T2WI 及 FLAIR 呈低或稍低信号,增强扫描可见肿块明显均匀强化。

3. 儿童眼眶转移性神经母细胞瘤:多发生于幼儿,见与眶壁垂直的针状高密度影。CT 平扫呈等密度,MRI 上 T1WI 呈稍低信号,T2WI 呈稍高信号,增强扫描肿块及邻近眶壁髓腔明显强化。

〖参考文献〗

1. 樊祥山,高凤娟,周强,等. 婴儿黑色素性神经外胚层肿瘤 1 例报道[J]. 诊断病理学杂志,2008,15(2):143-144.

2. 王伟,刘国辉. 婴儿黑色素性神经外胚层瘤的 CT 与 MRI 诊断[J]. 中华临床医师杂志:电子版,2011(10):3071-3073.

(姚 琼 陈桂玲)

〖病例解析〗

病例 1

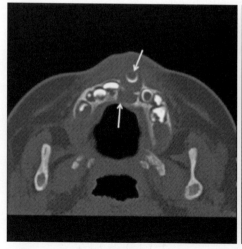
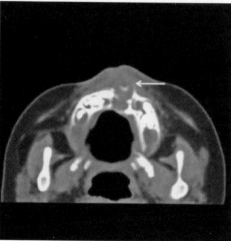

上颌骨 CT:左图横断位平扫骨窗,上颌骨局部骨质膨大,内部密度较低,边缘可见骨质硬化边,内可见分隔,相应牙齿明显推压移位;右图横断位平扫软组织窗,局部可见软组织密度影。

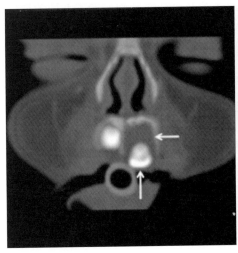
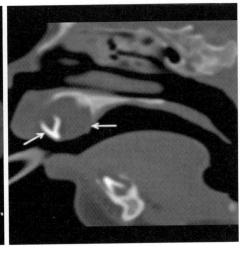

上颌骨 CT：左图冠状位骨窗平扫，左侧上颌骨可见骨质破坏，内部密度较低，边缘可见骨质硬化边，相应牙齿明显推压移位；右图矢状位骨窗平扫，上颌骨处骨质破坏，牙齿向前移位。

图 3-1-8-1　黑色素性神经外胚层肿瘤

病例 2

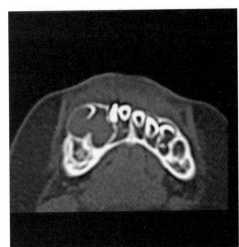
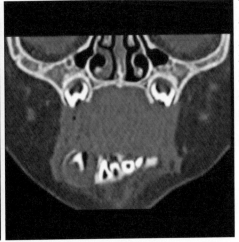

下颌骨 CT：左图横断位平扫骨窗，下颌骨病变区局部骨质膨大，内部密度较低，边缘可见骨质硬化边，内可见分隔；右图冠状位骨窗，下颌骨右侧局部骨质破坏，包绕牙齿。

图 3-1-8-2　黑色素性神经外胚层肿瘤

9. 牙源性囊肿

〖**临床概述**〗

流行病学：

牙源性囊肿（odontogenic cyst，OC）发生于颌骨内，与成牙组织或牙有关，根端囊肿（radicular cyst，RC）、含牙囊肿（dentigerous cyst，DC）、牙源性角化囊肿（odontogenic keratocyst，OKC）为牙源性颌骨囊肿中最为常见的三种类型，占牙源性颌骨囊肿的 94.5%。①根端囊肿，占所有颌骨囊肿的 52.3%，多见于成年人，是由于根尖慢性炎症，形成含有上皮的根尖肉芽肿，中央发生变性坏死，周围组织液不断渗出，逐渐形成囊肿，亦称根尖周囊肿；②含牙囊肿，又称滤泡囊肿，占所有颌骨囊肿的 16.6%，发生于牙冠或牙根形成之后，在残余釉上皮与牙冠面之间出现液体渗出而形成含牙囊肿；③牙源性角化囊肿，占所有颌骨囊肿的 11.2%，来源于原始牙胚或牙板残余，有人称之为始基囊肿。牙源性角化囊肿以下颌磨牙区为第一好发区(55%),其次为下颌前磨牙区(41%);根端囊肿及含牙囊肿则好发于上颌前牙区(分别为57%与75%)。

主要表现：

早期均无明显自觉症状,或仅表现为局部骨质膨隆,随着病程进展,可出现局部肿胀不适、疼痛等症状,或伴有局部瘘管、溢脓。

【病理】

牙源性囊肿3个亚型中,牙源性角化囊肿有典型的病理表现,囊壁为复层鳞状上皮,囊内为白色或黄色的角化物或油脂样物质。

【影像学表现】

X线平片：

颌骨内圆形或卵圆形低密度区,轮廓清晰,边缘光滑锐利,周围骨质密度常表现增高,为骨质增生硬化所致。

CT：

病灶骨壁膨胀变薄,边界清楚,可伴有局部囊壁骨缺损。病变可分为单房型、单房分叶型及多房膨胀型,其中以单房型最为常见。位于上颌骨的病变可突入上颌窦。不同类型牙源性囊肿具有各自特征性表现。牙源性角化囊肿有明显沿颌骨长轴生长特点,由于囊内含蛋白角化物,常表现为混杂密度,囊内可含齿或不含齿,邻近齿根可有压迫性吸收或受压移位。含牙囊肿和根端囊肿为圆形或类圆形囊性病变,囊内呈均匀低密度,囊壁边界清晰,邻近骨质伴硬化缘。含牙囊肿可含一颗或多颗牙齿(多生齿),囊腔多连于牙冠、根交界处。根端囊肿常包绕病源齿根尖生长。合并感染时,表现为囊壁边缘模糊,囊液密度增高,有时囊内可见气体影。

MRI：

囊肿T1WI呈低信号,T2WI呈高信号,边界清晰,增强后边缘可见环形强化。

【诊断要点】

1. 颌骨囊性病灶,呈膨胀性改变,边界清楚。
2. 牙源性角化囊肿,沿颌骨长轴生长,密度不均,邻近齿根可有压迫性吸收或受压移位。
3. 含牙囊肿可含一颗或多颗牙齿(多生齿),囊腔多连于牙冠、根交界处。
4. 根端囊肿常包绕病源齿根尖生长。

【鉴别诊断】

1. 单纯性骨囊肿:多与牙体牙周组织无关,不会出现牙根破坏吸收现象。
2. 成釉细胞瘤:呈多房、蜂窝状或单房样改变,有时囊内可见液-液平面,增强后实性部分明显强化。

【参考文献】

1. 孟圆,张亚琼,叶欣,等.上颌成釉细胞瘤、牙源性角化囊肿及含牙囊肿的螺旋CT和锥形束CT影像分析[J].中华口腔医学杂志,2018,53(10):659-664.

2. 苏屹坤,王婧,张桐菲,等.4181例牙源性肿瘤及囊肿临床病理分析[J].中华口腔医学杂志,2019(08):546-552.

3. 王彦瑾,谢晓艳,洪瑛瑛,等.844例牙源性角化囊肿的临床病理学分析[J].北京大学学报(医学版),2020,52(01):35-42.

(李　宁　周　静)

【病例解析】

病例 1

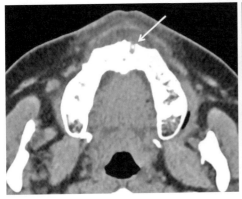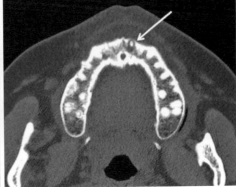

颌面部 CT：左图横断位平扫软组织窗，左侧切牙根尖处见小囊性低密度影，包绕根尖，边界清晰；右图横断位平扫骨窗，周围骨质未见明显异常密度改变。

图 3-1-9-1 根端囊肿

病例 2

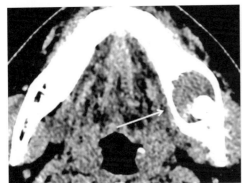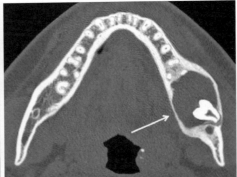

颌面部 CT：左图横断位平扫软组织窗，左侧下颌骨囊性低密度影，边界清晰；右图横断位平扫骨窗，后缘见一牙齿影，病灶包绕牙冠，呈膨胀性生长，周围骨皮质变薄。

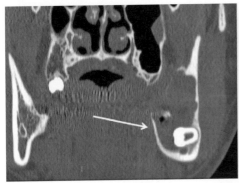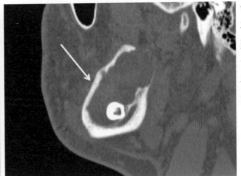

颌面部 CT：左图骨窗冠状位重组，病灶包绕牙冠，呈膨胀性生长，周围骨皮质变薄；右图骨窗矢状位重组，病灶呈膨胀性骨质破坏。

图 3-1-9-2 左侧下颌骨含牙囊肿

病例 3

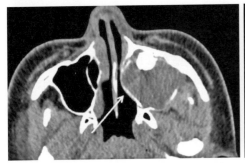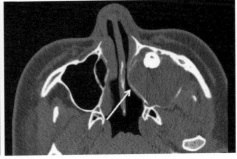

颌面部 CT，左图横断位平扫软组织窗，左侧上颌骨囊性低密度影，边界清晰，突入左侧上颌窦窦腔内；右图横断位平扫骨窗，前缘见一牙齿影，病灶包绕牙冠，呈膨胀性生长，周围骨皮质变薄，局部骨质不连。

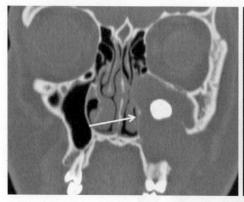 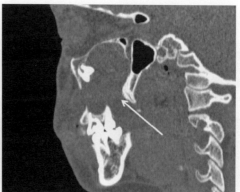

颌面部 CT:左图骨窗冠状位重组,病灶包绕牙冠膨胀性生长,占满左侧上颌窦窦腔;右图矢状位重组骨窗,骨皮质变薄,局部骨皮质缺损。

图 3-1-9-3 左侧上颌骨含牙囊肿

10. 牙区肿块:成釉细胞瘤

〖临床概述〗

流行病学:

成釉细胞瘤(ameloblastoma,AM)又称造釉细胞瘤或齿釉细胞瘤,是上皮性牙源性颌骨肿瘤,其病因尚不十分明确,发病率约占颌骨肿瘤的 1%,占牙源性肿瘤的 11%~64%,为最常见的牙源性良性肿瘤。80% 发生于下颌骨,大多数在磨牙区和升支。成釉细胞瘤好发于 30~40 岁,在青少年中较为罕见,青少年的发病率占总体成釉细胞瘤的 10%~15%。

主要表现:

肿瘤生长缓慢,早期无症状,增大时引起颌面部变形,肿块按之有乒乓球感,病区可有牙齿松动、移位或脱落。合并感染时出现疼痛或瘘管。

〖病理〗

组织学肿瘤来源于颌骨内牙源性上皮残余增生而成,部分尚可来源于牙源性囊肿和口腔黏膜上皮。根据 2017 年 WHO 牙源性囊肿/肿瘤分类为:多囊型和实体型、单囊型、周边型、转移性(恶性)成釉细胞瘤。

〖影像学表现〗

X 线平片:

表现为膨胀性骨改变,单囊或多囊的低密度区,多囊者可呈蜂窝状或肥皂泡样改变。周围骨皮质变薄、甚至中断,部分病灶周围有硬化线,内部有高密度分隔。邻牙的可见缺失或牙根的截断性吸收。

CT:

肿瘤呈低密度或等密度混合的囊性区,为多房、蜂窝状或单房。肿瘤呈膨胀性生长,致颌骨膨大,皮质变薄。骨外见软组织肿块影,增强后实性部分明显强化。

MRI:

囊性部分在 T1WI 上呈低信号,在 T2WI 上呈高信号,实性部分和囊壁在 T1WI 上呈低信号,T2WI 上呈等信号,当囊内出血和含胆固醇类物质时 T1WI、T2WI 可呈高信号,有时囊内可见液-液平面,增强后实性部分明显强化。

〖诊断要点〗

1. 好发生于下颌骨,大多数在磨牙区和升支。

2. 呈膨胀性生长,颌骨膨大,皮质变薄。

3. 呈多房、蜂窝状或单房样改变,有时囊内可见液-液平面。

4. 增强后实性部分明显强化。

【鉴别诊断】

1. 牙源性角化囊性瘤:一般沿颌骨长轴生长而骨质膨胀不明显;一般分房大小接近一致;可有邻牙移位,但邻牙脱落和牙根吸收很少见。

2. 单纯性骨囊肿:多与牙体牙周组织无关,不会出现牙根破坏吸收现象。

3. 含牙囊肿:常位于所含牙的牙釉质与牙本质的交界处,所含牙常为恒牙,且多仅有牙根无牙冠,邻牙少有牙根吸收。

【参考文献】

1. 田涛,王韶颖,石慧敏.螺旋CT评价原发性颌面部成釉细胞瘤的价值[J].放射学实践,2017,32(11):1126-1130.

2. 张新宇,刘浏,胡永杰,等.青少年颌骨囊性病变362例临床资料分析[J].口腔颌面外科杂志,2015,25(01):54-58.

3. 孟圆,张亚琼,叶欣,等.上颌成釉细胞瘤、牙源性角化囊肿及含牙囊肿的螺旋CT和锥形束CT影像分析[J].中华口腔医学杂志,2018,53(10):659-664.

（李 宁 周 静）

【病例解析】

病例1

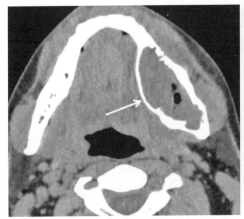
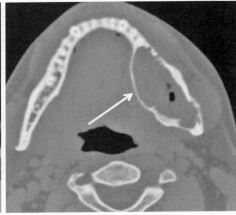

颌面部CT:左图横断位平扫软组织窗,左侧下颌骨低密度灶,密度不均,内见小气泡影;右图横断位平扫骨窗,沿下颌骨长轴呈膨胀性生长,骨质变薄。

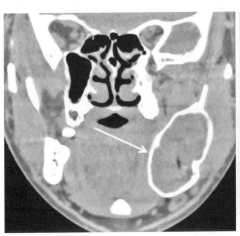
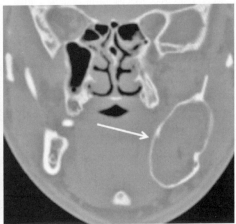

颌面部CT:左图冠状位重组软组织窗,左侧下颌骨低密度灶,内可见气体影;右图冠状位重组骨窗,沿下颌骨长轴呈膨胀性生长,骨质变薄。

图 3-1-10-1 左侧下颌骨成釉细胞瘤

病例 2

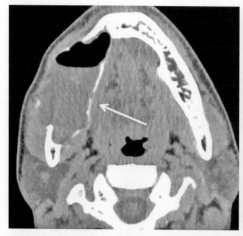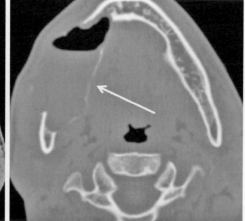

颌面部 CT：左图横断位平扫软组织窗，右侧下颌骨低密度灶，密度不均，内见气体密度影，伴气-液平面；右图横断位平扫骨窗，沿下颌骨长轴呈膨胀性生长，骨质变薄，不连续，局部骨皮质缺失。

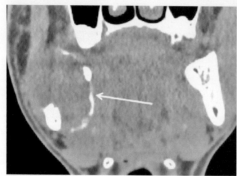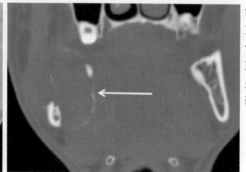

颌面部 CT：左图冠状位重组软组织窗，右侧下颌骨低密度灶；右图冠状位重组骨窗，沿下颌骨长轴呈膨胀性生长，骨质变薄，局部骨皮质缺损。

图 3-1-10-2　右侧下颌骨成釉细胞瘤

11. 牙区肿块：骨化性纤维瘤

【临床概述】

流行病学：

骨化性纤维瘤（ossifying fibroma，OF）起源于颌骨内成骨性纤维组织，由纤维组织增生和骨、牙骨质样钙化团块形成的颌骨肿瘤。2005 年，WHO 分类将骨化纤维瘤分为 3 类：传统型骨化纤维瘤、青少年小梁状骨化性纤维瘤和青少年砂瘤样骨化性纤维瘤。好发于 20～40 岁的患者，其中青少年型发病年龄相对年轻。好发于下颌骨下颌角区域，颅颌面其他骨，如眶周、额骨、筛骨、蝶骨、颞骨也有发生。

主要表现：

骨化性纤维瘤多为单发，常见于下颌骨，病变生长缓慢，表现为颌面部边界清楚的圆形或卵圆形无痛性肿块，引起不对称畸形、咬合不良等，有时会造成牙齿的移位和牙根吸收。

【病理】

大体标本，外观呈灰白色，触之质韧，部分肿瘤中心液化，形成大小不一的囊肿，可为多房性，液体呈黄褐色或黏液，与周围组织分界清楚。组织学上含有 3 种主要成分：骨质小体、纤维基质、黏液样物质。骨质小体是骨化性纤维瘤最具特征性病理改变。镜下见排列疏松的细长形和棱形的纤维间质中散在骨样组织的骨针、骨岛、骨小梁或钙化的类骨样组织。细胞核形态不规则，如锯齿状，胞浆内微丝、线粒体肿胀，内网扩张，细胞外为胶原纤维，细胞之间为桥粒样结构。

〖**影像学表现**〗

X 线平片：

局限性骨质破坏区,呈膨胀性改变,骨皮质变薄,其内密度不均,其内散在分布致密骨化影,似磨玻璃样外观,边界清楚,有硬化缘。

CT：

病灶呈膨胀性生长,局部骨皮质变薄膨胀,肿瘤呈等、高密度软组织肿块,边界清晰锐利,其内密度不均匀,瘤体骨化或钙化程度不同,可呈磨玻璃样或点片状高密度影。肿块周边出现完整或不完整骨性包壳及其内侧伴随着环状及弧线样低密度影为其特征性表现。

MRI：

病灶呈膨胀性生长,信号不均,病灶内致密骨组织 T1WI 和 T2WI 均呈低信号,不成熟的磨玻璃样骨组织及软组织 T1WI 和 T2WI 呈等或稍高信号,囊变区呈长 T1、长 T2 信号。增强后肿瘤实性部分不均匀强化,成熟骨组织和囊变区无强化。

〖**诊断要点**〗

1. 好发于青年,多为单发,常见于下颌骨下颌角区。
2. 呈膨胀性生长,局部骨皮质变薄。
3. 病灶密度不均匀,瘤体骨化或钙化程度不同,可呈磨玻璃样或点片状高密度影。
4. 肿块周边出现完整或不完整骨性包壳及其内侧伴随着环状及弧线样低密度影。

〖**鉴别诊断**〗

1. 骨纤维异常增殖症:多沿着受累骨生长,常多骨受累,病变弥漫,与正常组织分界不清,典型的呈磨玻璃样改变。
2. 成骨细胞瘤:少见,肿瘤周边可形成薄厚不一的骨壳,内部可见形态各异的钙化。
3. 骨瘤:多位于额筛窦,表现为边界清晰的骨性肿块,肿块内可有骨髓腔表现而无软组织密度影。

〖**参考文献**〗

1. 王婷婷,黄永松,徐丽,等.颌骨骨化纤维瘤 28 例临床及病理学分析[J].口腔颌面外科杂志,2017(05):321-326.
2. 方芳,刘小剑,郭占芳,等.鼻及鼻窦骨化性纤维瘤 CT 诊断价值[J].医学影像学杂志,2016,26(06):1124-1126.
3. 刘秀军,郭海江,刘立民.眼眶顶部青少年沙瘤样骨化纤维瘤一例[J].中华放射学杂志,2013,47(08):708.

（李　宁　周　静）

〖**病例解析**〗

病例 1

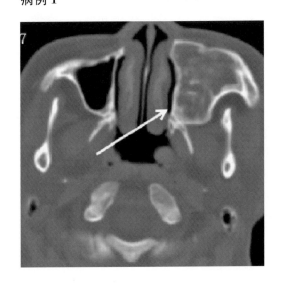

颌面部 CT:横断位平扫骨窗,左侧上颌窦内混杂高密度填充,呈膨胀性生长,密度不均匀,见不同程度骨化,呈磨玻璃样改变。上颌窦骨皮质光整,周围软组织未见明显异常密度改变。

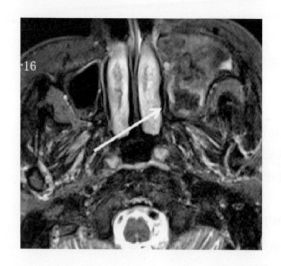

颌面部 MRI：T2WI 横断位压脂平扫，左侧上颌窦内混杂低信号填充，呈膨胀性生长，信号不均匀，呈磨玻璃样改变，周围软组织未见明显异常信号改变。

图 3-1-11-1　左侧上颌窦骨化性纤维瘤

12. 婴儿肌纤维瘤病

【临床概述】

流行病学：

婴儿肌纤维瘤病(infantile myofibromatosis，IM)，又称肌纤维母细胞瘤病，是一种较罕见的疾病，发生于婴儿或儿童早期的间叶组织，大约 88% 发生在 2 岁以内。按其临床表现分为两个类型：孤立型及多中心型，孤立型占 75% 以上，大部分表现为皮肤或浅表组织的孤立型结节，多中心型占不到 25%，为全身多发病灶，累及软组织同时可累及内脏(肺、心肌和胃肠道等)和骨骼(扁骨和长骨)，偶尔可累及颅骨，但仅累及颅骨的多中心型病灶极为罕见。

主要表现：

婴儿肌纤维瘤病是一种少见的间叶组织疾病，起源于肌纤维母细胞，是一种自限性病变，几乎仅发生于婴儿，所以将此病重命名为婴儿肌纤维瘤病，88% 发生于 2 岁以下儿童。孤立型病例中男性比女性多见，常累及皮肤、皮下组织、肌肉、颅骨，预后良好；多中心型病例中女性较男性多见，常见内脏系统常广泛受侵，可累及心肺或胃肠道。累及内脏系统的多中心型肌纤维瘤病患儿预后较差，约有 75% 的死亡率。

【病理】

肿瘤由肌纤维母细胞构成，其形态介于纺锤形的纤维母细胞和肥胖的平滑肌细胞之间，胞质淡粉色，核为长纺锤形，染色质空泡状，可见核仁，细胞异形不明显。肿瘤内血管丰富，呈血管外皮瘤样结构，并见部分血管腔内肿瘤生长，核分裂像少见。

【影像学表现】

CT：

非特异性溶骨性病灶，边界清楚，可伴有或不伴有病灶边缘硬化或低密度肿块。颅骨内板和外板可有增宽，肿块内可有钙化。发病年龄及病灶多发的特征对诊断有提示作用。本病是婴儿期最为常见的纤维性肿瘤，婴儿期发病的年龄特点在诊断肿瘤时有重要的提示价值。

MRI：

对于全身型 IM，作为首选检查方式。病灶呈等 T1 稍短 T2 信号，FLAIR 部分呈高信号，部分呈低信号，增强扫描周边可见强化。

【诊断要点】

1. 发病年龄较小,尤其是婴儿期发病;多病灶的特征对诊断此病有提示作用。

2. CT 上非特异性溶骨性病灶,边界清楚,颅骨内外板增宽。

3. 肿块质硬,边界清楚,内可见钙化。

4. MRI 表现为长 T1 长(等)T2 信号。

【鉴别诊断】

1. 颅骨嗜酸性肉芽肿:CT 表现为颅骨膨胀性破坏,内外板均可受累,破坏灶内可残留小点及短细条状骨片,表现为典型的"纽扣样"死骨;病灶周围可见软组织肿块,增强扫描后可见增强,可有硬脑膜受侵。

2. 骨纤维异常增殖症:常累及颅骨,CT 表现为弥漫性骨髓腔闭塞膨大,于正常骨质区移行,无明确边界,以均匀或不均匀磨玻璃改变为主,夹杂不规则形低密度影,较易与肌纤维瘤病鉴别。

3. 骨纤维肉瘤:一般为单发,肿瘤位于髓腔内,密度偏低欠均匀,边缘不规则,无明显膨胀扩张现象,发病年龄也可与肌纤维瘤病相鉴别。

【参考文献】

1. 刘大看,任颖,左松,等. 骨骼肌婴幼儿肌纤维瘤病 1 例[J]. 中华实用儿科临床杂志,2016,31(23):1834-1835.

2. 陈超,杨兴惠,林隆,等. 婴儿肌纤维瘤病一例[J]. 临床放射学杂志,2011,30(8):1242-1243.

(姚　琼　陈桂玲)

第二节　眼眶

1. 视网膜母细胞瘤

【临床概述】

流行病学:

视网膜母细胞瘤(retinoblastoma,RB)是儿童最常见的眼部恶性肿瘤,本病起源于视网膜颗粒层内的视网膜母细胞,常发生于胚胎期,故属于先天性恶性肿瘤,死亡率较高。可通过各种途径扩展到眼球以外的眼眶软组织中,还可沿视神经向球后扩展,偶尔沿视网膜中央静脉穿过视神经脑膜鞘处进入蛛网膜下腔向颅内扩散。

主要表现:

发生于婴幼儿,绝大多数患儿在 3 岁以下,多为单侧性,亦可双眼先后发病。临床上根据其发展过程分为眼内生长期、青光眼期、眼外蔓延期、全身转移期四期。眼内生长期表现为不明原因内或外斜视及瞳孔大小不等,患儿出现一侧或双侧白色瞳孔反射,即白瞳症,就诊时多已视力丧失;青光眼期会出现眼痛不适与头痛,检查见眼球很硬,角膜水肿、前房浅、瞳孔散大,无对光反应,虹膜色泽灰暗、纹理不清;眼外蔓延期肿瘤侵入眼眶可出现眼球突出和移位,眼睑肿胀伴或不伴有瘀斑。全身转移期可向颅内蔓延或经脑脊液转移,亦可经淋巴管转移到耳前或颌下、颈部淋巴结出现相应临床症状。

【病理】

由未成熟的视网膜母细胞增生所构成,瘤细胞较小,圆形或椭圆形,核大深染,可见核分裂像,数十层瘤细胞围绕血管形成指套状。分化型可见菊花团结构,F-W 菊花团由圆柱形、立方形或锥形细胞组成,排列成环,中央有空腔,近中央腔的边缘有一膜;H-W 菊花团较少见,瘤细胞呈放射状排列,中央为神经纤维丝状物。未分化型细胞异型显著,核分裂像多,伴大量坏死和钙化,恶性程度高。

〖影像学表现〗

CT:

根据肿瘤侵犯范围可将其分为Ⅰ~Ⅲ期,Ⅰ期(眼内期)肿瘤仅局限于眼球内,患儿眼环完整,为眼内生长期及青光眼期,CT多表现为从球后向球内生长的软组织肿块,且形态、大小不一,密度不均,多呈乳头、丘状,可见低密度坏死及高密度钙化表现,肿瘤可呈多中心生长,眼内见多个小肿块,彼此分界较清。未钙化的肿瘤在增强扫描可见肿块呈轻中度强化表现,部分眼球增大。Ⅱ期(眼外期)则指肿瘤向球内生长的同时侵犯视神经或球外组织,为眼外蔓延期,CT多表现为肿块以眼环为中心突入玻璃体内,形态变扁或呈乳头状,可并发视网膜脱离,常累及眼肌、眼外脂肪间隙,眼球正常形态丧失,视神经增粗。Ⅲ期(眶外期)则累及眶外组织,呈颅内或远处转移,或称为全身转移期,CT多表现为颅内脑室、鞍区肿块或眼眶外肿块。

MRI:

MRI平扫显示眼球后部局限性软组织肿块,多呈丘状、乳头状,边界较清楚,信号不均;与正常玻璃体相比,T1WI呈较稍高或中等信号,T2WI呈低或中等信号,DWI呈高信号,增强后病灶呈中度强化。病灶内长T1、短T2信号提示为钙化,当钙化量小时,MRI难以显示,因此不如CT有特征性。视网膜脱离的主要MRI表现为稍等或短T1、长T2信号,呈新月形或短梭形,完全脱离的视网膜仅在视盘和锯齿缘部黏着,呈漏斗状。当肿瘤侵犯视神经或眼外肌时,可以表现为视神经或眼外肌局限性不规则或弥漫性增粗,或表现为眶后脂肪间隙内肿块影,呈T1WI等、T2WI稍高信号灶。当沿视神经向颅内发展时,可表现为视神经管的扩大增宽,颅内肿块形成;肿块向前侵犯时可使晶状体移位,突破眼环表现为眼环增厚或软组织肿块形成。

〖诊断要点〗

1. 多见于3岁以下婴幼儿。

2. 白瞳症或视力下降就诊。

3. 多为单侧发病,可双侧同时或先后发病。

4. 眼环后部软组织肿块伴钙化。

5. 生长方式分为内生型、外生型、混合型和弥漫浸润型,以混合型最常见。

6. 恶性程度高,病程短,易引起全身转移而死亡。

〖鉴别诊断〗

1. Coats病(渗出性视网膜炎):为先天性视网膜血管畸形伴视网膜大量渗出的良性病变,以视网膜脱离为特征,发病年龄稍大,CT多表现玻璃体普遍性密度增高,密度均匀,边界清晰,无强化,无肿块及钙化;MRI可见视网膜下高信号,呈新月或梭形,呈"V"形,为漏斗状视网膜脱离;增强扫描可见渗出液与残存玻璃体之间有增厚的视网膜呈线形强化,无眼内增强肿块。

2. 永存原始玻璃体增生症(PHPV):为胚胎性眼内血管系统发育障碍表现,90%为单眼发病,典型表现是眼球小、晶状体小且不规则,无钙化,玻璃体内条带样软组织增生,视网膜常有脱离,高蛋白渗出液或出血可致T1WI玻璃体内信号升高或出现液-液平面,但无肿块强化。

3. 脉络膜骨瘤:好发于年轻女性,由成熟的骨组织构成的位于脉络膜的一种良性肿瘤。CT以眼环后端极部扁平状高密度钙化为特点,眼环无变化。MRI表现为脉络膜下圆形或椭圆形的T1WI及T2WI低信号灶,边界清晰光滑,不会出现视网膜下积液等其他征象。

4. 早产儿视网膜病变:主要见于早产儿,有明确高浓度吸氧病史。CT表现为眼球大小正常或稍小,玻璃体后半部半月形密度增高影,但无钙化。

5. 转移性眼内炎：见于儿童传染病后，有玻璃体脓肿形成，瞳孔呈黄白色，以炎症为其特征。

【参考文献】

1. 常青林，胡凌，王振常，等.视网膜母细胞瘤的眼球 MRI 表现特点分析[J].磁共振成像，2012,3(5)：336-340.

2. 刘强，胡世民，刘秀军，等.CT 与 MRI 诊断视网膜母细胞瘤的临床价值分析[J].医学影像学杂志，2018,28(11)：1812-1814.

（席艳丽　陈桂玲）

【病例解析】
病例 1

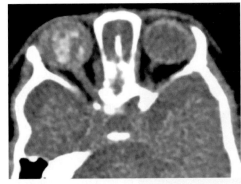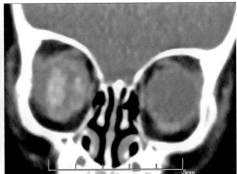

眼眶 CT：左图横断位平扫，右眼球增大，球内混杂密度肿块，其内可见多发斑片状钙化影，眼环增厚不规则，右侧视神经较对侧稍增粗；右图冠状位，右眼球增大。

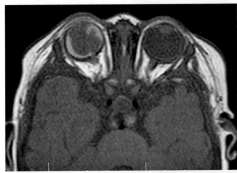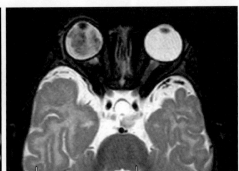

眼眶 MRI：左图 T1WI 横断位平扫，右眼玻璃体内软组织肿块，呈等 T1 信号，右眼视网膜下积液并视网膜脱离；右图压脂 T2WI 横断位平扫，病灶呈稍短 T2 信号不均匀。

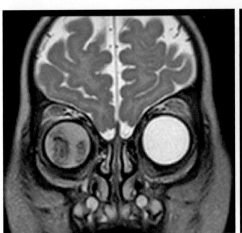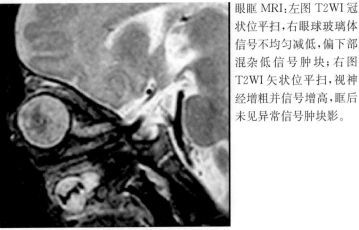

眼眶 MRI：左图 T2WI 冠状位平扫，右眼球玻璃体信号不均匀减低，偏下部混杂低信号肿块；右图 T2WI 矢状位平扫，视神经增粗并信号增高，眶后未见异常信号肿块影。

图 3-2-1-1　右眼视网膜母细胞瘤

病例 2

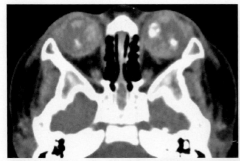
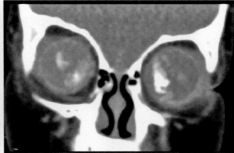

眼眶 CT：左图横断位平扫，双眼球内稍高密度软组织肿块，其内可见多发斑片状、团块状钙化影；右图冠状位重组，双侧眼环不均匀增厚。

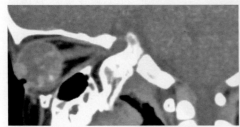
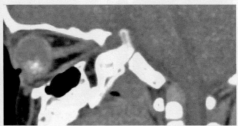

眼眶 CT：左图左眼斜矢状位重组，眼球较小，钙化主要呈斑片状、砂砾状；右图右眼斜矢状位重组，眼球内钙化主要呈砂砾状，视神经略增粗。

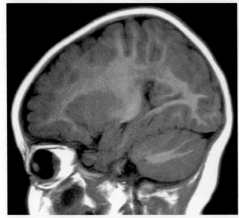
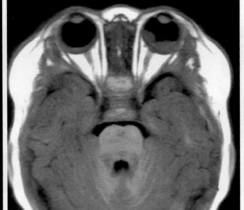

眼眶 MRI：左图左眼 T1WI 矢状位，眼球后壁局部呈结节状软组织肿块影；右图 T1WI 横断位平扫，双侧眼环不均匀增厚呈等 T1 信号，左眼为著，局部呈结节状软组织肿块影。

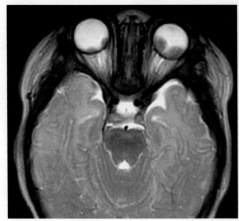
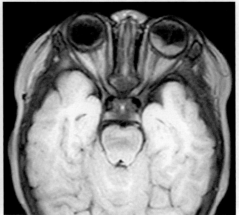

眼眶 MRI：左图横断位 T2WI 平扫，双侧眼球后部结节状短 T2 信号软组织影；右图横断位 FLAIR 平扫，肿块呈相对稍高信号，双侧眼环不均匀增厚欠连续。

图 3-2-1-2　双眼视网膜母细胞瘤

病例 3

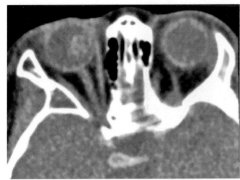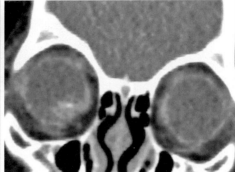

眼眶 CT:左图横断位平扫,右眼球偏内侧可见稍高密度软组织肿块影,边界不清,邻近眼环增厚;右图矢状位平扫,肿块位于眼球内下方,内可见点状高密度影。

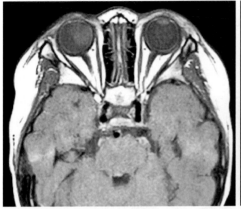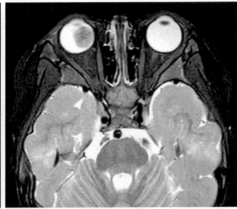

眼眶 MRI:左图 T1WI 横断位平扫,右眼球内一肿块,T1WI 呈稍高信号,边界清楚,眼环尚完整,内直肌未见受累,视神经未见侵犯;右图 T2WI 压脂横断位,肿块 T2WI 呈低信号。

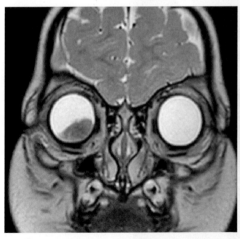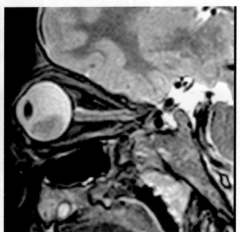

眼眶 MRI:左图 T2WI 冠状位平扫,肿块位于眼球内下方,呈低信号;右图 T2WI 冠状位平扫,肿块位于右眼晶状体内下方,视神经未见增粗,信号正常。

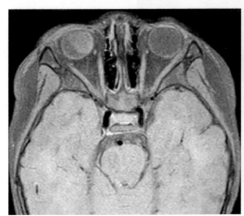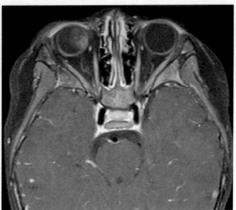

眼眶 MRI:左图 T1WI 横断位压脂平扫,右眼球内软组织肿块呈稍高信号;右图 T1WI 横断位压脂增强,肿块呈轻度强化,邻近眼环亦可见增厚强化。

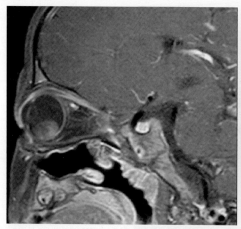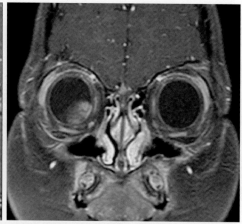

眼眶 MRI：左图 T1WI 矢状位压脂增强，右眼球内软组织肿块进一步持续强化；右图 T1WI 冠状位压脂增强，周围各眼外肌未见受累。

图 3-2-1-3　右眼视网膜母细胞瘤

病例 4

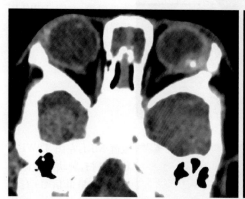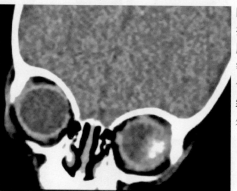

眼眶 CT：左图横断位平扫，左眼球偏外部软组织肿块，其内可见斑块状高密度钙化，左侧眼环不均匀增厚；右图冠状位重组，肿块位于眼球偏外侧。

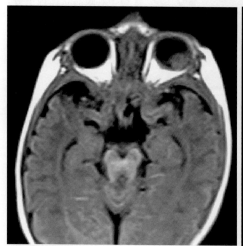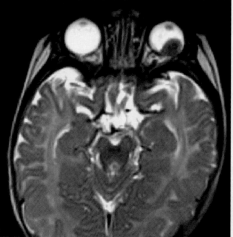

眼眶 MRI：左图 T1WI 横断位平扫，左眼玻璃体内肿块呈稍高信号；右图 T2WI 横断位平扫，呈相对低信号，信号均匀，边界清楚。

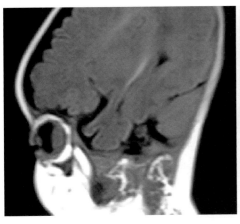
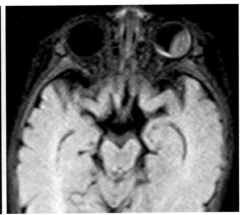

眼眶 MRI:左图 T1WI 矢状位平扫,左眼球内肿块偏后部,呈等信号;右图 FLAIR 横断位,呈相对稍高信号,邻近内侧视网膜下条状高信号表示合并视网膜下积液。

图 3-2-1-4　左眼视网膜母细胞瘤

病例 5

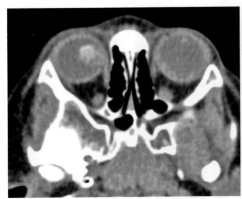
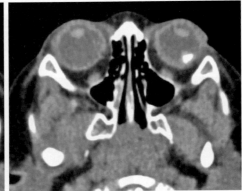

眼眶 CT:均为横断位平扫,不同层面示双侧眼球内均可见含钙化的肿块影,左侧钙化更明显,呈团块状致密钙化影。

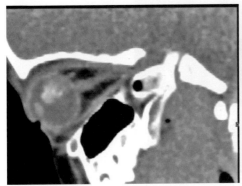
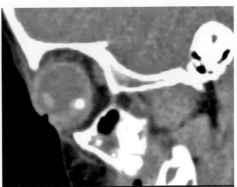

眼眶 CT:左图右眼矢状位平扫重组,右眼内钙化;右图左眼矢状位平扫重组,显示左眼内钙化,眼环不均匀增厚。

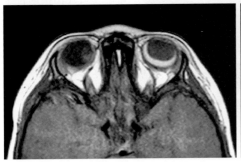
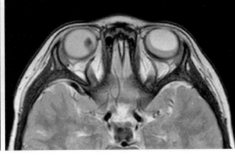

眼眶 MRI:左图 T1WI 横断位平扫,右侧眼球内结节状稍短 T1 肿块影,左侧眼球内钙化肿块显示欠佳,可见新月形短 T1 信号的视网膜下积液;右图 T2WI 横断位平扫,右侧眼球内结节状稍短 T2 肿块影。

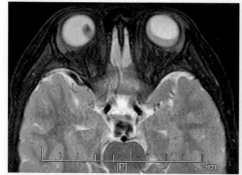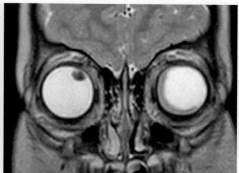

眼眶 MRI:左图 T2WI 横断位压脂平扫,右眼球内结节状肿块仍可见,眶后未见明显肿块;右图 T2WI 冠状位平扫,眼球内上方可见结节样低信号影。

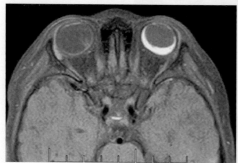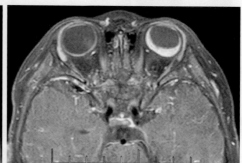

眼眶 MRI:左图 T1WI 横断位压脂平扫,右眼球内结节状肿块稍高信号影;右图 T1WI 横断位压脂增强,增强后可见轻度强化,左眼球内肿块未见明显强化。

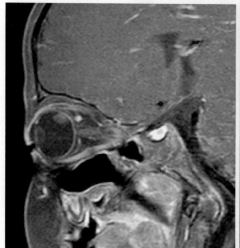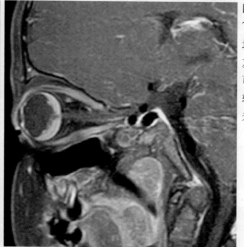

眼眶 MRI:双眼矢状位 T1WI 增强,右眼球内肿块强化程度进一步加强,左眼球视网膜积液前部可见小斑片状轻度强化软组织影,双侧视神经均未见受累。

图 3-2-1-5　双眼视网膜母细胞瘤

病例 6

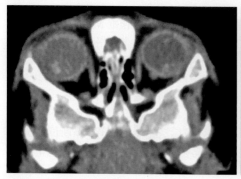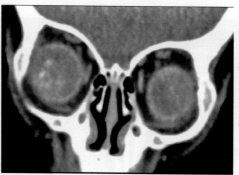

眼眶 CT:左图横断位平扫,双侧眼球内均可见稍高密度软组织影,合并砂砾样及斑点状钙化;右图冠状位重组,两眼球内均可见稍高密度软组织影,左眼球略小。

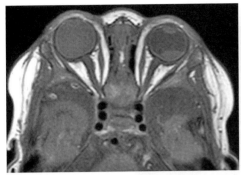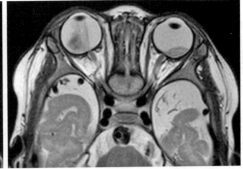

眼眶 MRI:左图 T1WI 横断位平扫,右眼肿块体积较大,信号不均匀,呈稍高信号,视网膜完全脱离仅在视盘部黏着,呈漏斗状,左眼肿块较小呈梭形;右图 T2WI 横断位平扫,肿块呈等低信号。

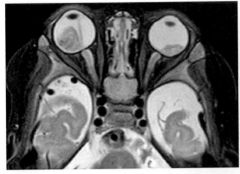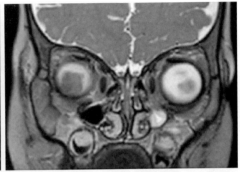

眼眶 MRI:左图 T2WI 压脂横断位平扫,双眼玻璃体内偏后部肿块呈相对低信号,信号不均匀;右图 T2WI 冠状位平扫,双眼玻璃体内偏后部肿块呈相对低信号。

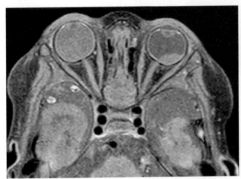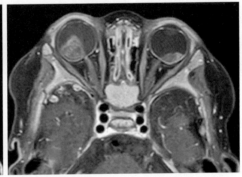

眼眶 MRI:左图 T1WI 横断位压脂平扫,双眼内肿块呈等信号;右图 T1WI 横断位压脂增强,肿块呈明显不均匀强化,双侧视神经及眼外肌形态及信号未见异常。

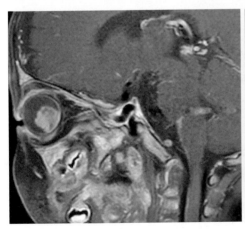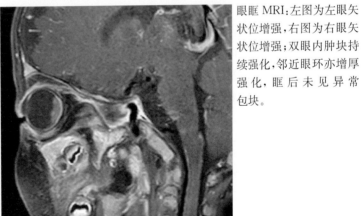

眼眶 MRI:左图为左眼矢状位增强,右图为右眼矢状位增强;双眼内肿块持续强化,邻近眼环亦增厚强化,眶后未见异常包块。

图 3-2-1-6　双眼视网膜母细胞瘤

病例 7

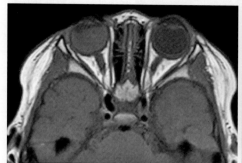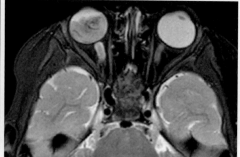

眼眶 MRI：左图 T1WI 横断位平扫，右眼球中后部软组织肿块，占据眼球大部，正常晶状体显示不清，呈等信号；右图 T2WI 压脂平扫，呈不混杂稍低信号。

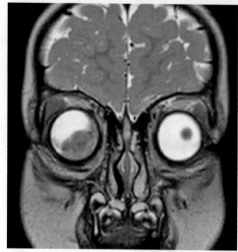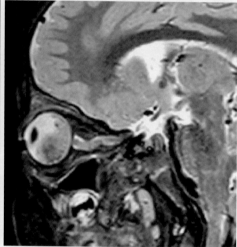

眼眶 MRI：左图 T2WI 冠状位平扫，右眼玻璃体内下后部肿块，眼环完整；右图 T2WI 矢状位平扫，右侧视神经走行稍迂曲，但未见增粗及异常信号。

图 3-2-1-7　右眼视网膜母细胞瘤

2. 视神经胶质瘤

【临床概述】

流行病学：

视神经胶质瘤（optic nerve glioma）为视神经和（或）视交叉胶质细胞的原发性肿瘤，大部分属于良性或低度恶性肿瘤，视神经胶质瘤占所有眼眶肿瘤的 4%，占所有颅内肿瘤的 2%。根据发病年龄分 2型：儿童型、成人型。儿童型多为毛细胞型星形细胞瘤，最多发生于 10 岁以下儿童，2～6 岁为高峰发病年龄，发病缓慢。

视神经胶质瘤属于神经系统肿瘤，多位于视路前部，大部分病例在原位扩大而不扩散，仅极少数病例沿着视路扩散，60% 侵犯视交叉，25% 侵犯颅内结构，小于 15% 侵犯眶内视神经。约 1/5 的病例伴发神经纤维瘤病。

主要表现：

临床表现取决于肿瘤所在位置，肿瘤局限于眶内表现为无痛性渐进性的视力减退、视野缺损和眼球突出，眼底检查时可发现视神经萎缩或视盘水肿。肿瘤向颅内进展时可引起头痛和阻塞性脑积水的症状，侵犯下丘脑出现脑综合征（体重下降、消瘦、皮下脂肪减少、昏睡、癫痫发作）。部分患者会出现不明原因斜视和眼球震颤。

【病理】

　　发生于眶内视神经的胶质瘤主要有两种生长形态,一为结节性,呈纺锤状,占71%,二为浸润性,在视神经的全长呈均匀的变粗,占29%。发生于视神经的胶质瘤常引起脑膜致密的成纤维细胞增生,大体观察时其表面光滑,呈纺锤状或香肠状,位于硬脑膜鞘内,可通过视神经管呈哑铃状向颅内扩展到视神经颅内段和视交叉。发生于视交叉的胶质瘤则多呈胶冻状,并可具有少突胶质细胞的成分。

　　镜下所见瘤细胞浸润性扩大,与正常视神经纤维间缺乏明显边界。肿瘤由分化很好的星形胶质细胞构成,瘤细胞细长,有头发样突起,平行或编织状排列。软脑膜结缔组织隔增厚失去原有的结构,被瘤细胞扩大分开。在瘤细胞之间,散在少数正常的少突胶质细胞。

【影像学表现】

　　CT:

　　眶内段视神经胶质瘤典型表现为梭形或纺锤形,这是由于肿瘤内部星形胶质细胞、蛛网膜细胞增生和细胞内含有大量黏液物质,而视神经表面的硬膜又限制其扩展,引起肿瘤内部张力升高。管状形和迂曲形是较早期的CT表现,椭圆形是肿瘤发展较大时的CT征象肿瘤。平扫时肿块呈等密度,增强后多数肿瘤呈轻至中等强化,少数富于血管或恶性胶质瘤可强化明显。大多数肿瘤密度均匀,少数伴有囊变,其密度可不均匀。一般肿瘤表面光滑,边界清楚。眶内肿瘤可向后扩展至视神经管,如CT显示视神经管扩大,提示管内视神经受累且肿瘤有可能侵入颅内。

　　MRI:

　　MRI典型表现为眶内梭形或圆形肿块,同时累及眶内段、管内段及颅内段则可表现为"哑铃形",由于胶质瘤不会穿越脑膜,肿瘤与周围正常结构分界清楚。视神经胶质瘤呈迂曲增粗形改变者,更容易累及管内及颅内。肿瘤在T1WI大多呈低信号,少数为等信号,T2WI可表现为等信号或高信号,有些视神经胶质瘤内有黏液样改变或囊性变,呈明显的长T1长T2信号。视神经胶质瘤强化形式多样,无强化、轻度强化及明显强化,这可能与血脑屏障破坏程度及肿瘤血管增生程度有关。若视神经胶质瘤伴有神经纤维瘤病I型增强时,在轴位图像上可以显示"雪地小路征",即轻度强化视神经胶质瘤与其周围明显强化的反应性增生血管纤维组织形成对比。

【诊断要点】

　　1. 10岁以下儿童,视力下降和眼球突出为主要表现。

　　2. 眶内球后肌锥内梭形或条束形肿块。

　　3. 中等均质密度、边界清且与视神经关系密切。

　　4. 同时累及视神经眶内段、管内段及颅内段表现为"哑铃形"。

　　5. T1WI上呈低信号,T2WI呈高信号。

　　6. 强化形式多样,无强化、轻度强化及明显强化都有。

　　7. 属良性或低度恶性肿瘤,极少侵犯眼球。

【鉴别诊断】

　　1. 视神经鞘脑膜瘤:中年女性多见,呈梭形增粗或球形肿块,在T1WI和T2WI大多数呈等信号,增强后明显强化,中央视神经不强化,在横轴位上表现为"双轨征",在冠状面表现为"袖管征"或"靶征"。

　　2. 视神经炎:视力下降发生快,激素治疗后症状消失也快,视神经一般不增粗或轻度增粗,呈长T1长T2信号,增强后视神经强化。

　　3. 视神经转移瘤:多见于邻近组织肿瘤的侵犯,如眼球内视网膜母细胞瘤、脉络膜黑色素瘤直接向视神经蔓延侵犯,偶见于远隔部位恶性肿瘤的转移,结合病史不难诊断。

　　4. 海绵状血管瘤:多见于青壮年,常发生于视神经的外上方或下侧,即使肿瘤很大充满肌锥,眶尖部仍可有脂肪组织间隙;动态增强扫描时,呈渐进性强化方式。

〖参考文献〗

1. 周蓉先,潘宇澄,邹明舜,等.视神经胶质瘤的 CT 与 MRI 表现[J].临床放射杂志,2003,22(10):831-834.
2. 魏祥,李建钢,任国政,等.12 例视神经胶质瘤 MRI 分析[J].磁共振成像,2012,3(3):184-187.

(席艳丽　陈桂玲)

〖病例解析〗

病例 1

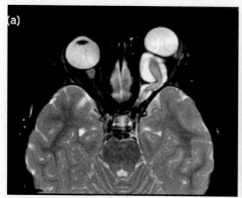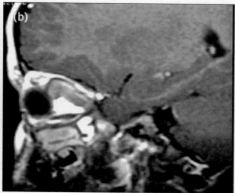

眼眶 MRI:左图 T2WI 压脂横断位平扫,左侧视神经迂曲走行并不均匀增厚,主要呈等 T1 信号,以眶内段为主,邻近蛛网膜下腔明显增宽积液;右图 T1WI 矢状位,肿块呈稍长 T2 信号,眼球及颅内段视神经未见受累。

图 3-2-2-1　左侧视神经胶质瘤

病例 2

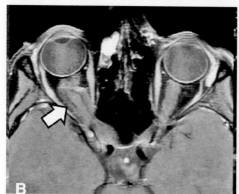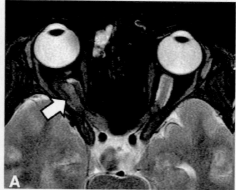

眼眶 MRI:左图 T1WI 压脂横断位平扫,右侧视神经不规则肿块,呈等 T1 信号,同时累及眶内段、管内段及颅内段;右图 T2WI 压脂横断位平扫,肿块呈稍长 T2 信号。

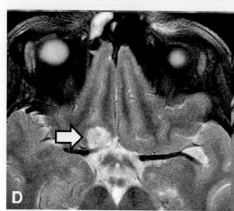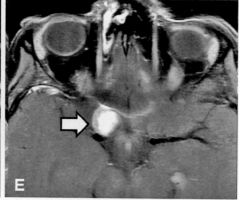

眼眶 MRI:左图 T2WI 压脂横断位平扫,右侧视神经走行区局部可见结节状稍长 T2 信号影;右图 T1WI 横断位增强,右侧视神经结节影呈明显强化,视束、视交叉形态尚可,未见明显异常信号。

图 3-2-2-2　右侧视神经胶质瘤

病例 3

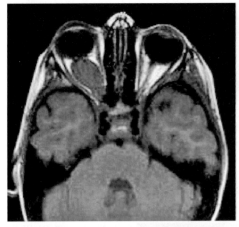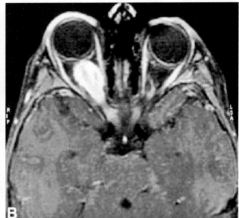

眼眶 MRI：左图 T1WI 横断位平扫，右侧视神经椭圆形肿块，累及眶内段，呈均匀等 T1 信号；右图 T1WI 横断位增强，肿块呈明显均匀强化并向管内段延伸。

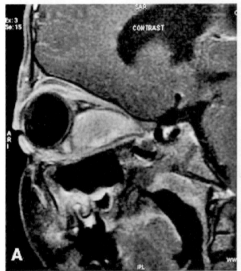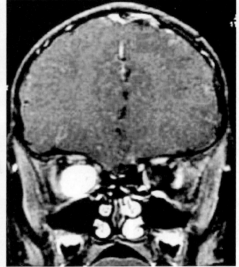

眼眶 MRI：左图 T1WI 矢状位增强，右侧视神经肿块呈明显均匀强化，与邻近眼外肌分界尚清，眼球未见受累，右侧视神经管扩大；右图 T1WI 矢状位增强，肿块明显强化。

图 3-2-2-3　右侧视神经胶质瘤

病例 4

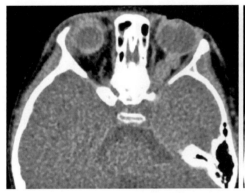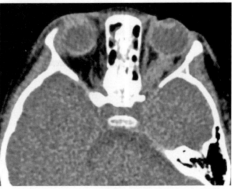

眼眶 CT：均为横断位平扫，左侧视神经串珠状不均匀增粗，边界清楚，其内密度均匀，呈等密度影。

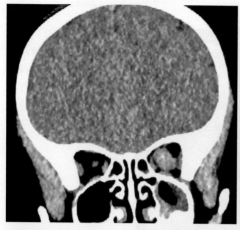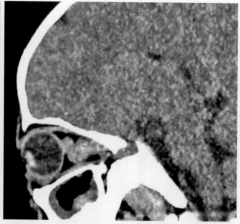

眼眶 CT：左图冠状位平扫，左侧视神经增粗，局部呈团块状，与周围各眼外肌分界清楚，眼环完整，未见明显受累；右图矢状位重组，左侧视神经管稍扩大。

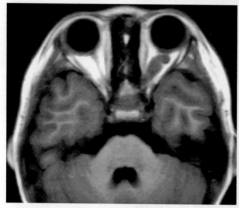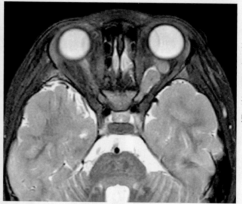

眼眶 MRI：左图 T1WI 横断位平扫，左侧视神经走行迂曲并串珠样增粗，信号均匀，呈等 T1 信号；右图 T2WI 压脂横断位平扫，肿块等 T2 信号，邻近蛛网膜下腔稍增宽。

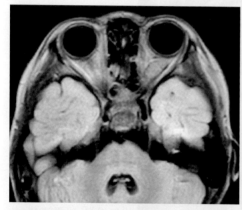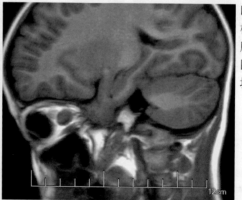

眼眶 MRI：左图 FLAIR 横断位平扫，左侧视神经肿块呈相对稍高信号；右图 T1WI 矢状位，球后肿块呈等信号，边界清楚。

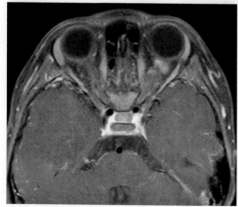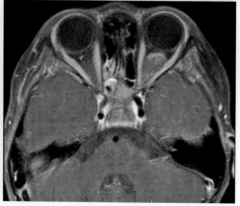

眼眶 MRI：均为 T1WI 横断位增强，不同层面图像视神经眶内段肿块呈不均匀轻度强化，眼球未见明显异常强化信号影。

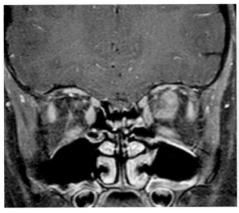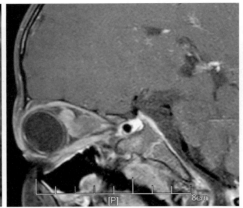

眼眶 MRI：左图 T1WI 压脂冠状位增强，左侧球后视神经持续强化，与眼外肌分界清楚；右图 T1WI 压脂矢状位增强，球后视神经持续强化。

图 3-2-2-4　左侧视神经胶质瘤

病例 5

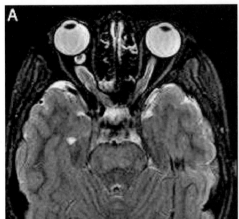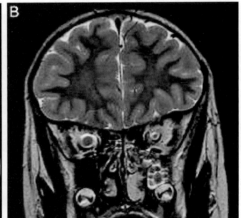

眼眶 MRI：左图 T2WI 横断位压脂，双侧视神经走行迂曲并不均匀增粗，右侧为著，累及视神经眶内段及管内段；右图 T2WI 冠状位压脂，右侧视神经明显增粗，周围蛛网膜下腔增宽。

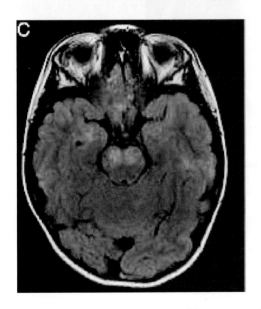

眼眶 MRI：FLAIR 横断位平扫，病变累及双侧视束及视交叉，形态不均匀增粗并信号增高，同时该患儿合并脑桥腹部及左侧小脑半球多发异常信号，为神经纤维瘤病Ⅰ型。

图 3-2-2-5　双侧视神经胶质瘤合并神经纤维瘤病

病例 6

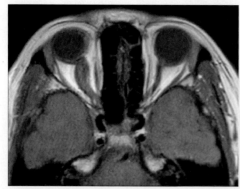
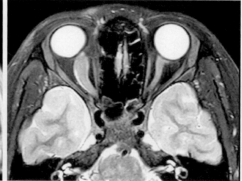

眼眶 MRI：左图 T1WI 横断位平扫，右侧视神经眶内段不均匀增粗，以前部为著，右侧视神经管稍扩大；右图 T2WI 压脂横断位，右侧视神经周围蛛网膜下腔略宽。

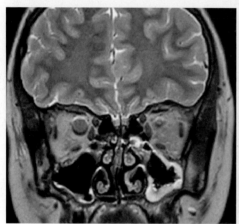
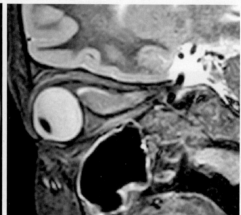

眼眶 MRI：左图 T2WI 冠状位，右侧视神经较对侧明显增粗，邻近蛛网膜下腔稍增宽；右图 T2WI 压脂矢状位，右侧视神经肿块与眼外肌分界清楚。

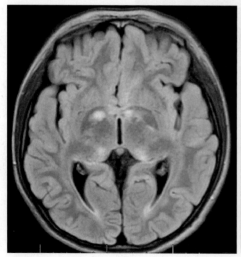
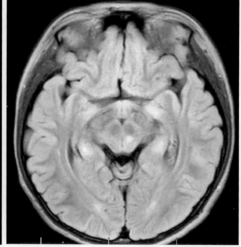

头颅 MRI：均为平扫横断位 FLAIR，双侧丘脑、基底节区、中脑及颞叶皮层下白质多发对称性异常信号影，为视神经胶质瘤合并神经纤维瘤病。

图 3-2-2-6　右侧视神经胶质瘤合并神经纤维瘤病

3. 横纹肌肉瘤

〖临床概述〗

流行病学：

眼眶横纹肌肉瘤（rhabdomyosarcoma，RMS）是由分化程度不同的横纹肌母细胞所构成的高度恶性肿瘤,是儿童最常见的眶内恶性肿瘤,约占全部儿童眼眶疾病的 2%,占眼眶肿瘤的 6%。本病好发于儿童,80% 病例在 10 岁以下发病,女性患者较多。据第 4 版世界卫生组织(WHO)软组织肿瘤分类横纹肌肉瘤分为胚胎性、腺泡性、梭形细胞/硬化性及多型性横纹肌肉瘤 4 型,发生于眼眶的横纹肌肉瘤多数为胚胎性。本病多是散发性,偶尔有些病例有家族史,有些病例合并有先天畸形及外伤史。

儿童眼眶横纹肌肉瘤起源于中胚叶未分化的多能间充质细胞,恶性程度高,发病急且进展迅速,早期即可破坏眶骨壁,也可侵入筛窦、鼻腔或颅内,晚期病例特别是更具侵袭性的腺泡型者,常有局部淋巴结转移,也可经血向远处器官转移,主要转移至肺,骨骼转移较少见。关于横纹肌肉瘤的病理分型与预后的关系,多型性较好,胚胎性居中,腺泡性最差。

主要表现:

横纹肌肉瘤虽可发生于眼眶的任何部位,但多见于眶的上部。首发症状为迅速进展的眼球突出和移位,常向前外下方突出,伴有眼睑充血与水肿,部分病例出现可触及的球结膜下或眼睑的包块,复视与眼肌运动障碍也常见到。三叉神经受累会引起眼眶疼痛,肿瘤侵入颅内引起颅内高压而出现头痛、呕吐。因肿瘤压迫引起视乳头充血、视网膜静脉怒张与充盈、黄斑水肿及视网膜压迫性放射状皱纹。视力障碍与视乳头萎缩较少见。

【病理】

胚胎性主要由未分化的梭形和小圆形细胞组成,相当于胚胎发育早期(7～10 周)的横纹肌母细胞,以瘤细胞呈弥漫性分布伴黏液样基质为特征。镜下可见成片的圆形和梭形细胞,均匀分布,或排列为疏松和紧密相间的细胞带,多数肿瘤有丰富的血管,且瘤细胞围绕血管排列。低分化的瘤细胞呈圆形或小梭形,核大深染,核仁不清,少量嗜伊红胞质,核分裂多。小梭形细胞核居中,深染,两侧有胞质。分化较好的瘤细胞呈带状、网球拍状或蝌蚪状,胞质丰富,嗜伊红染色时颗粒状可见横纹结构。腺泡性主要由未分化的圆形瘤细胞组成,腺泡样排列和假乳头为其主要特征。多型性最为少见,成年人易发,有典型的肉瘤图像,瘤细胞极为丰富,主要是相当于发育后期的横纹肌母细胞,呈高度异形性,由不同分化阶段的瘤细胞构成,其组织学特征是高度多形性和异形性。

【影像学表现】

X 线平片:

X 线平片多数可见眶腔扩大且密度增高的影像,显示密度增高的软组织影。晚期尚可发现骨破坏。

CT:

CT 对显示眼眶横纹肌肉瘤的位置、形态及其对周围组织的侵犯具有重要价值,尤其对显示骨质破坏非常敏感。多数病例肿瘤位于眶上部,只有少数病例病变占据全眶或位于眶后部,呈锥形或类圆形,边缘光滑,边界清楚,肿瘤密度较均匀,钙化、坏死少见,有坏死腔或出血时密度不均匀,CT 值在 34～60 HU。肿瘤较大时,形态不规则,可包绕眼球,但球壁多保持完整,表现为"铸型征",增强后多为中等或明显强化,少数为不规则片状强化。骨质破坏常为虫蚀样或筛孔状骨质吸收,多见于眶内、上壁和筛骨纸板。肿瘤累及眶尖可使眶上裂扩大,甚至扩展到颅内;破坏眶下壁可突入到上颌窦,或经眶下裂蔓延至翼腭窝和颞下窝;破坏眶顶壁可蔓延至前颅窝。病变侵犯眼外肌还可观察到肌肉肿大。

MRI:

早期病灶 MRI 平扫信号均匀,与眼肌相比 T1WI 显示为中等或中等偏低信号,由于肿瘤细胞胞浆丰富,胞质稀少,含水量高,T2WI 上信号高于正常眼肌为高信号,DWI 信号稍高,肿瘤内有坏死、囊变和出血时,则信号不均匀,出血区 T1WI 和 T2WI 均为高信号,增强后病灶表现为中度或显著强化。有骨质改变者,根据骨髓信号的改变,尤其是增强后,MRI 也可以显示骨质的破坏情况,但明显不如 CT 准确。

〖诊断要点〗

1. 小于 10 岁以下男孩发病多见。

2. 病程短、病情进展迅速。

3. 好发于左眼及眼眶内上象限,眼球突出进展迅速。

4. 病灶早期多为实性肿块,肿块较大时可出现点状、片状囊变坏死区。

5. 邻近眶骨可见明显骨质破坏。

6. 增强扫描后实性部分明显强化。

〖鉴别诊断〗

1. 毛细血管瘤:好发于婴儿,病变生长缓慢,表现为肌锥外间隙分界清晰的均质类圆形肿块,一般病变边界清楚,信号均匀,增强后明显强化,临近眼外肌无侵犯。

2. 淋巴瘤:常同时累及眼眶肌锥内、外间隙、眶隔前结构及泪腺区,边界不清,易包绕眼球生长呈铸型状改变,质地较软,密度均匀,CT 上较眼直肌呈等或稍高密度,MRI 表现为 T1WI 上呈等信号,T2WI 上呈等或稍高信号,DWI 呈高信号,增强后均匀轻中度强化。

3. 眼睑蜂窝织炎:眼睑出现感染后的红、肿、热、痛的临床特征性表现,病变弥漫,边界模糊,DWI 上呈明显高信号,增强后呈不均匀明显强化。

4. 绿色瘤:有中性粒细胞性白血病病史,多累及双侧,病变多位于肌锥外,伴邻近眶壁骨质破坏。骨髓检查有急性粒细胞性白细胞的改变,周围血中有幼稚白细胞及白细胞总数明显升高。

5. 神经母细胞瘤:婴幼儿发展迅速的进行性眼球突出,伴有眼睑皮肤瘀血,可一侧或两侧同时发病,多发于颞侧,同时广泛累及颅底骨质,MRI 可见骨髓信号异常,CT 可见骨皮质的破坏及放射状骨膜反应,原发病灶多位于肾上腺及腹膜后,少数可位于纵隔或颈部。

6. 炎性假瘤:边缘多不清楚,常伴眼外肌肥大,增强为延迟性持续性强化。

〖参考文献〗

1. 浦俭,何茜,向述天,等.儿童眼眶横纹肌肉瘤临床及影像:5 例分析[J].国际医学放射学杂志,2020,43(3):343-347.

2. 李志欣,田其昌,李玉皓,等.眼眶横纹肌肉瘤的临床特点及影像学评价[J].临床放射学杂志,2001,20(9):664-666.

(席艳丽　陈桂玲)

〖病例解析〗

病例 1

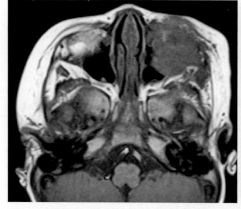 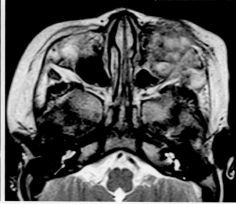

眼眶 MRI:左图横断位 T1WI 平扫,左眼眶内不规则软组织肿块影,边界不清,信号不均匀,主要呈等 T1 信号;右图横断位 T2WI 平扫,病灶稍长 T2 信号。

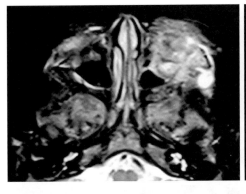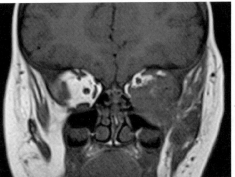

眼眶 MRI：左图横断位 T2WI 压脂，肿块呈相对稍高信号，其内信号不均匀，可见囊变坏死区；右图 T1WI 冠状位平扫，左眼眶扩大，肿块占据眼眶下部，与各眼外肌视神经均分界不清。

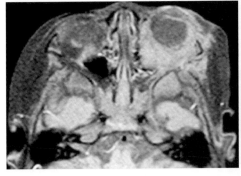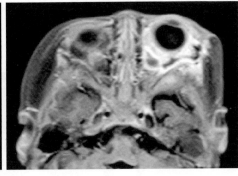

眼眶 MRI：左图 T1WI 横断位压脂平扫，左眼眶内不规则软组织肿块影，边界不清，信号不均匀，压脂后呈稍高信号；右图 T1WI 横断位压脂增强，左眼眶肿块呈明显不均匀强化，囊变坏死区未见强化，肿块部分包绕左眼球生长。

图 3-2-3-1 左眼眶横纹肌肉瘤

病例 2

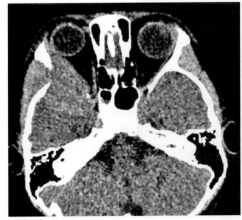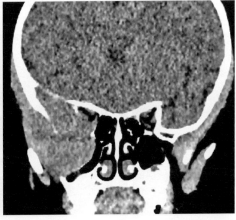

眼眶 CT：左图横断位平扫，右眼眶外上壁梭形软组织肿块，密度稍高，邻近眶壁骨质呈膨胀性骨质破坏，眼球形态完整，右侧外直肌显示不清；右图冠状位重组，右眼软组织占位，周围骨质可见破坏。

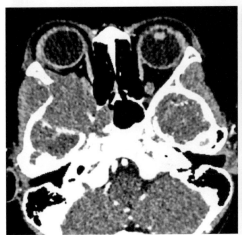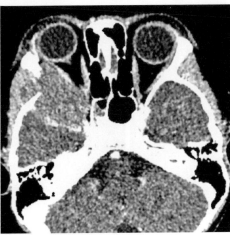

眼眶 CT：左图横断位增强动脉期，右眼眶肿块明显均匀强化，右眼外直肌与肿块分界不清，部分增粗受累；右图横断位增强静脉期，静脉期强化更明显。

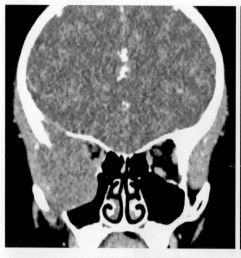
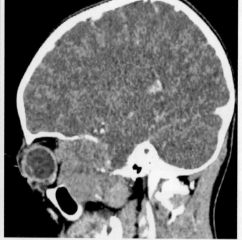

眼眶 CT：左图冠状位增强，肿块明显强化，向外侵犯右侧颞窝；右图矢状位增强，向后突破颅底骨质，眶后脂肪间隙大部被肿块占据。

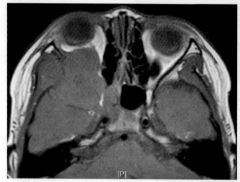
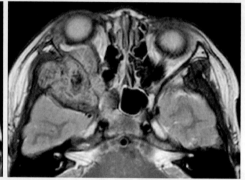

眼眶 MRI：左图 T1WI 横断位平扫，肿块呈多发结节状，信号欠均匀，主要呈等 T1 信号；右图 T2WI 横断位平扫，稍长 T2 信号，右侧眼外肌受累，视神经受压向内侧移位。

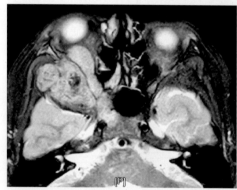
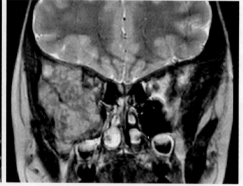

眼眶 MRI：左图 T2WI 横断位压脂平扫，右眼眶肿块仍呈相对高信号，其内可见小片状低信号影，眶后脂肪间隙消失，与脑实质分界尚清；右图冠状位 T2WI，右眼眶处见不规则软组织包块，T2 呈高信号，内可见低信号。

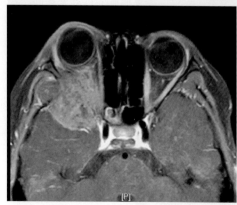
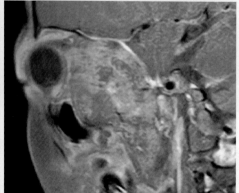

眼眶 MRI：左图 T1WI 压脂横断位增强，右眼眶肿块呈明显不均匀强化，侵犯外直肌，眼环尚完整，未见明显异常强化；右图 T1WI 压脂矢状位增强，右眼眶软组织肿块不均匀强化。

图 3-2-3-2　右眼眶横纹肌肉瘤

4. 神经鞘瘤

〖临床概述〗

流行病学：

眼眶神经鞘瘤(orbital neurilemoma)占所有眼眶肿瘤的1‰～6.4‰，发生于儿童较少见，主要起源自神经鞘膜，多发生在感觉神经干及其小分支，主要由施万细胞组成，肿瘤边界较为清晰，包膜完整，生长较为缓慢，起病隐匿，肿瘤多为椭圆形，长轴与眼轴一致。由于眼眶内含有丰富的神经组织，这些神经的轴突外边均被覆鞘膜细胞，因而均可发生神经鞘瘤。此病一般单发，少部分可合并神经纤维瘤病。

主要表现：

临床上以眼球渐进性突出、眶内肿块、视力减退、眼球运动受限为主要症状，严重者可蔓延至颅内，引起鼻塞、头痛等症状。

〖病理〗

大体病理上，神经鞘瘤表现为光滑、包膜完整的肿块，呈褐色或黄色，触之有波动感且易碎。偶见出血灶，少数肿瘤可见钙化，部分肿瘤可有囊变及囊性神经鞘瘤。

肿瘤可为形态规则的椭圆形或类圆形，也可呈锥形、哑铃形或其他不规则形态。镜下可见Antoni A型瘤细胞和Antoni B型瘤细胞。前者瘤细胞排列紧密，后者排列疏松，瘤细胞外存在丰富的胶原纤维，部分神经鞘瘤内可见生长活跃区域，极少部分可能发生恶变。

〖影像学表现〗

CT：

平扫表现为眼眶内等密度肿块，边缘光滑，边界清楚，肿瘤密度与眼外肌和视神经接近，多数密度均匀，少数不均匀，内可有片状的囊变区。增强扫描后肿瘤实性部分均匀强化，囊变区不强化；极少数神经鞘瘤整个瘤体呈囊性。

MRI：

Antoni A型瘤细胞区呈等T1、等T2信号，Antoni B型瘤细胞区信号与黏液类似，呈长T1、长T2信号；增强后病变实性部分明显均匀，囊变区无强化；肿瘤可经眶上裂向颅内蔓延，形成颅眶沟通瘤。

〖诊断要点〗

1. 眼眶内包块，边界较光整，大多数呈形态规则的类椭圆形。

2. 大多密度均匀，少数可见囊变。

3. CT、MRI增强扫描实性部分均匀强化，囊变区无强化。

4. 肿瘤向颅内蔓延时，眶上裂扩大、眶上裂骨质变薄并后翘等。

〖鉴别诊断〗

1. 海绵状血管瘤：为眶内最常见的良性肿瘤，血供丰富，动态增强扫描时，早期瘤内血窦呈斑点状强化，延迟后扫描常见整个肿块均质增强，"渐进性强化"是特异性征象，且血管瘤极少发生于肌锥外，一般不发生囊变。

2. 泪腺混合瘤：发生于眼眶外上方，为类圆形肿块，常有分叶，生长常致外上方局限性扩大，而眼眶神经鞘瘤向上、下和内侧生长为主，致眼眶上方局限性扩大，瘤内常有囊性变。

3. 皮样囊肿：极少数神经鞘瘤整个瘤体呈囊性，周边囊壁为软组织，与囊性神经鞘瘤鉴别较困难。

〖参考文献〗

1. 王悦中. CT与MRI在诊断眼眶神经鞘瘤的临床影像分析[J]. 影像研究与医学应用，2019,3(16)：193-194.

2. 岳军艳，闫宇涛，杜忆兵，等. 眼眶神经源性肿瘤的CT表现分析[J]. 临床放射学杂志，2011,30(12)：1746-1748.

3. 菅宝芬,佟艳秋,赵全良.眼眶内巨大神经鞘瘤 1 例[J].国际眼科杂志,2013,13(002):415-416.

（陆　锐　陈桂玲）

【病例解析】

病例 1

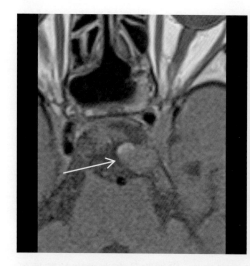 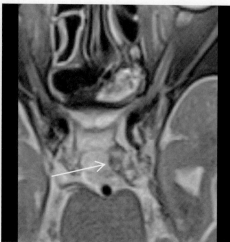

鞍区 MRI:左图 T1WI 横断位平扫,视交叉偏左侧可见结节影,呈等长 T1 信号,局部信号略偏高;右图 T2WI 横断位平扫,视交叉偏左侧 T2 低信号结节影,信号不均匀。

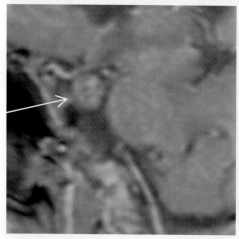 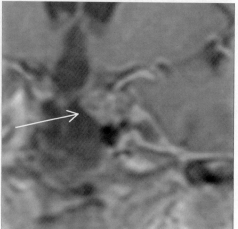

鞍区 MRI:左图 T1WI 矢状位增强,视交叉可见结节影,局部稍强化;右图 T1WI 冠状位增强,视交叉偏左侧可见结节影,不均匀轻度强化。

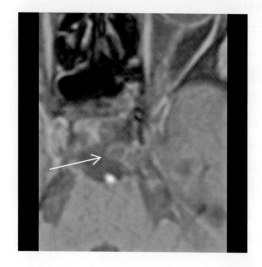

鞍区 MRI:T1WI 横断位增强,视交叉偏左侧结节影不均匀强化。

图 3-2-4-1　视交叉神经鞘瘤

5. 视神经鞘脑膜瘤

〖临床概述〗

流行病学：

视神经鞘脑膜瘤(optic nerve sheath meningiomas)为起源于蛛网膜纤维母细胞或硬脑膜内面的内皮细胞的一种中胚叶性肿瘤，是一种良性肿瘤，少数部分可发生恶变。良性的视神经鞘脑膜瘤生长慢，发生恶变后发展迅速，发生于儿童者往往年龄越小恶性度越高。本病好发中年女性，完全局限于眼眶内的视神经鞘脑膜瘤很少见。大多数的视神经鞘脑膜瘤单侧发病，少数部分为双侧发病，有 4.2%～16%的视神经鞘脑膜瘤可伴有神经纤维瘤病，多数的双侧视神经鞘脑膜瘤伴有纤维瘤病Ⅰ型。

主要表现：

本病原发于眼眶内，肿瘤可以向前方穿过筛板进入眼球，向后方进入视神经管、视交叉及颅内，部分肿瘤也可穿透硬脑膜从而侵入眼眶内脂肪间隙。

视神经鞘脑膜瘤生长方式一般表现为渐进性，眼球逐渐向前方无痛性突出，此后可引起视力缓慢进行性下降，部分病例虽然有较长时间的明显的眼球突出，但是仍可保留较好的视力，其他症状如眼部不适、结膜水肿，晚期可出现视乳头萎缩，部分患者可有视野的缺损，而疼痛及复视较少见。

视神经鞘脑膜瘤中起源于视神经管的脑膜瘤常常首先出现视野的向心性缩小，起源于眼眶尖部的脑膜瘤常常引起眶尖综合征，源于颅内的脑膜瘤生长比较缓慢，在肿瘤较大时可出现明显的头痛症状。

〖病理〗

视神经鞘脑膜瘤为淡红色，可见包膜，和周围组织有显著界限，晚期肿瘤常充满眶内并可侵犯眶内组织而呈浸润性生长。

视神经鞘脑膜瘤的组织学特征与颅内的脑膜瘤相似，可分为 4 种类型：上皮型、砂砾体型、纤维细胞型、脉管型，以上皮型最常见。恶性脑膜瘤主要是肉瘤型脑膜瘤，发展快，短期就可侵犯眼眶内组织和周围骨质。

〖影像学表现〗

CT：

表现为沿视神经生长的管状包块，部分可表现为梭形，仅有极少部分为偏心性生长，视神经在肿瘤的一侧，呈压迫状改变。肿瘤的密度与眶内肌肉密度相近，部分肿瘤可见钙化，呈圆形、斑片状或线样，少数钙化形状具有一定特征性，在冠状面表现为包绕视神经的环形钙化，在横断面表现为视神经周围的两条平行的线形致密影，可帮助诊断。增强扫描，肿块强化，而中央视神经不强化，这个征象就是典型的双轨征。

MRI：

典型 MRI 表现为视神经呈管样或梭形增粗，也可以呈偏心性的球形肿块，肿瘤在 T1WI 及 T2WI信号和脑组织信号相仿，MRI 增强扫描后强化方式类似 CT，增强后肿块呈明显强化，中央神经不强化，在同时使用压脂技术 T1WI 表现为"双轨征"，钙化在 MRI 上表现为 T1WI 及 T2WI 低信号。

〖诊断要点〗

1. 视神经呈管状或梭形增粗。

2. CT 表现肿块内类圆形、线性或斑片状钙化。

3. CT 及 MRI 增强后肿瘤明显强化，肿瘤中央视神经不强化，表现为"双轨征"。

〖鉴别诊断〗

1. 海绵状血管瘤：CT 大多表现为圆形或椭圆形，密度均匀，与眼外肌密度相近，少数肿瘤内可见小圆形钙化灶,其实质是静脉石。眶尖脂肪存在,均有不同程度的眼外肌及眼球受压移位,肌锥内肿瘤可见视神经受压移位征象,视神经管无明显扩大。增强扫描动脉期肿瘤局部小片状或结节状强化,静脉期和延迟期肿瘤呈"渐进性、持续性强化"。

2. 神经鞘瘤:眼球后肿块,多位于肌锥内、外间隙,以上直肌上方的肌锥外间隙居多。形状多为椭圆形,与颅内相通时呈哑铃状,边界光滑,肿瘤实性成分密度较低,其内可有不规则低密度区(Antoni B组织),增强呈中度强化,可有眶骨吸收、眶腔扩大、视神经及眼外肌受压现象。

3. 视神经炎:发生快,消失也快,视神经增粗,却不像肿瘤样明显,无明显肿块征象;增强后视神经强化显著,部分病例可出现视神经鞘强化而视神经不强化,呈"双轨征"表现。

4. 视神经胶质瘤:肿块呈梭形、管状或球状增粗,边缘清楚。增强后增粗的视神经轻度至明显强化,CT 显示肿瘤与脑实质等密度或略低密度,无钙化;MRI 显示肿瘤与脑实质相比,在 T1WI 呈低信号,在 T2WI 呈高信号;常发生于 10 岁以内儿童,眶内、视神经管内视神经和视交叉均有胶质瘤,显示"哑铃状"。

【参考文献】

ROSCA T I, CARSTOCEA B D, VLADESCU T G, et al. Cystic optic nerve sheath meningioma[J]. J Neuroophthalmol,2006,26(2):121-122.

(陆　锐　陈桂玲)

【病例解析】

病例 1

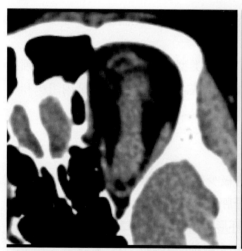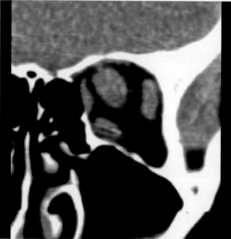

眼眶 CT:左图横断位平扫,左侧视神经不均匀增粗,密度尚均匀;右图冠状位重组,左视神经增粗。

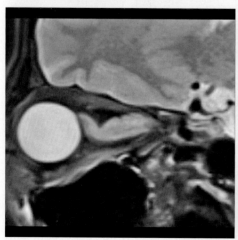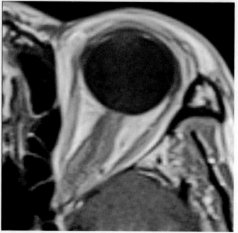

眼眶 MRI:左图左眼 T2WI 矢状位平扫,左视神经不均匀增粗,呈长 T2 信号,视神经管增宽;右图 T1WI 横断位平扫,左视神经不均匀增粗,呈等长 T1 信号,视神经管增宽。

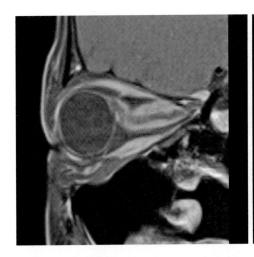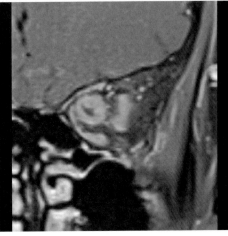

眼眶 MRI：左图 T1WI 矢状位增强，左视神经增粗，增强后软组织肿块强化，视神经不强化，呈"双轨征"；右图 T1WI 冠状位增强，左视神经增粗，周围软组织明显强化，视神经不强化。

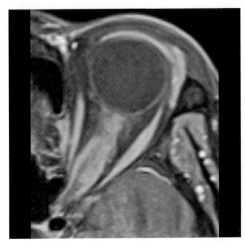

眼眶 MRI：T1WI 横断位增强，左视神经增粗，增强后软组织肿块强化，视神经不强化，呈"双轨征"。

图 3-2-5-1　左视神经脑膜瘤

6. 白血病/淋巴瘤浸润

【临床概述】

流行病学：

淋巴瘤和白血病都是严重的、甚至是致死性的全身性疾病，也常累及眼眶。恶性淋巴瘤仅少部分发生在眼部，以眼眶最常见，其次为结膜下与眼睑。淋巴瘤一般分为霍奇金淋巴瘤（Hodgkin lymphoma，HL）和非霍奇金淋巴瘤（non-Hodgkin lymphoma，NHL）两大类。眼眶原发性恶性淋巴瘤较为少见，多数是由邻近器官（泪腺、眼睑、结膜、鼻咽部及鼻窦）蔓延而来，或者是全身恶性淋巴瘤在眼眶的局部表现。眼眶淋巴瘤绝大多数为非霍奇金淋巴瘤，80％来源于 B 细胞增生，呈低度恶性，5％来源于 T 细胞，其余来源于未分化细胞。

白血病为儿童最重要的癌症之一，累及骨髓以外者称为骨髓外白血病，多见于急性粒细胞性白血病的粒细胞肉瘤型，因肿瘤内含有髓性过氧化物而呈绿色故又称绿色瘤，它不是原发肿瘤，是白血病在眼眶的一种特殊表现，该病进展迅速，预后差。

主要表现：

临床分为急性型和慢性型，慢性型进展缓慢，隐匿起病，开始症状轻；急性型起病急，发展快，多于 1～2 月内起病、就诊。患者眼睑肿胀，眶内可触及无痛性肿块，质硬，呈索状或结节状。当肿块较大时可见眼球被推移,向外突出。球结膜水肿,结膜下、结膜穹可见桃红色或粉红色肿物,肿物生长累及眼外肌时可使眼球运动受限,如累及球后视神经,可致视力下降。若眼眶淋巴瘤为系统淋巴瘤的局部表现时,可伴有全身症状,如发热、消瘦、疲劳、浅表淋巴结肿大等。骨髓像可出现增生活跃。

【病理】

眼眶非霍奇金淋巴瘤为局限的黄色或灰粉红色肿块,较软,脆而无坏死。镜下反应性淋巴样增生可见多形小圆形淋巴细胞和浆细胞,常有一些和核分裂活跃的生发中心,在较少的纤维性基质中有少量嗜曙红细胞和内皮细胞增生,无或很少淋巴滤泡,内皮细胞增生也不明显。

绿色瘤其形成主要是颗粒性细胞呈瘤块状增殖所致。肿瘤的同质内有绿色色素沉着,肿瘤切面呈绿色而得名。镜下肿瘤细胞为圆形,更接近急性粒细胞白血病的细胞形态。瘤细胞体积较大,有些细胞核有扭曲、折叠,形态上像组织细胞,同时还有一些特别巨大的肿瘤细胞,MPO是骨髓系细胞群的特异性标记。

【影像学表现】

CT:

淋巴瘤:①部位:眼眶淋巴瘤常累及双侧眼眶并多发,部位多位于眶隔前区、泪腺区,同时向肌锥外、肌锥内和眶周间隙侵犯,以眼眶的外上象限为主;②形态:形态可分局限型和弥漫型,多以弥漫型为主,沿眶内固有结构表面浸润性生长,较小的肿瘤可呈条索、片状或结节状,边缘呈浸润状,大的肿瘤进一步包绕并沿眼球、泪腺、视神经、眼外肌、眶隔或眶壁等结构蔓延,沿肌锥内外脂肪间隙呈铸形改变,边界不清楚,而以上结构多无移位,肿瘤一般不侵入眼球;③密度:CT平扫肿瘤呈密度均匀的等或稍高密度影,无液化坏死、出血和钙化等表现,增强扫描呈轻中度均匀强化;④病变邻近结构:肿瘤可侵犯眼外肌导致1条或多条眼外肌增粗,以上直肌最易受累,视神经也可侵犯,但不造成解剖结构的移位变形,也很少侵蚀骨壁造成眼眶扩大。

绿色瘤:CT表现具有一定的特征性,肿块均位于眼眶外侧壁,以沿眶壁下的梭形肿块,结节样均匀高密度及片状浸润性高密度影,增强扫描呈中等强化,眶壁骨质破坏呈筛状、边缘性、蚕食样伴有毛刷状、带状骨膜反应为特点。

MRI:

好发于眶隔前部淋巴组织分布区,以眼眶前部、肌锥外侧最多见,然后向眶内侵犯,呈多形性、塑形性、浸润性生长,较大肿块呈铸形包绕眼球,不侵犯眼球内结构。肿块信号均匀,以眼外肌为参照物,T1WI多呈等或稍低信号,T2WI多呈稍高或等信号,无出血、坏死,DWI呈明显高信号。增强呈轻度或中度均匀强化,动态增强密度变化具有特征性,延迟期密度较增强晚期密度明显降低。

【诊断要点】

1. 单侧或双侧发病,病程较长。
2. 多位于眶隔前区和泪腺区,以眼眶的外上象限为主。
3. 呈多形性、塑形性、浸润性生长,累及眶内结构呈特征性的铸形改变。
4. 眼球内部结构常不受累,骨质破坏出现晚且较轻。
5. 密度信号均匀,较少出现囊变及钙化,增强呈较均质的轻中度强化。

【鉴别诊断】

1. 炎性假瘤:临床表现为痛性突眼,眼球运动受限,激素治疗有效。影像表现密度不均,边界不清,常伴有眼外肌、泪腺或眼环受累改变,表现为眼外肌增粗,肌腱为主,泪腺肿大,眼环增厚、强化。增强扫描多呈明显均匀强化,强化程度较淋巴瘤更明显。

2. 泪腺上皮肿瘤:较小的泪腺肿瘤表现为泪腺区圆形或卵圆形密度均匀肿块,边界清楚,其内可出现点状钙化影,增强扫描强化程度低于眼眶淋巴瘤,常不伴有眼外肌受累,病变较大时可伴有邻近骨质受压、吸收。

3. 眼眶转移瘤:多有原发病史,可以发生于眼球区、肌锥内外及视神经鞘区,以眼球区多见,表现为多发的不规则软组织肿块,密度欠均匀,可伴有邻近骨质破坏,增强扫描呈不均质明显强化。

4. 眼眶蜂窝织炎:表现为眼睑软组织肿胀,边界不清。同时眼外肌肿胀增厚,增强后病灶不均匀明显强化,结合具有炎性临床表现,其血液生化检查均具有特殊性,较易诊断。

5. 弥漫性淋巴管瘤:一般病程较长,肿块体积较大,形态不规则,密度不均匀,可伴眼眶明显扩大,未见骨质破坏,增强后轻度或不强化,肿块内以畸形血管强化影具有鉴别意义。

【参考文献】

1. 尚柳彤,杨家斐,王鑫坤,等.眼眶淋巴瘤的 MRI 征象[J].中国医学影像学杂志,2016 年,24(4):256-260.

2. 蒋牧良,龙莉玲,黄仲奎,等.眼眶淋巴瘤的影像学特征与病理对比分析[J].实用放射学杂志,2010,26(6):805-807.

(席艳丽　陈桂玲)

【病例解析】

病例 1

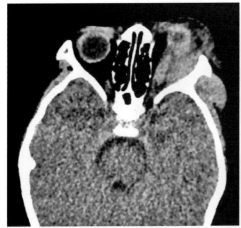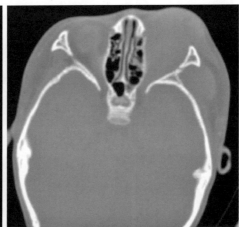

眼眶 CT:左图横断位平扫软组织窗,左眼球周围及后外侧弥漫性软组织增生,密度均匀,向外左侧颞窝亦可见软组织包块影;右图横断位平扫骨窗,邻近眶壁骨质未见明显破坏。

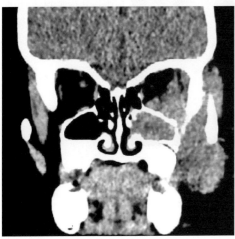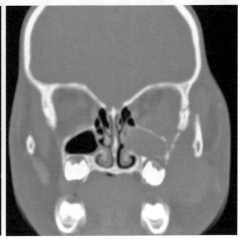

眼眶 CT:左图冠状位软组织窗重组,软组织肿块向外累及左侧颞窝、颞下窝及上颌窦,密度均匀,边界不清;右图冠状位骨窗重组,左侧上颌窦及眼眶骨质可见筛孔状骨质破坏。

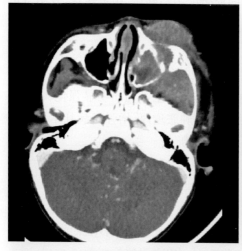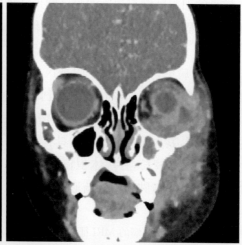

眼眶 CT：左图横断位增强，左眼眶肿块呈明显弥漫性均匀强化，部分包绕眼球，眼外肌显示不清；右图冠状位增强，软组织肿块位于左侧眼眶内及左侧面部，呈均匀强化。

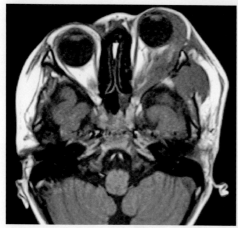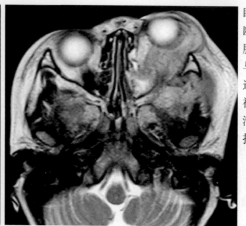

眼眶 MRI：左图 T1WI 横断位平扫，左眼眶软组织肿块等均匀等 T1 信号，与肌肉、脑灰质信号接近，左眼环、外直肌及视神经均受累，与之分界不清；右图 T2WI 横断位平扫，肿块呈稍长 T2 信号。

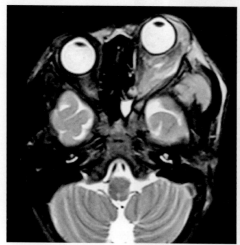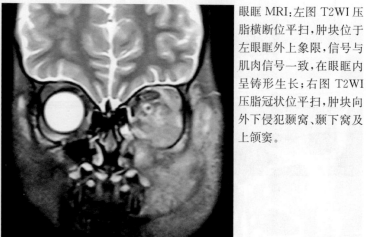

眼眶 MRI：左图 T2WI 压脂横断位平扫，肿块位于左眼眶外上象限，信号与肌肉信号一致，在眼眶内呈铸形生长；右图 T2WI 压脂冠状位平扫，肿块向外下侵犯颞窝、颞下窝及上颌窦。

图 3-2-6-1　左眼眶弥漫型淋巴瘤

病例 2

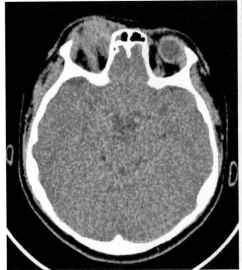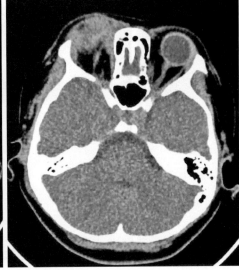

眼眶 CT:均为横断位平扫,右眼眶前内侧结节状软组织包块,密度均匀,边界不清,内直肌及上直肌均受累增粗。

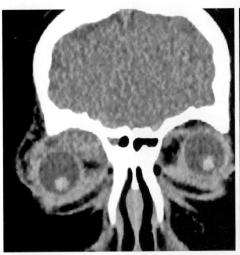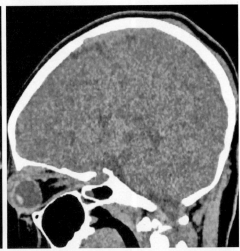

眼眶 CT:左图冠状位重组,肿块位于右眼眶前内上侧,眼环完整,视神经未见增粗,邻近周围眶壁未见明显骨质破坏;右图矢状位重组,肿块位于眼球上方。

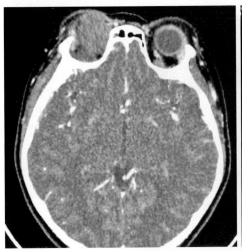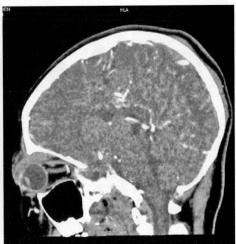

眼眶 CT:左图横断位增强,右眼眶肿块呈明显均匀强化;右图矢状位增强,右眼球受压向下方稍移位,另见顶枕部头皮局部软组织样增厚并强化。

图 3-2-6-2 右眼眶局限型淋巴瘤

病例3

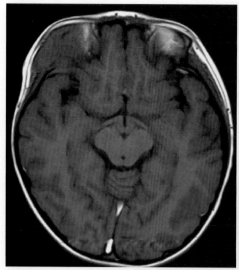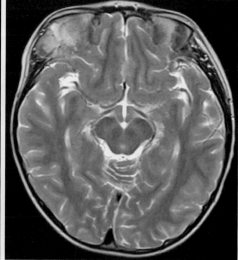

眼眶MRI：左图T1WI横断位平扫，右眼眶眶顶及额骨不规则片状软组织影，边界不清，信号不均匀，主要呈等T1信号，骨质破坏明显；右图T2WI横断位平扫，肿块呈稍长T2信号。

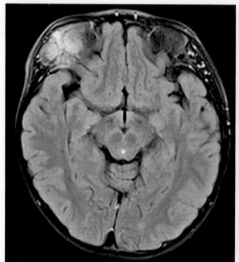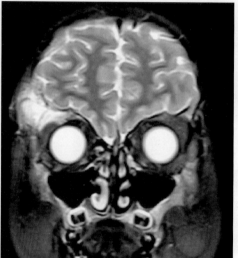

眼眶MRI：左图横断位FLAIR，肿块呈相对稍高信号，脑内未见明显侵犯；右图T2WI压脂冠状位，肿块仍呈稍高信号，眼球完整，眶周脂肪清楚。

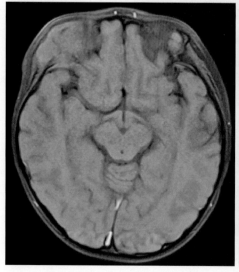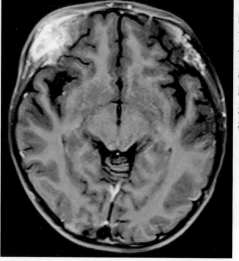

眼眶MRI：左图T1WI横断位压脂平扫，右眼眶眶顶肿块呈等信号；右图T1WI横断位压脂增强，肿块呈明显不均匀强化，肿块沿肌锥外间隙生长，边界不清，额骨可见骨质破坏。

图3-2-6-3　右眼眶淋巴瘤

病例 4

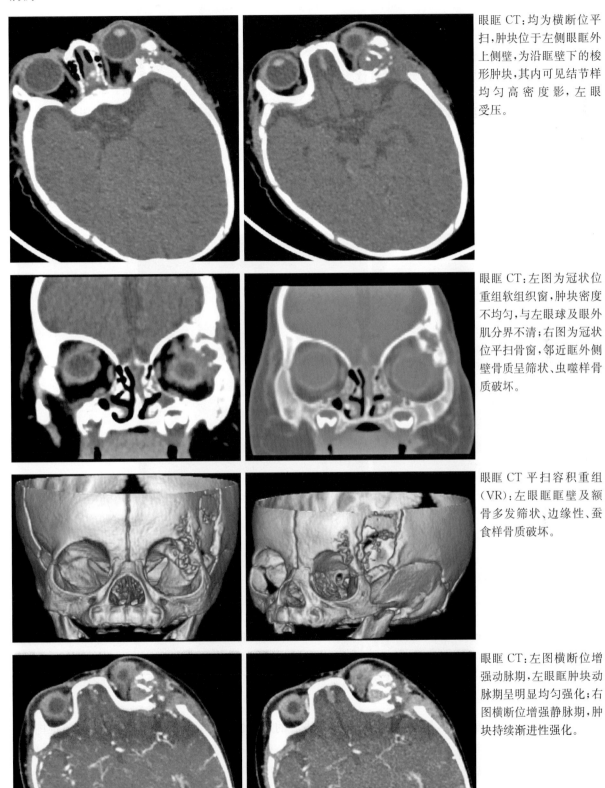

眼眶 CT：均为横断位平扫，肿块位于左侧眼眶外上侧壁，为沿眶壁下的梭形肿块，其内可见结节样均匀高密度影，左眼受压。

眼眶 CT：左图为冠状位重组软组织窗，肿块密度不均匀，与左眼球及眼外肌分界不清；右图为冠状位平扫骨窗，邻近眶外侧壁骨质呈筛状、虫噬样骨质破坏。

眼眶 CT 平扫容积重组（VR）：左眼眼眶壁及额骨多发筛状、边缘性、蚕食样骨质破坏。

眼眶 CT：左图横断位增强动脉期，左眼眶肿块动脉期呈明显均匀强化；右图横断位增强静脉期，肿块持续渐进性强化。

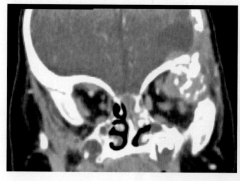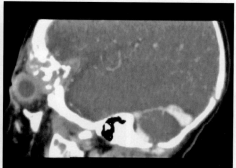

眼眶 CT：左图冠状位增强，左眼眶外上壁肿块明显强化，与骨质破坏共存；右图矢状位增强，眼眶外上壁明显强化伴骨质破坏。

图 3-2-6-4　左眼眶急性粒细胞性白血病粒细胞肉瘤

病例 5

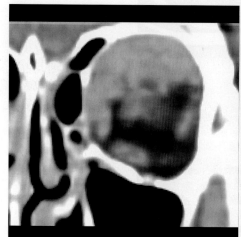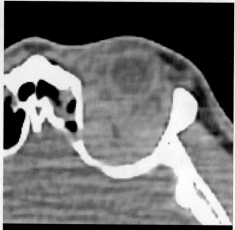

眼眶 CT：左图冠状位重组，左眼眶上部见软组织肿块，密度均匀，与眼外肌分界不清；右图横断位平扫，左眼眶见软组织肿块。

图 3-2-6-5　左眼眶 B 细胞淋巴瘤

7. 血管瘤

【临床概述】

流行病学：

血管瘤（hemangioma）主要包括海绵状血管瘤和毛细血管瘤 2 种，毛细血管瘤也称为良性血管内皮瘤，一般发生在婴儿，可自行消退，临床诊断无困难。发生在眼眶者绝大部分是海绵状血管瘤，是眼眶最常见的一种良性肿瘤，其实质是一种先天性的血管发育畸形，绝大部分位于肌锥内，一般为单发。

主要表现：

海绵状血管瘤发病缓慢，最常见的症状是缓慢进展的无痛性眼球突出，由于肿瘤多位于肌锥内，故突眼多为轴性（向正前方）突出。一般眼球运动多无障碍，仅在有继发改变或炎症累及眼肌时才会出现眼球运动障碍。部分病例因眼后极部受压引起不同程度视力下降，也有些引起视野损害，晚期则因肿瘤压迫视神经和其他眶内结构而发生视力丧失，也可引起眼外肌麻痹和复视。眼底检查可见黄斑或眼球后段受压而引起视网膜条状纹水肿或视乳头水肿。

【病理】

海绵状血管瘤肉眼形态为圆形或分叶的实性肿瘤，呈红蓝色，有完整的纤维性包膜，切面呈海绵状，多孔。镜下由迂曲扩张的静脉和衬有内皮细胞的血窦组成，血窦间有菲薄的结缔组织分隔，窦腔大小不一如海绵状结构,其间充满静脉血,有时窦内血液凝固而形成血栓,并可钙化成静脉石。多数病例肿瘤仅有小的营养血管而无较大的供血和引流血管。

〖影像学表现〗

CT:

海绵状血管瘤多位于肌锥内,其次位于肌锥外,少数位于眶骨内或眼外肌内。多为单个病灶,呈圆形、椭圆形、肾形、哑铃状或分叶状等,少数呈不规则形状。密度均匀,与眼外肌密度接近,少数肿瘤内可见多发圆形静脉石。肿瘤压迫视神经、眼外肌和眼球,使其移位,肿瘤压迫眼眶壁,眶壁骨质吸收、移位,使眼眶轻度或中度扩大,但无骨质破坏,提示良性病变。增强后呈缓慢的渐进性强化,肿瘤较小时表现为均匀强化,当肿瘤内出血或囊变时,延时扫描呈不均匀强化。

MRI:

海绵状血管瘤 T1WI 眼眶内见类圆形或梭形的软组织信号,呈低信号、等信号或中等信号,信号强度低于脂肪,高于玻璃体,部分夹杂少许散在的低信号(钙化),肿块边缘光整分界清楚,部分病灶周边见环形的低信号影。T2WI 肿块呈高信号,与玻璃体信号相当或稍低,信号均匀部分病灶内可见低信号的条状线为纤维分隔,病灶周边见"晕环征",为肿块边缘的环形低信号影,由包膜和化学移动伪影形成。FLAIR 序列病灶内部信号无变化,而眶内脂肪被抑制,病灶显示呈更高信号。动态增强早期开始为点片状部分强化,随时间的推移,强化范围逐渐向中心扩大,最后全部强化,即渐进性强化,为海绵状血管瘤的特征性强化方式。

〖诊断要点〗

1. 肿瘤多位于肌锥内,其次位于肌锥外。

2. 生长缓慢,有纤维假包膜,很少发生坏死、出血和囊变。

3. CT 表现与眼外肌呈等密度,可见小圆形钙化。

4. T1WI 呈等或稍低信号,T2WI 呈高信号,DWI 呈等或稍高信号。

5. 增强后为渐进性强化和持续性强化。

〖鉴别诊断〗

1. 神经鞘瘤:多位于肌锥外,形态多样,密度较海绵状血管瘤低,一般 CT 值小于 60 HU。密度不均匀,内有囊变、坏死区。增强扫描见肿瘤迅速不均匀强化,强化值一般小于 20 HU,其中囊变或坏死灶呈不强化的低密度区。

2. 视神经胶质瘤:来源于视神经内胶质细胞良性肿瘤,大多数为星形细胞瘤,肿块呈梭形,与视神经分界不清,沿视神经管生长,视神经管常扩大,无骨质增生影像。增强扫描明显强化,可有坏死囊变低密度区。

3. 视神经鞘脑膜瘤:来源于视神经鞘膜,而视神经不受侵犯,沿着视神经方向分布生长,肿瘤一般呈渐进性生长,眼球逐渐向正前方突出,视力下降发生在眼球突出之后。T1WI 和 T2WI 均呈中等信号,而海绵状血管瘤 T2WI 为高信号。增强后肿瘤明显强化,而中央部视神经无强化,表现为典型的"双轨征"和"靶点征"。

4. 炎性假瘤:表现为眼睑软组织肿胀增厚,眶内间隙软组织肿块与眼肌分界不清,肌腹、肌腱同时增粗模糊,泪腺增大,增强扫描中度或明显弥漫强化。

5. 泪腺多形性腺瘤:位于泪腺窝,CT 示泪腺区肿块呈类圆形,密度均匀,一致性强化,邻近骨质有吸收,而海绵状血管瘤几乎不发生于泪腺窝内。

6. 淋巴瘤:淋巴管瘤外形多不规则,沿球后和眶壁蔓延生长,虽可均匀强化,但不持续强化,延迟扫描 CT 值下降较快,与海绵状血管瘤持续性强化不同。

【参考文献】

1. 查广盛.眼眶海绵状血管瘤的MRI诊断[J].中国实用眼科杂志,2008,26(6):598-600.

2. 王英,乔雅君,贾亚男,等.眼眶海绵状血管瘤的MRI影像特征与意义[J].中国CT和MRI杂志,2007,5(3):5-6.

3. 唐作华,钱雯,宋济昌.眼眶海绵状瘤的CT诊断[J].中国医学计算机成像杂志,2000,6(5):310-312.

（席艳丽　陈桂玲）

【病例解析】

病例1

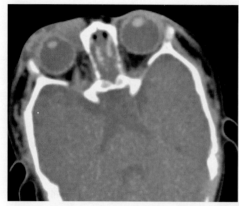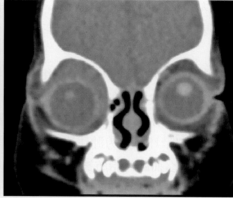

眼眶CT：左图横断位平扫，右眼眶内前部等密度肿块影，边界不清，其内密度均匀，未见钙化影，邻近眶骨未见明显骨质破坏；右图冠状位重组，肿块位于眼眶内上方。

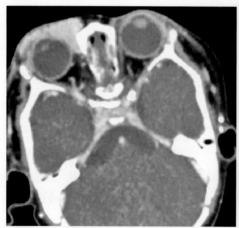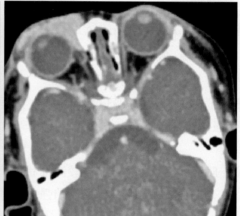

眼眶CT：左图横断位增强动脉期，右眼眶内肿块呈明显均匀强化，强化程度与同层面血管接近；右图横断位增强静脉期，眼眶内肿块持续强化，与眼球内前壁分界不清。

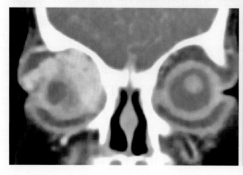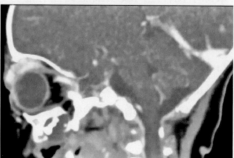

眼眶CT：左图冠状位增强静脉期，肿块明显强化，右眼眶内上壁局部骨质受压变薄，未见骨质破坏；右图矢状位增强静脉期，肿块位于右眼眶内上方肌锥外，与内直肌及上直肌分界不清。

图3-2-7-1　右眼眶血管瘤

病例 2

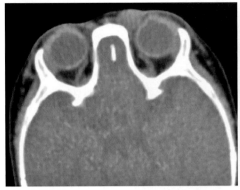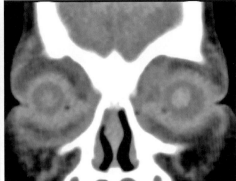

眼眶 CT：左图横断位平扫，右眼眶内眦处软组织包块影，呈等密度，密度均匀，未见明显钙化影，边界清楚，与邻近眼环分界清楚；右图冠状位重组，右眼眶内眦处软组织包块影。

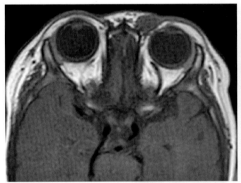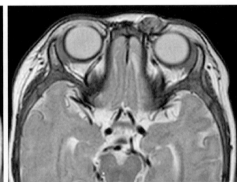

眼眶 MRI：左图 T1WI 横断位平扫，肿块位于左眼眶内上方，呈均匀等 T1 信号，边界清楚；右图 T2WI 横断位平扫，肿块呈等 T2，内见线样低信号影。

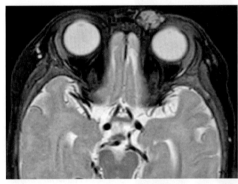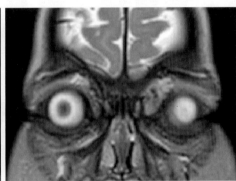

眼眶 MRI：左图 T2WI 横断位压脂平扫，肿块仍呈稍高信号，其内可见点状血管流空信号；右图 T2WI 冠状位平扫，肿块与眼球及周围脂肪分界清楚。

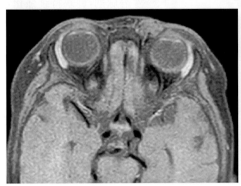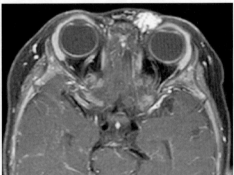

眼眶 MRI：左图 T1WI 横断位压脂平扫，左眼眶肿块呈等信号；右图 T1WI 横断位压脂增强，肿块呈明显均匀强化，与周围结构分界清楚。

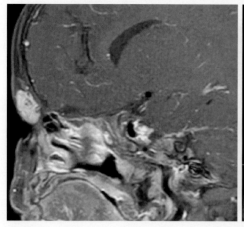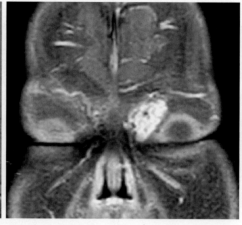

眼眶 MRI：左图 T1WI 矢状位压脂增强，左眼眶肿块呈明显均匀强化，肿块后内缘可见流空的引流血管；右图 T1WI 冠状位压脂增强，左眼眶内眦处肿块呈明显均匀强化，肿块内可见流空的引流血管。

图 3-2-7-2　左眼眶血管瘤

病例 3

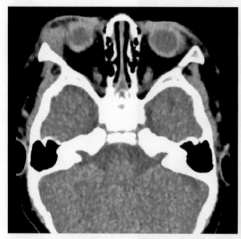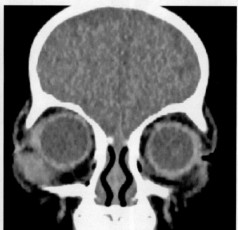

眼眶 CT：左图横断位平扫，右眼球外下方可见软组织肿块，呈均匀等密度，边界清楚，右眼球受压稍移位；右图冠状位重组，肿块位于右眼球外下方。

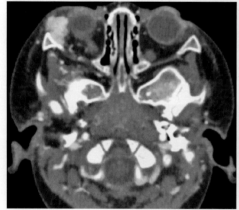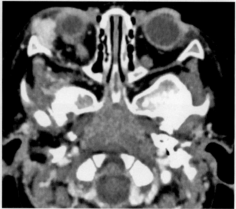

眼眶 CT：左图横断位增强动脉期，右眼眶肿块呈明显强化，其内强化密度稍不均匀，以中心部位强化明显；右图横断位增强静脉期，肿块持续强化，强化程度更明显且强化密度更均匀。

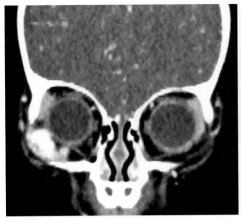 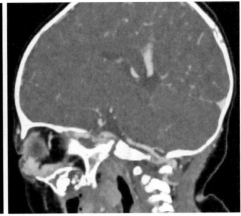

眼眶 CT:左图冠状位增强静脉期,右眼球外下方肿块明显均匀强化;右图矢状位增强静脉期,与眼球及眼下肌、视神经均分界清楚。

图 3-2-7-3　右眼眶血管瘤

病例 4

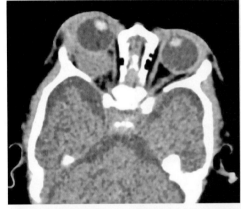 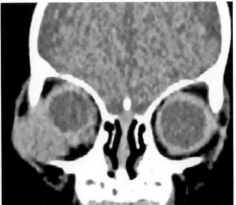

眼眶 CT:左图横断位平扫,右眼眶眼球后方肌锥内软组织肿块,呈稍高密度;右图冠状位重组,肿块位于右眼球外下方,与眼球外侧缘及部分眼外肌分界欠清。

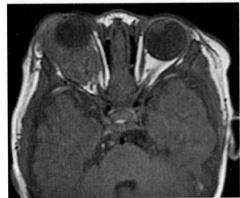 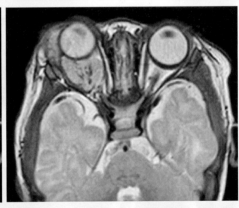

眼眶 MRI:左图 T1WI 横断位平扫,右眼眶眼球后方肿块,呈等 T1 信号,其内信号不均匀;右图 T2WI 横断位平扫,肿块呈稍长 T2 信号,可见多发低信号血管流空信号。

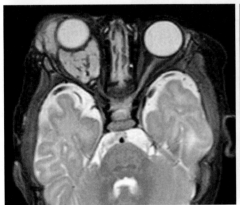 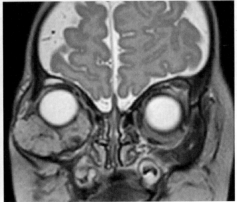

眼眶 MRI:左图 T2WI 压脂横断位平扫,肿块仍呈相对稍高信号;右图 T2WI 冠状位平扫,肿块位于眼球下方,其内信号不均匀。

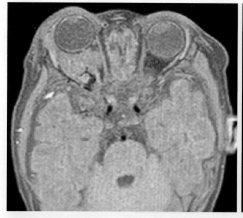
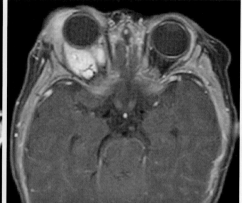

眼眶 MR：左图 T1WI 横断位压脂平扫，左眼眶肿块呈等信号；右图 T1WI 横断位压脂增强，肿块呈明显均匀强化，与眼球及部分眼外肌分界不清。

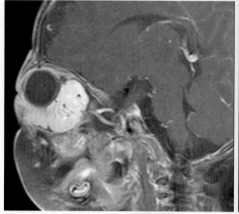
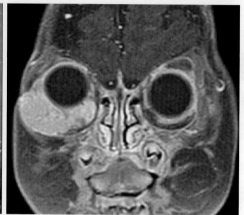

眼眶 CT：左图 T1WI 矢状位压脂增强，右眼眶内肿块包绕眼球生长，明显强化，其内可见多发血管流空低信号；右图 T1WI 冠状位压脂增强，肿块位于眼球外下方。

图 3-2-7-4　右眼眶血管瘤

病例 5

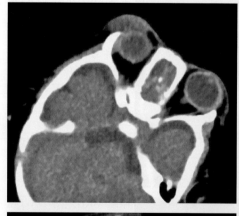
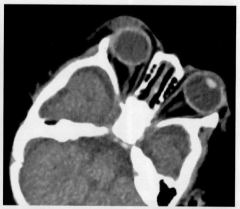

眼眶 CT：左图及右图均为横断位平扫，不同层面显示右眼眶前方近眼睑处可见稍低密度包块，密度均匀。

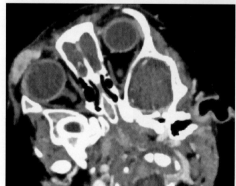
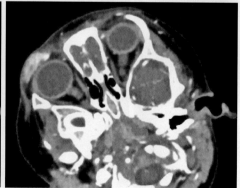

眼眶 CT：左图横断位增强动脉期，右眼眶前方肿块动脉期明显均匀强化；右图横断位增强静脉期，肿块持续强化，与眼球分界清楚。

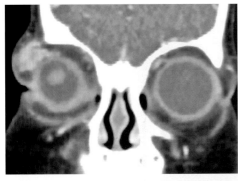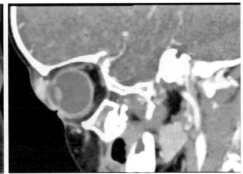

眼眶 CT：左图冠状位增强，肿块位于右眼球前外上方，明显均匀强化，与周围脂肪及眼内结构分界清楚；右图矢状位增强，肿块位于眼球前上方，明显强化。

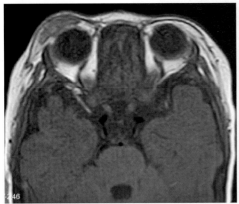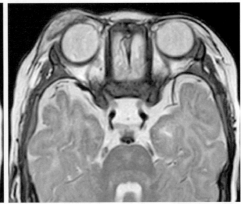

眼眶 MRI：左图 T1WI 横断位平扫，右眼球前方肿块呈等 T1 信号，其内信号欠均匀，侵犯右眼睑；右图 T2WI 横断位平扫，肿块呈稍长 T2 信号。

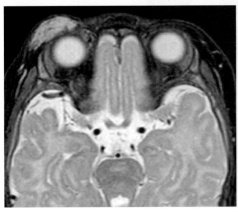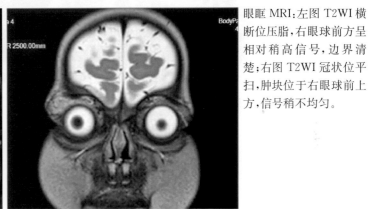

眼眶 MRI：左图 T2WI 横断位压脂，右眼球前方呈相对稍高信号，边界清楚；右图 T2WI 冠状位平扫，肿块位于右眼球前上方，信号稍不均匀。

图 3-2-7-5　右眼眶血管瘤

病例 6

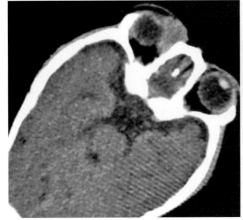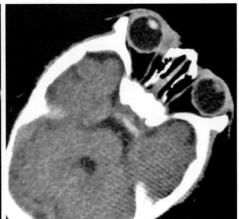

眼眶 CT：均为横断位平扫，不同层面横断位示右眼球内侧肿块，密度均匀，部分眼睑受累，邻近眼眶骨质未见破坏及受压变薄。

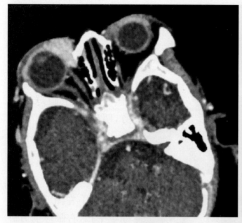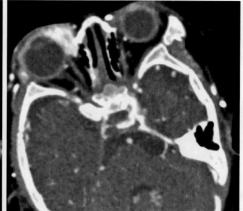

眼眶 CT:均为横断位增强,与上图——对应层面,右眼球内侧肿块明显均匀强化,眼环内侧完整,内直肌形态、密度未见明显异常。

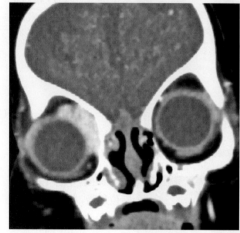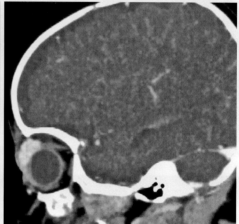

眼眶 CT:左图冠状位增强,肿块位于右眼眶内上方;右图矢状位增强,部分与上直肌分界不清,眼环形态完整。

图 3-2-7-6　右眼眶血管瘤

8. 淋巴管畸形

〖临床概述〗

流行病学:

淋巴管畸形(lymphangioma,LM)是一种先天性脉管畸形,又称淋巴管瘤,合并静脉成分时称为静脉淋巴管瘤畸形(VLM)。因为眼眶内不存在淋巴滤泡、淋巴结及内皮衬托的淋巴管,所以眼眶淋巴管畸形是迷离瘤,由多个含淋巴液的淋巴管组成;淋巴管畸形生长缓慢,多呈弥漫浸润性生长,少数为局限性病灶,儿童期淋巴管瘤基本为弥漫浸润型。由于瘤内存在广泛的纤维血管增生,易反复出血。

眼眶淋巴管畸形占眼眶肿瘤 8%,占儿童眼眶肿瘤 5%,好发于儿童及青少年,40% 患者小于 6 岁,女性发病率稍高于男性。儿童及青少年眼眶淋巴管瘤随年龄增长缓慢增大,由于病灶浸润性生长而导致复发频繁。

主要表现:

最常见症状为进行性缓慢增大的肿块,发生急性出血时肿块体积迅速增大。根据肿瘤发生部位可分为:眶内型、眼睑型及混合型,其中眶内型最多见,肿块自发性出血时可表现为眼球突出;眼睑型:可触及的无痛性肿块,质软;混合型:同时累及眼睑及眶内。肿瘤累及视神经表现为视力下降、复视,累及眼外肌时表现为眼球运动障碍。

【**病理**】

　　眼眶淋巴管瘤由大小不同淋巴管构成多发薄壁囊性结构,囊内为清亮淋巴液,反复出血可呈巧克力色。病理分为 3 型,按照发病率依次为:囊性、海绵状及单纯型(毛细血管型),镜下可见管径各异淋巴管及静脉组成,内衬扁平内皮细胞,间质呈纤维化。

【**影像学表现**】

　　影像学表现为边界不清、分叶状囊性肿块,跨腔隙生长,瘤内常反复出血,可见不同程度不规则强化。

　　CT:

　　多位于肌锥外间隙,不规则囊性低密度肿块,病灶常自发性出血表现混杂高密度,少数病灶可见静脉石或点状钙化。增强后囊壁强化,静脉成分弥漫性明显强化,邻近眶壁骨质受压变薄,无骨质破坏。

　　MRI:

　　表现为长 T1 长 T2 信号浸润性不规则肿块,由于肿瘤易反复出血可因为出血时期不同表现不同,特征性表现为液-液平面,增强后可见囊壁及静脉成分强化。

　　超声:

　　内部不均质回声:囊壁为高回声,囊内淋巴液及血液为低回声。

【**诊断要点**】

　　1. 发生于眼眶先天性脉管畸形,眶内型＞眼睑型＞混合型。

　　2. 呈浸润性、不规则囊性肿块。

　　3. 常因反复出血而密度/信号混杂。

　　4. T2WI 可见液-液平面,增强后可见囊壁及静脉成分强化,增强 T1WI 有助于发现混合型中静脉畸形成分。

　　5. 邻近眶壁骨质受压变薄,无骨质破坏。

【**鉴别诊断**】

　　1. 静脉曲张:好发于青少年时期,体位性眼球突出,加压颈静脉病变增大,增强后明显均匀强化。

　　2. 毛细血管瘤:先天性病变,皮肤有颜色改变,病灶多位于眶周软组织或眼睑,很少累及眼眶,增强后明显均匀强化,一般学龄前儿童病灶可自行消退。

　　3. 海绵状血管瘤:中年女性好发,病灶多位于肌锥内,密度较均匀,T2WI 呈明显高信号,增强后渐进性强化。

　　4. 横纹肌肉瘤:生长迅速的侵袭性肿瘤,形态不规则,边界欠清,增强后明显强化,邻近眶壁骨质破坏。

【**参考文献**】

　　1. 梁熙虹,鲜军舫,王振常,等.眼眶淋巴管瘤的 CT 和 MRI 表现[J].中华放射学杂志,2000(05):334-337.

　　2. 张武.眼眶淋巴管瘤的 MRI 诊断价值[J].中国 CT 和 MRI 杂志,2015,13(04):20-23.

(苗丹童　盛会雪)

第三节 鼻窦

1. 血管瘤性息肉

〖临床概述〗

流行病学：

血管瘤性息肉（angiomatous polyps）是一种良性鼻息肉，国内外文献命名较为混乱，又被称为出血性息肉、出血坏死性息肉和血管扩张性息肉；相较于其他炎性鼻息肉具有一定侵袭性，但发病率较低，仅占所有炎性鼻息肉的 3%～5%；单侧多见，常见于上颌窦及鼻中隔区域，除了鼻窦区，喉咽部及直肠亦有报道。具体发病机制不明确，被认为与鼻窦区手术、反复性损伤有关。

临床表现：

体积较小时可无症状，体积大者可因局部压迫而出现相应症状，患者可表现为鼻塞、间歇性鼻出血、嗅觉功能异常、头痛、溢泪及面部肿胀。以外科手术或鼻腔内镜切除为主要治疗方式。预后较好，极少复发。

〖病理〗

病变成分不一，由富含血管的血管瘤样组织和炎性息肉、出血坏死组织以及潴留的分泌物组成。

〖影像学表现〗

X 线平片：

X 线平片对于发生于鼻窦及鼻腔内的血管瘤性息肉诊断价值不大。

CT：

能提示肿物的生长特征并且能很好地显示窦壁骨质改变情况。主要表现为充填于副鼻窦及鼻腔的软组织肿块，亦可累及后鼻道及鼻咽部，膨胀性生长，瘤体多呈非均匀等低密度；瘤体较大时可导致邻近结构受压移位和骨质重新塑形，副鼻窦骨壁呈膨胀变形和破坏，部分骨质因反复炎性刺激可有硬化表现，但瘤体不侵犯邻近软组织，且蝶窦、颅内及翼腭窝较少累及。增强早期瘤体呈不均质的血管样或周边强化，其间夹杂的条片状无强化区，延迟期强化范围增大、融合。

MRI：

多表现为 T1WI 上以等低信号为主，T2WI 上以不均匀高信号为主。在 T2WI 围绕在肿物周围的低信号环被认为是本病最具特征性的影像学表现。增强后瘤体主要呈多发的结节状和斑片状强化，形成似菜花样改变。

〖诊断要点〗

1. 瘤体膨胀性生长，常伴有邻近结构受压和骨质结构变形，但邻近软组织多无侵犯。

2. CT 瘤体呈"渐进性"非均质强化。

3. T2WI 非均质高信号瘤体周围低信号环。

4. MRI 瘤体结节状或斑片状强化表现。

〖鉴别诊断〗

血管瘤性息肉其临床表现及瘤体生长方式近似于恶性肿瘤，但其"渐进性"强化、MRI 特征信号改变及与周边软组织关系有助于与其他鼻-鼻窦部恶性肿瘤相鉴别。

1. 淋巴瘤：多呈轻度强化，与周边软组织关系分界欠清晰，常伴有其他部位肿大淋巴结。

2. 横纹肌肉瘤:对邻近组织和骨质多有侵犯,增强后中心坏死区域强化不明显。

3. 血管纤维瘤:好发于青少年,瘤体强化显著、均匀,可达 100 HU,瘤体及周边可见明显分支样血管。

【参考文献】

1. CHAUDHARY N, GUPTA A, MAHAJAN A. Massive Angiomatous Nasal Polyp Mimicking Nasopharyngeal Angiofibroma [J]. Indian J Otolaryngol Head Neck Surg, 2019, 71 (Suppl 3): 2114-2116.

2. 汪韦平,曹志伟.上颌窦出血性息肉的影像学分析[J].临床耳鼻咽喉头颈外科杂志,2017,31(15):1164-1167.

3. 邱佳,孙博,王丽君.鼻窦巨大松质骨骨瘤 1 例[J].中国医学影像技术,2020,36(5):798.

（张　炜　陈桂玲）

2. 骨瘤

【临床概述】

流行病学:

纤维骨性病变(fibro-osseous lesion,FOLS)是一种由纤维组织替代正常骨组织的良性病变。而鼻窦及颌面部 FOLS 主要分为:骨瘤、骨化性纤维瘤和骨纤维异常增生症 3 种病变。其中骨瘤(osteoma)最为常见,但相较于外周骨瘤,颅面部的骨瘤发病率也仅为 0.01%～0.43%,男性多见。其发病机制不明确,多认为与自身发育、创伤及炎症有关。骨瘤可分为中央型(源于骨内膜)、周围型(源于骨膜)及骨骼肌软组织内型(肌肉内),而颅面骨骨瘤多为周围型,多发生于额窦及筛窦。

主要表现:

因为骨瘤生长缓慢,一般无临床症状,偶在影像学检查中发现;当骨瘤体积较大具有占位效应时,根据所在生长部位,可伴有头晕、鼻窦炎、鼻衄,甚至鼻部及颅面部畸形、眼球突出和视力下降等。当颅面部多发骨瘤时,要考虑 Gardner 综合征(家族性结肠息肉症)可能性。当骨瘤瘤体较大、临床表现突出时多考虑外科手术治疗,术后多无复发。

【病理】

病理学上骨瘤可以分为密质型骨瘤、松质型骨瘤和混合型骨瘤 3 种类型。密质型骨瘤镜下多表现为境界清楚,多由密质骨组成,板状骨小梁排列紊乱,但骨细胞分化成熟。而松质型骨瘤镜下可表现为在成熟的排列不规则骨小梁间纤维及血管组织可见。

【影像学表现】

临床上主要依靠 X 线平片及 CT 诊断,CT 更多的是用于观察瘤体主要情况及继发改变;一般不行 MRI 检查。

X 线平片及 CT:

多为单发,很少多发;主要表现为鼻窦区单一的圆形或者类圆形均匀高密度肿块影,边界清晰,周围骨质多无破坏,瘤体较大时可导致周边骨壁受压变形;增强后无强化。若 CT 软组织窗呈骨质密度,而骨窗瘤体内见高密度骨性小梁及稍低密度纤维骨髓腔影,增强后可有不同程度强化,常提示松质型或混合型骨瘤。

MRI:

瘤体在 T1WI 及 T2WI 多呈低信号,多无强化;而松质型或混合型骨瘤 T2WI 低信号可欠均匀。

【诊断要点】

1. 鼻窦内圆形或类圆形单一、均匀的骨质密度结节,周边骨质多无侵蚀或膨胀性破坏。

2. 生长缓慢,X 线或 CT 检查偶发现。

【鉴别诊断】

密质型骨瘤诊断多无困难,部分巨大松质骨骨瘤影像学特征欠典型;主要与颅面部的骨化性纤维瘤及骨纤维异常增殖症相鉴别。

1. 骨化性纤维瘤:单或多房、形态不规则的骨质破坏,有轻度膨胀,其内密度多变、欠均匀,既有骨性间隔也可有囊变区,周围有硬化边。

2. 骨纤维异常增殖症:多为多骨型病变,范围广泛,境界不清,小儿期生长迅速,成人期趋于稳定;其颅面骨者多为硬化型,表现为不对称增大。上述骨性病变其确诊依据仍需结合临床病史及活检或术后病理。

【参考文献】

1. 汪月,董栋,赵玉林. 鼻窦及颌面部 273 例良性纤维骨性病变的回顾性分析[J]. 临床耳鼻咽喉头颈外科杂志,2018,32(15):1188-1191.

2. ISHII T, SAKAMOTO Y, MIWA T, et al. A Giant Osteoma of the Ethmoid Sinus [J]. J Craniofacial Surgery, 2018, 29(3): 661-662.

3. HANIA M, SHARIF M O. Maxillary sinus osteoma: A case report and literature review [J]. J Orthod, 2011, 22(2): 589-591.

（张　炜　陈桂玲）

【病例解析】

病例 1

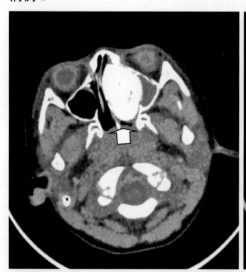 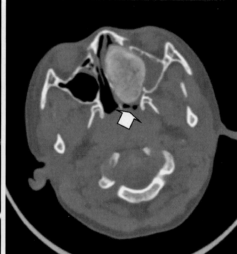

鼻窦 CT:左图横断位平扫,左侧中鼻道类圆形致密包块,边界清晰,相邻左侧上颌窦腔密度增高;右图横断位增强,左侧中鼻道类圆形致密包块,无强化,鼻中隔、上颌窦内壁受压推移改变。

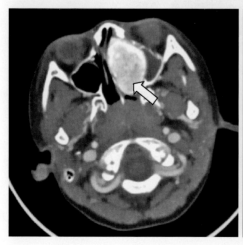 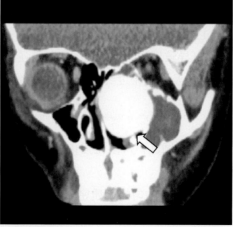

鼻窦 CT:左图横断位平扫骨窗,左侧中鼻道类圆形致密包块,边界清晰,相邻鼻中隔及上颌窦内侧骨壁受压改变;右图冠状位增强,左侧中鼻道类圆形致密包块,无强化。

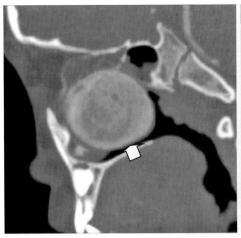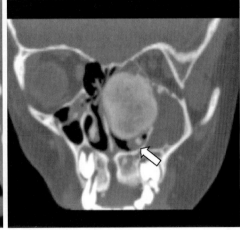

鼻窦CT：左图矢状位平扫骨窗，矢状位骨窗示骨性瘤体强化不明显，眼眶下壁局部受压改变，所及鼻咽后部气道变窄；右图冠状位增强骨窗，骨性瘤体强化不明显，鼻中隔、下鼻甲、左侧眼眶下壁及左侧上颌窦内壁受压改变。

图 3-3-2-1　左侧筛窦骨瘤

病例 2

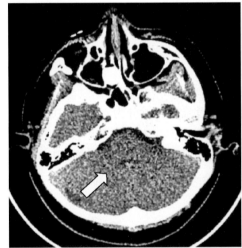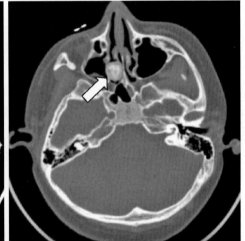

鼻窦CT：左图横断位平扫，右侧鼻道内类圆形致密包块影，边界清晰；右图横断位平扫骨窗，右侧鼻道致密包块密度欠均匀，鼻中隔及中鼻甲轻度受压改变，未见明显骨质侵蚀。

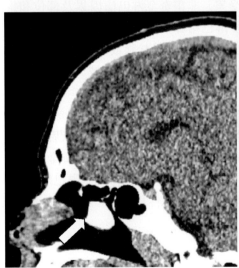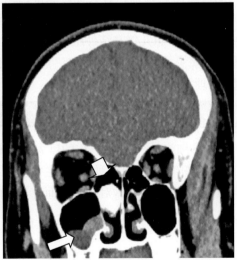

鼻窦CT：左图矢状位平扫，右侧鼻道内类圆形致密包块影，边界清晰；右图冠状位平扫，右侧鼻道内类圆形骨性包块影，边界清晰。

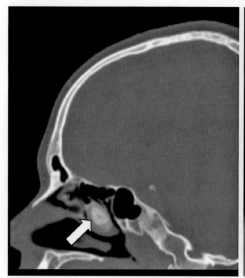 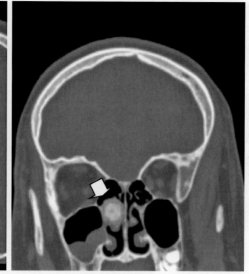

鼻窦 CT:左图矢状位平扫骨窗,鼻道内骨性密度包块,密度欠均匀,周边黏膜增厚,邻近骨质未见明显破坏;右图冠状位平扫骨窗,右侧鼻道内类圆形致密包块影,边界清晰,相邻鼻甲及上颌窦黏膜增厚,邻近骨质未见明显破坏。

图 3-3-2-2　右侧筛窦骨瘤

3. 淋巴瘤

〖临床概述〗

流行病学:

淋巴瘤(lymphoma)是小儿最常见的头颈部恶性肿瘤。根据病理及临床特点分为霍奇金病(HD)和非霍奇金淋巴瘤(NHL),其中 HD 较 NHL 更为多见,主要好发生于青少年,5 岁以前很少发生,5 岁以后发病逐渐增多,男性多于女性;而 NHL 可发病于儿童各个时期。淋巴瘤致病因素不明确,很多研究认为其发生与机体严重免疫功能不全条件下的特定感染有关,特别是一些免疫缺陷病毒,如 EB 病毒、人类亲 T 淋巴细胞病毒-1 等。

临床表现:

无痛性进行性淋巴结肿大是儿童霍奇金病最常见症状,约 40% 的 HL 患儿伴有纵隔的涉及,而头颈部淋巴结肿大首诊的 HD 患儿 80% 都伴有其他区域淋巴结受累。非霍奇金淋巴瘤因累及部位和疾病程度不同而临床差异较大,头颈部 NHL 患儿常以单侧无痛性淋巴结肿大或鼻咽部软组织肿块压迫气道为首发症状,其中 30% NHL 患儿伴有结外组织的侵犯,当鼻窦、鼻咽、甲状腺或眼眶受累时,可表现为鼻塞、鼻出血、阻塞性鼻窦炎及面部肿胀等症状。淋巴瘤治疗方式多以化疗配合区域放疗为主。预后与淋巴瘤的临床分期、病理类型及基因表型有关。

〖病理〗

霍奇金病分为结节型硬化型、淋巴细胞占优势型、混合细胞型和淋巴细胞消退型,儿童以后 3 型多见,其镜下以发现特异性 R-S 细胞(伴嗜酸性核仁的巨大多核淋巴细胞为主)为特点。非霍奇金淋巴瘤可来源于 T 细胞、B 细胞及组织细胞,故有多种亚型,主要包括:伯基特淋巴瘤、淋巴母细胞淋巴瘤、弥漫性大 B 细胞淋巴瘤和间变性大细胞淋巴瘤,对于儿童而言,以弥漫性多见,恶性程度高。

〖影像学表现〗

X 线平片:

X 线平片一般对于发生于鼻窦及鼻咽部的淋巴瘤诊断价值不大,特定体位(如华氏位、瓦特位)有时可发现鼻腔或上颌窦的软组织团块影。

CT:

在鼻窦、鼻腔内或鼻咽部可见结节样软组织团块影,多发生于单侧,边缘欠规则,可表现为均匀等密度或者混杂等低密度,鼻咽部淋巴瘤周边脂肪带常受其侵犯而显示不清,晚期鼻窦周边骨壁常伴有破坏,同时可伴随颈部肿大淋巴结。增强后瘤体可呈轻中度强化,相邻强化血管可表现为受压移位,包绕走行。

MRI:

软组织对比度比较高,多表现为鼻-鼻窦内软组织增多影,形状不规则,边界不清,T1WI 多呈均质的等低信号、T2WI 呈等或高信号,晚期相邻骨质可有破坏;增强后轻中度强化为主。

PET:

HD 与 NHL 对^{18}F-FDG 摄取程度无明显差异,淋巴瘤对^{18}F-FDG 摄取率高,代谢多均匀,与周围正常组织差别明显,有利于淋巴瘤病灶的检出。全身 PET 检查对于淋巴瘤的诊断、临床分期及后期随访都有着重要价值。

【诊断要点】

1. 大龄儿童鼻窦、鼻腔及鼻咽部软组织包块,边界不清。
2. 晚期常伴有邻近骨质的破坏。
3. 临床常有发热、消瘦、贫血等全身系统症状。
4. 其他部位有多发淋巴结肿大是重要佐证。

【鉴别诊断】

小儿鼻窦区的恶性肿瘤种类较少,需与以下病变鉴别:

与横纹肌肉瘤相鉴别,后者软组织团块其密度及信号与肌肉相似,瘤体坏死、出血较淋巴瘤更多见,周边环形强化较为特征。

与鼻窦、鼻咽部炎性感染病灶相鉴别,后者患儿常伴有炎性体征,病灶周边渗出性改变明显,强化较淋巴瘤明显;而鼻窦区囊肿多为液体密度及信号,窦壁多为膨胀改变。而鼻咽部血管瘤 T2WI 信号高,强化明显,周边侵蚀多不常见。

【参考文献】

1. 肖玲,陈璐,王媛媛,等.鼻腔鼻窦常见恶性肿瘤的 CT 和 MRI 影像学诊断[J].实用医学杂志,2017,33(6):986-989.

2. 宋乐,侯小艳,张安南,等.18F-FDG PET/CT 在鼻腔鼻窦恶性肿瘤中的应用[J].中国医学影像学杂志,2020,28(10):774-778.

3. KIM S H, MUN S J, KIM H J, et al. Differential Diagnosis of Sinonasal Lymphoma and Squamous Cell Carcinoma on CT, MRI, and PET/CT [J]. Otolaryngol Head Neck Surg, 2018,159(3):494-500.

（张　炜　陈桂玲）

【病例解析】

病例 1

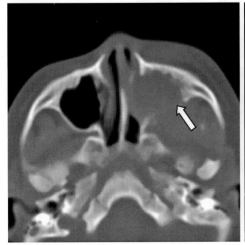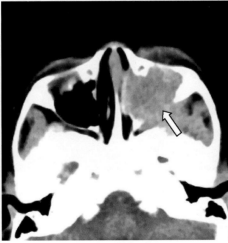

鼻窦 CT:左图横断位平扫骨窗,左侧上颌窦骨壁受侵、破坏,左侧邻近鼻甲推压改变,颞下窝及翼腭窝亦受累;右图横断位增强,左侧上颌窦软组织团块,密度均匀,轻中度强化。

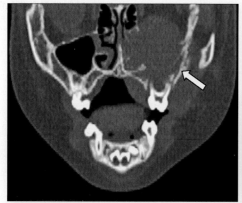
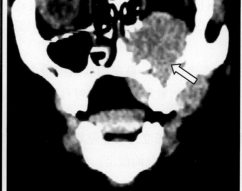

鼻窦 CT：左图冠状位重组骨窗，左侧上颌窦包块，上颌骨、上牙槽、上颌窦骨壁、眼眶下壁及邻近鼻甲受侵蚀；右图冠状位增强，左侧上颌窦软组织团块，强化均匀，向内突入鼻道，向上突入眼眶。

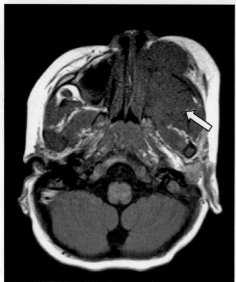
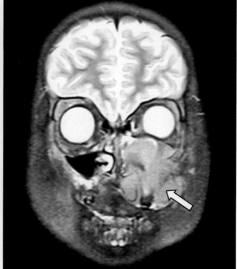

鼻窦 MRI：左图 T1WI 横断位平扫，左侧上颌窦软组织团块，呈等低信号，尚均匀，边界不清，左侧鼻道、颞下窝累及；右图 T2WI 冠状位平扫，左侧上颌窦软组织团块，呈等低信号，信号均匀，向内突入鼻道，向上突入眼眶。

图 3-3-3-1　左侧上颌窦 Burkitt 淋巴瘤

病例 2

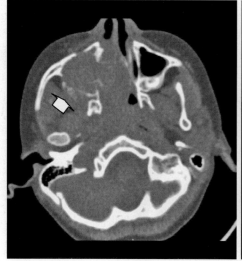
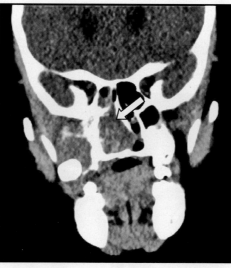

鼻咽部 CT：左图横断位平扫骨窗，右侧上颌窦巨大软组织团块，累及右侧鼻腔，右侧上颌窦骨壁、下鼻甲、鼻中隔骨质破坏；右图冠状位重组，右侧鼻腔及部分筛窦软组织包块，鼻中隔受压变形，邻近上颌窦骨壁侵蚀破坏。

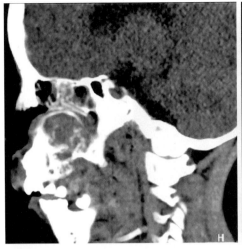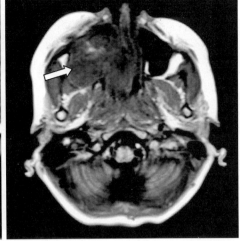

鼻咽部 CT：左图矢状位重组骨窗，右侧上颌窦巨大软组织团块，周边骨质结构侵蚀破坏，筛窦亦累及，黏膜增厚；右图 T1WI 横断位平扫，右侧上颌窦软组织包块，等低信号，局部信号欠均匀，右侧鼻道受累及。

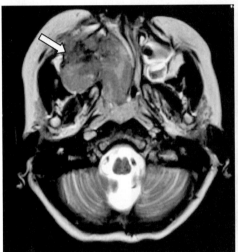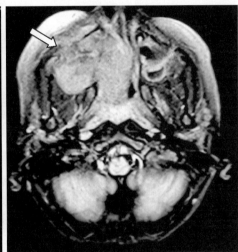

鼻咽部 MRI：左图 T1WI 横断位平扫，右侧上颌窦软组织包块，等高信号，局部信号欠均匀，右侧鼻道受累及，左侧上颌窦黏膜增厚；右图 T2-FLAIR 横断位平扫，右侧鼻腔软组织包块，等高信号。

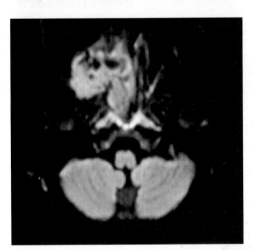

鼻咽部 MRI：DWI 横断位平扫，右侧上颌窦软组织包块，弥散轻度受限，局部信号欠均匀，右侧鼻道受累。

图 3-3-3-2　右侧上颌窦及筛窦 Burkitt 淋巴瘤

病例 3

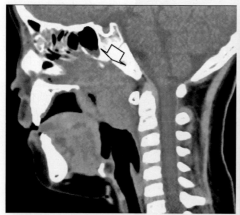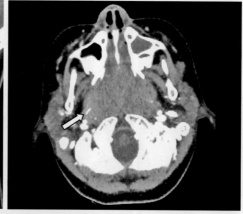

鼻咽部 CT：左图矢状位重组，鼻腔及鼻咽部巨大软组织包块，密度均匀，所及气道受压变窄；右图横断位增强，鼻腔及鼻咽部巨大软组织包块，轻中度强化，密度均匀，所及鼻咽部气道受压，左侧上颌窦黏膜增厚。

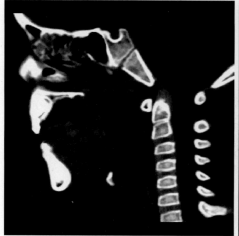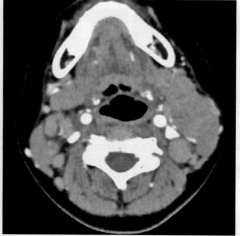

鼻咽部 CT：左图矢状位重组骨窗，鼻咽部及鼻腔内软组织包块周边骨壁及颅底骨质未见明显侵蚀破坏；右图横断位增强，双侧颈部多发肿大淋巴结，部分融合改变。

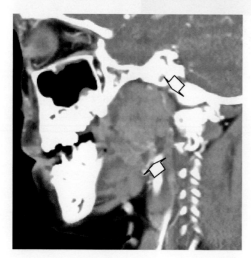

鼻咽部 CT：矢状位增强，鼻咽部软组织包块，轻中度强化，瘤体周边见细小血管环绕走行，周边骨壁及颅底骨质未见明显侵蚀破坏。

图 3-3-3-3　鼻咽部 Burkitt 淋巴瘤

4. 横纹肌肉瘤

〖临床概述〗

流行病学：

横纹肌肉瘤（rhabdomyosarcoma，RMS）是儿童及青少年最常见的颅外软组织恶性肿瘤，约占小儿软组织肉瘤的 50%,2～6 岁及 15～19 岁为 2 个发病高峰。男女发病率国内外相关报道多有不一。由于是间叶组织细胞来源,故可以发生于机体各个部位,但最常发生于头颈部(35%～45%),其次为盆腔脏器。其患儿治疗预后与肿瘤的病理类型、分化程度、临床分期及发病年龄有关,RMS 患儿术后 5 年生存率约为 61%,相较成人预后好。

临床表现:

临床表现因肿瘤发生部位不同多有不一,发生于鼻窦部的横纹肌肉瘤多表现为:鼻塞、头疼、间歇性鼻出血、颌面部肿胀、眼球突出、视力及嗅觉受损等。临床治疗首选化疗,其次手术切除及放疗。

〖**病理**〗

横纹肌肉瘤分为胚胎性、腺泡性、梭形细胞/硬化性及多形性横纹肌肉瘤 4 型,头颈部及胃肠、泌尿生殖系统的病灶多以胚胎性常见;躯干及肢体深部以腺泡性多见。横纹肌肉瘤具有侵袭性,不仅局部侵蚀,也可以经血行及淋巴播散,腺泡性较胚胎性侵袭性大。镜下肿瘤由不同分化阶段的横纹肌母细胞组成。免疫组化学染色显示结蛋白(desmin)和肌红蛋白(myoglobin)阳性。

〖**影像学表现**〗

横纹肌肉瘤影像学表现特异性改变少,与周边其他恶性软组织肿瘤较相似;临床上主要依靠 CT 及 MRI 评估瘤体的部位、累及范围及转移。

CT:

平扫瘤体多呈略低于肌肉密度的软组织肿块,由于坏死和出血常导致其瘤体内密度不均匀。鼻咽部肿块可伴有气道挤压及闭塞。周边有侵蚀时,瘤体边界多不清晰;部分肿瘤可造成周边骨质的破坏及吸收。增强时呈轻中度不均匀强化,境界模糊,其内坏死区域更明显,部分文献提出早期瘤体环形样强化有一定鉴别意义。可伴有转移性淋巴结肿大及远处骨转移。

MRI:

肿瘤在 T1WI 往往与周边肌肉信号相等,T2WI 呈中等或高信号;伴有出血、坏死时其内信号不均;增强时不均匀强化,压脂强化更为明显,易于判定肿瘤的浸润程度。弥散可受限。

核医学:

^{18}F-FDG 摄取增加,^{99m}Tc 骨显像可判断有无骨转移。

〖**诊断要点**〗

小儿鼻腔鼻窦部与周边肌肉密度及信号相似、生长迅速、可伴周边侵蚀及远处转移的软组织肿块。

〖**鉴别诊断**〗

小儿鼻窦区的恶性肿瘤种类相较于成人少,需与以下病变鉴别:

1. 淋巴瘤:表面呈分叶、结节状,常伴有鼻前庭和鼻翼软组织受累。

2. 血管瘤:鉴别要点:血管瘤 T2WI 信号高,强化明显,周边侵蚀多不常见。

〖**参考文献**〗

1. WANG X, SONG L, CHONG V, et al. Multiparametric MRI findings of sinonasal rhabdomyosarcoma in adults with comparison to carcinoma [J]. Journal of Magnetic Resonance Imaging, 2017, 45(4): 998-1004.

2. VOSS S D. Functional and anatomical imaging in pediatric oncology: which is best for which tumors [J]. Pediatr Radiol, 2019, 49(11): 1534-1544.

3. BANERJEE I, CRAWLEY A, BHETHANABOTLA M, et al. Transfer learning on fused multiparametric MR images for classifying histopathological subtypes of rhabdomyosarcoma [J]. Computerized medical imaging and graphics: the official journal of the Computerized Medical Imaging Society, 2018, (65): 167-175.

（张　炜　陈桂玲）

【病例解析】

病例 1

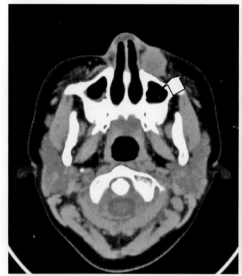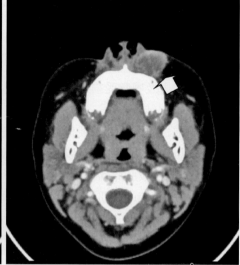

颅面部 CT：左图横断位平扫，左侧鼻翼处软组织包块，密度略低于邻近咬肌肌束，边界尚清晰；右图横断位增强，左侧鼻翼处包块周边局部软组织影亦增厚，伴强化。

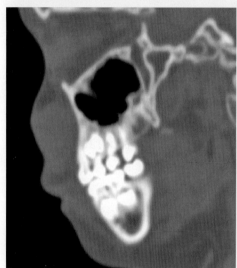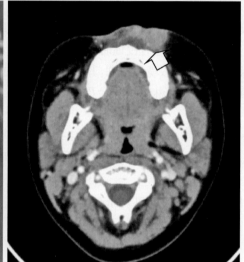

颅面部 CT：左图矢状位平扫骨窗，左侧鼻翼处软组织包块周边骨质未见明显侵蚀；右图横断位增强，左侧鼻翼处软组织包块周边环形强化，中央低密度区更明显。

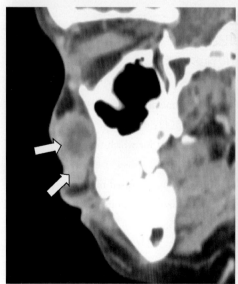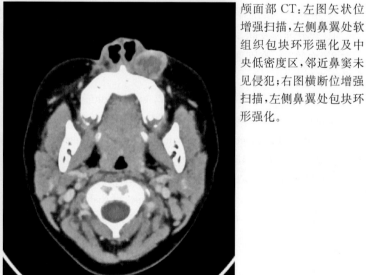

颅面部 CT：左图矢状位增强扫描，左侧鼻翼处软组织包块环形强化及中央低密度区，邻近鼻窦未见侵犯；右图横断位增强扫描，左侧鼻翼处包块环形强化。

图 3-3-4-1　左鼻翼处横纹肌肉瘤

第四节　鼻腔

1. 鼻泪管黏液囊肿

〖临床概述〗

流行病学：

鼻泪管是由泪囊通往鼻腔的膜性管道，上部分为骨性泪道，下部分走行鼻腔外侧黏膜内，开口于下鼻道外侧壁前部。当胎儿或新生儿鼻泪管远端 Hasner 瓣开放受限或上皮细胞碎片分泌物堵塞，伴或不伴有近端 Rosenmuller 瓣膜功能受损时，易引起泪囊及鼻泪管积液囊性扩张时，形成鼻泪管黏液囊肿（lacrimal sac mucocele）。该囊肿可以单侧发生也可以双侧发生。性别多无差异。胎儿鼻泪管下口多在 8 个月时开通，故胎儿黏液囊肿出生后多可自行消退，少数至出生后未开通者囊肿仍可见。

临床表现：

新生儿鼻泪管囊肿较小时，泪囊区皮肤隆起不明显，临床需仔细检查方可发现。当囊肿较大时，泪囊区局部皮肤可明显隆起，由于囊肿压迫周围血管致局部组织瘀血，表面皮肤可略呈暗紫色，临床表现类似于血管瘤，此时影像检查可明确诊断。患侧眼睑部常伴有脓性分泌物。双侧囊肿患儿常伴有张口呼吸，呼吸急促等症状。对于部分患儿早期主要通过按摩、抗感染等保守治疗方式促进鼻泪管开通；早期呼吸窘迫重、保守治疗效果不佳时才考虑手术治疗。

〖病理〗

根据产检、病史、临床表现及相关辅助检查多可确诊，无需病理诊断。胎儿及早期新生儿鼻泪管黏液囊肿内容物多为清亮，但病史较长的患儿由于上皮组织碎屑堆积及感染易导致囊肿内容物浑浊。

〖影像学表现〗

影像学检查，特别是超声检查对于胎儿及新生儿鼻泪管黏液囊肿的诊断有着重要价值；CT 及 MRI 对于小儿鼻泪管黏液囊肿与其他鼻腔囊性占位鉴别有着重要帮助。

X 线平片：

诊断作用小。

超声：

患侧眼球内下方见泪囊及鼻泪管区见类圆形或不规则形囊性无回声，可为单侧亦可双侧，内偶可见高回声团，考虑可能为分泌物沉积，泪管边界清晰，囊肿壁光滑，浅表处临近皮下，深部可见囊腔沿鼻泪管向下延向鼻腔，部分囊肿可见不同程度突向鼻腔，囊肿内未见彩色血流信号显示。

CT：

其主要特征表现为泪囊的囊性扩张、鼻泪管的扩张及鼻腔内部囊性包块，边界清晰、薄壁、密度均匀的液性暗区；鼻腔内囊性包块由下鼻道外侧壁向下鼻甲膨出，周围骨质无破坏，囊性包块较大时可将下鼻甲向鼻中隔挤压。多不需要增强检查。

MRI：

MRI 平扫扩大的泪囊、鼻泪管及鼻腔内膨出囊性包块呈长 T1 长 T2 信号，病灶内信号相对均匀，边界清晰。

〖诊断要点〗

1. 患侧泪囊及鼻泪管囊性扩张。
2. 伴下鼻道鼻外侧壁局部延续囊性膨出。

【鉴别诊断】

根据病史、发病年龄和泪囊、鼻泪道囊性扩张及鼻腔内延续的囊性膨出包块等影像征象对鼻泪管黏液囊肿做出诊断多不困难。而 CT 能很好显示扩张鼻泪管骨性管道走行与下鼻道囊性包块的关系，周边颅骨骨壁是否完整；而 MRI 除了无辐射、通过信号特征反映囊肿内容物等优势外，也能很好地区分鼻腔内囊性包块与颅内有无交通，与脑膜（脑膜脑）膨出及神经管发育异常有着重要的鉴别作用。小儿鼻腔息肉多发生于中鼻道，新生儿少见，常伴有鼻窦炎症，多无患侧鼻泪管异常囊性扩张表现。

【参考文献】

1. GUPTA M，KHAN H，GUPTA M. Bilateral Congenital Nasolacrimal Duct Cyst：A Rare Cause of Nasal Obstruction [J]. Cureus，2020，12(6)：e8742.

2. 梁喜，张屹辉，刘俊，等. 胎儿及新生儿鼻泪管囊肿的超声表现及临床意义[J]. 南京医科大学学报（自然科学版），2014，34(9)：1264-1266.

（张　炜　陈桂玲）

【病例解析】

病例 1

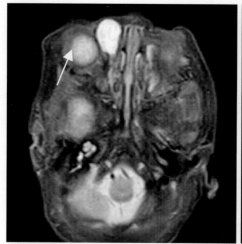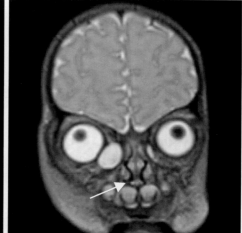

颅面部 MRI：左图 T2WI 横断位平扫，右侧泪囊区长 T2 囊性包块，边缘光滑，内部信号均匀；右图 T2WI 冠状位平扫，右侧泪囊区长 T2 囊性包块，边缘光滑，内部信号均匀。

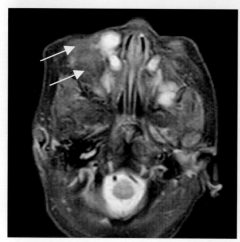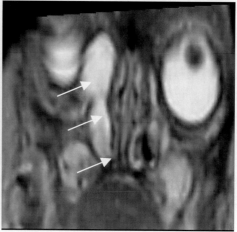

颅面部 MRI：左图 T2WI 横断位平扫，右侧泪囊区囊性长 T2 信号，相邻鼻泪管增宽，左侧下鼻道外侧壁亦见小囊性长 T2 信号；右图 T2WI 斜冠状位，右侧泪囊区囊性包块，扩张鼻泪管及下鼻道外侧壁囊性包块，呈"哑铃形"改变。

图 3-4-1-1　鼻泪管黏液囊肿

2. 息肉

〖临床概述〗

流行病学：

鼻息肉（nasal polyposis）是各种病因诱发鼻部黏膜良性增生的一种病理改变。也是鼻窦部慢性炎症常见的并发症之一，其发病率具有显著的地域差异，据相关文献报道，慢性鼻窦炎伴鼻息肉（CRSwNP）在人群中的患病率为 2.3％～4.3％，且在鼻息肉患者中哮喘患病率约为 23.1％。

鼻窦部慢性炎症性疾病而诱发鼻息肉在儿童疾病中亦属于常见病，与成人鼻息肉患者相比，儿童疾病病程短，症状轻，临近器官并发症少，炎症少累及全组鼻窦，多为单侧发病，相较于成人且易累及鼻后孔，其中上颌窦后鼻孔息肉（antrochoanal polyps，ACP）是后鼻孔息肉中最常见的类型，约占儿童全部息肉的 33％，术后复发率较高。

主要表现：

鼻息肉可源于鼻窦，亦可源于鼻甲、鼻中隔等部位，大小不一，故临床表现多样、差异性较大，部分鼻息肉患儿人群可不伴有临床症状，偶在体检中发现，但其主要的临床表现为鼻塞、鼻衄、脓涕、头面部肿胀、头痛、头晕及嗅觉减退等症状，严重者可影响患儿的生长发育。儿童鼻腔和鼻窦均处于发育阶段，对于儿童慢性鼻窦炎伴息肉治疗原则以保守治疗为主，改善鼻腔微环境，对于药物治疗效果不佳、瘤体增大及伴腺样体肥大患儿可选择功能性鼻窦内镜手术和相关手术治疗。

〖病理〗

鼻内镜检查可见鼻腔内一个或多个表面光滑、灰白色、淡黄色或淡红色的如荔枝肉状半透明新生物。触之柔软，不痛，不易出血。部分可向后发展突至后鼻孔，可呈暗红色，有时表面有溃疡及痂皮。依据息肉生成的趋化因素不同，镜下多表现为疏松间质组织，局灶水肿，增生的纤维血管组织伴有不同比例的嗜酸粒细胞、中性粒细胞及少量淋巴细胞、浆细胞浸润。

〖影像学表现〗

影像学对儿童鼻息肉的诊断及鉴别有着重要的价值，对鼻息肉的分型、延及范围、是否伴有鼻窦炎症及腺样体肥大都有着重要的提示作用。与成人较类似的是，依靠临床表现及 CT 即可对鼻息肉做出诊断，如果必要可行 MRI 检查。

X 线平片：

提示鼻腔及鼻窦内密度的增高。

CT：

鼻息肉多为单侧，也有双侧发病患儿，多数起源上颌窦、筛窦及中鼻道。表现为鼻腔及鼻窦内软组织密度影，边缘光滑，密度均匀，有蒂为典型表现。鼻窦炎伴息肉者，可见副鼻窦黏膜的增厚、分泌物的充填，甚至黏液性囊肿的形成。增强时周边线样强化，代表变薄的鼻黏膜，中心区域多不强化。当息肉过大时，可造成鼻窦及鼻腔膨胀改变，周边骨壁的硬化及吸收。

MRI：

鼻息肉多表现为 T1WI 中等信号，T2WI 为高信号，后者对于鼻腔内其他肿瘤有着重要的鉴别价值；增强后息肉周围不强化或轻中度线样强化。

〖诊断要点〗

1. 鼻腔及鼻窦内软组织团块。
2. 密度多均匀、边缘多光滑，有蒂为典型表现。
3. T2WI 多为高信号，增强后周围可见黏膜线样强化。
4. 瘤体较小时，鼻腔及副鼻窦周边骨壁多无侵蚀性改变。

【鉴别诊断】

1. 鼻部脑膜脑膨出：鼻内型脑膜脑膨出患儿也多表现为鼻塞、鼻内肿物，患儿鼻腔肿物切除术前需明确诊断，不能冒然手术。CT 鼻窦部冠状位重建颅底骨性结构是否完整，MRI T2WI 矢状位观察肿块与蛛网膜下腔是否延续都有着重要的提示作用。

2. 黏膜囊肿：包括黏液潴留囊肿及黏膜下囊肿，多发黏膜囊肿较易明确诊断，而单发者与鼻息肉鉴别较为困难，一般需要结合鼻腔内镜检查。

3. 鼻窦及鼻咽部良恶性肿瘤：如内翻性乳头状瘤，上皮性恶性肿瘤及纤维血管瘤等鉴别，前两种占位、发病年龄多有不符，且 T2WI 为等高混杂信号，强化不均匀，恶性肿瘤早期可伴有骨壁的侵蚀破坏。而鼻咽部纤维血管瘤多发于 10~20 岁青年男性，易出血，可有周边骨质破坏，增强后病变显著强化有重要提示。

【参考文献】

1. 孟一帆,娄鸿飞,王成硕,等.鼻窦 CT 在诊断嗜酸粒细胞性慢性鼻-鼻窦炎伴鼻息肉中的价值[J].中华耳鼻咽喉头颈外科杂志,2017,52(2):93-98.

2. 宋贝贝,杨小健,唐力行,等.儿童后鼻孔息肉研究进展[J].国际耳鼻咽喉头颈外科杂志,2019,43(2):90-93.

3. TA N H. Will we ever cure nasal polyps? [J]. Ann R Coll Surg Engl, 2019, 101(1):35-39.

（张　炜　陈桂玲）

【病例解析】

病例 1

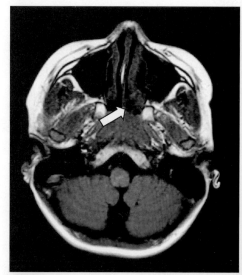 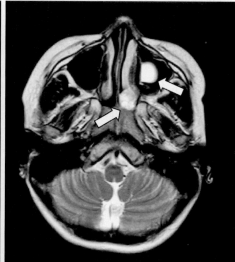

鼻咽部 MRI：左图 T1WI 横断位平扫，左侧后鼻道软组织等低信号团块；右图 T2WI 横断位，左侧后鼻道内类圆形等高信号软组织团块影，左侧上颌窦黏膜下囊肿，周边骨质未见明显侵蚀信号。

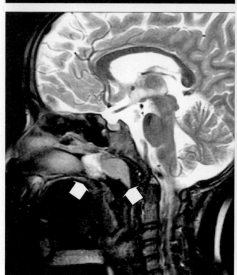 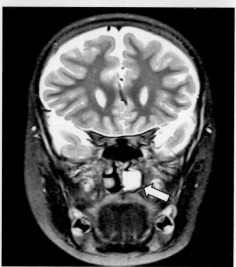

鼻咽部 MRI：左图 T2WI 矢状位平扫，鼻道长 T2 软组织包块，包块与颅内无交通，邻近腺样体肥大；右图 T2WI 冠状位平扫，左侧鼻道内长 T2 软组织团块影。

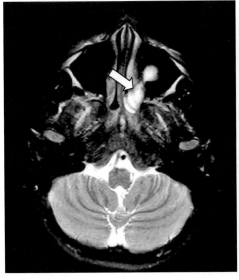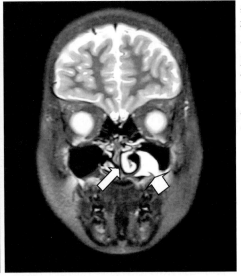

鼻咽部 MRI：左图 T2WI 横断位平扫，左侧鼻道内长 T2 软组织团块影部分延及上颌窦内壁；右图 T2WI 冠状位平扫，左侧下鼻甲黏膜增厚，左侧上颌窦 T2WI 高信号黏膜下囊肿。

图 3-4-2-1　左侧鼻道鼻息肉

病例 2

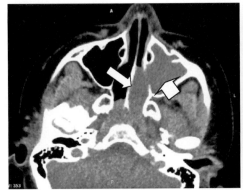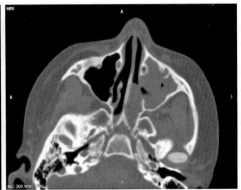

鼻窦部 CT：左图横断位平扫，左侧后鼻道软组织影 CT 值约 20 HU，邻近左侧上颌窦密度增高；右图横断位平扫骨窗，左侧后鼻道软组织包块周围骨质未见明显侵蚀、破坏改变。

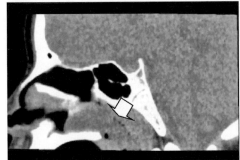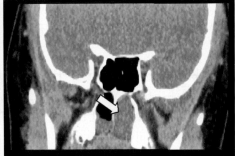

鼻窦部 CT：左图矢状位平扫，左侧鼻道内软组织影，延及后鼻孔及鼻咽部，与颅内无交通；右图冠状位平扫，左侧鼻道内软组织影，邻近上颌窦密度增高，鼻甲黏膜增厚。

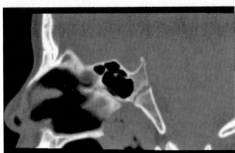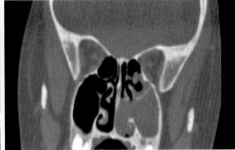

鼻窦部 CT：左图矢状位平扫骨窗，后鼻道内软组织团块周围骨质未见明显破坏；右图冠状位平扫骨窗，左侧鼻腔软组织包块，邻近上颌窦密度增高，筛窦局部黏膜增厚，所及筛板、鸡冠骨质完整。

图 3-4-2-2　左侧后鼻道鼻息肉

3. 先天性良性鼻神经外胚层肿瘤

〖临床概述〗

流行病学：

先天性良性鼻神经外胚层肿瘤（primitive neuroectodermal tumors，PNET），又叫鼻部脑组织异位、神经胶质异位，并非真正的肿瘤，有时被认为与鼻咽部的脑组织异位同义。其发生率为存活胎儿1/（2万～4万）。没有明确的家族病史和恶变倾向，男女发病多无差异。60%的先天性良性鼻神经外胚层肿瘤存在于鼻外，30%存在于鼻内，10%同时发生于鼻部内外。发病机制不明确，部分理论认为与前神经孔闭合及颅外胚胎神经胶质分离异常有关。

临床表现：

临床表现与瘤体发生部位密切相关，鼻外型主要表现为鼻部体表肿物，多发生于眉间水平，边缘光滑、无压痛，部分肿瘤体表可见扩张的毛细血管。而鼻内胶质瘤通常发生在鼻腔侧壁，在中鼻甲水平或以上，可导致的鼻塞、涕中带血、头痛、溢泪等，严重者可能导致婴儿期的呼吸及喂养困难。以手术治疗为主，术后恢复好、多无复发。

〖病理〗

鼻神经胶质瘤的外观大多呈光滑、柔软的息肉样，无包膜，切面呈灰白色或棕褐色，鼻外型表面附有皮肤，鼻内型多覆以假复层纤毛柱状上皮黏膜。镜下由大小不等的聚集成团的神经胶质细胞和相互交错的疏松纤维组织带组成，其内可见神经元和室管膜细胞。

〖影像学表现〗

主要通过影像检查对于瘤体的性质、发生部位及瘤体是否与颅内有关联进行评估。

X线平片：

提供信息少，多无价值。

CT：

表现为与脑实质相似的等密度软组织包块，其内有时可伴有小囊变，瘤体较大时周边骨质可受压改变，多无骨质侵蚀破坏。增强后瘤体多无强化，但瘤体周边黏膜可有强化。冠状位有时可观察到颅底部分骨质的缺失，但鼻外或鼻内包块与颅内神经组织无解剖联系。

MRI：

可提供更好的软组织信息，可以用来识别肿瘤的位置和范围以及任何颅内有无联系的评估。鼻胶质瘤通常边界清楚、圆形或息肉样。在T1WI成像上，肿瘤呈较灰质等低信号；在T2WI由于胶质增生引起的肿块长T2信号；瘤体内囊样和黏液样变性是可见、多变的。发育不良脑组织通常不会增强，然而病灶周围往往继发于受压的鼻黏膜可强化。

〖诊断要点〗

早期定性诊断困难，主要表现为婴幼儿出生后鼻背部或鼻腔内软组织肿块，边界清晰，可伴有小囊变，强化多不明显，周边骨质多无侵蚀。

〖鉴别诊断〗

定性诊断仍然依据病理检查，影像上新生儿及婴幼儿主要与鼻筛部脑膨出区别，大龄儿童还需要与鼻窦部横纹肌肉瘤、淋巴瘤及嗅神经母细胞瘤相鉴别。

1. **鼻筛部脑膨出：**通过CT及MRI多方位重建，可观察鼻腔内包块与颅内神经组织有解剖联系，相应颅底骨质有缺损。

2. **鼻淋巴瘤：**通常是均匀的软组织肿块，囊变及坏死少见，有均匀的轻中度强化。横纹肌肉瘤中央坏死多见，边界不清，周边骨质可有明显侵蚀。

3. 嗅神经母细胞瘤:主要发生于 12 岁以上的青年人和成人,婴幼儿罕见,男性多见,肿瘤较大时中央常有小点状钙化和骨化灶,增强扫描时肿块均匀强化明显。

【参考文献】

1. HEDLUND G. Congenital frontonasal masses: developmental anatomy, malformations, and MR imaging [J]. Pediatr Radiol, 2006, 36(7): 647-662.

2. XIE C, HAMPAL S, LI C. Adult nasal gliomas [J]. J Laryngol Otol, 2015, 129(3): 288-292.

3. 刘磊峰,邱海涛,江枫,等.蝶窦鼻胶质瘤 1 例并文献复习[J].临床耳鼻咽喉头颈外科杂志,2017,31(23):1850-1851.

(张　炜　陈桂玲)

【病例解析】

病例 1

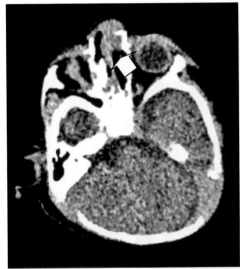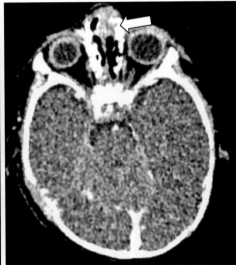

颅面部 CT:左图横断位平扫,鼻背部及左侧鼻腔内可见不规则软组织包块;右图横断位增强扫描,示鼻背部及左侧鼻腔软组织包块部分。

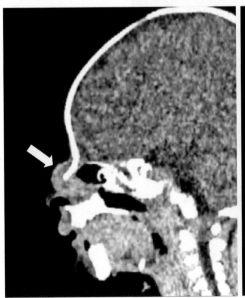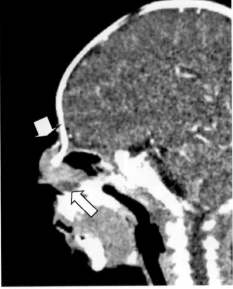

颅面部 CT:左图矢状位重组,鼻背部及左侧鼻腔软组织包块与鼻前庭似有连续,与颅内无关联;右图矢状位增强扫描,左侧鼻翼软组织包块不均匀强化,延及鼻腔内。

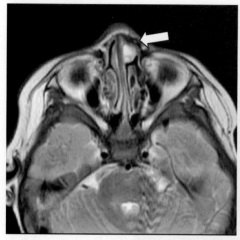 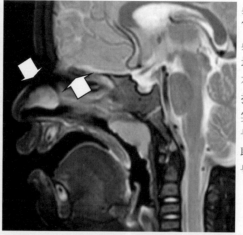

鼻窦 MRI（术后）：左图 T2WI 横断位平扫，左侧鼻腔软组织包块信号欠均，其内小囊样高信号；右图 T2 压脂矢状位平扫，左侧鼻腔内包块部分实质信号与相邻额叶信号相似，与颅内无明显关联，筛板区局部脑组织信号稍膨出。

图 3-4-3-1 （前神经孔发育异常伴鼻部胶质异位）鼻咽部脑组织异位病例

病例 2

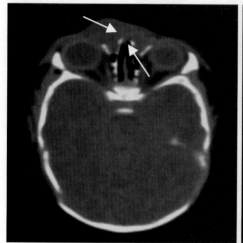 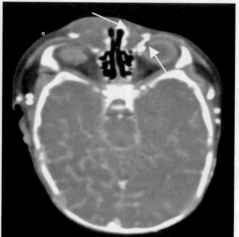

颅面部 CT：左图横断位平扫，鼻根部不规则稍低密度软组织包块，CT 均值约 18 HU，局部向内累及前组筛窦区；右图横断位增强，鼻根部不规则稍低密度软组织包块，轻度强化，向内延及前组筛窦，双侧眶内未累及。

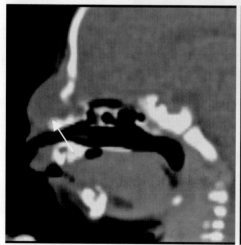 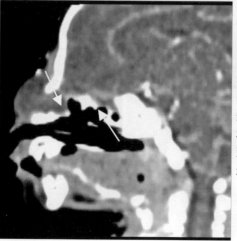

颅面部 CT：左图矢状位重组，鼻根部不规则稍低密度软组织包块，局部向内延及前组筛窦，相邻筛板菲薄、连续欠清晰；右图矢状位增强，鼻根部不规则稍低密度软组织包块，轻度强化，部分向内延及前组筛窦，筛板骨性连续欠清晰。

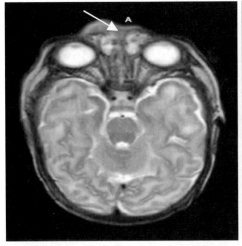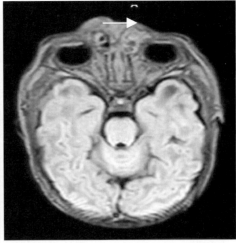

颅面部 MRI：左图 T2WI 横断位平扫，鼻根部不规则软组织包块，呈等高混杂信号，边界不清，两侧前组筛窦有累及；右图 T2-FLAIR 横断位，鼻根部不规则等高信号软组织包块，边界不清，局部向内延及前组筛窦。

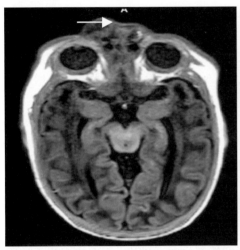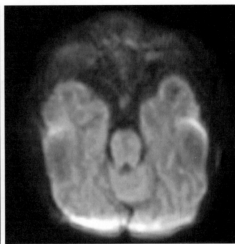

颅面部 MRI：左图 T1WI 横断位平扫，鼻根部不规则等低信号包块，内部信号不均，局部信号与颅内脑白质信号相似，边界不清；右图 DWI 横断位，鼻根部软组织包块未见明显弥散受限。

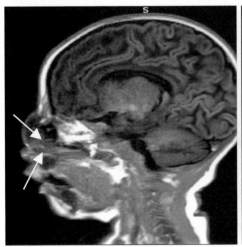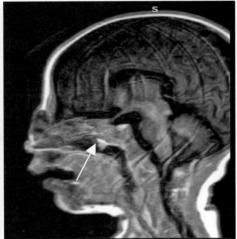

颅面部 MRI：左图 T1WI 矢状位平扫，鼻根部不规则等低信号软组织包块，内部信号不均，局部信号与颅内脑白质信号相似，边界不清；右图 T1WI 矢状位平扫，鼻根部软组织包块向前组筛窦内延及，相邻额叶脑外间隙经筛板轻度向鼻根部膨隆，鼻根部包块与颅内及脑组织未见明显解剖关联。

图 3-4-3-2 鼻部脑组织异位病例

4. 软骨间质错构瘤

【临床概述】

流行病学：

鼻软骨间充质错构瘤（mesenchymal hamartoma）是一种罕见且较新发现的小儿良性肿瘤。在1998年，McDermott等人首次使用NCMH一词来描述这类发生在鼻腔的主要由软骨或软骨组织和间质成分组成的肿瘤。虽然NCMH通常表现在婴幼儿，但少数病例已报告在成人，平均发病年龄9.6岁。男性多见，男女比例为2.2∶1。具体病因机制不详，最初认为肿瘤是先天性或发育性的，后来认为环境、激素及遗传易感性均参与了肿瘤的发生；现阶段研究发现在75%鼻软骨间充质错构瘤患者中均有致病种系 *DICER1* 基因的突变。

临床表现：

临床表现与瘤体大小和发生部位密切相关，可从无症状到有肿块效应的鼻塞、鼻出血、呼吸困难和喂养问题等，部分患儿可以伴有眼部症状。以手术治疗为主，术后多无复发。

【病理】

组织病理学上，瘤体可见明显的岛状透明软骨、黏液样背景中的梭形至卵圆形间充质细胞和局灶性类骨质形成。免疫组化显示，肿瘤细胞CD34、波形蛋白、S100、EMA和GFAP可呈阳性，Ki67增殖指数较低。

【影像学表现】

通过影像检查对于NCMH的定性诊断多较困难，临床上主要依靠CT及MRI评估瘤体的起源、扩展和与邻近结构的关系，以帮助确定肿块的性质和手术计划的制定。

X线平片：

提供信息较少，检查价值不高。

CT：

NCMH通常起源于鼻中隔或前庭，但上颌窦和筛窦、眼眶、鼻咽等部位亦可累及。主要表现为不均质的软组织团块，界限多清晰，其内可见有囊变，约50%以上的病例瘤体内可伴有散在斑片钙化，有助于鉴别；增强后瘤体实性部分强化较明显。瘤体较大时鼻腔周边骨质可伴有受压变形、变薄、侵蚀，但相较于鼻部其他恶性肿瘤，骨质侵蚀少见，且破坏骨质边界多不清；部分较大瘤体可通过筛板累及筛窦和颅内。

MRI：

瘤体信号不均，T1WI呈低信号，T2WI呈高信号，其内可伴有囊性改变，增强瘤体强化不均匀。

【诊断要点】

1. 婴幼儿鼻腔内肿块，边界清晰，可伴有囊变及斑片钙化影。

2. 增强后实性部分强化明显。

3. 周边骨质受压变形，明显侵蚀少见。

【鉴别诊断】

NCMH的鉴别诊断主要包括鼻筛窦性脑膨出、鼻胶质瘤、横纹肌肉瘤、淋巴瘤和软骨肉瘤。

1. 鼻筛脑膨出：CT及MRI多方位重建，有助于观察鼻腔内包块与颅内脑实质有无联系，包块周围液体与颅内脑脊液有无贯通，相应颅底骨质有无缺损。

2. 鼻胶质瘤：在胚胎学上与大脑相连，部分或完全封闭，MRI影像与大脑的信号特征相同，无强化和钙化。

3. 鼻淋巴瘤：通常是均匀的软组织肿块，囊变及坏死少见，有均匀的轻中度强化。

4. 横纹肌肉瘤和软骨肉瘤：有时很难与NCMH区分，但前者往往具有更大的破坏性、界限不清，生长迅速。且横纹肌肉瘤中心区域坏死多见，多无钙化，周边强化明显。

【参考文献】

1. THIRUNAVUKKARASU B, CHATTERJEE D, MOHINDRA S, et al. Nasal Chondromesenchymal Hamartoma [J]. Head Neck Pathol, 2020, 14(4)：1041-1045.

2. WANG T T, LI W H, WU X R, et al. Nasal chondromesenchymal hamartoma in young children：CT and MRI findings and review of the literature [J]. World Journal of Surgical Oncology, 2014, 12(1)：1-5.

3. NAL A, KUM R O, AVC Y, et al. Nasal chondromesenchymal hamartoma, a rare pediatric tumor：Case report [J]. The Turkish Journal of Pediatrics, 2016, 58(2)：208-211.

（张　炜　陈桂玲）

5. 嗅觉神经母细胞瘤

【临床概述】

流行病学：

嗅觉神经母细胞瘤(esthesio neuroblastoma，ENB)又称感觉神经母细胞瘤，是一种少见的来源于上鼻腔嗅上皮的神经嵴起源的恶性肿瘤。占鼻内肿瘤的2%～6%，发病率约为0.4/100万。可发生在任何年龄，有2个发病高峰年龄，分别为10～20岁和50～60岁。男性和女性发病率基本相等。ENB被认为起源于特殊的感觉神经上皮嗅觉细胞，这些细胞通常存在于鼻腔上部，包括鼻中隔上部、上鼻甲、鼻顶和筛窦筛板，故肿瘤首发于鼻腔顶部中线区、筛板区，并以鼻腔顶部为中心向周围呈浸润性侵犯多见。

临床表现：

ENB表现为鼻出血、鼻塞、嗅觉功能减退、复视、鼻部突出或这些症状的综合。局部侵犯常发生于副鼻窦、眼眶和前颅窝。转移性病灶最常累及局部淋巴结，并可远处转移至肺、肝和骨。故临床依据肿瘤侵犯及转移分为Kadish三期，其中颈部淋巴结转移率为20%～30%。

【病理】

嗅觉神经母细胞瘤通常为单侧、息肉样、光滑、柔软、红灰色肿块，黏膜完整；切面呈灰褐色至粉红色，血管密集；常扩张到邻近的鼻窦、眼眶和颅穹隆。其镜下可见假玫瑰花状，肿瘤细胞呈栅栏状或袖状环绕在中央精细纤维神经基质周围；肿瘤细胞大小均匀，胞浆稀疏，核圆形或卵圆形，斑点状盐和胡椒色染色质，核仁小或无。免疫组化特异性神经烯醇、微管蛋白和S100多为阳性。

【影像学表现】

影像学检查中，CT及MRI在ENB的临床分期中起着关键作用，部分影像征象也有助于该肿瘤的早期鉴别。

CT：

ENB没有特定的CT特征，最初表现为鼻穹隆内均匀的软组织肿块，多发生于单侧鼻腔，双侧鼻腔发病少见，部分瘤体内可见散在斑点状钙化影，偶见出血和坏死；瘤体多呈中度均匀强化，瘤体较大时病理特征更明显而呈玫瑰环样不均匀强化。CT多方位成像可以很好地评估瘤体周边骨质是否受侵蚀，特别是筛板、筛窦和颅窝底是否累及。由于部分瘤体惰性生长，故无破坏的骨重塑也并不少见。CT也有助于评估颈部淋巴结和远处转移。

MRI：

MRI较CT能更好地、较为准确地评估肿瘤是否对颅底、眼眶或颅内有侵犯；特别在鉴别硬脑膜与脑实质受累方面更出色。ENB在T1WI上表现为类似灰质的等低信号，T2WI上表现为等高信号；T2脂肪饱和序列瘤体边缘的观察，有助于区分相邻眼眶脂肪和肌肉是否有累及。除偶有坏死或出血外，瘤体多呈明显均匀的强化，部分较大肿瘤可呈"花环样"不均匀强化。其次，颅内侵犯时，瘤体旁囊肿的存在高度提示ENB可能。

核医学：

^{99m}Tc-MDP(亚甲基二膦酸盐)有助于对肿瘤远处骨质和脊柱转移病灶的发现。PET-CT 表现为瘤体对^{18}F-FDG 的高摄取,不仅有助于对 ENB 的初诊临床分期,而且对治疗评估也有很好的价值。

〖诊断要点〗

1. 患儿发病年龄大。

2. 上鼻腔中线区原发肿瘤,可见斑点状钙化。

3. 强化均匀,瘤体较大时可有玫瑰花环状不均匀强化。

4. 周边副鼻窦、眼眶及颅内可有累及,骨质有塑形改变及侵蚀破坏。

5. 颈部可见转移肿大淋巴结。

〖鉴别诊断〗

1. 鼻息肉:常位于鼻道内,无骨质破坏,而血管型鼻息肉强化明显、渐进性。

2. 内翻性乳头状瘤:小儿少见,好发于鼻腔侧壁,常侵入筛窦和上颌窦,以膨胀性生长为主,对周围骨质以压迫性吸收为主,增强扫描肿瘤呈典型的"脑回样强化"。

3. 鼻腔淋巴瘤:多位于鼻前庭区,常累及鼻背部及面颊部软组织,瘤体轻度均匀强化,骨质破坏轻且局限。

4. 横纹肌肉瘤:多发生于一侧鼻翼和鼻前庭,瘤体较大时周边强化,中心坏死区域明显。

〖参考文献〗

1. DUBLIN A B, BOBINSKI M. Imaging Characteristics of Olfactory Neuroblastoma (Esthesioneuroblastoma) [J]. J Neurol Surg B Skull Base, 2016, 77(B1): 1-5.

2. JANNIN A, TURPIN A, BAILLET C, et al. High 18F-FDG Avidity of Low-Grade Esthesioneuroblastoma [J]. Clin Nucl Med, 2018, 43(3): 101-102.

3. MIRACLE A C, EL-SAYED I H, GLASTONBURY C M. Diffusion weighted imaging of esthesioneuroblastoma: Differentiation from other sinonasal masses [J]. Head Neck, 2019, 41(5): 1161-1164.

4. XIAO Z, TANG Z, QIANG J, et al. Differentiation of olfactory neuroblastomas from nasal squamous cell carcinomas using MR diffusion kurtosis imaging and dynamic contrast-enhanced MRI [J]. J Magn Reson Imaging, 2018, 47(2): 354-361.

(张　炜　陈桂玲)

第五节　鼻咽

1. 青少年纤维血管瘤

〖临床概述〗

流行病学：

青少年纤维血管瘤(nasopharyngeal angiofifibroma,NA)又称男性青春期出血性鼻咽血管纤维瘤,为鼻咽部常见的良性肿瘤,占头颈部肿瘤的 0.05%～0.5%,发病率约 1/150 000。好发于 10～25 岁少年、青年男性。病因目前尚不明确,可能与性激素、发育异常、炎症刺激等因素有关。

主要表现：

典型的临床表现包括无痛性鼻塞、复发性单侧鼻出血和鼻或鼻咽肿块。常见的非特异性症状包括鼻漏、嗅觉丧失和头痛。面部畸形、突出、眼球突出、视觉障碍、颅神经麻痹和神经功能障碍则提示病情进展。

【病理】

起源于枕骨斜坡底部、蝶骨体及翼突内侧的骨膜,向下突入鼻咽并向前生长,经后鼻孔进入同侧鼻腔。瘤体大小不一,呈类圆形、椭圆形或不规则形,表面为粉红色、暗红色,可有扩张的血管。肿瘤由丰富的血管组织和纤维组织基质构成。血管壁薄,缺乏弹性,易引起大出血,较大的肿瘤可以压迫(或破坏)邻近骨质,侵入鼻窦、眼眶、翼腭窝,故本瘤虽属良性,但具有侵袭性。

【影像学表现】

X 线平片:

若肿瘤较小时,鼻咽侧位片仅可见鼻咽顶后壁软组织呈局限性膨隆,较大者可见突入鼻咽腔的肿块,轮廓光滑。

血管造影时,肿瘤染色多明显,供血动脉增粗。有助于了解肿瘤的供血情况,并可同时超选择性动脉栓塞,使肿瘤缩小,以减少术中出血。

CT:

可以准确显示肿瘤部位、形态以及邻近结构受侵情况。平扫时可见鼻咽顶部密度较均匀的软组织肿块,呈等或稍高密度,与周围肌肉组织分界不清,鼻咽腔变形,可见周围骨质受压、吸收破坏。肿瘤侵犯的范围可非常广泛,侵犯翼腭窝者最常见,亦可破坏颅底骨质进入海绵窦,甚至脑内。增强后病灶显著强化,其 CT 值可超过 100 HU。冠状位有助于显示病灶向颅内侵犯情况。

MRI:

鼻咽部分叶状或不规则软组织肿块,边界清晰,T1WI 呈中等或稍高信号、T2WI 呈明显高信号,内部可掺杂低信号,与肿瘤富含血管及其与纤维成分比例有关。瘤内血管因流空效应可成点条状低信号,称为"椒盐征",对诊断鼻咽纤维血管瘤具有特征性。增强扫描肿瘤明显强化,流空的血管影显示的更为清楚。MRI 对肿瘤向深部侵犯范围显示优于 CT。

【诊断要点】

1. 常见于男性青少年,有多次鼻出血病史。
2. 鼻咽部软组织肿块,多伴有压迫性骨吸收破坏;MRI 上可见"椒盐征"。
3. 增强扫描病灶明显强化。

【鉴别诊断】

1. 鼻咽癌:最常发生于中年人,回缩性血涕是其典型的早期临床表现之一,影像检查见鼻咽部浸润性肿块,边界不清,侵蚀性骨质破坏明显,增强扫描呈轻中度强化,颈部淋巴结肿大往往为初诊的首发症状。

2. 淋巴瘤:以青壮年多见,病变侵犯范围较广,增强扫描呈轻度强化,骨质破坏少见,常伴有其他部位淋巴结肿大。

【参考文献】

1. 郑颖彦,肖泽彬,杨波,等. 动态容积CT在青年型鼻咽血管纤维瘤术前评估中的价值[J]. 中国医学影像学杂志,2017,25(6):425-429.

2. RYAN P, CAMILON R, et al. Juvenile nasopharyngeal angiofibroma in prepubertal males: A diagnostic dilemma [J]. The Laryngoscope: A Medical Journal for Clinical and Research Contributions in Otolaryngology, Head and Neck Medicine and Surgery, Facial Plastic and Reconstructive Surgery, 2019, 129(8): 1777-1783.

3. SINGH R K, LAKHKAR B B, PATWA P A, et al. Juvenile nasopharyngeal angiofibroma. BMJ Case Rep, 2022, 15(3): e248023.

（李　宁　周　静）

【病例解析】

病例1

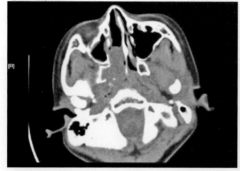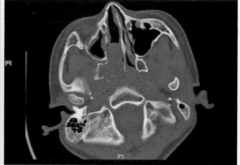

颈部CT：左图横断位平扫软组织窗，右侧鼻咽部软组织密度包块，延伸至右侧鼻道；右图横断位平扫骨窗，示右侧蝶骨受累。

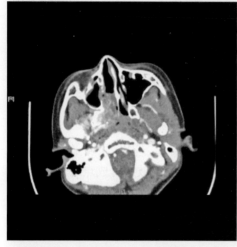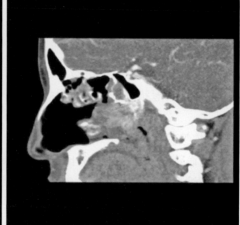

颈部CT：左图横断位增强，包块明显血管样强化，其内可见增粗迂曲血管影；右图矢状位增强，包块明显血管样强化。

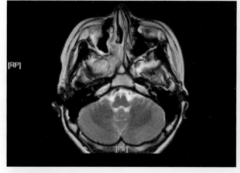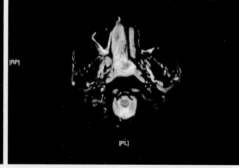

颈部MRI：左图T2WI横断位平扫，右侧鼻咽部软组织包块，延伸至右侧鼻道，呈高信号；右图FLAIR横断位平扫，肿块内可见少许血管流空影。

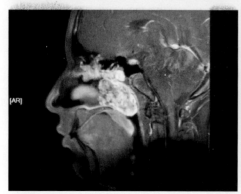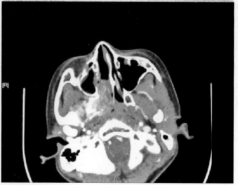

颈部MRI：左图T1WI压脂横断位增强，包块明显强化，骨质受累；右图T1WI压脂矢状位增强，肿块突入鼻咽腔。

图3-5-1-1　青少年纤维血管瘤

2. 鼻咽畸胎瘤

〖临床概述〗

流行病学:

畸胎瘤(teratoma)是一种由两个或三个原始胚层组织演化而来的先天性肿瘤,其发生率约为存活小儿 1/40 000,男女比例大约是 1∶6,发病机制多不明确,对于头颈部畸胎瘤,多认为它们起源于胚胎脊索区域具有多能发展潜力的生殖细胞失控异位种植发育而成。小儿畸胎瘤多见于中线区域,骶尾部、纵隔、腹膜后等,而头颈部畸胎瘤相对罕见,仅占所有儿科畸胎瘤的 2%~5%,以颈部多见。而鼻咽畸胎瘤(nasopharyngeal teratoma,NPT)发生率更低,多发生于鼻咽顶后壁,其次为侧壁及软腭,其中约有 6% NPT 患儿伴有其他先天性发育畸形。

主要表现:

鼻咽畸胎瘤患儿临床表现主要取决于瘤体的大小和生长位置。最常见的症状包括鼻塞、呼吸困难和哺乳困难、鼻漏和打鼾。偶尔也可伴有呼吸阻塞和呼吸窘迫诱发的紫绀病史;同样,如果瘤体伴有长蒂,患儿也可能伴有吞咽困难。小儿鼻咽畸胎瘤多为良性,以手术治疗方式为主,预后较好。

〖病理〗

病理上镜下畸胎瘤可见皮肤及其附属器、毛发、骨及软骨、牙齿、脂肪组织、肌肉组织、神经节等不同胚层来源的组织。因此根据细胞组成比例不同,可分为:皮样囊肿、畸胎样肿瘤、真畸胎瘤和错构瘤 4 种组织学类型;按分化程度又分为成熟性畸胎瘤(良性畸胎瘤)和未成熟性畸胎瘤(恶性畸胎瘤)2 类,小儿中绝大部分为良性畸胎瘤。

〖影像学表现〗

影像学检查如 CT 扫描和 MRI 有助于确定病灶的位置、大小和范围,区分实性和囊性肿块,并排除鼻咽肿瘤的颅内扩展,从而有助于手术治疗方案的决定。

X 线平片:

对于鼻咽部畸胎瘤的诊断价值不高。

CT:

相较于腰骶部及后腹膜区畸胎瘤,鼻咽畸胎瘤分化程度较低而外观各异,表现形式更为复杂多样。主要表现为鼻咽部或者软腭区囊性或囊实性包块,密度不均,其内脂肪密度及脂液平面有重要提示作用,特征钙化及骨化成分相对少见;瘤体对周边软组织、骨骼及颅内多无侵犯。增强扫描液体、脂肪及钙化组织多无强化,其余软组织不均匀强化。

MRI:

有利于显示肿物的内部特征情况,囊性成分 T1WI 低信号、T2WI 高信号,脂肪 T1WI 呈高信号,抑脂后呈低信号。钙化及骨化成分各序列呈低信号,较 CT 不易观察。

〖诊断要点〗

鼻咽部囊性或囊实性包块,边界清晰,其内脂肪成分有重要提示作用。

〖鉴别诊断〗

NTP 诊断时需与腺样体、淋巴瘤、纤维血管瘤、鼻咽部异位脑组织、脑膜脑膨出、嗅神经母细胞瘤、横纹肌肉瘤等相鉴别。CT 及 MRI 多方位观察颅底结构完整性及包块与颅内关系有助于与脑膜脑膨出鉴别;而淋巴瘤、纤维血管瘤、横纹肌瘤及嗅神经母细胞瘤恶性程度高,对周边组织多有不同程度侵蚀,淋巴瘤密度及信号多均匀,囊变较少见;纤维血管瘤强化显著多伴周边骨质破坏;横纹肌瘤中心区域坏死多见,强化不均匀;而嗅神经母细胞瘤发病率较低,其内散在点状钙化及颅内瘤体旁囊性变有助鉴别。异位脑组织 MRI 提示信号与脑实质较类似,无强化及钙化。部分不典型的鼻咽部畸胎瘤仍需病理检查后确诊。

【参考文献】

1. COSTA C C, GUIMARAES VDE C, MOURA F S, et al. Mature teratoma of the nasopharynx [J]. Braz J Oto-rhinolaryngol，2014，80(6)：544-545.

2. 杨昌秀.儿童鼻咽部成熟性畸胎瘤 1 例[J].中国耳鼻咽喉颅底外科杂志,2018,24(5):482-483.

（张　炜　张晓军）

【病例解析】

病例 1

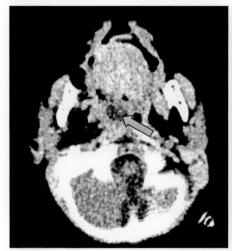
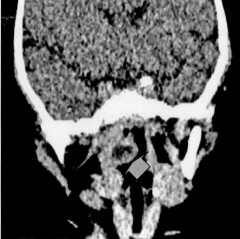

口咽部 CT：左图横断位平扫，口咽右侧壁近软腭处见厚壁样囊实性包块，边界尚清晰，内可见脂肪密度影，双侧咽旁间隙及咽后壁未见累及；右图冠状位重组，口咽右侧壁见厚壁样囊实性包块，边界尚清晰。

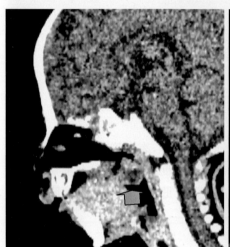
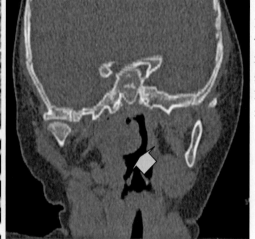

口咽部 CT：左图矢状位重组，口咽软腭处见囊实性包块，内可见脂肪密度影，相邻气道狭窄，咽后壁未见累及；右图冠状位重组骨窗，邻近颅底骨质未见明显侵蚀破坏。

图 3-5-2-1　鼻咽右侧畸胎瘤

病例 **2**

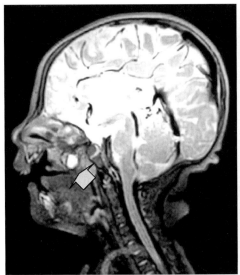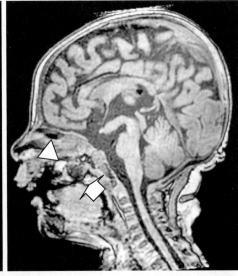

口咽部 MRI：左图 T2WI
矢状位平扫，软腭处混杂
信号包块，其内见囊性长
T2 信号；右图 T1WI 矢
状位平扫，软腭处混杂信
号包块，其内见囊性长
T1 信号，周边见少量片
状短 T1 信号。

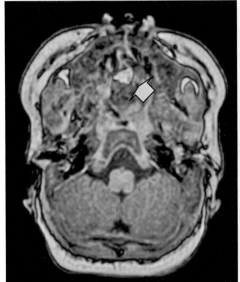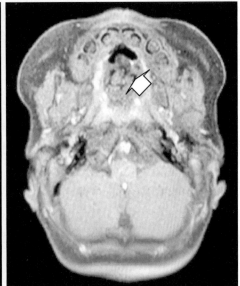

口咽部 MRI：左图 T1WI
横断位平扫，软腭处混杂
信号包块，边界不清，周
边及前缘见少量短 T1 信
号；右图 T1 压脂横断位
平扫，软腭处混杂信号包
块，原 T1WI 包块周边短
T1 信号减低，提示脂肪
成分。

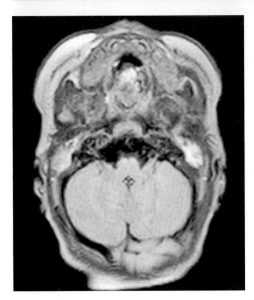

口咽部 MRI：T2-FLAIR
横断位平扫，软腭处混杂
信号包块，边缘欠清晰，
包块周边及前缘见少量
高信号。

图 3-5-2-2　软腭畸胎瘤

3. 神经胶质异位症

〖临床概述〗

流行病学：

神经胶质异位症(neuroglial heterotopia)是一种极罕见的先天性发育畸形，国内外案例相关报道也仅有 200 多例，常见于婴幼儿，是一种非真性肿瘤；现发病机制不明确，考虑与早期胚胎发育期间神经外胚层移位、颅骨骨化异常导致膨出脑组织与颅内分离、妊娠期间前神经孔闭合异常等因素有关。故异位脑组织多发生于中线区域，通常发生于鼻腔，也可发生于眼眶、中耳、舌部、腭部及鼻咽部等区域。

主要表现：

多以婴儿期呼吸道梗阻及喂养困难为主要临床表现，部分患儿颈部可触及包块；有文献报道部分神经胶质异位症患儿可同时伴有腭裂、皮罗综合征等异常发育畸形。症状明显时以外科手术治疗为主，部分患儿术后可复发。

〖病理〗

神经胶质异位症的确诊需经病理学检查，其镜下主要表现为由血管及纤维结缔组织包绕的神经胶质岛，胶质细胞多为星形胶质细胞及少突胶质细胞，神经元细胞较少见，神经纤维网、脉络丛、室管膜和视网膜分化色素性神经上皮结构等较为复杂成分亦可见。神经组织相关的标记物如 GFAP、S-100 蛋白、波形蛋白可为阳性。

〖影像学表现〗

影像学检查对于异位脑组织的诊断较为困难，X 线价值不大，主要影像学检查为 CT 和 MRI，通过对瘤体大小、位置、瘤体特征、邻近颅底骨质改变和肿块与颅内相关性的观察，为影像诊断和治疗方式提供重要的参考信息，也对异位脑组织保守治疗或术后复发的评估有着重要价值。

CT：

平扫时主要为鼻咽部软组织团块，多位于中线区域一侧，依据异位组织成分不同，可以是囊性的也可以是囊实性的，故瘤体密度多样；瘤体较大时可以累及口咽部和腮腺区域，相邻骨质可以伴有受压偏曲改变。CT 对于邻近颅底骨质发育性缺损的观察有着重要意义。增强后异位脑组织强化方式多样，多表现为囊壁或实性成分轻度强化。

MRI：

能准确地显示瘤体与颅内脑实质有无联系，评估瘤体内的实性及囊性成分，无论任何脉冲序列，神经胶质异位组织其 MRI 信号特征与正常脑组织 MRI 信号特征相类似，其囊性区域与颅内脑脊液信号相等。瘤体内的囊性成分多为异位的脉络丛上皮细胞分泌造成，较多囊性成分提示瘤体易于长大，术后易复发。增强后异位脑组织强化方式亦多样，多表现为非均质性强化。

〖诊断要点〗

1. 神经胶质异位组织与正常脑实质 MRI 信号相类似，其内可伴有囊性成分。
2. CT 可提示相邻颅底骨质发育性障碍和缺损，但瘤体与颅内正常脑组织无关联。
3. 可同时伴有腭裂、皮罗综合征等异常发育畸形。

〖鉴别诊断〗

新生儿鼻咽部肿块还是比较少见的，其主要鉴别诊断主要包括淋巴管瘤、脑膜脑膨出、脑膜膨出、畸胎瘤及鳃裂囊肿等；淋巴管瘤多为囊性病变，可表现单囊或多囊，伴出血时囊腔内密度增高；MRI 多方位的观察有助于鉴别瘤体与颅内脑组织的关系；而畸胎瘤常含有多种组织成分，脂肪及钙化有重要的提示作用；而鳃裂囊肿多发单侧颈部外胸锁乳突肌深部。但是有时影像学特征还是很难将神经胶质异位与上述非典型病灶区分出来。

【参考文献】

1. 张勇,周启星,成琦,等. 儿童神经胶质异位四例[J]. 中华整形外科杂志,2014,30(5):382-384.

2. CHEN D, DEDHIA K, OZOLEK J, et al. Case series of congenital heterotopic neuroglial tissue in the parapharyngeal space [J]. Int J Pediatr Otorhinolaryngol,2016,86:77-81.

（张 炜 陈桂玲）

【病例解析】

病例

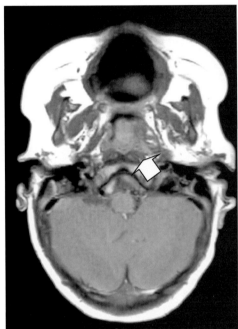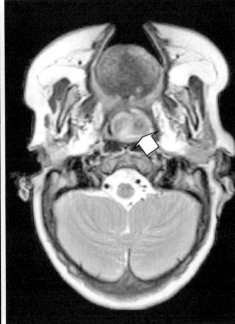

口咽部 MRI:左图 T1WI 横断位平扫,鼻咽部偏左侧团块样与小脑半球实质相类似的等低信号影;右图 T2WI 轴位示鼻咽部团块呈不均匀等高信号。

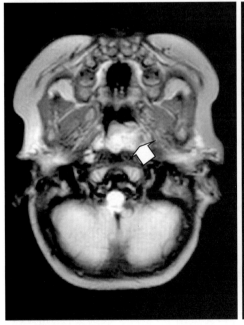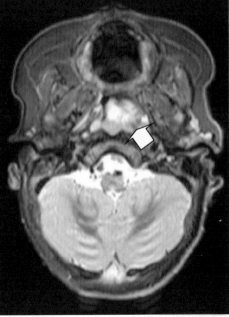

口咽部 MRI:左图 T2-FLAIR 横断位平扫,鼻咽部团块呈等高信号,部分信号与小脑实质类似;右图 T2 压脂横断位平扫,鼻咽部等高信号团块,局部呈小囊样信号。

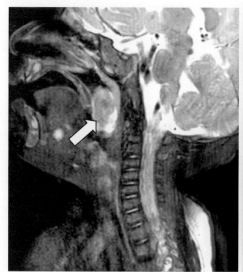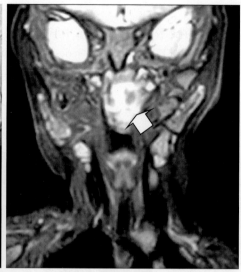

口咽部 MRI：左图 T2 压脂矢状位平扫，鼻咽部等高信号团块，局部似见小囊样高信号，边界清晰，周边咽间隙及颅底未见明显侵蚀，周边咽旁间隙未见明显累及；右图 T2 压脂冠状位平扫，鼻咽部等高混杂信号肿块与颅内未见明显关联。

图 3-5-3　咽部神经胶质异位症

4. Thornwaldt 囊肿

【临床概述】

流行病学：

Thornwaldt 囊肿（TC）是一种发生于鼻咽部中线区域相对罕见的良性发育性病变，亦称桑沃地病，也被称为咽囊囊肿。其产生是由于在胚胎发育过程中，脊索与内胚层之间发生局部粘连，导致鼻咽部脊索具有分泌作用的黏膜组织异常残留。TC 在所有年龄组中均被发现，最多发病年龄为 15～30 岁，无性别差异，部分文献报道女性相对多见；健康成年人发病率为 1.4%～3.3%。

主要表现：

TC 在临床上根据与脊索相连的外胚层在囊袋口处有无闭合，分为结痂性和囊性；其中结痂性和小囊性 TC 多无临床症状，多在平时体检或影像学检查中偶发现。当创伤及炎症导致囊口闭合、囊肿持续增大，或伴有继发感染时，易产生鼻塞、脓涕、咽炎、头晕、头痛及顽固性口臭、咽鼓管功能失调等症状。有明显症状患者临床上多以内窥镜下完全手术切除为主。

【病理】

TC 一般位于上鼻咽隐窝的后中线区，多呈光滑、玻璃样黏膜下肿物，位于腺样组织上方，囊性物质多为黄绿色，若伴有出血或含铁血黄素成分时，囊肿颜色可较深。组织病理学检查，部分 TC 囊壁可见淋巴细胞浸润和淋巴滤泡缺失。

【影像学表现】

TC 发病部位特殊，主要位于上鼻咽顶部后中线区黏膜下双侧头长肌之间，且大小不一；故特定的影像学检查有助于 TC 的发现及诊断。

X 线平片：

总体诊断价值不高，较大肿块时偶可发现鼻咽后壁局部软组织影增厚。

CT：

上鼻咽后壁黏膜下类圆形的低密度囊肿，边界清晰，囊壁菲薄，无壁结节，多位于双侧头长肌前缘之间；但发生出血和感染时囊液密度会有增高。增强后囊壁可有强化，囊肿本身仍为低密度。

MRI：

与 CT 相比，MRI 对于 TC 病变的诊断和囊液性质的鉴别更有效，特别是对于那些位于头长肌之间与颈椎关系密切的、体积较小的 TC。由于囊液含蛋白质成分的浓度不同，常表现为多样性，T1WI 序列上可为低、等、高信号，T2WI 序列上可为低或高信号、甚至混杂信号，脂肪抑制序列上常表现为高信号。如果发生感染时可显示囊肿周边鼻咽黏膜增厚、T2WI 信号增高。增强后囊壁强化、囊内容物无强化。

【诊断要点】

上鼻咽后壁黏膜下头长肌间囊性病灶，囊壁光滑，边界清晰。

【鉴别诊断】

根据 TC 发生的典型位置、密度和信号特点，与其他疾病的鉴别诊断不难；主要与鼻咽部腺体潴留囊肿鉴别，后者以会厌和会厌谷多见，位于黏膜表面，多偏于一侧，而前者总位于鼻咽顶部正中，黏膜深部。

【参考文献】

1. 邓水堂，朱达东，赵顺标，等. Thornwaldt's 囊肿的 MRI 诊断价值[J].影像诊断与介入放射学，2012，21(3)：171-173.

2. ALSHUHAYB Z, ALKHAMIS H, ALDOSSARY M, et al. Thornwaldt nasopharyngeal cyst：Case series and literature review [J]. Int J Surg Case Rep, 2020, 76：166-169.

（张　炜　陈桂玲）

【病例解析】

病例 1

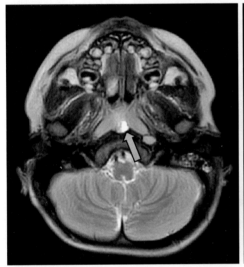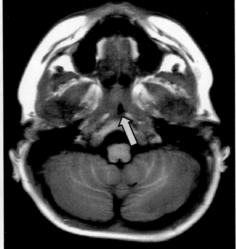

鼻咽部 MRI：左图 T2WI 横断位平扫，双侧头长肌间见囊性长 T2 信号，其内信号欠均匀，边缘光滑，周边组织未见明显侵蚀异常信号；右图 T1WI 横断位平扫，示双侧头长肌间见囊性长 T1 信号，其内信号欠均匀。

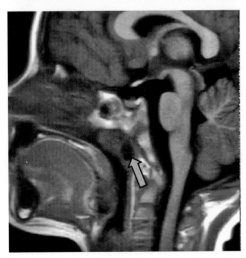

鼻咽部 MRI：T1WI 矢状位平扫，鼻咽顶部肥大腺样体下方囊性长 T1 信号，边缘清晰，紧贴斜坡前缘，与颅内无交通。

图 3-5-4-1　Thornwaldt 囊肿

病例 2

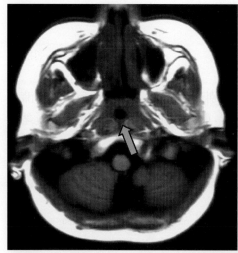
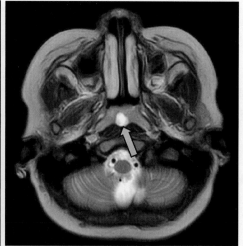

鼻咽部 MRI：左图 T1WI 横断位平扫，双侧头长肌间稍前方见囊性长 T1 信号，其内信号均匀；右图 T2WI 横断位平扫，双侧头长肌间稍前方见囊性长 T2 信号，其内信号均匀，边缘清晰，周边未见明显侵犯。

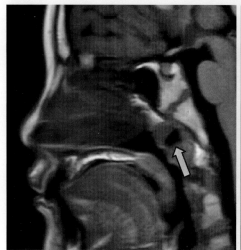
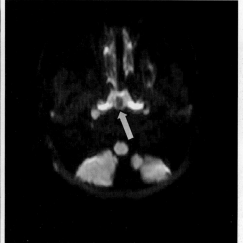

鼻咽部 MRI：左图 T1WI 矢状位平扫，鼻咽顶部肥大腺样体内紧邻斜坡前缘见囊性长 T1 信号，信号均匀，边缘清晰；右图 DWI 横断位，双侧头长肌间囊性病灶未见明显弥散受限信号。

图 3-5-4-2　Thornwaldt 囊肿

5. 横纹肌肉瘤

【临床概述】

流行病学：

横纹肌肉瘤（rhabdomyosarcoma，RMS）发病率占小儿所有恶性肿瘤 3%～4%，是小儿最常见的软组织实体瘤，其发病高峰分别为 2～6 岁及 15～19 岁，以 6 岁以前更为多见。由于肿瘤起源于肌源性祖细胞，故可以发生于机体各个部位，但最常发生于头颈部（35%～45%），其次为盆腔脏器。其患儿治疗预后与肿瘤的病理类型、分化程度、临床分期及发病年龄有关，RMS 患儿术后 5 年生存率约为 61%，相较成人预后好。

临床表现：

临床表现多基于肿瘤的生长位置和大小。鼻咽部 RMS 可能数月无症状，也可能表现出与常见良性疾病类似的体征和症状，从而导致延迟诊断。这些体征和症状包括鼻塞、间歇性鼻衄、打鼾、阻塞性睡眠呼吸暂停和头痛。鼻咽 RMS 较大时可向颅内延伸，并可通过血行或淋巴途径扩散到附近结构。临床治疗首选化疗，其次为手术切除及放疗。

【病理】

横纹肌肉瘤分为胚胎性、腺泡性、梭形细胞/硬化性及多型性横纹肌肉瘤4型,头颈部及胃肠、泌尿生殖系统的病灶多以胚胎性常见;躯干及肢体深部以腺泡性多见。横纹肌肉瘤具有侵袭性,不仅局部侵蚀,也可以经血行及淋巴播散,腺泡性较胚胎性侵袭性大。镜下肿瘤由不同分化阶段的横纹肌母细胞组成。免疫组化染色显示结蛋白(desmin)和肌红蛋白(myoglobin)阳性。

【影像学表现】

横纹肌肉瘤影像学表现特异性改变少,与周边其他恶性软组织肿瘤较相似;临床上主要依靠CT及MRI评估瘤体特征、侵蚀范围及转移。

CT:

平扫瘤体多呈略低于肌肉密度的软组织肿块,生长迅速,沿筋膜浸润生长,边界多不清晰;钙化、出血少见;多数瘤体较大时可伴有气道挤压及闭塞。部分肿瘤可造成周边骨质的破坏及吸收。增强时呈轻中度不均匀强化,境界模糊,其内坏死区域更明显,部分瘤体呈环形及结节样强化。可伴有转移性淋巴结肿大,多为单侧。

MRI:

肿瘤T1WI多呈等信号,往往与周边肌肉信号相等,T2WI呈等高信号;增强时不均匀强化,压脂序列更为明显,易于判定肿瘤的浸润程度及颅内有无侵犯。瘤体弥散多受限。

核医学:

^{18}F-FDG摄取增加,^{99m}Tc骨显像可判断有无骨转移。

【诊断要点】

小儿鼻腔鼻窦部与周边肌肉密度及信号相似、生长迅速、可伴周边侵蚀及远处转移的软组织肿块。

【鉴别诊断】

小儿鼻咽区快速生长的恶性肿瘤除了RMS外,还需与淋巴瘤、嗅神经母细胞肿瘤、骨肉瘤相鉴别,大龄患儿还需要与鼻咽癌及血管纤维瘤相区别。

1. 淋巴瘤多呈结节、分叶状,信号及密度多均匀,轻中度强化,多为双侧淋巴结肿大。

2. 嗅神经母细胞瘤是一种侵袭性的位于鼻腔高处的神经内分泌肿瘤,周围区域囊变和瘤体内钙化灶是重要的影像学征象。

3. 骨肉瘤瘤体通常表现为钙化、骨化或硬化。

4. 血管纤维瘤多发生于青少年,瘤体明显强化伴周围软组织及骨质侵蚀有重要意义;而鼻咽癌小儿更为少见。

虽然这些肿瘤表现出这些特征,但CT和MRI的观察结果与RMS的影像学表现多有相似。因此,仅凭CT和MRI观察很难鉴别恶性肿瘤,大多数肿块需要活检来确认诊断。

【参考文献】

1. RODRIGUEZ D P, ORSCHELN E S, KOCH B L. Masses of the Nose, Nasal Cavity, and Nasopharynx in Children [J]. Radiographics, 2017, 37(6): 1704-1730.

2. ZHU J, ZHANG J, TANG G, et al. Computed tomography and magnetic resonance imaging observations of rhabdomyosarcoma in the head and neck [J]. Oncology letters, 2014, 8(1): 155-160.

（张　炜　陈桂玲）

〖病例解析〗

病例 1

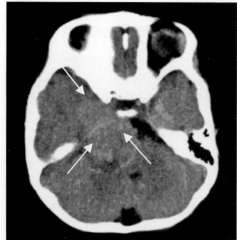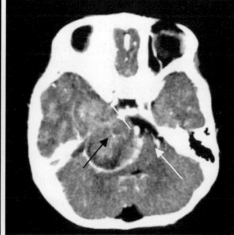

头颅 CT：左图横断位平扫，右侧颞下窝及咽旁软组织肿块，密度欠均匀，边界欠清晰，呈分叶状，右侧咽旁间隙及相邻蝶骨受累及；右图横断位增强，右侧颞下窝肿块向颅内侵犯，实质有强化，周边颞叶及脑干受压改变。

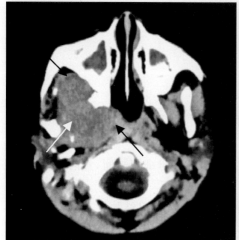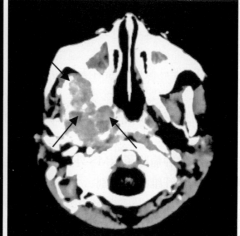

头颅 CT：左图横断位平扫，示右侧颞下窝肿块向颅内颅中窝及后颅窝侵犯，相邻颞叶及脑干受压，分界不清；右图横断位增强，右侧颞窝及咽旁肿块不均匀强化，边界不清。

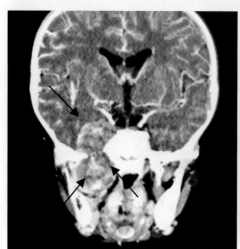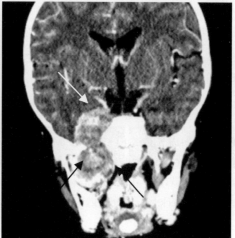

头颅 CT：左图冠状位增强，右侧颞窝及咽旁肿块向颅内侵犯，呈分叶状，不均匀强化，颅底骨质有侵蚀；右图冠状位增强延迟扫描，右侧颞窝肿块向颅内侵犯，不均匀强化，肿块周边及实质强化较早期明显。

图 3-5-5-1　右侧颞窝及咽旁横纹肌肉瘤

病例 2

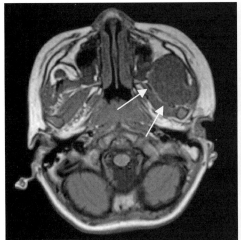
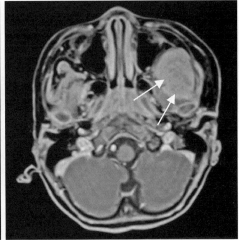

副鼻窦 MRI：左图 T1WI 横断位平扫，左侧颌面部软组织包块，呈等低信号，与邻近肌束信号相近；右图 T1WI 压脂横断位增强扫描，左侧颌面部软组织包块轻中度强化，内部信号尚均匀。

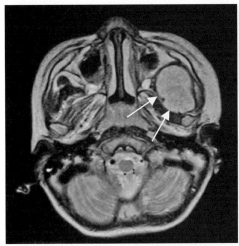
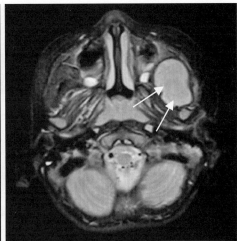

副鼻窦 MRI：左图 T2WI 横断位平扫，左侧颌面部软组织包块，呈等高信号，边界尚清晰；右图 T2WI 压脂横断位平扫，左侧颌面部软组织包块，较 T2WI 信号增高，边缘清晰。

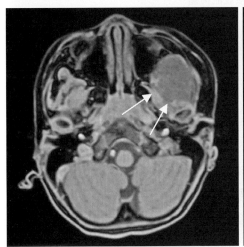
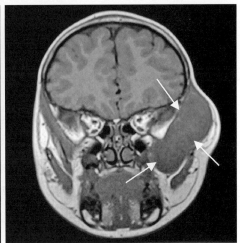

副鼻窦 MRI：左图 T1WI 压脂横断位平扫，左侧颌面部软组织包块，呈等低信号；右图 T1WI 冠状位平扫，左侧颌面部软组织包块，呈等低信号，形态欠规则，边缘尚清晰。

图 3-5-5-2　左侧颌面部横纹肌肉瘤

病例 3

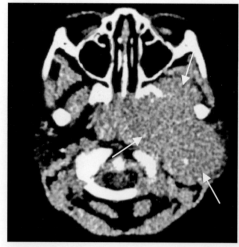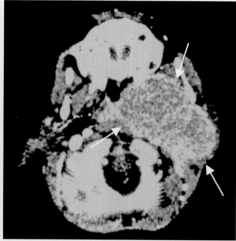

鼻咽部 CT：左图横断位平扫，左侧咽旁巨大分叶状软组织肿块，密度尚均匀，边界欠清晰，周边骨质累及破坏；右图横断位增强，左侧咽旁巨大分叶状软组织肿块，不均匀强化，周边强化较明显。

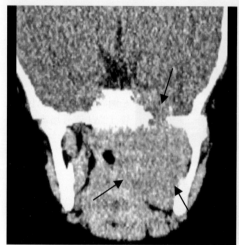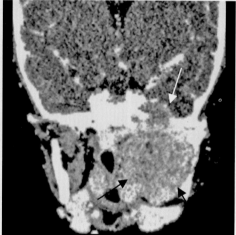

鼻咽部 CT：左图冠状位重组，左侧咽旁分叶状软组织肿块，密度尚均匀，边界欠清晰，邻近咽部气道受压变窄，邻近颅底骨质破坏，肿块向颅内侵及；右图冠状位增强扫描，左侧咽旁分叶状软组织肿块，不均匀强化，边界欠清晰，邻近骨质有侵犯。

图 3-5-5-3　左侧颌面部及鼻咽部横纹肌肉瘤

6. 淋巴瘤

〖临床概述〗

流行病学：

鼻咽淋巴瘤（nasopharyngeal lymphoma，NPL）是一种结外淋巴瘤，仅占结外组织淋巴瘤的 3%～8%，可为原发性或继发性，累及鼻咽的淋巴组织，特别是咽扁桃体。咽扁桃体是咽淋巴环（Waldeyer's ring）的一部分，咽淋巴环包括腭扁桃体、舌扁桃体、咽鼓管扁桃体、咽扁桃体等构成内环；咽后淋巴结、下颌角淋巴结、下颌下淋巴结、颏下淋巴结组成外环。淋巴瘤通常分为霍奇金淋巴瘤（HL）和非霍奇金淋巴瘤（NHL）。鼻咽淋巴瘤是头颈部原发性 NHL 的第二大常见部位，约占涉及 Waldeyer 环的 NHL 病例的 35%。最常见的组织学亚型是 B 细胞型非霍奇金淋巴瘤，最罕见的亚型是霍奇金淋巴瘤。多发生于 40～50 岁男性，儿童罕见。

主要表现：

鼻咽淋巴瘤典型表现为颈部淋巴结肿大、鼻出血、听力障碍、鼻漏和鼻塞，可伴有发热、盗汗和身体不适等。

【病理】

肿瘤细胞呈淋巴样细胞,核大深染或空泡状核,核形不规则,核仁明显,核分裂象常见。免疫组化阳性标志物包括淋巴细胞的标记 LCA,B 淋巴细胞的标记 CD20 和 CD79a,CD34 血管阳性,Ki-67 在本例中增殖指数高达 $80\%\sim90\%$。其他 T 淋巴细胞、组织细胞、上皮细胞、神经内分泌细胞等标记均阴性。

【影像学表现】

X 线平片:

鼻咽侧位片可见鼻咽顶后壁软组织增厚,气道变窄。

CT:

鼻咽淋巴瘤多表现为累及鼻咽腔的对称性、浅表平面性软组织肿块,病变呈"平铺式"生长,密度多较均匀,坏死少见,增强扫描呈轻、中度强化。咽隐窝受累程度较轻,以推压、变浅为主要表现。

颈部淋巴结肿大,边缘规则,密度均匀,增强后轻中度均匀强化。

对邻近组织和颅底骨质侵犯少见,与周围组织分界清楚,多无颅底和邻近骨质破坏。

MRI:

表现同 CT 相仿,但其软组织分辨率较 CT 优越。

肿块 T1WI 呈等或稍低信号,T2WI 呈高信号,DWI 呈明显弥散受限,信号均匀,增强后轻、中度强化。

【诊断要点】

1. 累及鼻咽腔的对称性肿块,呈"平铺式"生长,密度多较均匀,坏死少见。

2. 咽隐窝受累程度较轻,以推压、变浅为主要表现。

3. 增强后轻中度均匀强化。

4. 对邻近组织和颅底骨质侵犯少见。

【鉴别诊断】

1. 鼻咽血管纤维瘤:常见于男性青少年,有多次鼻出血病史;表现为鼻咽部软组织肿块,伴邻近骨质吸收、破坏,增强后明显强化;MRI 扫描 T2WI 可见"椒盐征"。

2. 鼻咽癌:鼻咽部浸润性肿块,边界不清,咽隐窝消失,侵蚀性骨质破坏明显,增强扫描呈轻中度强化。

【参考文献】

1. 朱光斌,邓义,杜国新,等. 鼻咽部淋巴瘤与鼻咽癌的 MRI 表现及误诊分析[J]. 中国医学计算机成像杂志,2019,25(02):125-128.

2. 赵刚. 鼻咽部淋巴瘤 MRI 影像学特征分析[J]. 中国 CT 和 MRI 杂志,2017,15(04):44-47.

3. HAN A Y, KUAN E C, ALONSO J E, et al. Epidemiology of Nasopharyngeal Lymphoma in the United States: A Population-Based Analysis of 1119 Cases. Otolaryngol Head Neck Surg, 2017, 156(5): 870-876.

（李　宁　周　静）

【病例解析】

病例 1

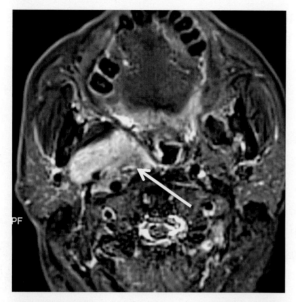

鼻咽部 MRI：T2WI 横断位压脂平扫，右侧鼻咽部及咽旁间隙软组织肿块，形态欠规则，边界欠清，呈均匀高信号。

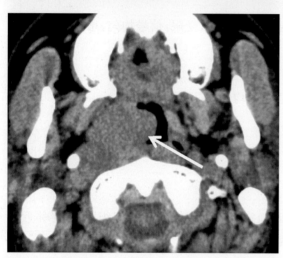

鼻咽部 CT：横断位平扫，右侧鼻咽部及咽旁间隙软组织肿块，形态不规则，边界不清，呈均匀等密度，右侧咽鼓管闭塞，鼻咽腔及咽旁间隙狭窄。

图 3-5-6-1　鼻咽淋巴瘤

7. 鼻咽癌

【临床概述】

流行病学：

鼻咽癌（nasopharyngeal carcinoma）是我国高发恶性肿瘤之一，有明显的地域分布特征，在我国南方及东南亚的一些国家的发病率较高。鼻咽癌最常发生于中年人，在儿童中较罕见，在儿童恶性肿瘤中发病率小于 5%。鼻咽癌患儿中位发病年龄为 14 岁，处于青春期阶段，其中男性儿童发病率较女性儿童高，男女比约 1.3∶1。发病因素有种族、遗传、EB 病毒感染以及环境等致癌因素。

主要表现：

本病早期症状较隐匿，儿童不善表达、不易检查，诊断常常被延误。儿童鼻咽癌初诊时高达 90% 为局部晚期。原发灶所致初始症状在儿童与成人并无明显区别，成人以耳部症状多见，而儿童则以颈部肿块多见。超过80%有较大的局部占位,常导致颅底损害、脑神经侵犯、局部淋巴结转移。儿童青少年鼻咽癌患者常见的症状为颈部肿块,鼻部症状(鼻塞、鼻出血),耳部症状(听力下降、耳鸣、耳闷),颅神经损害(颅神经麻痹、头痛)。其他伴随症状还包括眼痛、眼眶痛,面颊部疼痛,体重下降,呼吸困难,说话含糊不清等。

【病理】

鼻咽癌好发于咽隐窝和顶壁,世界卫生组织(WHO)将鼻咽癌分为三型:角化性鳞状细胞癌(Ⅰ型),以产生角蛋白为特征;非角化性鳞状细胞癌(Ⅱ型),胞核呈梭形或卵圆形,胞浆稀少;未分化型(Ⅲ型),以非恶性淋巴浸润和未分化肿瘤细胞为特征。Ⅰ型多与吸烟和酗酒有关,多见于西方国家。Ⅱ型、Ⅲ型多与EB病毒有关,儿童青少年鼻咽癌病理组织学分级较差,多为Ⅲ型。

【影像学表现】

X线平片:

鼻咽侧位片可见鼻咽顶后壁软组织增厚,气道变窄。颅底片可见鼻咽侧壁增厚,鼻咽腔不对称,同时可见颅底骨质破坏。

CT:

表现因肿瘤的大小及其侵犯范围而异:①咽隐窝变浅、消失,鼻咽癌最好发于咽隐窝,早期在黏膜生长,可引起咽隐窝变浅、闭塞,两侧不对称;②鼻咽侧壁增厚,肿瘤向黏膜下浸润,导致黏膜增厚,咽鼓管圆枕增厚、僵直、表面不光整,咽鼓管咽口狭窄、闭塞;③鼻咽腔内软组织肿块,中、晚期可见软组织肿块,平扫多为等密度,以咽隐窝为中心突入鼻咽腔,致鼻咽腔不对称、狭窄或闭塞,增强扫描,肿块可见不同程度强化,多为轻、中度强化;④颅底骨质破坏,肿瘤可沿神经、血管周围间隙蔓延,导致颅底骨性孔、道扩大或破坏,好发于卵圆孔、破裂孔、颈动脉管、蝶骨大翼、颈静脉孔、斜坡等;⑤颅内侵犯,常累及海绵窦、颞叶、桥小脑角等;⑥淋巴结转移,鼻咽癌早期即可有淋巴结转移,咽后组淋巴结外组是首站转移淋巴结,其他常见转移部位为颈深及颈后三角区淋巴结,多为等密度,增强后轻、中度强化;⑦继发表现,肿瘤侵犯咽鼓管咽口,使中耳腔压力降低,腔内积液,导致分泌性中耳炎。

MRI:

软组织分辨率高,优于CT,可清楚显示肿瘤范围。①肿瘤T1WI多呈低、等信号,T2WI呈高信号,增强扫描呈轻、中度强化,增强扫描有利于显示肿瘤范围、侵犯程度及与周围结构关系,可清楚显示黏膜下肿瘤并有助于鉴别诊断;②颅底骨质破坏,表现为低信号骨皮质不完整或髓质高信号脂肪消失;③颅内侵犯,冠状位最易显示肿瘤颅内侵犯情况;④淋巴结转移,T1WI呈低或稍低信号,T2WI呈高信号,增强后轻、中度强化;⑤对放疗后评价,放射治疗是鼻咽癌行之有效的治疗方法,肿瘤T2WI呈高信号,放疗所导致的纤维化呈低信号,增强后肿瘤呈轻中度强化,纤维化无强化。

【诊断要点】

1. 咽隐窝变浅、消失,鼻咽侧壁增厚。

2. 鼻咽腔内软组织肿块,CT、MRI增强扫描,呈轻、中度强化。

3. 颅底骨质破坏,颅内侵犯。

4. 淋巴结转移,鼻咽癌早期即可有淋巴结转移。

【鉴别诊断】

1. 鼻咽血管纤维瘤:常见于男性青少年,有多次鼻出血病史;表现为鼻咽部软组织肿块,伴邻近骨质吸收、破坏,增强后明显强化;MRI扫描T2WI可见"椒盐"征。

2. 淋巴瘤：以青壮年多见，病变侵犯范围较广，增强扫描呈轻度强化，骨质破坏少见，常伴有其他部位淋巴结肿大。

【参考文献】

1. 王冬青，曹秀娟，董伟，等. 儿童及青少年鼻咽癌调强放射治疗联合化疗疗效分析[J]. 中华放射医学与防护杂志，2017，37(02)：125-131.

2. DOURTHE M E, BOLLE S, TEMAM S, et al. Childhood Nasopharyngeal Carcinoma：State-of-the-Art, and Questions for the Future. J Pediatr Hematol Oncol，2018，40(2)：85-92.

3. ORMAN G, TRAN B H, DESAI N, et al. Neuroimaging Characteristics of Nasopharyngeal Carcinoma in Children. J Neuroimaging，2020，00：1-7.

（李　宁　周　静）

【病例解析】

病例 1

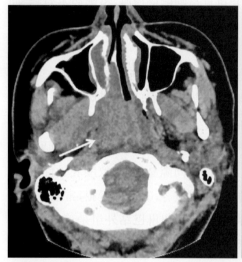 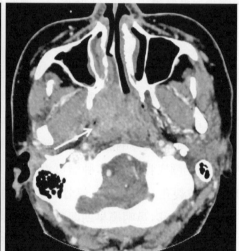

鼻咽部 CT：左图横断位平扫，鼻咽部软组织肿块，形态不规则，边界不清，呈等密度，密度欠均匀；右图横断位增强，增强后肿块中等程度强化；右侧咽鼓管闭塞，咽隐窝狭窄。

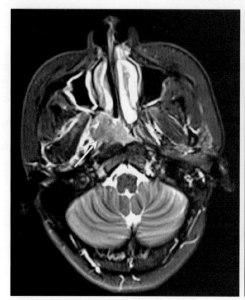 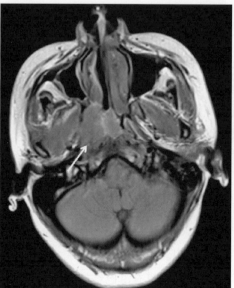

鼻咽部 MRI：左图 T2WI 压脂横断位平扫，鼻咽部软组织肿块，压脂后呈稍高信号，形态不规则，边界不清，右侧咽隐窝狭窄；右图 T1WI 横断位平扫，肿块呈等信号，病灶与邻近头长肌分界不清。

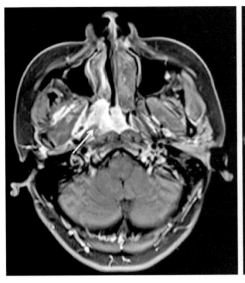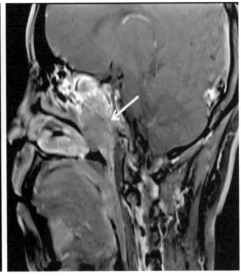

鼻咽部 MRI：左图 T1WI 横断位压脂增强，鼻咽部软组织肿块，增强后明显强化，右侧咽隐窝狭窄，头长肌受侵；右图 T1WI 矢状位压脂增强，颅底骨质受侵，增强图像更清晰显示病灶边界及周围组织侵犯情况。

图 3-5-7-1　鼻咽癌

第六节　颈部

1. 血管瘤

【临床概述】

流行病学：

儿童血管瘤（pediatric hemangioma）是一种常见的良性脉管发育畸形，在儿童的发生率为 5%～10%，男女发病率相近。其可发生于全身任何部位，尤以头颈部最为多见，部分可影响容貌。目前对血管瘤的分类较为混乱，其中最为主流的是根据形态学的分类，将血管瘤分为毛细血管瘤、海绵状血管瘤及蔓状血管瘤等；根据发生部位分为大血管血管瘤、肌肉内血管瘤及肉芽组织血管瘤等。

主要表现：

儿童血管瘤常于出生后一周内出现，表现为局部软组织包块，可伴或不伴有皮肤色泽改变。随后血管瘤进入增殖期，病变迅速生长、增大，若病灶体积迅速增大，可能会出现一系列并发症，如表面溃疡形成、出血及对气道压迫等。增殖期后病灶会进入一个相对稳定的时期，并在一年后进入消退期。大部分儿童血管瘤存在自行消退的可能，但部分患儿消退期持续时间长久，可能会对患儿心理发育造成不良影响，所以目前仍主张需对该病进行早期干预治疗。

【病理】

瘤组织表面灰红色，质软，无包膜，切面暗红色。镜下瘤组织位于真皮层及皮下，由增生的血管内皮细胞构成，细胞大部分围成小管腔，部分管腔扩张；间质见较多脂肪组织及纤维分隔。

【影像学表现】

对于颈部软组织包块，影像学检查可以对发病部位及初步定性做出判断，为临床治疗及进一步检查提供帮助。尤其是 CT 增强扫描，可以为观察病灶范围及外形、供血及引流血管等情况提供丰富信息。

CT：

血管瘤一般位于皮肤表浅部位，如脂肪层内，也可以向外突出皮肤，或向内沿肌间隙生长，与邻近组织分界清晰。CT 平扫呈团块状或花边状软组织包块影，部分内可见静脉石。增强扫描血管瘤往往呈明显均匀强化，周围可见粗大、迂曲血管影，可由颈外动脉、颈内动脉或甲状腺动脉及其分支参与供血，并由颈外静脉、颈内静脉参与引流，少数可回流至锁骨下静脉。此外，还可以确定发生于头颈部的血管瘤与颅内、眶内等是否存在交通等。较大的病变可以对邻近骨质产生压迫。

MRI：

颈部血管瘤常表现为皮下脂肪层内边界清晰的团块状异常信号，T1WI 呈低或等信号，T2WI 呈均匀高信号，T1WI 增强扫描病灶明显均匀强化，其内见多发迂曲、粗大的血管影。

【诊断要点】

1. 颈部皮下脂肪层内团块状软组织包块，边界清晰，边缘可不光整。

2. 密度较为均匀，偶可见静脉石。

3. CT、MRI 增强扫描呈血管样强化，周边可见粗大、迂曲血管。

4. 可以与颅内、眶内存在血管交通。

【鉴别诊断】

1. 颈部血管淋巴管畸形：软组织内不规则形软组织占位，张力低，可沿肌间隙生长。CT 平扫呈等或低密度，MRI 表现为 T1WI 呈等信号，T2WI 呈高信号，其内可见多发分隔影，增强扫描可见分隔明显强化，部分病灶内可见液-液平面。

2. 颈部炎性包块：如淋巴结炎、脓肿形成等，此类患儿通常存在急性感染症状，CT 扫描病灶边缘模糊，双侧颈部可见多发大小不一淋巴结，增强扫描病灶的强化程度远远低于血管瘤。

3. 颈部淋巴瘤：CT 常以软组织密度为主，T1WI 多表现为等信号的淋巴结肿大，T2WI 呈稍高信号，增强扫描可见肿大的淋巴结明显强化，强化程度低于血管。非霍奇金淋巴瘤患儿可伴有全身其他部位的多发淋巴结肿大。

【参考文献】

1. 陈燕萍，赵军，黄晖，等.头颈部血管瘤及血管畸形的 CT、MRI 诊断[J].放射学实践，2006，21(11)：1128-1132.

2. 王晓霞，钟玉敏，周莺，等.磁共振成像在儿童颈部肿块诊断中的价值[J].临床儿科杂志，2014，32(5)：421-424.

（吴　寒　陈桂玲）

【病例解析】

病例 1

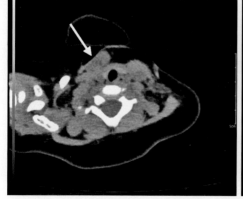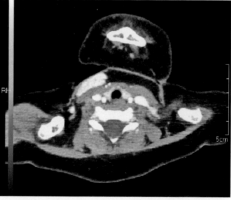

颈部 CT：左图横断位平扫，右颈部、锁骨上方皮下见一团块状稍低密度包块影（箭头），边界尚清；右图横断位增强动脉期，病变明显均匀强化。

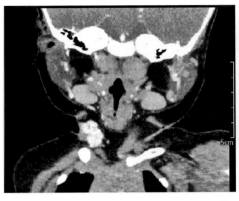 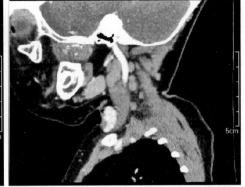

颈部 CT：左图冠状位增强动脉期，颈根部分叶状强化包块；右图矢状位增强动脉期，病变与周围组织分界清楚，边缘呈分叶状。

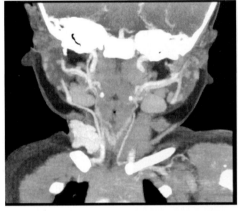 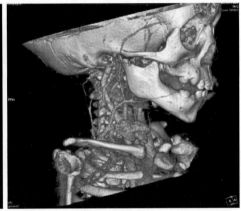

颈部 CT：左图动脉期最大密度投影（MIP），见病变由右侧颈外动脉发出分支供血；右图 VR 血管成像，肿块血流回流至右侧无名静脉。

图 3-6-1-1　右颈部血管瘤

病例 2

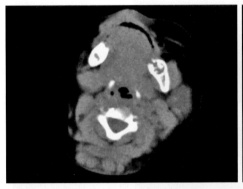 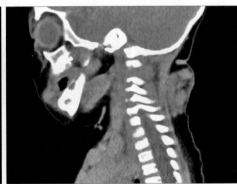

颈部 CT：左图横断位平扫，颈后部皮下脂肪层内见片状软组织密度影，内呈多发结节状改变，界限清晰；右图矢状位平扫，颈后部皮下可见较大包块，内呈多发结节状改变。

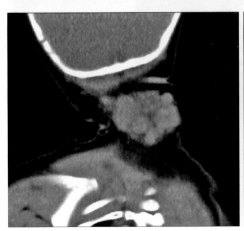 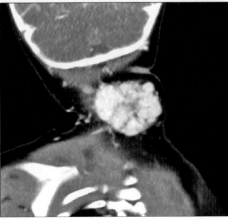

颈部 CT：左图冠状位重组，颈后部皮下病变边缘呈多发结节状改变；右图冠状位增强，肿块呈血管样强化，周边见多发细小迂曲血管影。

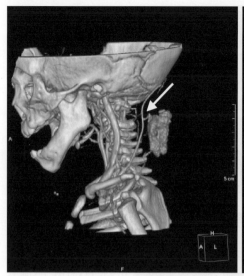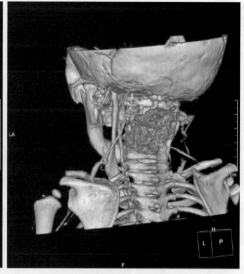

颈部CT：左右图均为VR血管重组，病灶由左侧颈外动脉分支参与供血（箭头）。

图 3-6-1-2　颈后部血管瘤

病例 3

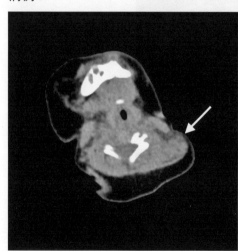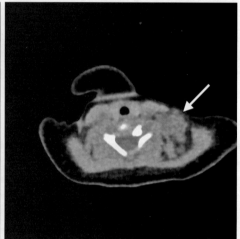

颈部CT：左右图均为横断位平扫，左侧颈后间隙可见不规则团块状软组织密度影，呈融合状。

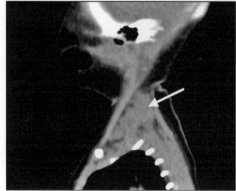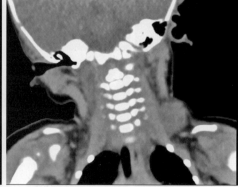

颈部CT：左图矢状位重组，病变密度均匀，边缘呈分叶状，位于胸锁乳突肌后；右图冠状位重组，病变与周围组织分界清晰。

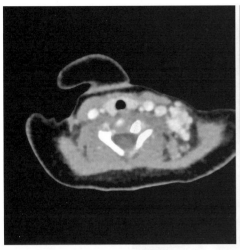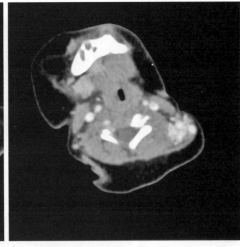

颈部 CT：左右图均为横断位增强，病变范围及形状显示更为清晰，瘤体呈不规则团块状，表面为结节状。病灶明显均匀强化，瘤体周边可见一条至多条粗细不等的异常血管引流至解剖血管。

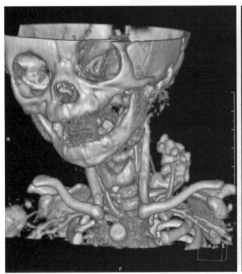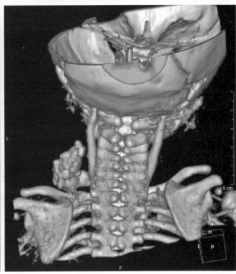

颈部 CT：左右图均为 VR 血管重组，示瘤体周边多条粗细不等的异常血管，如供血动脉影（左锁骨下动脉分支）及增粗的引流静脉影。

图 3-6-1-3　左颈部血管瘤

病例 4

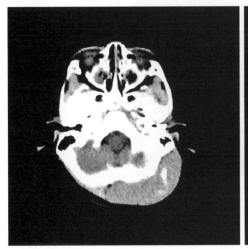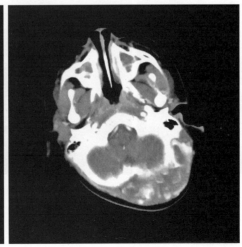

颈部 CT：左图横断位平扫，左侧枕部软组织内包块，形态欠规则，以等密度为主，可见片状钙化影；右图横断位增强动脉期，可见病变不均匀强化。

485

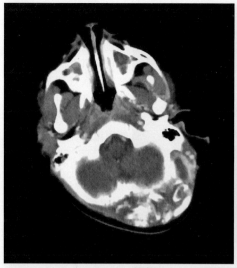
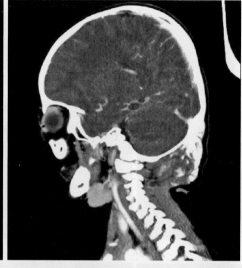

颈部 CT：左图横断位增强静脉期，病变内见多发迂曲、增粗血管影；右图矢状位增强静脉期，通过枕骨左侧小缺损处与左侧乙状窦相连。

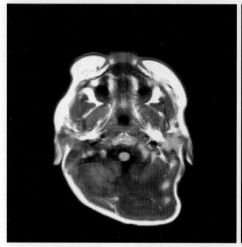
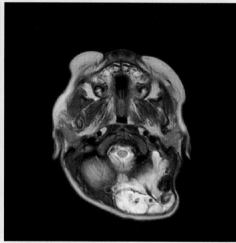

颈部 MRI：左图 T1WI 横断位平扫，左侧枕部病变呈形态不规则的混杂信号，大部呈等信号；右图 T2WI 横断位平扫，包块呈高信号，内可见点片状短 T1 短 T2 信号。

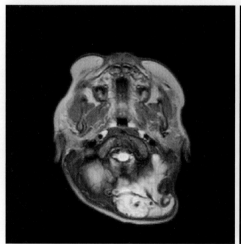
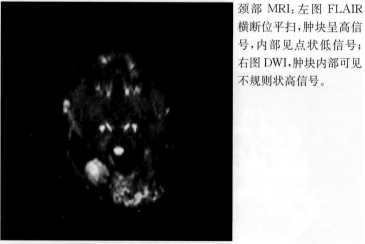

颈部 MRI：左图 FLAIR 横断位平扫，肿块呈高信号，内部见点状低信号；右图 DWI，肿块内部可见不规则状高信号。

图 3-6-1-4　左枕部血管瘤（与颅内相通）

2. 血管畸形

【临床概述】

流行病学：

血管畸形(vascular malformation)为毛细血管、静脉或动脉的异常扩张和沟通，具有正常内皮细胞的组织结构和生物特性，内皮细胞处于静息状态。根据所含血管类型不同分为毛细血管畸形、静脉畸形、动脉畸形及混合型血管畸形。血管畸形在儿童中发病率较高，全身各处都可发生，以头颈部多发，其次为四肢和躯干，也可发生于骨骼、内脏、大脑等重要组织和器官。血管畸形发病无性别差异，多数出生时即有，生长速度与身体发育同步，无快速增长史，但可由于青春期激素水平的改变或创伤、感染等因素，病变出现快速增长。病变随年龄终生逐渐发展，无自行消退的趋势。

主要表现：

因病变所包括血管类型和位置不同，临床表现各异：毛细血管畸形即常见的葡萄酒色斑，多发于颜面部皮肤，常沿三叉神经分布区分布。呈大小不等的鲜红或紫红色，与皮肤表面齐平，周界清楚。静脉畸形如果位置较深，则皮肤或黏膜颜色正常；表浅病损则呈现蓝色或紫色。当头低位时，病损区则充血膨大；恢复正常位置后，肿胀亦随之缩小，恢复原状，此称为体位移动试验阳性。动静脉或动脉畸形，又称蔓状血管瘤，病损高起呈念珠状，表面温度较正常皮肤为高。患者自觉搏动，扪诊有震颤感，听诊有吹风样杂音。存在一种类型以上的血管畸形时都可称为混合型血管畸形，临床表现兼具上述血管畸形表现。

【病理】

血管畸形是一种先天性的血管病变。血管畸形是血管形态的发生异常，镜下主要表现为毛细血管、小静脉、小动脉异常扩张，内皮细胞呈扁平、静止状态，无异常增殖，常整齐排列成管腔。肥大细胞计数正常，高达35%的血管畸形伴随着骨骼异常。

【影像学表现】

许多脉管性疾病根据临床病史及体格检查即可作出诊断。但影像检查和在影像导引下治疗脉管性肿瘤是脉管性肿瘤准确诊断及合理治疗的不可分割的一部分，影像学检查可显示病变范围，并可评估病变侵及附近解剖结构的情况。

X线平片：

诊断价值有限。部分较大的血管畸形可于头颈部平片观察到局部软组织膨隆、密度增高，内可见大小不等小圆形或斑点状高密度影——静脉石，是血管性病变较为特异性的表现之一，当病变血管内形成血栓并发生钙化时，即出现静脉石。典型者表现为环形钙化影内伴有小圆点状钙化，部分为点条状、斑片状不规则钙化。静脉石的出现率为20%～40%。当病变范围较大或位置偏深时，邻近骨质可出现压迫或侵蚀破坏，主要表现为连续光滑或波浪状的骨膜反应、边缘光整伴有硬化的局限性骨质缺损，部分可因畸形血管侵犯出现迂曲轨道样穿通征象。

CT：

CT主要优势在于其优秀的空间分辨率以及受累骨质细节的显示。目前CT与三维重建技术的联合应用，使其在血管病变的诊断与鉴别诊断方面更具优势。动静脉畸形的CT平扫二维图像表现为等或稍高密度肿块，增强扫描可显示迂曲、扩张的血管，CTA显示为杂乱无序、扩张、蜿蜒的致密血管团。此可与血管瘤离散、有序的滋养血管相鉴别。静脉畸形的CT二维图像特征与动静脉畸形相似。CTA

图像显示其肿块比动静脉畸形较为扁平、疏松。CT平扫图像可清晰显示静脉石的形态及位置,并可发现X线平片上未观察到的小的、密度较低的静脉石。此外,CT可明确诊断静脉畸形引起的骨质改变。

MRI：

MRI能全面地显示血管瘤及血管畸形的大小、范围及其与周围组织解剖关系,并能反映组织形态学特征,大大提高了本病的定位与定性诊断的准确率,是本病检查和诊断的重要手段。大部分在T1WI表现为不均匀等低信号,少数表现为低信号及不均匀高信号,后两者表现分别与瘤内所含有的正铁血红蛋白和脂肪成分有关。T2WI上大部分病灶呈不均匀高信号,少数呈高低混杂信号,这可能与病灶内反复出血形成的正铁血红蛋白及含铁血黄素有关。大部分病灶于T2WI上显示流空信号及线条状及不规则低信号分隔,病理提示这是由病灶内异常血管间的纤维结缔组织所构成。增强后,病变均呈结节状或斑片状不均匀明显强化,并可见无强化的纤维分隔。MRI上静脉石表现为低信号结节,不如X线及CT敏感,且有时较难以与低信号的流空血管断面影相鉴别。

【诊断要点】

1. 颈部软组织内肿块。

2. CT表现为等或稍高密度肿块,MRI图像上T2信号混杂伴流空信号及低信号分隔。20%～40%的病例可出现典型的静脉石。

3. CT、MRI增强扫描明显强化并伴有杂乱无序、迂曲扩张的血管影。

4. 当病变范围较大或位置偏深时,邻近骨质可出现压迫或侵蚀破坏。

【鉴别诊断】

血管瘤,血管瘤一般在出生后1～2周出现,在新生儿期和4～5个月有2个快速增殖期,随后的1～5年进入缓慢的自行消退期;而脉管畸形出生即有,随着患儿的生长发育缓慢持续生长,无快速增殖期和自行消退史。血管瘤影像检查显示为一实质性瘤样病变伴随有序地进入肿块的滋养血管,而血管畸形的血管杂乱无序。

【参考文献】

1. 马焕,吕玲,李振辉,等.四肢深部软组织血管瘤和血管畸形的X线及MRI表现[J].实用放射学杂志,2016,32(10):1570-1574.

2. 苏潇,游建雄,赵江民.儿童期脑外动静脉畸形的CT评估价值[J].中国医学物理学杂志,2018,35(11):1287-1290.

（盛会雪　陈桂玲）

【病例解析】

病例1

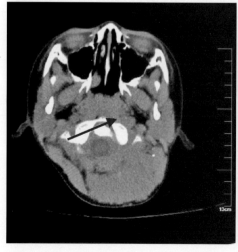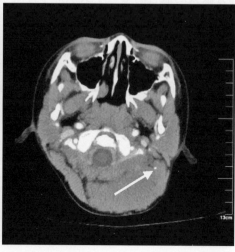

颈部CT:左图横断位平扫,左后颈部形态不规则软组织肿块影,密度较均匀,病灶前方(右图白色箭头所指)点状致密静脉石,有助于诊断;右图横断位增强动脉期,病变强化不明显。

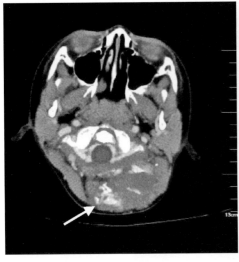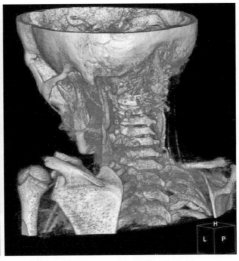

颈部 CT：左图横断位增强静脉期，病灶内可见条片状明显强化；右图静脉期 VR，可见紊乱血管。

图 3-6-2-1　左后颈部血管畸形

病例 2

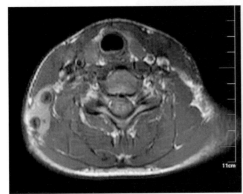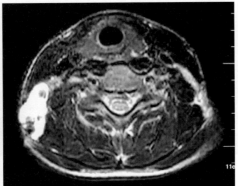

颈部 MRI：左图 T1WI 横断位平扫，右颈部可见片状稍高信号；右图 T2WI 横断位平扫，病灶呈高信号，病灶内多个大小不等圆形及点状低信号。

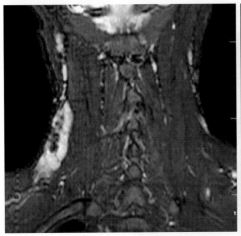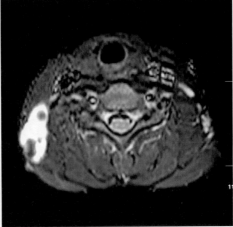

颈部 MRI：左图 T2WI 压脂冠状位，右侧颈部境界清晰形态不规则高信号影，内可见粗细不等血管流空信号；右图 T2WI 压脂横断位，右颈部可见片状高信号，内见低信号影。

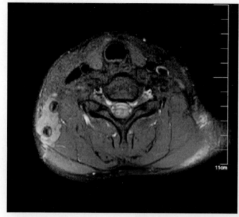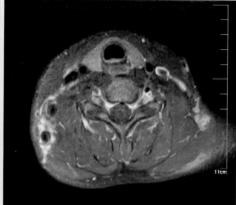

颈部 MRI：左图 T1WI 压脂横断位平扫，右颈部可见片状稍高信号；右图 T1WI 压脂横断位增强，病灶明显强化，仍可见流空信号。

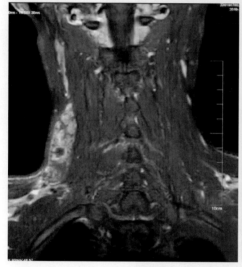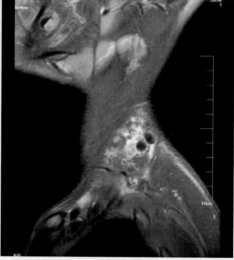

颈部 MRI：左图 T1WI 压脂冠状位增强，右侧颈部片状高信号影，病灶不均匀强化，范围较大；右图 T1WI 压脂矢状位增强，病变伴呈明显强化。

图 3-6-2-2　右颈部血管畸形

病例 3

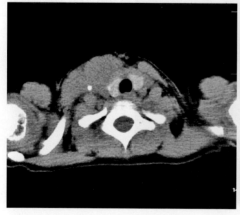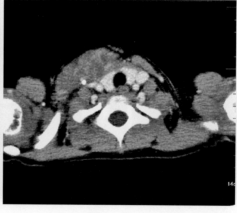

颈部 CT：左图横断位平扫，右侧颈部可见软组织包块，呈密度均匀、形态不规则，可见提示诊断的点状致密静脉石；右图横断位增强，病变可见强化。

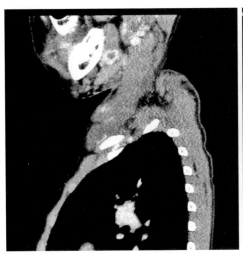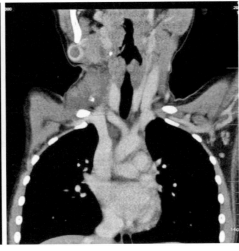

颈部 CT:左图矢状位增强,病灶形态不规则、范围较广泛,强化不均匀;右图冠状位增强,病灶内可见环形强化影。

图 3-6-2-3 右颈前部血管畸形

3. 淋巴管畸形

〖临床概述〗

流行病学:

淋巴管畸形(lymphatic malformation,LM)属于脉管畸形的一种,是先天性的淋巴管发育异常,主要为淋巴管异常的扩张以及增生。常见于颈部和腋部,亦可生长在全身的各个部位。单纯淋巴管畸形发生率约占所有脉管畸形的 11.6%,淋巴管畸形在儿童的发病率约为 1/20 000,明显高于成人。淋巴管畸形是一种良性病变,通常进展较为缓慢,可发生于全身任何部位,其中 2/3 的淋巴管畸形发生于头颈部。

主要表现:

淋巴管畸形可因感染、创伤或出血而迅速增大引起呼吸道压迫、进食及言语困难等,需要选择合适手术方式进行治疗。

〖病理〗

淋巴管畸形由于发育过程中淋巴干的缺失,使淋巴液集聚及继发炎症,从而导致淋巴管非恶性异常生长和扩张。组织学上可以将淋巴管畸形分为大囊型及微囊型两大类,其中大囊型淋巴管畸形即为囊肿型淋巴管瘤,而微囊型淋巴管畸形包括了毛细管型淋巴管瘤、海绵状淋巴管瘤以及混合型淋巴管瘤。

〖影像学表现〗

由于淋巴管瘤体积较大、形态不规则、压迫邻近结构并跨区生长,因此对于患儿的外观及功能会造成一定的影响,需要进行临床干预。目前,对于淋巴管畸形诊断的手段较多,主要有以下几种:

X 线平片:

由于淋巴管畸形与软组织各结构之间密度差异较小,X 线平片对软组织内淋巴管畸形定位、定性意义不大。较大淋巴管畸形表现为两侧软组织不对称,患侧软组织增厚,邻近骨质结构正常。

多普勒超声:

超声检查是头颈部淋巴管畸形诊断的首选方法,典型大囊型淋巴管畸形表现为单纯多发且无回声,此种病变均位于皮下组织内,对于周围组织无明显浸润。常规二维超声示病灶边界清晰,内部显示为单纯的无回声区,回声清晰伴薄厚均匀的分隔,病灶外壁及分隔光滑,厚 0.15～0.30 cm。彩色多普勒血流成像示病灶内无血流信号,部分病灶周边显示少量彩色血流信号。部分较大病灶中无回声区内有稀疏均匀的低回声,提示感染存在。伴有部分出血的淋巴管畸形表现为多个大小不等的无回声区,伴薄厚不均分隔,囊壁欠光滑,合并局部小的不规则的低回声区,形成囊实混合性病变。微囊型淋巴管畸形表现为低回声或无回声混合低回声,常规二维超声示病灶欠规则,形成以实性为主的囊实混合性病变。

CT:

CT 检查有较高的密度分辨率,对病变的边界、范围可较清楚地显示。病灶常呈不规则单房或多房的水样密度影,若其中少量出血分散于囊液中可不引起 CT 值升高,CT 图像上观察不到明显的密度变化;若出血灶较集中,可于病变内观察到片状等高或高密度影。囊状病灶中的分隔较细或 CT 扫描层厚较厚时,CT 对分隔显示不清。值得注意的是,病灶合并感染和出血时,病变可表现为软组织密度,易误诊。CT 检查在软组织显示上不如 MRI 清晰,并且 CT 存在一定的电离辐射伤害,因此在儿童的淋巴管畸形诊断中应该谨慎选择。CT 增强扫描多数无强化,当合并感染时囊壁及分隔可见强化。

MRI:

MRI 对于软组织显示具有明显优势,对于明确病变及周围组织关系具有重要意义,其对于病灶的范围及大小的判断要明显优于超声及 CT 影像。典型大囊型淋巴管畸形在 MRI 上表现为单房或多房囊性包块,囊壁菲薄,其内部多有线样分隔,囊内呈明显的 T2 高信号,囊液蛋白成分含量较多时,可呈 T1 稍高信号。该病灶最具特征性的表现为沿疏松组织间隙"爬行性生长",并常同时跨多个间隙内生长。瘤内合并出血者,可因出血充填部分囊腔而呈现不典型表现,表现为"实性"或"囊实性"信号,易误诊为其他肿瘤性病变。由于囊性包块内出血下沉,可出现典型的"液-液平面"征象,上层液体为淋巴成分 T1 呈低信号,T2 呈高信号;下层液体因多为出血成分,含有含铁血黄素,T1 呈等或稍高信号,T2 呈稍高信号。微囊型淋巴管畸形形态多不规则,信号与大囊型病变相近,并且其囊腔较大,囊型病变小且数量较多。增强淋巴管畸形的内部均无强化,但其包膜及囊隔可出现弧形或环形强化。

【诊断要点】

1. 颈部皮下软组织内形态不规则囊性病变,沿疏松组织间隙"爬行性生长"。

2. 密度均匀,囊壁及分隔薄厚均匀,边缘光滑。

3. CT、MRI 增强扫描无强化,合并感染是囊壁及分隔可伴弧形或环状强化。

4. 合并出血时病变密度及信号混杂,可出现典型的液-液平面。

【鉴别诊断】

1. 甲状舌管囊肿:好发部位为颈中线或中线旁,位于舌骨周围,沿甲状舌管行走,边界清晰、密度及信号均匀。

2. 鳃裂囊肿:发生在颈前三角区,多为单房,常有瘘管形成。

3. 囊性神经源性肿瘤:多为囊实性病变,多位于颈部两侧椎旁神经根附近,边界清晰,可伴钙化,增强扫描后实性部分明显强化。

4. 血管瘤:海绵状血管瘤呈团状、簇状、分叶状,可有分隔,增强扫描明显强化或动态增强扫描呈渐进性强化。

【参考文献】

1. 李莉,郭真真,何惠玲,等. MRI 对头颈部淋巴管畸形的诊断价值[J]. 中国中西医结合影像学杂志,2015,13(1):44-46.

2. 王生才,邵隽,张杰,等. 头颈部淋巴管畸形诊治进展[J]. 中华耳鼻咽喉头颈外科杂志,2019,54(6):471-476.

（盛会雪　陈桂玲）

〖病例解析〗

病例 1

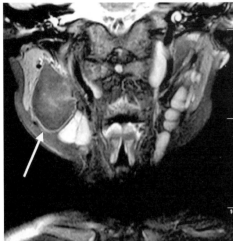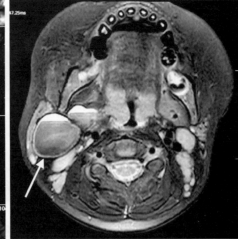

颈部 MRI：左图 T2WI 压脂冠状位平扫，右侧颈部下颌角旁混杂境界清晰多囊状信号；右图 T2WI 压脂横断位平扫，示较为特征性的液-液平面。

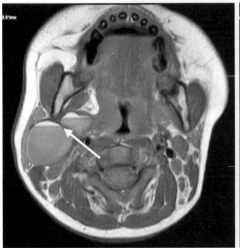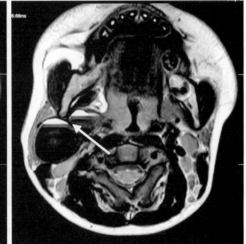

颈部 MRI：左图 T1WI 横断位平扫，肿块内可见液-液平面，T1WI 高信号，提示病变内有出血；右图 T2WI 横断位平扫，肿块下部信号较低。

图 3-6-3-1 右颈部淋巴管畸形

病例 2

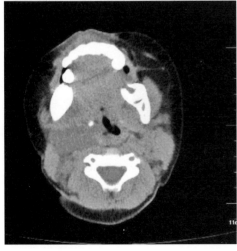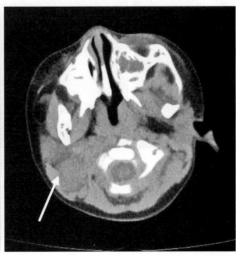

颈部 CT：左、右图均为横断位平扫，右侧颈部形态不规则低密度灶，提示其沿疏松组织间隙"爬行性生长"。

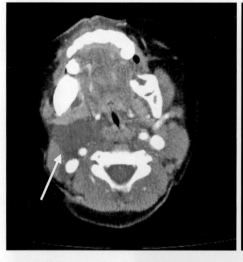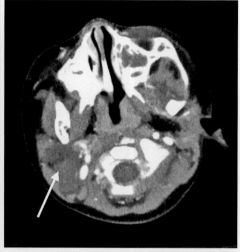

颈部CT:左、右图均为横断位增强动脉期,病灶无强化,由于周边组织强化,病变显示更加清晰,边界光整,无浸润征象。

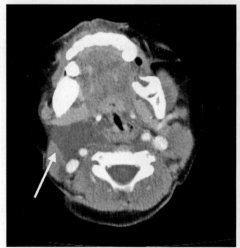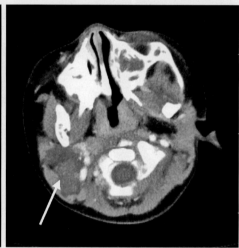

颈部CT:左、右图均为横断位增强静脉期,病灶无延迟强化,境界清晰。

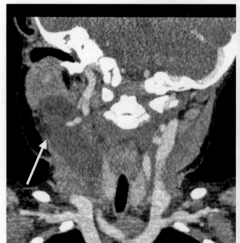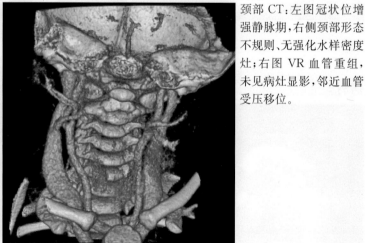

颈部CT:左图冠状位增强静脉期,右侧颈部形态不规则、无强化水样密度灶;右图VR血管重组,未见病灶显影,邻近血管受压移位。

图 3-6-3-2　右颈部淋巴管畸形

病例 3

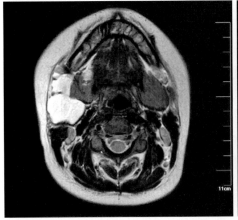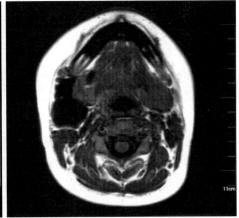

颈部 MRI:左图 T2WI 横断位平扫,右侧颈部下颌骨旁形态不规则囊状水样信号,呈高信号,边界清晰;右图 T1WI 横断位平扫,右颈部不规则包块呈低信号。

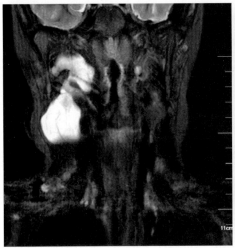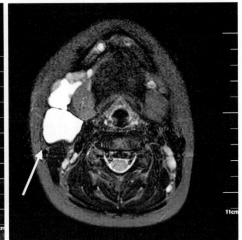

颈部 MRI:左图 T2WI 压脂冠状位平扫,右侧颈部病变呈边界清晰的囊状高亮信号,病灶内见菲薄低信号分隔;右图 T2WI 压脂横断位平扫,右颈部囊性高信号,内可见分隔。

图 3-6-3-3 右颈部淋巴管畸形

4. 淋巴瘤

【临床概述】

流行病学:

淋巴瘤(lymphoma)是儿童头颈部最常见的恶性肿瘤。根据病理类型可分为霍奇金淋巴瘤和非霍奇金淋巴瘤两大类。其中霍奇金淋巴瘤以颈内淋巴结链为主,常累及纵隔及相邻淋巴结群,而非霍奇金淋巴瘤更多表现为结外病变,如当存在咽部后、枕部、腮腺和下颌等处多发淋巴结病灶时则需要考虑非霍奇金淋巴瘤的可能。

主要表现:

原发于颈部的淋巴瘤患儿的临床表现无特异性,大多表现为颈部单一或多发肿块,部分患儿可伴有颈部疼痛或发热。

【病理】

肿瘤细胞呈淋巴样细胞,核大深染或空泡状核,核形不规则,核仁明显,核分裂象常见。免疫组化阳性标志物包括淋巴细胞的标记 LCA,B 淋巴细胞的标记 CD20 和 CD79a,CD34 血管阳性,Ki-67 在本例中增殖指数高达 80%~90%。

【影像学表现】

放射学检查主要可以确定颈部淋巴结形态及密度,尤其是 MRI,可以清晰显示肿大淋巴结的大小、范围及融合情况等,此外还能为淋巴瘤的诊断及鉴别诊断提供丰富信息。淋巴瘤中肿大的淋巴结一般内部密度/信号都是均匀的。在没有预先治疗尤其是放疗的情况下,钙化是很少见的。

CT:

淋巴瘤的肿大淋巴结通常呈多发大小不等的椭圆形软组织影,密度均匀,增强扫描呈明显均匀一致强化。当肿大淋巴结体积过大时也可出现坏死。病变淋巴结通常边界清晰,少部分可见融合。霍奇金与非霍奇金淋巴瘤肿大淋巴结的影像学表现并无明显差异。

MRI:

肿大的淋巴结在 MRI 上通常与肌肉信号相似,内部信号尚均匀,T1WI 呈等高信号,T2WI 呈稍高信号,增强扫描通常是轻度均匀强化。囊变坏死区 T1WI 呈低信号,T2WI 呈高信号,增强扫描不强化。由于淋巴瘤肿瘤细胞的异常增殖并代替了淋巴结正常细胞,且肿瘤细胞排列紧密,细胞外间隙明显减小,所以 DWI 及 ADC 均表现为明显的弥散受限。

【诊断要点】

1. 颈部多发大小不等椭圆形肿大淋巴结,边缘光整,边界大多清晰,部分可见融合。

2. 治疗前病变淋巴结密度/信号较为均匀,体积巨大时内部可见坏死。

3. CT、MRI 增强扫描呈均匀一致的轻度强化。

4. DWI 及 ADC 较为特征性的弥散明显受限。

【鉴别诊断】

1. 颈部炎性包块,如淋巴结炎、脓肿形成等,此类患儿通常存在急慢性感染症状及体征。CT 扫描双侧颈部可见多发大小不一淋巴结,病灶边缘不清,周围脂肪间隙模糊。

2. 颈部淋巴结结核,患儿可有结核病史或接触史。病变淋巴结发生融合及坏死的概率较淋巴瘤多见。病变中央为干酪样坏死物质,因而平扫时密度/信号多不均匀;而病变边缘为血供丰富的肉芽肿,增强扫描强化程度较淋巴瘤更为显著。

3. 颈部淋巴结转移瘤,儿童较成年更为少见。转移瘤导致的肿大淋巴结多质硬,活动度差,内部发生囊变坏死的概率显著高于淋巴瘤,且强化程度较淋巴瘤更明显。

【参考文献】

1. 张力,于淑靖,张迎,等.CT 影像组学在头颈部木村病淋巴结病变与淋巴瘤鉴别中的应用[J].放射学实践,2020(2):159-164.

2. 鲁果果,孙聚葆,李新瑜,等.常规 MRI 联合最小 ADC 值鉴别诊断颈部转移性淋巴结与淋巴瘤的价值[J].实用医学杂志,2017,33(3):473-475.

(吴　寒　陈桂玲)

【病例解析】

病例 1

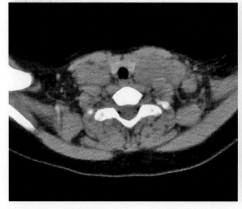 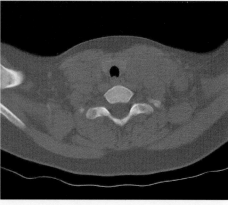

颈部 CT:左图横断位平扫软组织窗,双侧颈根部可见不规则软组织密度影,密度均匀,边界尚清;右图横断位平扫骨窗,邻近骨质未见明显骨质破坏。

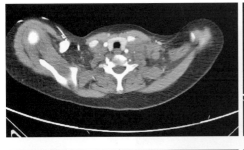
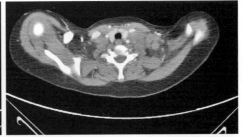

颈部 CT：左图横断位增强动脉期，病灶呈较为均匀的中度强化；右图横断位增强静脉期，病灶持续强化稍明显。

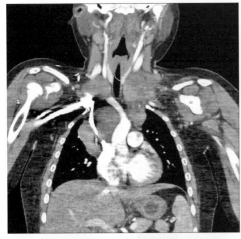
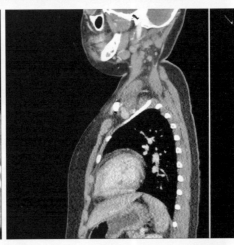

颈部 CT：左图冠状位增强，病灶向下延续至前上纵隔；病变包绕血管生长，邻近甲状腺及气管稍受压；右图矢状位增强，病灶包绕血管。

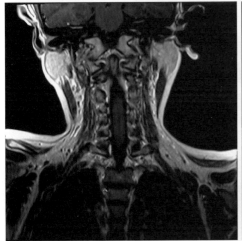
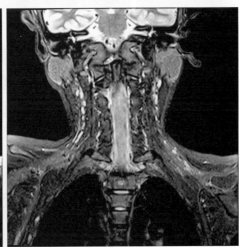

颈部 MRI（治疗 1 年后）：左图 T2WI 冠状位平扫，双侧颈部见数枚小淋巴结影；右图 T2WI 冠状位压脂平扫，未见明显异常高信号占位，数量及体积均较前明显减少。

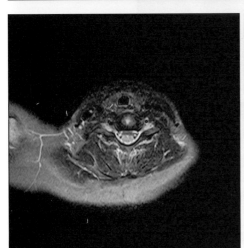
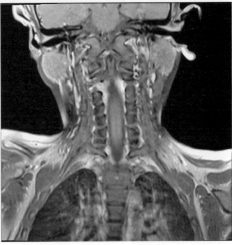

颈部 MRI（治疗 1 年后）：左图 T2WI 横断位增强，双侧颈部小淋巴结影可见轻度强化，边界清晰；右图 T2WI 冠状位增强，未见明显包块。

图 3-6-4-1　双侧颈根部至前上纵隔 T 淋巴母细胞性淋巴瘤/白血病

病例 2

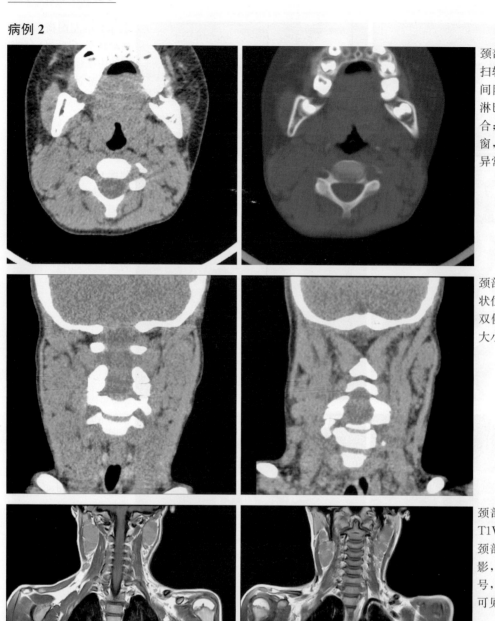

颈部 CT：左图横断位平扫软组织窗，双侧颈部肌间隙及咽环见多发肿大淋巴结影，部分似见融合；右图横断位平扫骨窗，颈椎骨质未见明显异常。

颈部 CT：左右图均为冠状位重组，不同层面观察双侧颈部肌间隙见串样大小不等淋巴结影。

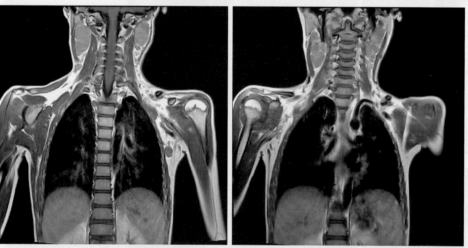

颈部 MRI：左右图均为 T1WI 冠状位平扫，两侧颈部皮下可见多枚结节影，T1WI 呈均匀等信号，部分边界清晰，部分可见融合。

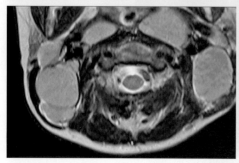
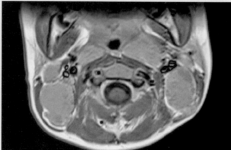

颈部 MRI：左图 T2WI 横断位增强，两侧颈部皮下及咽旁间隙旁多发结节呈轻中度强化；右图 T1WI 横断位增强，边缘可见线样强化。

图 3-6-4-2 双侧颈部霍奇金淋巴瘤

病例 3

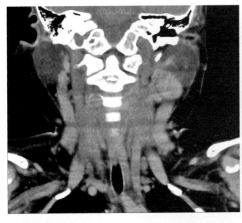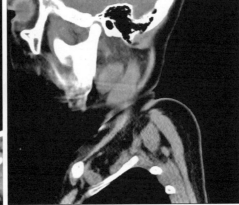

颈部 CT:左图冠状位重组,左颈部见多发肿大淋巴结影,密度均匀,边界清晰,部分融合;右图矢状位重组,左颈部肿大淋巴结。

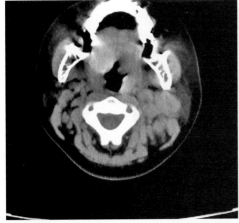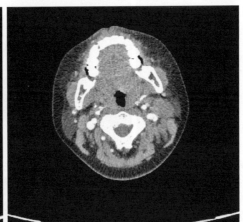

颈部 CT:左图横断位平扫,左侧多发大小不等结节,边界尚清晰,右侧颈部见稍大结节;右图横断位增强,结节强化不明显。

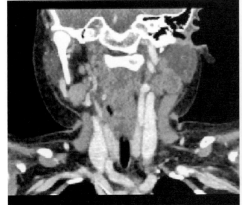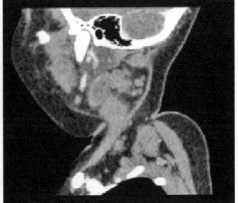

颈部 CT:左图冠状位增强,结节密度尚均匀,强化不明显,部分结节可见边缘轻度强化;右图矢状位增强,部分增大淋巴结边缘可见强化。

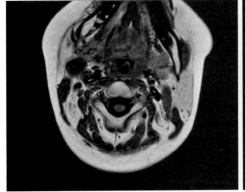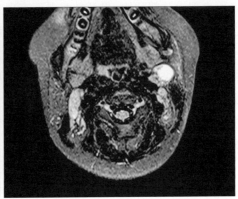

颈部 MRI(治疗半年后):左图 T1WI 横断位平扫,左侧颈部胸锁乳突肌内前缘可见数个类圆形低信号影;右图 T2WI 压脂横断位平扫,病灶呈高信号,边界清晰。

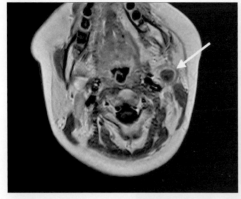 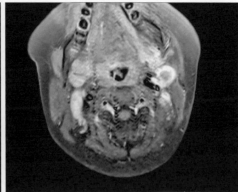

颈部 MRI：左图 T1WI 横断位增强，结节边缘明显强化（箭头）；右图 T1WI 压脂横断位增强，边缘强化更明显。

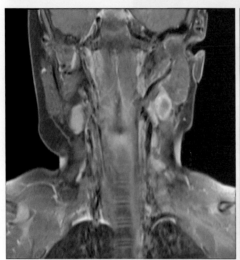 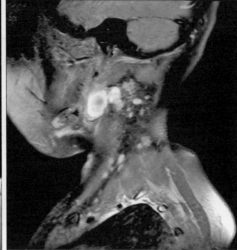

颈部 MRI：左图冠状位压脂增强，部分病变边缘强化；右图矢状位压脂增强，双侧颈部结节大小及数量较治疗前明显减小。

图 3-6-4-3　双侧颈部经典型霍奇金淋巴瘤（混合细胞型）

5. 横纹肌肉瘤

【临床概述】

流行病学：

横纹肌肉瘤（rhabdomyosarcoma，RMS）起源于横纹肌细胞或者具有向横纹肌细胞分化潜能的原始间叶细胞，是 15 岁以下儿童最常见的软组织肉瘤，占儿童恶性肿瘤的 4%～8%。小儿横纹肌肉瘤可发生于全身各部位，尤以头颈部及泌尿生殖系统最为常见。由于本病侵袭性强，发生于颈部的横纹肌肉瘤常累及包括鼻腔和副鼻窦、翼状窝、鼻咽和中耳腔等在内的邻近结构。

主要表现：

单纯发生于颈部者可表现为颈部肿块；累及鼻腔者可表现为鼻塞或鼾症；累及耳部者可表现为听力下降；累及口腔者表现为牙龈肿块。部分肿瘤可发生淋巴结转移。

【病理】

病理分型主要包括胚胎性横纹肌肉瘤、腺泡状横纹肌肉瘤及多形性横纹肌肉瘤，其中胚胎性最为多见。胚胎性主要由未分化的梭形和小圆形细胞组成，以瘤细胞呈弥漫性分布伴黏液样基质为特征。镜下可见成片的圆形和梭形细胞，均匀分布，或排列为疏松和紧密相间的细胞带，多数肿瘤有丰富的血管，且瘤细胞围绕血管排列。

【影像学表现】

影像学检查手段对于该病的准确分期、风险评估及治疗方案的选择至关重要。

超声：

作为一种常见的无创性检查手段,常用来观察及随访儿童颈部局部软组织肿块。横纹肌肉瘤的超声表现并无特异性,表现为局部不均匀稍低、中等回声,血流丰富,但出血及钙化少见。除此之外,超声检查也常被用于观察颈部肿块伴发的周围淋巴结大小、形态及数量等信息。

CT：

横纹肌肉瘤在 CT 上通常显示为与肌肉相似密度的软组织肿块,边界欠清晰,密度可因坏死而不均匀,内部可见不规则稍低密度影,但出血及钙化少见。增强扫描病灶明显不均匀强化,并可见多发迂曲、粗细不均匀的肿瘤血管影。肿瘤可侵蚀邻近骨质,所以尤其应仔细评估颅底诸骨有无侵蚀。

MRI：

肿瘤形态多不规则,与周围组织分界不清,在 T1WI 通常是呈等或稍低信号,T2WI 呈等或稍高强度,增强扫描呈明显不均匀轻中度强化,动态增强 MRI 显示肿瘤多呈持续渐进性强化。囊变、坏死可导致信号的不均匀。由于肿瘤细胞生长密集,所以 DWI 呈明显高信号,ADC 值显著降低。冠状位 T1WI 脂肪抑制序列对于评估肿瘤是否存在颅内蔓延和周围神经扩散具有重要作用。研究显示 $12\%\sim50\%$ 的头颈部横纹肌肉瘤病例中存在颈部淋巴结转移。对于手术后复查患儿,MRI 复查最好在术后 6 周后进行,可以有效减少对术后变化和残留病灶之间的混淆。

PET-CT：

PET-CT 通过观察肿瘤组织对 ^{18}F-FDG 的摄取情况,可以对原发灶进行检测。此外,在判断骨髓受累、颈部淋巴结受累及远处转移方面具有很高的敏感性及特异性,从而帮助患儿制定更为合适的治疗方案。

【诊断要点】

1. 颈部不规则性软组织肿块,边界不清。
2. 因囊变、坏死而密度/信号欠均匀,钙化罕见。
3. CT、MRI 增强扫描呈明显不均匀轻中度强化,内部可见迂曲、粗细不均瘤血管影。
4. DWI 及 ADC 较为特征性的弥散明显受限。
5. 颈部横纹肌肉瘤易侵犯颅底骨质,引起溶骨性骨质破坏。
6. 易发生颈部淋巴结转移。

【鉴别诊断】

1. 颈部淋巴结转移瘤:儿童少见,全身其他部位存在原发肿瘤灶。转移瘤导致的肿大淋巴结质硬,活动度差,内部发生囊变坏死多见。

2. 颈部淋巴瘤:治疗前密度/信号均匀,周围可见多发肿大淋巴结,部分可见融合,较少累及骨质,增强扫描呈轻度均匀强化。

3. 颈部血管源性病变:钙化及坏死多见,增强扫描强化程度与血管相似。

【参考文献】

1. 李晶,谢传淼,李卉,等.儿童头颈部横纹肌肉瘤的影像表现[J].放射学实践,2014,29(3):326-329.
2. 邵剑波.小儿横纹肌肉瘤:影像学表现与评价[J].中国医学计算机成像杂志,2009,15(5):462-467.
3. 段大兵,郭晓强.小儿头颈部横纹肌肉瘤的 CT 及 MRI 影像学表现[J].国际医药卫生导报,2020,26(2):210-212.

（吴　寒　陈桂玲）

〖病例解析〗

病例 1

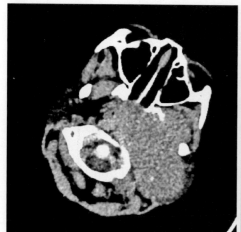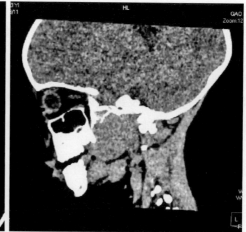

颈部 CT：左图横断位平扫，左侧咽旁间隙可见不规则形软组织密度肿块影，密度尚均匀，局部可见点状致密影，边界尚清楚；右图矢状位平扫，左颌面部可见软组织密度影。

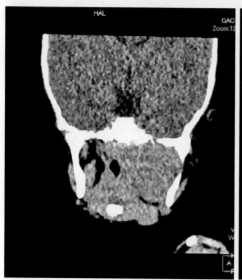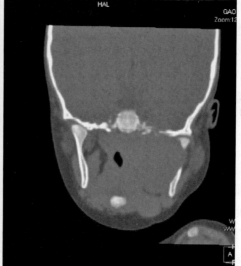

颈部 CT：左图冠状位重组软组织窗，病变右上缘向右侧咽旁间隙延伸，邻近气道受压稍窄，左上缘侵入颅内；右图冠状位重组骨窗，周围部分骨质破坏。

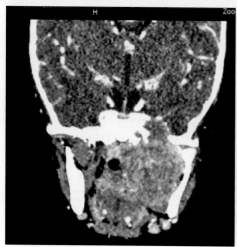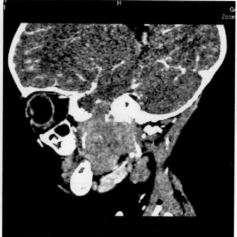

颈部 CT：左图冠状位增强动脉期，病变可见中度不均匀强化，其内可见迂曲肿瘤血管影；右图矢状位增强动脉期，右颌面部软组织包块不均匀强化。

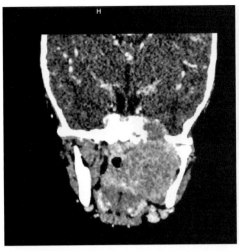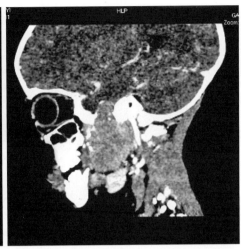

颈部 CT：左图冠状位增强静脉期，病变强化较前均匀，边缘尚清晰，其内仍可见迂曲肿瘤血管影；右图矢状位增强静脉期，强化较前均匀。

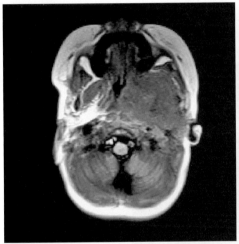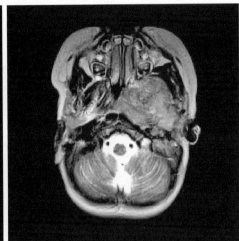

颈部 MRI：左图 T1WI 横断位平扫，左咽旁间隙处病灶呈等 T1 信号，其内信号欠均匀，边缘不光整，与周围邻近组织分界欠清，左侧咽隐窝消失；右图 T2WI 横断位平扫，病灶呈稍长 T2 信号。

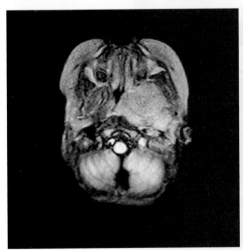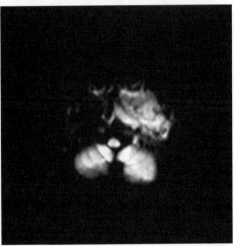

颈部 MRI：左图 FLAIR 横断位平扫，病灶呈稍高信号；右图 DWI 横断位，病灶呈高信号，提示弥散受限。

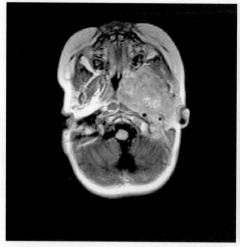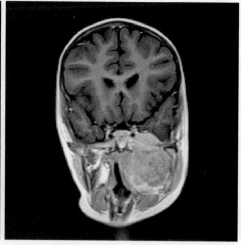

颈部 MRI：左图 T1WI 横断位增强，病变明显强化，肿块部分包绕颈深部血管；右图 T1WI 冠状位增强，向上生长，与海绵窦左缘关系密切。

图 3-6-5-1　左侧咽旁间隙胚胎性横纹肌肉瘤

病例 2

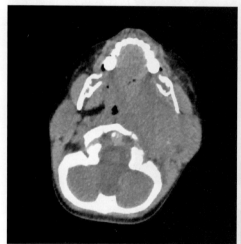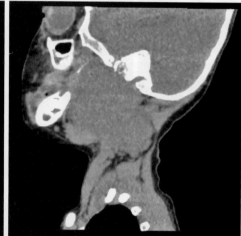

颈部 CT：左图横断位平扫，左侧上颈部咽旁见团块状软组织密度影，边界不清，咽部受压向右移位；右图矢状位平扫，左颌面部软组织密度影，呈等密度。

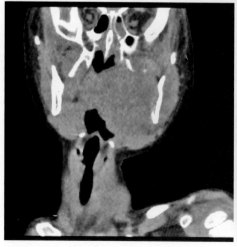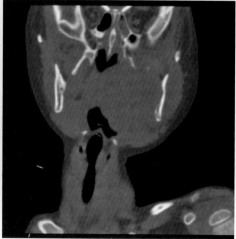

颈部 CT：左图冠状位重组软组织窗，左面部及咽旁较大软组织包块；右图冠状位重组骨窗，病灶邻近左侧上下颌骨、蝶骨及颞骨骨皮质不连。

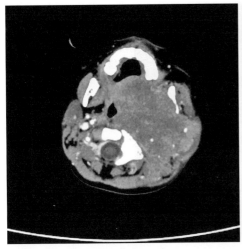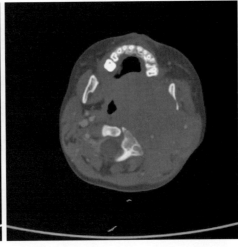

颈部 CT：左图横断位增强软组织窗，病灶强化不均匀，其内见多发粗细不等、走行迂曲的瘤血管影；右图横断位增强骨窗，左侧下颌骨局部受压变薄。

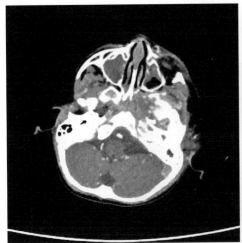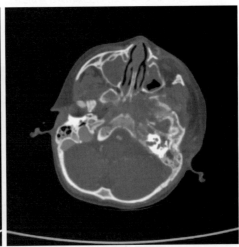

颈部 CT：左图横断位增强软组织窗，病灶强化不均匀；右图横断位增强骨窗，邻近左侧上下颌骨、蝶骨及颞骨骨质破坏。

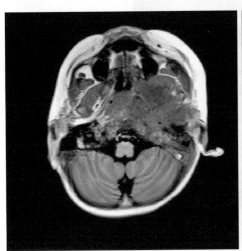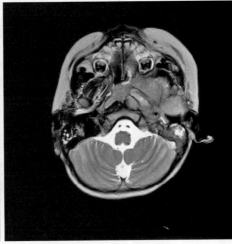

颈部 MRI：左图 T1WI 横断位平扫，左侧颅底下方软组织包块，呈低信号，界限不清，邻近骨质信号不均匀；右图 T2WI 横断位平扫，病灶呈稍高信号。

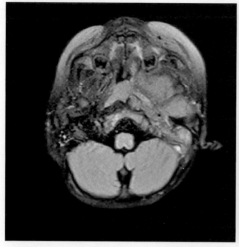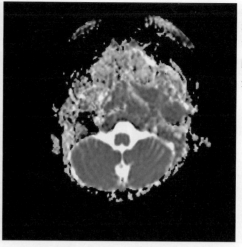

颈部 MRI：左图 FLAIR 横断位平扫，病灶呈等稍高信号；右图 ADC 图横断位，肿块未见明显弥散受限。

图 3-6-5-2　左侧上颈部咽旁胚胎性横纹肌肉瘤

病例 3

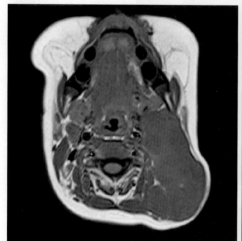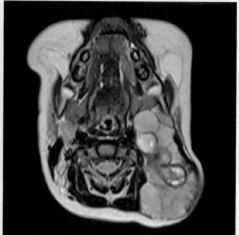

颈部 MRI：左图 T1WI 横断位平扫，左侧颈部见多个肿大软组织影融合成团，呈等信号；右图 T2WI 横断位平扫，肿块呈高信号影，其内见分隔影。

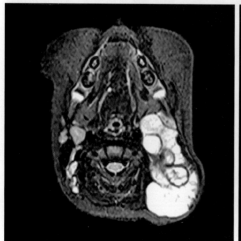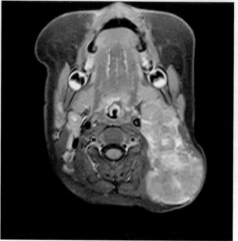

颈部 MRI：左图 T2WI 压脂横断位平扫，病灶仍呈高信号，其内分隔呈低信号；右图 T1WI 横断位增强，病变不均匀强化，边界模糊。

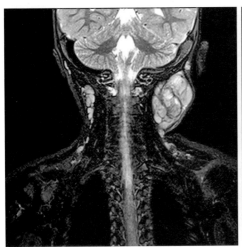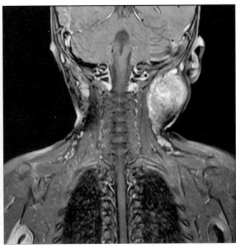

颈部 MRI：左图 T2WI 压脂冠状位平扫，双侧颈部见多发大小不稍高结节影；右图 T1WI 冠状位增强，左颈部病变呈融合状，明显不均匀强化，边界不清。

图 3-6-5-3　左侧颈部腺泡状横纹肌肉瘤

6. 炎性肌纤维母细胞瘤

〖临床概述〗

流行病学：

炎性肌纤维母细胞瘤（inflammatory myofibroblastic tumor，IMT）是一种由分化的肌纤维母细胞性梭形细胞组成，常伴大量浆细胞和（或）淋巴细胞的肿瘤，由于有复发、远处转移的可能，属中间型肿瘤。在儿童及青少年发病率相对较高，男性略多于女性。可发生于全身任何解剖部位，头颈部是肺外 IMT 的好发部位。头颈部 IMT 发生率约占全身 IMT 的 5%，占肺外 IMT 的 14%～18%。头颈部 IMT 好发于眼眶、喉、口腔、扁桃体、咽旁间隙、甲状腺、腮腺、泪腺等。头颈部 IMT 的大小为 0.5～7 cm，部分 IMT 可边界清楚，有假包膜，部分肿块边界模糊，尤其是复发性肿瘤，形态不规则，侵犯周围结构，呈浸润性生长。

临床表现：

头颈部 IMT 的临床表现类似于炎症，表现为局部渐进性肿胀伴疼痛，根据其发病部位不同，可出现鼻塞、嗅觉减退、开口受限、吞咽困难、溢泪、眼球外突等。15%～30% 的患者可伴全身症状，包括原因不明的发热、烦躁、消瘦、小细胞低色素性贫血、血小板增多症、红细胞沉降率升高、C 反应蛋白升高等。

〖病理〗

IMT 大体呈孤立或多结节性肿块，棕褐色，切面呈旋涡状、肉质样或黏液样，局部可见出血、坏死和钙化。IMT 分为三种亚型：Ⅰ 型黏液型，成束状分布的梭形肌纤维母细胞置于大量不成熟新生血管及黏液变性的间质组织中，伴有不等量炎性细胞；Ⅱ 型梭形细胞密集型，视野内以紧密成团的梭形细胞为主，散在少量炎性细胞；Ⅲ 型纤维型，好发于四肢软组织内，呈大片板形胶原纤维夹杂少许瘤细胞改变，局部可存在钙化或骨化。

〖影像学表现〗

本病临床症状体征多无特异性，诊断较为困难，确诊需依赖组织病理学检查，影像学检查可为本病提供重要的辅助诊断依据。

CT：

CT 平扫表现为软组织密度肿块，多数病灶边界不清、形态规则，尤其是位于头颈部的病灶，因周围骨质结构限制，病灶生长空间有限，较容易向周围的软组织及骨质结构侵犯，表现为周围脂肪浸润、与邻近结构分界不清及骨质异常。肿瘤较大时，由于病变内部坏死，密度多不均匀。头颈部 IMT 相对于其他部位而言，更容易出现钙化，表现为斑片状、小点状高密度灶。CT 增强扫描病灶表现为明显持续强化或由周边至中央的渐进性强化，内可见片状及囊状低密度区。

MRI：

相对而言，MRI 更能反映 IMT 肿瘤内部的组织情况，显示病灶与周围重要组织结构之间的关系。MRI 多为边界不清楚、形态不规则的软组织肿块，有侵犯邻近肌肉或伴有骨质破坏等征象。T1WI 呈等信号或稍低混杂信号；T2WI 为等、稍高至高亮的不均匀信号；T2WI 压脂呈高信号伴有散在斑点的低信号或更高信号，有学者称之为"火龙果切面征"。瘤内间质水肿及黏液胶原变性所占比例越多信号越高，梭形细胞所占比例越多信号越低，13%～25% 的 IMT 可因瘤内的胶原黏液或坏死液化而在 T2WI 上表达高亮信号，增强扫描后呈明显强化，囊变坏死部分不强化，增强扫描后多可见血管穿行或漂浮征，表现为瘤内少量明显强化的迂曲血管样影，是由于瘤内束带状分布的新生肿瘤血管与壁周的大量炎性细胞协同潴留对比剂所致，但非特异征性征象。

【诊断要点】

1. 头颈部软组织肿块，可伴点片状钙化，病变较大时内部可出血、坏死使其密度不均。

2. 边界不清楚、形态不规则，有侵犯邻近肌肉或伴有骨质破坏等征象。

3. CT、MRI 增强扫描呈明显持续或由外至内的渐进式强化。

4. 增强扫描后多可见血管穿行或漂浮征。

【鉴别诊断】

1. 淋巴结伴感染：小儿淋巴结病变较为常见，多位于颈旁及颌下区，肿块密度较均匀，边界不清，部分融合病变呈分叶、多结节状改变，周围脂肪间隙模糊。伴局部肿痛、皮温升高，临床有发热、白细胞升高等感染征象。

2. 神经源性肿瘤：神经源性肿瘤为椎旁最常见的肿瘤，CT 平扫显示肿块边界清晰，密度均匀，常可见砂砾状钙化，肿瘤突向椎间孔生长，呈哑铃状，增强示肿块轻中度均匀强化。

3. 其他梭形细胞类肿瘤：如侵袭性纤维瘤病、恶性纤维组织细胞瘤等，病变境界不清，易侵犯周围组织，较难鉴别。

【参考文献】

1. 陈优，何来昌，谭永明，等.肺外炎性肌纤维母细胞瘤影像学表现(附5例报告)[J].中国临床医学影像杂志，2019，30(11):823-825.

2. 何春燕，朴颖实，田澄，等.头颈部炎性肌纤维母细胞瘤及炎性假瘤的临床病理特点[J].临床与实验病理学杂志，2015,31(12):1356-1360.

3. 荆轶群，谭红娜，JING，等.炎性肌纤维母细胞瘤的临床病理及 CT 特征分析[J].临床放射学杂志，2018,37(3):481-485.

（盛会雪　陈桂玲）

7. 甲状舌管囊肿

【临床概述】

流行病学：

甲状腺是在胚胎3周时从咽底第一、第二鳃裂之间的水平处开始生长，中线区可见甲状舌管，起源于舌基部的盲肠孔处的 V 形环状乳头后方，该导管穿透中胚层并呈憩室样下降，首先穿过舌头肌肉组织及口底的下颌舌骨肌，然后穿过颈部前三角，绕着舌骨的下边缘并最终位于舌骨后表面的凹处。胚胎

5～8周时甲状舌管消退,若不能正常消退,则形成甲状舌管囊肿(thyroglossal ductcyst,TDC)。甲状舌管囊肿是最常见的非牙源性囊肿,约占先天性颈部肿物的70%。

主要表现:

主要表现为位于前三角中线或稍偏中线处的无症状的囊性肿块,并随吞咽运动而上下移动。合并反复感染时可导致病灶体积增大,伴发周围组织炎性改变,甚至是窦道形成。部分患儿可合并甲状腺发育异常。

〖病理〗

囊肿切面灰褐色,内含白色豆渣样物。囊壁由纤维结缔组织构成,内衬复层鳞状上皮,部分囊壁伴异物巨细胞反应。

〖影像学表现〗

甲状舌管囊肿可以发生于甲状舌管沿途的任何位置,包括舌肌以及颏舌骨肌和下颌舌骨肌肌群,大部分病灶位于舌骨以下。

B超:

病灶表现为无血管、无回声的薄壁囊肿,内部回声多均匀,可伴有后部回声增强。合并感染时,囊内呈低弱回声暗区,分布不均,囊壁毛糙。

CT:

特征性CT表现为边界清晰的低密度病灶,增强扫描无强化,或可见厚薄均匀的囊壁强化。感染时囊壁增厚,内部密度增高,可接近或等于软组织的密度。偶尔内部可见分隔。

MRI:

显示为边缘光整、锐利的类圆形包块,T1WI呈低信号,T2WI呈高信号,合并感染或出血时,病灶内可见T1高信号及T2低信号。周围软组织出现水肿征象,结合近期局部感染症状,往往也可以提示诊断。

〖诊断要点〗

1. 颈部正中或稍偏中线处的类圆形囊性肿块。

2. 密度均匀,边界清晰。

3. 合并感染时密度可混杂,囊壁增厚并可见强化。

〖鉴别诊断〗

1. 颏下表皮样/皮样囊肿:肿块呈圆形,多位于颈部中线,在舌骨与下颌骨之间,可向口内突出,不与皮肤粘连。肿物壁组织似皮肤,具有毛囊、汗腺和皮脂腺,内容物呈粥状,可含有毛发。

2. 舌下囊肿:内容物为黏稠稀薄囊液,且多为一侧性,再加上触诊的波动性容易鉴别。

3. 淋巴管瘤:临床表现为柔软的无张力颈部包块,多为偏侧性生长,病变范围比甲状舌管囊肿广泛,可跨越解剖学筋膜界限。

4. 鳃裂囊肿:常发生在上呼吸道感染后,表现为沿胸锁乳突肌走行的类圆形软组织块影,中心密度低且无强化,但囊壁可强化。位于颈前三角区的第二鳃裂囊肿最多见,可以从位置与甲状腺舌管囊肿相鉴别。

〖参考文献〗

1. 张骥,朱珍,吴于淳. MDCT对小儿甲状舌管囊肿的诊断价值[J]. 中国医学计算机成像杂志,2014,20(2):130-133.

2. YIM M T, TRAN H D, CHANDY B M. Incidental radiographic findings of thyroglossal duct cysts:Prevalence and management[J]. International Journal of Pediatric Otorhinolaryngology, 2016, 89:13-16.

3. SMOKER, RK W, ZANDER, et al. Imaging of ectopic thyroid tissue and thyroglossal duct cysts[J]. Radiographics,2014,34(1):37-50.

4. BROWN R E, HARAVE S. Diagnostic imaging of benign and malignant neck masses in children-a pictorial re-

view [J]. Quantitative Imaging in Medicine & Surgery，2016，6(5)：591.

（吴　寒　陈桂玲）

【病例解析】

病例 1

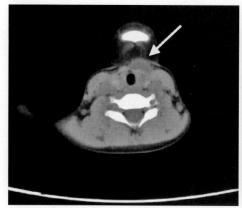 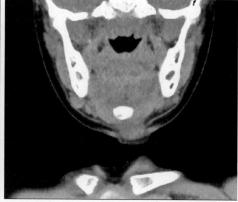

颈部 CT：左图横断位平扫，甲状腺左叶前上方不规则片状囊样密度，张力低，壁厚薄均匀，边界清晰；右图颈部冠状位重组，颌下见小圆形低密度影。

图 3-6-7-1　颈部正中偏左侧甲状舌管囊肿

病例 2

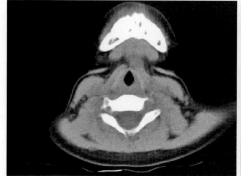 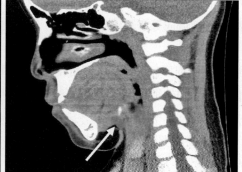

颈部 CT：左图横断位平扫，上颈部腹侧略偏左侧皮下类圆形小囊状包块影（箭头），内密度尚均匀；右图矢状位重组，舌骨下方见囊性密度影。

图 3-6-7-2　上颈部腹侧甲状舌管囊肿

病例 3

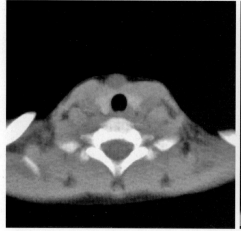 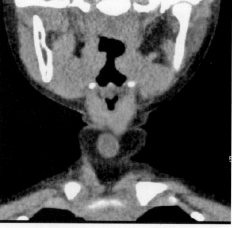

颈部 CT：左图横断位平扫，颈前正中部舌骨下方、甲状腺前方皮下软组织内类椭圆形囊性包块影，边界清晰，密度均匀，CT 值约为 14.6 HU；右图颈部冠状位重组，颈部正中见圆形囊性病变影。

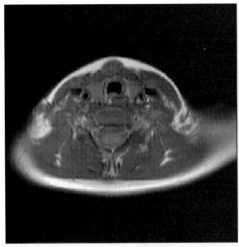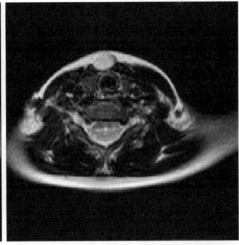

颈部MRI:左图T1WI横断位平扫,颈部正中气管前方皮下类圆形低信号,内部信号均匀;右图T2WI横断位平扫,小圆形高信号影。

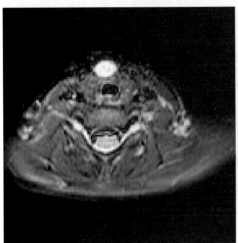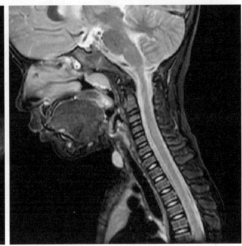

颈部MRI:左图T2WI压脂横断位平扫,呈显著均匀一致高信号;右图T2WI压脂矢状位平扫,病灶显示清晰。

图3-6-7-3 颈部正中皮下甲状舌管囊肿

病例4

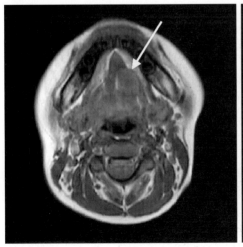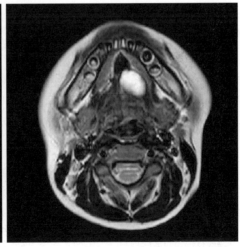

颈部MRI:左图T1WI横断位平扫,舌下腺后方偏左可见圆形低信号影(箭头),边界清楚;右图T2WI横断位平扫,下颌骨后方偏左高信号包块影。

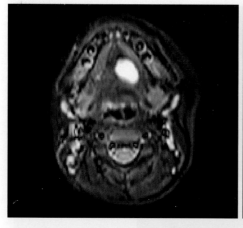
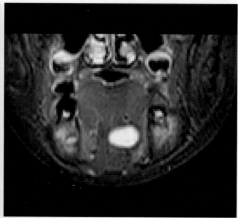

颈部MRI:左图T2WI压脂横断位平扫,囊肿呈显著均匀一致高信号;右图T2WI压脂冠状位平扫,显示病灶为边缘光滑的高信号影。

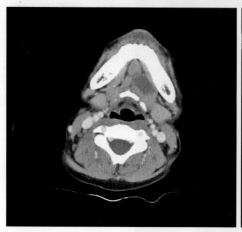
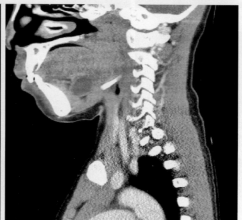

颈部CT:左图横断位增强,舌下腺后方低密度小包块,轻度强化,中心低密度区无强化;右图矢状位重组增强,囊肿位于舌骨前方。

图3-6-7-4 舌下腺后方甲状舌管囊肿

8. 畸胎瘤

【临床概述】

流行病学:

畸胎瘤(teratoma)属胚胎性肿瘤,多发于婴幼儿,发病率在1∶4 000左右,多见于性腺和骶尾部,发生于头颈部者颇为罕见,仅占不到5%,头颈部畸胎瘤以颈部最为多见,其次为鼻咽部。

主要表现:

头颈畸胎瘤多为良性病变,无明显疼痛,生长缓慢。临床表现通常取决于病变的位置,位于咽旁或压迫气道可引起不同程度的呼吸道阻塞的症状,如张口呼吸、打鼾、呼吸困难等。头颈部畸胎瘤外观各异,外生型肿瘤表面光滑,触诊可为囊性、实性或囊实性触感,有时可触及内部质硬结节,有时表面见毛发。

【病理】

畸胎瘤包含所有3个胚层来源的组织,按其分化程度分为成熟型和未成熟型,按生物学性质分为良性与恶性。早期胚胎发育过程中由具有多能发展潜力的生殖细胞发育而成,由于多潜能细胞的异位发生或陷入,形成含有3个胚层的结构,如毛发、牙齿、胃肠上皮、呼吸上皮、骨、软骨、神经纤维、肌肉、腺体等。

〖影像学表现〗

超声：

囊实性肿块，包膜完整，囊壁较厚，内部无回声与强回声团块及弧形光带混合存在，并伴有声衰减。囊性肿物囊壁薄而光滑，囊肿内为均匀的细小强回声光点，浮于无回声区中。实性肿物包膜完整，内呈较均匀的中强回声，与周围界限清楚。应用高分辨率的高频探头超声诊断畸胎瘤，对肿块内部结构特点显示更清晰。

X 线平片：

X 线检查软组织分辨率低，肿块较大时，可表现为局部软组织肿块，部分肿块内可见片状、条状致密影，畸胎瘤的另一主要诊断依据为病变内成熟脂肪，X 线对其显示不佳，需要进一步的 CT 或 MRI 检查。

CT：

CT 扫描简便快捷，对钙化、脂肪敏感，是婴幼儿头颈部畸胎瘤最重要的影像学手段。源自中胚层的脂肪或骨组织密度影是其重要的影像学特征。成熟畸胎瘤表现为密度不均匀囊性或囊实性肿块，边界清晰，肿块内含有骨质及钙化成分，钙化呈条片状，一般分布较为集中。成熟脂肪成分的 CT 值为负值，脂肪成分多位于病灶的周边或者周边及中央区域均有分布。增强扫描后病灶内实性部分或囊壁呈轻度强化。若某一包块中同时见到脂肪和骨密度影，则诊断基本可以确定。

MRI：

MRI 对脂肪、软组织、囊变分辨率高，但对钙化显示欠佳。MRI 图像上畸胎瘤信号混杂，其信号强度与其成分密切相关。脂肪组织在 T1WI 及 T2WI 均呈高信号，脂肪抑制序列呈低信号；囊液成分以 T1WI 低信号、T2WI 高信号为主，但 T2WI 信号因其内成分不同，信号也会从等到高信号发生相应变化；肿瘤的实性部分及囊壁 T1WI 呈稍低或等信号，T2WI 呈稍高信号，增强扫描后呈轻度强化。

〖诊断要点〗

1. 颈部境界清晰囊性或囊实性肿块。

2. 密度不均，常同时见到脂肪和骨密度影。

3. 增强扫描囊壁或实性部分呈轻度强化。

〖鉴别诊断〗

1. 未成熟畸胎瘤：颈部的未成熟畸胎瘤非常少见，属于恶性肿瘤，实性软组织成分明显增多，病灶内脂肪多存在于软组织成分内，并散在、凌乱或呈"簇状"分布，使软组织成分呈"破絮状"。病灶内钙化成分多分布于病灶软组织内，散在、多发。增强扫描后呈明显"网格状"强化。

2. 脂肪瘤：为一种常见的软组织良性肿瘤，成人多见，多位于皮下，局部软组织增厚，可见脂肪密度肿块影，罕见钙化，无骨质成分。

3. 良性囊性病变：如淋巴管瘤、囊肿等，病变边界清晰，囊壁菲薄，部分内可见分隔，增强扫描后无强化，或轻微囊壁、分隔强化，无钙化及脂肪成分。

〖参考文献〗

1. 郭慧，杜波，李晓明. 儿童头颈部畸胎瘤［J］. 中国妇幼保健，2008，23(3)：422-424.

2. 杨耀武，顾晓明，程晓兵，等. 头颈部畸胎瘤及畸胎样囊肿(附 10 例报告)［J］. 口腔颌面外科杂志，2000，10(2)：103-105.

3. 王生才，陈敏，张杰. 婴幼儿头颈部畸胎瘤临床分析［J］. 中国耳鼻咽喉头颈外科，2013，20(8)：400-403.

（盛会雪　陈桂玲）

【病例解析】

病例 1

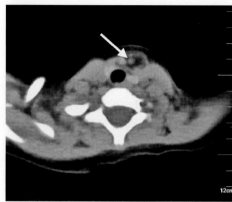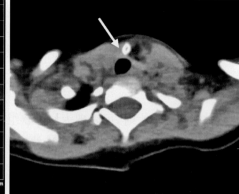

颈部CT：左、右图均为横断位平扫，左颈前混杂密度肿块影（白色箭头所示），病灶边界较清晰，内可见成熟脂肪成分及致密牙齿样结构。

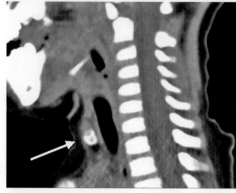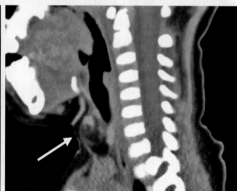

颈部CT：左、右图均为矢状位重组，颈前部软组织包块，内见脂肪密度及高密度影。

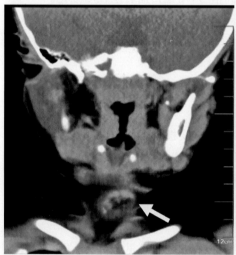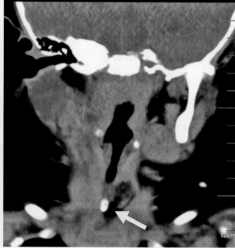

颈部CT：左、右图均为冠状位重组，正中小圆形致密影为牙齿样结构。

图 3-6-8-1　颈部正中偏左侧畸胎瘤

9. 进行性骨化性纤维发育不良

【临床概述】

进行性骨化性纤维发育不良（fibrodysplasia ossificans progressive，FOP）又称进行性骨化性肌炎（myositis ossificans progressiva，MOP），是一种罕见的原因不明的先天性结缔组织异常病变。起病年龄早，多数于5岁前，平均3~5岁，几乎所有患者均在15岁前发病，男女比例约为2：1。是世界范围内十分罕见的疾病,发病率约为百万分之一,无种族和地域差别。

主要表现:

主要表现为足踇趾畸形伴反复的异位骨化。疾病初期表现为发作性的炎性软组织疼痛肿块,肿块可自行消退,其后柔软的结缔组织包括肌腱、韧带、筋膜和骨骼肌逐渐转变为成熟的骨组织。异位骨化通常是自发的,也可以发生于轻微的创伤后,且创伤、感染可加速病变进展。由于骨骼肌和结缔组织内出现钙化累及躯干背部和四肢,可影响脊柱和四肢活动,致残率较高。骨化的好发部位顺序为:脊柱上部肌肉旁、背部、腹部、头颅、骶尾和下肢。先天性的足踇趾小外翻畸形,畸形率高达100%,是本病的特征性表现。

〖病理〗

发病早期,骨骼肌血管周围淋巴细胞浸润;随后出现肌细胞变性;高度的血管纤维增生性软组织肿胀。骨化一般发生在肿胀2~8周内。

〖影像学表现〗

组织活检对本病的诊断意义不大,且可能使穿刺部位形成异位骨化的结节而加重病情。本病的诊断主要依据病史、临床表现及影像学检查。

X线平片:

X线检查出生后即有具特征性的双足踇趾畸形,踇趾短小并有外翻,近节趾骨缺失,可有骨融合。此征象和软组织骨化无关,足部改变早于软组织骨化。异位骨化X线表现为结缔组织和肌肉所在部位发生沿肌肉走行分布的密度均匀的条索状、树枝状或鹿角状致密影。在肌腱附着处骨化时,可形成骨赘样突起。

CT与MRI:

CT检查在早期诊断上优于X线平片,可以早期证实异位骨化,有助于对疾病进展和范围的评估。MRI对于骨化的显示不如CT,对于软组织病变有优势,可以在疾病早期发现肿块及软组织肿胀。异位骨化发生前的早期诊断,应注意软组织骨骼肌肿胀、进行性发展及先天性足踇趾畸形。

〖诊断要点〗

1. 双足踇趾畸形,短小并有外翻,一般出生时即可发现。

2. 全身多处横纹肌、肌腱、韧带、筋膜和腱膜等软组织反复出现进行性的异位骨化,初为痛性肿块,待硬化后疼痛减轻。

3. 异位骨化X线平片表现为沿肌肉走行分布的密度均匀的条索状、树枝状或鹿角状致密影。

4. 脊柱和全身各关节周围均可受累,发病顺序为:脊柱上部肌肉旁、背部、腹部、头颅、骶尾和下肢。

5. 局部创伤、感染可加速病变进展。

〖鉴别诊断〗

1. 外伤后骨化性肌炎:一种肌肉及邻近结构局限性的、含有非肿瘤性钙化和骨化的病变。一般认为各种创伤、手术和炎症等因素均可造成多能间叶或成纤维细胞转化为成骨细胞,进而引起局限性骨化性肌炎,是一种损伤性增殖反应。外伤1~2个月出现,活跃期可表现为发热、局部皮温增高、压痛、质硬肿块。肿块增大快、钙化快、消肿快。成熟期出现蛋壳状骨性软骨,恢复期停止生长,常在1年后坚硬的肿块变小,甚至可完全消失,具有自限性。多发生于肘关节、肩关节、膝关节和髋关节等部位。

2. 渐进性骨发育异常:一种罕见的遗传性疾病,以进行性异位骨化为特点,病变首先累及真皮,而后逐渐发展至皮下组织。异位骨化从真皮向深部组织进行性进展是POH的最具特征性表现。严重程度与异位骨化的部位和范围有关,可导致受累关节强直及受累肢体发育迟缓。

3. Albright:遗传性骨营养不良,一种具有甲状旁腺功能减退症的症状和体征的遗传性疾病。常有家族史,症状常于儿童期出现。病儿常有体态异常、智力迟钝、体型粗矮、掌指畸形、指(趾)短、骨骺线融合过早、颅顶骨增厚等。同时伴有异位钙化如皮下或深部组织钙化、基底神经节钙化。

【参考文献】

1. 殷蕾,周云芳,王剑,等.进行性骨化性纤维发育不良 3 例报告及文献复习[J].临床儿科杂志,2011,29(7):685-689.

2. 孙旭,邱勇,朱泽章,等.进行性骨化性纤维发育不良至严重脊柱后凸一例报道[J].中华骨科杂志,2007,27(3):232-233.

(盛会雪　陈桂玲)

10. 颈部神经母细胞瘤

【临床概述】

流行病学:

神经母细胞瘤(neuroblastoma,NB)是小儿最常见的颅外恶性实体肿瘤,占所有儿童肿瘤的 8%～10%。在头颈部发现的 NB 有 70% 为转移灶,原发瘤灶位于颈部者相对少见(3%～5%),原发性颈 NB 通常发生在颈交感神经节。颈部 NB 相对于其他部位,因位置特殊,肿物增大易早期发现,诊断时早期患者多,可能为颈部 NB 患儿预后较好的原因之一。

主要表现:

颈部神经源性肿瘤主要以颈部包块、Honer 综合征(同侧上睑下垂、瞳孔缩小和无汗症)以及呼吸道症状为主,尤其呼吸道压迫、重症肺炎等急症可能危及生命。

【病理】

肿瘤绝大多数无包膜,表面呈灰紫色,切面呈灰红色,其间有许多出血坏死囊变区,肿瘤组织质地脆,部分肿瘤因钙化而较硬。镜下见未分化的原始细胞集成菊形瘤巢,细胞呈小圆形或卵圆形,大小一致,胞浆少,核深染,呈弥漫密集分布,间质较少,出血坏死较常见。

【影像学表现】

影像学在婴幼儿神经母细胞瘤的分期和术前评估中起着重要作用,神经母细胞瘤的影像学表现主要包括肿瘤发生的部位、形态、大小、生长方式、是否跨中线、钙化、淋巴结肿大、邻近器官及血管是否受累情况、远处转移等。

X 线平片:

部分较大的神经母细胞瘤伴钙化可于颈部平片观察到脊柱旁软组织增厚、异常突起,其内可见多发点状不规则钙化影。神经母细胞瘤易于早期转移,可侵犯全身骨骼,以颅骨、股骨及骨盆发生率最高。X 线表现为骨小梁毛糙,斑点样、虫蚀样溶骨性骨质破坏,伴骨质增生和骨膜反应。

CT:

神经母细胞瘤多表现为圆形、类圆形或不规则形浅分叶状颈鞘周围肿块,CT 平扫呈等或稍高密度肿块,内点状或不规则钙化,85% 肿瘤合并钙化。肿块较大时易发生囊变和坏死。来源于迷走神经的肿块表现为颈动静脉分离。脊柱旁病变可通过神经孔延伸到椎管硬膜外腔内。

颅骨转移时头颅 CT 可见典型的垂直于颅板的日光状骨针,部分病例可有脑内、眶内转移。婴儿期肝转移较骨转移更常见。区域淋巴结转移常表现为肿瘤同侧或双侧区域性淋巴结肿大伴钙化。

MRI:

神经母细胞瘤通常呈混杂信号,T1WI 多呈等低信号,T2WI 呈不均匀高信号,增强后呈明显不均匀强化。坏死或囊变区域在 T1WI 呈低信号,T2WI 呈高信号,增强不强化。瘤内钙化形态不规则,并且在所有序列上呈低信号。淋巴结转移在 T1WI 呈中等信号,T2WI 呈高信号。脂肪抑制序列对椎体和骨盆转移较敏感。

【诊断要点】

1. 颈鞘周围肿块形态不规则。

2. 密度不均,常有坏死、囊变及不规则钙化,钙化提示诊断。

3. CT、MRI 增强扫描不均匀强化。

4. 来源于迷走神经的肿块表现为颈动静脉分离,椎旁病变可向椎管内延伸。

5. 易于早期转移,颅骨转移时可见典型的垂直于颅板的日光状骨针。

【鉴别诊断】

1. 神经鞘瘤,多见于 30～60 岁,小于 21 岁者占 10%。病变边界清晰,亦表现为颈鞘周围肿块,密度因其成分不同差异较大,增强扫描后有强化,钙化较 NB 少见。

2. 节神经细胞瘤,与本病同源,但为良性肿瘤,肿瘤多发生在年长儿童,转移及周围侵犯少见,影像表现类似 I 期神经母细胞瘤。

【参考文献】

1. 李艳珍,刘雨薇,王生才,等. 儿童头颈部神经源性肿瘤临床分析[J]. 临床耳鼻喉头颈外科杂志,2019(10):983-986.

2. 杨佩仪,苏雁,王生才,等. 多学科联合诊治颈部神经母细胞瘤临床分析[J]. 中华实用儿科临床杂志,2020,35(18):1411-1415.

（盛会雪　陈桂玲）

【病例解析】

病例 1

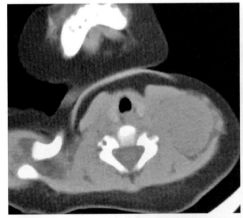
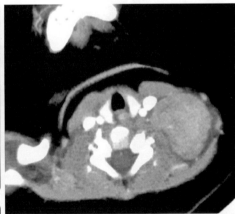

颈部 CT:左图横断位平扫,左颈部等密度肿块,密度均匀,边界清晰;右图横断位增强动脉期,增强扫描动脉期病变明显强化。

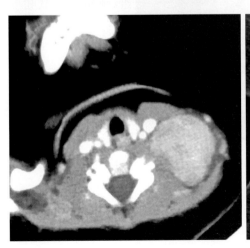
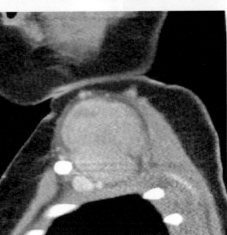

颈部 CT:左图横断位增强静脉期,肿块强化程度较动脉期明显,密度较为均匀;右图矢状位增强静脉期,肿块边界清,密度尚均匀。

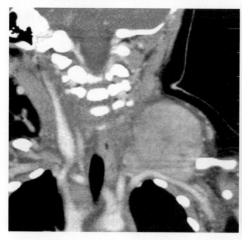 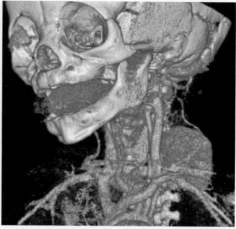

颈部 CT：左图冠状位增强静脉期，肿块位于颈根部，强化明显；右图 VR 血管成像，左颈根部包块。

图 3-6-10-1　左侧颈部神经母细胞瘤

病例 2

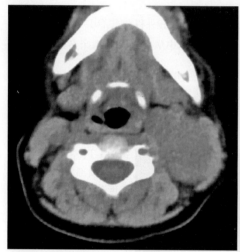 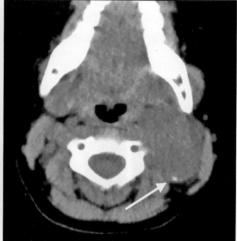

颈部 CT：左、右图均为横断位平扫，左颈部胸锁乳突肌内侧缘等密度肿块，边界较清晰，可见点状致密钙化。

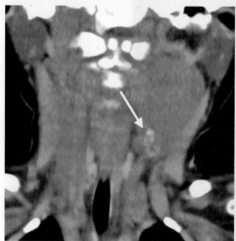 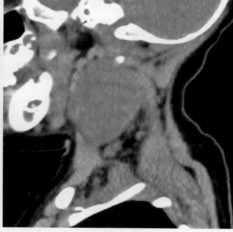

颈部 CT：左图冠状位重组，左颈部较大等密度肿块，边界较清晰，下方可见点状及斑片状致密钙化(箭头)；右图矢状位重组，颈部较大软组织包块。

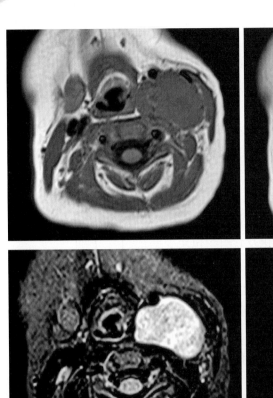
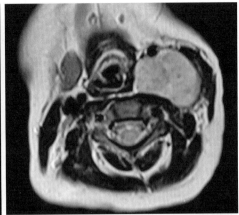

颈部 MRI：左图 T1WI 横断位平扫，左侧颈部椎体左前缘浅分叶状边界清晰肿块影，呈低信号；右图 T2WI 横断位平扫，肿块呈高信号，信号较为均匀，病灶内点片状低信号。

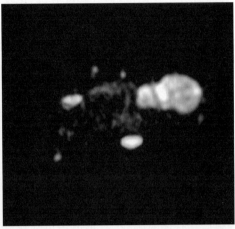

颈部 MRI：左图 T2WI 压脂横断位，病变显示更清晰，呈高亮信号；右图 DWI 横断位，肿块呈明显高信号。

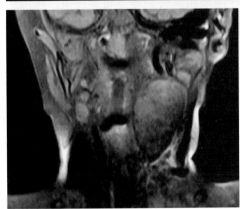
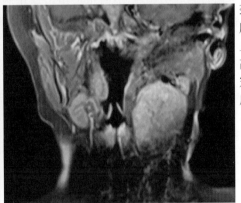

颈部 MRI：左图 T1WI 压脂冠状位平扫，左颈部可见包块，边界尚清，呈等高信号；右图 T1WI 压脂冠状位增强，病变中等程度强化，强化较均匀。

图 3-6-10-2　左侧颈部神经母细胞瘤

11. 窦组织细胞增生症伴巨淋巴结病（Rosai-Dorfman 病）

【临床概述】

流行病学：

窦组织细胞增生症伴巨淋巴结病（Rosai-Dorfman disease，RDD）是一种罕见的良性组织细胞增生性疾病，患病率约为 1∶20 万，好发于儿童和年轻人，男性较多见。发病机制不清，部分研究认为是对病毒（EB 病毒可能）异常免疫反应，导致窦状组织细胞增生的淋巴结病。根据病灶累及范围分为：淋巴结型（结内型）RDD，占 83%～95%，结外型 RDD，约占 43%，两型可并存。

临床表现：

以无痛性多发肿大淋巴结及缓慢增长肿块为主要表现，肿大淋巴结以颈部多见，腹膜后、盆腔及腹股沟区淋巴结亦可受累；若中枢神经系统、鼻咽、眼眶、骨骼、皮下和实质脏器等结外组织受累时，患者可伴有头痛、鼻塞、腹痛、骨痛等相关症状，部分患者可伴有低热、消瘦等体征。以手术治疗为主，伴激素及免疫抑制剂等辅助治疗，无症状者可给予随访观察。

〖病理〗

光学显微镜下病变组织表现为弥漫浸润的泡沫样组织细胞，其间有大量淋巴细胞和浆细胞，可见组织细胞吞噬伸入现象。免疫组织化学染色：S100蛋白标记胞质及胞核阳性。

〖影像学表现〗

X线平片：

主要发现骨性病变（占所有病例的5％～10％），常为多发骨性病灶，主要表现为溶骨性的破坏，可累及骨皮质，病程较长者周边可见硬化带，但骨膜反应、钙化及软组织包块少见。

CT：

表现颈部一组或多组淋巴结肿大，双侧多见，病灶轻到中度强化、无融合；其次在颌下、腹膜后、盆腔及腹股沟区淋巴结亦可累及，但较颈部发生率低；鼻腔及鼻窦处是结外型RDD最常见的累及部位，占25％～40％，主要表现为软组织包块，边界欠清晰，周边可伴少量渗出，增强后实质部分明显强化，有报道指出肿大淋巴结及结外肿块内可伴有坏死灶，而导致病灶强化不均或肿大淋巴结呈环形强化；病灶周边骨质多无累及破坏。结外型RDD病灶亦可涉及眼眶、颅内。

MRI：

有助于对结外型RDD病灶的观察，特别是对中枢神经系统及椎管内病灶的发现，软组织包块MRI多表现T1WI等或稍低信号，T2WI呈等高信号，其内可见斑片及条索状低信号，DWI病灶可呈不均匀性高信号；边界欠清；增强后病灶明显强化，有报道指出强化病灶缘增粗血管影亦是重要征象。颅内病灶多累及鞍区、鞍上、鞍旁及斜坡处，大脑半球表面及脉络丛区病灶亦有报道。

PET：

结内及结外病灶^{18}F-FDG均有高摄取，且治疗后肿瘤放射性摄取会降低，故PET有助于对RDD患者机体结内和结外多发灶的发现及其治疗效果的评估。

〖诊断要点〗

1. 机体多系统、多部位受累。

2. 一组或多组无痛肿大淋巴结，伴孤立或多发结外肿块。

3. 多发肿大淋巴结无融合，轻中度强化。

4. 肿大淋巴结及结外肿块对周边骨质多无侵蚀。

〖鉴别诊断〗

RDD是一种罕见的多系统累及的组织细胞性疾病，影像学表现多样，特异征象少，以多发肿大淋巴结为主要表现，可伴有孤立或多发结外器官累及，以头颈部多见。多发肿大无痛淋巴结无融合，炎性表现轻，周边骨质多无累及，且肝脾肿大、腹水、胸膜及心包渗出等征象少见，有助于RDD与一些血液系统疾病和实质恶性肿瘤相鉴别。但对单一巨大淋巴结及孤立性、非特征部位结外病灶诊断仍较困难，需要结合患者临床表现、影像征象和组织病理整体分析。

〖参考文献〗

1. VAIDYA T, MAHAJAN A, RANE S. Multimodality imaging manifestations of Rosai-Dorfman disease [J]. Acta Radiol Open, 2020, 9(8)：1-15.

2. 徐志锋，潘爱珍，李勤祥，等. Rosai-Dorfman病的临床及影像表现[J]. 中华放射学杂志，2018，52(12)：936-940.

（张　炜　陈桂玲）

12. 巨淋巴结细胞增生症(Castleman 病)

【临床概述】

流行病学：

巨淋巴结细胞增生症(Castleman disease，CD)是一种原因不明的慢性淋病组织异常增生性疾病，为少见病，表现为明显的淋巴结肿大，故又称巨大淋巴结增生、血管滤泡性淋巴结增生症，分为中心型和局灶型2种类型，局限型病变女性发病率为男性的4倍。

病理上可分为透明血管型、浆细胞型和混合型。其中透明血管型最多见，约占90%，表现为孤立性淋巴结肿大，手术切除后预后良好。浆细胞型和混合型所占比例较少，常伴贫血、乏力，红细胞沉降率增快，丙种球蛋白增高等症状。

主要表现：

局灶型CD可发生于胸腺、肺内淋巴结、叶间淋巴结、胸壁、心房等部位，其中纵隔内好发部位依次为中、前、后纵隔，为生长缓慢的较大孤立淋巴结肿大，多无症状体征，实验室检查多无阳性结果，直到病灶压迫邻近组织而出现相应症状。

多中心的CD为一种潜在恶性淋巴增生性疾病，有侵袭性，预后差，容易复发，死亡率高，约1/3发展为恶性淋巴瘤、浆细胞瘤、卡波氏肉瘤等。大多数病例因肾衰竭、合并重症感染或恶变死亡。

【病理】

肉眼观察：较大的肿大的淋巴结，包膜完整，切面呈灰白色，质地细腻。

主要病理学改变为淋巴组织和小血管肿瘤样增生，分为透明血管型、浆细胞型和混合型3型。透明血管型主要表现为滤泡内和滤泡间淋巴组织增生，滤泡中心含多量透明变性的毛细血管，淋巴组织内含嗜酸性白细胞和免疫母细胞，生发中心消失或大部分消失。浆细胞型以大滤泡和滤泡间浆细胞成片增生为主，血管增生较少，生发中心增大。上述两型均无淋巴结构。混合型是兼有两种类型的混合体，有不典型的淋巴滤泡样结构，滤泡间除了成片的浆细胞外，还有血管增生样玻璃样变。

【影像学表现】

CT：

MSCT是术前诊断CD的重要方法之一，CD的影像学表现与病理特征密切相关。

局限型CD：常表现为均质软组织密度，边缘光整的类圆形或椭圆形软病灶，部分边缘可见分叶，极少发生出血、坏死和囊变。部分病灶内可见斑点状、分支状钙化，病灶较大者内部可见多发裂隙低密度区，CT增强扫描呈明显持续性强化；部分病灶紧贴血管、胸膜或肺门支气管，增强后肿块呈渐进式强化，另外部分肿瘤附近见强化血管影，而部分瘤体内则可见星芒状无强化区。

弥漫型CD：全身多发肿大的淋巴结，密度均匀，一般不出现钙化和囊变，由于病理上该型主要为浆细胞型，病灶内无丰富的增生血管，因此CT增强扫描肿大淋巴结常仅有轻-中度强化。可发生纵隔、腋窝、腹部淋巴结多发肿大，增强扫描呈轻度强化。

MRI：

T1WI呈等信号，T2WI呈高信号，信号均匀，边缘光滑，肿块轮廓与周围结构边界可，动态增强扫描可见早期明显强化。

【诊断要点】

1. 可发生于淋巴结存在的任何部位。

2. CT/MRI扫描为均质软组织包块，边缘境界清楚，增强扫描明显均匀强化。

3. 极少发生出血、坏死和囊变，较大者内部多发裂隙低密度区。

4. 全身多发淋巴结肿大,增强扫描轻度强化。

〖鉴别诊断〗

1. 纵隔淋巴结核:多发生于青少年,多有发热表现,病灶小,边缘不规则,增强扫描呈不均匀增强,常伴有钙化,抗结核治疗后病灶缩小较快。

2. 胸腺瘤:为前纵隔最常见的肿瘤,有潜在恶性,常伴有重症肌无力。

3. 畸胎瘤:多发于前纵隔,可咳出毛发,可见钙化、脂肪密度等,实性部分为软组织包块。

4. 恶性肿瘤淋巴结转移:患者年龄较大,有明确的恶性肿瘤病史,其影像学诊断主要依靠淋巴结形态及大小变化。转移淋巴结短径大于 1 cm,密度不均,内部可见坏死,淋巴结轮廓变形、包膜模糊、毛糙,并可出现包膜外浸润。增强扫描不均匀强化。

〖参考文献〗

1. 薛建锋,郝乔,张亚民,等. 头颈部 Castleman 病 41 例诊治分析[J]. 中华耳鼻咽喉头颈外科杂志,2018,53(8):610-614.

2. 范舒璇,叶兆祥,孟晓燕,等. Castleman 病的 CT 表现及临床病理特点[J]. 放射学实践,2014(6):647-650.

(姚　琼　陈桂玲)

〖病例解析〗

病例 1

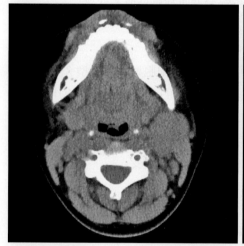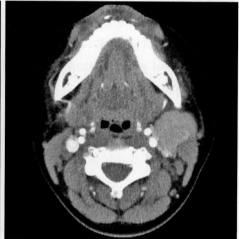

颈部 CT:左图横断位平扫,左侧胸锁乳突肌内侧缘可见一类圆形较大软组织包块影,密度较均匀,CT 值约 55 HU,边缘较清晰;右图横断位增强,明显强化,强化较均匀,CT 值约 105 HU。

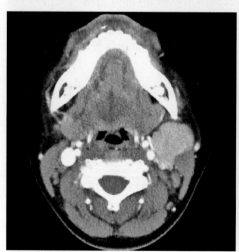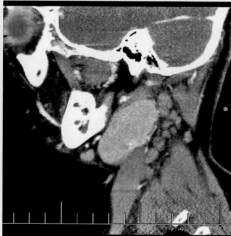

颈部 CT:左图横断位增强,静脉期 CT 值约 150 HU,左侧颈部血管略受压、移位;右图矢状位增强,包块与周围结构分界清楚。

图 3-6-12-1　左侧颈部 Castleman 病

13. 乳头状瘤

【临床概述】

流行病学：

呼吸道乳头状瘤病（recurrent respiratory papillomatosis，RRP）通常是一种由人类乳头状瘤病毒（HPV）引起良性和自限性疾病，其特征是在上呼吸-消化道各处出现乳头状瘤样病变。主要发生于喉咽部，但可以播散累及鼻咽、气管及肺组织，消化道受累亦有报道。儿童和年轻人最常感染，其中在儿童中更常见，认为是患儿生产时感染 HPV 产道分泌物传播所致，反复的气管插管或支气管镜检查也是诱发 RRP 的重要因素。其发病率在儿童中约为 4/10 万，成人约为 2/10 万，男性多见，社会经济发展落后地区相对多见。该病虽然是良性病变，但具侵袭性、可播散、复发率高；相较于成人，青少年及儿童 RRP 更易复发，恶变率较成人低。

主要表现：

RRP 临床症状多样，通常表现为气道受累的非特异性症状，包括慢性咳嗽、声音沙哑、喘息、音调变化、喘鸣和慢性呼吸困难，在儿童 RRP 的典型临床表现为渐进性声音嘶哑、声鸣和呼吸困难的三联征。手术切除乳头状瘤仍然是主要的治疗方法，以确保气道功能和维持发音质量。

【病理】

病变通常发生在鳞状上皮和纤毛柱状上皮之间移行区，表现为单个或多个结节，结节可为外生性、无梗或有蒂软组织包块，质脆；一般局限于喉部，但也常影响声带、声室皱襞、声门下和会厌区域。镜下表现以中央纤维血管为中心，被增生的基质细胞和复层的鳞状上皮细胞覆盖。

【影像学表现】

影像学检查对于喉部乳头状瘤患儿的诊断及远处播散有着重要价值。

X 线平片：

对于喉部乳头状瘤诊断无价值，但肺部受累时，胸部平片多显示为实性或空腔性肺结节。

CT：

螺旋 CT 是评价 RRP 的标准成像方式，它在喉部及远端播散病灶的诊断及鉴别有着较高准确性。主要表现声带、声门区、会厌区及咽喉皱襞黏膜表面的外生软组织结节，引发局灶性或弥漫性气道狭窄，外生结节可呈宽基底或带蒂，多无钙化。但远端播及时，可发现气管和主支气管局限性或弥漫性结节性狭窄。肺实质累及时，CT 表现为单个或多个、界限分明、大小不一的实性结节或息肉样病变，弥散分布；结节可扩大，常成为充气囊肿，可形成内部边界不规则、壁厚或薄壁的大空洞；纵隔淋巴结多无肿大，邻近胸膜多无累及，青少年患儿出现上述征象时提示病变恶化可能。虚拟支气管内镜对于气道及支气管弥散病变及狭窄分布的观察有着重要价值。

MRI：

能显示喉部、气管和肺部病变，但其成像原理在 RRP 诊断中的作用尚未得到很好的评价，相关研究较少。

PET：

增生的乳头状瘤由于细胞增殖对 ^{18}F-FDG 有不同程度的摄取，但不是儿童 RRP 中早期发现病灶的有效工具。

【诊断要点】

1. 喉部区域黏膜表面单发或多发软组织结节，远端气管及肺实质可有播散累及。

2. 患儿或母亲相关 HPV 生物学检查指标阳性。

〖鉴别诊断〗

CT 检查发现咽喉部结节状或息肉样非钙化病变,但伴有气管或支气管壁远端累及和不规则管腔狭窄时,高度提示 RRP 可能。若肺实质累及时多表现为大小不一实质结节或空腔,这使得 RRP 的诊断更有可能。而小儿原发性肺结核或血行播散性肺结核都有较独特的影像征象,其次肺内及纵隔钙化灶是肺结核与该病重要鉴别依据。当然最终诊断仍依赖组织病理结果确定。

〖参考文献〗

1. FORTES H R, VON RANKE F M, ESCUISSATO D L, et al. Recurrent respiratory papillomatosis: A state-of-the-art review [J]. Respir Med, 2017, 126(5): 116-121.

2. DERKAY C S, BLUHER A E. Update on Recurrent Respiratory Papillomatosis [J]. Otolaryngol Clin North Am, 2019, 52(4): 669-679.

3. 李英丽,吴明哲,柴晓明,等.幼年型喉乳头状瘤支气管及肺内播散的 CT 表现[J].临床耳鼻咽喉头颈外科杂志,2018,32(10):767-769.

（张 炜 陈桂玲）

14. 鳃器畸形

〖临床概述〗

鳃器畸形(branchial anomalies)为胚胎发育过程中部分鳃器结构的退化障碍所致,可累及第一至四鳃弓、鳃沟及其相对应的咽囊。第二鳃器畸形最为常见,约占 90%,其次为第一鳃器畸形,约占 8%,第三、四鳃器畸形罕见。病变表现为颈侧的囊肿、窦道或瘘管,常在感染时被发现,又称先天性颈侧瘘管及囊肿。该病男女发病率相当,多为单侧性,约占颈部先天性异常的 30%。

主要表现:

部分患者在 5 岁前诊断,而幼时无症状者通常于 20~40 岁因局部感染就诊。临床表现为颈侧无痛性肿物,质韧、活动度差,常合并反复感染。窦道和瘘有皮肤开口时,可见分泌物溢出。

鳃裂囊肿囊液内容物多样化,可为黄褐色、灰白色、乳白色、豆渣样和稀薄或黏稠,含或不含胆固醇结晶,囊壁薄,内衬鳞状上皮覆盖在淋巴组织上,偶可见柱状上皮,并发炎症时因囊肿壁富含淋巴组织而肿胀增厚。

〖影像学表现〗

超声为鳃器畸形的首选检查方法,CT 和 MRI 检查是最常用的辅助检查,影像诊断主要是对囊肿进行显示,MRI 对显示囊肿性质有帮助。根据每对鳃弓所处位置的不一致,鳃裂囊肿的发生部位略有不同。第一鳃裂囊肿主要位于下颌角水平以上及腮腺区,即从外耳道至颌下三角;第二鳃裂囊肿主要位于下颌角水平以下,肩胛舌骨肌水平以上;第三、四鳃裂囊肿主要位于颈根部,较为少见,鉴别较困难。

第二鳃裂囊肿最为常见,根据发生部位,可分为四型:Ⅰ型位于胸锁乳突肌的前部,不与颈动脉鞘相连;Ⅱ型在胸锁乳突肌深面穿行,紧邻颈动脉鞘,位于颈动脉间隙外侧缘,下颌角的后方;Ⅲ型囊肿在颈内外动脉间穿行,向咽侧壁方向扩展,可见特征性"鸟嘴征",为囊肿在血管间穿行表现;Ⅳ型囊肿位于动脉鞘深面,邻近咽侧壁。

CT:

在 CT 上鳃裂囊肿通常表现为颈侧的囊状水样低密度影,可呈类圆形或卵圆形,囊内密度较均匀,囊壁规整,境界清晰。增强后囊壁可轻度或明显强化,囊内不强化。如果囊肿合并有感染则囊壁较厚,强化显著,同时可伴有周围炎性改变,囊肿周围脂肪间隙消失,边界模糊,甚至可见周围炎性淋巴结肿大。

MRI:

MRI 对囊肿的部位和周围的解剖结构关系及移位情况则显示得更加清晰,能为临床制定手术方案提供更加准确的信息。囊肿的部位、形态及周围情况与 CT 显示一致。MRI 上表现为均匀长 T1 长 T2 信号,有时由于囊内液体黏稠,囊液蛋白含量高,或含有胆固醇结晶,或伴有出血、感染时,T1WI 信号增高,可表现为等或高信号,压脂序列病灶显示更加清晰,呈高亮信号。

【诊断要点】

1. 颈侧沿胸锁乳突肌走行的圆形或类圆形囊性病灶。

2. 囊内密度及信号均匀,囊壁菲薄、可强化。

3. 如合并感染则囊壁增厚,强化显著,同时伴有周围炎性改变,甚至可出现周围炎性淋巴结肿大。

4. 囊内液体因蛋白含量、胆固醇结晶、出血、感染等因素,T1WI 表现为低、等或高信号。

【鉴别诊断】

1. 淋巴管瘤:常见于 1～2 岁的小儿,囊肿可为单囊或多囊,内可见分隔,并且囊肿内可有出血及液-液平面征,典型的位于颈后三角,呈匍匐状生长,常向邻近肌肉延伸,与第二鳃裂囊肿明显不同。

2. 甲状舌管囊肿:为先天性发育异常良性囊性病变,多见于儿童及青少年,好发于颈部位于中线,病灶起止位置与甲状腺、舌骨体密切,可随吞咽而移动。与鳃裂囊肿发生部位有所区别。

3. 神经鞘瘤:为起源于神经鞘膜施万细胞的良性肿瘤,易囊变,密度/信号不均匀,多走行于颈动脉鞘旁,增强有助于鉴别。

4. 颈部脓肿:颈部脓肿与周围软组织分界不清,壁厚,内见坏死组织,增强可见壁明显强化,部分可见气体影。与合并感染的鳃裂囊肿难以鉴别,需要结合临床症状和病史加以鉴别。

【参考文献】

1. 杜建斌,李德刚,葛泽民.成人第二鳃裂囊肿的 CT 与 MRI 表现及鉴别诊断[J].现代医用影像学,2014(2):130-132.

2. 王志刚,徐泽宇,唐翔宇.鳃裂囊肿 CT、MRI 表现及鉴别诊断[J].江西医药,2015(9):964-965.

(盛会雪　陈桂玲)

【病例解析】

病例 1

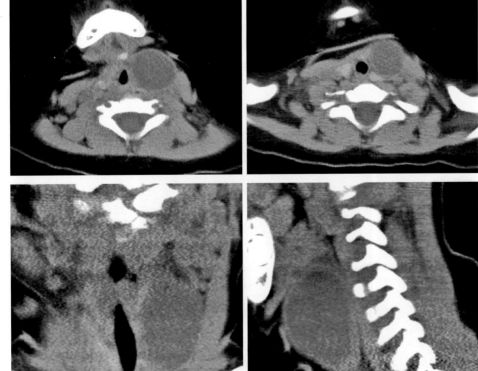

颈部 CT:左、右图均为横断位平扫,左颈深部气道左缘间类圆形边界清晰水样密度灶,似见均匀囊壁,壁光整,病理示:鳃裂囊肿伴肉芽肿反应。

颈部 CT:左图冠状位重组,左颈部沿胸锁乳突肌内侧走形类圆形低密度灶,边界清晰;右图矢状位重组,颈前部囊性包块。

图 3-6-14-1　左侧颈部鳃裂囊肿

病例 2

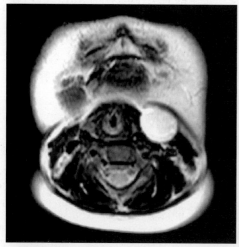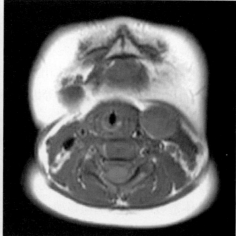

颈部 MRI：左图 T2WI 横断位平扫，左颈部类圆形边界清晰水样信号影，呈高信号；右图 T1WI 横断位平扫，病灶呈低信号。

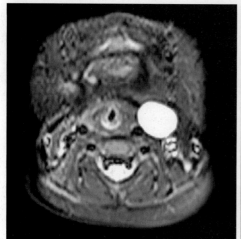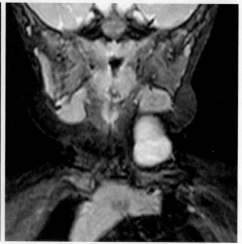

颈部 MRI：左图 T2WI 压脂横断位，左颈部类圆形边界清晰明显高信号影；右图 T2WI 压脂冠状位，病变呈长圆形高信号。

图 3-6-14-2　左侧颈部鳃裂囊肿

病例 3

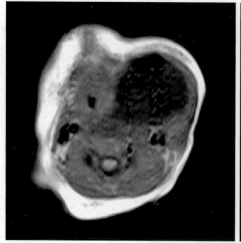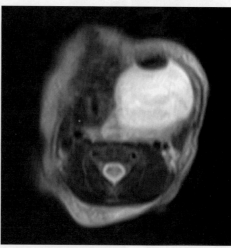

颈部 MRI：左图 T1WI 横断位平扫，左颈部边界欠清晰低信号灶，周围脂肪间隙模糊，病灶前缘小片状低信号气体信号，提示病变伴感染；右图 T2WI 横断位平扫，病灶呈高信号。

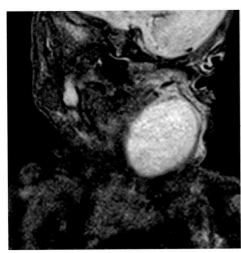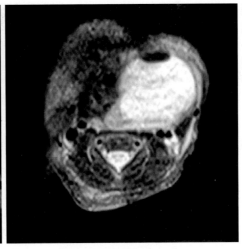

颈部MRI：左图T2WI压脂冠状位平扫，病灶呈高信号；右图T2WI压脂横断位平扫，病灶呈高信号。

图3-6-14-3　左侧颈部鳃裂囊肿

第七节　甲状腺

1. 异位甲状腺

【临床概述】

流行病学：

人体的正常甲状腺组织位于颈部第2～4气管环前方，呈H形，由左右两叶和峡部相连组成。当甲状腺组织存在于正常解剖位置之外时被称为异位甲状腺。异位甲状腺为胚胎时期甲状腺原基在发育过程中部分或全部停止移动，停止在原位或下降过程中的任何部位，可位于口腔至膈肌的任何部位，最常见的为舌和颈部异位甲状腺。异位甲状腺在女性中比男性更普遍。异位甲状腺组织病因不明，目前认为与基因突变有关，如TTF-1基因突变除了会导致甲状腺发育不全或发育不良，也会导致异位迁移。

主要表现：

异位甲状腺患儿通常无症状，当发现舌状甲状腺时，必须评估通常的甲状腺床位置，因为在70%～80%的情况下，正位甲状腺组织会缺失。无症状的异位甲状腺组织可在青春期和妊娠期因促甲状腺激素水平升高和甲状腺组织增生而出现症状，如吞咽困难、喘鸣或言语障碍等。不到1%的异位甲状腺有恶性转化，其中乳头状癌最为常见（约85%）。

【病理】

异位甲状腺组织在镜下表现为正常的甲状腺滤泡细胞。降钙素和Ki-67的表达未见升高，且恶性细胞的缺如，均提示异位甲状腺呈良性病程。

【影像学表现】

当儿童或青年在颈部前部出现肿块时，诊断需考虑异位甲状腺组织的可能。对于临床上怀疑的异位甲状腺，影像学检查（如CT和MRI）可以评估其范围、确诊及并发症等。

CT：

了解异位甲状腺组织的典型和非典型位置是做出正确诊断的首要保证，其中最为多见的发病部位为舌中线或中线旁。本病除了缺乏特征性的正常解剖部位的甲状腺组织外，密度通常与正位甲状腺组织相同。CT平扫表现为高密度肿物,边界清晰,边缘光整;增强扫描异位甲状腺组织表现为明显均匀强化。

MRI:

由于固有碘含量较高,异位甲状腺会发生与正常甲状腺组织类似的信号低衰减。在T1WI相,异位甲状腺组织通常较舌部肌肉信号稍高,在T2WI异位甲状腺组织呈高信号,在使用造影剂后可有不同程度的增强。矢状位CT多平面重建或矢状位MRI脉冲序列可以提高对异位甲状腺组织的检测。

【诊断要点】

1. 正常甲状腺组织缺失或很小。

2. 多为舌中线或中线旁肿物,密度或信号与正常甲状腺组织相似。

3. CT平扫多为高密度肿物,边界清晰,边缘光整,增强扫描明显均匀强化。

4. MRI的T1WI信号高于舌肌肉,T2WI呈高信号,增强可有不同程度的增强。

【鉴别诊断】

1. 甲状腺舌管囊肿:通常为沿甲状舌管走行的中线部位的囊性病变,密度均匀,较异位甲状腺组织低,边缘光整。

2. 鳃裂囊肿:通常为沿胸锁乳突肌走行的类圆形软组织块,边界清晰,中心密度低,增强扫描囊壁可强化。根据其囊内蛋白含量的不同而在MRI呈不同信号,一般在T1WI呈均匀低信号,T2WI呈均匀高信号。当囊内信号升高或囊壁增厚,周围组织间隙欠清,提示囊肿伴感染的可能。

3. 皮样囊肿或表皮样囊肿:位于颌下或舌下间隙的囊性病变,边界清晰,边缘光整,密度均匀。甲状腺正常形态存在。

【参考文献】

SMOKER,RK W,ZANDER, et al. Imaging of ectopic thyroid tissue and thyroglossal duct cysts [J]. Radiographics,2014,34(1):37-50.

（吴　寒　陈桂玲）

【病例解析】

病例 1

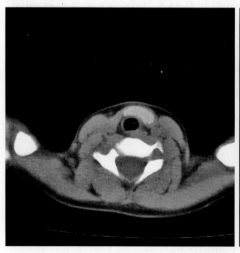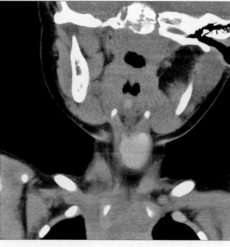

颈部CT:左图横断位平扫,甲状腺形态失常,位置偏左侧,密度均匀;右图冠状位平扫,甲状腺位置偏左,密度均匀。

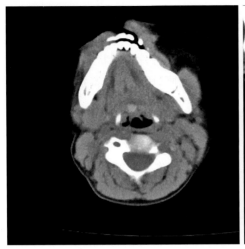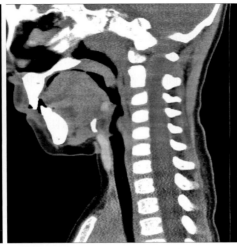

颈部 CT：左图横断位平扫，舌根部见一斑片状高密度影，密度同正常甲状腺组织相似，边界清楚；右图矢状位重组，舌骨后上方小片高密度影。

图 3-7-1-1 甲状腺发育异常伴舌根部异位甲状腺

2. 胶样囊肿

〖临床概述〗

流行病学：

甲状腺囊肿是指在甲状腺中含有液体的囊状物，包括胶样囊肿和非胶样囊肿。多数是单发。当囊内压力不高时，病灶质地柔软，如果液体较多，质地就会比较坚韧。可随着吞咽上下移动。

主要表现：

甲状腺囊肿通常没有症状，通常是在无意中发现颈前部肿物。当囊肿很大时，可能造成不同程度的压迫症状，如颈部疼痛、吞咽困难、呼吸困难、声音沙哑等。

〖病理〗

甲状腺囊肿通常有两个来源，一是由腺瘤或结节性甲状腺肿演化而来，二是由甲状腺滤泡退行性变而成。镜下可见甲状腺囊肿囊壁薄，血管稀少，腔内可见大量糊样坏死物或褐色胶质物，其外周紧贴的甲状腺组织明显受压、萎缩。

〖影像学表现〗

CT：

肿块多呈圆形，直径多在 2～5 cm。CT 上表现为单个类圆形囊性病变，以低密度为主，密度均匀，当合并出血时密度可增高且不均匀。由于胶样囊肿因含蛋白质物质较多，CT 值较普通囊肿密度高。囊肿边缘多光整，边界清晰。增强扫描通常无强化。

MRI：

甲状腺胶样囊肿由于含有蛋白、黏液等物质而在 T1WI 呈特征性高信号，T2WI 以高信号为主，病灶边缘光整，增强后通常无明显强化。

〖诊断要点〗

1. 甲状腺内类圆形囊性病变，多为单发。

2. CT 上呈低密度；MRI 上 T1WI 及 T2WI 均呈高信号。

3. 密度均匀，边缘光整，边界清晰。

4. 增强扫描通常无强化。

〖鉴别诊断〗

1. 甲状腺囊性或囊实性肿瘤：肿瘤通常被正常甲状腺实质包绕所以定位诊断不难，如甲状腺囊腺瘤,以囊实性结节为主,囊壁较厚,可伴有壁结节;部分瘤内囊变呈水样信号或因含蛋白成分而 T1WI 呈高信号,但增强扫描可见实性成分强化。

2. 甲状舌管囊肿:为儿童常见颈前区中线或旁中线区囊性肿块,常见于舌骨和甲状腺区,表现为甲状舌骨肌前正中线或中线旁薄壁圆形囊性肿块,与正常甲状腺组织分界清晰,因此不难鉴别。

【参考文献】

1. 孔维丹,岳秀慧,陶晓峰.动态对比增强 MRI 在甲状腺良恶性结节鉴别诊断中的应用价值[J].实用放射学杂志,2020,36(1):21-24.

2. 朱宝霞,曹和涛,徐恒昀.颈部囊样肿块的 CT 和磁共振成像诊断[J].实用医学影像杂志,2016(1):55-57.

(吴　寒　陈桂玲)

3. 甲状腺腺瘤

【临床概述】

流行病学:

甲状腺腺瘤(thyroid adenoma,TA)是最常见的甲状腺良性肿瘤,病理学分为滤泡型腺瘤和乳头型腺瘤两种,以前者最常见,占甲状腺腺瘤的 70%~80%,后者相对较少见。其原因不明,可能与性别、遗传因素、射线照射(主要是外放射)及 TSH 长期过度刺激有关。甲状腺腺瘤多见于 40 岁以下女性,儿童罕见。

主要表现:

甲状腺腺瘤起病隐匿,以颈部包块为主诉,多无症状,病程中突然增大(合并出血)者常伴有局部胀痛。查体发现颈前区结节,多为单发,呈圆形或椭圆形,常局限于一侧腺体,质地中等,表面光滑,无压痛,随吞咽上下移动。如伴有囊性变或出血,则结节大多因张力高而"质硬",可有压痛。

【病理】

甲状腺腺瘤来源于甲状腺滤泡上皮细胞,其病理基础是包膜外有较丰富的微小血管,包膜外甲状腺组织受压,萎缩退化,周围有少量的淋巴细胞及浆细胞浸润,间质少,部分间质水肿、黏液性变等。

【影像学表现】

X 线平片:

肿瘤较大时可见颈部软组织肿块,气管、食管受压移位。

CT:

甲状腺体积增大,其内见单发类圆形结节或肿块,少数为多发;肿块呈均匀低密度或混杂密度,边缘清楚,包膜完整,钙化少见。腺瘤较大者可见气管、食管受压移位变形。

增强扫描,瘤周环状强化伴瘤内结节强化是甲状腺腺瘤的特征表现。部分病例表现为轻度均匀强化伴有不强化裂隙。随着时间推移强化范围扩大,密度趋向均匀,不强化部分缩小,延时数分钟后病灶密度与对侧甲状腺密度相等。部分可伴有囊变,囊壁较厚,较规则,有时囊壁上可见小乳头突起。

MRI:

MRI 平扫可见甲状腺体积增大,实质内单发的结节或肿块影,信号均匀,呈圆形或卵圆形,境界清楚,T1WI 呈低或等信号,T2WI 呈高信号,如伴有出血或黏液蛋白时 T1WI 为高信号,T2WI 为低信号或高信号。增强扫描病灶可环形强化,均匀或不均匀强化,强化的程度低于正常的甲状腺组织,边界较平扫清楚,囊变不强化。

【诊断要点】

1. 女性多发,甲状腺圆形或椭圆结节,常单发,质地中等,表面光滑,无压痛,随吞咽上下移动。

2. 病灶密度或信号均匀,边缘清楚,包膜完整,钙化少见,部分可伴有囊变、出血等。

3. 增强扫描,瘤周环状强化伴瘤内结节强化。

【鉴别诊断】

1. 甲状腺癌:病灶大多以密度不均匀、形态不规则、边缘不清楚、微钙化为表现特征。

2. 结节性甲状腺肿:成分较多,甲状腺常弥漫性增大,病灶内密度不均匀,常常伴有囊变、出血、钙化等,钙化形态亦可多种多样,以环形钙化颇具特征性。

【参考文献】

1. 王霞,李江涛,岳婧婧.三种单侧甲状腺切除术治疗甲状腺腺瘤的疗效比较[J].中华普外科手术学杂志(电子版),2019,13(3):304-307.

2. 陈雪东,薛帅,张强,等.甲状腺腺瘤致甲状旁腺～(99)Tc～m－MIBI 显像假阳性一例[J].中华内分泌外科杂志,2018,12(2):171-172.

3. 赵国礼,杨学东,王晓熙,等.滤泡性甲状腺腺瘤 CT 诊断[J].中国 CT 和 MRI 杂志,2014,12(8):33-34,61.

(李　宁　周　静)

【病例解析】

病例 1

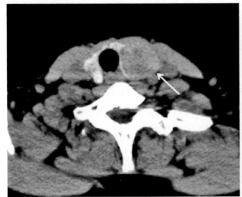 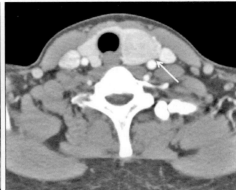

颈部 CT:左图横断位平扫,甲状腺左叶低密度灶,边界清晰,密度欠均匀,甲状腺包膜光整;右图横断位增强,增强后呈明显均匀强化,强化幅度较周围正常甲状腺组织低。

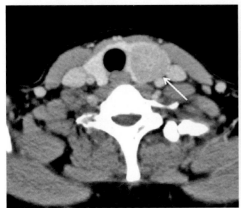 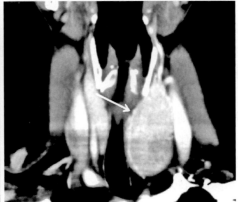

颈部 CT:左图横断位增强,增强后呈明显均匀强化,强化幅度较周围正常甲状腺组织低;右图冠状位增强,左甲状腺占位强化较正常甲状腺组织低。

图 3-7-3-1　甲状腺左叶腺瘤

4. 甲状腺腺癌

【临床概述】

流行病学:

甲状腺癌(thyroid carcinoma, TC)是成人头颈部最常见的恶性肿瘤,占全身恶性肿瘤的 1‰～1.5‰,而儿童及青少年甲状腺癌的总体发病率较低,是少见的恶性肿瘤,占全身恶性肿瘤的 0.5‰～

3%,患病率逐年升高。在美国,15~19 岁青少年甲状腺癌的发病率位列所有恶性肿瘤的第 8 位,在女孩中已高居第 2 位。

主要表现:

甲状腺癌大部分以发现颈部肿物为主诉就诊,起病时无明显症状,除非颈部肿物逐渐增大才有所不适,仅少数出现声嘶、吞咽困难、疼痛等症状,极少数是因为出现呼吸道压迫症状就诊。甲状腺癌患儿女性多见,包块多以单侧、质硬为特点。

【病理】

儿童及青少年甲状腺癌的病理类型有乳头状癌、滤泡癌、髓样癌、低分化癌和未分化癌,乳头状癌为常见的病理类型,占 90% 以上,而髓样癌(MTC)、低分化癌及未分化癌则较为少见。

【影像学表现】

X 线平片:

肿瘤较大时可见颈部软组织肿块,气管、食管受压移位。

CT:

甲状腺癌以单发多见,呈浸润生长,形态多不规则、分叶状。平扫多表现为低密度,病灶内密度不均,边缘模糊不清,内部可有出血和更低密度的坏死区。增强后瘤体实性成分可呈不均匀强化表现,但强化程度低于正常甲状腺组织,动态增强 CT 上多表现为速升缓降型。

病灶多无包膜或包膜不完整,部分内出现细小砂砾样钙化,也可出现斑点状钙化。部分可囊性变,囊变常不完全,增强后多见强化的壁结节,乳头状结节及细沙砾样钙化是甲状腺乳头状癌的特征性表现,可伴周围结构受侵。

淋巴结转移,乳头状癌最常见,早期即可出现,颈静脉周围淋巴结多发,以颈下深组(Ⅳ区)最多见。转移淋巴结边缘规则,血供丰富,80% 以上可有明显强化;部分淋巴结可囊性变,壁内见明显强化的乳头状结节,部分淋巴结内细颗粒状或小结节状钙化。

MRI:

甲状腺癌 MRI 表现为不规则或分叶状软组织信号肿块,T1WI 呈低信号,T2WI 呈高信号,DWI 呈高信号,大多信号不均匀,边界模糊,病灶无包膜或包膜不完整,大多呈浸润性生长,与周围组织分界不清,部分可发生囊变,增强后囊壁和瘤结节不均匀强化,呈现"靶眼征"。淋巴结囊性变及壁内明显强化的乳头状结节是甲状腺乳头状癌的特征。

【诊断要点】

1. 浸润生长,形态多不规则、分叶状。
2. 无包膜或包膜不完整,伴细小砂砾样钙化。
3. 可囊性变,囊变常不完全,增强后多见强化的壁结节。
4. 周围结构侵犯和淋巴结转移。

【鉴别诊断】

1. 甲状腺腺瘤:圆形或椭圆结节,常单发,质地中等,表面光滑,无压痛,随吞咽上下移动;病灶密度或信号均匀,边缘清楚,包膜完整,钙化少见。

2. 结节性甲状腺肿:成分较多,甲状腺常弥漫性增大,病灶内密度不均匀,常常伴有囊变、出血、钙化等,钙化形态亦可多种多样,以环形钙化颇具特征性。

【参考文献】

1. 胡欣,李春睿,徐书杭,等.2015 年美国甲状腺学会儿童甲状腺结节与分化型甲状腺癌管理指南的介绍[J]. 中华内分泌代谢杂志,2016,32(04):265-268.

2. 王嘉丽,任潇亚,倪鑫,等. 儿童甲状腺癌 62 例临床分析[J]. 中华儿科杂志,2018,56(08):597-600.

3. FRANCIS G L，WAGUESPACK S G，BAUER A J，et al. Management Guidelines for Children with Thyroid Nodules and Differentiated Thyroid Cancer. Thyroid，2015，25(7)：716-759.

（李 宁 周 静）

病例解析

病例 1

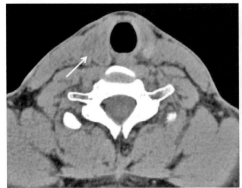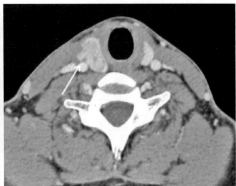

颈部 CT：左图横断位平扫，甲状腺右叶结节，呈稍低密度，边界不清；右图横断位增强，肿块呈明显强化，强化幅度较周围正常甲状腺组织减低，增强检查更清晰显示肿瘤边界，包膜受侵，不完整，呈轻度分叶状改变。

图 3-7-4-1 甲状腺乳头状癌

病例 2

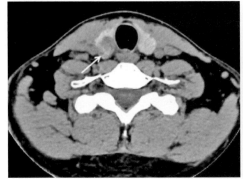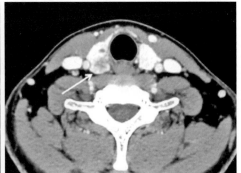

颈部 CT：左图横断位平扫，甲状腺右叶结节，呈稍低密度，边界欠清，内见沙粒样钙化；右图横断位增强，增强后轻度不均匀强化，包膜不完整。

图 3-7-4-2 甲状腺乳头状癌

病例 3

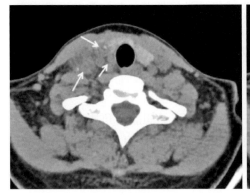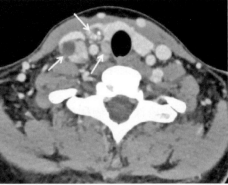

颈部 CT：左图横断位平扫，甲状腺右叶结节，呈稍低密度，边界不清，内见沙粒样钙化；右图横断位增强，增强后明显不均匀强化，包膜不完整；右侧颈部见多枚转移淋巴结，部分内见沙粒样钙化，增强后不均匀强化。

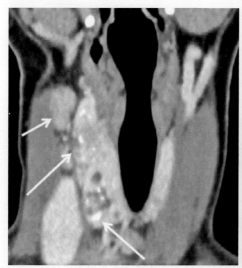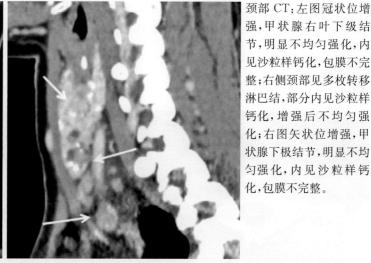

颈部 CT：左图冠状位增强，甲状腺右叶下级结节，明显不均匀强化，内见沙粒样钙化，包膜不完整；右侧颈部见多枚转移淋巴结，部分内见沙粒样钙化，增强后不均匀强化；右图矢状位增强，甲状腺下极结节，明显不均匀强化，内见沙粒样钙化，包膜不完整。

图 3-7-4-3　甲状腺乳头状癌

第八节　颞骨

1. 颞骨胆脂瘤

〖临床概述〗

流行病学：

颞骨胆脂瘤（cholesteatoma）分为原发性及继发性两类。原发性胆脂瘤为真性胆脂瘤，即表皮样囊肿，临床上表现为鼓膜正常，无耳部炎症史，系胚性神经沟闭合时异位的胚胎残留的上皮所形成，可发生在颞骨鳞部、岩部、乳突部和鼓室内。多见于青壮年，男性较多，左侧多于右侧。继发性胆脂瘤有耳部炎症史合并鼓膜穿孔。胆脂瘤虽为良性病变，但具有过度增殖及高度侵蚀性，对周围结构的压迫扩张和侵蚀破坏可出现永久听力丧失、周围性面瘫、脑膜炎及脑脓肿等多种严重并发症。

主要表现：

主要表现为听力减退、耳鸣、眩晕和进行性面瘫。耳聋多为感音性神经性聋。起初常有面肌痉挛，以后出现逐渐加重的面瘫，也可表现为复发性面瘫。可伴有共济失调。如累及三叉神经可出现患侧面部麻木或三叉神经痛。若包膜破坏囊肿内容物溢入蛛网膜下隙，可引起无菌性蛛网膜炎，出现头痛头晕症状。如破入鼓室或外耳道，可继发感染导致慢性化脓性中耳炎。

〖病理〗

胆脂瘤外观呈银白色，故又称珍珠瘤。瘤体包膜完整，HE 染色检查可见胆脂瘤角质囊袋，囊壁为过度角化的复层鳞状上皮，囊内被覆鳞状上皮，不断增生的角化形成大量银屑或豆腐渣样角化物质充填，其中有许多组织分解形成的胆固醇结晶。

〖影像学表现〗

HRCT 对于该病变的早期诊断非常重要，MRI 由于软组织分辨率高，可显示胆脂瘤累及范围、颅内并发症等情况。

X 线平片：

普通的岩骨斯氏位、汤氏位 X 线片均可显示颞骨岩部有明显的骨质破坏。

HRCT：

检查意义更大,表现为岩尖或中耳腔等部分出现的边界光滑的低密度区,为扩张性占位性病变,边缘整齐硬化。在无感染和肉芽组织浸润时病变区增强扫描不强化。若发生于鼓室,可见听小骨移位或侵蚀,有时可合并听小骨畸形。可有鼓室外侧壁盾板破坏、外侧半规管侵蚀破坏、乙状窦骨板破坏等。

MRI：

常作为颞骨 HRCT 的补充和鉴别诊断,胆脂瘤 T1WI 及 T2WI 除"包膜"外均呈低信号,或 T1WI 呈稍高信号,T2WI 呈中等信号,增强无强化。脂肪抑制检查部分高信号可以被抑制。有研究报道 DWI 不能发现病灶小于 5 mm 的病变。

〖诊断要点〗

1. 颞骨岩尖或中耳腔边界光整的低密度区。

2. 可伴有周围鼓室、半规管或听小骨骨质破坏。

3. CT 或 MRI 增强扫描未见明显强化。

4. 胆脂瘤伴有感染、肉芽肿,密度增高,增强扫描可见强化。

〖鉴别诊断〗

1. 胆固醇肉芽肿:在岩锥占位病变中最常见,胆固醇及颞骨胆脂瘤在 CT 上难以鉴别,主要靠 MRI 鉴别,胆固醇肉芽肿在 T1WI 及 T2WI 上均为高信号,颞骨胆脂瘤在 T1WI 上表现为中等或偏低信号。

2. 黏液囊肿:是由于岩锥的引流通道被阻塞所致,在 CT 和 MRI 均和颞骨先天性胆脂瘤影像学表现相似,这需要病理学鉴别。

3. 颅内先天性胆脂瘤:当颞骨内先天性胆脂瘤病灶超出颞骨范围,侵及颅中、后窝时,应与颅内先天性胆脂瘤相鉴别,两者起源相似,但后者位于硬膜脑内,主要是颅内占位病变的表现,无颞骨内破坏的症状特征。MRIb 表现为葱皮样比脑组织高的信号,颅底骨一般无严重破坏。

〖参考文献〗

1. 戴艳红,高下,陈峰,等.颞骨先天性胆脂瘤的误诊分析[J].中国耳鼻喉头颈外科,2006,13(10):731-732.

2. 李静,唐欣薇,王振常.中耳先天性胆脂瘤的影像学分析[J].医学影像学杂志.2020,30(8):1341-1344.

（姚　琼　陈桂玲）

〖病例解析〗

病例 1

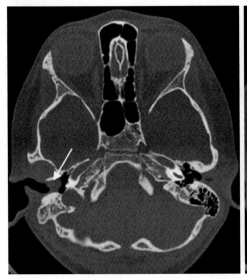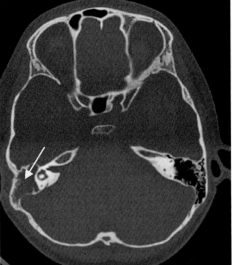

颞骨CT:左、右图均为横断位平扫骨窗,右侧外耳道见软组织密度结节,右侧乳突区见低密度影充填,乳突气房骨质破坏。

图 3-8-1-1　右侧颞骨胆脂瘤

病例 2

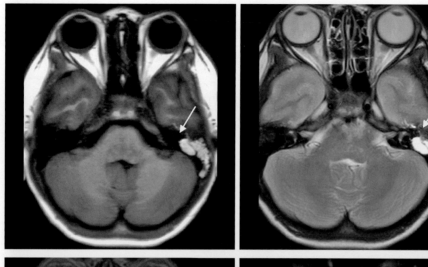

颞骨 MRI：左图 T2WI 横断位平扫，呈高信号，信号较均匀；右图 T1WI 横断位平扫，左侧颞骨内见团状等信号。

颞骨 MRI：左图 T2-FLAIR 横断位平扫，左侧颞骨内见团状高信号；右图 DWI 横断位，病灶呈等信号，信号较均匀。

图 3-8-1-2　左侧颞骨胆脂瘤

2. 岩尖囊肿：表皮样囊肿/胆固醇囊肿(肉芽肿)

〖临床概述〗

流行病学：

岩尖病变可大体分为 3 大类：囊性、实性和解剖结构异常。岩尖囊性病变有胆脂瘤、胆固醇肉芽肿、黏液囊肿，临床以前两者多见。胆脂瘤(cholesteatoma)为上皮源性良性肿瘤，又称表皮样囊肿。胆固醇肉芽肿不是真正的囊肿，是有纤维囊壁、内含液体的囊性病变。两者临床表现相似，诊断困难。岩尖位置深在，解剖复杂，手术难度大、并发症多。

胆固醇肉芽肿最常见，并且较胆脂瘤的发病率明显高，约是岩尖胆脂瘤发病率的 6 倍；胆脂瘤居岩尖囊性病变第 2 位，可以为原发性和继发性。

主要表现：

最常见为听力下降，其次为眩晕、头痛、耳鸣。神经耳科检查中，最常见的表现为第 4 颅神经的功能障碍。临床上对不明原因的听力下降，特别伴有眩晕、面瘫的病例，需警惕岩尖病变。

〖病理〗

胆固醇肉芽肿多发生在气化良好的岩尖部气房气化过程中，血供丰富的骨髓与气化明显的气房之间的骨隔及黏膜出现中断、缺如,于是骨髓裸露凸入气房内并引发出血。出血致引流通道被阻塞时,气房内血液、血浆渗出,积聚,含铁血黄素分解造成胆固醇结晶形成和积聚,引起异物巨细胞反应,而形成富含胆固醇的棕黄色液体,外围含异物巨细胞的慢性炎性肉芽组织,从而形成胆固醇肉芽肿。

原发性胆脂瘤为真性胆脂瘤,即表皮样囊肿,来源于胚胎的上皮组织遗留,缓慢膨胀性生长所形成的囊性病变。病理上,胆脂瘤病灶为鳞状上皮内包裹以白色奶酪样的角化蛋白屑,渐进性的角蛋白样物质向内部脱落导致囊肿逐渐膨胀增大。

【影像学表现】

颞骨岩锥位于内耳迷路内前方的一段称为岩尖部,处于前方的蝶骨和后方的枕骨之间,尖端以破裂孔为界,此锥体的底部以骨迷路和颈内动脉前为界,其上面由中颅窝、Meckel 腔及颈内动脉升段构成,后面为后颅窝及展神经走行的 Dorello 管,下面由颈静脉球和岩下窦组成。

X 线平片:

由于岩尖部深在、位于颅底,而且周围缺乏良好的组织对比,所以普通的 X 线平片对于病变的显示及诊断意义不是很大。

胆固醇肉芽肿:

CT:表现为边缘光滑的囊性病灶,膨胀性生长,呈等或略低于脑组织密度。体积较大者,骨皮质膨胀变薄如线状,可破坏中断,耳蜗、内听道和颈动脉管也可受累。

MRI:胆固醇肉芽肿是岩尖囊性病变中惟一 T1WI、T2WI 均呈高信号的病变;增强时仅有包膜的强化。

表皮样囊肿:

CT:表皮样囊肿呈边缘光滑、膨胀性的囊性病变,岩尖部分或全部扩大呈一空腔状,与 CSF 等密度,而非脑组织密度。岩尖骨质破坏,边缘整齐。

MRI:典型表现为 T1WI 中等或偏低信号,T2WI 呈高信号的软组织,侵占内耳膜迷路和岩锥髓脂肪;无周围肉芽组织长入或前期无感染时,胆脂瘤无强化;若存在前述情况时,可仅见周边强化。

【诊断要点】

1. 临床上对不明原因的听力下降特别伴有眩晕、面瘫的病例。

2. 胆固醇肉芽肿为纤维囊壁包裹液体的囊性病变,密度均一,通常呈类圆形,边缘弧线光滑。MRI主要显示病变本身的特性。

3. 胆固醇肉芽肿不同时期囊肿内的胆固醇结晶、蛋白、含铁血黄素比例不同,T1WI、T2WI 则有改变。

4. 表皮样囊肿水分较多,T1WI 低或等信号、T2WI 高信号。

【鉴别诊断】

1. 黏液囊肿:岩尖黏液囊肿罕见,由岩尖部气房引流通道阻塞所致。CT 和 MRI 表现上与胆脂瘤有相似之处,但多无周围组织结构的侵犯和骨质破坏。

2. 岩段颈内动脉假性瘤:虽然都有岩尖的骨破坏,但是前者伴有颈动脉管的扩大,而且岩尖骨破坏边缘不如胆固醇肉芽肿或表皮样囊肿整齐,DSA 检查表现更有助于鉴别。

3. 岩尖脑膜膨出:多无症状,在其他病变的 MRI 检查中偶然发现。其病变 T1WI、T2WI 上信号均匀,与邻近的脑脊液信号相同,FLAIR 上为脑脊液信号特征;临床表现与影像发现相吻合。

【参考文献】

黄文虎,邹明舜,罗道天. 颞骨岩锥先天性胆脂瘤的 CT 和 MRI 表现[J]. 实用放射学杂志,2004,19(6):489-492.

(朱 佳 陈桂玲)

3. 中耳横纹肌肉瘤

〖临床概述〗

流行病学：

横纹肌肉瘤(rhabdomyosarcoma，RMS)属于一种恶性肿瘤，是由于间叶细胞逐渐向横纹肌细胞分化而导致的。是儿童常见软组织恶性肿瘤，每年的发病率为 4.5/100 万儿童。好发于眼眶、鼻窦和鼻咽，发生于颞骨的 RMS 少见，仅占 7%。

主要表现：

颞骨中耳 RMS 临床表现无特异性，主要症状表现为耳痛、流脓、流血、听力下降、面神经麻痹等，易被临床误诊为中耳炎、特发性面瘫等。该瘤生长迅速，进展快。

〖病理〗

RMS 在组织学上可分胚胎型、腺泡型、多形型 3 种类型，其中胚胎型又分为葡萄状和梭状细胞性，此型发生率最高，占 65%～80%，该型表现多样性，可见瘤细胞呈圆形及短梭形，胞浆嗜酸性，非典型及病理性核分裂象易见，核仁大而圆，间质显著黏液变。

〖影像学表现〗

CT 能够很好地显示肿瘤对邻近骨质的破坏，从而为病变的定性提供一定帮助。MRI 对软组织分辨率高，且能多方位成像，能明确肿瘤的位置、大小、形态、范围及周围结构情况。CT 和 MRI 结合可为诊断该病提供更全面的影像学资料，尤其对评价肿瘤的残余及复发更具有重要意义。

CT：

主要表现：病变呈形态不规则，边界不清，表现为颞骨岩部、鳞部、乳突部、中耳(包括听小骨、颈动脉管、破裂孔、圆孔)广泛的骨质破坏。

MRI：

主要表现：颞骨岩部、乳突部不规则的软组织肿物，肿物边缘不规整，肿瘤在 T1WI 上以稍长信号为主，在 T2WI 上呈不均匀高信号，可能是肿瘤在密集的肿瘤细胞之间有大小不等的黏液样间质区，DWI 呈不均匀、稍高信号，增强后不均匀中度强化，病变可向后内下经颈静脉孔达咽旁间隙，可侵及鼻咽、口咽，向前达翼腭窝，可跨中、后颅窝生长，累及硬脑膜，甚至侵及颅内颞叶、枕叶。

〖诊断要点〗

1. 外耳道有血性或脓性分泌物伴腥臭味，耳痛，听力下降。
2. 大片溶骨性虫蚀样骨质破坏、广泛浸润周围组织结构。

〖鉴别诊断〗

1. 胆脂瘤型中耳乳突炎：一般有慢性中耳炎病史。CT 常表现为中耳腔内异常软组织肿块影，病变中心以中耳为主，瘤体周围可见环形低密度影，胆脂瘤缓慢的膨胀性生长方式使低密度圈外的腔壁骨质常有致密硬化边，即空气间隙骨质硬化带。其软组织肿块和空气间隙骨质硬化带为胆脂瘤的特征性表现。MRI 表现为等或长 T1、长和等 T2 信号，周围炎性、渗出表现为长 T1、长 T2 信号，增强后病变一般不强化，这点易于鉴别。

2. 朗格汉斯细胞组织细胞增生症：病变起源于颞骨，多见于 3 岁以下儿童，男性多于女性，临床表现有耳漏、耳颞部肿胀、外耳道肉芽肿新生物、听力下降等，CT 示颞骨鳞部和鼓窦乳突区广泛骨质破坏，破坏区骨质边界清楚，形态不规则，周围无骨质硬化，其"地图样"改变是诊断该病的特点，增强后有中-高度强化。MRI T2WI 可见颗粒状稍高及高信号，手术或活检见到 Langerhans 细胞为鉴别依据。

3. 颞骨巨细胞瘤：比较少见，起源于颞骨的非成骨性结缔组织，多见于 20～40 岁，男女分布无明显差别，临床一般有外伤史，表现为耳颞部肿物。CT 主要表现为颞骨岩部、乳突部溶骨性骨质破坏和膨胀性改变,边界不甚清晰,破坏范围可累及中耳腔、听小骨、颞颌关节、乙状窦板和鼓室天盖,并可扩展到颅内,周围可见巨大软组织肿块,从发病年龄及临床表现易于鉴别。

〖参考文献〗

1. VISWANATHA B. Embryonal rhabdomyosarcoma of the temporal bone [J]. Ear Nose Throat J, 2007, 86(4): 218-220.

2. NG S Y, GOH B S. A toddler with rhabdomyosarcoma presenting as acute otitis media with mastoid abscess [J]. Chin Med J (Engl), 2016, 129(10): 1249-1250.

3. 孙筱倩,直强,吴重重. 儿童颞骨胚胎型横纹肌肉瘤的影像分析[J]. 临床放射学杂志,2014,33(11):1748-1751.

（朱　佳　陈桂玲）

第四章　胸部

绪　论

本章所讲的儿童胸部肿瘤依据来源主要包括三部分：肺内、纵隔、胸壁和胸膜，不包括来自食管、气管及膈肌的肿瘤，乳腺肿瘤单独呈节，关于心脏来源肿瘤在其他章节中另述。这样，每类肿瘤我们从肿瘤分类和影像诊断思路两方面进行概述。

一、肺内肿瘤

1. 分类

肺内肿瘤按其来源和性质分为良性肿瘤、恶性肿瘤和肿瘤样病变三大类：

（1）肺内良性肿瘤大多比较少见，临床症状和体征稍少，常在影像学检查时偶然发现，与恶性肿瘤的影像表现比较，有体积较小、密度均匀、边缘光整、分叶及毛刺较少，无或少有双侧肺门及淋巴结增大等区别，其鉴别缺乏 CT 特征性表现，除少数肿瘤内有钙化、脂肪等表现外，多数良性肿瘤较难鉴别，需要依靠病理诊断。根据其组织来源为三类：

① 来源于胚胎发育障碍：错构瘤、畸胎瘤。

② 来源于间叶组织：平滑肌瘤、软骨瘤、淋巴畸形、脂肪瘤、血管瘤。

③ 来源于支气管壁上皮或腺体：乳头状瘤等。

（2）肺内恶性肿瘤分为原发性和继发性，原发性肿瘤中主要是肺癌，但儿童发病率极低，其他原发肿瘤主要是胸膜肺母细胞瘤等；继发性肿瘤即肺转移瘤，主要通过血行、淋巴道和胸膜、胸壁、纵隔肿瘤的直接侵犯三种转移途径而来。

（3）肿瘤样病变主要有肺囊肿、支气管闭锁、肺隔离症、先天性肺气道畸形，多为胚胎期气道发育异常而来。

2. 肺内肿瘤的影像诊断思路

（1）发现病变。

（2）明确肿块位于肺内还是纵隔。

（3）明确肿块是良性或者恶性。

（4）对恶性肿瘤进行分期。

3. 儿童肺部原发肿瘤特点

儿童原发肺肿瘤相对少见，且肿瘤疾病谱与年龄有很大的相关性。

新生儿和婴儿常考虑：胸膜肺母细胞瘤（PPB）、婴儿纤维肉瘤和胎儿肺间质瘤。婴儿原发肺肿瘤疾病谱范围少，需与更常见的先天性畸形鉴别。评估该年龄组患者肿块的重要考虑因素：胎儿超声有无发现充气囊肿的存在。新生儿或婴儿期发现肺肿块,且孕中期胎儿超声检查结果正常,则应怀疑原发性肺肿瘤。具有充满空气的囊肿的原发性肺肿瘤很可能是 1 型 PPB。

大龄儿童:炎性肌纤维母细胞瘤(IMT)、类癌、唾液腺型肺肿瘤、复发性呼吸道乳头状瘤病和其他罕见疾病。IMT 是儿童最常见的肺肿瘤。类癌占儿童肺肿瘤的很大一部分,特征性强烈增强,对应组织学上压缩的纤维血管基质。

儿童常见的原发肺部肿瘤鉴别表,附表如下:

类型	年龄	临床	病理	影像特征
胸膜肺母细胞瘤 PPB	婴儿小童	家族史或与 DICER1 突变相关的囊性肾瘤病史	囊肿(1/2 型)	1 型充气囊肿,中期胎儿超声检查无发现
婴儿纤维肉瘤	胎儿婴儿	新生儿贫血,低血糖	细胞密集,肿瘤出血	肿瘤内出血
胎儿肺间质瘤 FLIT	胎儿婴儿	胎儿水肿	海绵样外观,类似小管期肺组织	产前超声均匀回声,CT 均匀低密度,无囊变
婴儿血管瘤	1 岁以下	可多发:皮肤、肝脏	内皮细胞丰富,GLUT1 阳性	界清,均质,明显强化
炎性肌纤维母细胞瘤 IMT	儿童	可无症状	黏液间质混杂梭形细胞增殖和慢性炎症浸润	外周分叶状肿块,下叶多见,钙化,T2WI 水样高信号(黏液样间质)
神经内分泌肿瘤(类癌)	大童少年	支气管内肿瘤引起咳嗽咯血,反复感染	纤维血管间质内均匀多边形细胞	气道壁累及,钙化,明显强化,肺不张,支气管积液;部分支气管内生长是类癌特征
黏液表皮样癌	大童少年	咳嗽胸闷喘息	囊性,黏液成分,基质成分,有或无钙化	支气管截断,可能有分支肿瘤,偏心性钙化
囊性腺样癌	大童少年	咳嗽胸闷喘息	周围神经扩散,黏膜下生长	中心位置,气道壁增厚,周围或纵向生长
腺癌	少年	反复呼吸道乳头状瘤病史或 CPAM	……	磨砂玻璃/实性结节,实性肿块
NUT 中线癌	大童少年	胸膜炎胸痛减重	出现在中线	大的中线或下叶肿块包围邻近结构

二、纵隔肿瘤

儿童胸腔内肿瘤最常位于纵隔内,人们常常用前纵隔、中纵隔和后纵隔来描述及定位纵隔肿瘤,目前主要采用纵隔三分法:胸骨后缘至气管、大血管、大血管及心脏前缘为前纵隔;大血管、心脏、气管支气管所在为中纵隔;心脏、气管支气管之后为后纵隔。纵隔内器官较多,解剖关系复杂,肿瘤位置不同,类型多变,但其肿瘤的好发部位有一定的规律性。

1. 分类

(1)前纵隔:胸内甲状腺、胸腺瘤、畸胎瘤、胸腺囊肿、淋巴瘤。

（2）中纵隔：淋巴瘤、支气管囊肿、心包囊肿、淋巴管瘤。

（3）后纵隔：神经源性肿瘤、食管囊肿。

2. 纵隔肿瘤的诊断原则和方法

（1）第一步：定位诊断。A. 是肺内肿块还是纵隔肿块？B. 若是纵隔肿块，那么肿块的具体部位在哪里？（前纵隔、中纵隔、后纵隔）

纵隔肿块与肺内肿块的鉴别要点

	肺内肿块	纵隔肿块
临床症状	早期无明显症状，当其生长明显增大时，压迫邻近组织器官方可出现症状	早期即可出现不同程度的咳嗽、胸闷、胸痛等呼吸道症状
中心点（最大径）	纵隔内	肺内
与纵隔交角	钝角	锐角
边缘	光滑、锐利	模糊，常有毛刺
与肺叶、肺裂关系	与肺叶、肺段的分布不符	与之相关，跨叶肿物少见
肺血管纹理	不伴有肺内血管纹理改变	大部分受侵变细、分散减少及肿块边缘的纹理增粗和包绕变形
纵隔内组织器官	受压向病变对侧移位	向病变侧移位
患侧膈肌	无改变	常麻痹升高、带状粘连

（2）第二步：肿块分类诊断。A. 肿块是血管性病变还是非血管性病变？B. 若是非血管性肿块，那么它是脂肪性肿块、囊性肿块还是实性肿块？

A. 血管性病变：有固定的位置，增强扫描肿块强化程度和时间密度曲线与血管一致，MRI 上可见流空现象。B. 非血管性病变：CT 上根据肿块的 CT 值、MRI 上根据肿块的信号特点可将纵隔肿块分为脂肪性肿块、囊性肿块还是实性肿块。

① 肿块 CT 值 $-120 \sim -40$ HU，MRI 上 T1WI 和 T2WI 均呈高信号，为脂肪性肿块。常见的脂肪性肿块有心包脂肪垫、纵隔脂肪沉着、脂肪瘤。

② 肿块 CT 值 $-10 \sim 20$ HU，MRI 上 T1WI 低信号（囊液内蛋白含量高或有出血时，则 T1WI 呈高信号）、T2WI 高信号，为囊性肿块。纵隔内常见的囊性肿块有支气管囊肿，皮样囊肿、胸腺囊肿、淋巴管囊肿、心包囊肿、食管囊肿。

③ CT 值 $40 \sim 70$ HU，MRI 上 T1WI 中等偏低信号，T2WI 中高信号，为实性肿。纵隔内常见的实性肿块有胸内甲状腺、胸腺瘤、畸胎瘤、淋巴瘤、神经源性肿瘤等。

（3）第三步：定性诊断。根据肿块所在的部位和肿块的类型，结合临床表现，综合分析，得出正确的影像学定性诊断。

三、胸壁和胸膜肿瘤

$$\text{胸壁解剖结构}\begin{cases}\text{骨性胸廓:是胸部的支架}\begin{cases}\text{胸段脊柱}\\\text{肋骨、肋软骨}\\\text{胸骨}\end{cases}\\\text{软组织}\begin{cases}\text{浅层:皮肤、筋膜和连接胸腹壁、背部的肌肉}\\\text{中层:肋骨及肋间隙结构(肋间肌、血管、神经)}\\\text{深层:胸内肌、筋膜和壁层胸膜}\end{cases}\end{cases}$$

广义的胸壁肿瘤是指发生在上述胸壁结构的病变,发生在脊柱、椎管的肿瘤有其特殊性,我们有专门的章节介绍,这章节中仅讲述侧胸壁的肿瘤。

1. 分类

根据其组织来源分为以下三类:

(1) 骨肿瘤:骨软骨瘤、软骨肉瘤、骨肉瘤、骨髓瘤、尤因肉瘤、Askin 瘤。

(2) 软组织肿瘤:肌肉来源(横纹肌肉瘤)、脂肪来源(脂肪瘤、脂肪母细胞瘤)、血管来源(血管肉瘤、Kaposi 肉瘤)、纤维细胞来源(硬纤维瘤)、皮肤来源(隆起型纤维肉瘤)、神经来源(神经鞘瘤、神经纤维瘤)。

(3) 胸膜肿瘤:胸膜间皮瘤。

2. 胸壁肿瘤的特点是位于肺的表面,与胸壁呈广基底相连,其肿瘤形态大致有以下几种:

(1) 凸向肺内的软组织肿块。

(2) 以肋骨为中心的梭形软组织肿块。

(3) 肋骨外胸壁软组织肿块。

(4) 单纯肋骨的膨胀性或密度改变。

3. 胸壁及胸膜肿瘤的影像诊断思路:

(1) 明确肿块是否存在以及是否来源于胸壁。

(2) 明确肿块来自胸壁软组织或者骨组织。

(3) 明确肿块是良性或者恶性。

(4) 明确恶性肿块是原发性或者继发性。

(5) 明确肿块组织学分类。

(席艳丽 张晓军)

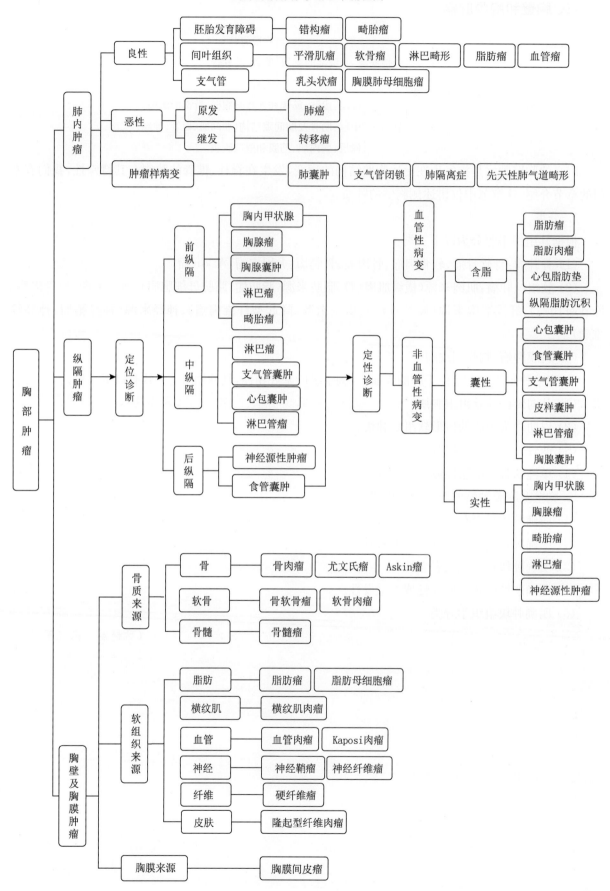

胸部肿瘤影像诊断思维流程图

第一节　肺内肿瘤

1. 炎性假瘤

〖临床概述〗

流行病学：

肺炎性肌纤维母细胞瘤（inflammatory myofibroblastic tumor，IMT）2002 年被 WHO 定义为"由分化的肌纤维母细胞性梭形细胞组成，常伴大量浆细胞和（或）淋巴细胞的一种间叶性肿瘤"，包括浆细胞肉芽肿、组织细胞瘤、纤维黄色瘤、炎性肌纤维组织细胞增生、黏液样错构瘤和炎性假瘤等，其中以炎性假瘤常见。可发生于任何年龄段，最小患者 12 个月，超过 1/3 的患者年龄小于 20 岁，无明显性别差异。临床经抗生素治疗，部分病例可见明显改善。

IMT 遍及全身，肺是最常受累的器官。IMT 是儿童最常见的原发性肺肿块，占原发性肺肿瘤的 1/3；大多数儿科患者年龄超过 5 岁。IMT 儿童最常见的症状是咳嗽、发热、胸痛和咯血。生物学行为是中等的，具有局部复发和罕见远处转移的可能性。

主要表现：

临床上，只有近 30% 的患者有相关症状，大部分患者是通过胸部 X 线平片检查偶然发现。在有症状的患者中，干咳最常见，常伴有发热；不常见的症状包括疼痛、咯血、呼吸短促及体重下降等。

〖病理〗

肺炎性肌纤维母细胞瘤由炎细胞和梭形间叶细胞以不同比例混杂而形成。按其组织形态特征，分为 2 个亚型：①纤维组织细胞型：主要由车辐状排列的梭形肌纤维母细胞、成纤维细胞和胶原纤维所构成，其间有炎细胞弥漫浸润，并可见泡沫细胞和 Touton 多核细胞，有的可见骨化和钙化；②浆细胞肉芽肿型：梭形肌纤维母细胞、成纤维细胞和胶原纤维交错成束，其间有大量浆细胞成串或成簇分布，可见 Russell 小体和淋巴细胞。此外，尚可见泡沫细胞、中性粒细胞、嗜酸性粒细胞和大量的肥大细胞。

〖影像学表现〗

多表现为以下叶为主的外周分叶状肿块，少数可表现为支气管腔内肿块或多中心发病。部分具有侵袭性，存在胸壁、血管和纵隔侵犯。钙化在儿童的 IMT 中比在成人中更常见，发生在大约 15% 的病例中，而坏死和空洞少见。增强不均匀明显强化。

X 线平片：

X 线平片主要表现为肺外带不规则形或类圆形结节、肿块影，病变初期可呈渗出性改变，胸片上表现为絮状高密度影；渗出性病变未吸收，可发展为慢性炎性肉芽肿，初期密度较低，后逐渐形成软组织肿块样病变，病变周围可伴有条索及絮状散播灶。X 线提供的诊断线索有限，不能显示病灶内部情况，细微的钙化或骨化显示不足。

CT：

一般位于肺实质内，很少累及支气管，右肺略多与左肺，下叶常见。病变多为扇形、圆形或不规则形，肿块形态多呈方形，一般病变周边伴有炎症浸润模糊影，少数呈类圆形及分叶状，多累及邻近的胸膜，引起局部胸膜增厚或胸膜凹陷，甚至产生胸水。肿块密度可不均匀，通过调节窗宽窗位，显示病变多以索条组织为框架，中间部分为边缘光整的液化灶，部分病灶内可见点片状高密度钙化。钙化在儿童的 IMT 中比在成人中更常见，发生在大约 15% 的病例中，而空洞少见。增强后肿瘤多呈明显强化，CT 值多上升 60 HU 甚至更高，多呈延迟强化，静脉期强化更明显。少数增强后呈轻中度强化。此外 CT 可显示病灶周围的炎性浸润、纵隔淋巴结肿大。

MRI：

相对于骨骼肌，肺中的 IMT 在 T1WI 上是等信号到微弱的高信号。

肺部 IMT 的一个显著特征是 T2WI 高信号，归因于这些肿瘤中的黏液样基质。

PET/CT：

FDG PET/CT 显示肺中 IMT 对 FDG 的摄取程度并不一致，但核医学检查最适合用于评估局部复发和远处转移。

【诊断要点】

1. 肺外带不规则形、扇形或类圆形结节、肿块影。

2. 少数表现为支气管内膜和多中心发病。

3. 病灶密度可不均，多以索条组织为框架，中间部分为边缘光整的液化灶，部分病灶内可见点片状高密度钙化。

4. 钙化在儿童的 IMT 中比在成人中更常见。

5. 增强后肿瘤多呈明显延迟强化，静脉期强化更明显。

6. 部分病灶周围可见炎性浸润，亦可同时伴有纵隔淋巴结肿大。

7. 肺部 IMT 的一个显著特征是 T2WI 高信号。

【鉴别诊断】

1. 球形肺炎：表现为肺部的球形病灶，以中低密度阴影为主，多数病灶边缘模糊，没有明显的分叶及毛刺征，无肺门淋巴结肿大，病灶轮廓可不清晰，多数病灶周围及肺门方向可有较长的索状阴影，同时伴发热、咳嗽、白细胞增高等肺炎表现。

2. 肺结核球：病灶多以圆形或类圆形为主，境界较清晰，病灶内密度多不均匀，同时伴有钙化、裂隙征，边缘可见长毛刺，增强扫描无强化或薄壁环形强化，病灶周边可见卫星灶。

3. 肺癌：成人的 IMT 主要要与肺癌相鉴别，结节或分叶状肿块，边缘不光整，邻近胸膜牵拉，上述征象都酷似肺癌。IMT 更偏向于延迟强化，病灶中心坏死区边缘相对光整。影像上不能对此进行明确区分，需要更进一步的病理明确诊断。

【参考文献】

1. 张唐世，任继伟，王艳艳，等.对肺炎性假瘤的 CT 征象再认识[J].中国药物与临床，2018，18(9):1531-1532.

2. 栗安刚，史春红.肺炎性假瘤 28 例临床病理分析[J].世界最新医学信息文摘（连续型电子期刊），2018，18(43):149.

3. 薛正和.肺炎性假瘤的 CT 表现[J].现代医用影像学，2018(7):2288-2289.

（盛会雪　席艳丽）

【病例解析】

病例 1

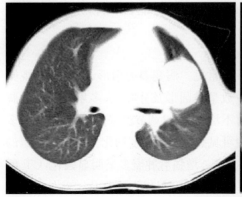 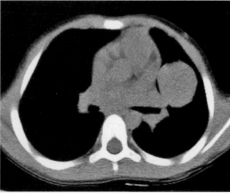

胸部 CT：左图横断位平扫肺窗，右图横断位平扫纵隔窗，示左肺上叶见类圆形软组织肿块影，边界清晰、密度均匀，周围肺组织形态正常。

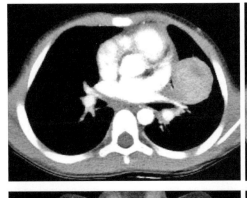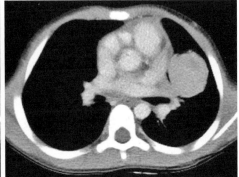

胸部 CT:左图横断位增强动脉期,左肺上叶肿块呈明显不均匀强化;右图横断位增强静脉期,病灶强化程度减低,病灶内可见小片状低密度无强化区。

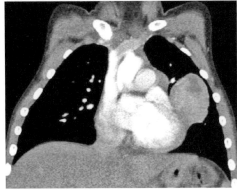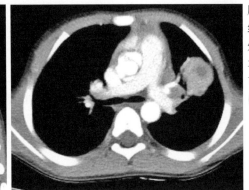

胸部 CT:左图冠状位重组增强静脉期,左上肺病灶与纵隔结构分界尚清;右图横断位增强静脉期,可见左侧肺门增大的淋巴结。

图 4-1-1-1　左肺上叶 IMT

病例 2

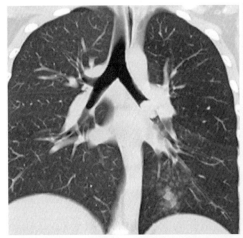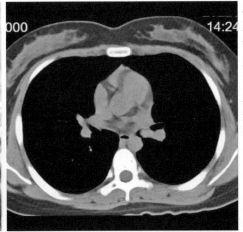

胸部 CT:左图平扫肺窗冠状位重组,示左主支气管中下段类圆形稍高密度影,左下肺少许炎症;右图横断位平扫纵隔窗,示左主支气管腔内类圆形软组织肿块影,边界清晰、密度均匀。

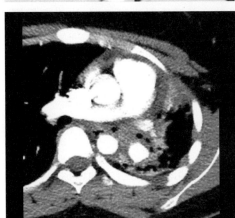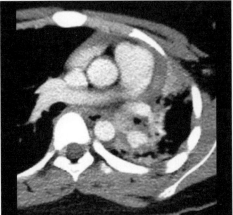

胸部 CT:左图横断位增强动脉期、右图静脉期,病灶呈持续渐进强化,左下肺炎症及不张较上图进展

图 4-1-1-2　左主支气管腔内 IMT

2. 先天性肺囊肿

【临床概述】

流行病学：

儿童先天性肺囊肿（congenital lung cyst）是一种较常见的先天性肺发育畸形，在胚胎发育第 4 周，来自内胚层原肠的胚芽（即主气管芽）分支发生异常，在分支过程中，若其远端支气管所分泌的黏液不能排出，积聚膨胀成为囊肿。若单一气管芽隔断，即形成孤立性囊肿；若多个气管同时隔断，即形成多发性囊肿。支气管源性囊肿最为常见，与正常的支气管不相通，可发生于气管支气管树的任何部位，大部分发生于纵隔，尤其是中纵隔。发生于肺内称肺泡源性囊肿、支气管肺囊肿或肺囊肿。先天性肺囊肿可发生于两肺任何肺叶，右肺略多于左肺，下叶比上叶多见。

主要表现：

儿童先天性肺囊肿的临床表现取决于囊肿的大小、位置、是否与气管相通等，儿童先天性肺囊肿多数患者因反复呼吸道感染就诊，表现为不同程度的发热、咳嗽等呼吸道感染症状。

【病理】

镜下囊肿壁内衬纤毛柱状至假复层柱状上皮，囊壁为纤维结缔组织，内含腺体和软骨板。在壁内可见平滑肌束。囊肿与正常的支气管树不相通。

【影像学表现】

X 线平片：

孤立性含液囊肿诊断相对容易，表现为边缘锐利的圆形或类圆形病灶，透视下形态、大小随呼吸运动改变。单个含气囊肿表现为囊状透亮区，壁薄、光滑，囊壁可钙化。多发性肺囊肿多为含气囊肿，表现为弥散性、蜂窝状大小不一的薄壁环形透亮影。继发感染时出现含气-液平面，囊壁增厚，呈条索网状。感染实变期可将肺囊肿掩盖，有时局部模糊不清甚至囊壁不连续，反复感染可导致病灶周围肺组织机化、实变。

CT：

CT 可明确囊肿的位置、边缘情况及与周围组织结构的关系，能分辨囊周的炎性病变区及周围有无支气管扩张，对囊肿出血、感染特别是对囊壁的钙化诊断十分准确。含液囊肿呈单发或多发圆形或椭圆形均匀一致的囊性肿块，边缘光滑、清晰、锐利，可有浅分叶，内部呈水样密度，CT 值一般在 0～20 HU，少数囊肿内因含黏液成分或合并血，囊内密度较高，可呈软组织密度，增强后无强化。单纯气囊肿壁薄，囊壁光滑、薄厚均匀，内无肺纹理，病灶长轴和支气管走向一致；多发囊肿显示多房样结构，囊肿内可有纤维组织增生，表现为囊腔内条索状高密度影或细条状分隔。液-气囊肿病变内可见气-液平面，含液量多少不一，囊壁薄而均匀，边缘光滑、锐利，可单发或多发。当囊肿合并感染时囊壁增厚，边缘变模糊，部分同时伴有气-液平面，周围肺内可出现浸润灶，增强扫描后可出现囊壁强化。

【诊断要点】

1. 孤立肺囊肿表现为肺内圆形或类圆形病变，分为含液囊肿、单纯气囊肿、液-气囊肿。

2. 囊肿可多发，呈多房样改变，壁或分隔薄而光滑。

3. 囊肿合并感染时，边缘模糊，囊壁增厚，增强扫描后可见强化，周围肺内炎性改变。

【鉴别诊断】

1. 先天性肺气道畸形，为细支气管发育停滞，肺泡发育不全引起的肺间质增生，为肺错构瘤样囊性发育畸形。需要与多发性肺囊肿相鉴别。多发生于胎儿及新生儿，影像学多表现为大小不等囊腔，也可由多个小囊组成，抑或是较大实性肿块伴多发泡样小囊组成，术后病理检查可明确诊断。

2. 肺隔离症，是指部分肺组织与正常的支气管肺组织无交通，病变肺组织无正常肺功能，大部分由腹主动脉供血。当与支气管异常沟通或有食管瘘时常形成数个厚壁含气-液平面的囊腔,增强CT检查可发现来自体循环的异常血供。

3. 肺脓肿,中毒症状重,伴大量脓痰,小儿肺脓肿常伴脓胸。而囊肿伴发抗感染前期症状相对轻,病情进展较慢,抗感染治疗后炎症消失快。

4. 肺大泡,婴幼儿多见,有明显的感染史。泡壁菲薄且光滑,病变大小及形态短期内变化快,出现及消失均较迅速。

【参考文献】

1. 孙惠苗,续鹏. 儿童先天性肺囊肿的CT诊断[J]. 中国药物与临床,2008,8(11):898-899.
2. 郑候华. 儿童先天性肺囊肿的影像诊断及鉴别诊断[J]. 医药前沿,2012(27):18-19.
3. 刘龙富. 先天性肺囊肿25例CT诊断与鉴别诊断分析[J]. 中国误诊学杂志,2009,9(6):1458-1459.

(盛会雪　席艳丽)

【病例解析】

病例1

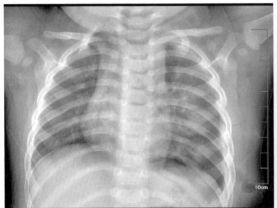
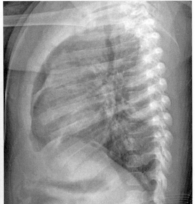

胸部X线平片:左图正位,左肺下野类圆形肺透亮度减低区,边界较清晰,周围肺组织形态及密度正常;右图侧位,显示病灶更加清晰,位于脊柱旁。

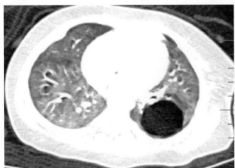
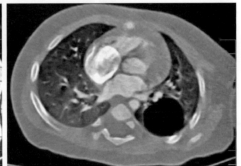

胸部CT:左图横断位平扫肺窗,左肺下叶类圆形薄壁含气囊腔,边界清晰;右图横断位增强,为同一层面增强后图像,该层面囊壁强化不明显。

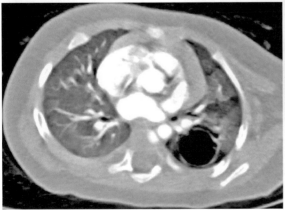
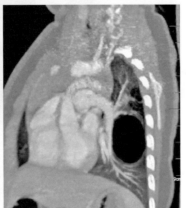

胸部CT:左图横断位增强,病变囊壁薄厚均匀,轻度强化;右图矢状位MIP重组,病变略有张力,邻近肺动脉呈受推压改变。

图4-1-2-1　左肺下叶肺囊肿

病例 2

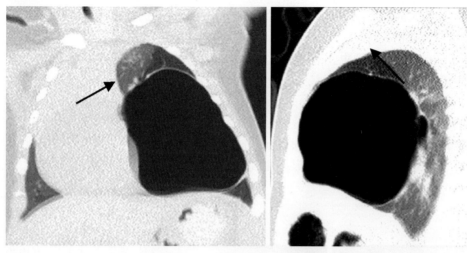

胸部 CT:左图冠状位重组,右图矢状位重组,示左肺下叶巨大薄壁含气囊腔,边界清晰,邻近肺组织透亮度略增高。

图 4-1-2-2 左肺下叶肺囊肿

病例 3

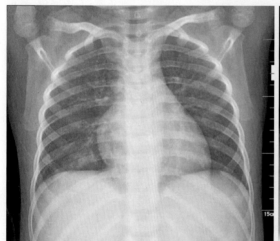
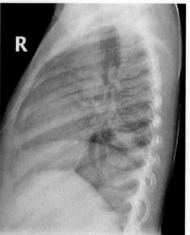

胸部 X 线平片:左图正位,右图侧位,示右肺下叶背侧团片状高密度影,边界欠清晰,与肺部炎症较难鉴别。

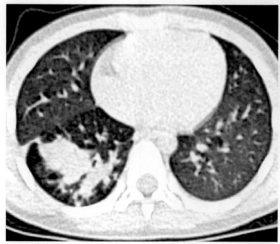
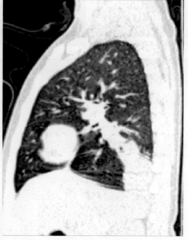

胸部 CT:左图横断位平扫,右图矢状位重建平扫,肺窗示右肺下叶背段团片状高密度影,略呈分叶状,边缘不光整。

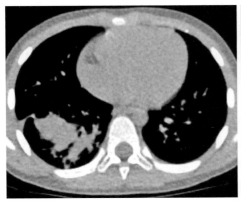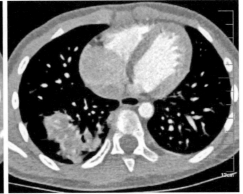

胸部CT:左图横断位平扫,病灶略呈分叶状,边缘不光整,密度较为均匀,无明显钙化;右图横断位增强,病灶沿血管分布,可见小弧形及环状强化,邻近叶间胸膜增厚,病理提示肺囊肿伴感染。

图4-1-2-3　右肺下叶肺囊肿

病例4

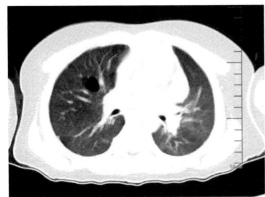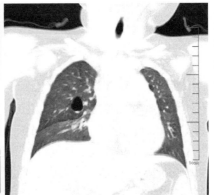

胸部CT:左图横断位平扫,右图冠状位重组平扫,右肺上叶小囊状透亮影,囊壁不明显,病变边界清晰。

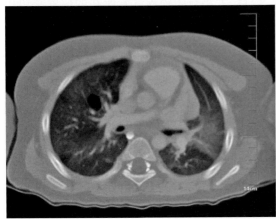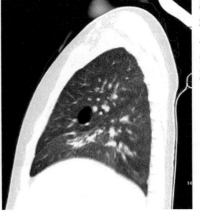

胸部CT:左图矢状位重组平扫,肺窗示右肺上叶小囊状透亮影;右图横断位增强,病灶无强化,病理提示单纯肺囊肿。

图4-1-2-4　右肺上叶肺囊肿

3. 支气管闭锁

【临床概述】

流行病学:

先天性支气管闭锁(congenital bronchial atresia,CBA)是一种临床少见的先天性发育异常疾病,病变以段或亚段支气管先天性闭塞为主要改变,受累支气管腔因黏液嵌塞而形成囊肿,闭锁的远端组织因侧支通气而发生通气过度,形成肺气肿。以20～30岁青年高发,多在体检时偶然发现。

主要表现：

CBA 的临床表现可以概括为无症状和反复呼吸道感染 2 种。体检通常无特殊所见，偶可有局部呼吸音减低、哮鸣音，少数患者有呼吸急促。肺功能检查一般正常。CBA 的合并症少见，主要有反复感染、呼吸受限等。依据临床表现可分为感染型和非感染型（即隐匿型）2 种。

〖病理〗

先天性支气管闭锁的病理学改变包括闭锁的支气管近端中断，远端支气管管腔扩张，因部分保留分泌黏液功能，管腔内可有黏液嵌塞、聚集，形成沿支气管树分布、铸形改变的黏液栓。闭锁远端的支气管及肺组织大体发育正常，但肺泡数量减少，肺组织通过孔氏孔、支气管肺泡管、细支气管间小管进行侧支通气。受累的肺组织由于活瓣现象导致空气潴留、肺泡扩张，但肺泡壁无明显破坏。

〖影像学表现〗

X 线平片：

胸片上显示一个肺门周围肿块伴随邻近肺组织透亮度增高，肿块形态不一，呈类圆形、条状或分支状。肺气肿改变的范围和程度不同，多为单一肺段支气管受累。胸片不能将 CBA 与其他原因特别是新生物引起的支气管黏液嵌塞相区分，并且 X 线对肺气肿的观察不及 CT 敏感，故 X 线胸片可作为筛查方法，明确诊断需要更进一步的 CT 检查。

CT：

CT 对支气管闭锁的诊断优于其他影像检查方法。尤其多层螺旋 CT（MSCT）的出现，能从不同角度及平面观察支气管，使对段或亚段支气管闭锁的判断和含黏液扩张支气管的显示更容易。由于支气管闭锁多不主张手术治疗，所以正确诊断尤为重要，可减少手术的实施。

CT 表现为典型的支气管截断伴黏液嵌塞伴同叶段周围肺气肿。沿支气管长轴走行的分支状黏液栓是其重要特征之一，并与肺动脉伴行，相应的肺血管稀疏，管腔细小。黏液栓 CT 值高低不等，如黏液及蛋白含量高时 CT 值偏高，钙盐的沉积、出血等也会使其密度进一步增高。增强扫描黏液栓无强化，可与肺内炎性结节及肿瘤性病变相鉴别。黏液栓的范围、数目、大小与闭锁支气管所在的位置密切相关，较大支气管闭锁黏液栓范围较广泛，表现为多个肺段分支状黏液栓。亚段及以下支气管闭锁，黏液栓较局限，呈结节样、短棒状。黏液栓周围肺组织肺气肿是 CBA 另一重要征象，CT 肺窗能很好地显示肺气肿的改变。但同一水平支气管闭锁，周围肺气肿范围可能不一致，可表现为小片状肺气肿，也可为肺段甚至整个肺叶的肺气肿。

〖诊断要点〗

1. X 线表现为肺门周围肿块伴随邻近肺组织透亮度增高。
2. CT 表现为典型的支气管截断伴黏液嵌塞伴同叶段周围肺气肿。
3. 黏液栓 CT 值高低不等，增强扫描黏液栓无强化。
4. 病变与肺动脉伴行，相应的肺血管稀疏，管腔细小。

〖鉴别诊断〗

1. 肺内型支气管囊肿，肺内型支气管囊肿与黏液栓在形态上有较大差别，前者多为光滑类圆形囊肿或空腔，后者为沿支气管长轴走行的分支状形态，前者不伴有邻近肺野的肺气肿，而后者多伴肺气肿。

2. 支气管腔内占位性病变合并黏液栓形成，CT 增强扫描显示肺门侧有强化的软组织成分，相应部分肺血管集中，甚至增粗，与 CBA 有较大区别。

3. 过敏性支气管曲霉菌病，多为不局限于一个肺段多发黏液栓，可合并肺部游走性实变阴影，中心性支气管扩张是其典型的影像学改变，同时无节段性肺血管发育细小的特点，并且患者常有哮喘或其他过敏性疾病的病史，症状多较明显，而 CBA 患者临床症状较轻或无症状。

4. 肺动静脉畸形，畸形血管在 CT 平扫时表现为条带状影，与黏液栓在密度上不易区别，增强 CT 检查时两者差别较大，畸形血管明显强化，而黏液栓不强化，借此可资鉴别。

【参考文献】

1. 邴晶,王勇,伍建林,等.先天性支气管闭锁的影像学表现[J].临床放射学杂志,2006,25(12):1122-1125.
2. 邓宇,郑晓涛,陈淮,等.先天性支气管闭锁的多层螺旋CT诊断[J].影像诊断与介入放射学,2016,25(1):21-24.

（盛会雪　席艳丽）

【病例解析】

病例1

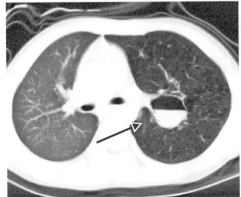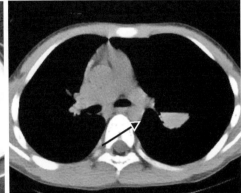

胸部CT:左图横断位平扫肺窗,左肺透亮度明显增高,肺门处见类圆形囊性病灶,边界清晰,内可见气-液平面,相应肺血管稀疏;右图横断位平扫纵隔窗,病变液性部分呈等密度,边界清楚。

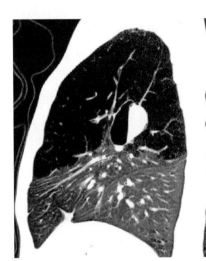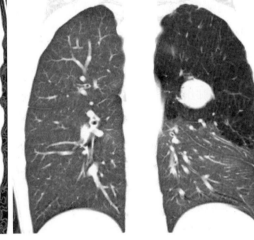

胸部CT:左图横断位平扫肺窗,左肺透亮度明显增高,肺门处见类圆形囊性病灶,边界清晰,内可见气-液平面,相应肺血管稀疏;右图横断位平扫纵隔窗,病变液性部分呈等密度,边界清楚。

图4-1-3-1　左肺支气管闭锁

病例2

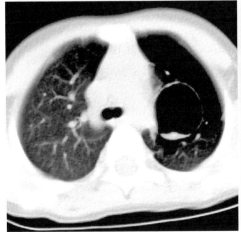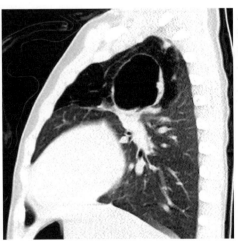

胸部CT:左图横断位平扫,右图矢状位重组平扫,肺门周围囊性包块伴邻近肺组织透亮度增高,后缘囊壁稍增厚。

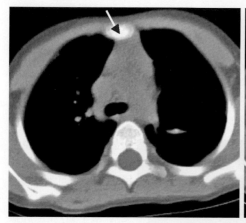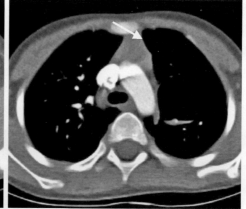

胸部 CT：左图横断位平扫，右图横断位增强，示增厚的囊壁下缘呈等密度，增强扫描后无强化。

图 4-1-3-2　左肺支气管闭锁

4. 肺隔离症

【临床概述】

流行病学：

肺隔离症是一种少见的先天性肺、支气管和动脉的发育畸形，约占所有先天性肺畸形的 6%，病因及发病机制至今仍不明确。发育异常的隔离肺组织由于缺乏正常的气管支气管树，所以无正常的呼吸功能，通常由 1 条或多条胸主动脉和腹主动脉分支供血，最常见的供血动脉为胸主动脉和腹主动脉，静脉主要回流到肺静脉或体循环。

根据病变肺组织与正常肺组织的关系，分为肺叶内型和肺叶外型，前者多见，主要指隔离肺组织与正常肺组织同属脏层胸膜内，病变肺组织与正常的支气管相通或不相通；而肺叶外型是指隔离肺组织与正常肺组织不在同一脏层胸膜内，病变肺组织与正常的支气管不相通。此外，少部分病例表现为肺叶内外混合型。多发生于两肺下叶基底段，左肺多于右肺，近脊柱旁较多见。

主要表现：

临床常表现为呼吸道症状，多见于肺叶内型，患儿有咳嗽、咳痰，当血管受累时可痰中带血或咯血，感染症状经治疗后可好转，但可常反复发作。

【病理】

肺隔离症大体上表现为病变肺组织呈实性或囊实性，与周围肺组织边界清楚。

镜下表现肺叶内型与肺叶外型不同。肺叶内型肺组织呈慢性炎性反应伴纤维化，病变内常见囊性扩张的支气管，特点是可见间质增生明显的畸形血管。肺外叶型镜下由单一类型的末端细支气管、肺泡管和肺泡组成，扩张的支气管被覆假复层纤毛柱状上皮，周围有薄层平滑肌和软骨板。

【影像学表现】

既往对本病的诊断多采用胸片或支气管造影，随着 CT 技术的发展及强大的图像后处理技术，尤其是 CT 血管造影检查，除了可直观显示隔离肺组织的位置与周围肺组织及胸膜的关系，还可准确地显示异常体循环供血动脉，大大提高了对肺隔离症的诊断。

X 线平片：

胸片检查常表现为肺内类圆形或不规则形囊样或肿块样占位，边界清晰，合并感染时边界模糊，囊内可见液平面。但 X 线检查缺乏特异性，诊断准确率低。

CT：

最常见的 CT 影像学表现为片状实变影，可因组成成分不同，表现为单房或多房囊性肿块、囊实性的肿块以及实性肿块，可合并感染、局部肺叶内增粗紊乱的血管等表现。当出现片状、磨玻璃样密度影或囊实性影内见气体伴气-液平面的病灶,可见分支支气管走行入内,边界不清,以肺叶内型可能性较大;当病变呈清晰团块影,与支气管关系不密切,与周围肺组织分界较清时,则以肺叶外型可能性大。

CTA血管造影检查可以明确显示隔离肺组织的体循环供血血管及引流静脉情况。肺隔离症的血供来自体循环,依次为降主动脉、腹主动脉、腹腔干、肋间动脉及胃左动脉等,供血动脉多为1支,也可为多支。引流静脉多为肺静脉,也可回流到奇静脉、下腔静脉、肋间静脉等。

MRI:

肺内脊柱旁类圆形或不规则形异常信号,信号不均匀,内有流空信号,实性成分在T1WI上呈等信号,囊性成分呈低信号,T2WI均呈高信号。对于碘造影剂过敏的患儿,MRA可无创地显示供血血管及引流静脉情况。

〖**诊断要点**〗

1. X线示肺内类圆形或不规则形囊样或肿块样占位。
2. 肺叶内型为囊实性密度增高影,内可见分支支气管及气-液平面。
3. 肺叶外型为边界清晰团块状密度影,与支气管关系不密切。
4. 隔离肺组织由胸主动脉或腹主动脉等供血,经肺静脉或体循环回流。

〖**鉴别诊断**〗

1. 肺脓肿:可发生在肺内任何部位,患儿临床感染症状明显,经抗感染治疗后影像学表现可短期内明显改善,而隔离肺合并感染时常反复,经治疗后病变的影像学检查表现改变不大。
2. 先天性肺气道发育畸形:多为单侧单叶肺内多发薄壁含气囊肿影,由肺循环而非体循环参与供血及引流,但部分患儿可合并肺隔离症。
3. 支气管扩张:支气管扩张以囊柱状或蔓状者多见,常合并肺不张,增强后无异常供血动脉。

〖**参考文献**〗

王南薇,刁楠,韩小雨,等.多层螺旋CT及后处理技术对肺隔离症的诊断价值[J].临床放射学杂志,2020,39(07):1322-1326.

(吴 寒 席艳丽)

〖**病例解析**〗

病例1

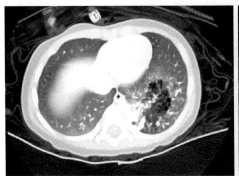 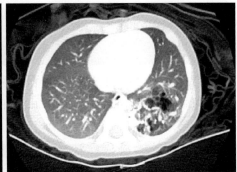

胸部CT:左图和右图为不同层面横断位平扫肺窗,示左下肺多发小囊状透亮影聚集分布,周边见少许实性密度影。

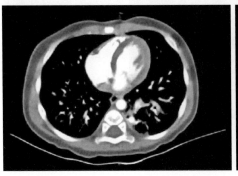 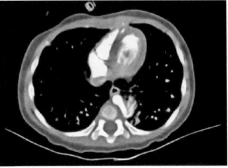

胸部CT:左图和右图为不同层面横断位增强纵隔窗,胸主动脉下段左后侧壁发出粗大血管供应左下肺异常密度影。

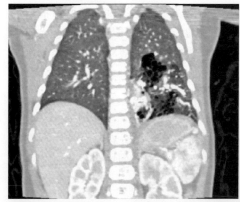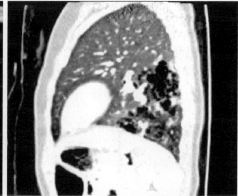

胸部 CT:左图冠状位重组,右图矢状位重组,示左下肺多发囊状透亮影,其内及周边见不规则状实性密度影。

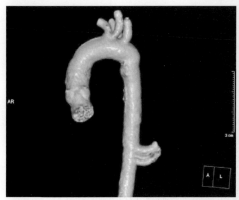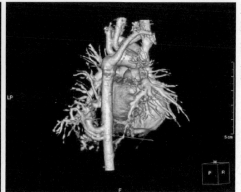

胸部 CT:心脏大血管增强 CT 三维重组,示胸主动脉下段左后侧壁发出三支血管供应左下肺异常密度影。

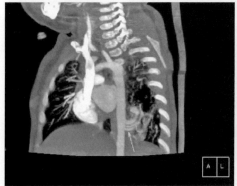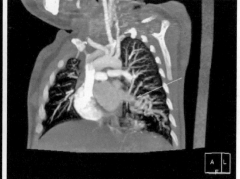

胸部 CT:左图和右图为最大密度投影图,左图示三支动脉直接起自胸主动脉,供应左下肺病变(箭头),右图示左下肺见粗大引流静脉汇入左下肺静脉(箭头)。

图 4-1-4-1　左下肺隔离症

病例 2

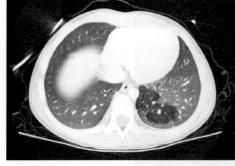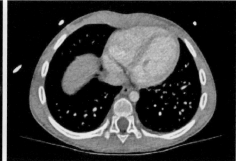

胸部 CT:左图横断位平扫肺窗,左下肺见片状小囊状透亮影,边界尚清晰;右图横断位增强纵隔窗,扫描示左下肺肺纹理稍紊乱。

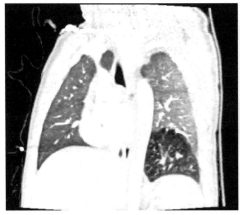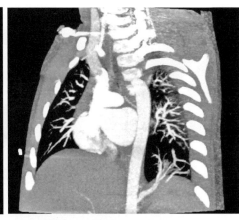

胸部 CT：左图斜矢状位重组肺窗，左肺透亮度不均匀，左下肺局部透亮度明显增高；右图增强扫描斜矢状位最大密度投影，腹主动脉左侧壁发出供血动脉供应左下肺。

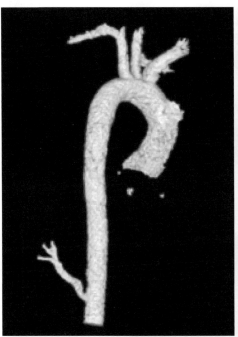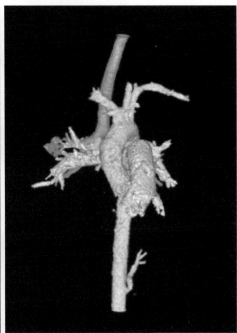

胸部 CT：心血管增强 CT 三维重组，示腹主动脉左侧壁发出一支动脉参与左下肺局部供血。

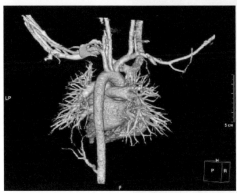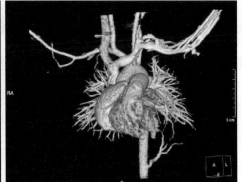

胸部 CT：心血管增强 CT 三维重组，示腹主动脉左侧壁发出一支动脉参与左下肺局部供血。

图 4-1-4-2 左下肺隔离症

病例 3

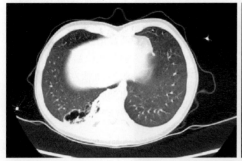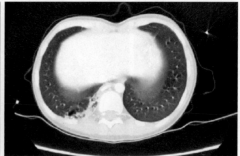

胸部 CT：左图和右图为不同层面横断位平扫肺窗，右下肺见囊实性包块影，内可见多发囊状影及间隔。

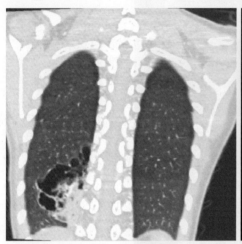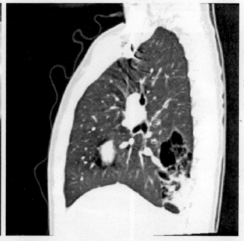

胸部 CT：左图横断位重组平扫肺窗，右图矢状位重组平扫肺窗，示右下肺见不规则形囊实性包块影，内可见多发分隔，内后方可见散在斑片影。

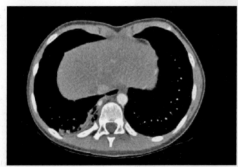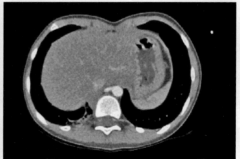

胸部 CT：左图横断位增强动脉期，右下肺病灶实性成分未见明显异常强化；右图横断位增强动脉期，可见腹主动脉发出一支分支向病变方向走行。

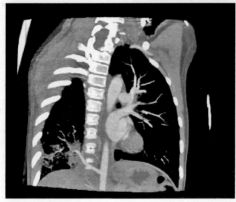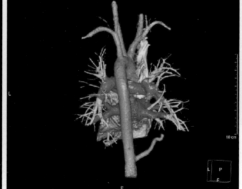

胸部 CT：左图增强扫描最大密度投影，右图三维重组，腹主动脉左侧壁发出一支粗大动脉参与右下肺病变供血。

图 4-1-4-3　右下肺隔离症

5. 先天性肺气道畸形

【临床概述】

流行病学：

先天性肺气道畸形（congenital pulmonary airway malformation，CPAM），原名为先天性囊性腺瘤样畸形，是一种常见的先天性大气道梗阻伴肺实质异常增生的病变，目前发病机制尚不明确，研究显示这可能和胎儿期肺芽发育过程中过度生长有关。本病多发生于胎儿及新生儿，男性多于女性，发病率约为 1/35 000～1/25 000，其发生率两肺相仿，多为单侧单叶。2002 年，Stocker 等人按照畸形发生的气道部位不同把该病重新分为 0～4 型，其中 0 型为致命性畸形。先天性肺气道畸形常可伴发其他部位的畸形，其中以前肠畸形，如肺隔离症、支气管囊肿及胃肠道重复畸形最为常见。

主要表现：

患儿多以反复呼吸道感染就诊，一般表现为呼吸困难、发热、咳嗽等非特异性症状，部分病例也可无症状。

【病理】

病变大体上表现为局部肺叶增大，切面见单个或多个大小不等囊，直径大小不一，约 0.1～2.5 cm，切面淡粉色，呈细海绵状或针尖大小的蜂窝状或实性。

镜下 Stocker 1 型主要表现为多发小囊包围大囊，囊腔内衬假复层纤毛柱状上皮；2 型表现为大小较一致的小囊肿，囊腔被覆纤毛柱状上皮或立方上皮；3 型表现为相对实性的支气管肺泡，囊壁为细支气管样结构，内衬立方或低柱状上皮；4 型为多发大囊肿组成，内衬扁平或低柱状肺泡上皮。

【影像学表现】

CT：

由于 X 线检查密度分辨率低，所以有可能不能显示较小的囊肿，因此 CT 是诊断本病的最可靠方法，且 CT 表现和病理类型息息相关，可清晰显示病变范围、囊腔大小等。病理上 Stocker 1 型和 2 型均由多发囊肿构成，主要区别在于囊肿的大小，因此 CT 主要表现为多发薄壁含气囊肿影，当出现大囊时（直径>2 cm），则 Stocker 1 型可能性大。若囊肿最大径<2 cm，则 2 型可能性大。3 型较为少见，CT 表现为肺内软组织密度影，其内可伴或不伴小囊腔（直径<0.2 cm）。4 型 CT 表现具有一定特异性，病灶通常表现为肺外带的多发大囊肿，多数囊肿最大径可达到 6 cm，其内可见粗细不等线条状分隔；由于病变体积巨大，所以有较明显的占位效应，可压迫纵隔及邻近肺组织移位。

先天性肺气道畸形除了合并肺内外畸形，还常常合并反复感染，表现为囊壁增厚、囊内出现气-液平面或病灶边缘出现片状高密度影。此外，先天性肺气道畸形还可合并肺气肿，一是表现为病灶压迫邻近气道导致病灶周边出现肺气肿，二是病灶内也可以出现肺气肿征象。

MRI：

病灶边缘呈分叶状，见多个大小不一的囊，部分囊内信号均匀，部分欠均匀者内部可见小条状稍低信号或小囊状更高信号。

【诊断要点】

1. 单侧单叶肺内多发薄壁含气囊肿影。

2. 囊肿大小不一，大者长径可达 6 cm，邻近组织受压。

3. 囊内可见粗细不均分隔。

4. 部分少见类型表现为实性软组织影，内部可见多发小囊腔。

5. 常合并肺内外畸形、反复感染以及肺气肿。

【鉴别诊断】

1. 单纯肺炎或脓肿：先天性肺气道畸形有时可完全被感染表现所覆盖，呈现坏死性肺炎或厚壁空洞的表现,这需要结合患儿临床病史并通过长期动态影像学观察得以鉴别。

2. 支气管源性囊肿:其与气道不相通,且与正常肺组织无共同胸膜,所以一般不表现为含气囊肿,而是密度较高的液性囊肿。

3. 气胸:需要与好发于外带的4型先天性肺气道畸形相鉴别,囊肿范围一般较大且有明显的占位效应,容易造成气胸的假象,两者鉴别点在于囊内是否存在残存不规则条索影。

【参考文献】

周成,田金生,李鹤红,等.儿童先天性肺气道畸形的影像诊断及误诊分析[J].临床放射学杂志,2019,38(9):1738-1742.

(吴 寒 席艳丽)

【病例解析】

病例1

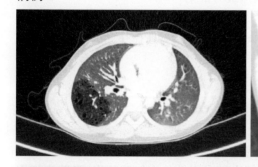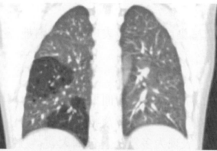

胸部CT:左图横断位平扫,两肺野透亮度欠对称,右下肺肺纹理稀疏,见大片状透亮度增高区;右图冠状位重组平扫,右下肺见数个大小不等片状透亮度增高区,边界尚清。

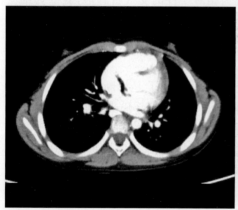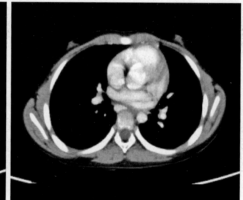

胸部CT:左图横断位增强动脉期纵隔窗,右下肺未见明显异常强化血管影及异常强化灶;右图横断位增强静脉期纵隔窗,右下肺未见明显异常引流血管。

图4-1-5-1 右下肺先天性肺气道畸形(2型)

病例2

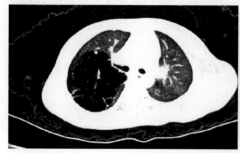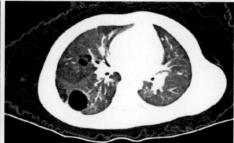

胸部CT:左图和右图为不同层面横断位平扫,肺野透亮度欠对称,右肺见多发大小不等类圆形及片状透亮度增高区。

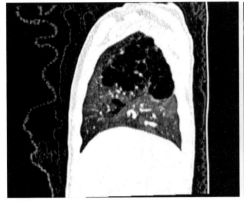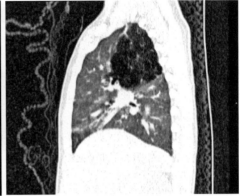

胸部 CT：左图和右图为不同层面矢状位重组平扫，右肺上叶可见多发大小不等囊状透亮影，边缘不光整，边界尚清晰；右中下肺见少许絮影。

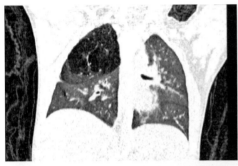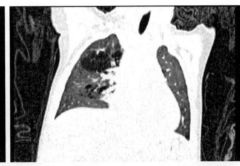

胸部 CT：左图和右图为不同层面冠状位重组平扫，右肺多发大小不等囊状透亮影，上叶为著，其内肺纹理变细、牵拉。

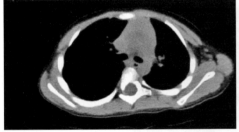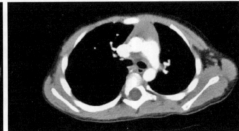

胸部 CT：左图横断位平扫纵隔窗，两肺内未见明显实变影；右图横断位增强动脉期，所及两肺内未见明显强化，可见两肺血管自然走行。

图 4-1-5-2　右肺先天性肺气道畸形（2 型）

病例 3

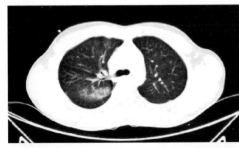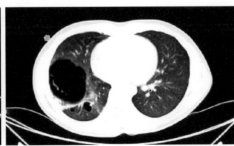

胸部 CT：左图横断位平扫肺窗，右肺上叶可见磨玻璃样影；右图横断位平扫肺窗，右中下肺见多发囊状透亮影。

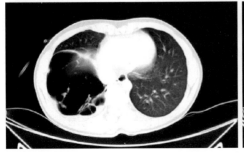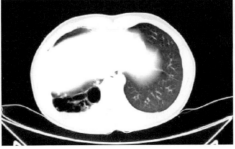

胸部 CT：左图和右图不同层面横断位平扫肺窗，示右中下肺见多发囊状透亮度明显增高影，大小不等，其内见多发分隔。

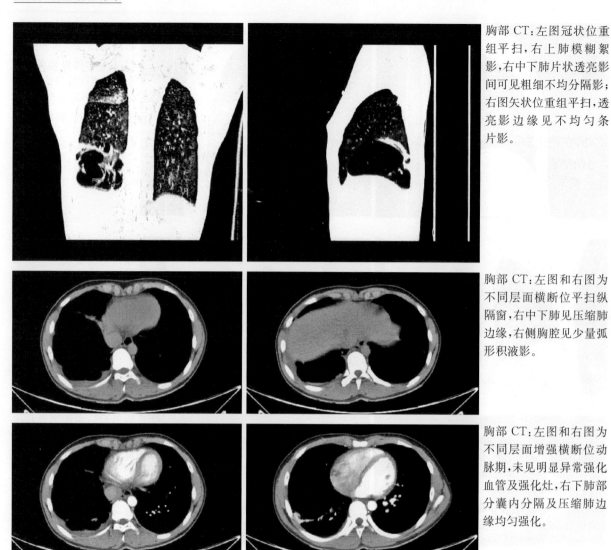

胸部 CT:左图冠状位重组平扫,右上肺模糊絮影,右中下肺片状透亮影间可见粗细不均分隔影;右图矢状位重组平扫,透亮影边缘见不均匀条片影。

胸部 CT:左图和右图为不同层面横断位平扫纵隔窗,右中下肺见压缩肺边缘,右侧胸腔见少量弧形积液影。

胸部 CT:左图和右图为不同层面增强横断位动脉期,未见明显异常强化血管及强化灶,右下肺部分囊内分隔及压缩肺边缘均匀强化。

图 4-1-5-3　右肺先天性肺气道畸形(1 型)伴出血

6. 肺错构瘤

〖临床概述〗

流行病学:

肺错构瘤(pulmonary hamartoma,PH)是成人最常见的良性肿瘤,占所有孤立性肺结节的 7%~14%,但在儿童中非常罕见。

错构瘤被定义为成熟组织的混合物,肺错构瘤由脂肪、软骨和上皮组织组成,脂肪和钙化的比例不同。根据主要成分,错构瘤可分为各种亚型:软骨瘤、平滑肌瘤、淋巴管肌瘤、腺泡瘤和纤维瘤。最常见的亚型是软骨瘤型,通常表现为实性结节,一般直径小于 4 cm,大于 10 cm 和囊性错构瘤也有报道。根据病灶位置分为两种类型:支气管腔内型和肺实质型,3%~20%的患者发生在支气管,其余的发生在肺实质。

主要表现:

肺实质型错构瘤通常是无症状的,一般体检时偶然发现;支气管腔内型可有咳嗽、呼吸困难、咯血和阻塞性肺炎的症状。巨大错构瘤容易并发血胸和气胸。

〖病理〗

　　错构瘤位于外周肺实质可与细支气管相邻,形态规则,直径从几毫米到 20 厘米不等;中央型错构瘤表现为呼吸黏膜覆盖的支气管内息肉样结节;因大多数含有软骨组织,因此是硬的和相对没有弹性的。

　　在组织学水平上,错构瘤都由成熟间充质组织增殖组成,最典型的是软骨,但也可能包括纤维、平滑肌、脂肪成分;错构瘤增大时,间充质增殖包绕相邻的气道,因此镜下可见立方形或柱状呼吸上皮排列,此外,在被包裹的气道中可能观察到化生、增生和乳头状改变。

〖影像学表现〗

　　肺结节通常是由于胸部 X 线或 CT 的异常表现而偶然诊断,CT 及三维重建 MPR 在显示病灶的位置、密度及毗邻关系方面有明显优势,为目前肺部疾病诊断的主要检查方法;MRI 显示病灶内脂肪优于 CT,病灶较小时显示不佳。

X 线平片:

　　错构瘤在胸片上一般显示为圆形、边缘光滑、轮廓清晰的稍高密度结节,典型病灶内可见爆米花样钙化;病灶较小时,由于 X 线片的局限性,很难发现。

CT:

　　错构瘤具有典型的良性特征,包括边界清晰、表面光滑,病灶内可见脂肪及钙化,典型病灶表现为"爆米花"样钙化,增强病灶轻度强化;支气管腔内型较少见,表现管腔内结节,相应管腔狭窄,相邻支气管壁连续,肿瘤与支气管壁夹角为锐角,病灶较大时阻塞支气管,间接征象包括远端阻塞性肺不张或肺炎。

MRI:

　　根据病灶成分比例不同,如果病灶含有脂肪,T1WI 正反相位可以检测到信号减低;病灶以软骨成分为主,T2WI 呈高信号,增强轻度强化,有时可见分隔样强化;若看见病灶周围边缘样强化,则考虑病灶含纤维包膜。

PET-CT:

　　部分错构瘤根据成分不一,可有轻度摄取。

〖诊断要点〗

　　1. 病灶边界清晰,表面光滑。

　　2. 典型病灶内可见脂肪和爆米花样钙化。

　　3. CT、MRI 增强呈轻度强化。

　　4. 支气管腔内型可阻塞支气管伴远端阻塞性肺不张、肺炎。

〖鉴别诊断〗

　　1. 肉芽肿性病变和肺内淋巴结:一般没有钙化和脂肪密度,肉芽肿多表现为中心类圆形钙化,肺内淋巴结一般为多发。

　　2. 结核球:通常表现为边缘增强,而且一般有结核相关临床表现,实验室检查结核杆菌阳性,抗结核治疗有效,有助于确诊及鉴别诊断。

　　3. 支气管腔内息肉或腺瘤:一般不含脂肪及钙化,且息肉增强可见明显强化,当与不典型错构瘤鉴别困难时,纤维支气管镜可明确诊断。

　　4. 转移性疾病和恶性肿瘤:一般被排除在外,因为原发性胸部恶性肿瘤在儿童中非常罕见,支气管类癌是在这个年龄发生的唯一恶性肿瘤,根据影像学表现排除,因为它通常是一个富血管肿瘤。

〖参考文献〗

　　1. KITAMURA N, OJIMA T. Peripheral pulmonary hamartoma with haemoptysis from the non-adjacent bronchus [J]. Respirol Case Rep, 2020, 8(4): e00553.

　　2. BAILLY C, VERSCHUUR A, BOSDURE E, et al. Pulmonary giant chondromatous hamartoma with multifocal

evolution in an infant [J]. Pediatric Blood Cancer, 2020, 67(1): e27973.

3. WICK M R. Hamartomas and other tumor-like malformations of the lungs and heart [J]. Seminars in Diagnostic Pathology, 2019, 36(1): 2-10.

（王雅静　周　静）

〖病例解析〗
病例

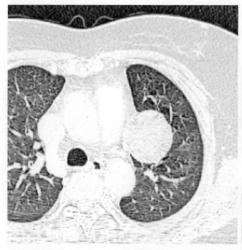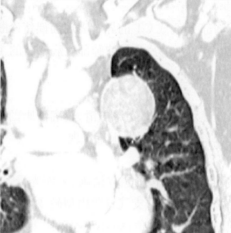

胸部CT：左图横断位平扫肺窗，左上肺见一类圆形高密度影，病灶边界清晰，轮廓光整；右图冠状位重组平扫，病变与纵隔分界清晰，血管受压推移改变。

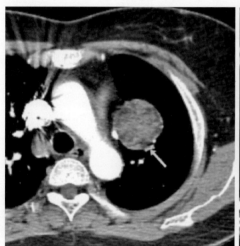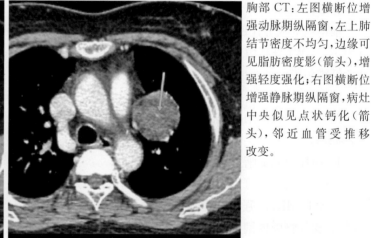

胸部CT：左图横断位增强动脉期纵隔窗，左上肺结节密度不均匀，边缘可见脂肪密度影（箭头），增强轻度强化；右图横断位增强静脉期纵隔窗，病灶中央似见点状钙化（箭头），邻近血管受推移改变。

图4-1-6　左肺上叶错构瘤

7. 乳头状瘤

〖临床概述〗

流行病学：

乳头状瘤（papilloma）是一种罕见的疾病，其特征是在呼吸消化道中生长的良性鳞状乳头状瘤，由感染人乳头瘤病毒引起。在幼年型乳头状瘤病中，感染通常是通过在阴道分娩期间接触尖锐湿疣而感染的。

乳头状瘤为儿童常见的喉部良性肿瘤，常发生于声带、室带及会厌，也可发生于鼻前庭至呼吸道的各个部分，如气管及近端支气管也时有报道，但发生于肺内者十分罕见，少数可恶变。临床上可分为多发性、孤立性，儿童多见多发性。根据乳头被覆上皮的不同，肿瘤分为3种亚型：鳞状细胞乳头状瘤、腺性乳头状瘤及混合性鳞状细胞和腺性乳头状瘤。肺实质受累可能是由于与外科手术相关的乳头状瘤碎片的空中传播,因此病变好发于下叶或后部和周边位置。部分患者可能会发展为肺或喉鳞状细胞癌,尤其是人乳头瘤病毒11亚型的患者。

呼吸道乳头状瘤与人乳头状瘤病毒HPV6、11两种亚型感染相关,其发病率较低,幼年型多见,与分娩过程接触感染的产道有关。大多数患者在5岁前诊断。

治疗上,手术治疗是首选,但术后易复发,联合α干扰素治疗可提高疗效。由于呼吸衰竭、感染和恶性转化,与肺部疾病相关的死亡率约为57.1%。

主要表现:

由于气道内肿瘤生长,可导致气道狭窄、堵塞,引起咳嗽、咳痰、发热、咯血、喘憋、呼吸困难。声音嘶哑或声音改变通常首先出现,因为声带通常是第一个受影响的部位。其他症状包括喘鸣、咳嗽、反复呼吸道感染和呼吸困难。切除后复发很常见,在某些情况下需要频繁的外科手术来恢复气道通畅。

〖**病理**〗

支气管镜检查可见肿瘤呈肿瘤簇状向支气管腔内生长,有蒂附于膜状部的黏膜及黏膜下层。

肉眼观:肿瘤表面光滑,有包膜,切面呈灰白色,质软而脆,易出血。镜下所见:肿瘤呈乳头状结构,有上皮组织构成,表面可见成熟的鳞状上皮和腺上皮。乳头轴心为纤维、血管组织,可见少许淋巴细胞和浆细胞浸润。

〖**影像学表现**〗

气道乳头状瘤影像学表现主要是腔内小结节病变。肺部受累的影像学表现为:散在的圆形结节和充满空气的囊肿,主要位于下肺和后肺。

X线平片:

可因肿瘤阻塞支气管而反复引起同一部位的肺炎,肺不张,肺脓肿或局限性肺气肿。

CT:

可显示气管、支气管腔内阻塞及隆起性病变,并沿气道扩散,可见多发性小叶中央密度增高影。发生于肺内孤立者,表现为结节样,大小不一,具有良性肿瘤的形态学表现,但是无明显特征性,增强扫描由于富有血管,可见明显强化。当肿瘤存在出血及坏死时,瘤体密度不均,增强扫描可见不均匀强化。

随着时间的推移和肺部受累,双侧实性结节逐渐增多并形成空洞,然后形成充满空气的囊肿。病变可表现为散在的圆形结节和充满空气的囊肿,主要位于下肺和后肺。囊肿通常壁薄,但壁厚可达几毫米,可能会看到气液水平,特别是在重叠感染的情况下。囊肿经常合并形成多叶的充满空气的囊腔。可出现气道阻塞的并发症,包括大叶肺不张和阻塞性肺炎。

肺乳头状瘤发生恶性转化有关的发现包括:在先前由充满空气的囊肿占据的区域中形成具有中央坏死的异质肿块、侵犯相邻结构、胸腔积液以及纵隔和颈部淋巴结肿大。

〖**诊断要点**〗

1. 支气管镜发现气管或支气管内隆起样肿物。
2. X线平片同一部位反复炎症、肺不张或肺气肿。
3. CT平扫见气管、支气管内单发或多发结节样凸起,或肺内孤立性结节。
4. 肺内病变表现为散在的圆形结节和充满空气的囊肿,主要位于下肺和后肺。
5. 囊肿通常壁薄,但壁厚可达几毫米,可能会看到气液水平,特别是在重叠感染的情况下。
6. 增强后肿瘤明显强化,存在坏死、出血时强化不均。

〖**鉴别诊断**〗

由于肺内孤立性乳头状瘤具有良性肿瘤的形态学特征,因此往往与常见的良性肺内肿瘤难以鉴别。

1. 错构瘤,最常见的肺部良性肿瘤,CT多表现为边缘光滑或分叶状结节或肿块,可见脂肪及钙化密度,典型钙化呈爆米花样。强化方式不一,可不强化,也可显著强化。

2. 硬化性血管瘤，类圆形孤立性肺结节，轮廓清楚，边缘光滑，可有浅分叶及小钙化，多数位于胸膜下，密度均匀，典型者可见空气新月征。CT增强扫描可见肿块强化明显及贴边血管征。

3. 肺癌，发生于儿童者极罕见，气管及支气管内乳头状瘤应与早期中央型肺癌鉴别，但此时CT鉴别困难。发生于肺内孤立性乳头状瘤与周围型肺癌鉴别，后者可见短毛刺，血管纠集，胸膜牵拉等特征。

【参考文献】

1. 崔顺九，韩德民，陈学军，等. 儿童复发性呼吸道乳头状瘤病临床研究[J]. 中华耳鼻咽喉科杂志，2001，36(6)：458-462.

2. 刘佩玲，陈刚. 右下肺支气管柱状细胞乳头状瘤1例并文献复习[J]. 临床检验杂志(电子版)，2020，9(2)：254.

3. CARIFI M，NAPOLITANO D，MORANDI M，et al. Recurrent respiratory papillomatosis：current and future perspectives [J]. Therapeutics & Clinical Risk Management，2015，11(default)：731-738.

（陆　锐　席艳丽）

【病例解析】

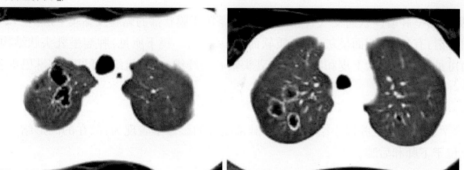

胸部CT：左图和右图为不同层面横断位平扫肺窗，偏上层面可见多发薄壁空洞，空洞壁厚薄均匀。

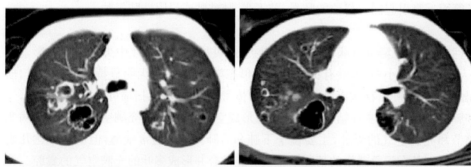

胸部CT：左图和右图为不同层面横断位平扫肺窗，中部层面可见沿支气管分布的多发的大小不等的磨玻璃影、结节影、部分空洞。

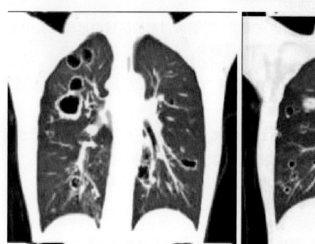
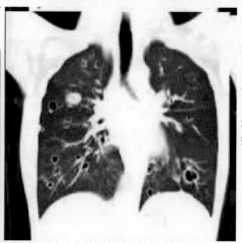

胸部CT：左图和右图为不同层面冠状位重组平扫肺窗，显示主气管壁较多结节状突起，支气管壁不规则结节样小突起，肺内可见磨玻璃、小结节影、囊性结节等多样化病变。

图4-1-7-1　肺乳头状瘤

8. 平滑肌瘤

〖**临床概述**〗

流行病学：

肺平滑肌瘤(pulmonary leiomyomatosis，PL)是一种较少见的肺部良性肿瘤,大多数出现在绝经前患有子宫平滑肌瘤的妇女,又称为良性转移性平滑肌瘤(pulmonary begnign metastasizing leiomyoma，PBML),是与子宫平滑肌瘤有着相似良性形态特征但是有独特生物学行为的平滑肌肿瘤。本病比较少见,目前国内外仅有百余例文献报道,对于该病的发病机制、肿瘤来源至今仍然存在争议。由于大部分PL均发生于子宫平滑肌瘤切除后的女性患者,子宫与肺部的肿瘤均表达雌、孕激素受体且几乎所有病例在遗传学上均出现染色体19q和22q的缺失,部分病例伴有1p的缺失。多个研究证实肺的病灶与子宫病变均起源于同一异常克隆,并且遗传上与子宫平滑肌瘤相关,因此大部分学者认为该肿瘤是良性子宫平滑肌瘤转移至肺形成的瘤结节。

本病也可发生于男性及儿童,但是极少见,所以也有学者认为本病是一种原发性的肺部良性肿瘤。获得性免疫缺陷综合征的儿童患此病的风险增加。这些患者中发生平滑肌瘤可能是多灶性的,包括胃肠道和肺部。

主要表现：

本病绝大多数发生于未绝经女性,发病年龄33～50岁,几乎都有子宫平滑肌瘤或子宫平滑肌瘤手术史。大部分患者常无症状,只是体检时发现肺部结节,部分患者可能有咳嗽、咯血、呼吸困难、胸痛及呼吸衰竭等症状。

〖**病理**〗

手术切除的肺平滑肌瘤大体上与其他部位的平滑肌瘤类似,呈肺内单发或多发边界清楚、大小不一的结节。结节多表现为灰白色,呈实性、质地中等,无出血、坏死。镜下肿瘤由呈编织状、束状和旋涡状排列的梭形细胞构成,瘤细胞于肺内呈膨胀性生长,无包膜和坏死,其间散在少量内衬分化良好的柱状上皮构成的不规则腔隙。瘤细胞胞质丰富,细胞核呈杆状,两头钝圆,细胞无异型性及核分裂象。免疫组化结果显示,本瘤表达Actin、Desmin、SMA、H-caldesmon和Vimentin,绝大多数病例表达ER和PR,部分病例可表达CD10。Ki-67标记细胞增殖指数常为低增殖,这与发生于女性生殖系统的平滑肌肿瘤免疫表型一致。而肿瘤内柱状上皮表达CKpan、CK7、TTF-1和Napsin A,证实其或是挤压变形的肺泡上皮细胞向瘤内延伸。

〖**影像学表现**〗

CT：

肺平滑肌瘤CT表现没有特征性,多表现为肺部多发结节影,可单侧多发、双侧多发,孤立性结节及肿块较为少见,多为境界清楚的低密度肿块,少数结节可有分叶或空洞。增强扫描本瘤常无强化,或仅有轻微强化。肿块可能位于肺实质或气管支气管内。

PET/CT：

肺平滑肌瘤在PET/CT上常无FDG摄取,部分可表现为低摄取,只有少部分呈现高摄取。SUV_{max}值为1.4～20.1,平均为2.2。

〖**诊断要点**〗

1. 肺部CT多发结节影,常单侧多发、双侧多发。

2. 多为境界清楚的低密度肿块,CT增强常无强化,或仅有轻微强化。

3. PET/CT肺平滑肌瘤大部分FDG无摄取。

4. 肿块可能位于肺实质或气管支气管内。

【鉴别诊断】

1. 粟粒性肺结核：CT及胸片显示肺部弥漫性粟粒性结节，典型者表现为影像"三均匀"：形态、大小、密度。多有明显的临床表现，例如低热、盗汗、咳嗽、胸痛等，甚至出现慢性胸膜炎。

2. 原发于肺的多发性纤维平滑肌瘤性错构瘤：表现为肺内单发或多发结节，常发生于婴幼儿，青年偶见。可累及肺、骨骼及心肌等部位。病变累及肺部时，可有胸痛、呼吸困难。影像学难以鉴别，需要病理进行诊断。

3. 孤立性纤维性肿瘤：多见于中年人，一般无明显临床表现，当肿块较大时可出现组织压迫症状，部分可出现副瘤综合征。CT上可见特征性的瘤内扭曲血管影及假包膜征。

【参考文献】

1. MILLER J, SHONI M, SIEGERT C, et al. Benign Metastasizing Leiomyomas to the Lungs：An Institutional Case Series and a Review of the Recent Literature [J]. The Annals of thoracic surgery, 2015, 101(1)：253-258.

2. FAN D, YI X. Pulmonary benign metastasizing leiomyoma：a case report. [J]. International Journal of Clinical & Experimental Pathology, 2014, 7(10)：7072-7075.

3. SAWAI Y, SHIMIZU T, YAMANAKA Y, et al. Benign metastasizing leiomyoma and 18-FDG-PET/CT：A case report and literature review [J]. Oncology letters, 2017, 14(3)：3641-3646.

（陆　锐　席艳丽）

【病例解析】

病例1

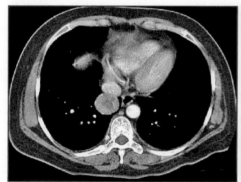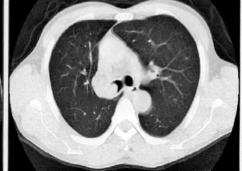

胸部CT：左图横断位增强，示右肺下叶平滑肌瘤，瘤体呈圆形，边缘光滑，无分叶、无毛刺；右图横断位平扫肺窗，右肺上叶主支气管平滑肌瘤，支气管腔内圆形结节影，表面光滑、密度均匀，支气管壁完整。

图4-1-8-1　肺平滑肌瘤

病例2

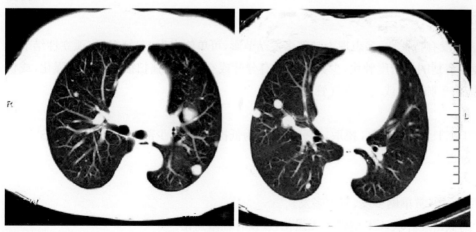

胸部CT：左图和右图为不同层面横断位平扫肺窗，两肺野中外带多发类圆形结节影，边界清楚，未见明显分叶及毛刺。

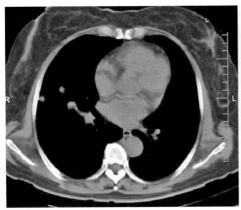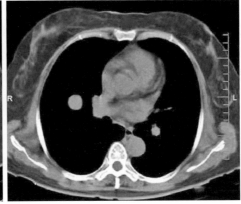

胸部 CT：左图和右图为不同层面横断位平扫纵隔窗，两肺结节影边缘光滑，边界清楚，密度不均，其内未见空洞及钙化。

图 4-1-8-2　肺多发平滑肌瘤

9. 软骨瘤

【临床概述】

流行病学：

　　原发性肺软骨瘤（pulmonary chondroma）是一种起源于软骨细胞的良性肿瘤，属于间叶组织肿瘤，在临床上很罕见，发病率极低，仅占肺部肿瘤的 0.04%，任何年龄均可发生，以 40～50 岁为本病高发年龄段，发生于儿童者少见，偶有新生儿患病的报道。当患者同时患有肺软骨瘤、胃肠道间质瘤、肾上腺外副神经节瘤中的 2 种或 2 种以上时，称为 Carney's 综合征。

　　本病发生机制还不明确，目前认为其来源可能为：①胚胎发育时残留在肺脏中的异位软骨组织；②其他部位的软骨细胞随血流入肺脏；③结缔组织、纤维网细胞在一定条件刺激下向胚胎原始方向发展，成为胚胎性的间叶组织，以后发育成为软骨细胞，生成软骨组织。

主要表现：

　　本病常无特征性表现，多数于体检时发现，少部分病例可有刺激性咳嗽、胸闷、胸痛等症状，当肿瘤较大或者靠近大支气管时，可出现支气管压迫症状，如肺炎、肺不张等。

【病理】

　　肿瘤包膜完整，大体标本切面呈灰白色，半透明，质地较硬。

　　镜下肿瘤表面见纤维包膜，由较成熟软骨细胞构成，软骨细胞规则排列，无异型性，无异常核分裂象，周围见软骨基质包绕。

【影像学表现】

CT：

　　常表现为肺外带类圆形孤立结节，右肺多见，呈软组织密度，密度较均匀，可见钙化，钙化多位于边缘，肿瘤边界清楚，可有浅分叶，无毛刺，多数直接 1.0～4.0 cm，周围无卫星灶，无肺门及纵隔淋巴结肿大。增强扫描病灶多表现为无强化或轻度强化。

【诊断要点】

　　1. 肺内类圆形孤立结节，可有浅分叶。

　　2. 可见钙化，多位于边缘。

　　3. 增强扫描可仅有轻度强化。

【鉴别诊断】

　　1. 错构瘤：最常见肺部良性肿瘤，CT 多表现为边缘光滑或分叶状结节或肿块，可见脂肪及钙化密度,典型钙化呈爆米花样。强化方式不一,可不强化,也可显著强化。

2. 结核球:有特定好发部位,且多有卫星灶,周围较干净,增强扫描多呈边缘强化。

3. 炎性假瘤:一般既往有相应炎症病史,也可见钙化灶,但增强扫描强化程度较高。

4. 周围型肺癌:儿童极少见,可有分叶,但以深分叶为主,并可出现毛刺、胸膜牵拉等其他征象。

【参考文献】

1. HOEKSTRA M O, BERTUS P M, NIKKELS P G J, et al. Multiple pulmonary chondromata. A rare cause of neonatal respiratory distress. [J]. Chest,1994,105(1):301-302.

2. RODRIGUEZ F J, AUBRY M C, TAZELAAR H D, et al. Pulmonary chondroma:a tumor associated with Carney triad and different from pulmonary hamartoma. [J]. American Journal of Surgical Pathology,2007,31(12):1844-1853.

3. KIRYU T, KAWAGUCHI S, MATSUI E, et al. Multiple chondromatous hamartomas of the lung:A case report and review of the literature with special reference to Carney syndrome [J]. 1999,85(12):2557-2561.

4. 王鹤翔,李杰,陈艳艳,等.肺软骨瘤的 CT 诊断[J].实用放射学杂志,2019,35(3):371-373.

(陆　锐　席艳丽)

【病例解析】

病例 1

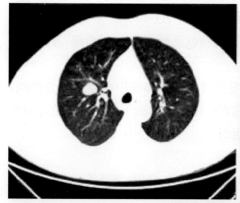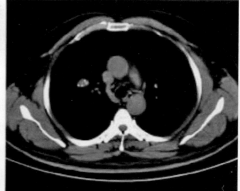

胸部 CT:左图横断位平扫肺窗,右肺上叶轻度分叶状、界限清楚的结节;右图横断位平扫纵隔窗,病灶内见多发小的钙化结节。

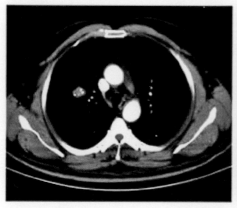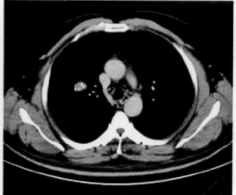

胸部 CT:左图横断位增强动脉期,CT 值上升 3 HU;右图横断位增强静脉期,CT 值上升 8 HU,呈轻度强化。

图 4-1-9-1　肺软骨瘤

病例 2

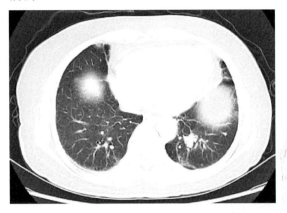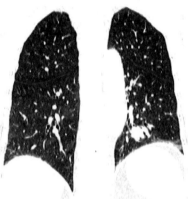

胸部 CT:左图横断位平扫,右图冠状位重组平扫,左肺下叶见结节样高密度影,边缘光滑,未见明显毛刺。

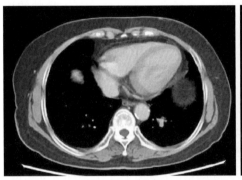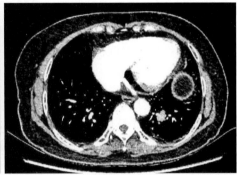

胸部 CT:左图横断位增强纵隔窗,结节呈软组织密度,未见明显钙化;右图横断位增强,可见轻度强化。

图 4-1-9-2　肺软骨瘤

10. 淋巴畸形:肺淋巴管扩张、弥漫性肺淋巴管瘤、肺淋巴管平滑肌肌瘤病

【临床概述】

流行病学:

肺淋巴畸形是以肺内淋巴系统先天发育异常或弥漫增生的一类疾病,主要包括以下几种:

肺淋巴管扩张(pulmonary lymphangiectasi)临床罕见,表现为异常的肺淋巴管囊性扩张,而无淋巴管的增生,分为原发性(先天性)及继发性。先天性肺淋巴管扩张于婴幼儿好发,病因不清,目前普遍认为在胚胎发育 9~16 周时肺淋巴管大量存在于支气管和肺静脉周围,之后逐渐减少退化,至 20 周左右由于肺淋巴管或肺静脉阻塞,或者感染等原因阻碍淋巴管退化,则可能发生肺淋巴管扩张症。继发性肺淋巴管扩张症可能因为心脏畸形造成肺静脉回流受阻,引起淋巴管增加或影响淋巴管正常退化过程。先天性肺淋巴管扩张通常散发,也有家族发病报道。

弥漫性肺淋巴管瘤(diffuse pulmonary lymphangiomatosi,DPL)为罕见淋巴管良性肿瘤,由胸部淋巴系统异常发育和弥漫增生导致,具有潜在侵袭性,多见于幼儿和青少年,呈缓慢进行性进展,患者常因呼吸衰竭或激发感染而死亡。

肺淋巴管平滑肌瘤病(pulmonary lymphangioleiomyomatosis,PLAM)是一种罕见的以肺淋巴管旁平滑肌细胞广泛不典型增生为主的弥漫性肺部疾病,发病患者几乎均为育龄女性,可累及淋巴管、肾脏及全身其他脏器,儿童极少见。

主要表现:

肺淋巴管扩张主要临床表现为新生儿出生后不久出现进行性呼吸困难、发绀。吸氧后不能缓解,进

而出现呼吸衰竭导致死亡;少数可存活数月。

弥漫性肺淋巴管瘤常见临床表现为喘息、呼吸苦难,其次为不明原因咳嗽、咯血、胸痛、牛奶样痰。

肺淋巴管平滑肌肌瘤病主要临床表现为咳嗽或活动后呼吸困难、反复发作的气胸,随着病程进展,可伴有进行性呼吸困难、呼吸衰竭及乳糜胸;部分患者可伴发腹部其他脏器肿物,如肝脏及肾脏血管平滑肌脂肪瘤、腹膜后多发淋巴结肿大、子宫肌瘤等。

【病理】

肺淋巴管扩张:肉眼观两肺表面弥漫分布大小不等透明囊泡,切面呈蜂窝状,可见弥漫分布囊腔。镜下可见肺脏层胸膜下及肺小叶间隔、细支气管周围及血管周围见囊腔,内衬单层上皮。

弥漫性肺淋巴管瘤:组织病理可见纵隔、肺内血管支气管束周围/小叶间隔/双下叶肺组织、胸膜下淋巴管弥漫性良性异常增殖、扩张,交织成网状,但增生的淋巴管内皮细胞良性改变。

肺淋巴管平滑肌肌瘤病:组织学表现为肿瘤细胞(LAM 细胞)呈小簇状或小巢状分布于囊肿的边缘,并沿着血管、淋巴管和细支气管分布。LAM 细胞在远端气道和血管壁中增生,可导致气道阻塞、空气滞留、肺大泡形成、气胸以及含铁血黄素沉积。

【影像学表现】

肺淋巴管扩张:胎儿 MRI 可表现为"槟榔肺":胎儿肺实质 T2 高信号,匍匐性的树枝样结构延伸至肺实质表面,在肺表面上构成相间的网络状图纹,形似槟榔,实为充满液体的扩张淋巴管。出生后胸部 X 线表现为肺部充气不良、呈磨玻璃样改变,伴或不伴胸腔积液,双肺布满小点状、细网格或条状影(似间质性肺气肿)或伴气漏表现。CT 显示肺磨玻璃影及广泛的双侧胸膜和支气管血管周围间质增厚,伴或不伴胸腔积液。

弥漫性肺淋巴管瘤:X 线表现为纵隔增宽、双侧肺门和肺门周围浸润,以及双肺弥漫网状结节样高密度影,有时可见胸腔积液、心影增大。CT 典型特征为弥漫性纵隔和气管旁软组织浸润尤为突出,表现为密度低,近似水的密度,气管支气管束周围组织和小叶间隔弥漫性增厚,部分患者可见双肺弥漫性磨玻璃样密度增高、胸膜增厚、胸腔积液和(或)心包积液等。

肺淋巴管平滑肌肌瘤病:肺内表现:胸部 CT 检查可见两肺弥漫均匀分布的薄壁囊状影,直径数毫米、数厘米(2~20 mm),伴或不伴气胸、胸腔积液;肺外表现:腹盆部 CT 检查可见肝脏或肾脏的血管平滑肌脂肪瘤,表现为肝或肾实质内软组织密度肿块及脂肪密度影;还可见腹膜后肿大淋巴结,表现为脊柱旁大小不等的软组织密度肿块,中心密度较低,为脂肪或乳糜性淋巴液聚集所致。

【诊断要点】

结合临床症状及影像学表现。

【鉴别诊断】

1. 肺气肿,两肺内囊状影分布不均匀,无确切囊壁,囊腔内可见小叶中央动脉,而且结合患者年龄、性别、临床表现及病史等可以鉴别。

2. 晚期肺间质纤维化,表现为蜂窝状影,有厚的边缘清楚的纤维壁,多见于肺外围或胸膜下,正常小叶结构扭曲无法辨认。

3. 肺朗格汉斯细胞组织细胞增生症,表现为多发结节、空洞结节和厚壁囊肿,以两上肺为著,两下肺病变相对较轻,一定时间内结节影逐渐出现空洞并向囊性病变进展。

【参考文献】

1. ALITALO K. Lymphangiogenesis in development and human disease. [J]. Nature, 2010, 16(10): 863-864.

2. 梁辉清,关玉宝,刘海明,等. 淋巴管肌瘤病的胸腹盆部影像学表现[J]. 临床放射学杂志,2011,30(9):1289-1292.

3. FCCP M C. Lymphangioleiomyomatosis：a clinical update.［J］. Chest，2008，133(2)：507-516.

4. FA UL J L，BERRY G J，COLBY T V. Thoracic Lymphangiomas，Lymphangiectasis，Lymphangiomatosis，and Lymphatic Dysplasia Syndrome［J］. Am J Respir Crit Care Med，2000，161(3)：1037-1046.

（陆　锐　席艳丽）

〖病例解析〗

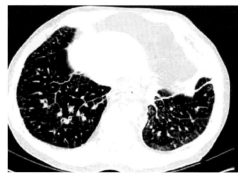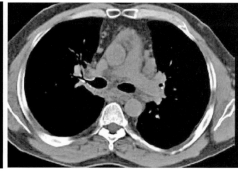

胸部 CT：左图横断位 HRCT，显示小叶间隔、支气管血管光滑增厚和马赛克密度，符合空气潴留征象；右图横断位平扫隔膈窗，示左侧胸膜增厚，纵隔淋巴结肿大，纵隔脂肪密度增加。

图 4-1-10-1　弥漫性肺淋巴管瘤

11. 肺血管瘤

〖临床概述〗

流行病学：

肺血管瘤(pulmonary angioma)是一种极为少见的肺部间质源性良性肿瘤，为先天性或后天性血管发育异常所致，先天性肺血管瘤主要病理改变为肺血管环的发育缺陷，致肺动、静脉之间产生分流和异常血管团。后天性肺血管瘤可发生于肝硬化、血吸虫病和外科手术后。

婴儿血管瘤是婴儿期最常见的肿瘤，但儿童肺实质或支气管中很少，最常见于皮肤或肝脏。根据国际血管异常研究学会开发的修订系统，血管肿瘤根据内皮细胞葡萄糖转运蛋白 1(GLUT1)同种型蛋白的存在和就诊时的患者年龄分为婴儿期或先天性。婴儿血管瘤在出生时不存在，但在 1 岁之前存在并且是 GLUT1 阳性。婴儿血管瘤在女孩与男孩中的比例为 2.8：1，并且与早产有关。

主要表现：

本病多见于青壮年女性，儿童发病率较低，主要见于较大儿童。病变早期瘤体较小可无临床症状，病史可较长，肿物生长缓慢，多于体检时发现。随瘤体增大可出现间断咳嗽、胸闷、胸痛、头晕、心悸等，晚期可有咯血甚至出现瘤体破裂致胸腔大出血。婴儿血管瘤则在女婴中多见，并且与早产有关。

〖病理〗

肺血管瘤主要分为 3 类：①肺海绵状血管瘤：肉眼观察为表面平坦或凹凸不平之暗红色肿物，切面呈蜂窝状，有出血、坏死及钙化，部分有包膜，部分包膜不完整；镜下观察为大小不等的衬有血管内皮的血管组织；②肺动脉瘤：为肺动脉中层节段性缺如、肌纤维发育不良及中层囊性变形所导致局部薄弱而形成，外形呈囊状或梭形，同时伴有搏动；③肺动静脉瘘：是末梢肺微血管环发育缺陷，形成薄壁血管束并与肺循环沟通，导致肺动-静脉之间血流的直接交通。

〖影像学表现〗

X 线平片：

胸部 X 线平片上海绵状血管瘤表现为结节状或团块状肿块，多数边缘光滑、密度均匀。动静脉畸形表现为团片状、点条状境界清晰病灶,可见较长条索状影与肺门血管相连。透视下可见到肺动脉瘤和肺动-静脉瘘处血管搏动;深吸气后屏气再用力呼气(Valsalva 试验)或深呼气后屏气再用力吸气(Muller 试验)时,病灶大小可出现变化。内若有静脉石,胸部 X 线平片上可显示圆点状致密影。

CT:

CT 检查具有很高的密度分辨率,能清楚地显示病灶的部位、大小、数量、形态及瘤周改变。病灶平扫至增强扫描的密度变化较为典型,一般与肺血管的强化程度和时间一致;海绵状血管瘤 CT 平扫呈等密度,边界清晰,CT 平扫可显示血管瘤内细微的静脉,呈点状、小圆形致密影;动脉瘤呈圆形或梭形,境界清晰,增强扫描后示其与相应的肺动脉相连;动静脉畸形通过多平面重建及 CTA 血管重建技术能立体、精确地显示病灶形态、供血动脉、引流静脉,以及血管的具体走向,为临床介入或外科手术切除提供资料。

MRI:

MRI 由于其优秀的组织分辨率及无电离辐射的特点,用于儿童检查,但 MRI 诊断肺血管瘤价值有限,对于较小的病变,由于呼吸伪影的存在,可能会出现漏诊,膈肌导航与呼吸门控可适当地减少呼吸伪影。当病变较大时,MRI 平扫很难鉴别病灶血管的流空信号与肺组织的信号,钆对比剂增强扫描可提高病变的诊断。MRI 平扫表现为长 T1 长 T2 信号,边界清晰,脂肪抑制序列呈明显高信号,T1 压脂增强扫描,病灶呈明显强化,强化程度与同层面大血管一致,可较清晰地显示供血动脉及引流静脉,为了病变显示更加清晰,可进行负间隔扫描。

【诊断要点】

1. X 线平片上可显示圆形或形态不规则小团块状、混杂点条状病灶,边缘光滑、密度均匀,透视下可见到肺动脉瘤和肺动-静脉瘘处血管搏动。

2. CT 增强扫描显示与肺血管的强化程度和时间一致肿块,并可以清晰地显示动静脉畸形的供血动脉可引流静脉。

3. X 线及 CT 上均可显示类圆形的静脉石,CT 更加敏感。

4. MRI 呈长 T1 长 T2 信号,T1 脂肪抑制序列并负间隔的增强扫描有助于诊断。

【鉴别诊断】

1. 肺结核球,病灶多以圆形或类圆形为主,境界较清晰,病灶内密度多不均匀,同时伴有钙化、裂隙征,边缘可见长毛刺,增强扫描无强化或薄壁环形强化,病灶周边可见卫星灶。增强扫描可与肺血管瘤进行鉴别。

2. 肺炎性假瘤,肺外带不规则形、扇形或类圆形结节状肿块影;病灶密度多不均,多以索条组织为框架,中间部分为边缘光整的液化灶,部分病灶内可见点片状高密度钙化;增强后肿瘤多呈明显延迟强化,静脉期强化更明显;部分病灶周围可见炎性浸润,亦可同时伴有纵隔淋巴结肿大。

【参考文献】

1. 谷兰海.巨大肺血管瘤 12 例临床分析[J].肿瘤防治研究,2009,36(9):768-771.

2. 张书兰,田曼.儿童先天性肺动静脉畸形临床诊治分析[J].中国实用儿科杂志,2020,35(9):717-721.

(盛会雪　席艳丽)

〖病例解析〗

病例

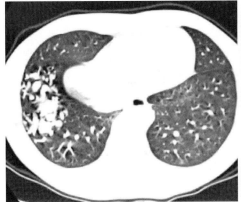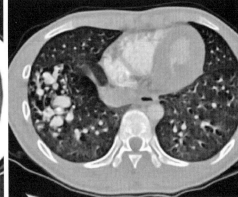

胸部 CT：左图横断位平扫肺窗，右肺下叶团片状、点条状高密度影，边界清晰，邻近肺组织形态正常；右图横断位增强纵隔窗，病灶增强后明显强化，与同层面大血管强化一致。

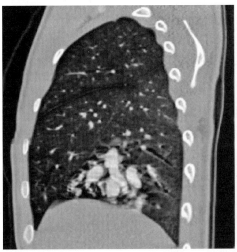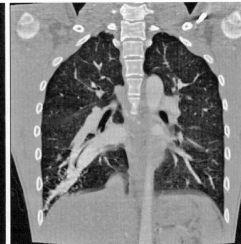

胸部 CT：左图矢状位重组增强，右图冠状位重组增强，病灶强化明显，见粗大血管影与肺门血管相连。

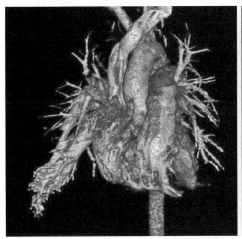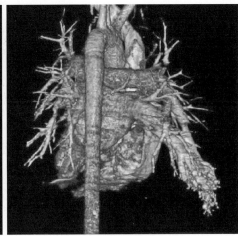

胸部 CT：左图和右图为增强后三维重组图像，示右下肺异常粗大、紊乱血管与肺动静脉相连。

图 4-1-11　右肺下叶血管瘤

12. 黏液性囊腺瘤

【临床概述】

流行病学：

肺黏液性囊腺瘤（pulmonary mucinous cystadenoma）是一种少见的良性上皮性肿瘤,其组织学特征与发生于卵巢、阑尾的黏液性囊腺瘤类似,其病因不明,可能与原始支气管在肺胚萌出及分支过程中发育终止或缺陷有关。据文献报道,肺黏液性囊腺瘤发病年龄为 41~68 岁,男女比例为 1∶2,发生于儿童者少见,右肺较左肺多见,瘤体直径 1~15 cm。

主要表现：

患者多无明显临床症状,因常规检查发现,当肿瘤较大时,可产生相应的压迫症状。

【病理】

肉眼肿瘤切面灰褐色呈囊性,多房,囊壁光滑,内有胶冻样黏液。镜下被覆囊壁的瘤细胞呈高柱状,单层,核位于基底部,胞浆含大量黏液,腺体腺泡内可含有内源性脂肪组织、组织性肺炎介质、黏液栓子。

【影像学表现】

X 线平片：

肺野内阴影,外周区域多见,部分肿瘤堵塞支气管可合并阻塞性炎症、肺不张。

CT：

平扫及增强扫描可见肿块呈囊性或囊实性,囊性成分无强化或仅有壁强化,实性成分可见轻度强化。

【诊断要点】

1. 肺外周区域边界清晰的孤立的囊性肿块。

2. 囊壁局灶增厚,可伴强化。

【鉴别诊断】

1. 支气管源性囊肿：X 线检查支气管源性囊肿多呈圆形或椭圆形,边缘清晰,如合并感染时边缘可模糊。CT 检查典型病变表现为不同部位圆形或者类圆形,边界清楚的低密度影,密度均匀,CT 值 0~100 HU 不等,增强多无强化。

2. 先天性肺气道畸形：单个或多个大小不等的囊腔,囊腔周围可见多发小囊腔,部分囊腔内可见气-液平面,囊内可有分隔,囊腔可不规则,囊壁内可有小结节。病变占位效应明显时周围肺组织受压,纵隔结构移位,可有不同程度的纵隔肺疝。如果合并感染,囊壁可明显增厚,周围肺野可见片状实变影,邻近胸膜增厚。

3. 肺隔离症：当和支气管异常沟通时可形成数个厚壁含气-液平面的囊腔,增强 CT 检查如发现来自体循环的异常血供可确诊。

【参考文献】

1. 钱晓君,朱代峰,荣光生,等. 成人肺黏液性囊腺瘤[J]. 临床肺科杂志,2015(5):942-944.

2. 张毅,魏翔,潘铁成,等. 异位支气管囊肿的诊断和外科治疗[J]. 临床肺科杂志,2009,14(10):1304-1305.

（陆 锐 席艳丽）

〖病例解析〗

病例1

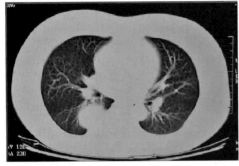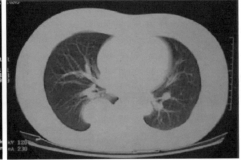

胸部CT:左图和右图为不同层面横断位平扫肺窗,右下肺脊柱旁胸膜下类圆形肿块,边缘清楚,未见分叶,周围肺纹理清晰。

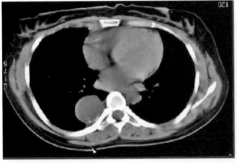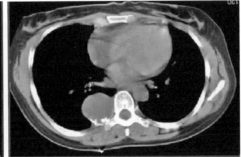

胸部CT:左图和右图为不同层面横断位平扫纵隔窗,右下肺块呈单房囊性,囊内密度均匀,肿块壁较厚,可见多发斑块状钙化影。

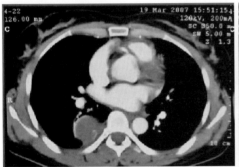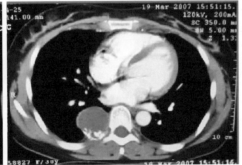

胸部CT:左图和右图为不同层面横断位增强纵隔窗,肿块囊壁可见轻度强化,囊内未见明显强化,肿块与周围结构分界清楚。

图4-1-12-1　右下肺黏液性囊腺瘤

13. 胸膜肺母细胞瘤

〖临床概述〗

流行病学:

胸膜肺母细胞瘤(pleuropulmonary blastoma,PPB)是一种儿童最常见的原发性恶性肿瘤。但总体罕见,为胚胎性恶性肿瘤,多与胸膜有关,常累及胸膜和肺。组织学上具有母细胞性瘤和肉瘤特点,恶性程度高,侵袭性强,占小儿肺内原发恶性肿瘤的15.5%。好发于婴幼儿,多见于6岁以下儿童,无明显性别差异,约25%患儿有家族倾向。肿瘤主要位于胸腔,多位于肺的周边并累及胸膜,常伴有胸腔积液。

PPB分为3种亚型:纯囊性PPB(Ⅰ型)、混合囊实性PPB(Ⅱ型)和纯实性PPB(Ⅲ型)。诊断时的中位年龄与PPB的亚型相关,中位Ⅰ、Ⅱ、Ⅲ型的年龄分别为10个月、34个月和44个月。

PPB与位于染色体14q32.13上的*DICER1*基因中的种系变体相关。DICER1综合征使个体易患良性和恶性肿瘤,以前被描述为 PPB 家族性肿瘤和发育不良综合征。*DICER1* 突变表明具有中等外显率的常染色体显性遗传模式。约 65%～70% 的 PPB 儿童在 *DICER1* 中有杂合突变。与 *DICER1* 相关的其他肿瘤突变包括:囊性肾瘤、松果体母细胞瘤、垂体母细胞瘤、分化型甲状腺癌、卵巢性索间质瘤、胚胎性横纹肌肉瘤和其他罕见肿瘤。

主要表现:

临床上患儿主要症状为发热、咳嗽等肺部感染的症状,部分患儿会出现喘息,胸腹部疼痛,合并气胸可出现突发性胸痛。肿块较大者压迫周围肺组织致不张,患儿出现呼吸困难,也有患儿表现为食欲减退、体重下降等慢性病表现。

【病理】

主要由小圆细胞、梭形细胞构成,间质成分含横纹肌母细胞、成熟或不成熟软骨小岛,腺管分化良好。大体形态似胚胎期 2～3 个月的肺组织。Dehner 分型分为 3 型:Ⅰ型 PPB 为囊肿型,为单纯囊性病变;Ⅱ型呈囊实性,实性部分伴横纹肌分化及灶性软骨样结节;Ⅲ型呈完全实性,可见间变性未分化肉瘤样成分。

【影像学表现】

儿童胸膜肺母细胞瘤影像学多显示肺和(或)胸膜肿块,肺部周围区域多见,部分肿瘤与肺组织边界清晰,部分也可能存在边界模糊,直接侵犯胸膜、纵隔或胸壁。需注意观察纵隔或肺门淋巴结转移。影像学在小儿肺母细胞瘤的术前评估中起着重要作用,但其影像学表现相对缺乏特异性,最终诊断主要依靠病理和免疫组化。与儿童时期常见的许多恶性实体瘤不同,PPB 在确诊时发生远处转移比较罕见,通常是在复发时合并有远处转移,Ⅰ型发生远处转移罕见,Ⅱ、Ⅲ型最常见的是血行转移至颅内及骨骼系统,发生转移的概率达 30%。

X 线平片:

影像学表现与 PPB 的分型相对应,Ⅰ型 PPB 通常表现为较大含气空腔,内见纤细分隔。Ⅱ型和Ⅲ型 PPB 表现为一侧胸腔内占位病变,同时可伴有纵隔肺疝、胸腔积液,肺部炎症、肺不张,甚至气胸等。当病变巨大,占据一侧胸腔时,胸片上表现为"白肺",心缘消失。

CT:

肿瘤发生在胸膜下,可广泛累及周围肺组织。病灶呈团块状、不规则形甚至占据整个胸腔的囊性、囊实性及实性肿块。瘤体通常较大,短径多＞5 cm,因肿瘤生长迅速、位于肺外周,出现临床症状时已具有较大体积。肿瘤境界较清晰,边缘光滑,呈类圆形,少有分叶及毛刺。单纯囊性病灶呈低密度,可伴含气囊腔;囊实性病灶呈等、低混杂密度;实性病灶呈较均匀稍低及等密度。当伴有出血坏死时,可表现为瘤体内部局限性低密度区。增强扫描实性部分不均匀中至明显强化,与肿瘤内所含血管的分布不均匀和实性部分内含间隔成分有关。部分肿瘤表现为不均匀结节样强化,并向腔内突入性生长。囊性部分及病灶中央出血坏死区域无强化。肿瘤体积虽较大,但一般不与气管或者支气管相沟通,周围肺组织多受压并合并肺不张,周围气管、大血管移位。少数病例可伴肺门区淋巴结肿大。进展期病灶可累及邻近血管、胸膜及纵隔,但转移性胸水及肋骨破坏少见,纵隔淋巴结肿大也相对少见。

MRI:

肿瘤信号多不均匀,可存在内部出血、强化区域和弥散障碍。

PET/CT:

Ⅲ型 PPB 显示在 FDG PET/CT 明显摄取增加。

【诊断要点】

1. 胸膜下体积较大单纯囊性、实性或囊实性肿块,与胸膜关系密切。

2. 边缘较光整,少有分叶及毛刺。

3. CT 增强扫描肿块实性部分表现为不均匀中-重度强化。

4. 肿块不与支气管相通,周围组织呈受压改变,可伴肺不张。

5. 常伴发胸腔积液和气胸,肋骨破坏少见。

6. 转移:最常发生在骨骼系统和中枢神经系统。

【鉴别诊断】

1. 尤因肉瘤家族:属于原始神经外胚层肿瘤,具有神经内分泌功能,瘤体较大时可突入胸腔内,与 PPB 容易混淆。但此瘤多沿胸壁生长,并伴有肋骨破坏,PPB 瘤体主要部分位于胸腔内,肋骨破坏相对少见。

2. 纵隔神经母细胞瘤:纵隔神经母细胞瘤多发生于后纵隔,与椎管关系密切,钙化多见,呈砂砾状、斑片状,肿块较大时伴恶性胸水及周围肋骨破坏。

3. 支气管肺囊肿、CPAM:Ⅰ 型 PPB 与支气管肺囊肿、CPAM 等囊性病变影像学鉴别困难。肺囊性病变可能会演变为 PPB,大约 10% 的 Ⅰ 型 PPB 可演变为 Ⅱ 型及 Ⅲ 型 PPB。但先天性肺气道畸形最常见于妊娠中期的胎儿即可发现,而 PPB 更常见于出生后发现,此外,1 型 PPB 比其他先天性囊肿更可能是多灶性。

4. 肺脓肿:肺脓肿的发病年龄无特异性,但临床病史明确、多以呼吸道感染为首发症状。当脓肿壁形成时可出现稍低密度脓腔,但增强具有典型的环形强化特征,即内部坏死无强化,中间及外周肉芽组织明显强化。经抗炎治疗后脓肿可吸收变小、痊愈,PPB 则无变化,可予鉴别。

【参考文献】

1. 郑彬,霍亚玲,陈琬,等. 儿童胸膜肺母细胞瘤的 CT 表现[J]. 中国 CT 和 MRI 杂志,2018,16(9):23-25.

2. 童成文,罗小琴,陈光斌,等. 儿童胸膜肺母细胞瘤的 CT 表现及鉴别诊断[J]. 医学影像学杂志,2020,30(3):504-506.

3. 李小兵,张儒舫,沈立,等. 小儿胸膜肺母细胞瘤的诊断与治疗分析[J]. 临床小儿外科杂志,2020,19(2):166-170.

(盛会雪　席艳丽)

【病例解析】

病例 1

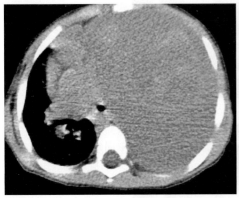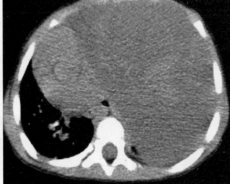

胸部 CT:左图和右图为不同层面横断位平扫,示左侧胸腔占位伴大量胸腔积液,肿瘤密度不均匀,以等低密度为主,肿瘤实质部分呈等密度,与同层面肌肉密度相仿。

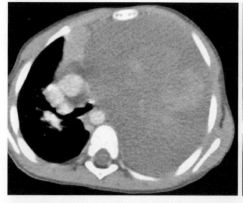
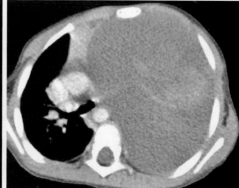

胸部 CT：左图和右图为不同层面横断位增强动脉期，肿块的实质部分呈中等程度强化，密度稍高于同层面肌肉，混杂片状低密度区，左侧胸腔大量积液，纵隔向右侧移位。

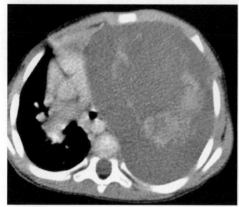
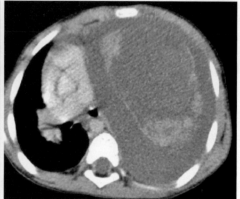

胸部 CT：左图和右图为不同层面横断位增强静脉期，肿块境界显示更清晰，可明确区分肿块与周围胸腔积液，实质部分强化更明显，病灶内见大片状无强化低密度区。

图 4-1-13-1 左肺胸膜肺母细胞瘤

病例 2

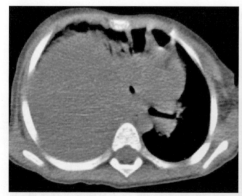
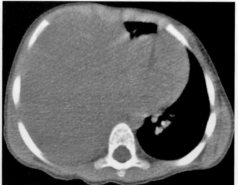

胸部 CT：左图和右图为不同层面横断位平扫，右侧胸腔巨大等低密度肿块，稍低于同层面肌肉密度，密度均匀，肿块紧邻胸膜，邻近肺组织、气道及纵隔呈受压改变。

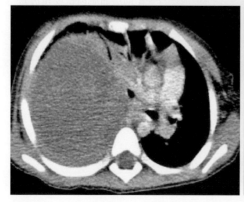
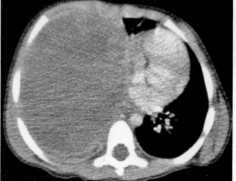

胸部 CT：左图和右图为不同层面横断位增强动脉期，肿块呈不均匀中等程度强化，病灶内可见片状无强化区，邻近肋骨形态正常，病灶主要位于胸腔内，紧邻胸膜。

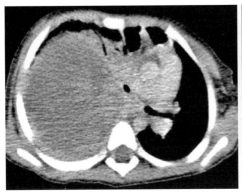 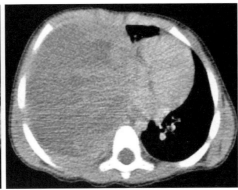

胸部CT:左图和右图为不同层面横断位增强静脉期,肿块强化较动脉期更加显著,强化程度等或稍高于同层面肌肉。

图 4-1-13-2 右肺胸膜肺母细胞瘤

14. 肺原始神经外胚层肿瘤

【临床概述】

流行病学:

原始神经外胚层肿瘤是一种少见的起源于中枢和交感神经系统外神经脊的小圆细胞类肿瘤,恶性程度极高,具有多向分化潜能。2000年,WHO将其归为胚胎性肿瘤。外周型PNET可以发生在任何年龄组,但年长儿和青少年多见,几乎可发生在全身的任何部位,以胸肺部、四肢和脊柱旁为主。起源于胸壁的PNET又称为Askin瘤,其组织学特征和其他部位的类似。

临床表现:

起病隐匿,无特异临床表现,主要和病变大小和是否侵犯肋骨及胸膜有关,多因局部肿块或疼痛就诊。

【病理】

外周性PNET肿瘤形态多样,多数由未分化小圆细胞构成,核圆形,染色质细腻,少量透明或嗜酸性胞浆,胞膜不清楚。有些瘤细胞较大,有明显的核仁,细胞轮廓不规则,核分裂象易见。肿瘤组织中可见灶状或片状坏死,瘤细胞可形成典型的Homer-Wright菊形团。免疫组化示神经内分泌抗体标记阳性,如CD99、S-100、NSE、Syn等,其中CD99是诊断本病相对较特异的抗体。

【影像学表现】

Askin瘤的发病率较低,影像学表现缺乏特异性,最终诊断依据病理和免疫组化。肿瘤主要位于胸壁或纵隔内,也可位于叶间胸膜,肺组织可受侵犯,原发于肺组织的PNET少见,肿瘤常为单发软组织肿块,与周围组织分界不清,病灶大小常大于5cm,伴有液化、坏死,常为偏心性多发小灶坏死,钙化少见。CT平扫表现为密度均匀,等于或低于胸壁肌肉密度。增强扫描肿瘤从动脉期、静脉期、平衡期逐渐均匀或不均匀强化,呈中-明显强化。瘤侵犯胸膜或心包时可有胸腔或心包积液。PNET恶性程度高,局部浸润与远处转移的速度很快,根据肿瘤的发生部位可伴有纵隔、锁骨上区或腋窝的淋巴结转移,2/3以上的Askin瘤病例常见肋骨破坏,肋骨受侵主要表现为成骨性改变。

【诊断要点】

1. 好发于青少年。

2. 胸壁较大软组织肿块,密度较均匀,可伴有小灶性液化、坏死,钙化少见。

3. 增强扫描呈中-明显强化。

4. 恶性程度高,易侵犯邻近肋骨,多表现为成骨性改变。

5. 常伴有纵隔、锁骨上区或腋窝的淋巴结转移。

【鉴别诊断】

1. 胸膜间皮瘤,是一种少见的胸膜原发肿瘤,可发生于任何年龄,男性成人多见,小儿发病率低。分为局限性和弥漫性两种,前者为良性,后者多为恶性。多表现为凸向肺内的与胸膜宽基底相连的肿块,密度均匀,较大肿块内可有坏死、囊变或出血区,增强呈均匀性显著强化,囊变坏死区不强化,极少伴胸腔积液或胸膜增厚,罕见肋骨破坏。

2. 胸膜肺母细胞瘤,是一种罕见的胚胎性恶性肿瘤,多与胸膜有关,常累及胸膜和肺。好发于婴幼儿,肿瘤主要位于胸腔,多位于肺的周边并累及胸膜,影像表现为胸膜下体积较大单纯囊性、实性或囊实性肿块,与胸膜关系密切,转移性胸水及肋骨破坏少见。

3. 纵隔神经母细胞瘤,多发生于后纵隔,与椎管关系密切,钙化多见,呈砂砾状、斑片状,肿块较大时伴恶性胸水及周围肋骨破坏。

【参考文献】

1. 邓波,王如文.胸部原始神经外胚层肿瘤的诊断与治疗(附四例报告)[J].肿瘤,2007.

2. 徐晓辉,张志庸.胸部原始神经外胚层肿瘤(附10例报告)[J].中华胸心血管外科杂志,2006.

3. 董天明,娄昕.外周原始神经外胚层肿瘤的影像诊断(附31例病例复习)[J].临床放射学杂志,2011.

（盛会雪　席艳丽）

【病例解析】

病例 1

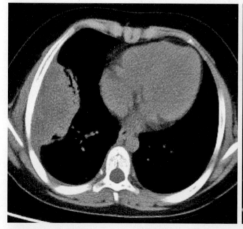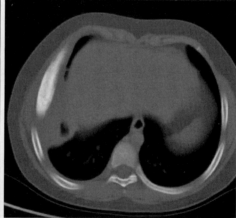

胸部 CT 平扫＋增强轴位图像纵隔窗,左图示右侧胸膜下混杂等低密度肿块,宽基底与胸壁相连,右图示邻近肋骨增粗、密度增高,提示骨质受累。

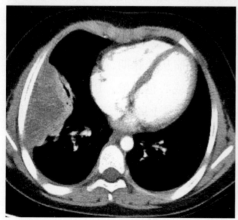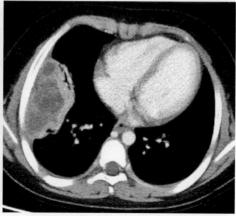

胸部 CT 平扫轴位图像,肿块呈明显不均匀强化,静脉期显示更清晰,病灶内可见片状液化坏死的不强化区域。

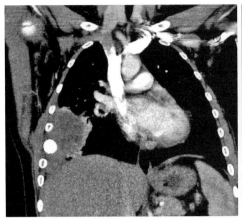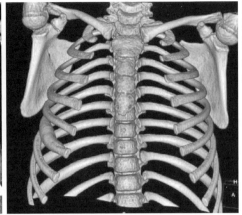

胸部 CT 增强冠状位 MPR 图及三维重建 VR 图像,示右侧胸膜下肿块,右侧第 6 肋骨膨隆、密度增高。

图 4-1-14-1　右肺原始神经外胚层肿瘤

病例 2

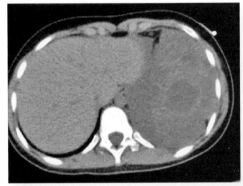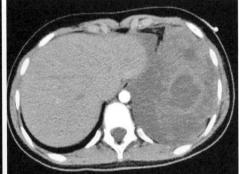

胸部 CT 平扫及增强轴位图像,左侧胸腔巨大不规则软组织肿块影,呈等低混杂密度,增强扫描后呈明显不均匀强化。

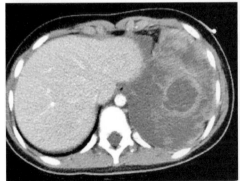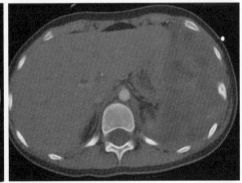

左图胸部 CT 增强静脉期轴位图像,强化更加显著;右图骨窗示肿瘤邻近肋骨稍增粗、边缘模糊,提示骨质受累。

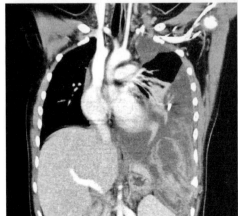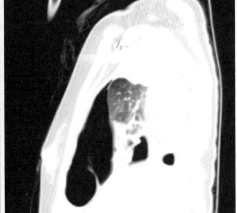

胸部 CT 冠状位及矢状位 MPR 图像,示左侧胸腔巨大软组织肿块,不均匀明显强化,伴左侧胸腔积液、部分肺组织不张及左侧少量气胸。

图 4-1-14-2　左肺原始神经外胚层肿瘤

15. 肺癌(类癌)

【临床概述】

流行病学:

原发性肺癌(lung cancer)在儿童中很罕见,最常见的类型为类癌,占儿童原发性恶性肺肿瘤的 80% 至 85%。类癌是低级别神经内分泌癌,它们具有局部侵袭性生长和转移的风险,通常表现为支气管内肿块。由于儿童的年龄小,临床症状缺乏特异性,常误诊,从而延误治疗;手术是首选治疗方式。

肺神经内分泌肿瘤是神经内分泌细胞的上皮恶性肿瘤,可分为以下类别之一:典型和非典型类癌、小细胞肺癌和大细胞神经内分泌癌。类癌是年龄较大的儿童和青少年最常见的原发性肺部恶性肿瘤;非典型类癌,以中度分级为特征;高级别恶性肿瘤小细胞肺癌和大细胞神经内分泌癌在儿童中少见。儿童的平均发病年龄为 12 岁,男孩稍多(1.4:1)。

主要表现:

类癌通常表现为支气管内肿块,造成管腔狭窄或阻塞,产生阻塞性肺炎、肺不张、肺气肿以及长期反复感染引起的支气管扩张等继发性改变,因此临床上常出现喘息、咳嗽、咯血、发热或胸痛等症状。

【病理】

大体表现为气道壁上边界清楚的圆形或椭圆形息肉状肿块影,大小可从 5 毫米至 95 毫米。镜下示癌细胞形态不规则,胞核圆形或卵圆形,有细粒状核染色质,核仁不明显,至少有中度嗜酸性细胞质。这些细胞通常排列呈类器官样,呈条状、片状或乳头状,大多数肿瘤以多形态混合生长。肿瘤间质富于毛细血管,是该肿瘤的典型特征。根据病理组织类型分为典型类癌及非典型类癌,典型类癌占 80% 以上。

【影像学表现】

根据发生病灶部位将类癌分为中央型和周围型,中央型累及段支气管以上。X 线诊断价值有限,类癌最常见的初始影像学表现是继发性的阻塞性肺炎或肺不张,CT 及三维重建 MPR 可以更好地表征类癌肿瘤,通常显示气道壁关联,无论肿瘤是生长到管腔还是超出支气管软骨进入肺;MRI 显示病灶内成分优于 CT,病灶较小显示不清。

X 线平片:

如果肿瘤较大,在 X 线上能显示,中央型一般表现为肺内片状实变影,周围型表现为肺外周带的圆形或卵圆形软组织内影,钙化及空洞少见。

CT:

中央型类癌病灶通常是部分支气管内的圆形或卵圆形高密度影,边缘光滑,腔内成分较小,肺内病灶更广泛;而且由于肿瘤的缓慢生长导致反复感染,致使远端支气管扩张伴黏液充填。腔内成分明显小于肺内病灶,似冰山一角("冰山征"),是类癌的典型表现。大约 30% 的类癌肿瘤中可见钙化。周围型表现为肺内单发的圆形或椭圆形肿块影,境界多清晰光整,密度较均匀,很少有囊变、液化、坏死。类癌为富血供肿瘤,增强表现为明显强化。

MRI:

MRI 的作用有限,T1WI 像呈等或稍低信号,T2WI 像呈明显高信号,为类癌的典型特征,DWI 呈高信号,ADC 信号减低,增强扫描与 CT 相似,呈明显强化。

PET-CT:

部分研究表明,类癌在 ^{18}F-FDG PET/CT 摄取方面表现各异,非典型类癌一般有较高的摄取值。

【诊断要点】

1. 肿瘤通常部分位于支气管内,具有小的腔内成分和更广泛的肺成分。

2. 肿瘤与气道壁的关系及其缓慢生长,通常会导致反复感染和充满黏液的支气管扩张。

3. 类癌肿块通常为中央型。

4. 病灶边界清晰,密度均匀,30%可能钙化。

5. "冰山征"为典型表现(支气管内小病灶,肺内病灶广泛)。

6. T2WI表现为典型的高信号。

7. 富血供肿瘤,增强明显强化。

【鉴别诊断】

1. 支气管内膜结核:CT上支气管壁显示逐渐变窄直至闭塞,但是不形成管腔内结节影或杯口样肿块影。狭窄的支气管周围很少形成明显肿块影,肺内常显示支气管播散病灶。临床实验室检查提示结核杆菌阳性。

2. 周围型肺癌,病灶一般有分叶、毛刺、胸膜凹陷征等,增强扫描一般呈轻中度强化,周围型类癌增强呈明显强化,可鉴别。

3. 黏液表皮样癌:通常产生于中央气道,主支气管或小叶支气管的突然截断,表现为原发肿瘤伴发阻塞性肺不张或肺炎,一般轻度强化,不太可能表现出类癌的明显强化。

(王雅静　周　静)

【参考文献】

1. LICHTENBERGER J R, BIKO D M, CARTER B W, et al. Primary Lung Tumors in Children: Radiologic-Pathologic Correlation From the Radiologic Pathology Archives [J]. Radiographics, 2018, 38(7): 2151-2172.

2. 邰艳红, 景洪标, 尹迎春, 等. 儿童支气管典型类癌临床病理观察[J]. 诊断病理学杂志, 2006(06): 424-426.

3. 汪兵, 利玉林, 戴懿, 等. 肺原发性类癌的影像诊断[J]. 中国CT和MRI杂志, 2021, 19(07): 57-59.

4. 蒋飞, 段慧. 肺类癌的CT影像学进展[J]. 影像研究与医学应用, 2019, 3(20): 7-8.

5. 吴杰, 肖辉, 刘江勇, 等. 15例肺类癌的CT影像学表现[J]. 贵州医科大学学报, 2016, 41(10): 1235-1237.

【病例解析】

病例

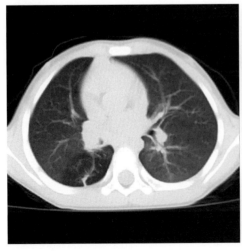 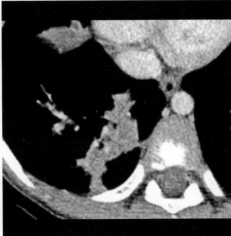

胸部CT:左图横断位平扫肺窗,右图纵隔窗,示右下肺支气管腔内结节影,右下肺局部透亮度增高;右图横断位纵隔窗,示充满黏液扩张的支气管。

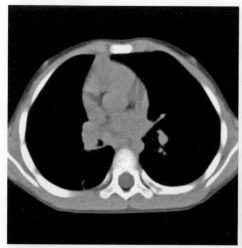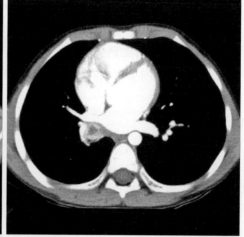

胸部CT：左图横断位平扫纵隔窗，示右下肺支气管腔内结节影；右图横断位增强，示肿块明显环形强化。

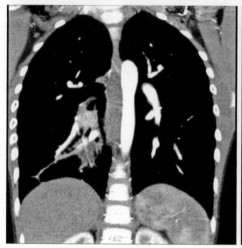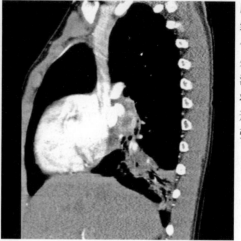

胸部CT：左图冠状位重组增强，示右下肺明显强化肿块影，呈支气管腔内外生长，周围可见充满黏液扩张的支气管；右图矢状位增强，示肿块明显环形强化，右肺下叶部分不张，局部支气管扩张。

图 4-1-15　非典型类癌

第二节　纵隔肿瘤

1. 异位胸腺

【临床概述】

流行病学：

胸腺是一个淋巴器官，兼有内分泌功能。胸腺是免疫系统的主要器官，是 T 细胞分化、发育、成熟的场所，参与机体细胞免疫和体液免疫。正常胸腺位于前上纵隔，胸骨柄后方，上端达胸腔上口，有时突入颈根部，下端至心包的上部，前面紧贴胸骨，大部分被肺和胸膜所掩盖，后面贴于心包及大血管前面。胸腺大体呈三角形或锥体形，下宽而上尖。胸腺分颈、胸两部分，颈部分包括甲状胸腺韧带和胸腺体，胸部分位于胸骨柄和胸骨体后方，借疏松结缔组织与之相连。胸腺在出生后和幼儿期非常发达，3 岁以下幼儿胸腺最明显，到青春期前后开始萎缩，成人尤其 40 岁以上几乎被脂肪组织置换。

胸腺起源于胚胎期第三对咽囊，由颈部下降至前纵隔，成为左右不对称的腺叶和中间狭长的峡部。

如果胸腺在过程中受限停留于某一部位或有小块组织残留于某一部位则形成异位胸腺组织,多见于颈部、甲状腺或胸腔。

主要表现:

异位胸腺多发生于2～13岁,男女比例约为3∶1,临床表现为偶然发现的颈部无痛性肿块,部分病例出现气促或吞咽困难等症状。

〖病理〗

儿童异位胸腺十分罕见,好发于颈部或纵隔,多位于颌下腺、腮腺或甲状腺周围,极少数发生于肺门、心包、胸壁、腋窝等部位,单发或多发。单纯异位胸腺组织质地较软,易被其他组织结构推移,与大部分实性肿瘤具有占位效应的特点相反。病理镜下异位胸腺和正常胸腺组织结构相同,由成熟淋巴细胞和胸腺上皮细胞构成,见胸腺小叶结构,皮髓质分界清晰,并可见胸腺小体。

〖影像学表现〗

异位胸腺发生部位不确定,影像学表现缺乏特异性,术前正确诊断较困难。对于颈部形态规则实性肿物,信号均匀、边缘光滑、包膜完整时,应考虑到本病的可能。MRI影像学检查中,扩大冠状位扫描范围至胸骨水平并注意肿块与正常胸腺信号的对比有助于异位胸腺的诊断。

X线平片:

2岁以内的幼儿正位胸片上大多能显示胸腺,形状各异,大小不一。最常见的表现为右上纵隔旁三角形致密影,外侧缘及下缘均较清晰光整,且下缘较平直,似船帆状,密度均匀,内侧缘与纵隔分界不清,帆影后可见到正常走行的肺纹理。还可表现为右上纵隔旁半圆形边缘光滑影,以钝角与纵隔相续,外缘最突出点不定。胸部侧位片表现为前纵隔上部气管前方密度增高,主动脉心影分界不清。异位胸腺在X线胸片上多无阳性发现。

CT:

正常胸腺小儿期和青少年期形态和密度有很大差异,10岁前多呈方块形和弥漫肿大型,10岁以上逐渐变成三角形和边缘内凹的箭头形,边缘光滑或波状。20岁以下呈软组织密度,与肌肉组织相同,20岁以上逐渐被脂肪组织置换,CT值明显下降,最终被脂肪组织完全替代。

异位胸腺CT平扫表现为形态规则的实性肿物,边界较清,其内密度较均匀,与肌肉密度相等,增强扫描示病灶轻中度均匀强化,病灶内部未见明显坏死或囊变。

MRI:

在不同年龄组,正常胸腺的大小及组织成分有所不同,因而MRI表现也不尽相同。青春期前,胸腺组织内含水较多,而脂肪含量较少,因此T1WI呈等信号或与肌肉组织信号相仿,T2WI上呈高信号,T2WI压脂成像仍为略高信号。青春期后,胸腺逐渐为脂肪组织所替代,其信号强度接近脂肪信号,T1WI及T2WI均显示为高信号、T2WI压脂像为低信号;如不完全脂肪性变则可出现脂肪性高信号和剩余胸腺组织的中等信号混杂并存。增强扫描正常胸腺组织不强化或轻微强化,脂肪性变的胸腺组织不强化。

异位胸腺MR平扫示病变边界清楚,信号均匀,T1WI表现为与颈部肌肉接近的等信号,T2WI上略高于肌肉的中等信号,T2WI压脂序列呈均匀稍高信号;增强扫描呈均匀轻度强化,内见小条状血管强化影。平扫及增强扫描显示肿块信号始终与正常胸腺信号一致。

〖诊断要点〗

1. 颈部或纵隔内实性肿块。

2. 边界清楚,密度不均,少见坏死、囊变及钙化。

3. CT平扫显示肿块密度及MRI各序列信号始终与正常胸腺一致。

4. CT、MRI增强扫描呈轻中度均匀强化。

【鉴别诊断】

1. 血管瘤:在患儿最初6个月内迅速增长,具侵袭性,肿块边界不清,占位效应较异位胸腺不明显;增强扫描血管瘤强化明显高于异位胸腺。

2. 畸胎瘤:CT及MRI扫描可显示瘤体内脂肪、骨骼、软组织和液体等成分,足以明确诊断。

3. 淋巴瘤:分为霍奇金淋巴瘤和非霍奇金淋巴瘤,多发淋巴结肿大是重要鉴别点。肿大淋巴结可融合,MRI检查T2WI序列肿大淋巴结信号较异位胸腺信号高。

4. 甲状腺腺瘤:肿块边界清楚,内部可见囊变或出血,增强后明显强化,周边可见较丰富的动静脉血流信号,呈环状分布。

【参考文献】

侯健宁,刘鸿圣,孙珑,等.儿童实性颈部异位胸腺的影像分析[J].中国医学影像学杂志,2015(9):670-671,673.

（席艳丽　张晓军）

【病例解析】

病例1

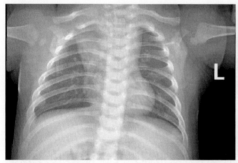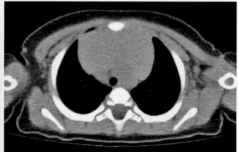

左图正常胸腺胸部正位片,上纵隔影明显增宽,右侧明显呈三角形,外缘清楚;右图胸部CT横断位平扫,胸腺位于前上纵隔、主肺动脉之前,呈方形,密度均匀,与肌肉组织密度相仿。

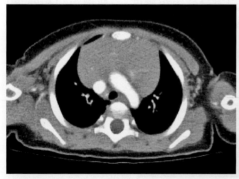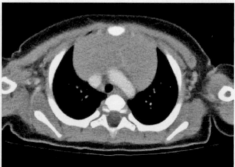

胸部CT:左图横断位增强动脉期,正常胸腺呈轻度均匀强化,边界清楚,部分包绕大血管;右图横断位增强静脉期,胸腺强化程度较前更明显。

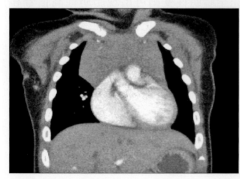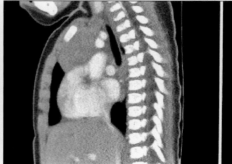

胸部CT:左图冠状位重组增强静脉期,右图矢状位重组增强静脉期,正常胸腺位于前上纵隔内,上、外、下缘光滑清楚,密度均匀,轻中度强化,其内可见多发细小血管影。

图4-2-1-1　正常胸腺CT表现

病例 2

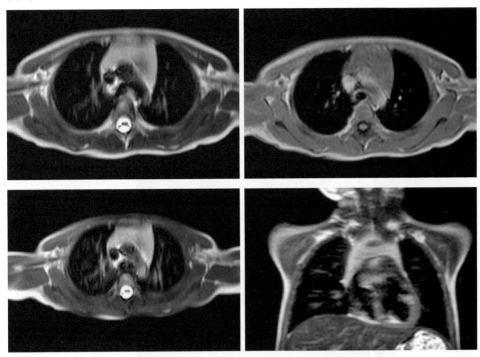

胸部 MRI:左图 T2WI 横断位平扫,正常胸腺呈稍高信号;右图 T1WI 横断位平扫,胸腺呈与肌肉相同的等信号,纵隔内脂肪含量较少。

胸部 MRI:左图压脂 T2WI 横断位平扫,正常胸腺信号相对较高;右图 T2WI 冠状位平扫,正常胸腺位于前上纵隔,与心脏大血管及纵隔脂肪分界清楚。

图 4-2-1-2　正常胸腺 MRI 表现

病例 3

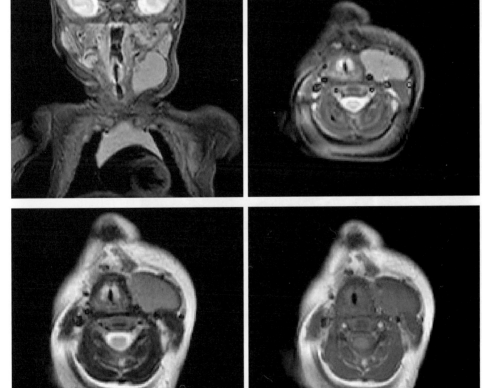

颈部 MRI:左图 T2WI 压脂像冠状位平扫,左侧下颌角处不规则肿块,与纵隔内胸腺信号一致;右图 T2WI 压脂横断位平扫,肿块位于颈动脉鞘前方,呈稍高信号,信号均匀,边界清楚完整。

颈部 MRI:左图 T2WI 横断位平扫,病变呈略高于肌肉的中等信号;右图 T1WI 横断位平扫,病变信号与周围肌肉相等。

图 4-2-1-3　异位胸腺

病例 4

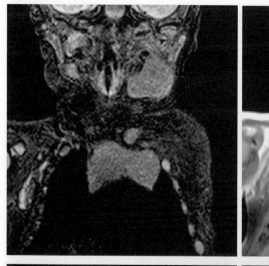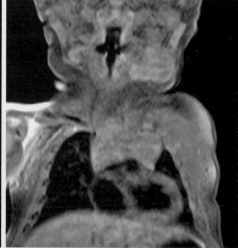

颈部 MRI：左图 T2WI 压脂冠状位平扫；右图 T1WI 压脂冠状位，左侧颈部不规则肿块信号始终与纵隔内胸腺表现一致。

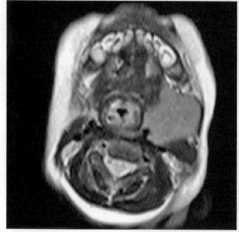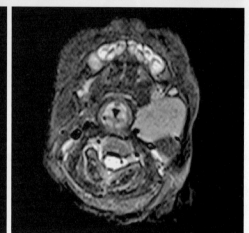

颈部 MRI：左图 T2WI 横断位平扫，异位的胸腺组织高于周围肌肉；右图 T2WI 压脂横断位平扫，压脂像上信号更高，病灶与周围肌肉、血管均分界清楚。

图 4-2-1-4 异位胸腺

病例 5

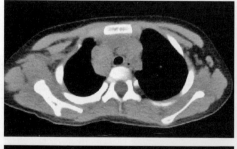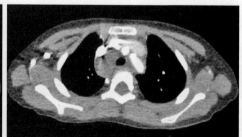

颈部 CT：左图横断位平扫，右上后纵隔旁类圆形软组织包块影，密度均匀，与肌肉相同；右图横断位增强动脉期，病灶轻度均匀强化。

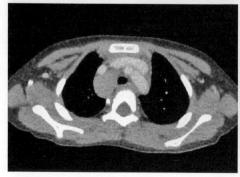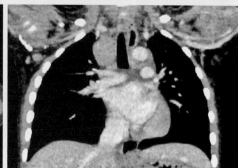

颈部 CT：左图横断位增强静脉期，病灶强化程度继续增高，呈中度强化，病灶内部未见明显坏死或囊变；右图冠状位重组增强静脉期，病灶与周围大血管及心脏均分界清楚。

图 4-2-1-5 异位胸腺

2. 胸腺增生

〖临床概述〗

流行病学：

儿童胸腺的大小、形态变化较大,当机体受到外伤、手术和感染等刺激,胸腺可发生反应性增生,其机理不十分清楚,可能与应激反应后肾上腺糖皮质激素水平增高有关。

胸腺增生(thymic hyperplasia)主要分为 3 种：①真性胸腺增生：5、6 岁以上的儿童,组织学上保持正常胸腺结构,但其大小和重量相对增大；②淋巴样滤泡性胸腺增生：指胸腺髓质伴有淋巴细胞和浆细胞的生发中心增生,主体是 B 细胞性淋巴细胞。常见于重症肌无力患者；③反应性胸腺增生：胸腺受到化学疗法、激素疗法、放射线治疗、烧伤、重度感染等应激作用,可发生反跳性再生,常发生于化疗终止后 6 个月左右时,以后可恢复到正常大小。

主要表现：

多数病例无明显临床症状,增生明显者可有气管和血管压迫症状,65％的重症肌无力患者伴有胸腺增生,甲状腺功能亢进症、桥本病、系统性红斑狼疮、Addison 病等自身免疫性疾病也可看到胸腺增生,激素治疗有效。

〖病理〗

主要表现为胸腺体积增大或内部密度增高,肉眼观胸腺重量增加,形态基本正常,两叶基本对称,保留分叶形状。真性胸腺增生镜下结构正常,淋巴滤泡性增生胸腺体积和重量不一定增加,但胸腺髓质生发中心的 B 淋巴细胞增生明显,呈滤泡样增生,可见典型 Hassall's 小体,皮质受压萎缩,皮髓质分界清楚。

〖影像学表现〗

X 线平片：

① 单侧或双侧纵隔阴影增宽或变形,多数呈双侧性,可以一侧显著,其边缘光滑,可呈分叶状；②前纵隔心脏大血管交界区前可见局限性密度增高阴影。

CT：

① 胸骨后前纵隔内胸腺影弥漫性增大,超出正常径线范围,但仍保持其正常形态,呈方形、梯形或梨形,边缘光滑,可呈分叶状；②胸腺影呈肌性密度,均匀,无钙化,无强化或轻度强化为主；亦可不均,但无明显结节状强化；③增大的胸腺与周围正常结构分界清楚,对邻近结构无侵蚀和包裹,无淋巴结肿大及胸膜、心包膜受累等。

MRI：

胸腺增生 MRI 可表现为 3 种类型,即胸腺弥漫性增大,胸腺结节性增大和胸腺正常。无论是弥漫性增大还是结节性增大,其 T1WI 和 T2WI 上信号强度均高于或等于肌肉信号,但明显低于脂肪信号,结节性胸腺增生还可见等信号结节灶,增强扫描不强化或轻微强化。也有少数病理证实的胸腺增生其大小及信号强度无异常表现。

〖诊断要点〗

1. 胸腺体积、密度和年龄不相符。

2. 胸腺正常或体积大于同年龄组者,但轮廓正常。

3. 胸腺密度或信号不均匀,可以有结节样表现,但无明显肿块。

4. 脂肪替代不完全,或前后比较胸腺内密度增高。

5. 若临床有重症肌无力,诊断可明确。

【鉴别诊断】

1. 胸腺瘤:30 岁以上成人好发,肿块呈结节状或分叶状,并向一侧或两侧胸腔突出,或侵及心脏大血管间隙,分界可不清楚,且增强明显,恶性者可伴胸膜、心包膜受累,淋巴结转移,应用激素治疗无效。

2. 纵隔畸胎瘤:胸腺增生位置较低时与纵隔畸胎瘤非常相似,但纵隔畸胎瘤有不均匀密度及强化结节,含钙化或骨化、脂肪结构,下方心脏和大血管推压移位等。

3. 胸腺未退化:未退化的胸腺形态对称,密度均匀,边缘平直,无向外膨突。胸腺增生的 CT 值较高,为软组织密度,而胸腺未退化 CT 值较低,可为脂肪密度或稍高。如果过去有胸片对比,加上重症肌无力等病史对诊断有很大的帮助。

【参考文献】

唐震,邱国华,林建勤,等.儿童胸腺增生的 X 线和 CT 诊断[J].临床放射学杂志,2001,20(4):313-315.

(席艳丽 杨 明)

【病例解析】

病例 1

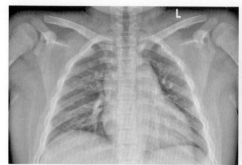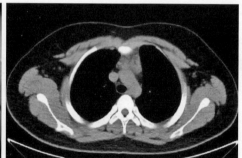

左图胸部正位片,上纵隔影增宽,两侧缘呈弧形突出,但边界清楚;右图胸部 CT 横断位平扫,胸腺增生位于升主动脉及主动脉弓前方,边界清楚。

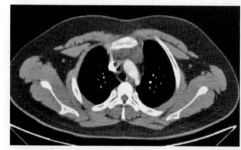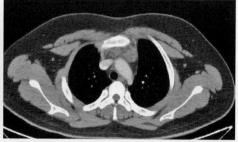

胸部 CT:左图横断位增强动脉期,增生的胸腺强化不明显,沿主动脉弓向纵隔两侧延伸,与周围结构境界清楚;右图横断位增强静脉期,胸腺轻度强化,内部密度欠均匀。

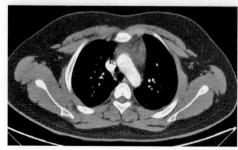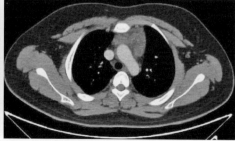

胸部 CT:左图横断位增强动脉期,胸腺增生向纵隔下方延伸,呈三角形;右图横断位增强静脉期,较动脉期强化程度更明显,但其内密度稍不均匀。

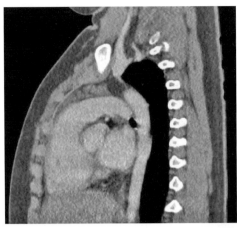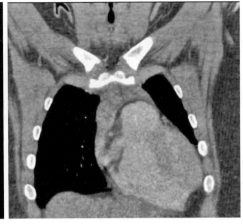

胸部CT：左图矢状位重组增强静脉期，显示前上纵隔内胸腺增生呈多发小结节状；右图冠状位重组增强静脉期，示增生胸腺沿纵隔间向两侧及下方延伸，与周围心脏大血管结构分界清楚。

图 4-2-2-1　胸腺增生

病例 2

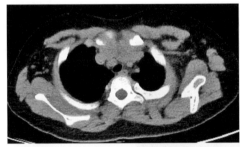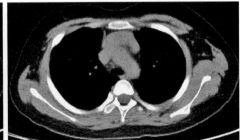

胸部CT：左图横断位平扫为胸廓入口层面，右图横断位平扫显示主动脉弓层面，示前纵隔增大软组织密度影，厚度及径线超过正常同龄组。

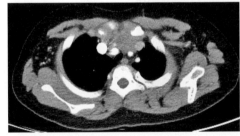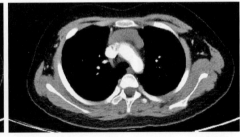

胸部CT：左图和右图为横断位增强动脉期不同层面，示增生胸腺未见明显强化，周围脂肪间隙清楚，与大血管分界清楚。

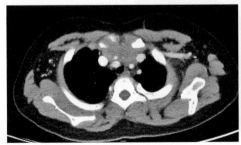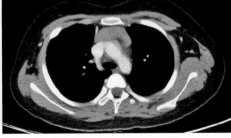

胸部CT：左图和右图为横断位增强静脉期不同层面，增生的胸腺组织可见轻度强化，其内密度均匀，对邻近结构无侵蚀和包裹。

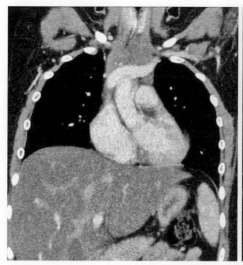
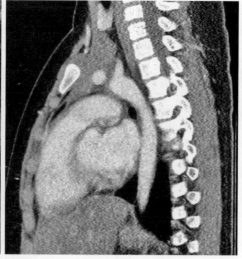

胸部 CT:左图冠状位重组增强静脉期,增生的胸腺组织向锁骨上窝内延伸;右图矢状位重组增强静脉期,增生胸腺位于前纵隔内,后方心脏大血管未见受累及受压征象。

图 4-2-2-2 胸腺增生

病例 3

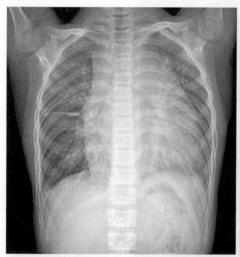
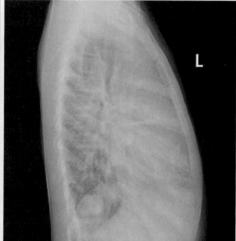

胸部 X 线平片:左图正位片,示双侧纵隔阴影明显增宽,形似心脏增大,边缘光滑;右图侧位片,示前纵隔心脏大血管交界区前可见局限性密度增高阴影。

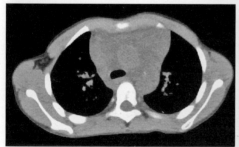
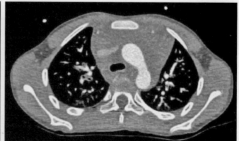

胸部 CT:左图横断位平扫,胸腺弥漫性增大,密度增高,但仍维持胸腺原有形态,与纵隔轮廓保持一致;右图横断位增强动脉期,增生胸腺组织内可见多发小血管影穿行。

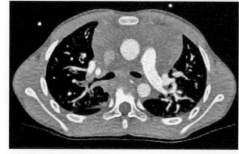
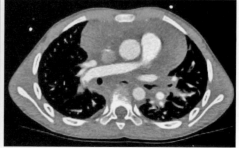

胸部 CT:左图和右图为横断位不同层面增强动脉期,显示增生的胸腺沿血管间隙分布,超出正常径线范围,呈方形,边缘光滑,强化不明显。

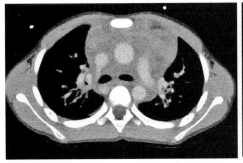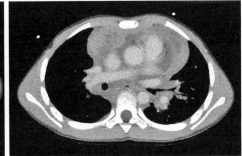

胸部CT:左图和右图为横断位不同层面增强静脉期,增生的胸腺可见轻度不均匀强化,其内似可见多发结节状改变。

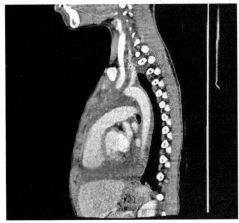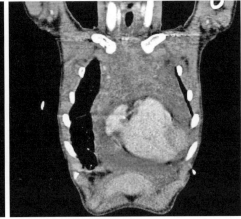

胸部CT:左图矢状位重组增强静脉期,右图冠状位重组增强静脉期,前纵隔增生的胸腺弥漫性增大并包绕心脏大血管结构,但未见侵犯征象。

图4-2-2-3　胸腺增生

3. 胸腺囊肿

【临床概述】

流行病学:

胸腺囊肿(thymic cyst)很少见,约占纵隔病变的5%。胸腺囊肿可分为3类:①先天性胸腺囊肿:来自胚胎第三鳃囊的残余发展,囊肿多因胸腺咽导管未闭合,导管上皮渗液或出血,逐渐扩张而形成,可发生于从颈部至纵隔膈肌的任何部位,多为单房囊肿;②后天性胸腺囊肿:一些胸腺的肿瘤如胸腺瘤、淋巴瘤、生殖细胞肿瘤,在治疗前后可出现广泛的囊性改变,炎性病变亦可出现胸腺多发厚壁囊肿;③退行性胸腺囊肿:多因心脏手术而行胸骨正中切开,引起胸腺退行性变形成囊肿。

值得注意的是,某些多房胸腺囊肿常伴胸腺瘤或胸腺癌,霍奇金病及非霍奇金淋巴瘤可有胸腺囊肿,囊性精原细胞瘤可在囊壁淋巴样组织中找到分散肿瘤细胞,因此区别胸腺囊肿为先天性或后天性具有一定的意义。

主要表现:

颈部胸腺囊肿多位于颈前三角区,随年龄增长而被发现,肿瘤巨大时出现压迫症状,表现为运动时气短,偶见声哑,若肿物急速增大可出现吞咽困难,压迫气管而引起呼吸困难。胸部胸腺囊肿多无症状,若有症状可表现为胸痛、胸闷、气短、吞咽困难,若囊肿破溃穿入心包,可出现心包填塞。

【病理】

先天性胸腺囊肿以单房为主,直径常小于6cm,囊壁薄,覆以鳞状上皮或扁平、立方或柱状上皮,柱状上皮可有纤毛,无炎性改变。后天性胸腺囊肿多来自炎症,壁较厚,有炎症及纤维化,囊肿周围可见正常胸腺组织,此为特征性表现。囊内为淡黄色液体淋巴液为主,有时可见胆固醇结晶,如合并出血囊肿急剧增大,可有含铁血黄素。

【影像学表现】

X线平片:

囊肿体积很小时,隐匿于纵隔阴影内,很难发现。增大至一定体积后,可在前上纵隔呈半圆形或弧形突出阴影,密度较高,边缘清晰,可有钙化。

CT:

颈部或前上纵隔境界清楚的单房或多房囊性肿块,圆形或类圆形,部位有占位效应。病灶常位于中线结构处,周围可无明显胸腺组织,囊壁薄,部分囊壁显示不清,少部分囊壁可有钙化,囊内可有分隔。囊内呈均匀水样密度,CT值为 0 ± 20 HU,含有胆固醇类物质时,CT值一般较小,可呈负值;合并出血、脱落细胞或蛋白含量高时,CT值为 $30\sim40$ HU,近似软组织密度,会被误诊为实性肿块。囊肿与纵隔结构间有脂肪组织,对周围结构无浸润,增强后囊壁有强化,内容物无强化。

MRI:

T1WI视囊液成分而定,大多数显示低信号,当伴有出血、高浓度蛋白质、脂肪、感染时,囊液呈高信号,T2WI与脑脊液同样的信号强度,增强后无强化。当含有实性成分时,还要考虑恶性变,霍奇金淋巴瘤、精原上皮瘤、胸腺癌等可合并胸腺囊肿。由于MRI有多切面、多方位成像和对脂肪、液体组织高度敏感性的特点,对纵隔内血管、气管、心包等显示更加清晰,可作为胸腺囊肿CT诊断的重要补充。

【诊断要点】

1. 颈部或前上纵隔一侧性边缘清楚的单房或多房囊性病变。

2. 囊壁均匀或不均匀,增强后有强化。

3. CT上囊内液体多数为水样密度,如含较多胆固醇结晶,CT值可为负值;如合并出血,CT值可较高,类似软组织密度;内部囊液无强化。

4. MRI上呈典型长 T1、长 T2 信号,出血时表现为 T1WI 和 T2WI 的高信号,内部无强化。

5. 病变张力低,其生长易受到周围组织的不同程度限制而形态多变。

【鉴别诊断】

1. 胸腺瘤囊性变:好发生于前上、中纵隔,坏死部分密度往往不够低,周围实性部分CT表现为软组织密度影,增强后轻中度或明显强化,不均匀,边界也常常不清。

2. 纵隔囊性畸胎瘤:多单发,形态稍欠规则,边界光整,囊壁厚度 $2\sim5$ mm,囊壁可分泌皮脂样液体使囊内富含脂质液体,典型者囊壁有蛋壳样钙化。

3. 淋巴管瘤:囊肿体积往往更大,形态不规则,多呈分叶状,沿周围间隙攀藤状生长,囊肿壁菲薄而均匀,囊内液体为典型水样密度或信号。

4. 心包囊肿:多位于右侧心膈角区,呈水滴状、元宝状囊性病变,与心包关系密切。

5. 支气管囊肿:可发生在纵隔的任何部位,一般好发于隆突下、右侧肺门及气管旁,10%位于后纵隔,与支气管关系密切。多为圆形、单房囊性,囊壁偶有钙化,囊内清澈液体,近半数囊内含浓稠胶冻样物质且呈软组织样密度,囊壁被覆单层或复层纤毛柱状上皮、腺体,壁内有软骨被认为是其特征表现。

【参考文献】

张正平,屈玉玲,侯晓婧,等.胸腺囊肿CT影像表现与病理特点分析[J].实用放射学杂志,2018,34(6):858-860.

(席艳丽　张晓军)

【病例解析】

病例

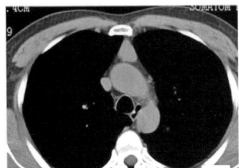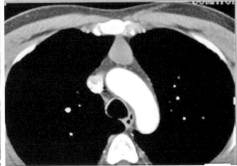

胸部CT:左图横断位平扫,胸腺囊肿位于前纵隔脂肪间隙内,囊壁菲薄,边缘光滑整齐,囊肿内部呈均匀水样密度,CT值约11 HU;右图横断位增强动脉期囊肿壁及囊内容物均无增强表现。

图 4-2-3　胸腺囊肿

4. 前纵隔胸腺瘤

【临床概述】

流行病学:

胸腺瘤(thymoma)是前纵隔最常见的原发性肿瘤,好发年龄在40~60岁,儿童少见,男女发病率无明显差异,一般呈惰性生长,是最常见的胸腺上皮肿瘤,占成人恶性肿瘤的不到1%。胸腺瘤生长缓慢,但是也具有侵袭特征,可出现周围结构侵犯如心包膜、胸膜、大血管或肺组织,但是远处转移少见。

主要表现:

一般无明显临床症状,最常见的临床表现是咳嗽、胸痛或呼吸困难,继发于肿瘤的压迫和侵袭,还可出现吞咽困难、膈肌麻痹和上腔静脉综合征;另外由于肿瘤释放激素、抗体或细胞因子,患者出现全身症状及副肿瘤综合征,最常见的是重症肌无力,女性多见;此外自身免疫性疾病,如系统性红斑狼疮、多发性肌炎和心肌炎可能与胸腺瘤有关。

【病理】

胸腺瘤是典型的局限于胸腺的实性、包裹性肿瘤,三分之一的胸腺瘤可发生囊变、坏死、出血,三分之一的肿瘤侵入包膜和邻近结构。

组织学上,胸腺瘤由肿瘤上皮细胞和非肿瘤淋巴细胞组成,大多数肿瘤在组成上是异质性的。世界卫生组织(WHO)于1999年发布第一个组织学分类方案,根据肿瘤上皮细胞和淋巴细胞的形态学特征即上皮细胞比率,将胸腺瘤分为6种不同的亚型(A、AB、B1、B2、B3和C),2004年公布了经修订的世卫组织分类方案,将C型(胸腺癌)移至一个单独的类别。

【影像学表现】

目前CT是胸腺瘤与其他前纵隔肿瘤鉴别的主要形式,但是MR由于其软组织分辨率高,在周围结构侵袭程度方面明显优于CT,尤其是其功能成像DWI及其ADC值在术前诊断中有意义,且DWI易获得,不用注射造影剂,适用于对比剂过敏或肾功能衰竭患者。

X线平片:

肿瘤较大时胸部前后位片示纵隔增宽,侧位片可见胸腺区稍高密度肿块影。

CT:

肿瘤较小时前纵隔见类圆形软组织密度影,形态规则,密度均匀,增强轻度均匀强化,与周围结构分界清晰;肿瘤较大时呈不规则混杂密度影,可发生囊变、坏死,向周围侵犯肺、心包及大血管,晚期可见胸膜结节及胸腔积液,增强明显不均匀强化。

MRI：

胸腺瘤的典型表现为 T1WI 低至中等信号，T2WI 高信号，脂肪抑制可区分胸腺瘤和邻近纵隔脂肪；囊变、坏死一般表现为 T1WI 低信号，T2WI 高信号；纤维间隔和瘤内结节表现为低信号；不同时期的出血在 MRI 上表现多样，含铁血黄素在 T1WI 上为低信号，而急性或亚急性表现为高信号；病灶内钙化呈低信号；增强扫描良性胸腺瘤常表现为轻度均匀强化，恶性胸腺瘤表现为明显不均匀强化。

PET-CT：

18F-FDG PET/CT 对胸腺上皮肿瘤的组织病理学恶性程度和分期具有重要的意义，SUVmax 分割低风险和高风险胸腺瘤仍然没有很好的定义，范围为 4.5～6.3，具有不同的敏感性和特异性值。

【诊断要点】

1. 局限于胸腺区的实性占位，形态各异。

2. 密度均匀或不均匀，可发生囊变、坏死、出血。

3. CT、MRI 增强良性呈轻度较均匀强化，恶性呈不均匀明显强化。

4. 侵袭性易侵犯周围结构，包括肺、心包膜、胸膜、大血管。

【鉴别诊断】

1. 胸腺增生：表现为胸腺弥漫增大、增厚，保持胸腺形态，MR 上信号与正常胸腺相似，脂肪抑制序列信号明显减低可与胸腺瘤相鉴别。

2. 胸腺淋巴瘤：T1WI 及 T2WI 上信号较均匀，DWI 呈高信号，ADC 值低，增强明显均匀强化，且增强峰值明显迟于胸腺瘤。

3. 前纵隔畸胎瘤：一般含有脂肪、钙化等成分，T1WI 低信号、T2WI 高信号为主，中央分隔低信号，增强不均匀强化。

4. 胸腺囊肿：通常是无症状的纵隔肿块，可能是先天性的或后天的，T1 低信号，T2 高信号，合并出血或感染的囊肿中可见 T1 高信号，增强病灶不强化。

【参考文献】

1. HAN X, GAO W, CHEN Y, et al. Relationship Between Computed Tomography Imaging Features and Clinical Characteristics, Masaoka-Koga Stages, and World Health Organization Histological Classifications of Thymoma [J]. *Front Oncol*. 2019, 9：1041.

2. CARTER B W, LICHTENBERGER J P 3rd, BENVENISTE M F. MR Imaging of Thymic Epithelial Neoplasms. *Top Magn Reson Imaging*. 2018, 27(2)：65-71.

3. CHOE J, LEE S M, LIM S, et al. Doubling time of thymic epithelial tumours on CT：correlation with histological subtype. *Eur Radiol*. 2017, 27(10)：4030-4036.

（王雅静　周　静）

【病例解析】

病例 1

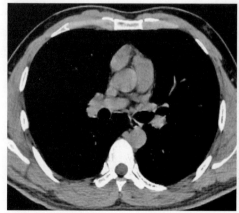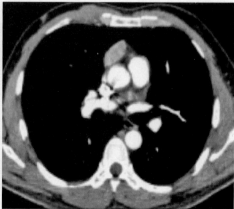

胸部 CT：左图横断位平扫，右前上纵隔见卵圆形软组织密度影，边界清晰，与心包有清晰脂肪线；右图横断位增强动脉期，病变明显强化。

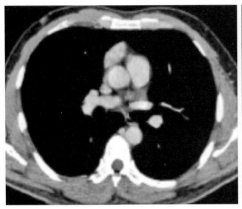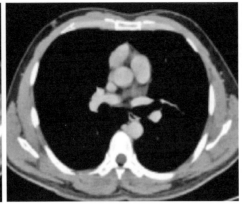

胸部 CT：左图横断位增强静脉期，右前上纵隔结节均匀强化；右图横断位增强延迟期，结节强化程度减低。

图 4-2-4-1 前纵隔胸腺瘤

病例 2

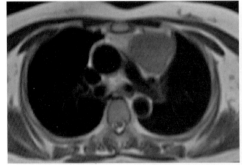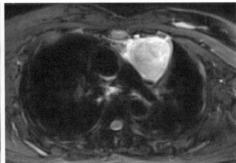

胸部 MRI：左图 T1WI 横断位平扫，左前上纵隔见团块状异常信号，呈低信号；右图 T2WI 横断位平扫，呈高信号。

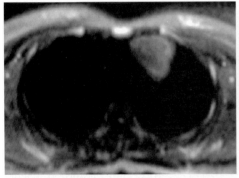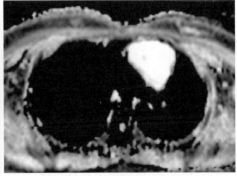

胸部 MRI：左图 DWI 横断位，病变信号不高；右图 ADC 图，ADC 值增高，呈明显高信号。

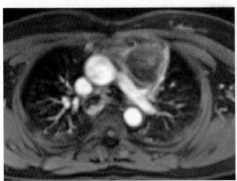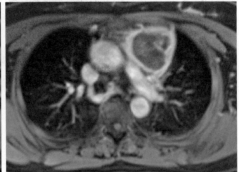

胸部 MRI：左图 T1WI 横断位增强动脉期，可见明显不均匀强化，以边缘强化为主；右图 T1WI 横断位增强静动脉期，边缘持续强化，中心部分未见强化。

图 4-2-4-2 前纵隔胸腺瘤

5. 胸腺脂肪瘤

〖临床概述〗

流行病学：

胸腺脂肪瘤（thymolipoma）是一种少见的、发生于胸腺的、同时含有胸腺成分和脂肪组织的良性肿瘤，为间叶肿瘤中的一种，占胸腺肿瘤的 2%～9%。正常胸腺在退变过程中含有大量脂肪，当胸腺萎缩后残存的一些脂肪增生而形成胸腺脂肪瘤。该肿瘤生长缓慢、良性柔软、易变形，很少出现对周围组织脏器的压迫。预后良好，完全摘除不复发。胸腺脂肪瘤患者可伴发其他疾病，如重症肌无力、再生障碍性贫血、低丙种球蛋白血症、Graves' 病、霍奇金病及慢性淋巴性白血病。

主要表现：

肿瘤生长缓慢，故多数无症状，多为偶然发现，肿瘤较大时可出现压迫症状，如咳嗽、咳痰、胸部隐痛、胸闷、气短、低热、乏力、盗汗、心悸或运动时憋气感等。

〖病理〗

胸腺脂肪瘤病理特点为增生的胸腺组织内含有丰富的脂肪组织，组织学上由成熟的脂肪组织和不明显的胸腺组织混合组成。胸腺脂肪瘤的大体标本与常见的皮下脂肪瘤相同，瘤体质地柔软，有弹性，包膜完整，常呈分叶状，色黄；切面似脂肪，可见黄色脂肪组织内夹杂不规则的散在点状、片块状或条索状淡灰色区，纤维隔分成小叶状。镜下为大量的成熟脂肪细胞和少量胸腺组织构成，胸腺组织为密集的胸腺淋巴细胞和散在的胸腺上皮细胞，可见 Hassall's 小体和钙盐沉积，但不见皮质和髓质的分化，亦不见生发中心。胸腺组织呈增生状态，而无肿瘤表现。

〖影像学表现〗

本病虽起源于胸腺，但其位置常较其他胸腺病变稍低，多位于前下纵隔内，由于它的柔软性和顺应性，常沿着邻近纵隔结构生长，并伸入到一侧或两侧下胸部。

X 线平片：

肿瘤较小时，前纵隔可见一边界滑楚、圆形或卵圆形肿块阴影，有的呈分叶状，密度低，向一侧胸腔突出；肿瘤较大时可向两侧胸腔突出，如发生在心脏旁可见前纵隔下部上窄下宽的肿块明影，酷似心脏增大，易被误诊为心脏增大、心包积液。尽管病灶巨大，但密度相对较低，病灶局部肋骨尚能清晰可辨，此与其他不含脂类纵隔肿瘤的高密度不同。

CT：

该肿瘤多位于前纵隔、心包旁、主动脉前上方，密度较低且多不均匀，大多数肿瘤内有相等数量的脂肪和软组织，故其 CT 值较正常脂肪为高，在瘤体内还可见代表胸腺组织的多发、散在的线状、条索状、岛状或类圆形软组织致密影，是本病的 CT 特征之一。增强扫描非脂肪部分病灶呈轻度强化，其内可见强化血管影。

MRI：

MRI 检查对脂肪组织很敏感，表现为短 T1 长 T2 高信号改变，部分病灶呈现为中等信号强度，压脂像上肿块信号明显减低。

〖诊断要点〗

1. 前中下纵隔肿块，占位效应轻。

2. 根据肿瘤内脂肪组织与软组织的比例，CT 表现分为平均型（脂肪组织与软组织的比例相当）和脂肪优势型（肿瘤内主要由脂肪组织构成）。

3. 增强后肿瘤脂肪成分无强化，软组织成分呈轻中度强化。

【鉴别诊断】

1. 纵隔脂肪瘤:以脂肪成分为主,因此较胸腺脂肪瘤的密度为低且较均匀,内部无灶状软组织密度影,有助于两者的鉴别。

2. 纵隔脂肪肉瘤:好发于后纵隔,病灶与前上纵隔胸腺多无明显相关。CT值往往偏高,密度不均匀,呈浸润性生长,边界不清,周围结构受压或侵蚀性改变。增强后轻度强化,可有远处转移。

3. 畸胎瘤:除可见脂肪密度外,病灶内还可见毛发、骨骼、牙齿等,增强后无强化,可与之鉴别。

4. 脂肪沉积症:脂肪呈弥散样沉积于纵隔,无清楚边界,无团块影形成,密度均匀且较低,多见于肥胖或者使用糖皮质激素治疗的患者。

【参考文献】

石双任,袁仪浪,吴东.胸腺脂肪瘤的影像学表现[J].中国医学影像技术,2012,28(9):1769-1770.

（席艳丽　张晓军）

【病例解析】

病例 1

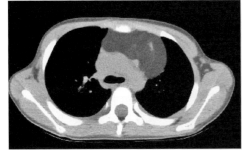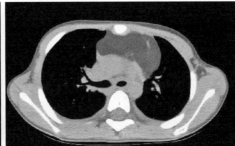

胸部CT:左图和右图为不同层面横断位平扫,前纵隔胸腺区肿块影,密度较低且不均匀,CT值约－89HU,低密度脂肪影中见条、带状,片状不规则稍高密度影。

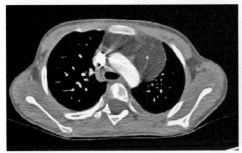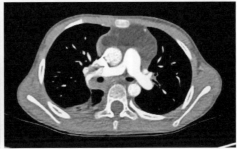

胸部CT:左图和右图为不同层面增强动脉期,横断位病灶周围可见轻度强化,邻近主动脉及肺动脉未见明显受压移位变形,病灶占位效应不明显。

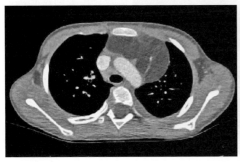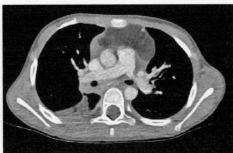

胸部CT:左图和右图为不同层面增强静脉期,病灶强化程度进一步加强,边界清楚,可见包膜,与心脏大血管分界清楚,周围结构未见侵犯及受累。

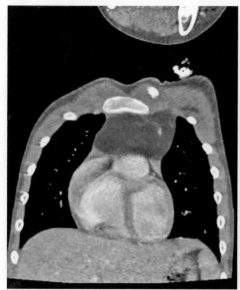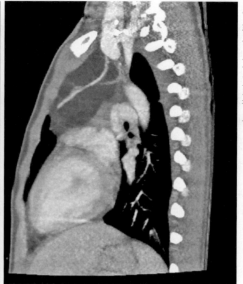

胸部 CT：左图冠状位重组增强静脉期，肿块位于前上纵隔内；右图矢状位重组增强静脉期，可见一支强化血管影包绕、穿行其中，未见明显供血血管。

图 4-2-5-1　胸腺脂肪瘤

病例 2

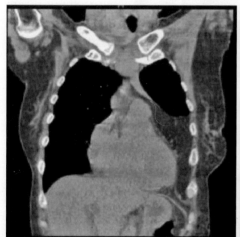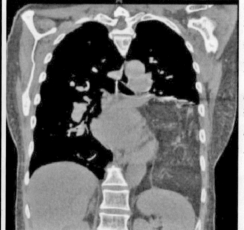

胸部 CT：左图冠状位重组平扫，左前纵隔巨大脂肪密度肿块，上缘起自前上纵隔主动脉弓部，向左下胸腔内突出，占据左下胸腔；右图冠状位重组平扫，病灶边缘清晰，内密度大部分较均匀，其间可见片状软组织样密度影。

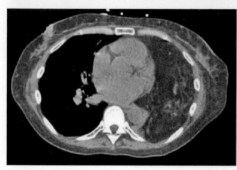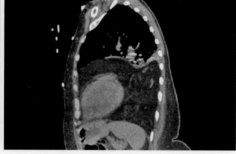

胸部 CT：左图横断位平扫，右图矢状位重组平扫，肿块占据大部分左侧胸腔，病灶与纵隔关系密切，密度不均匀，主要以脂肪成分为主，夹杂有软组织密度呈旋涡状，纵隔移位不明显。

图 4-2-5-2　胸腺脂肪瘤

6. 生殖细胞瘤

〖临床概述〗

流行病学：

纵隔生殖细胞肿瘤(germ cell tumor，GCT)起源于胚胎时期残留的迷走的原始生殖细胞，这些细胞在胚胎时期由卵黄囊向尿生殖嵴原始性腺的移行过程中，部分细胞中止于纵隔部位所致。主要分为畸胎瘤和非畸胎瘤，畸胎瘤我们在第7小节中详述，非畸胎瘤生殖细胞瘤均为恶性，包括精原细胞瘤和非精原细胞生殖肿瘤(包括绒毛膜上皮癌、内胚窦瘤、胚胎性癌以及上述两个以上成分的混合性生殖细胞瘤)，纵隔非精原细胞生殖肿瘤极为少见。

精原细胞瘤和绒毛膜上皮癌患者血清中HCG、胚胎性癌和内胚窦瘤AFP多数会升高。精原细胞瘤对放化疗反应敏感，预后较好。绒毛膜上皮癌具有较高的侵袭性，早期即发生血行转移，对放疗、化疗均不敏感，预后较差。纵隔原发内胚窦瘤(亦称卵黄囊瘤)、胚胎性癌极少见，预后也较差。

临床表现：

纵隔原发精原细胞瘤几乎全为男性，其他类型无明显性别差异。最常见于前纵隔，少见于中、后纵隔。这类肿瘤的特点是短期内生长迅速，临床症状多为肿瘤引起的压迫症状，常见的有咳嗽、胸闷、气急、消瘦、疲乏、运动性呼吸困难、声嘶、吞咽困难等。可有胸背痛，疼痛可局限于胸骨后，亦可向颈或臀部放射。当肿瘤侵犯纵隔内大血管时，可致上腔静脉综合征，晚期可发生肺、心包、胸膜的转移。

〖病理〗

精原细胞瘤：肿瘤较大，形态不规则，呈圆形、椭圆形或分叶状，大多境界清楚，常有不完整的包膜，质地较软，切面实性，呈灰白色，较大的肿瘤可有出血或坏死。镜下瘤细胞体积大，圆形或多边形，胞浆淡染，核大而圆，位于中央，染色质丰富，肿瘤细胞密集并常被间质分成小叶状，间质多少不定，可为淋巴组织、肉芽组织或成熟的胶原纤维。

内胚窦瘤：是一种包括卵黄囊、尿囊以及外胚间充质等多种组织特点的肿瘤，其恶性程度居生殖细胞肿瘤中首位。肉眼为实性肿瘤，分叶状，质软，切面为灰白色及红褐色，略呈凝胶或黏液样。镜下瘤细胞结构复杂，由未分化上皮、网状成分及上皮间质组成，瘤细胞衬覆在具有特征性疏松网络或不规则的腔隙结构中，融合排列成微囊及囊状结构，可见卵黄囊小体及乳头状结构。

胚胎性癌：亦为高度恶性肿瘤，肿瘤以实性为主，包膜常不完整，质软，切面灰白色或褐色鱼肉样，可见大片凝固性坏死或广泛出血。镜下由具有上皮形态的原始大细胞组成，瘤细胞胞浆丰富，透明或颗粒状，类似于胚胎生殖盘细胞，呈实性、乳头样和腺样排列生长。

绒毛膜上皮癌：肿瘤通常巨大，呈窦性，质软、易碎、伴有广泛出血、坏死，常侵犯邻近组织及肺。镜下肿瘤由合体滋养层细胞、细胞滋养层细胞和中间滋养层细胞组成，前两种细胞混合生长，排列成不典型的胎盘绒毛样结构。

〖影像学表现〗

X线平片：

前纵隔圆形或卵圆形肿块阴影，向一侧或两侧胸腔突出，可有分叶，瘤内无钙化。

CT：

精原细胞瘤位于前纵隔至中纵隔，境界清楚、分叶状、内部密度不均匀的软组织密度肿块，合并出血和坏死形成密度混杂区，钙化发生率少。增强动脉期均匀轻度强化，平衡期呈渐进性强化。精原细胞瘤可对周围组织结构直接浸润，肿瘤周围的脂肪层常常消失，也有的出现胸水和心包积液。

非精原细胞生殖肿瘤进展迅速，内部坏死、出血、囊性变倾向高，坏死区可多中心分布，呈不规则形，出血呈棉絮状、斑片状分布，部分出血因与肿瘤内囊液混合，CT上密度可不高。某些瘤体还可见不同程度的钙化,钙化形态亦具多样性,可呈斑点状、条索状、结节状、斑片状。增强扫描,肿瘤多呈逐渐强化的模式,静脉期较动脉期强化明显,强化程度与肿瘤血供相关,囊变及坏死区域无强化,瘤内分隔可见中度至明显强化。肿块无包膜,易向周围组织浸润及侵犯,可较早出现远处转移,腹膜后是最常见的转移部位,其他部位如肺、肝脏、脑、肾上腺、胃肠道、脾脏等。

MRI:

T1WI 高信号显示出血、脂肪,中度高信号为软组织,囊性成分为低信号,T2WI 高信号反映坏死、囊性成分等复杂的混合。

〖诊断要点〗

1. 前纵隔实性肿瘤,体积较大,生长迅速。

2. 肿块内部密度不均匀,常有坏死、出血、囊变,增强后不均匀强化。

3. 肿块有明显外侵表现,常见到淋巴结和远隔脏器转移。

4. 血清 AFP、β-HCG 明显升高。

〖鉴别诊断〗

1. 胸腺瘤(癌):为前上纵隔最好发的肿瘤,临床常合并重症肌无力,囊变坏死和钙化常见,强化程度高于精原细胞瘤,当肿瘤具有侵袭性时常累及临近胸膜和心包,单侧发展倾向有助于鉴别。

2. 淋巴瘤:病变范围通常较大,多个淋巴结融合,囊变及坏死少见,也无明显钙化,可包绕邻近血管,但血管一般不变窄,增强扫描肿块多呈均匀强化,肿瘤指标无异常。

3. 转移瘤:原发肿瘤病灶的确定是其主要鉴别要点。

〖参考文献〗

1. 梁锐烘,刘艳雯,曾庆思. 原发性纵隔卵黄囊瘤影像学表现[J]. 中国医学影像技术,2019,35,(10):1504-1508.

2. 刘仁伟,冯丰垄,刘年元,等. 纵隔原发性精原细胞瘤的CT表现[J]. 中国医学影像技术,2012,28(6):1131-1134.

(席艳丽 张晓军)

〖病例解析〗

病例 1

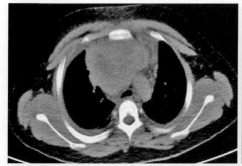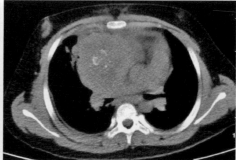

胸部 CT:左图横断位平扫,右上纵隔巨大肿块,边界不清,其密度不均,可见稍低密度区;右图横断位平扫稍下层面,肿瘤内部可见低密度区及多发斑片状钙化影。

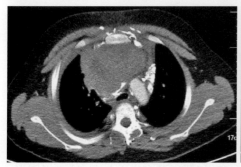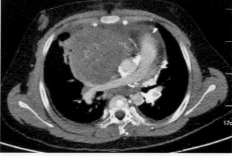

胸部 CT:左图和右图均为横断位增强动脉期,肿瘤实性部分轻度不均匀强化,坏死区未见强化,肿块与周围血管分界尚清,主动脉及右肺动脉受压。

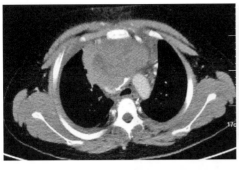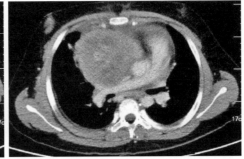

胸部CT:左图和右图均为横断位增强静脉期,肿块实性部分强化更明显,肿块偏向右侧纵隔生长,头臂静脉明显受压变窄,管腔显示不清,右侧胸腔可见少量胸腔积液。

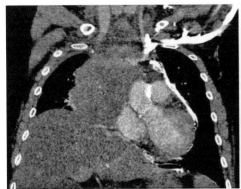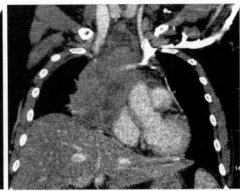

胸部CT:左图冠状位重组增强动脉期,右图冠状位重组增强静脉期,肿块占据右侧前纵隔大部分,左侧与心脏大血管脂肪界面消失,上腔静脉明显受压闭塞,增强后肿块实性部分呈渐进性强化。

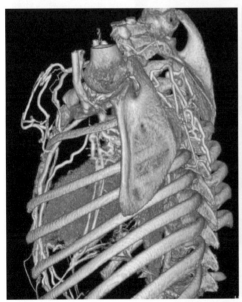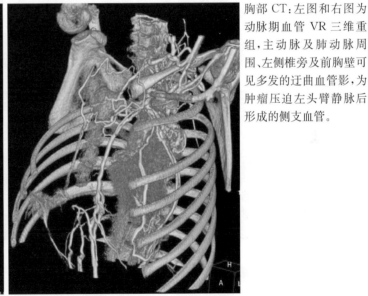

胸部CT:左图和右图为动脉期血管VR三维重组,主动脉及肺动脉周围、左侧椎旁及前胸壁可见多发的迂曲血管影,为肿瘤压迫左头臂静脉后形成的侧支血管。

图4-2-6-1　右上纵隔精原细胞瘤

病例2

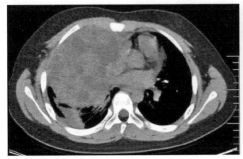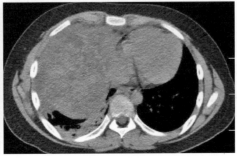

胸部CT:左图和右图为不同层面横断位平扫,示右侧纵隔巨大实性占位,向一侧胸腔突出,肿块内部密度不均,可见低密度囊变坏死区及高密度出血区,未见明显钙化。

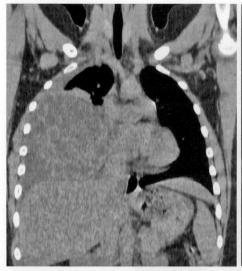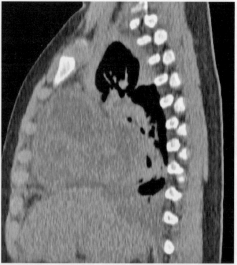

胸部 CT：左图冠状位重组平扫，右图矢状位重组平扫，肿块占据右侧大部分胸腔，邻近肺组织受累，右侧胸腔少量积液。

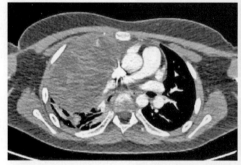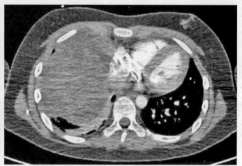

胸部 CT：左图横断位增强动脉期，为主肺动脉层面，肿块明显不均匀强化，内侧与纵隔大血管、外侧与胸壁均分界不清；右图横断位增强动脉期，为心室层面，右肺实质受累，可见多发片絮影。

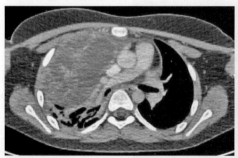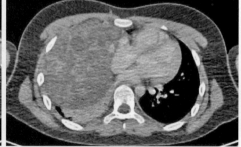

胸部 CT：左图和右图为不同层面横断位增强静脉期，为上图动脉期相对应层面，肿块边缘及内部实性部分进一步强化，右侧上腔静脉及右肺动脉明显受压变窄移位。

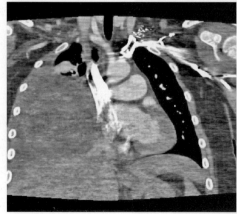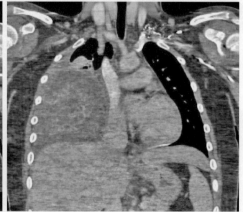

胸部 CT：左图冠状位重组增强动脉期，肿块占据右侧大部分胸腔，与周围结构分界不清，心脏大血管向左侧移位；右图冠状位重组静脉期，病变强化程度减低。

图 4-2-6-2　右纵隔混合性生殖细胞瘤

7. 畸胎瘤

〖临床概述〗

流行病学：

纵隔畸胎瘤（mediastinal teratoma）来源于胚胎残余的全能生殖细胞肿瘤，由外胚层、中胚层、内胚层等三种成分构成，占纵隔肿瘤的 16%～24%。90% 发生在前上纵隔，发生在后纵隔的很少。临床上根据其形态分为囊性畸胎瘤和实性畸胎瘤，根据其组织分化程度分为成熟型畸胎瘤和未成熟型畸胎瘤。

主要表现：

良性畸胎瘤男女发病率相似，恶性畸胎瘤主要发生在男性。早期肿瘤较小无任何症状，多在体检或胸部 X 线检查时偶然发现。随着肿瘤的生长，瘤体较大压迫周围器官时可产生一系列症状：胸痛、胸闷、气促、咳嗽。压迫上腔静脉出现上腔静脉综合征，压迫喉返神经出现声音嘶哑，压迫气管发生呼吸困难。瘤体内继发感染时出现发热及全身中毒症状。肿瘤破入肺及支气管时，可咳出毛发（咳毛症）、牙齿，小骨块及豆腐渣样物，为本病特有症状，可形成肺脓肿、脓胸等。肿瘤穿破心包时会产生心包积液和心包填塞。恶性畸胎瘤侵犯邻近肺、胸膜、心包亦会出现相应症状。部分病例可出现内分泌异常，HCG、AFP、LDH 升高等。

〖病理〗

1. 成熟型畸胎瘤：是指由分化成熟组织组成的肿瘤，包括外胚层、中胚层和内胚层来源的组织，但以外胚层来源的最常见，囊性者居多。

（1）囊性成熟型畸胎瘤：肉眼观包膜完整、表面光滑，呈圆形成卵圆形，可单房或多房，囊壁较厚常有环形蛋壳样钙化。内容物在体温条件下为黄色油状流质，冷却后凝固成粥状脂样物，可有浆液或黏液。镜下囊内成分以外胚层组织为主，如毛发、皮肤等，并有中、内胚层组织，如平滑肌、骨组织、支气管黏膜等。特别是来自内胚层的组织常高度分化成熟，可有腺泡、导管和胰岛出现。本病可恶变，以鳞状上皮恶变多见。

（2）实性成熟型畸胎瘤：呈实质性或以实质性为主，表面光滑，呈圆形、卵圆形或表面不规则突起，切面颜色各种各样，内含三胚层的组织，以内胚层组织成分居多，瘤内可见皮肤、毛发、肌肉、骨骼、牙齿及各种腺体等。某些内胚层组织，如支气管黏膜、胃肠黏膜、胰腺组织等具有内分泌功能。其中的消化酶能引起肿瘤周围组织的炎症、出血、破溃。本病易恶变。

2. 未成熟型畸胎瘤：体积一般较大，包膜完整或者有破裂口，切面以实性为主，散在有大小不等的囊腔，可见出血、坏死。镜下由不成熟的胚胎组织构成，以神经外胚叶组织和间叶组织为代表，呈浸润性生长，常有软骨、结缔组织和平滑肌，偶见肠管，少有毛发及皮脂结构。

〖影像学表现〗

X 线平片：

前纵隔中下部见圆形或椭圆形、边缘光滑、境界清楚、有时呈分叶状的肿块阴影，向一侧胸腔突出，部分向两侧胸腔不对称突出。侧位片肿块紧贴胸骨后前胸壁上，肿块较大时可自前向中后纵隔突出，巨大时可占据一侧胸腔。因内容物不同，密度可均匀或不均匀。囊性成熟性畸胎瘤可见边缘弧线状、条索样、半月形钙化阴影，实性畸胎瘤内发现骨骼及牙齿阴影，有定性诊断意义。

CT：

成熟性畸胎瘤表现为前纵隔境界清楚、外形规则、边缘光滑或分叶状的类圆形肿块，多偏向纵隔中线的某一侧。囊壁可见蛋壳样钙化，肿瘤内部密度不均，表现为囊性、实性或囊实性。典型病例有脂肪、软组织、钙化三种成分，有时可见牙齿及骨骼影，囊变部分 CT 值接近于水，10% 的病例中出现特征性的脂肪-液体平面，增强后囊壁可有强化。未成熟型畸胎瘤以软组织成分为主体，脂肪占的比例不足

40％,可见明显的出血、坏死,边缘不规则,压迫或侵犯周围组织结构,增强后软组织部分有明显的强化。

MRI：

MRI 有助于分析内容物成分,典型表现为含有高、中、低混杂信号的圆形或卵圆形肿块,囊性部分为纯浆液时,T1WI 为低信号,T2WI 为高信号;含出血和高浓度蛋白质液体时,T1WI 和 T2WI 均显示高信号;脂肪成分于 T1WI 和 T2WI 上均呈高信号,可选择脂肪抑制序列进行鉴别。

【诊断要点】

1. 前纵隔圆形或椭圆形占位,良性者边界清楚,恶性者边界不清。

2. 囊壁可见层状或蛋壳样钙化。

3. 囊内出现脂-液平面或发现钙化、牙齿或骨骼组织最具有特征性。

4. 实性部分明显强化时警惕恶变的可能性。

5. MR 检查有助于判断是否含有成熟脂肪成分。

【鉴别诊断】

1. 胸腺瘤:囊性畸胎瘤和囊性胸腺瘤因其组成结构不同,CT 值可有差别,另外畸胎瘤壁厚有钙化,囊性胸腺瘤看不到囊壁。侵袭性胸腺瘤或胸腺癌与恶性畸胎瘤有时较难鉴别,注意脂肪或骨骼的存在对确定畸胎瘤很有帮助,约 1/3 胸腺瘤会合并重症肌无力。

2. 淋巴瘤:常同时累及前、中和后纵隔,表现为淋巴结肿大,单纯前纵隔肿块者少见。淋巴结多有融合,边界不清楚,内部密度常均匀,很少坏死。包绕或侵犯大血管,受累淋巴结可轻度或中度增强。恶性淋巴瘤对放疗及化疗敏感。

3. 胸内甲状腺:多数向上与颈部甲状腺相连,边缘光滑,肿块为实质性,密度均匀,内有密度减低区及不规则斑点状钙化灶,增强扫描不均匀强化,气管往往向后移位,并伴有气管变形。

4. 淋巴管囊肿:呈单房、多房或海绵状囊肿,内含淋巴液,体积较大,常呈分叶状,囊内均匀水样密度,壁菲薄而不产生钙化。

5. 胸腺囊肿:多位于前纵隔胸腺部位,多呈单房,壁薄,可有弧形钙化,但很少见到脂肪成分。

6. 纵隔原发精原细胞瘤:本病多发生于男性,肿块常较大,累及中纵隔,引起气管支气管移位,密度均匀,无包膜,无钙化,有分叶,肿瘤容易侵犯肺及邻近的淋巴结和骨骼系统,增强可见不均匀强化,本病放化疗效果较好。

【参考文献】

1. 陈玲,梁文,全显跃,等.未成熟畸胎瘤的影像学表现[J].实用放射学杂志,2014,30(5):733-735.

2. 沈训泽,陶健,王华,等.纵隔囊性成熟畸胎瘤的 CT 诊断[J].中国医学影像学杂志,2013,21(12):903-906.

(席艳丽　张晓军)

【病例解析】

病例 1

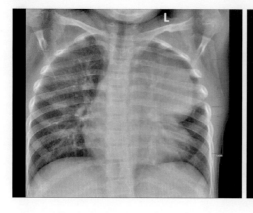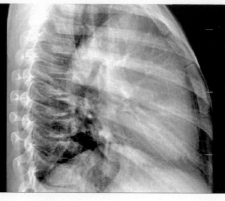

胸部 X 线平片:左图正位,示左上纵隔圆形肿块阴影,外侧缘光滑,境界清楚,向左侧胸腔突出;右图侧位,肿块紧贴胸骨后位于前纵隔,其内未见明显钙化及骨化影。

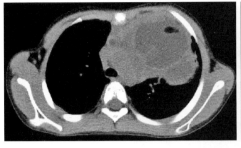 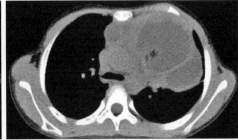

胸部 CT：左图和右图为不同层面横断位平扫，左上前纵隔内囊实性肿块，壁厚，呈多囊状并可见分隔，其内可见脂肪密度影，肿块周边可见实性部分。

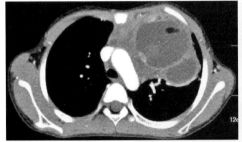 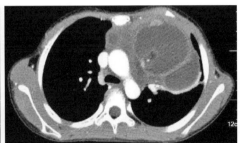

胸部 CT：左图和右图为不同层面横断位增强动脉期，肿瘤囊壁、分隔及实性部分可见明显强化，囊壁完整、光滑，病变与纵隔血管分界清楚。

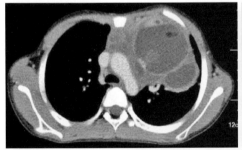 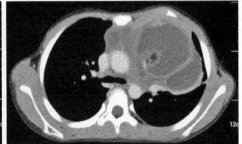

胸部 CT：左图和右图为不同层面横断位增强静脉期，肿瘤实性部分持续不均匀强化，囊壁及分隔厚度均匀，光滑。

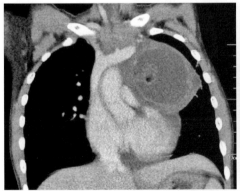 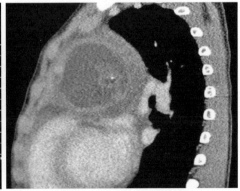

胸部 CT：左图冠状位重组增强静脉期，右图矢状位重组增强静脉期，肿块位于左上前纵隔，边界清楚，内部可见脂肪密度成分及点状钙化影。

图 4-2-7-1　成熟性囊实性畸胎瘤

病例 2

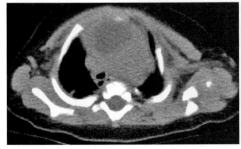 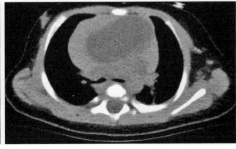

胸部 CT：左图和右图为不同层面横断位平扫，前纵隔胸腺区长椭圆形低密度肿块，囊内为均匀液性密度，未见分隔、脂肪及钙化，囊壁显示不清。

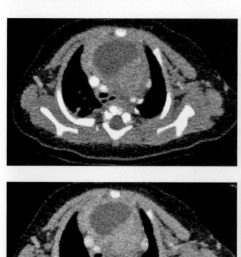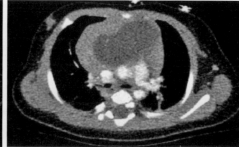

胸部CT：左图和右图为不同层面横断位增强动脉期，肿块内部未见明显强化，周围胸腺轻度均匀强化。

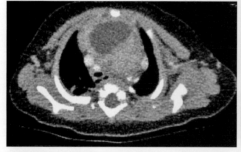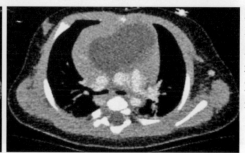

胸部CT：左图和右图为不同层面横断位增强静脉期，周围正常强化胸腺组织对比下囊肿显示更加清楚，囊内未见强化，未见分隔及囊壁。

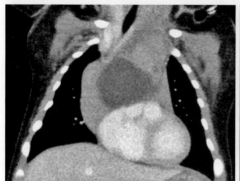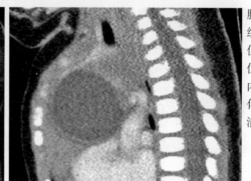

胸部CT：左图冠状位重组增强静脉期，右图矢状位重组增强静脉期，肿块位于前上纵隔胸腺组织内，下部可见部分增厚强化囊壁，与周围结构分界清楚。

图 4-2-7-2　成熟性囊实性畸胎瘤

病例 3

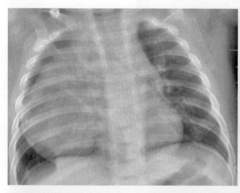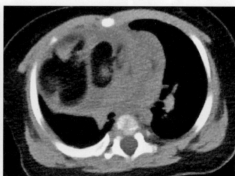

左图胸部正位片，示右纵隔巨大软组织阴影占据右侧胸腔大部，其内密度均匀；右图胸部CT横断位平扫，右前上纵隔见一混杂密度肿块影，其内见囊性灶及大量脂肪密度影。

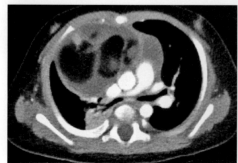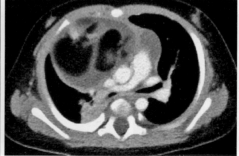

胸部CT：左图横断位增强动脉期，右图横断位增强静脉期，囊壁及分隔可见强化，右下肺支气管受压变窄，部分肺叶组织实变。

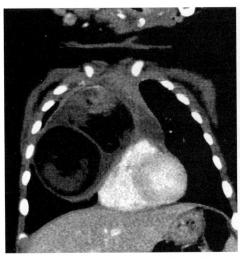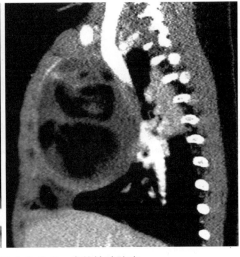

胸部 CT:左图冠状位重组增强静脉期,右图矢状位重组增强静脉期,病灶呈多房状,表现为囊中囊,包括水密度子囊和脂肪密度子囊。

图 4-2-7-3 成熟性畸胎瘤

病例 4

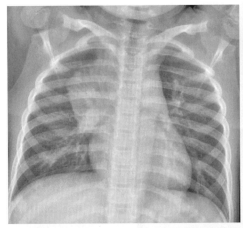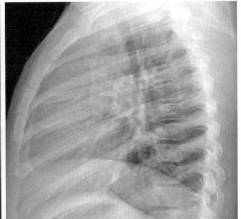

胸部 X 线平片:左图正位,右上纵隔阴影向右侧胸腔内突入,外缘光滑,边界清楚;右图侧位,肿块位于前纵隔,其内密度不均匀,可见稍低密度囊变区。

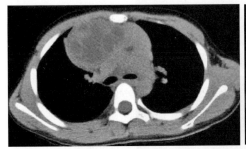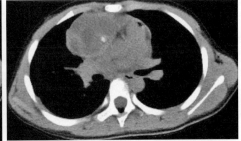

胸部 CT:左图和右图为不同层面横断位平扫,右上纵隔多囊性肿块,其内可见多发囊变区,各囊变区之间有厚薄均匀的分隔,可见点片状钙化致密影,未见脂肪成分。

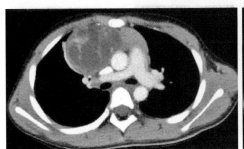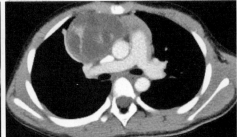

胸部 CT:左图和右图为不同层面横断位增强动脉期,肿块呈不均匀强化,以囊壁及分隔强化为主,囊性部分未见强化;病变与胸腺及大血管分界清楚。

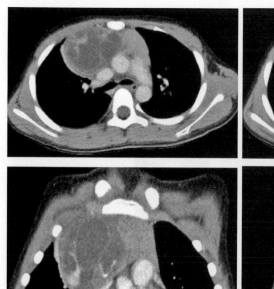

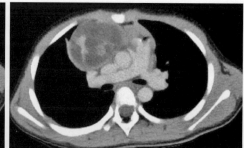

胸部 CT：左图和右图为不同层面横断位增强静脉期，分隔及囊壁持续强化，肿块边界显示更加清楚。

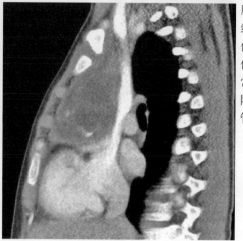

胸部 CT：左图冠状位重组增强静脉期，右图矢状位重组增强静脉期，肿块位于右前上纵隔，内部异常强化的分隔将肿瘤分隔成多囊状改变，周围血管壁未见受侵。

图 4-2-7-4　多囊性成熟性畸胎瘤

病例 5

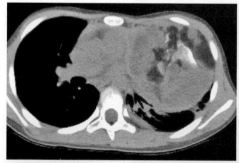

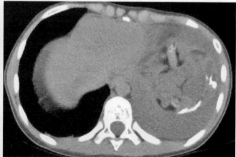

胸部 CT：左图和右图为不同层面横断位平扫，左前中纵隔巨大混杂密度包块影，最低密度－45 HU 为脂肪成分，最高密度 282 HU 为骨化及钙化，壁较厚。

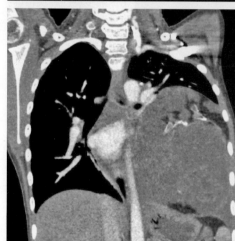

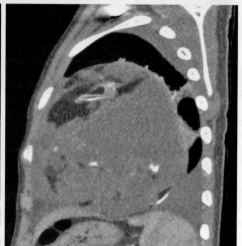

胸部 CT：左图冠状位重组增强静脉期，右图矢状位重组增强静脉期，囊壁及偏下部实性部分呈不均匀强化，病变与周围结构分界清楚。

图 4-2-7-5　成熟性畸胎瘤

病例 6

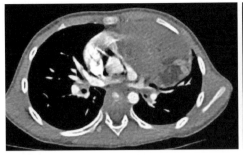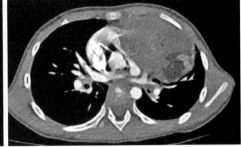

胸部 CT:左图和右图为不同层面横断位增强动脉期,左前上纵隔肿块,肿块密度不均匀,以实性成分为主,边缘不规则,呈中度强化,内见肿瘤血管。

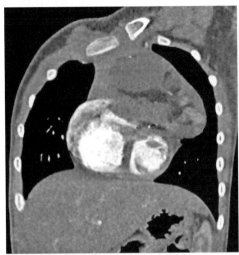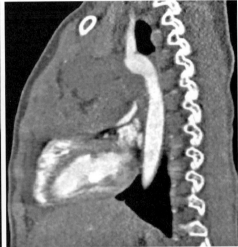

胸部 CT:左图冠状位重组增强静脉期,右图矢状位重组增强静脉期,肿块形态不规则,明显不均匀强化,中心可见大片低密度囊变坏死区。

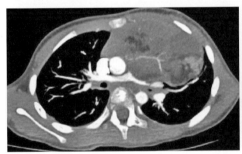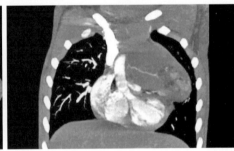

胸部 CT:左图横断位增强 MIP,右图冠状位增强 MIP,瘤内可见较多明显血管穿行,肿块周围邻近左肺动脉、升主动脉及部分心缘被压迫、包绕并侵及。

图 4-2-7-6　未成熟性畸胎瘤

8. 脂肪母细胞瘤

〖临床概述〗

流行病学:

纵隔脂肪母细胞瘤(lipoblastoma)是一种少见的良性胚胎性脂肪性肿瘤,隶属于错构瘤,由未成熟分叶脂肪及脂肪母细胞组成,仅发生在 3 岁以下儿童,约 30% 发生在纵隔、颈部、腋窝及椎前软组织。

主要表现:

临床上一般无明显症状,肿瘤较大时压迫或侵犯邻近组织可出现相应症状,侵犯气管可引起呼吸困难,甚至窒息。肿瘤术后复发可能性更大。

〖病理〗

肿瘤呈球形,结节状或分叶状,有包膜或假包膜,可浸润周围组织,边界不清,切面淡黄,质软。镜下脂肪细胞被粗细不等的结缔组织分隔成不规则的小叶结构,瘤细胞除成熟脂肪细胞外,还见到不成熟的脂肪细胞,细胞大小较一致,核分裂象少;间质内可有丰富的黏液基质及丛状毛细血管网。

【影像学表现】

X 线平片:

前上纵隔分叶状或形状不规则的肿块阴影,向一侧或两侧胸腔突出,向上延伸至颈部,肿块边缘光滑,肿块较大时周围心影气管均可移位。

CT:

主要表现为纵隔含有脂肪和软组织混合密度的不规则肿块,以脂肪密度为主,略高于正常皮下脂肪,而低于肌肉等软组织,内见粗细不一的线条样、网状间隔影,并可见一些结节样、片状软组织密度成分存在,周围结构受压变形;增强扫描肿瘤脂肪区域内可见强化动脉血管影,较组织结节及分隔呈轻度不均匀强化。肿块沿肌肉间、血管间脂肪间隙匍匐蔓延。

MRI:

肿块含有脂肪样信号,不均匀,瘤内脂肪成分与身体皮下脂肪组织具有相似的信号,T1WI 呈高信号,T2WI 呈中高信号,可稍低于皮下脂肪组织,而脂肪抑制序列信号部分降低,纤维间隔表现为呈低信号,明显的黏液囊变 T1WI 呈低信号,T2WI 呈高信号。增强扫描瘤体有轻度不均匀强化,瘤内分隔及软组织团块影可轻度强化。

【诊断要点】

1. 多见于婴幼儿,8 岁以上儿童少见。

2. 纵隔脂肪间隙内分叶状、多结节状肿块,可沿脂肪间隙蔓延。

3. 肿块呈脂肪与软组织混杂的不均匀密度或信号,有明显的纤维分隔。

4. 增强后软组织及分隔轻度不均匀强化。

5. 大多数肿块边界清楚,部分肿瘤呈浸润性生长。

【鉴别诊断】

1. 纵隔脂肪瘤:以脂肪成分为主,密度更低,而脂肪母细胞瘤大多有间隔,同时间隔厚度较脂肪瘤明显增厚,软组织所占肿瘤体积的百分比较脂肪瘤明显高,可有钙化。

2. 脂肪肉瘤:起自于原始间充质细胞,不是成熟的脂肪细胞,两者影像表现上较难鉴别,但脂肪母细胞瘤多见于婴幼儿,8 岁以上儿童十分罕见;而脂肪肉瘤在 10 岁前的儿童中的发生率极低,两者在发病年龄方面几乎没有重叠。

3. 纤维脂肪瘤:好发于成人,由低密度的脂肪组织及软组织密度的纤维组织组成,软组织成分通常较脂肪母细胞瘤多,且呈片状分布,极少形成纤维间隔。

4. 畸胎瘤:前纵隔多见,其内成分复杂,脂肪成分较少,同时含有牙齿、骨骼等成分。

【参考文献】

1. 李晓明,何四平,黄文雅,等. 儿童脂肪母细胞瘤的临床及影像学特征分析[J]. 实用放射学杂志,2012,28(5):740-742.

2. 高峰,唐文伟,李小会,等. 小儿脂肪母细胞瘤 CT 及 MR 影像分析[J]. 医学影像学杂志,2014,24(11):1978-1984.

（席艳丽　张晓军）

〖病例解析〗

病例 1

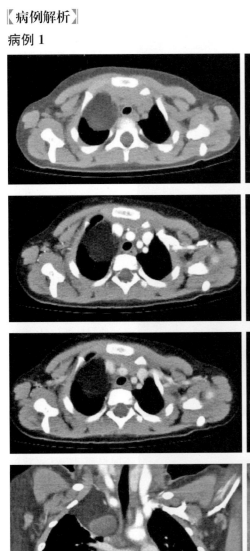
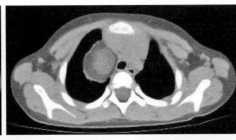

胸部 CT：左图横断位平扫，右上纵隔可见类圆形肿块影，以脂肪密度为主，边界清楚；右图横断位平扫，胸部稍下层面，肿块内部偏内侧可见稍高密度软组织成分。

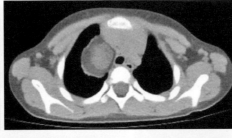

胸部 CT：左图和右图为不同层面横断位增强动脉期，为上图 CT 平扫相对应层面，肿块脂肪成分未见强化，软组织结节部分可见轻度不均匀强化。

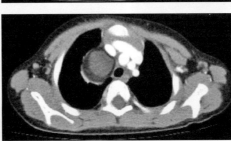

胸部 CT：左图和右图为不同层面横断位增强静脉期，肿块密度不均匀，软组织成分持续强化，周围血管及气管受压上向左侧移位。

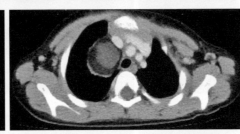
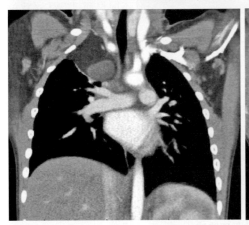
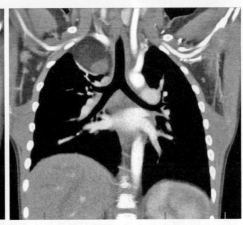

胸部 CT：左图和右图为不同层面冠状位重组增强动脉期，肿块位于右上纵隔气管旁，包绕部分右锁骨下动脉并沿血管呈匍匐性生长，上部脂肪及下部软组织成分并存。

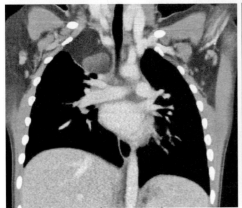
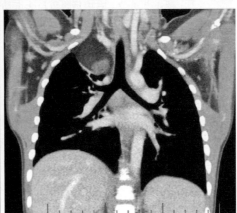

胸部 CT：左图和右图不同层面冠状位重组增强静脉期，软组织结节强化程度较动脉期更明显。

图 4-2-8-1　右上纵隔脂肪母细胞瘤

病例 2

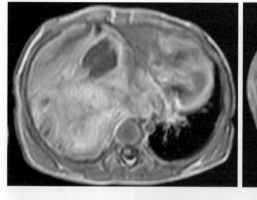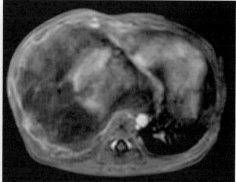

胸部 MRI:左图 T1WI 横断位平扫,右纵隔巨大不均质软组织肿块,以高信号为主,其内可见低信号囊变区;右图 T1WI 压脂横断位平扫,肿块大部分信号被抑制呈低信号。

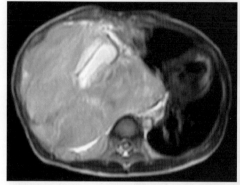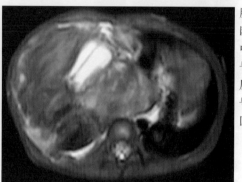

胸部 MRI:左图 T2WI 横断位平扫,肿块大部分呈中高信号,其内可见低信号纤维分隔;右图 T2WI 压脂横断位平扫,脂肪信号被抑制呈低信号,囊变区仍呈高信号。

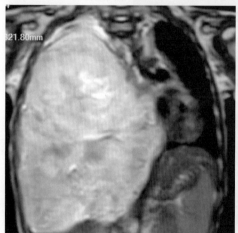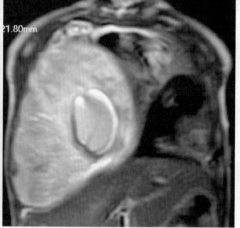

胸部 MRI:左图和右图为不同层面 T2WI 冠状位平扫,肿块体积巨大占据纵隔及右侧胸腔大部,其内信号极不均匀,以脂肪信号为主,心脏大血管受压明显向左侧移位。

图 4-2-8-2 　右中后纵隔巨大脂肪母细胞瘤

9. 淋巴管瘤

〖临床概述〗

流行病学:

纵隔淋巴管瘤(lymphangioma)是由增生扩张及结构紊乱的淋巴管形成的良性肿瘤,一般认为是淋巴组织先天性发育畸形,由于某些原因,淋巴管发育过程中某些淋巴管未与静脉或其他淋巴管相通,自行闭锁、增生,其内淋巴液积聚潴留,逐渐扩张形成淋巴管瘤。

本瘤多发生在颈部或腋部大血管旁,若自颈部向纵隔移行不全时,颈部与纵隔各占淋巴管瘤的一部分,称为颈纵隔淋巴管瘤,主要见于 2 岁以下的婴儿;若完全移行至纵隔时称为纵隔淋巴管瘤。淋巴管瘤多位于前纵隔中上部,部分位于前纵隔下部,极少数位于中纵隔。

主要表现：

早期无明显临床症状，多为体检发现。淋巴管瘤过大压迫纵隔结构出现胸痛、咳嗽、气短及呼吸困难等。并发症除感染、气道阻塞外，还可有乳糜胸、乳糜心包积液。

〖**病理**〗

根据肿瘤组织内所含淋巴管囊腔的大小，在组织学上分为毛细淋巴管瘤、海绵状淋巴管瘤和囊状淋巴管瘤，纵隔以囊性淋巴管瘤最多见。以上三型的划分是相对的，没有绝对界限且常混合存在。瘤体常较大，单囊或多囊，囊壁极薄，囊腔大小不等，囊内可见淡黄色清亮的淋巴液，内有蛋白及少量淋巴细胞浸润，有时可见黏液样液体。镜下肿瘤由扩张的淋巴管构成，管腔大小不一，管壁薄，由纤维组织构成，有时也有平滑肌纤维，管壁内衬一层扁平上皮细胞，管壁之间的间质纤维增生，可见较多的淋巴细胞聚集，并可形成淋巴滤泡。病变有浸润性生长倾向。

〖**影像学表现**〗

X线平片：

纵隔内圆形、卵圆形、分叶状或形状不规则的肿块阴影，向一侧或两侧胸腔突出，向上延伸至颈部，肿块边缘光滑，密度均匀，一般无钙化。透视下呼气时纵隔肿块阴影变小而颈部肿物变大，吸气时则呈相反改变。

CT：

绝大多数位于前上纵隔，右侧多于左侧。表现为纵隔内境界清楚的圆形或分叶状薄壁囊性肿块，单房或多房，内部含薄的隔壁。肿块光滑，边界清楚；少数边界不清，包绕纵隔结构或沿纵隔大血管间隙弥漫生长，但不会造成周围组织移位。大部分肿块密度均匀一致，与水接近，合并出血或感染时密度增高，无钙化。增强扫描囊内无强化。囊壁及分隔可轻度强化。

MRI：

MRI扫描可以三维显示肿瘤的位置及范围，大多数呈长T1、长T2信号的囊性肿物，T2WI可见等信号分隔。内容液为含脂肪的乳糜液和合并感染、出血时，T1WI信号随囊肿内成分的不同可呈现不同的信号强度，但T2WI均表现为特征性的高信号。肿块沿纵隔血管间隙弥漫生长，并推挤邻近大血管移位，增强扫描囊内无强化，囊壁及分隔可轻度强化。

〖**诊断要点**〗

1. 前中上纵隔单房或多房的圆形、类圆形或不规则形的囊性肿块。
2. 肿块轮廓清楚光滑，沿血管或脂肪间隙生长。
3. CT囊内多为水样密度，囊壁多无钙化。
4. MRI上呈典型的长T1、长T2均匀信号。
5. 增强后囊壁或分隔有轻度均匀强化，病灶内部无强化。

〖**鉴别诊断**〗

1. 支气管囊肿，支气管囊肿主要位于中纵隔气管旁及隆突下，与气管或主支气管关系密切，位于后纵隔极少见。囊壁薄，偶见钙化。

2. 食管囊肿，多位于后纵隔，绝大多数发生于食管壁或附着于食管壁上，吞咽时可上下移动，偶尔有液平出现。

3. 心包囊肿，多见于右侧心膈角区，左心膈角区次之，若与心脏紧密相连时，可见传导性波动，CT可清楚显示肿块与心包的关系。

4. 胸腺囊肿，位于胸骨后前上纵隔胸腺部位，形态可为圆形或不规则形，但分叶状少见，囊壁较薄，囊内多无分隔，部分病例可伴重症肌无力。

5. 成熟性囊性畸胎瘤，好发于前纵隔，囊壁较厚，边缘一般不规则，密度多不均匀，其内含脂肪、牙齿及钙化、骨化影。

6. 神经源性肿瘤囊变,神经纤维瘤及节细胞神经瘤较易囊变,多位于后纵隔脊柱旁,可引起椎间孔扩大,肿瘤内可有钙化。

【参考文献】

1. 冯小伟,肖建宇,李绪斌,等. 纵隔淋巴管瘤的 CT 及 MRI 表现[J]. 中华临床医师杂志(电子版),2012,6(6):1586-1588.

2. 王耀程,魏经国,白建军,等. 纵隔囊性淋巴管瘤的 X 线及 CT 诊断探讨[J]. 实用放射学杂志,2002,18(4):268-270.

（席艳丽　张晓军）

【病例解析】

病例 1

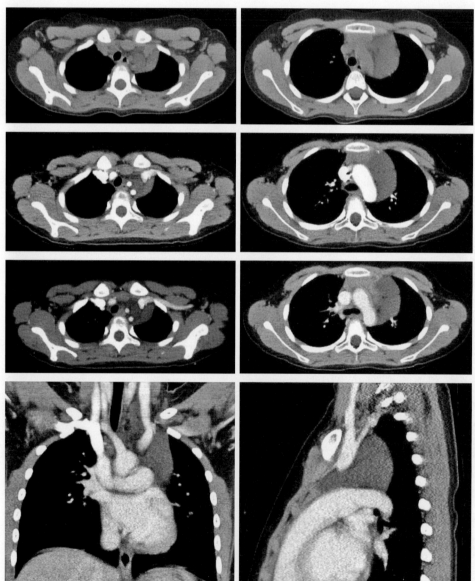

胸部 CT:左图和右图为不同层面横断位平扫,左上纵隔内不规则形囊性低密度肿块影,密度均匀,边界尚清,病变包绕主动脉及其分支血管。

胸部 CT:左图和右图为不同层面横断位增强动脉期,肿块未见明显强化,其内未见强化的分隔影,病变沿血管间隙蔓延生长。

胸部 CT:左图和右图为不同层面横断位增强静脉期,肿块仍未见强化,与周围胸腺及大血管分界清楚,邻近结构未见明显移位。

胸部 CT:左图冠状位重组增强静脉期,右图矢状位重组增强静脉期,肿块位于前上纵隔主动脉与肺动脉间隙内,部分向颈部间隙延伸,血管未见受侵及移位。

图 4-2-9-1　左上纵隔淋巴管瘤

病例 2

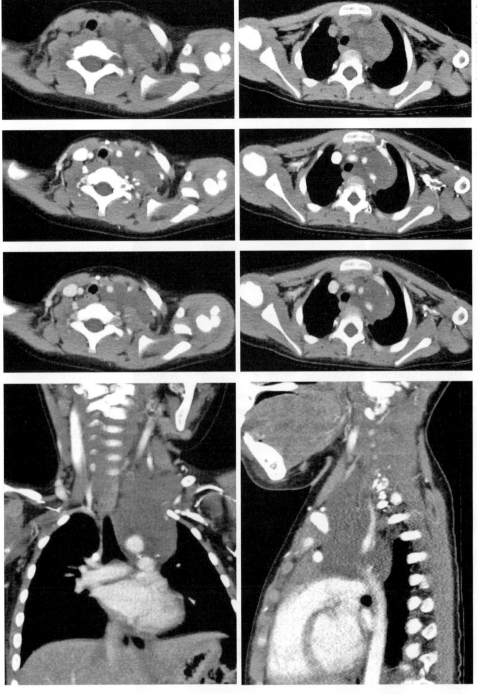

胸部 CT:左图和右图为不同层面横断位平扫,左颈部及左上纵隔内不规则囊性低密度病变,沿脂肪间隙及血管间隙蔓延。

胸部 CT:左图和右图为不同层面横断位增强动脉期,肿块未见明显强化,可见部分强化血管影穿行其中,未见受侵征象。

胸部 CT:左图和右图为不同层面横断位增强静脉期,肿块未见强化,部分层面气管受压向右侧稍移位。

胸部 CT:左图冠状位重组增强静脉期,右图矢状位重组增强静脉期,肿块自左侧颈部向上纵隔延伸,形态不规则,边界清楚,气管中下段受压稍右移。

图 4-2-9-2　左颈部及上纵隔淋巴管瘤

病例 3

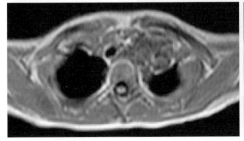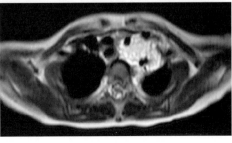

胸部 MRI:左图 T1WI 横断位平扫,左上纵隔不均匀等低信号包块影;右图 T2WI 横断位平扫,呈不均匀高信号,其内可见多发血管流空信号。

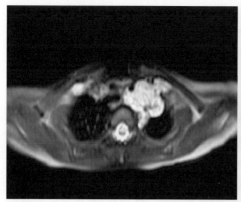
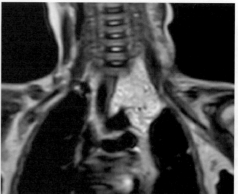

胸部 MRI：左图 T2WI 压脂横断位平扫，病灶边界更加清晰，形态不规则，沿血管间隙生长并包绕大血管；右图 T2WI 冠状位平扫，病灶向颈部血管间隙部分延伸。

图 4-2-9-3 左上纵隔海绵状淋巴管瘤

病例 4

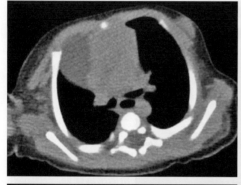
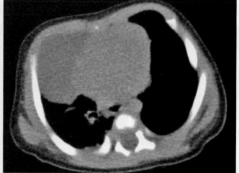

胸部 CT：左图和右图为不同层面横断位平扫，右中纵隔心影旁低密度包块，单房，其内未见分隔，囊内均匀一致的水样密度，CT 值 5～16 HU，边缘光整、壁薄。

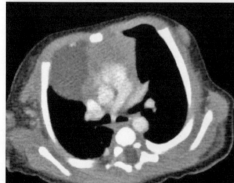
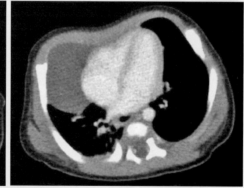

胸部 CT：左图和右图为不同层面横断位增强静脉期，包块内部及囊壁均未见明显强化，内侧与胸腺及心影分界清楚。

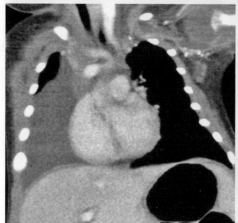
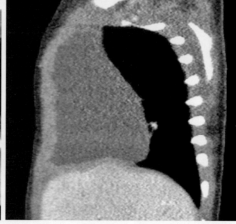

胸部 CT：左图冠状位重组增强静脉期，右图矢状位重组增强静脉期，肿块体积较大占据右侧部分胸腔，内部密度均匀，囊壁未见钙化。

图 4-2-9-4 右中纵隔囊状淋巴管瘤

病例 5

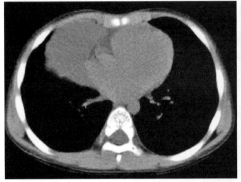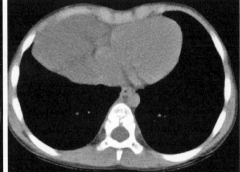

胸部 CT:左图和右图为不同层面横断位平扫,右中下纵隔心影旁不规则囊性低密度包块,密度均匀,囊壁较薄,内部未见纤维分隔。

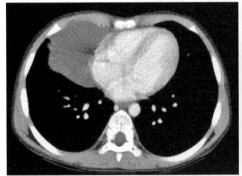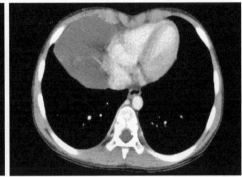

胸部 CT:左图和右图为不同层面横断位增强静脉期,囊外侧壁可见轻度线状强化,肿块内部未见明显强化,与周围心影分界清楚,靠近肿块底部可见一强化血管影穿行。

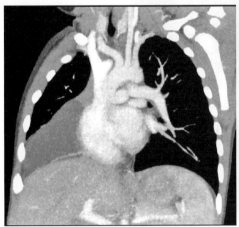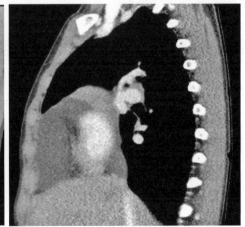

胸部 CT:左图增强静脉期 MIP 冠状位重组,肿块底部偏内侧可见一血管影穿行;右图矢状位增强静脉期,示肿块位于右中下纵隔。

图 4-2-9-5　右中纵隔囊状淋巴管瘤

病例 6

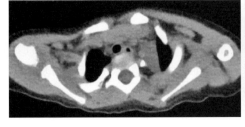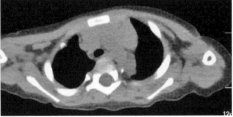

胸部 CT:左图和右图为不同层面横断位平扫,左上后纵隔脊柱旁小片状囊性低密度影,边界清楚,内侧与动脉弓分支血管相邻,后方与脊柱关系密切。

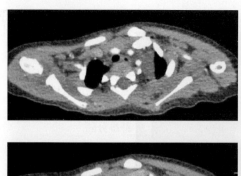
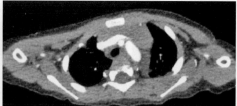

胸部CT:左图和右图为不同层面横断位增强动脉期,包块未见明显强化,与动脉血管关系显示得更加清楚,包绕血管,未见受侵。

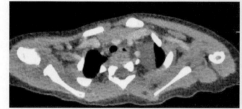
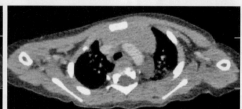

胸部CT:左图和右图为不同层面横断位增强静脉期,包块强化不明显,未见明显椎管内受侵征象。

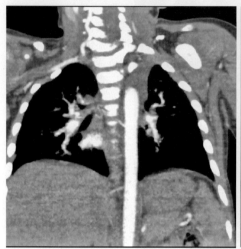
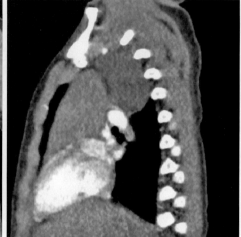

胸部CT:左图冠状位重组增强静脉期,右图矢状位重组增强静脉期,肿块位于左后纵隔脊柱旁,椎间孔及椎管内未见肿块侵及征象,包块边缘清楚。

图4-2-9-6 左上纵隔囊状淋巴管瘤

10. 胸内甲状腺肿

〖临床概述〗

流行病学:

胸内甲状腺肿(intrathoracic goiter)是异位甲状腺的一种,一般分为原发性和继发性两类,原发性胸内甲状腺肿,也称为异常或异位甲状腺肿,是先天性迷走甲状腺肿,这种类型是非常罕见的,病灶依赖于胸腔内动脉供血。继发性胸内甲状腺肿为甲状腺组织的向下延伸,维持与甲状腺的血管连接。

主要表现:

临床上可无症状,当病灶增大时,压迫周围组织器官引起相应症状,气管受压最常见,导致亚急性甚至急性呼吸损害。压迫食管引起吞咽困难。压迫上腔静脉使上腔静脉回流受阻,静脉压力升高,从而引起头颈部或上肢水肿、胸壁淤血或静脉曲张等表现。压迫喉返神经出现声嘶等。

〖病理〗

病理上为甲状腺弥漫肿大,可伴发甲状腺囊肿或腺瘤,癌变少见。

〖影像学表现〗

一般偶然发现,影像学检查是最常见的检查方法,能够明确显示病灶及毗邻关系,因甲状腺内含碘量较高,甲状腺显像有较高的敏感性和特异性。

X 线平片:

普通胸片显示纵隔肿块影,轮廓光滑,密度不均匀,可见钙化灶,上纵隔增宽或气管受压改变,侧位片可见胸骨后稍高密度肿块影;吞咽时肿块上下移动。

CT:

大部分胸内甲状腺与颈部甲状腺相连,多位于前上纵隔,平扫表现为边界清晰的软组织肿块影,病灶内钙化比较多见,肿块的 CT 值等于或高于软组织,增强一般明显强化,病灶内钙化不强化;肿块较大时容易推压周围器官,最常见的是气管和食管。

MRI:

胸内甲状腺肿 T1WI 呈稍低信号,T2WI 呈稍高信号,病灶内有钙化时呈低信号,DWI 呈高信号,增强明显强化。

甲状腺显像:

被认为是胸内甲状腺肿的最佳检查方法,表现为明显摄取,可显示与颈部甲状腺摄取相连或不连。

〖**诊断要点**〗

1. 边界清晰软组织肿块,部分与颈部甲状腺相连。

2. 平扫密度等于或高于周围软组织,点状钙化常见。

3. 增强明显强化,与正常甲状腺组织相似。

4. 食管、气管受压移位或管腔变窄。

〖**鉴别诊断**〗

1. 复杂的心包囊肿或前肠囊肿:平扫上可能与胸内甲状腺肿相似,但是增强一般无强化,可鉴别。

2. 胸腺瘤:患者会伴有重症肌无力,病灶内钙化少见,增强中等度强化,侵袭性胸腺瘤形态不规则,有周围组织侵犯。

3. 孤立的 Castleman's 病:病灶内钙化少见,透明血管型明显渐进性强化,浆细胞型强化不明显。

4. 淋巴瘤:一般多发,密度均匀,病灶内一般无钙化,表现为 T1WI 低信号、T2WI 高信号、DWI 呈高信号,增强中等度均匀强化。

〖**参考文献**〗

1. KOCAMAN G, YENIGÜN B M, ÇORUH A G, et al. Intrapericardial goiter. Gen Thorac Cardiovasc Surg. 2020,68(9):1051-1054.

2. AHUJA K, BHANDARI T, BANAIT D S, et al. Incidentally detected ectopic thyroid in juxta cardiac location-Imaging and pathology [J]. Radiol Case Rep,2018,13(4):909-913.

3. WAKAHARA S, KONOSHITA T, SAKAI A, et al. Intrathoracic Benign Goiter Imaged by 18F-FDG-PET [J]. Medicine,2015,94(32):e1387.

（王雅静　周　静）

〖病例解析〗
病例 1

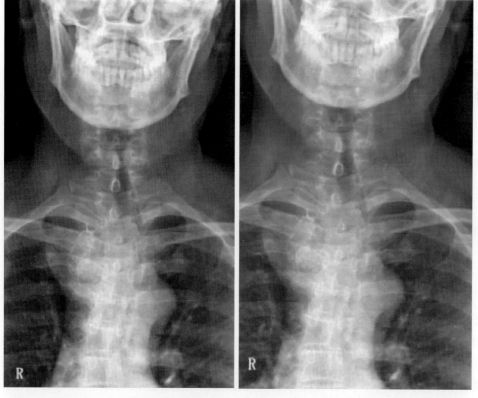

颈部 X 线平片:左图气管吸气相,右图气管呼气相,示右上纵隔见片状高密度影,边界不清,气管明显受压狭窄,局部向左移位。

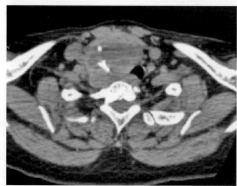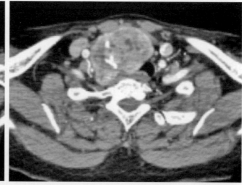

颈部 CT:左图横断位平扫,右上纵隔见团块状软组织密度影,密度不均,内见多发钙化灶;右图横断位增强动脉期,病灶明显不均匀强化,气管及食管受压左移,气管轻度狭窄。

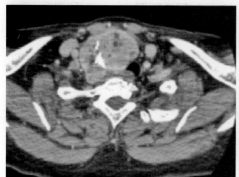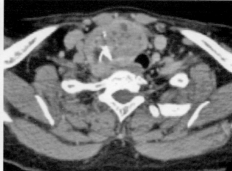

颈部 CT:左图和右图为不同层面横断位增强静脉期,右上纵隔肿块仍可见强化,其内可见小片状稍低密度影,边界清楚,与周围血管分界清楚。

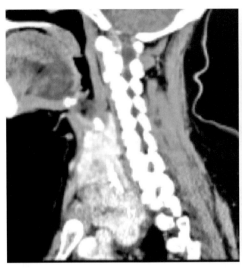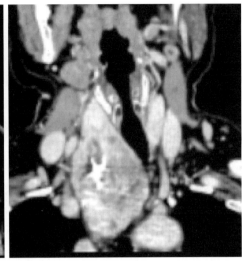

颈部 CT：左图矢状位重组增强静脉期，肿块持续性明显强化；右图冠状位重组增强静脉期，病灶与甲状腺右侧叶相连，延伸至上纵隔。

图 4-2-10-1 胸内甲状腺肿

11. 淋巴瘤

【临床概述】

流行病学：

纵隔恶性淋巴瘤(malignant lymphoma)是指原发于纵隔淋巴或结外淋巴组织的肿瘤，病理学上主要分为霍奇金病(Hodgkin's Disease，HD)和非霍奇金淋巴瘤(non-Hodgkin lymphoma，NHL)两大类，每一类还可进一步分成不同亚型，不同组织学类型淋巴瘤的临床表现、治疗和预后各不相同。

霍奇金病：多见于青年人，5岁前少见，青春期明显增多。为纵隔最常见的一种特殊类型原发淋巴瘤，多发生于淋巴结，表现为颈部或锁骨上淋巴结肿大，结外组织受累少。HD的四种亚型中，结节硬化型最多见，淋巴细胞突出型及结节硬化型预后较好，这两种亚型就诊时多为疾病早期；混合细胞型及淋巴细胞消减型表现多为晚期。

非霍奇金淋巴瘤：多见于儿童和老年人，男性多于女性。病理分型非常复杂，多为中度和高度恶性型，其中有两个特殊类型：大B细胞淋巴瘤和T淋巴母细胞淋巴瘤，更易表现为纵隔巨块肿块，病变多大于10 cm。侵犯的部位除纵隔外还包括许多淋巴结、骨髓、中枢神经系统、头、颈、肺、肝、脑膜、心包、腹膜、皮肤及性腺等。

主要表现：

非霍奇金淋巴瘤早期多无临床症状，肿块较大时压迫或浸润周围组织器官引起临床症状，如胸闷、胸痛、咳嗽、呼吸困难等症状，侵犯周围组织可出现上腔静脉综合征、心包积液、胸水、声嘶、吞咽困难等。另外还可伴发全身症状如发热、体重减轻、夜间盗汗、皮肤瘙痒等。霍奇金病常以浅表淋巴结肿大及发热为首发症状。

【病理】

霍奇金病：淋巴结可以融合，切面灰白色，可见小囊区。镜下基本特征是恶性肿瘤细胞包括单核细胞及多核R-S细胞少，而反应性细胞如淋巴细胞、组织细胞、浆细胞、嗜酸性黏细胞、成纤维细胞等往往占优势。肿瘤细胞和炎性反应细胞被纤维分隔呈结节状。根据各种细胞比例分为淋巴细胞为主型(LP)、结节硬化型(NS)、混合细胞型(MC)和淋巴细胞消减型(LD)四个亚型。

非霍奇金淋巴瘤：大多数淋巴瘤是B细胞起源，其余是T细胞性的，病理分为弥漫大B细胞淋巴瘤、原发大B细胞淋巴瘤、边缘区B细胞淋巴瘤、T淋巴母细胞淋巴瘤等。镜下无R-S细胞，瘤细胞大小和形态一致，细胞核大、异型明显，核仁不明显。按分化程度分为低度、中度及高度恶性，低度恶性以结节增生为主,高度恶性以弥漫浸润为主。

〖影像学表现〗

X线平片:

胸部正侧位片可见纵隔增宽,呈波浪状,心血管缘分界不清,心影失去正常的弓弧。肿块不规则,边缘不光整,侵犯肺门使肺门影增大和/或有气管变窄、受压征象。累及胸膜时表现为胸膜不均匀增厚呈结节状、团块状伴双侧胸腔积液;侵及心包时表现为心包积液、心包增厚,X线表现为心影增大。

CT:

霍奇金病主要表现为胸内淋巴结增大,以上纵隔淋巴结受侵犯为主。常呈多个小结节状,结节可相互融合,密度不均匀,边界不清,常轻度强化,与周围血管分界不清。

非霍奇金淋巴瘤结外脏器受累更常见,表现为纵隔向两侧侵袭性生长的巨大肿块,形态不规则,多呈结节状融合;肿瘤密度均匀或伴不同程度的坏死,尤其以弥漫大B细胞淋巴瘤易出血、囊变及坏死,可有钙化;肿瘤边界不清,常包绕并侵犯邻近大血管,以上腔静脉受累最常见,血管呈包埋征;增强扫描多呈轻度强化,瘤内可见细小血管穿行;累及胸膜、心包者,可出现胸腔积液、心包积液,胸膜或心包结节状不规则增厚;累及胸壁软组织及胸骨、肋骨,表现为软组织肿块及骨质破坏,周围多无骨膜反应;累及肺及支气管,肺内病变中心坏死物质经支气管排出后会形成空洞。

MRI:

MRI表现为前中纵隔肿块,呈均匀或不均匀等T1、长T2信号,受累淋巴结表现为T1WI中等信号,T2WI为高信号。对肿瘤是否累及胸壁、心包的判断较CT有优势,但不适合判断淋巴瘤肺部侵犯及支气管狭窄程度,对钙化的显示亦不如CT。

〖诊断要点〗

1. 前中纵隔为主且向纵隔两侧呈浸润性生长的巨大肿块。

2. 常伴有坏死又无明显钙化,呈多结节融合状,可同时合并其他部位的淋巴结肿大。

3. 包绕或侵犯邻近大血管、胸膜、心包和肺实质。

4. 乏血供肿瘤,增强后轻中度强化。

5. 激素治疗无效,对放化疗敏感。

〖鉴别诊断〗

1. 侵袭性胸腺瘤:发病年龄一般在40岁以上,最常见的症状是重症肌无力。多表现为偏侧性密度均匀或不均匀肿块,常见钙化,形态不规则,边界不清,易侵犯并推移邻近结构,如侵犯气管、大动脉和静脉、纵隔胸膜及心包,很少包埋邻近血管,很少有周围淋巴结肿大,一般为中度或明显强化。

2. 生殖细胞肿瘤:好发于4岁以下,分畸胎瘤和非畸胎瘤。囊实性或实性畸胎瘤多表现为类圆形或不规则混杂密度肿块,半数以上的畸胎瘤内可见脂肪影,部分见钙化表现。非畸胎瘤生殖细胞瘤均为恶性,表现为偏向一侧的实性肿块,常有分叶,密度不均,不含脂肪,可伴有出血、坏死、囊变,HCG和(或)AFP明显升高。

3. 纵隔淋巴结结核:结核常有发热,其他症状较轻微,淋巴结也多位于一侧,较少累及双侧肺门,钙化灶多见,增强后典型者表现为环状强化,对邻近血管以推压多见,一般不包埋血管,PPD试验阳性。

4. 结节病:多见于中年女性,男性较少见。以双侧肺门对称性淋巴结肿大为主,Kveim试验及血管紧张素测定对诊断有帮助,应用激素治疗有效。

5. 胸内甲状腺肿:好发于前上纵隔气管周围,与甲状腺直接相连或纤维样相连,无周围邻近脏器浸润和转移,增强扫描后强化方式同正常甲状腺相似,不难鉴别。

6. 胸腺神经内分泌癌:好发于中年患者,是起源于胸腺组织中具有神经内分泌功能细胞的一种恶性肿瘤。胸腺神经内分泌癌密度多均匀,易发生肺、肝、肾上腺等部位浸润或转移,可伴钙化。

【参考文献】

1. 黄日升,蔡雅丽,汪林,等.前纵隔淋巴瘤的CT特征与分型初探[J].临床放射学杂志,2020,39(7):1332-1336.
2. 颜有霞,张金娥,陈小聪,等.前纵隔淋巴瘤的影像学分析[J].实用放射学杂志,2008,24(7):903-911.

（席艳丽　张晓军）

【病例解析】

病例 1

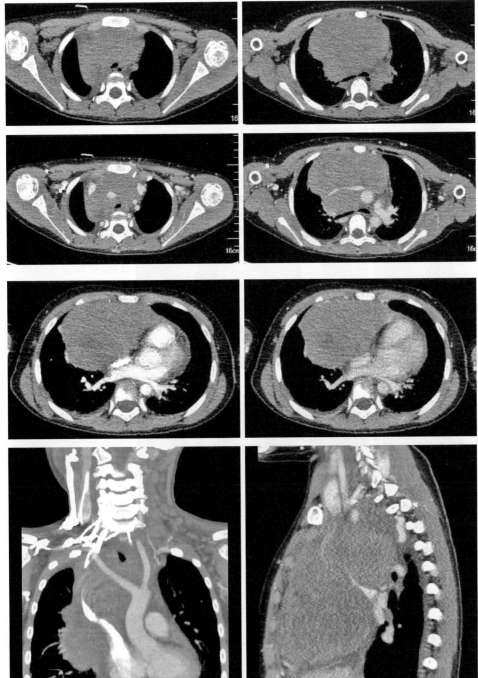

胸部 CT：左图和右图为不同层面横断位平扫,右前纵隔软组织肿块,形态不规则,呈多结节状融合,肿块与纵隔大血管分支分界不清。

胸部 CT：左图和右图为不同层面横断位增强静脉期,肿块轻度强化,包绕并侵犯主动脉分支及头臂静脉,肿瘤向血管间隙生长,邻近血管呈包埋征象,受挤压征象不明显。

胸部 CT：左图和右图为稍下层面横断位增强静脉期,肿块强化不均匀,可见小片状低强化区,左侧心包可见侵犯,心包厚薄不均。

胸部 CT：左图 MIP 冠状位增强,肿瘤包埋血管生长,右侧上腔静脉局部管腔变窄;右图矢状位重组增强静脉期,左头臂静脉被侵及,显影欠佳。

图 4-2-11-1　T 淋巴母细胞淋巴瘤

病例 2

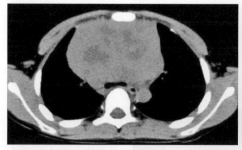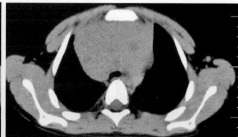

胸部 CT:左图和右图为不同层面横断位,前纵隔跨中线两侧的不规则软组织密度肿块,其内密度不均,可见程度不等的坏死及囊变区,未见钙化。

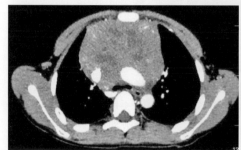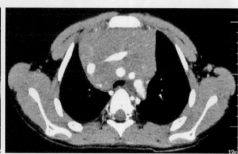

胸部 CT:左图和右图为不同层面横断位增强动脉期,肿块呈轻度不均匀强化,囊变坏死区未见强化。

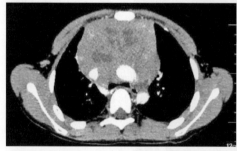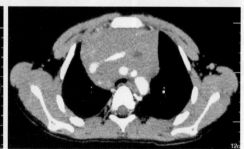

胸部 CT:左图和右图为不同层面横断位增强静脉期,肿块呈渐进性强化,强化程度高于动脉期,主动脉血管分支及头臂静脉穿行于肿块内部,分界欠清。

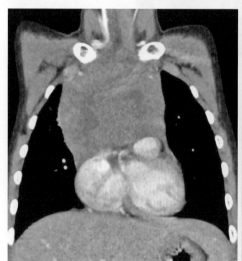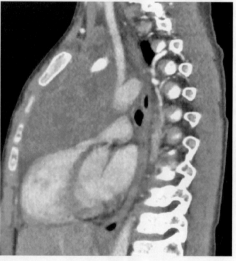

胸部 CT:左图冠状位重组增强静脉期,右图矢状位重组增强静脉期,肿块位于前上纵隔,瘤内可见多发细小血管穿行,肿块与大血管及心脏均分界不清。

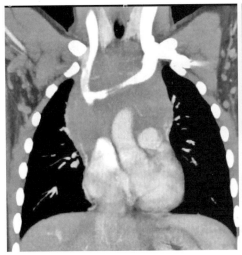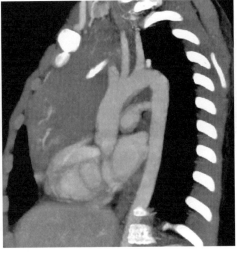

胸部 CT：左图增强动脉期 MIP 冠状位重组，右图增强动脉期 MIP 矢状位重组，可清楚显示肿块与邻近大血管的关系，瘤内可见多细小血管穿行。

图 4-2-11-2　大 B 细胞淋巴瘤

病例 3

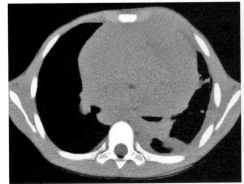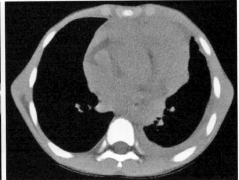

胸部 CT：左图和右图为不同层面横断位平扫，前纵隔跨中线的软组织密度肿块影，体积较大，其内密度均匀，未见明显坏死、囊变及钙化。

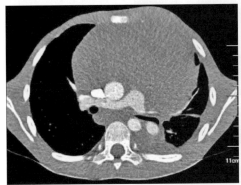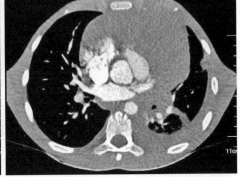

胸部 CT：左图和右图为不同层面横断位增强动脉期，肿块呈轻度均匀强化，主动脉及肺动脉血管分支被包埋其中，左侧胸膜受累局部结节状增厚，左侧胸腔可见积液。

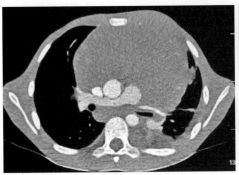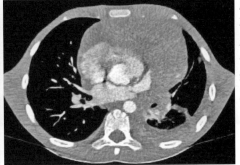

胸部 CT：左图和右图为不同层面横断位增强静脉期，肿块持续渐进性强化，后纵隔及左肺门淋巴结增大，肿块侵及前胸壁及左侧胸壁。

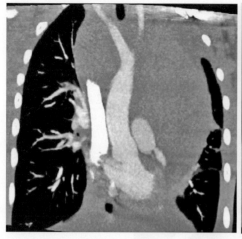
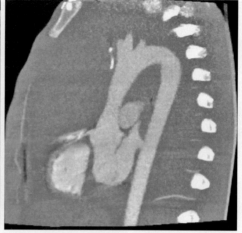

胸部 CT:左图增强动脉期 MIP 冠状位重组,右图增强动脉期 MIP 矢状位重组,肿块占位前上纵隔大部,左侧胸壁受累,主动脉弓及降主动脉于肿瘤内部穿行,未见明显侵及。

图 4-2-11-3　T 淋巴母细胞淋巴瘤

病例 4

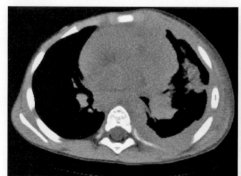
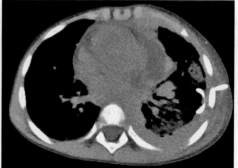

胸部 CT:左图和右图为不同层面横断位平扫,肿块呈分叶状,形态不规则,包绕和侵犯邻近大血管及心包。

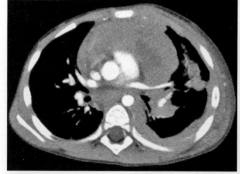
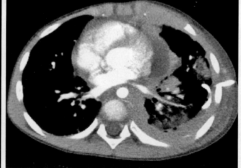

胸部 CT:左图和右图为不同层面横断位平扫增强动脉期,肿块轻度不均匀强化,心包增厚并可见少量心包积液,病灶侵及左肺,瘤肺界面不清,左肺门淋巴结增大,左肺内见斑片状高密度影。

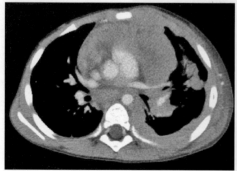
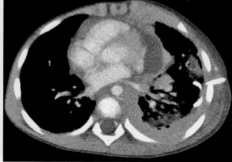

胸部 CT:左图和右图为不同层面横断位增强静脉期,肿块持续强化,左下肺静脉受累管径变细,后纵隔椎旁软组织及左侧胸膜不均匀增厚并可见轻度强化。

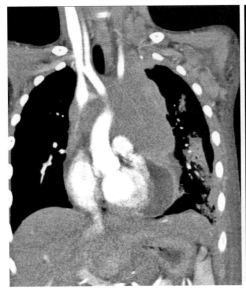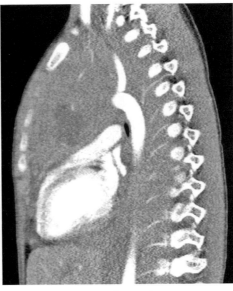

胸部 CT：左图冠状位重组增强静脉期，右图矢状位重组增强静脉期，左前纵隔肿块部分向右侧延伸，不均匀强化，实质内可见多发细小血管影穿行，心包左侧可见低密度积液影。

图 4-2-11-4　T 淋巴母细胞淋巴瘤

12. 支气管源性囊肿

〖临床概述〗

流行病学：

纵隔支气管源性囊肿（bronchogenic cyst）是纵隔囊肿中最常见的先天性囊肿之一。胚胎发育过程中，内胚层于胚盘前端形成前肠，尾侧部分形成后肠，前后肠之间部分形成中肠。前肠分离出腹侧的支气管胚芽和背侧的食管胚芽，这些支气管胚芽或前肠本身的多能细胞脱落，随支气管和肺的发育进入胸腔，发展成囊肿，称为纵隔支气管源性囊肿。

根据发生部位将支气管源性囊肿分为：①气管旁型（气管支气管分叉部上方右侧）；②隆突下型；③肺门型；④食道旁型；⑤心包内型。以气管分叉部周围，特别是右主支气管及中间段后壁附近支气管源性囊肿发生率最高，多突向奇静脉食管隐窝。

主要表现：

任何年龄均可发病，男性为女性的 2 倍，临床上多无自觉症状，多在体检时偶然发现。当囊内继发感染、出血时，可有发热、胸骨后疼痛、咳嗽、呼吸困难，压迫食管时可有吞咽困难。在新生儿和婴幼儿可发生活瓣性阻塞性肺气肿，压迫周围肺组织致使纵隔移位，出现气急、发绀等，亦可出现气道阻塞引起的肺不张、呼吸窘迫等严重症状。囊内出血或感染与支气管相通时，可有咯血、脓痰等症状。

〖病理〗

支气管源性囊肿呈圆形或卵圆形，大小不等，单房或多房，表面光滑、囊壁薄，囊壁内衬纤毛柱状上皮细胞，含有软骨、平滑肌、支气管黏液腺、弹力纤维组织等，囊内含澄清液体，支气管分泌物多的情况下，内容物黏稠呈灰褐色胶冻样物质。

〖影像学表现〗

X 线平片：

中纵隔中、上部可见圆形、卵圆形或分叶状的肿块阴影，边缘光滑、密度均匀，边缘有时可见钙化，与支气管相通时可见液平面。囊肿附着于气管、主支气管一侧壁压迫气管可致气管移位，位于气管、支气管、食管之间时可压迫食管致使其移位。位于隆突下时，隆突角增大。若与气管附着，深呼吸或吞咽动作时肿物随气管上下移动。

CT：

支气管源性囊肿可发生于气管旁、隆突下、肺门部、食管旁及纵隔内其他任何部位，以中纵隔最多，前、后纵隔亦可见，但大部分位于气管旁和隆突下。囊肿多呈圆形或类圆形，绝大多数为单房性，边界光滑，密度均匀，并凸向肺野生长，囊肿与气管或主支气管交界面平直，为纵隔支气管源性囊肿较特征性表现。CT值范围很宽，过半数的病例呈典型的囊性水样低密度影(0～20 HU)，若含蛋白成分较多或合并感染，CT值可增高至30～60 HU；合并出血时CT值可达70～80 HU；部分囊内容物含钙或含有草酸钙结晶，CT值可超过100 HU，可表现为液-液平面。CT增强囊壁可见轻度强化。

MRI：

T1WI因其信号强度取决于内容物的成分，可表现为低、等、高信号，T2WI一般都表现为均匀一致的高信号，通常与脑脊液同样的明显高信号，偶尔可出现液体分层现象。

【诊断要点】

1. 纵隔内与气管支气管关系密切的囊性单房性病灶。
2. 囊壁均匀菲薄，边界光整，内部成分为液性，密度或信号均匀。
3. 增强后囊内无强化。
4. 合并感染时可见气-液平面，囊壁增厚。

【鉴别诊断】

1. 食管囊肿：主要位于后纵隔食管旁，发生于食管壁或附着于食管壁，常向食管腔内突出，较早出现食管压迫症状。若不伴出血多呈均匀水样密度，大多体积略小，钡餐检查可见食管有压迹，而气管支气管壁多无压迹。与后纵隔的支气管源性囊肿不易鉴别。

2. 心包囊肿：多位于前纵隔心膈角处，以宽基底或狭蒂附于心包，立位呈泪滴状，CT和MR呈典型水样密度或信号，增强后无强化。

3. 囊性淋巴管瘤：好发于前上纵隔及中上纵隔，形态不一，常有沿纵隔间隙蔓延呈爬行性生长的趋势，包绕纵隔结构生长。

4. 囊性神经源性肿瘤：多位于脊柱旁沟，邻近骨质吸收或破坏，椎间孔扩大，可向椎管内生长呈"哑铃状"，密度均或不均，常伴坏死，增强扫描明显强化，但良性神经节细胞瘤增强扫描后无强化，与之难以鉴别。

5. 胸腺囊肿：多位于前上纵隔、呈圆形或类圆形，边缘光滑，大多呈水样均匀密度，若伴出血、坏死、胆固醇结晶时，密度增高且不均，与前纵隔支气管源性囊肿很难鉴别。

6. 囊性畸胎瘤：常见于前纵隔前下部，多位于胸骨与心脏大血管之间，囊内容物多呈水样密度，增强，扫描后无强化，囊壁可呈环形强化，可伴脂肪密度及骨化密度，若单纯囊性低密度伴少许钙化，则不易鉴别。

【参考文献】

1. 李斌,陈东,青丽萍.纵隔支气管源性囊肿CT征象[J].实用放射学杂志,2017,33(3):482-484.
2. 余洪,刘衡,罗显丽,等.纵隔支气管囊肿CT表现及其病理基础[J].中国CT和MRI杂志,2016,83(9):56-58.

（席艳丽　张晓军）

〖病例解析〗

病例 1

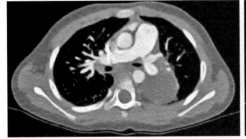 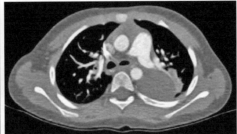

胸部 CT：左图和右图为不同层面横断位增强动脉期，左中纵隔类圆形囊状水样低密度肿块，边界清楚，密度均匀，未见明显强化。

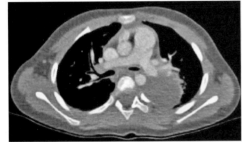 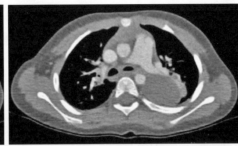

胸部 CT：左图和右图为不同层面横断位增强静脉期，肿块仍未见强化。

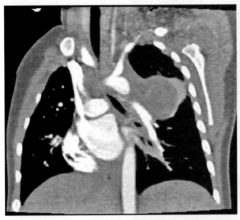 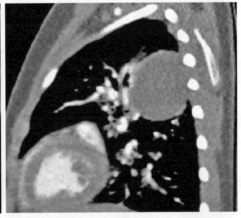

胸部 CT：左图冠状位重组增强静脉期，右图矢状位重组增强静脉期，囊肿与左主支气管分支关系密切，与邻近肺动脉及静脉分界清楚，未见侵及征象。

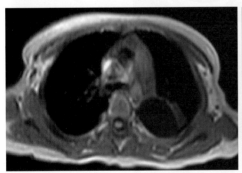 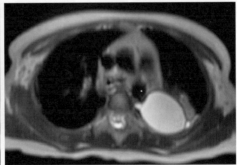

胸部 MRI：左图 T1WI 横断位平扫，右图 T2WI 横断位平扫，囊肿呈均匀长 T1、长 T2 信号，囊壁较薄，与前方血管分界清楚。

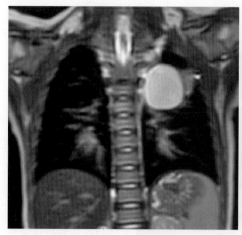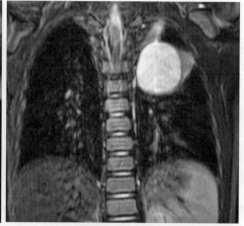

胸部 MRI:左图 T2WI 冠状位平扫,囊肿位于左中纵隔脊柱旁,呈高信号;右图 T2WI 压脂冠状位平扫,高信号显示更加清楚,边缘光滑清楚。

图 4-2-12-1　左中纵隔支气管源性囊肿

病例 2

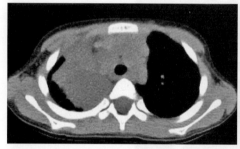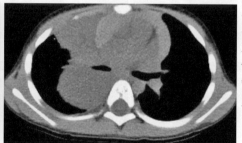

胸部 CT:左图和右图为不同层面横断位平扫,右后纵隔气管隆突下方囊性肿物,右主支气管局部管径变窄,邻近右上肺可见大片实变影。

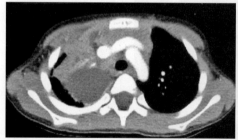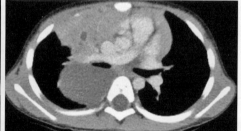

胸部 CT:左图横断位增强动脉期,右图横断位增强静脉期,肿块内部未见明显强化,后壁可见线样强化,右上肺实变区不均匀强化。

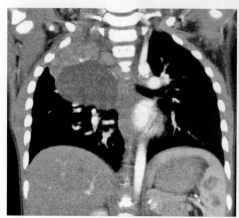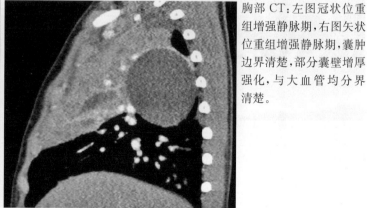

胸部 CT:左图冠状位重组增强静脉期,右图矢状位重组增强静脉期,囊肿边界清楚,部分囊壁增厚强化,与大血管均分界清楚。

图 4-2-12-2　右后纵隔支气管源性囊肿

病例 3

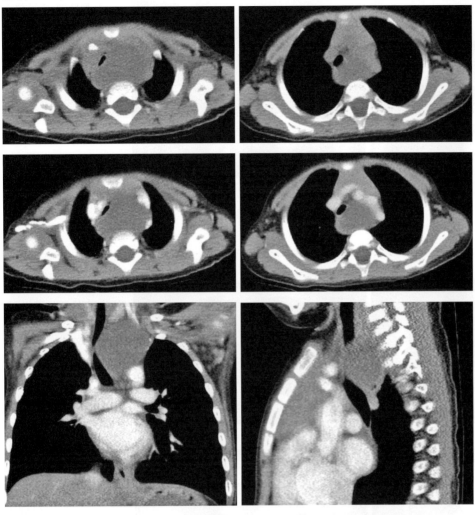

胸部 CT：左图和右图为不同层面横断位平扫，上纵隔气管左侧旁囊性肿物，单房，呈边缘光滑锐利的椭圆形，壁薄而均匀，囊壁未见明显钙化。

胸部 CT：左图横断位增强动脉期，右图横断位增强静脉期，囊肿内部未见明显强化，囊壁可见轻度均匀强化，主动脉分支血管受压前移。

胸部 CT：左图冠状位重组增强静脉期，右图矢状位重组增强静脉期，囊肿位于左上纵隔气管旁，相应水平气管受压移位，局部管腔狭窄。

图 4-2-12-3 上纵隔支气管源性囊肿

病例 4

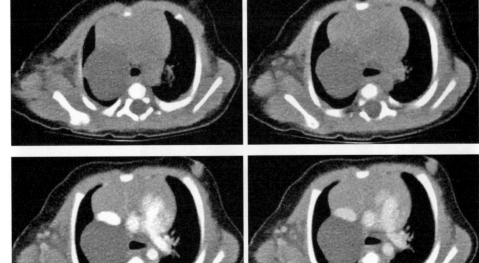

胸部 CT：左图和右图为不同层面横断位平扫，右后纵隔气管右侧壁旁单房囊性肿物，边界清楚，其内密度均匀一致。

胸部 CT：左图横断位增强动脉期，右图横断位增强静脉期，肿块未见明显强化，前方与胸腺及纵隔内动静脉分界清楚。

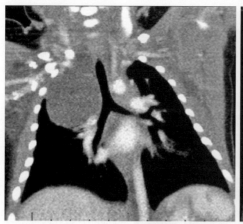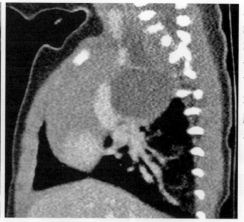

胸部 CT:左图冠状位重组增强静脉期,囊肿位于右侧气管旁,上部可见少许线状强化分隔影,气管下端未见受压变窄移位;右图矢状位重组增强静脉期,囊肿位于右肺动脉与脊柱之间。

图 4-2-12-4　右后纵隔支气管源性囊肿

病例 5

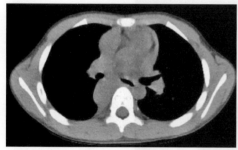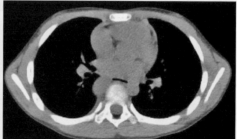

胸部 CT:左图和右图为不同层面横断位平扫,右后纵隔脊柱旁椭圆形占位,体积较小,CT 值约 30 HU,可见胸膜掀起征,提示纵隔来源。

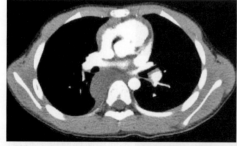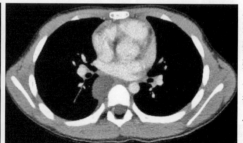

胸部 CT:左图横断位增强动脉期,右图横断位增强静脉期,病变未见明显强化,囊壁不明显;肿块与右主支气管关系密切,部分向心后间隙延伸,与心影分界清楚。

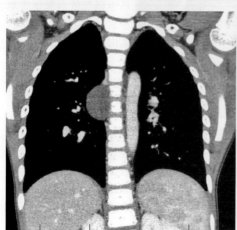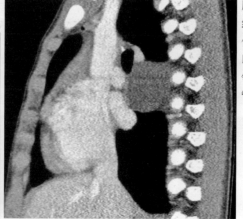

胸部 CT:左图冠状位重组增强静脉期,右图矢状位重组增强静脉期,囊肿以宽基底与右侧脊柱相邻,但未见向椎间孔及椎管内延伸征象。

图 4-2-12-5　右后纵隔支气管源性囊肿

病例 6

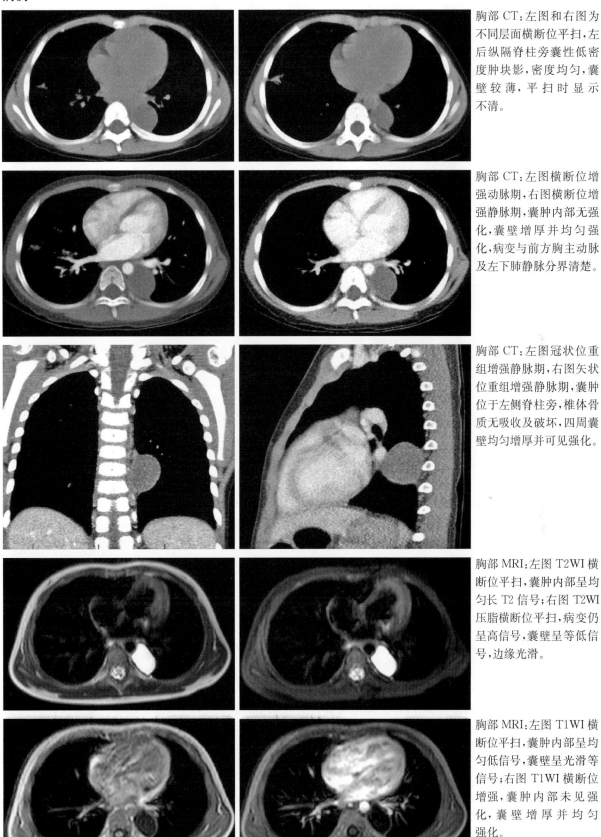

胸部 CT:左图和右图为不同层面横断位平扫,左后纵隔脊柱旁囊性低密度肿块影,密度均匀,囊壁较薄,平扫时显示不清。

胸部 CT:左图横断位增强动脉期,右图横断位增强静脉期,囊肿内部无强化,囊壁增厚并均匀强化,病变与前方胸主动脉及左下肺静脉分界清楚。

胸部 CT:左图冠状位重组增强静脉期,右图矢状位重组增强静脉期,囊肿位于左侧脊柱旁,椎体骨质无吸收及破坏,四周囊壁均匀增厚并可见强化。

胸部 MRI:左图 T2WI 横断位平扫,囊肿内部呈均匀长 T2 信号;右图 T2WI 压脂横断位平扫,病变仍呈高信号,囊壁呈等低信号,边缘光滑。

胸部 MRI:左图 T1WI 横断位平扫,囊肿内部呈均匀低信号,囊壁呈光滑等信号;右图 T1WI 横断位增强,囊肿内部未见强化,囊壁增厚并均匀强化。

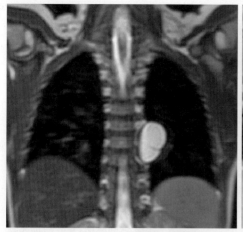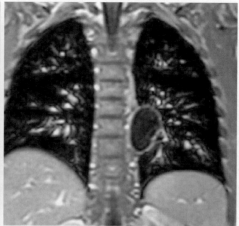

胸部MRI：左图T2WI冠状位平扫，囊肿边界清楚，内部可见一短线状低信号分隔；右图T1WI冠状位增强动脉期，囊壁开始强化。

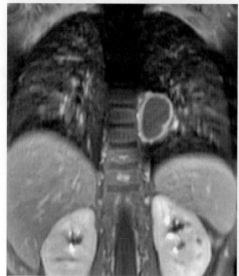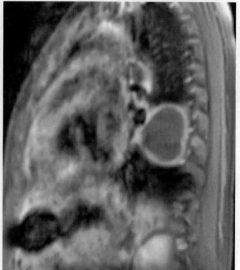

胸部MRI：左图T1WI冠状位增强静脉期，右图T1WI矢状位增强静脉期，示脊柱旁囊肿壁持续强化，厚度及强化程度较动脉期更加显著，囊内部分始终未见强化。

图4-2-12-6　左后纵隔支气管源性囊肿

13. 肠源性囊肿

〖临床概述〗

流行病学：

胚胎发育时，食管、气管均由前肠发育，肠源性囊肿（enterogenous cyst）是在气管食管分离过程中发育异常，一些小块状管壁组织被分离出来残留于纵隔内或气管食管壁内形成食管囊肿或胃肠囊肿。胸部纵隔所见到的多为食管囊肿，好发部位为食管下段水平的右后纵隔，与脊柱相贴。囊肿可完全位于食管壁内，或部分位于食管壁内，或附着于食管壁上。

主要表现：

本病多发生于婴幼儿和儿童，常见于男性。由于囊肿不断增大，巨大者可占满整个胸腔，压迫气管、支气管可引起支气管狭窄和阻塞性肺炎，出现咳嗽、胸痛、呼吸困难、发绀、吞咽困难、呕血等症状。囊内含有功能的胃黏膜时可分泌胃酸，引起溃疡、出血穿孔，穿孔至食管、气管、支气管、肺或胸腔内，引起咳血、呕血及便血等一系列症状。

〖病理〗

肠源性囊肿呈圆形或者不规则形，单发单房，表面光滑，壁由横纹肌和平滑肌构成，囊内黏膜可类似于食管、胃或肠黏膜,囊液可以呈清亮、琥珀色、乳样或棕色。镜下囊壁包含黏膜、黏膜下层和肌肉层,衬以柱状上皮、鳞状上皮或者两者的混合,但不存在软骨成分。

【影像学表现】

X线平片:

后纵隔可见圆形、卵圆形、边缘光滑、密度均匀的肿块阴影,可压迫气管、支气管或食管致其移位。食管造影表现为食管壁外压性改变致管腔狭窄或移位,但无黏膜破坏,可类似良性食管肿瘤的表现。溃疡穿孔在食管、气管、支气管间形成瘘管。吞钡检查可见钡剂进入囊肿内,易与巨大食管憩室相混淆。

CT:

典型的影像表现为位于右后纵隔,食管周围边界光滑的椭圆形肿物,其长轴与食管长轴一致,但通常不与食管腔相通,常向右侧突出,囊肿较大时亦可突向双侧。正常囊肿CT值多在5～25 HU。合并感染时囊肿内密度可增高,囊壁增厚且边界不清,合并出血时囊内CT值明显增高,甚至呈软组织密度。

MRI:

后纵隔类圆形肿块,边界清楚,呈均匀长T1、长T2信号,囊壁较厚,呈等T1、等T2信号。合并感染或出血者,囊内T1WI信号不均匀增高,并可见囊壁增厚强化。

【诊断要点】

1. 位于后纵隔偏右侧食管旁囊性病变。
2. 肿块呈圆形或椭圆形,轮廓规则光滑。
3. 食管钡餐检查可见食管明显受压,但黏膜皱襞完整。
4. CT及MR呈典型水样密度和信号表现。
5. 合并感染时,囊壁增厚,囊肿可迅速增大。

【鉴别诊断】

1. 支气管囊肿:可位于食管旁,影像学表现两者相同,不易鉴别,最后诊断往往依据手术病理结果。
2. 食管平滑肌瘤:X线平片食管钡餐检查是本病的主要诊断方法,腔内充盈缺损是主要表现,CT表现为与食管壁相连的软组织肿块,增强可有轻度强化。
3. 神经肠源性囊肿:位于椎旁,常伴有先天性椎体畸形,并可有一开放性管道与消化道相通,在囊肿内可有气体。
4. 神经源性肿瘤:肿块位于脊柱旁,密度均匀,若肿瘤部分位于椎管内,部分居椎管外,则椎间孔常扩大,增强扫描肿块可有不同程度的强化。

【参考文献】

李润明,王丽华,张秋娟,等. 小儿纵隔肠源性囊肿影像学表现及分析[J]. 临床放射学杂志,2003,22(12):1050-1053.

（席艳丽　张晓军）

【病例解析】

病例1

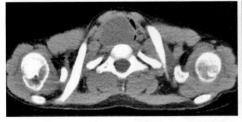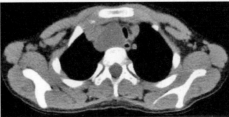

胸部CT:左图和右图为不同层面横断位平扫,上后纵隔囊性肿块,自上纵隔食管旁发出向下延伸胸腔,密度均匀,边界清楚,囊壁薄且光滑。

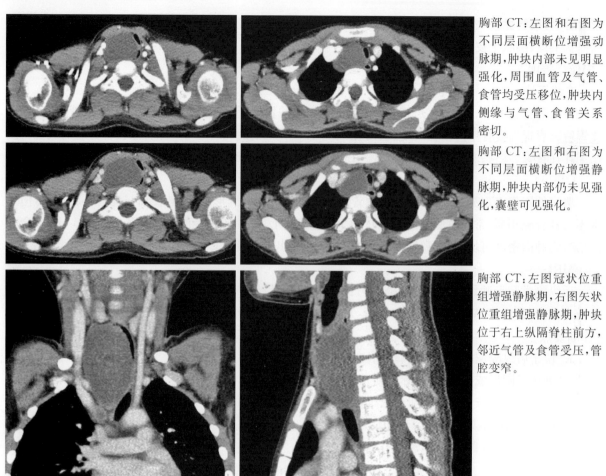

胸部CT:左图和右图为不同层面横断位增强动脉期,肿块内部未见明显强化,周围血管及气管、食管均受压移位,肿块内侧缘与气管、食管关系密切。

胸部CT:左图和右图为不同层面横断位增强静脉期,肿块内部仍未见强化,囊壁可见强化。

胸部CT:左图冠状位重组增强静脉期,右图矢状位重组增强静脉期,肿块位于右上纵隔脊柱前方,邻近气管及食管受压,管腔变窄。

图4-2-13-1 纵隔食管囊肿

病例2

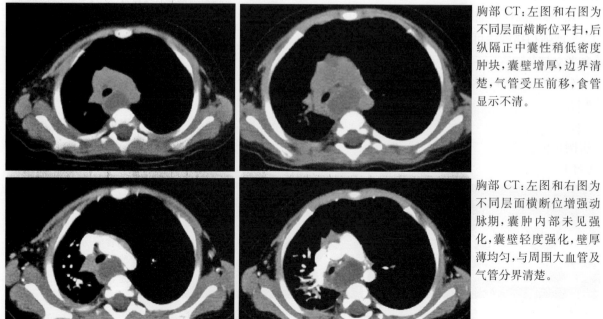

胸部CT:左图和右图为不同层面横断位平扫,后纵隔正中囊性稍低密度肿块,囊壁增厚,边界清楚,气管受压前移,食管显示不清。

胸部CT:左图和右图为不同层面横断位增强动脉期,囊肿内部未见强化,囊壁轻度强化,壁厚薄均匀,与周围大血管及气管分界清楚。

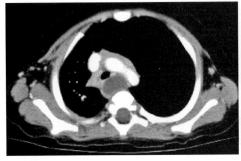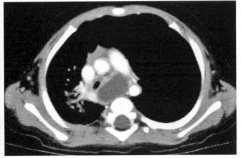

胸部 CT：左图和右图为不同层面横断位增强静脉期，肿块囊壁强化程度较动脉期更明显，病变与食管、降主动脉关系密切。

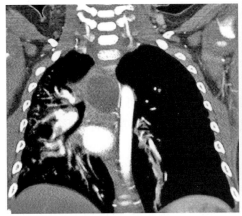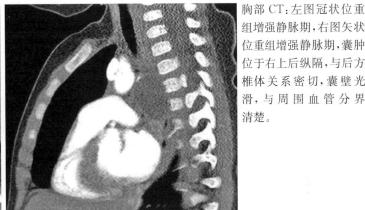

胸部 CT：左图冠状位重组增强静脉期，右图矢状位重组增强静脉期，囊肿位于右上后纵隔，与后方椎体关系密切，囊壁光滑，与周围血管分界清楚。

图 4-2-13-2　纵隔食管囊肿

14. 神经源性肿瘤

【临床概述】

流行病学：

神经源性肿瘤（neurogenic tumor）是纵隔最常见的原发肿瘤之一，约占成人纵隔肿瘤的 20%，占小儿纵隔肿瘤的 35%，发生于儿童的神经源性肿瘤常为恶性，且伴有转移。约 95% 的神经源性肿瘤位于后纵隔，罕见于前纵隔及中纵隔。肿瘤大多数起源于脊柱旁沟的神经组织，亦可起源于肋间神经、迷走神经和膈神经等。

按细胞起源不同大致分为 3 类：①起源于神经鞘的肿瘤包括神经鞘瘤和神经纤维瘤；②起源于交感神经节的肿瘤包括节细胞神经瘤、神经节母细胞瘤和神经母细胞瘤；③起源于副神经节的肿瘤包括嗜铬细胞瘤和非嗜铬细胞瘤。纵隔内神经源性肿瘤以节细胞神经瘤、神经节母细胞瘤和神经母细胞瘤最为多见，因此我们在此小节重点讲述，其他类型罕见不再赘述。

主要表现：

体积小的神经源性肿瘤无明显症状，常于体检时发现。当肿瘤增大，压迫或侵蚀周围器官时，可出现各种症状。压迫肋间神经可出现胸背痛、节段性感觉过敏。肿瘤位于上纵隔并向颈部延伸累及臂丛神经时，可出现上肢麻木及放射性疼痛。肿瘤穿过椎间孔呈哑铃形生长，其椎管内的部分压迫脊髓或破坏椎体时可出现下肢感觉、运动障碍，甚至截瘫，压迫肺、气管时可出现咳嗽、胸痛、呼吸困难或咯血等症状，压迫食管可出现吞咽困难。

神经母细胞瘤生长快，转移早，常转移至淋巴结、骨、肝、肺等部位，广泛骨转移可致严重贫血。这类肿瘤由于儿茶酚胺活性增高，易引起腹泻、腹胀综合征和高血压、出汗、皮肤潮红综合征，血浆中和尿中儿茶酚胺降解物——香草扁桃酸（VMA）和高草香酸（HVA）增多。嗜铬细胞瘤由于肿瘤可产生去甲肾上腺素和肾上腺素,患者可有持久性或阵发性高血压、常伴有胸闷不适、头晕、心慌等症状。

【病理】

节细胞神经瘤是良性肿瘤,肿瘤生长缓慢,呈圆形、卵圆形、有包膜,边界清楚,可单发或多发,常与交感神经链和肋间神经干相连续,向椎管内扩展者少见。镜下由分化成熟的神经节细胞和神经纤维构成,瘤内有变性区,变性区内可有钙化。

神经节母细胞瘤是一种复合性肿瘤,组织学上有节细胞神经瘤和神经母细胞瘤的混合特征,镜下由分化成熟的神经节细胞和不成熟的神经母细胞混合存在,瘤性神经节细胞和瘤性神经母细胞的比例决定肿瘤的分化成熟程度。

神经母细胞瘤是一种原始神经外胚层细胞发生的高度恶性肿瘤,呈圆形或分叶状,表面光滑,常侵犯邻近结构,椎管内扩展少见。切面灰白色或暗褐色,鱼肉状,常见出血、坏死、囊变,并可见砂砾样钙化。镜下瘤细胞小而规则,呈圆形或卵圆形,胞界不清,胞浆少、深染,核分裂相多见。瘤细胞排列密集,呈片状或巢状,其特征性表现是在纤细纤维网周围有环状细胞群或假玫瑰花结形成。

副神经节瘤体积较小,呈圆形或卵圆形,质软,包膜完整,灰红色,界限清楚,可有出血、坏死及囊性变。镜下瘤细胞大,多边形,胞浆丰富,胞界不滑,瘤细胞排列成巢状、索状,间质富含血管并形成窦隙围绕瘤细胞。

【影像学表现】

X 线平片:

神经源性肿瘤表现为后纵隔脊柱旁圆形、类圆形或分叶状肿块阴影,边缘光滑,密度均匀,内缘为纵隔器官所遮盖,外缘锐利,向一侧胸腔突出,常伴有邻近肋骨的骨质破坏。在后前位片上肿块上下缘与脊柱成钝角,侧位片上与脊柱重叠,并常伴有脊柱侧弯。神经母细胞瘤常见条索状、斑点状钙化灶。

CT:

表现为后纵隔一侧脊柱旁沟处肿块,呈圆形或椭圆形,有时呈分叶状,亦可为扁平状,常向一侧纵隔突出,肿块密度可不均匀,通常等于或略低于胸壁软组织密度CT值,病灶内部有时可见低密度区及数量不等的钙化。良性肿瘤边缘多光滑锐利,有完整包膜,压迫邻近结构移位,与周围结构分界清楚,多数为软组织密度,有时肿瘤含有较多的脂肪时,密度低于周围肌肉,偶见肿瘤内点状钙化灶。多数密度均匀一致,呈中度均匀一致性强化,邻近骨骼可因肿瘤压迫有骨萎缩,甚至形成边缘光滑的压迹与骨质缺损;恶性肿瘤往往体积较大,侵袭性生长,肿块轮廓不规则,与周围结构之间的脂肪界面消失,向邻近结构器官浸润或破坏邻近肋骨和胸椎,侵犯胸膜,可见同侧胸腔积液或胸膜结节,胸水性质可为血性。肿瘤可部分位于椎管内,部分居椎管外,通过椎间孔向两侧生长,形成哑铃形,造成相应椎间孔扩大,椎弓根吸收或椎弓根间距增大,椎体后压迹。增强扫描肿块可出现均匀或不均匀强化,部分肿块瘤内可有更低密度囊变区。

MRI:

纵隔神经源性肿瘤多为后纵隔脊柱旁肿块,边界清晰,T1WI上呈中等信号,T2WI信号明显高于脊髓,且信号欠均匀,瘤内钙化T1WI、T2WI均为低信号,若囊变则瘤内出现更长T1、长T2信号灶。肿块沿脊神经根经椎间孔向椎管内生长,呈哑铃状,椎间孔扩大,脊髓受压,邻近的椎体被侵蚀,增强后肿块明显不均匀强化。神经母细胞瘤T2WI为中到高信号,嗜铬细胞瘤T1WI信号明显高,神经节母细胞瘤T2WI也呈高信号,但其信号一般低于神经节细胞瘤。神经鞘瘤,神经纤维瘤在T1WI为低到中等信号,T2WI呈中到高信号。MRI多方位成像可精确显示肿瘤椎管内部分纵向伸展的程度及与邻近结构的关系,并对显示邻近椎体和其他部位的多发骨转移有更大价值。

【诊断要点】

1. 多发生于后纵隔脊柱旁。

2. 形态多呈圆形或类圆形,起源于交感神经链者可呈串珠状。

3. 起源于外周神经者可见增粗的神经根,常与椎管内瘤体相连呈哑铃状。

4. 良性肿瘤边界光滑,恶性肿瘤边界模糊或外侵。

5. 内部密度均匀或不均匀,增强后大多数肿瘤强化明显。

【鉴别诊断】

1. 支气管囊肿:若发生在后纵隔且蛋白或黏液蛋白含量高时,其密度较高,则表现类似于神经鞘瘤,但支气管囊肿更常发生于中纵隔,增强扫描时无强化,而神经鞘瘤可强化,两者可以鉴别。

2. 椎旁脓肿:多见于胸椎结核患者,表现为椎体周围梭形软组织密度影,多椎体两侧对称,脓肿相对应的椎体骨质破坏,椎体间椎间隙狭窄,多伴有肺结核。

3. 肺肿瘤:神经源性肿瘤较大时突入肺野内,表现类似于肺内肿瘤,但神经源性肿瘤紧邻胸椎及邻近胸壁,与之呈广基底相交,椎体旁胸膜下透亮线消失,且肿瘤边界光滑、清楚,肺组织受压内移。

4. 食管病变:食管癌向腔外生长,除见软组织肿块外,食管壁呈环状增厚,其上方管腔扩大,周围有肿大的淋巴结,食管钡餐显示食管黏膜破坏,鉴别不难;食管平滑肌瘤和纵隔神经源性肿瘤鉴别较困难,食管钡餐均显示一食管外压迹,黏膜不中断。

5. 血管性病变:主动脉瘤、主动脉夹层,尤其是主动脉夹层病变上下范围较长,增强时 CT 值明显增高,借此可与肿瘤鉴别。

【参考文献】

1. 吴小凯,王其军,张辉.纵隔神经源性肿瘤多层螺旋 CT 表现与病理对照研究[J].实用医学影像杂志,2014,15(1):27-29.

2. 翟跃杰,王勇.纵隔神经源性肿瘤的影像学诊断[J].中国实用医药,2008,3(21):70-71.

(席艳丽　张晓军)

【病例解析】

病例 1

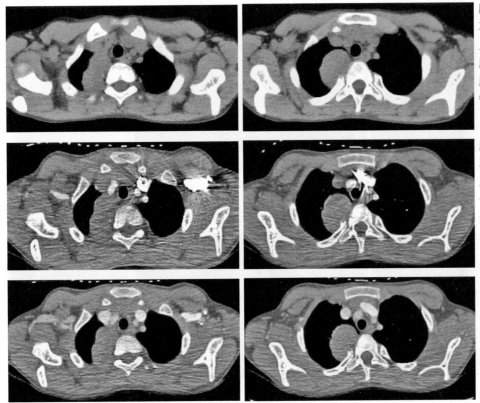

胸部 CT:左图和右图为不同层面横断位平扫,右上后纵隔脊柱旁稍低密度肿块影,边界清楚,密度均匀,其内未见明显钙化。

胸部 CT:左图和右图为不同层面横断位增强动脉期,肿块呈轻度均匀强化,与周围结构及血管均分界清楚。

胸部 CT:左图和右图为不同层面横断位增强静脉期,肿块强化程度不高,邻近肋骨及椎体未见明显骨质破坏。

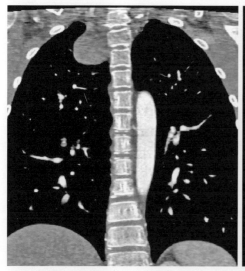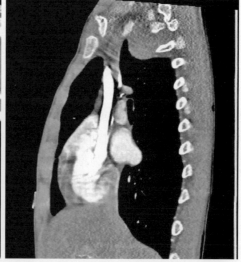

胸部 CT：左图冠状位重组增强动脉期，右图矢状位重组增强动脉期，肿块位于脊柱旁，不与椎管内结构相同，呈轻度不均匀强化。

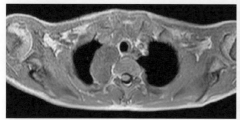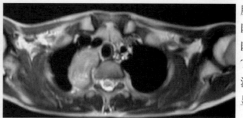

胸部 MRI：左图 T1WI 横断位平扫，右图 T2WI 横断位平扫，肿块呈均匀等T1、稍长 T2 信号，边界清楚，信号均匀，未见明显囊变坏死。

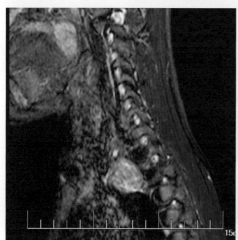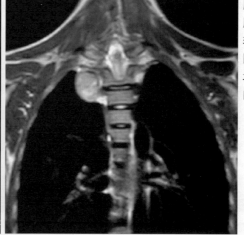

胸部 MRI：左图 T2WI 压脂矢状位平扫，肿块仍呈较高信号，边界清楚；右图 T2WI 冠状位平扫，肿块与脊柱关系密切，但不向椎管内延伸。

图 4-2-14-1　右上后纵隔神经鞘瘤

病例 2

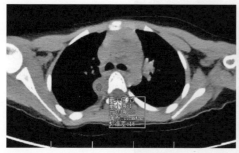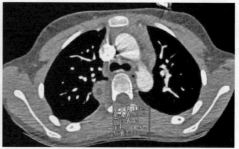

胸部 CT：左图横断位平扫，右上后纵隔软组织结节影，边界光滑清楚，密度均匀，CT 值约 28 HU；右图横断位增强动脉期，CT 值约 68 HU，中度强化。

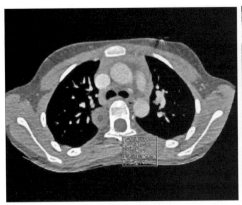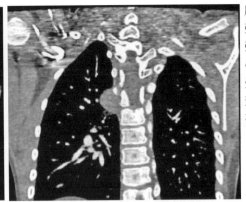

胸部CT：左图横断位增强静脉期，右图冠状位增强静脉期，CT值约41 HU，肿块紧贴脊柱旁，但与周围结构分界清楚，椎体骨质未见明显破坏。

图 4-2-14-2　右上后纵隔神经鞘瘤

病例 3

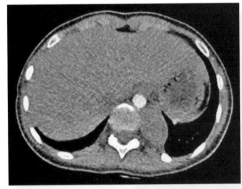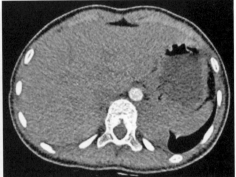

胸部CT：左图和右图为不同层面横断位增强动脉期，左下后纵隔呈长椭圆形稍低密度肿块，沿间隙生长，未见钙化影。

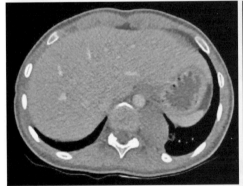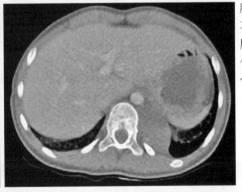

胸部CT：左图和右图为不同层面横断位增强静脉期，肿块呈轻度均匀强化，边界尚清，邻近椎体骨质未见明显异常。

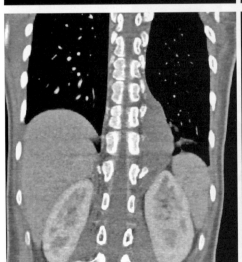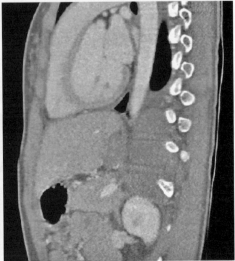

胸部CT：左图冠状位重组增强静脉期，肿块以宽基底附于脊柱旁生长，肿块部分向膈下肾旁间隙生长；右图矢状位重组增强静脉期，肿块未向椎管内延伸。

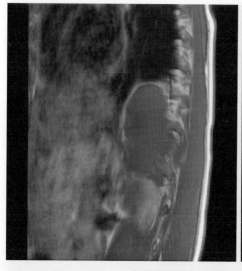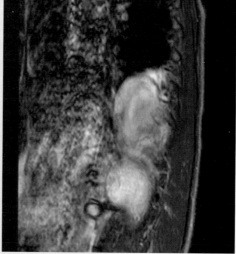

胸部 MRI：左图 T1WI 矢状位平扫，右图 T2WI 压脂矢状位平扫，肿块位于椎旁，呈均匀等 T1 稍长 T2 信号影，其内未见囊变坏死区。

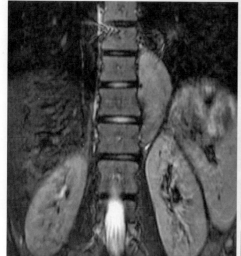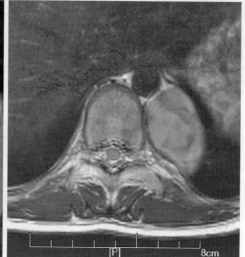

胸部 MRI：左图 T2WI 冠状位平扫，右图 T2WI 横断位平扫，肿块呈均匀稍高信号，边界清楚，周围似可见低信号包膜，与邻近大血管及椎管均分界清楚。

图 4-2-14-3　神经节细胞瘤

病例 4

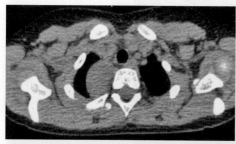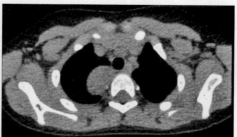

胸部 CT：左图和右图为不同层面横断位平扫，右上后纵隔软组织肿块影，边界尚清，其内密度均匀。

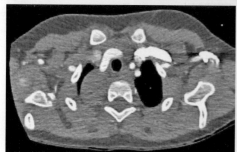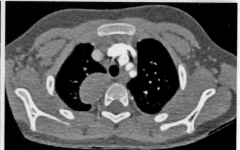

胸部 CT：左图和右图为不同层面横断位增强动脉期，肿块呈中度强化，部分与后胸壁分界不清。

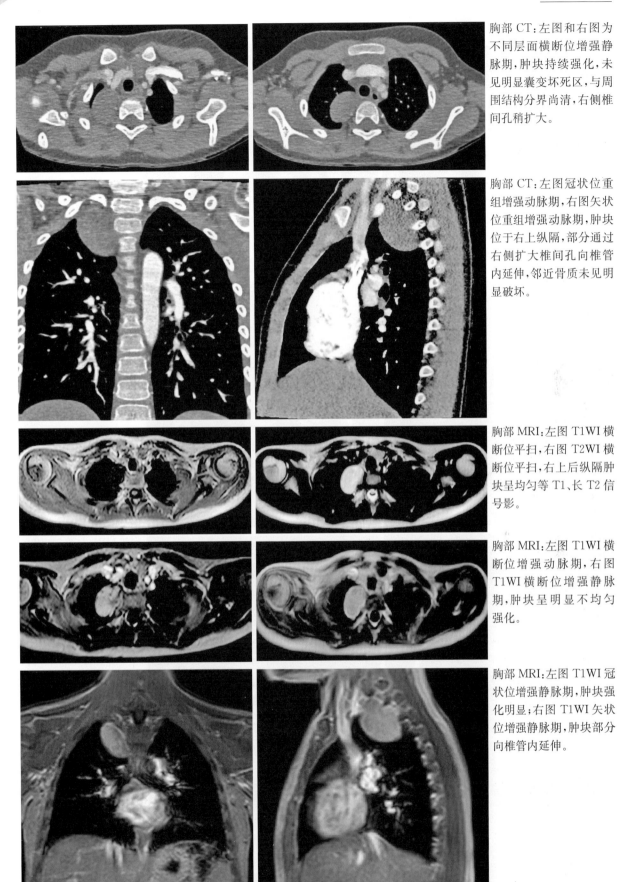

胸部 CT：左图和右图为不同层面横断位增强静脉期，肿块持续强化，未见明显囊变坏死区，与周围结构分界尚清，右侧椎间孔稍扩大。

胸部 CT：左图冠状位重组增强动脉期，右图矢状位重组增强动脉期，肿块位于右上纵隔，部分通过右侧扩大椎间孔向椎管内延伸，邻近骨质未见明显破坏。

胸部 MRI：左图 T1WI 横断位平扫，右图 T2WI 横断位平扫，右上后纵隔肿块呈均匀等 T1、长 T2 信号影。

胸部 MRI：左图 T1WI 横断位增强动脉期，右图 T1WI 横断位增强静脉期，肿块呈明显不均匀强化。

胸部 MRI：左图 T1WI 冠状位增强静脉期，肿块强化明显；右图 T1WI 矢状位增强静脉期，肿块部分向椎管内延伸。

图 4-2-14-4　神经节母细胞瘤

病例 5

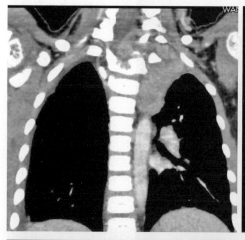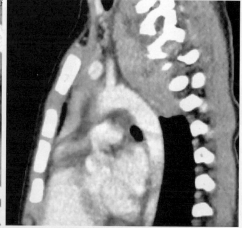

胸部 CT：左图冠状位重组增强静脉期，右图矢状位重组增强静脉期，左上纵隔分叶状肿块，边缘不清楚，呈明显不均匀强化，侵犯邻近胸膜。

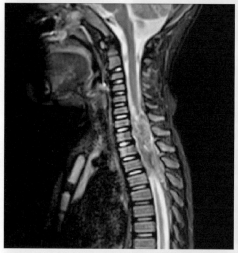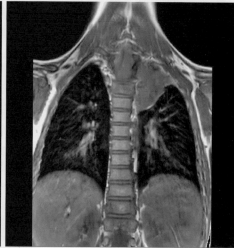

胸部 MRI：左图 T2WI 矢状位平扫，右图 T1WI 冠状位平扫，肿块呈不均匀等 T1、稍长 T2 信号，累及椎管内外，椎管内脊髓明显受压移位。

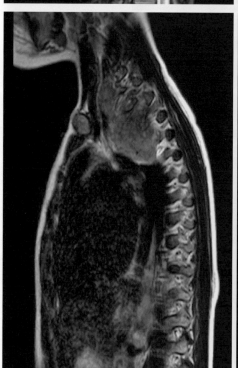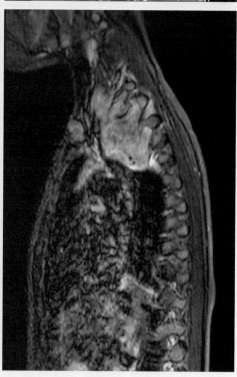

胸部 MRI：左图 T2WI 矢状位平扫，右图 T2WI 压脂矢状位平扫，肿块呈相对稍高信号，沿椎管内外分布，边界不清，与纵隔内结构的脂肪界面消失。

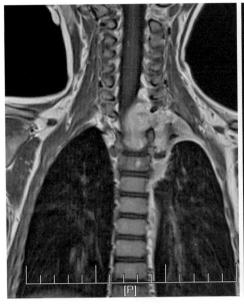
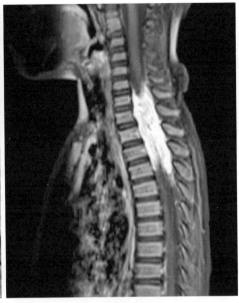

胸部 MRI：左图 T1WI 冠状位增强，右图 T1WI 矢状位增强，椎管内外肿瘤组织明显均匀强化，呈哑铃状，左侧纵隔胸膜增厚强化，部分颈胸椎椎体信号增高并可见强化，提示骨转移。

图 4-2-14-5 神经节母细胞瘤

病例 6

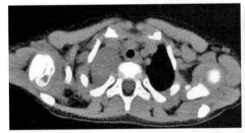
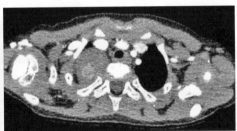

胸部 CT：左图横断位平扫，右上纵隔类椭圆形肿块，其内密度不均匀，中心可见稍高密度结节影；右图横断位增强动脉期，肿块不均匀强化，中心可见明显强化结节影。

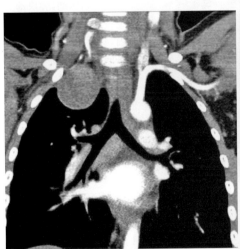
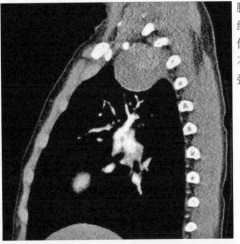

胸部 CT：左图冠状位重组增强动脉期，右图矢状位重组静脉期，肿块明显不均匀强化，囊壁亦可见强化。

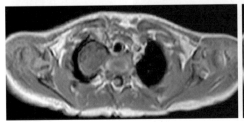
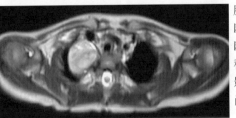

胸部 MRI：左图 T1WI 横断位平扫，右图 T2WI 横断位平扫，肿块呈不均匀稍长 T1、稍长 T2 信号影，与椎体及大血管分界尚清。

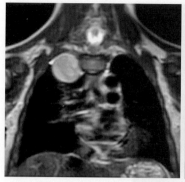
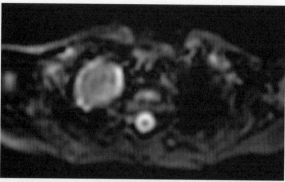

胸部MRI：左图T2WI冠状位平扫，肿块呈类圆形，未与椎管内相通；右图DWI横断位，肿块呈相对高信号，弥散受限。

图4-2-14-6 神经节母细胞瘤

病例7

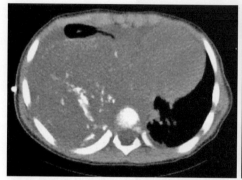
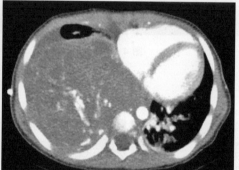

胸部CT：左图横断位平扫，右后纵隔巨大软组织肿块影，边界不清，密度不均匀，其内可见大片团块状杂乱粗大的钙化影；右图横断位增强动脉期，肿块呈明显不均匀强化。

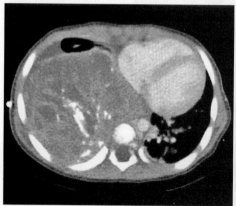
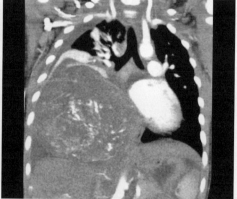

胸部CT：左图横断位增强静脉期，仍可见持续不均匀强化；右图冠状位重组增强动脉期，肿块部分越过中线达到对侧胸腔内，心影及右下肺血管受压向前、向上移位，右侧胸腔少量积液。

图4-2-14-7 神经母细胞瘤

病例8

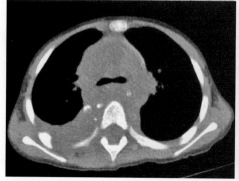
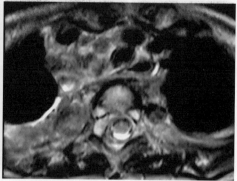

左图胸部CT横断位平扫，右侧后纵隔内可见团片状软组织密度影，其内可见多发点片状钙化影，邻近肋骨骨质破坏；右图胸部MRI T2WI平扫横断位，肿块呈不均匀稍长T2信号影。

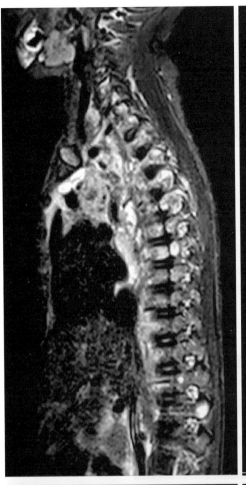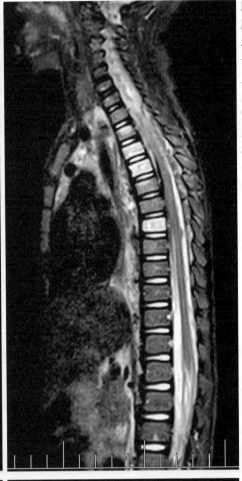

胸部MRI:左图T2WI压脂矢状位平扫,压脂后肿块仍呈明显不均匀高信号影,边界不清,沿脊柱上下分布范围较广,并沿多个扩大的椎间孔向椎管内延伸;右图T2WI压脂矢状位平扫,多个胸椎椎体受累呈不均匀高信号影,表明已有椎体骨转移。

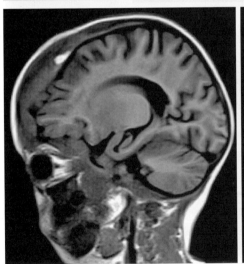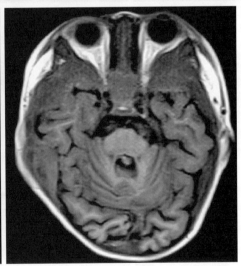

同一患儿头颅MRI:左图T1WI矢状位平扫,右图T1WI横断位平扫,神经母细胞瘤多发颅骨骨转移,双侧额顶骨及颅底骨板障增厚呈均匀等T1信号,其内可见片状出血高信号影。

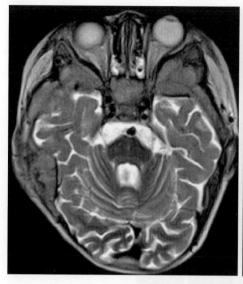
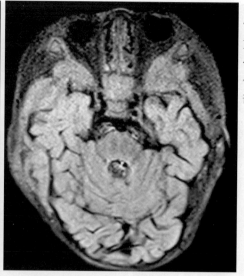

同一患儿头颅 MRI:左图 T2WI 横断位平扫,右图 FLAIR 横断位平扫,颅骨病变呈不均匀稍长 T2 信号,FLAIR 呈等信号,部分脑组织受压。

图 4-2-14-8 神经母细胞瘤并颅骨骨转移

病例 9

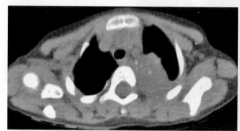
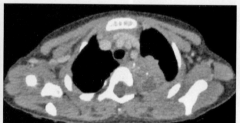

胸部 CT:左图横断位平扫,左上后纵隔不均质软组织肿块,其内可见多发点状钙化;右图横断位增强静脉期,增强后呈明显不均匀强化,其内可见稍低密度囊变区。

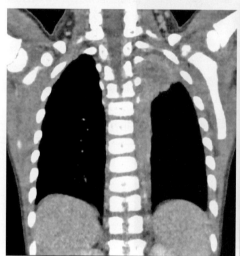
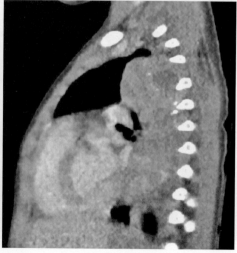

胸部 CT:左图冠状位重组增强静脉期,肿块位于左侧脊柱旁,呈明显不均匀强化;右图矢状位重组增强静脉期,病灶部分位于椎管内,左侧部分椎间孔增大。

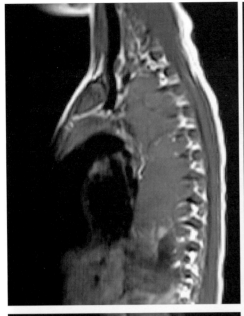 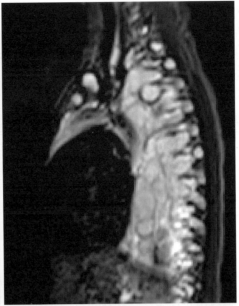

胸部 MRI：左图 T1WI 横断位平扫，右图 T2WI 矢状位平扫，肿块沿脊柱旁上下分布，呈不均匀等 T1、稍长 T2 信号影，部分沿扩大的椎间孔向椎管内延伸。

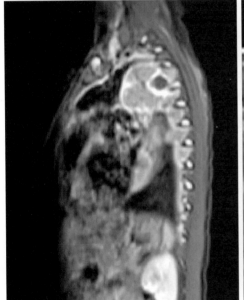 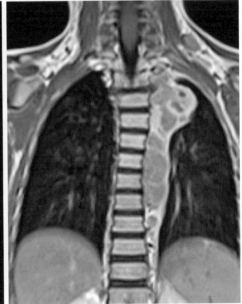

胸部 MRI：左图 T1WI 矢状位增强静脉期，右图 T1WI 冠状位增强静脉期，肿块呈明显不均匀强化，其内可见未强化的囊变坏死区，部分胸椎椎体亦可见轻中度强化。

图 4-2-14-9　神经母细胞瘤

第三节　胸壁及胸腔

1. 间叶性错构瘤

【临床概述】

流行病学：

胸壁间叶性错构瘤（mesenchymal hamartoma of the chest wall）是一种极其罕见的原发于骨的良性病变，占原发性骨肿瘤的 1/3 000，发病率不到人群的百万分之一，多发生于新生儿或婴儿期，男女发病率比例约 2∶1，最常发生于胸壁肋骨，少数发生于脊柱或胸骨，单发常见，单侧多发少见，双侧罕见。

主要表现：

胸壁间叶性错构瘤的临床表现主要取决于瘤体的位置、大小，以及邻近肺组织的受压情况等。大多数病例仅表现为胸壁肿块或畸形，邻近脊柱者可引起脊柱侧弯，瘤体较大时压迫胸内结构，引起咳嗽、发热、呼吸窘迫等呼吸系统症状，瘤体小者可无任何临床表现，病变为偶然发现。

【病理】

瘤体肉眼观察边界常较清楚，分叶状，部分包膜可见，可有局部出血。瘤体切面呈囊、实相间，囊性部分因出血呈红色，实性部分含大量透明软骨、散在斑点状钙化灶及梭形细胞成分，而呈现灰白及棕褐色。镜下实性部分包含软骨、编织骨、胶原骨小梁、胶原纤维、梭形间叶细胞，软骨内成骨常见，间质血管丰富，部分血管壁增厚扩张；镜下囊性部分为大小不等的囊腔，类似动脉瘤样骨囊肿改变，部分囊壁内有反应性骨形成，囊腔或囊外见片状红细胞。

【影像学表现】

X线平片：

较大的胸壁间叶性错构瘤在胸部X线片上表现为胸壁的软组织肿块，肿块所在部位的肋骨膨胀、扭曲，肿块内多发不规则钙化和骨化，以及同侧肋骨受压移位。

CT：

CT对骨质结构、骨化及钙化敏感，是本病的首选检查方法。瘤体起源于肋骨中央，然后突破骨皮质，向胸腔内、外突出，形成与胸壁宽基底相连的囊、实性肿块，边界一般较清楚，呈类圆形或分叶状，瘤体内可见大量条状、弧形及斑片状的钙化、骨化，可同时累及多根肋骨，受累肋骨呈膨胀性或筛网样骨质破坏，相邻肋骨受压移位，同侧胸廓变形。绝大多数瘤体内可见继发性动脉瘤样骨囊肿表现，多房囊腔内含有血液，呈现出液-液平面。增强扫描后瘤体实性部分强化不明显，可能与实性部分主要由透明软骨组成有关。

MRI：

MRI的优势在于显示瘤体内多房囊性成分及其内的液-液平面，其信号随囊内成分不同而不同，实性成分在MRI上呈等长T1、等长T2信号，残存的肋骨皮质及瘤内的矿质沉积表现为各序列低信号。

【诊断要点】

1. 好发于新生儿或婴儿期。
2. 发生于肋骨，肋骨膨胀性骨质破坏。
3. 瘤体突向胸腔，但位于胸膜外。
4. 瘤体内有较多的钙化及骨化。
5. 可见继发性动脉瘤样骨囊肿改变，多发囊腔内出血，出现液-液平面。

【鉴别诊断】

1. 原发性动脉瘤样骨囊肿：发病年龄较大，多见于10~20岁，多发生于长骨、脊柱、手等部位，很少发生于肋骨，病变成分主要为囊性，有别于间叶性错构瘤以实性成分为主。

2. 骨软骨瘤：肋骨的骨软骨瘤表现为单个或多个外生性骨质突起和斑点状钙化，蒂较长者可突入胸腔或胸壁，不含有囊性成分，且肋骨本身不发生膨胀性改变。

3. 尤因肉瘤家族：多发生于儿童及青少年，为高度恶性肿瘤，累及肋骨时多表现为溶骨性骨质破坏，也可表现为增生样改变，不同于错构瘤多表现为肋骨的膨胀性改变，另外前者易累及胸膜等周边结构，以及发生血行转移。

【参考文献】

1. 霍梦娟，范淼，杨有优，等. 胸壁错构瘤的MSCT表现[J]. 中国医学影像技术，2012，28(005)：925-928.

2. 张楠,高燕,李晓红,等. 婴儿胸壁错构瘤临床病理学观察[J]. 中华病理学杂志,2018(9):706-709.

3. MARGARET,YEE,WAH,et al. A Case of Mesenchymal Hamartoma of the Chest Wall in a 4-Month-Old Infant [J]. The American journal of case reports,2019,20:511-516.

（梁琼鹤　席艳丽）

【病例解析】

病例 1

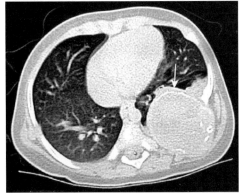 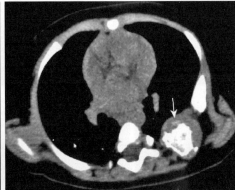

胸部 CT:左图横断位平扫肺窗,瘤体周边见残存的肋骨骨皮质;右图横断位平扫纵隔窗,瘤体内斑片状骨化、钙化。

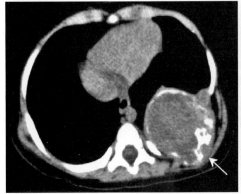 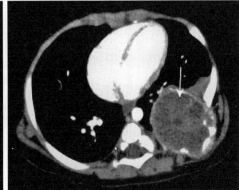

胸部 CT:左图横断位平扫纵隔窗,示左侧肋骨肿块,向胸腔内及体表突出;右图横断位增强动脉期,瘤体内多发囊样改变,囊腔内无强化,间隔轻度强化。

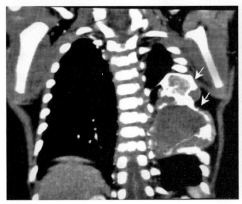 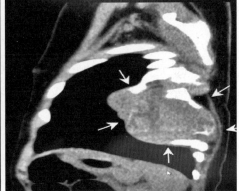

胸部 CT:左图冠状位重组平扫,右图矢状位重组平扫,示肿块发自多根肋骨,多根肋骨不规则膨胀性改变。

图 4-3-1-1　左后胸壁间叶性错构瘤

病例 2

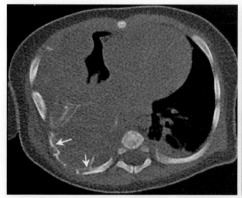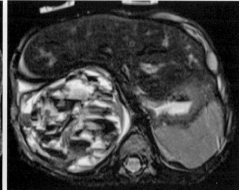

左图胸部 CT 横断位平扫骨窗,示右侧胸壁巨大肿块,肋骨膨胀性骨质破坏,瘤体内见条片状钙化;右图胸部 MRI T2W 压脂横断位平扫,瘤体内见多房囊腔,囊腔内见液-液平面。

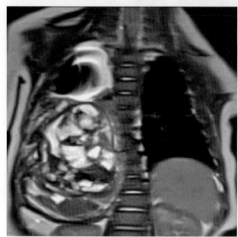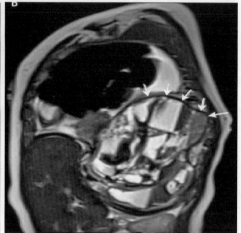

胸部 MRI:左图 T2WI 冠状位平扫,右图 T2WI 矢状位平扫,多房囊腔周围可见残存的肋骨骨皮质,呈线状低信号(箭头)。

图 4-3-1-2　右后胸壁间叶性错构瘤

2. 脂肪母细胞瘤

【临床概述】

流行病学:

脂肪母细胞瘤(lipoblastoma)是一种罕见的胚胎脂肪组织良性肿瘤,多发生于婴儿期和幼儿期,90%发生在 3 岁以前;在男性中更常见,男女比例为(1.5～3)∶1。肿瘤最常见于四肢和躯干,头部、颈部、纵隔、后腹膜和胸壁罕见。

主要表现:

脂肪母细胞瘤通常表现为无痛性皮下软组织肿块,其特征是生长迅速,局部复发率约为 14%～25%。根据原发肿瘤的位置不同,症状也不同。身体其他部位的脂肪母细胞瘤通常无症状,而纵隔病例通常有症状。

【病理】

脂肪母细胞瘤临床病理上分为局限型和弥漫型两种类型。局限型多表浅、边界清楚、有包膜。弥漫型无包膜,呈多中心、浸润性生长。

脂肪母细胞瘤肉眼观为淡黄色或黄色的分叶状肿块,切面观见不同成熟程度的脂肪组织,丰富的黏液样基质,小血管丛,以及纤维组织间隔。镜下脂肪细胞从原始小的梭形、星形、多泡性母细胞,到印戒细胞,直至大的成熟脂肪细胞均可见到,多无核分裂象。

【影像学表现】

X 线平片：

在常规胸片上的表现主要取决于肿瘤的大小、厚度和位置,可表现为胸壁的软组织密度肿块。由于肿瘤生长过快,瘤内往往既无钙质沉积也无邻近骨质侵蚀。

CT：

CT 有助于确定肿瘤起源、解剖范围和组成。肿瘤发生于胸壁,可压迫胸廓,也可经肋间隙向胸腔内突出,肿瘤边缘多呈分叶状。

肿瘤的密度主要取决于肿瘤的组成成分,尤其是脂肪组织与黏液样基质的比例。在婴儿和幼儿中黏液成分较多,而在年龄较大的儿童中,脂肪为主要组成成分。以脂肪成分为主时,密度接近皮下脂肪层的密度,以黏液样基质为主时,密度则接近水样密度,其余成分则表现为软组织密度。多种成分混合在一起时,则表现为略高于正常皮下脂肪密度,而低于肌肉密度。

MRI：

MRI 能够更详细地显示病变的内部结构。脂肪成分在各序列上的信号均与皮下脂肪组织的信号相近。黏液样囊性变为长 T1、长 T2 信号,反映其高含水量。纤维间隔及软组织结节增强后轻度强化。

【诊断要点】

1. 好发于婴幼儿期。

2. 瘤体内含有不等量的脂肪成分、液性成分及纤维间隔。

【鉴别诊断】

与其他含脂肪成分的肿瘤相鉴别,特别是脂肪瘤和脂肪肉瘤。

1. 脂肪瘤,体积相对较小,瘤内为成熟的脂肪细胞,密度较均匀,纤维间隔粗细较均匀,无软组织结节,这些均有别于脂肪母细胞瘤。

2. 脂肪肉瘤,从影像学上无法与脂肪母细胞鉴别,尤其是黏液型脂肪肉瘤和高分化的脂肪肉瘤,但是脂肪肉瘤很少在 10 岁以前发病,所以患者的年龄是重要的鉴别点。

【参考文献】

1. 高峰,唐文伟,李小会,等. 小儿脂肪母细胞瘤 CT 及 MR 影像分析[J]. 医学影像学杂志,2014,24(11):1978-1980.

2. 翁义,刘祥治. 胸壁脂肪母细胞瘤 1 例[J]. 实用放射学杂志,2010,26(12):1851-1852.

3. PARISI M, GRENDA E, HATZIAGOROU E, et al. Chest wall lipoblastoma in a 3 year-old boy. Respir Med Case Rep. 2019,26:200-202.

（梁琼鹤　席艳丽）

【病例解析】

病例 1

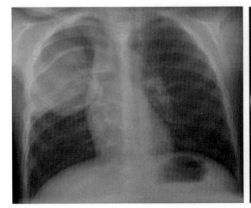 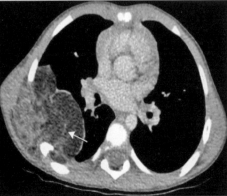

左图胸部 X 线片正位,示右侧胸腔团块状软组织密度影;右图胸部 CT 横断位平扫,瘤体来自胸壁,经肋间隙突向胸腔,外形呈分叶状,内见等密度纤维分隔(箭头)。

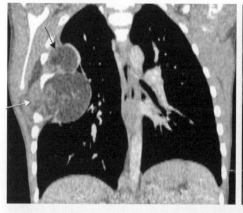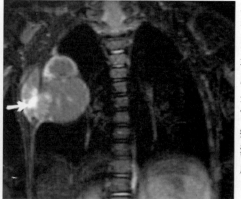

左图胸部 CT 冠状位平扫,瘤体内侧以脂肪密度为主(黑箭头),外侧以软组织密度为主,且介于脂肪与肌肉密度之间(白箭头);右图胸部 MRI T2WI 压脂冠状位平扫,瘤体内片状高信号,提示液体含量高,代表黏液成分。

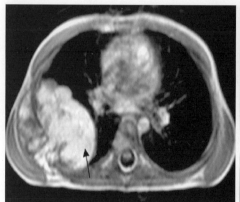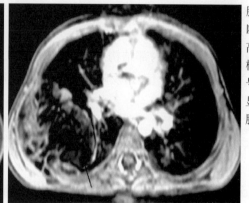

胸部 MRI:左图 T2WI 横断位平扫,瘤体呈不均匀高信号;右图 T2WI 压脂横断位平扫,瘤体内侧信号减低,外侧信号未见明显减低,提示内侧为成熟脂肪成分。

图 4-3-2-1 右侧胸壁脂肪母细胞瘤

病例 2

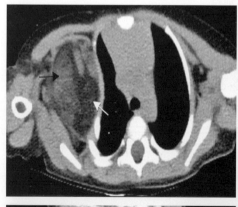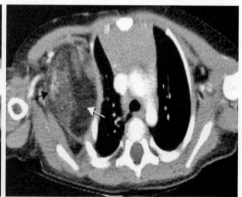

胸部 CT:左图横断位平扫,右侧上胸壁肿块,脂肪密度位于内侧(白箭头),软组织密度位于外侧(黑箭头);右图横断位增强,软组织密度成分强化,脂肪密度成分未见强化。

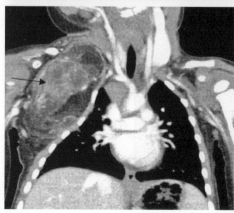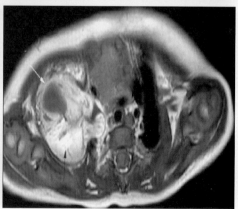

左图胸部 CT 冠状位重组增强静脉期,软组织成分不均匀强化,内见不强化低密度区(黑箭头),代表黏液成分,邻近胸廓受压塌陷;右图胸部 MRI T1WI 横断位平扫,肿块内见类圆形低信号(白箭头),其余部分为高信号(黑箭头),内见低信号纤维分隔。

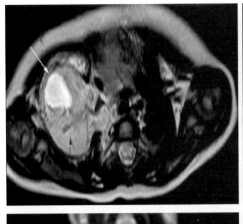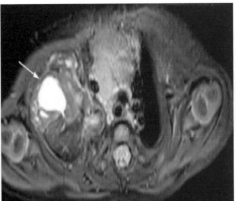

胸部 MRI：左图 T2WI 横断位平扫，右侧上胸壁肿块呈混杂信号，可见中等稍高信号及片状液性高信号（箭头）；右图 T2WI 压脂横断位平扫，压脂后大部分信号不均匀减低，小片状液性成分未见减低。

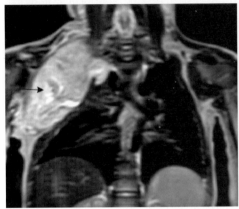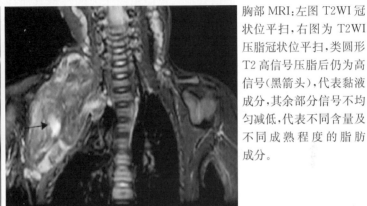

胸部 MRI：左图 T2WI 冠状位平扫，右图为 T2WI 压脂冠状位平扫，类圆形 T2 高信号压脂后仍为高信号（黑箭头），代表黏液成分，其余部分信号不均匀减低，代表不同含量及不同成熟程度的脂肪成分。

图 4-3-2-2 右上胸壁脂肪母细胞

3. 纤维性病变：隆突性皮肤纤维肉瘤

〖临床概述〗

流行病学：

隆突性皮肤纤维肉瘤（dermatofibrosarcoma protuberans，DFSP）是一种来源于真皮及皮下纤维母细胞/肌纤维母细胞的中间型（罕见转移）肿瘤，生长缓慢。DFSP 的发病机制尚不明确，可能与遗传、手术、创伤、放疗等因素有关，其中手术及创伤是其发生的主要病因。

DFSP 好发于 20～50 岁，儿童期较罕见，发病率约为百万分之一，而儿童患者中以黑种人儿童和 10 岁以上儿童相对较多；男性发病率略高于女性；最好发于躯干，约占 50%～60%，其次为四肢、头颈部、乳房等。

主要表现：

DFSP 常表现为隆起于皮肤表面的质硬、无痛性结节，早期基底可移动，表面多呈暗红色/紫红色，常被误诊为血管瘤等良性病变；易局部复发，复发率约 20%～60%，复发后可表现为多个肿块；罕见转移，偶可见于反复多次手术者，复发后肿块外突更明显，并向深部组织浸润生长，移动度变差。

〖病理〗

大体病理表现为真皮/皮下的质硬斑块、结节或肿块，切面呈灰白色/灰红色，鱼肉状，质软，无包膜，与周围组织分界欠清。镜下可见大量梭形肿瘤细胞呈束状、席纹状或车辐状环绕血管裂隙排列，核分裂相对少见。免疫组化约 90% 患者的 CD34 阳性；基因检测 90% 以上可见 17 和 22 号染色体的转位。

〖影像学表现〗

X 线平片：

X 线片上有无阳性表现取决于肿块的位置、大小等。较大者表现为胸壁的软组织肿块，向体表突出,肿块内无钙化,周边组织结构受推压改变。

CT:

表现为皮肤及皮下组织内的软组织肿块,不同程度地向体表隆起,可见"多结节融合征"和"子结节外突征";肿块平扫密度多较均匀,当肿瘤体积较大时,瘤体内可出现坏死、囊变,出血少见。

增强后肿块呈不均匀明显、持续性强化,可能与瘤体内存在席纹状排列的梭形细胞、胶原纤维基质及细小毛细血管网,对比剂进入瘤体内后流速缓慢有关;肿块周边可见多发迂曲小血管影;瘤周可见"脂肪尾征""皮肤尾征"及"筋膜尾征"等瘤体向周围浸润的征象。

MRI:

MRI 在判断肿瘤成分上具有较大的优势。肿瘤主体呈长 T1、长 T2 信号,内可见条片状长 T1、短 T2 信号,而呈现出"双低信号征",反应出瘤体内的纤维基质成分,是纤维组织来源肿瘤的重要依据;囊变部分表现为长 T1、长 T2 信号,T2WI 压脂序列为低信号。T2WI 压脂序列在显示肿瘤向周围组织浸润方面,即"脂肪尾征","皮肤尾征"及"筋膜尾征"等的显示具有较大优势。

【诊断要点】

1. 发生于胸壁浅表部位,皮下脂肪层及皮肤。

2. 形态上可表现为"多结节融合征"和"子结节外突征"。

3. CT 平扫密度多较均匀,MRI 可见"双低信号征",增强后不均匀明显、持续性强化。

4. 向皮肤、脂肪及筋膜浸润性生长,出现相应部位的尾征。

【鉴别诊断】

1. 血管瘤,血管瘤位于皮下脂肪层及皮肤时,需与 DFSP 相鉴别,前者边缘不光整,但边界清晰,而后者边缘光整,但边界欠清,会向周围组织浸润性生长;前者瘤体内部成分较为单一,除海绵状血管瘤会出现点状高密度静脉石外,其余密度均较均匀,而后者由于纤维基质的存在及囊变坏死的出现,信号及增强后密度不均匀;增强后前者强化程度与血管密度/信号变化同步,有别于后者。

2. 韧带样纤维瘤病,发生于小儿胸壁的韧带样纤维瘤病更为罕见,多来自肌肉结缔组织及其被覆的筋膜或腱膜等深部软组织,沿肌肉长轴生长。

【参考文献】

1. 史志涛,陈月芹,赵凡,等.隆突性皮肤纤维肉瘤的影像学特征[J].中国医学影像学杂志,2019,27(8):622-625.

2. 段永福,张朋,梅孝臣,等.小儿隆突性皮肤纤维肉瘤的临床特征与外科治疗方案[J].中华小儿外科杂志,2017,38(2):113-116.

3. RIOS P D L, LARA C I, HO N. Dermatofibrosarcoma protuberans in pediatric patients: a report of 17 cases [J]. Journal of Cutaneous Medicine & Surgery, 2014, 18(3): 180-185.

（梁琼鹤　席艳丽）

【病例解析】

病例 1

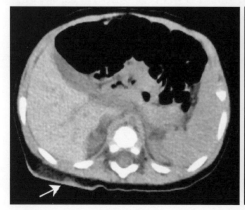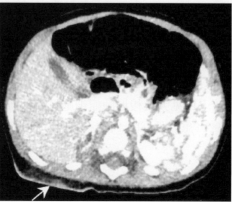

胸部 CT:左图横断位平扫,背部皮肤增厚,局部呈结节状,皮下脂肪层内见片絮状高密度影;右图横断位增强动脉期,皮肤及皮下异常密度影轻度强化。

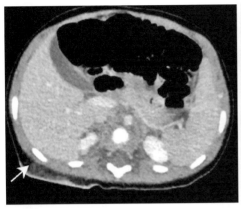
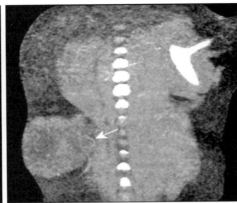

胸部 CT：左图横断位增强静脉期，病变渐进性强化，瘤体边界不清；右图冠状位 MIP 重组，瘤体向体表轻度突出，瘤体内及瘤周可见小血管影。

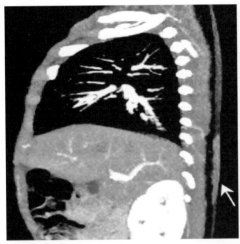
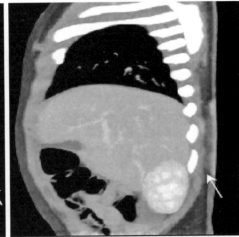

胸部 CT：左图矢状位重组增强静脉期，右图矢状位 MIP 重组，肿瘤位于皮肤及皮下组织，瘤体无明显包膜，边界不清。

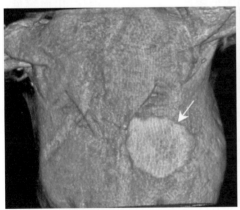
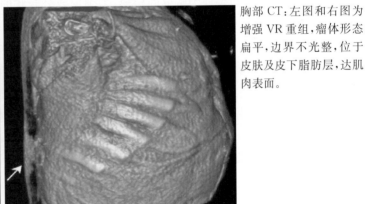

胸部 CT：左图和右图为增强 VR 重组，瘤体形态扁平，边界不光整，位于皮肤及皮下脂肪层，达肌肉表面。

图 4-3-3-1　皮肤隆突性纤维肉瘤

4. 纤维性病变：韧带样型纤维瘤病

〖临床概述〗

流行病学：

2013 年 WHO 软组织肿瘤分类标准中将韧带样型纤维瘤病（desmoid-type fibromatoses，DF）归类为来源于纤维母细胞/肌纤维母细胞肿瘤的中间型（局部侵袭性）肿瘤，恶变和转移少见，术后复发率较高。DF 主要来自肌肉结缔组织及其被覆的筋膜或腱膜等深部软组织。

DF 的发病机制目前仍不清楚，可能与遗传、内分泌、结缔组织生长调节缺陷、创伤及手术等因素有关,其中手术及创伤是其发生的主要病因。

DF 少见,占软组织肿瘤不足 3%;可发生于任何年龄,包括婴儿和老年人,多见于 30～40 岁,女性发病率高于男性。根据发生部位,分为腹外型、腹壁型及腹内型,其中腹外型最多,约占 50%～60%,而腹外型多见于四肢,发生于胸壁较少见。

主要表现:

DF 起病较隐匿,早期常无明显症状。发生于胸壁的 DF 可表现为无痛或微痛的胸壁肿物,随着病情的进一步发展,疼痛加重。

肿块常向邻近的肌肉或脂肪组织浸润性生长,大多数手术切除后易复发,少部分病情稳定,甚至自行消退。

〖病理〗

发生于胸壁的 DF 多位于肌肉内或与腱膜、筋膜相连,边界不规则,无包膜,与周围组织分界不清。肿瘤质韧,切面为灰白色。镜下肿瘤由增生的(肌)纤维母细胞和胶原纤维构成;瘤细胞呈纤细的长梭形,细胞一般无明显异型性,核呈长杆状,呈束状、编织状排列,常浸润至周围横纹肌或脂肪组织;肿瘤局部可伴黏液样变性及淋巴细胞浸润。肿瘤细胞弥漫性表达 vimentin,不同程度表达 SMA、MSA、desmin、CD117,不表达 CD34、S-100。

〖影像学表现〗

X 线平片:

X 线平片上有无阳性表现取决于肿块的位置、大小等。发生于胸壁软组织者可无明显阳性表现,亦可表现为胸壁肿块,而体积较大者,则无法确定其具体来源;肿块密度较均匀,多无钙化;周边组织结构受推压改变。发生于胸壁骨质结构的 DF 罕见,可表现为骨质的膨胀性改变。

CT:

胸壁软组织内 DF 表现为胸壁的梭形、类圆形或分叶状的等低密度软组织肿块,钙化、出血罕见,单发或多发。肿块呈侵袭性生长,无包膜,部分可见假包膜。肿瘤大部分沿肌肉长轴生长,少部分表现为解剖间腔内的孤立性肿块。由于肿块由(肌)纤维母细胞和胶原纤维构成,部分伴有黏液变性,因此当瘤体内黏液成分较多时,瘤体平扫密度不均匀;而当胶原纤维较多时,则表现为瘤体的强化不均匀。

胸壁骨内 DF 罕见,可发生于肋骨、胸骨、肩胛骨及脊柱椎体,分为中央型和边缘型。中央型主要表现为膨胀性溶骨破坏,边界清晰,伴有硬化边,一般无骨膜反应,可有骨外软组织肿块。边缘型多表现为压迫性骨质吸收,边缘为软组织肿块。

MRI:

肿瘤 MRI 信号与肿瘤病理成分密切相关。DF 主要由梭形(肌)纤维母细胞和胶原纤维构成。以前者为主者在 T2WI 上呈高信号,以后者为主者则在 T2WI 上呈略低信号。肿瘤动态增强多呈持续强化或进行性延迟强化,强化不均匀,但多无坏死。

肿瘤的外形及周边的主要征象有:触须征、筋膜尾征、脂肪分离征及病灶周围低信号环征等。触须征为肿瘤向周边组织浸润性生长所致;脂肪分离征则是肿瘤与正常组织之间形成的清晰脂肪界面;筋膜尾征是由于肿瘤起源于筋膜和腱膜,并沿着肌间隙蔓延生长所致;病灶周围低信号环为 DF 较常见且有特征性的表现,可能是假包膜或是瘤内胶原纤维边缘分布所致。

〖诊断要点〗

1. 多发生于胸壁肌肉层。

2. 多呈梭形、类圆形或分叶状。

3. 钙化及出血少见。

4. 浸润性生长,与周边组织结构分界欠清,部分可见假包膜。

5. 增强后持续性或渐进性强化。

〖鉴别诊断〗

1. 尤因肉瘤家族:是一种起源于未分化神经上皮细胞的小圆细胞恶性肿瘤,以宽基底与胸壁相连,向胸腔内生长为主,坏死囊变多见,易侵犯周围骨质及胸内结构,易复发及发生远处转移。

2. 横纹肌肉瘤:是起源于具有向横纹肌细胞分化潜能的原始间叶细胞的恶性肿瘤,易对周围组织结构产生浸润及远处转移;胸壁横纹肌肉瘤与 DF 影像学表现相似。

3. 胸壁间叶性错构瘤:发生于骨内的 DF 需与间叶性错构瘤相鉴别,两者均表现为骨质的膨胀性改变,后者多发生于新生儿及婴儿期,好发部位为肋骨,瘤体内见较多的钙化及骨化,且多继发动脉瘤样骨囊肿;而前者的发病年龄及部位没有特征性,瘤内不伴钙化,瘤体内实性成分为主。

〖参考文献〗

1. 李婷婷,张永高,王海洋,等.胸部腹外型侵袭性纤维瘤病的 CT 表现[J].放射学实践,2016,31(04):359-363.

2. 杨铁军,杨登法,王君松,等.腹外韧带样型纤维瘤病的 MRI 特征及与术后复发的相关性分析[J].中华放射学杂志,2019,53(6):497-501.

3. 姚伶俐,陈宗科,顾萍,等.韧带样型纤维瘤病 55 例临床病理分析[J].临床与实验病理学杂志,2018,34(6):50-54.

（梁琼鹤　席艳丽）

〖病例解析〗

病例 1

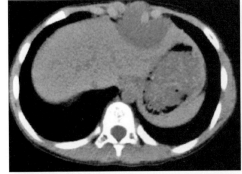 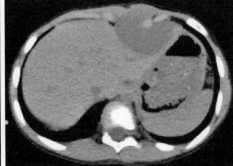

胸部 CT:左图和右图为不同层面横断位平扫,剑突下偏左侧胸壁肌层内不规则肿块,边界不清,与邻近肝叶分界不清,其内密度尚均匀,部分肋软骨被包绕。

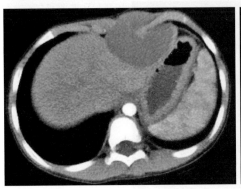 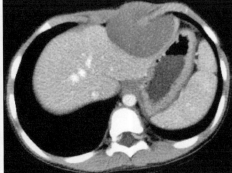

胸部 CT:左图横断位增强动脉期,肿块呈轻度均匀强化;右图横断位增强静脉期,肿块持续渐进性强化,周围似可见包膜。

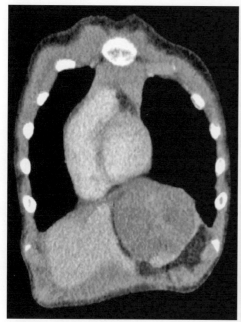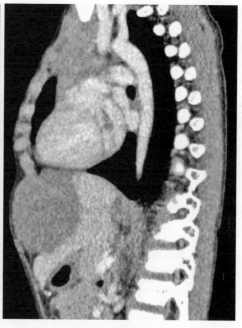

胸部CT:左图冠状位重组增强静脉期,右图矢状位重组增强静脉期,肿块位于剑突下方皮下,与前方肌肉分界不清,可见轻度均匀强化。

图4-3-4-1 胸壁韧带样纤维瘤

病例2

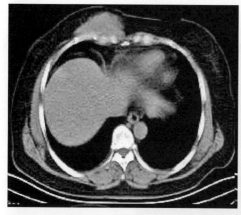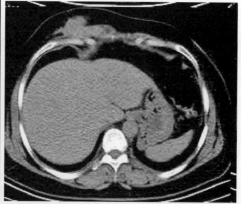

胸部CT:左图和右图为不同层面横断位平扫,剑突层面皮下可见一软组织密度影,边界不清,密度均匀,呈分叶状,周围可见纤维索条影。

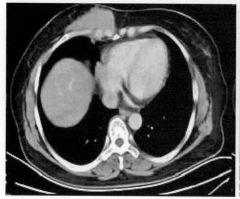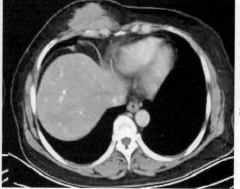

胸部CT:左图和右图为不同层面横断位增强静脉期,肿块呈均匀强化,CT值为65 HU~ 88 HU,周围肌肉可见轻度肿胀,周围及纵隔未见明显增大淋巴结。

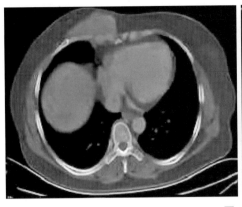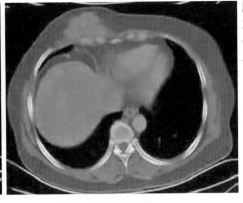

胸部 CT:左图和右图为不同层面横断位平扫骨窗,肿块邻近肋骨及肋软骨未见明显骨质破坏。

图 4-3-4-2　胸壁韧带样纤维瘤

5. 尤文肉瘤(胸壁)/原始神经外胚层肿瘤/Askin 瘤

【临床概述】

流行病学:

尤因肉瘤家族肿瘤(Ewing sarcoma family of tumors,ESFT),也称为胸壁尤因肉瘤胸壁,也曾被称为原始神经外胚层肿瘤(primitive neuroectodermal tumor,PNET)及胸壁 Askin 瘤,最新版 2020 版 WHO(第五版)骨肿瘤分类统一称为尤文肉瘤,Askin 瘤和原始神经外胚层肿瘤这两个术语将不再使用。其是一种少见的起源于中枢和交感神经系统外神经脊的小圆细胞类肿瘤,恶性程度极高,具有多向分化潜能。2020 年,WHO 将其归为骨与软组织未分化的小圆细胞肉瘤。骨外尤文肉瘤发生率约 12%,分布范围广泛,可以发生在任何年龄组,但年长儿和青少年多见,几乎可发生在全身的任何部位,以胸肺部、四肢和脊柱旁。胸壁尤文肉瘤约占儿童原发性恶性胸壁肿瘤的一半,好发于胸壁或肺部外围的软组织中,可延伸至胸膜、椎旁软组织或肺部浸润,边缘不清,多难以确定起源部位。病变内坏死常见,肿瘤区域肋骨骨质破坏常见。骨骼系统是最常见的转移部位。

临床表现:

起病隐匿,无特异临床表现,主要和病变大小及是否侵犯肋骨及胸膜有关,多因局部肿块或疼痛就诊。通常表现为发热、咳嗽、胸痛、胸闷和气短,也可表现为胸壁肿块、浅表淋巴结肿大和肋骨骨折。

【病理】

肿瘤体积一般较大,多呈结节状或分叶状,无包膜,质韧,切面呈灰白黄色,实质内常伴坏死、囊变,可有钙化。肿瘤的细胞学涂片显示小而圆的恶性细胞,具有典型 Homer-Wright 菊形团结构;免疫组化肿瘤细胞含有特异性神经分化标记物,如 CD99、NSE、vimentin、CgA 和 S100,其中 CD99 具有较高的特异性,表达率达 90%以上;细胞遗传学检查多有染色体 t(11;22)(q24;q12)转位。

【影像学表现】

X 线平片:

表现为胸壁或胸腔的软组织肿块,部分可见同侧胸腔积液及肋骨的骨质改变。

CT:

肿瘤通常起源于胸壁,向胸腔侧生长为主,瘤体全部位于胸腔侧,或者大部分位于胸腔侧;肿瘤内部密度多不均匀,伴有囊变坏死,少部分可见钙化;肋骨可见溶骨性的骨质破坏,可伴有增生硬化,也有仅表现为骨质增生硬化改变,即肋骨增粗,骨质密度增高;肿瘤易侵犯胸膜,引起胸腔积液,易发生转移,转移至肺、纵隔淋巴结,以及骨、肝、肾上腺或腹膜后间隙等;术后易复发,表现为局部胸壁肿块。增强后肿块呈不均匀中度、延迟强化。

MRI：

MRI 易于显示肿瘤的来源，胸壁侵犯范围，以及对周边组织结构的侵犯情况，特别是后胸壁肿瘤对椎管内、外结构的侵犯等，对于骨质早期受累的显示亦优于 CT。

【诊断要点】

1. 好发于儿童及青少年。

2. 多发生于肋骨及胸壁软组织。

3. 肋骨呈虫蚀状骨质破坏，伴或不伴有骨质增生，部分仅表现为骨质增生。

4. 肿瘤内多有坏死囊变，可伴有多发小钙化。

5. 易累及胸膜，引起胸腔积液。

6. 易复发，易转移。

【鉴别诊断】

1. 胸膜间皮瘤：是一种少见的胸膜原发肿瘤，可发生于任何年龄，男性成人多见，小儿发病率低。分为局限性和弥漫性两种，前者为良性，后者多为恶性。多表现为凸向肺内的与胸膜宽基底相连的肿块，密度均匀，较大肿块内可有坏死、囊变或出血区，增强呈均匀性显著强化，囊变坏死区不强化，极少伴胸腔积液或胸膜增厚，罕见肋骨破坏。

2. 胸膜肺母细胞瘤：是一种罕见的胚胎性恶性肿瘤，多与胸膜有关，常累及胸膜和肺。好发于婴幼儿，肿瘤主要位于胸腔，多位于肺的周边并累及胸膜，影像表现为胸膜下体积较大单纯囊性、实性或囊实性肿块，与胸膜关系密切，转移性胸水及肋骨破坏少见。

3. 横纹肌肉瘤：瘤体主要向体表侧突出，而 PNET 瘤则主要位于胸腔侧；前者体积较小时，密度可均匀，体积较大时，密度不均匀，增强动脉期可见类似环形强化，而后者无此表现；前者很少发生骨质侵犯，而后者相对多见。

4. 神经源性肿瘤：发生于后胸壁、贴近脊柱的 PNET 瘤需与神经源性肿瘤鉴别，后者来自交感链，主体位于胸腔，可向椎管内延伸，很少向胸壁外延伸，而前者发自胸壁，向胸腔侧延伸、侵犯的同时，可向体表侧生长；后者瘤内坏死囊变相对较少，钙化常见，而前者坏死囊变多见，钙化相对少见；后者对骨质的侵犯较前者少。

【参考文献】

1. 邓波,王如文,蒋耀光,等.胸部原始神经外胚层肿瘤的诊断与治疗(附四例报告)[J].肿瘤,2007,27(4):319-321.

2. 徐晓辉,张志庸,崔玉尚,等.胸部原始神经外胚层肿瘤(附 10 例报告)[J].中华胸心血管外科杂志,2006,22(2):102-104.

3. 董天明,娄昕,侯俊,等.外周原始神经外胚层肿瘤的影像诊断(附 31 例病例复习)[J].临床放射学杂志,2011,30(12):1847-1852.

（梁琼鹤　席艳丽）

【病例解析】

病例 1

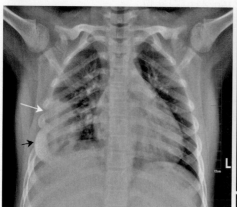
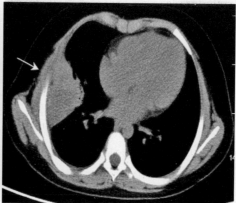

左图胸部 X 线正位，右侧下胸壁软组织肿块（白箭头），第 6 肋骨增粗，密度增高（黑箭头）；右图胸部 CT 横断位平扫，肿块来自右侧胸壁，突向胸腔，内密度不均匀。

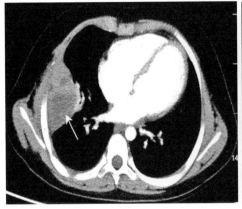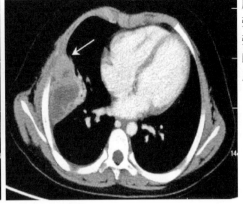

胸部 CT：左图横断位增强动脉期，肿块内片状不强化坏死囊变区；右图横断位增强静脉期，肿瘤实质部分延迟强化。

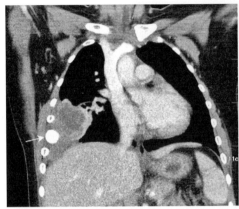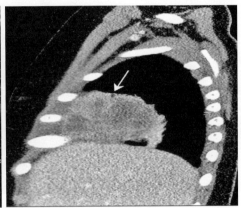

胸部 CT：左图冠状位重组增强静脉期，能较好地显示肿块的整体形态，起自胸壁，突向胸腔，轻度分叶状，邻近一根肋骨骨质增生；右图矢状位重组增强静脉期，显示瘤内不均匀强化。

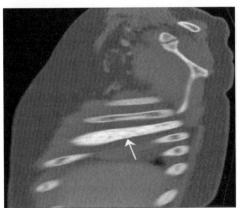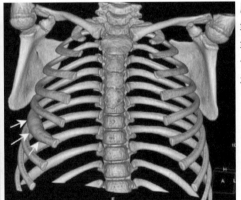

胸部 CT：左图矢状位重组平扫骨窗，右图 VR 重组冠状位，右侧第 6 肋肋骨明显增粗，骨质密度增高。

图 4-3-5-1 右侧胸壁尤因肉瘤

病例 2

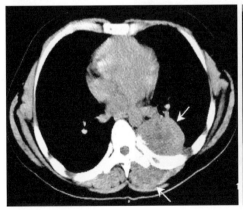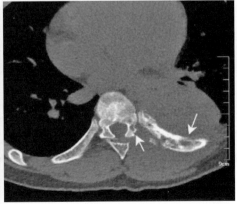

胸部 CT：左图横断位平扫纵隔窗，左侧后胸壁软组织肿块，同时向胸腔及背部突出，以胸腔侧为主；右图横断位平扫骨窗，肋骨及椎体附件溶骨性骨质破坏，肋骨同时可见少许增生硬化改变。

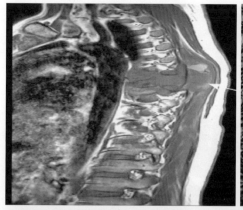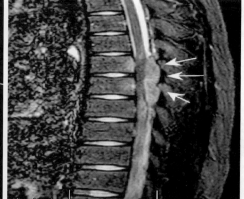

胸部 MRI：左图 T2WI 矢状位平扫，后胸壁肿块，信号不均匀，内见坏死囊变；右图 T2WI 抑脂矢状位平扫，肿块部分进入椎管内，相应水平脊髓受压。

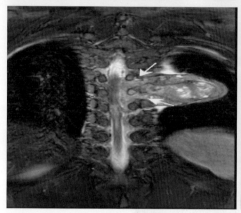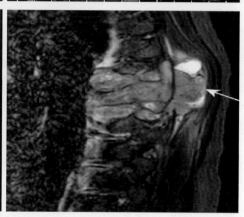

胸部 MRI：左图 T2WI 压脂冠状位平扫，示肿块沿椎间孔向椎管内延伸；右图 T2WI 压脂矢状位平扫，肿瘤部分位于椎管内。

图 4-3-5-2　左侧后胸壁尤因肉瘤

病例 3

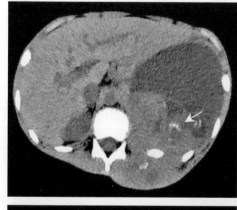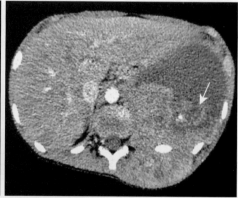

胸部 CT：左图横断位平扫，后胸壁肿块向胸腔内及背侧体表突出，胸腔侧相对较大，内见多发点条状钙化；右图横断位增强静脉期，肿块呈明显不均匀强化，其内斑片状坏死囊变。

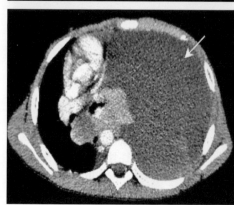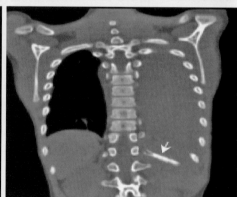

胸部 CT：左图横断位增强静脉期，左侧胸膜受累，大量胸腔积液，左肺受压不张；右图 CT 冠状位重组骨窗，左侧肋骨骨质破坏伴骨质增生。

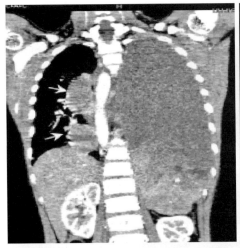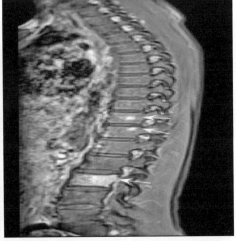

左图胸部 CT 冠状位重组增强动脉期，右纵隔多发淋巴结转移；右图脊柱 MRI T2WI 压脂矢状位平扫，椎体多发点片状稍高信号影，提示骨转移。

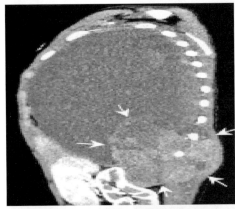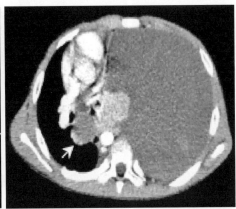

胸部 CT：左图矢状位重组增强矢状位，肿块位于胸壁，向胸腔、腹部及体表突出，外表呈分叶状，不均匀强化；右图横断位增强静脉期，右侧肺门淋巴结转移。

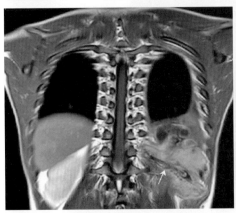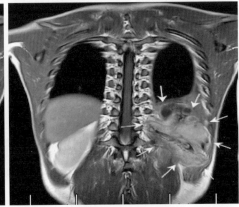

胸部 MRI：左图和右图为不同层面 T1WI 冠状位增强，胸壁肿块以肋骨为中心，肋骨骨质破坏，边缘分叶状，上部分囊变区无强化，其余部分不均匀强化。

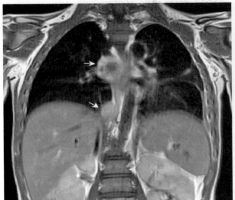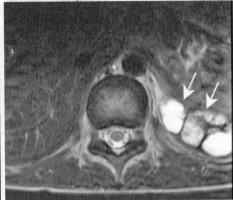

胸部 MRI：左图 T1WI 冠状位增强，示淋巴结转移，呈环形强化；右图 T2WI 横断位平扫，示瘤体上部多发囊变。

图 4-3-5-3 左侧后胸壁尤因肉瘤

病例 4

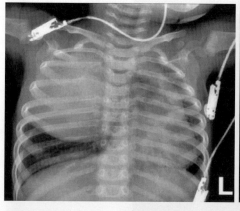
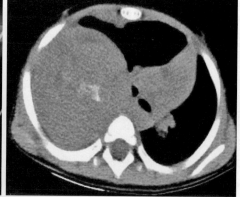

左图胸部 X 线正位,右侧中上肺野巨大软组织占位,心影纵隔受推压左移,右侧第四后肋局部显示不清,右侧少量胸腔积液;右图胸部 CT 横断位平扫,右侧胸腔巨大软组织肿块,内见片状低密度坏死区及斑片状高密度钙化影。

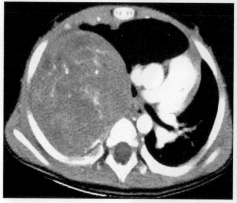
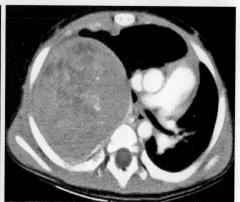

胸部 CT:左图横断位增强动脉期,右图横断位增强静脉期,示肿块呈不均匀延迟强化,内见无强化坏死区,心脏纵隔左移。

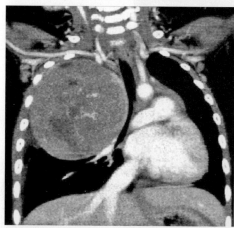
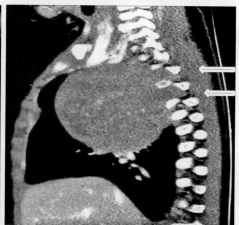

胸部 CT:左图冠状位重组静脉期,右图矢状位重组静脉期,肿块与后胸壁关系密切,部分位于肋间隙内,肋间隙增宽,气道受压左偏、稍变窄。

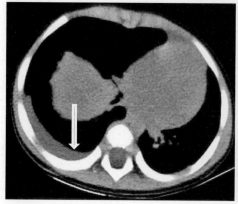
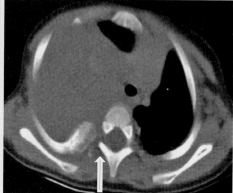

左图 CT 平扫纵隔窗示右侧胸腔积液(箭头);右图 CT 平扫骨窗示右侧第 4 后肋膨大,见骨质破坏及骨质增生(箭头)。

图 4-3-5-4　右侧后胸壁尤因肉瘤

6. 横纹肌肉瘤

〖**临床概述**〗

流行病学：

横纹肌肉瘤（rhabdomyosarcoma，RMS）是起源于具有向横纹肌细胞分化潜能的原始间叶细胞的恶性肿瘤，是继神经母细胞瘤和肾母细胞瘤之后儿童颅外最常见的恶性实体瘤，是最常见的软组织恶性肿瘤，占所有儿童软组织肉瘤的45％。约90％的RMS发生于25岁以下，近70％的RMS发生于10岁以下儿童。RMS最多见于头颈部（35％～40％），其次是泌尿生殖系统、四肢、躯干、胆道等，发生于胸壁者少见。

主要表现：

胸壁RMS多表现为胸壁肿块，随着时间推移，包块逐渐增大，无明显疼痛，活动度差。肿块部位无明显特异性，可位于后胸壁、前胸壁、腋下。易对周围组织产生浸润及发生远处转移，而产生相应的临床症状。

〖**病理**〗

在2013年版《WHO软组织与骨肿瘤分类》中，依据组织学将RMS分为4型：胚胎性横纹肌肉瘤（embryonal RMS，eRMS）、腺泡性横纹肌肉瘤（alveolar RMS，aRMS）、梭形细胞/硬化性横纹肌肉瘤（spindle cells/sclerosing RMS，ssRMS）及多形性横纹肌肉瘤（pleomorphic RMS，pRMS）。

不同亚型RMS与发病年龄、发病部位、组织学及预后有关：①eRMS，多发生于生后及儿童期的膀胱、阴道、胆道等，预后较好，约占RMS的49％～70％；组织学类似于横纹肌胚胎发育阶段的组合：从小而圆的未分化细胞，到蝌蚪样细胞、带状横纹肌细胞，再到完全分化的横纹肌母细胞；②aRMS，多见于较大儿童及青少年的四肢躯干、会阴和肛周等，预后不良，约占RMS的30％；特征是存在低分化的横纹肌母细胞，其略大于eRMS中未分化的细胞。这些细胞的特点是细胞质少，细胞核大；③pRMS及ssRMS，罕见于小儿，在成人中较常见。

儿童RMS主要为eRMS和aRMS两种亚型，而胸壁RMS以aRMS亚型多见。肿瘤大体呈淡黄色，切面呈半透明鱼肉状、质嫩。

〖**影像学表现**〗

X线平片：

常规胸片表现取决于肿块的大小、位置等，可表现为胸壁或胸腔的软组织肿块。

CT：

肿瘤的外形多呈梭形、类圆形或浅分叶状。由于肿瘤富含黏液成分，RMS的CT平扫密度多略低于肌肉密度，坏死、钙化及出血少见；增强扫描后瘤体内可见较多的肿瘤血管，密度不均匀时，可出现肿块周围部分强化明显，中央部分强化不明显，呈现类似环形强化，这是因为肿块周边部分含有一层致密肿瘤细胞。

肿瘤具有浸润性，与周围肌肉分界不清，相邻肋骨受破坏少见，少数可呈小范围的溶骨性骨质破坏，胸膜受浸润时表现为胸膜增厚、胸腔积液。肿瘤发生转移时，多转移至肺及淋巴结等。肺转移灶多表现为大小不等结节，增强后呈环形强化。淋巴结转移表现为淋巴结肿大，部分可融合呈块状，增强后环形强化。

MRI：

肿块呈等长T1、等长T2信号，可出现血管流空效应，增强后动脉期呈均匀或不均匀明显强化，不均匀强化时可表现为较典型的周边强化为主现象，延迟期肿块渐进性强化。

〖诊断要点〗

1. 好发于较大儿童及青少年。
2. 肿瘤主体靠近体表。
3. 瘤体密度稍低于肌肉密度。
4. 出血及钙化少见。
5. 增强后呈环形、延迟强化。
6. 肋骨破坏少见。

〖鉴别诊断〗

1. 尤因肉瘤家族：肿块主体偏向胸腔侧，易累及胸膜引起胸腔积液，坏死囊变多见，部分可见钙化，肋骨骨质改变较多，均有别于横纹肌肉瘤。

2. 纤维肉瘤：是恶性间叶组织来源肿瘤，源自胸壁，可累及肋骨及胸膜，向胸腔内生长可侵犯肺及纵隔，向胸壁外生长形成实质性肿块，瘤体内可见斑片状钙化。

〖参考文献〗

1. 邓立维,吴慧莹,徐文彪,等.儿童胸壁横纹肌肉瘤的CT诊断[J].中国医学影像学杂志,2015,23(12):934-937.
2. 黄燕,陈欣,何玲.儿童横纹肌肉瘤的影像学研究进展[J].中国中西医结合影像学杂志,2019,17(6):658-661.
3. SAENZ N C, GHAVIMI F, GERALD W, et al. Chest wall rhabdomyosarcoma[J]. Cancer, 2015, 80(8):1513-1517.

（梁琼鹤 席艳丽）

〖病例解析〗

病例1

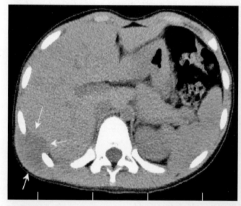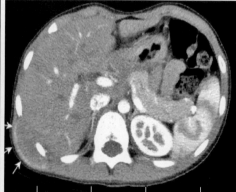

胸部CT:左图横断位平扫,右侧胸壁软组织肿块,瘤体大部分向体表突出,密度略低于胸壁肌肉密度;右图横断位增强动脉期,肿瘤周边弧形强化,内部稍有强化。

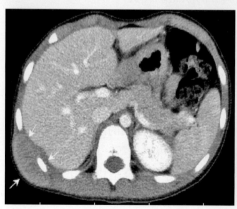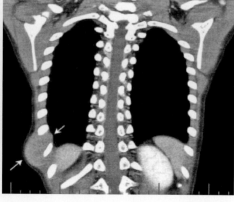

胸部CT:左图横断位增强静脉期,瘤体强化较动脉期明显,强化程度略高于相邻胸壁肌肉,瘤体内部密度稍欠均匀,少许低密度区;右图冠状位重组增强静脉期,肿块主体突向体表,小部分突向胸腔方向。

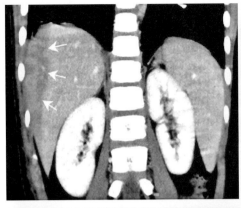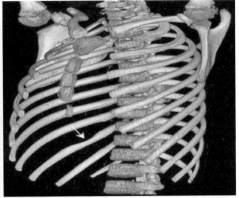

胸部 CT:左图冠状位重组静脉期,肿块位于胸壁,经肋间隙向体表及胸腔侧突出,相应肋间隙增宽;右图 VR 重组,右侧第 10 肋骨局部受压凹陷。

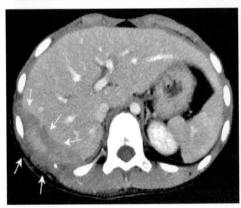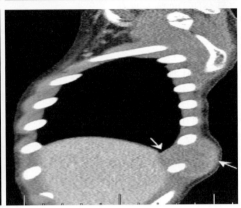

胸部 CT:肿块术后 9 个月复查,左图横断位增强静脉期,右图冠状位重组增强静脉期,第 10~12 肋骨水平肿块,明显不均匀强化,瘤体大部突向腹腔,内侧浸润肝脏,与肝脏分界不清,考虑为肿块复发。

图 4-3-6-1 胸壁横纹肌肉瘤

7. 青春期乳腺巨大纤维腺瘤

〖临床概述〗

流行病学:

青春期乳腺巨大纤维腺瘤(juvenile giant fibroadenoma,JGF)一般发生在青少年女性,是乳腺一种常见的良性肿瘤,是乳腺纤维腺瘤的一种少见变异,其发病机制除种族、地域及饮食因素外,一般认为是卵巢内分泌失调,雌激素过多分泌和(或)局部雌激素受体敏感性明显增高导致乳腺实质增生、导管扩张和囊肿形成。

主要表现:

肿块可在短时间内迅速增长,几乎占据整个乳腺,导致双侧乳腺明显不对称,患侧皮肤高度紧张,有时可出现皮肤表面静脉曲张,乳头移位,伴有胀痛;肿块多发生于外上象限,活动性良好,较少发生钙化和恶变。

〖病理〗

青春期巨纤维腺瘤基本结构似管内型纤维腺瘤,肉眼见肿瘤呈明显分叶状。镜下特征为间质细胞丰富伴上皮增生,甚至偶尔发现核分裂象,但是上皮成分呈均匀分布,核分裂象多为双极,是一种良性的有丝分裂。虽然 JGF 可以表现出一些侵袭性,但其生物学特征仍为良性肿瘤。组织病理学上不同于叶状瘤的是,缺乏叶片样结构和基质细胞非典型增生。

〖影像学表现〗

X 线平片:

双侧乳腺不对称,患侧明显大于健侧,乳腺内可见均匀致密影,可呈分叶状,肿物边界清晰,青春期腺体较少,周围晕征少见。

CT：

患侧乳腺明显增大，乳腺腺体致密并呈分叶状，边界清晰，脂肪间隙清晰，病灶内一般无钙化。

MRI：

病灶边界清晰，可有包膜，可见分叶状改变，周围脂肪信号清晰，T1WI呈稍低信号，T2WI呈混杂信号，黏液成分呈高信号，纤维分隔呈低信号，DWI病灶一般呈高信号，可能由于细胞排列紧密及病灶黏液成分较多所致，ADC值未见明显减低。动态增强肿块呈均匀持续性强化，为良性乳腺肿瘤的典型特征，以流入型最多见，病灶内分隔增强无强化。

【诊断要点】

1. 边界清晰，有包膜，呈分叶状改变。
2. T2WI可见低信号分隔，增强无强化。
3. 动态增强后纤维腺瘤通常呈均匀持续性强化。

【鉴别诊断】

1. 乳腺叶状瘤：外形呈分叶状，边缘光滑锐利。呈膨胀性生长，密度高于纤维腺瘤，以短期内迅速增大为特征。动态增强扫描多为持续上升型强化，而乳腺叶状瘤明显分叶，瘤体巨大，肿瘤内囊性变多见，信号不均匀，增强后明显强化并伴不强化的囊变区。

2. 髓样癌：境界不清晰，呈现边缘浸润或小锯齿状边缘，尤其在强化后期边缘明显不清，呈现敷霜征。

【参考文献】

1. 陈玉兰,董江宁,王婷婷,等.乳腺青春期巨大纤维腺瘤全数字化X射线与磁共振成像影像表现研究[J].中国医学装备,2020,17(05):118-121.

2. 刘润,李广林,董燕,等.青春期乳腺巨大纤维腺瘤的影像学表现[J].临床医学研究与实践,2017,2(35):4-5.

3. 刘学文,孙冰伟,许林华.乳腺巨大纤维腺瘤的影像诊断及鉴别诊断[J].临床合理用药杂志,2015,8(20):163-164.

（王雅静 周 静）

【病例解析】

病例1

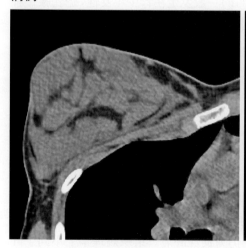 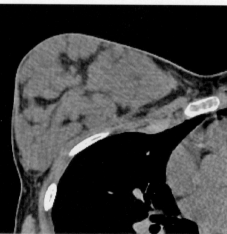

乳腺CT：左图和右图不同层面横断位平扫，右乳明显增大，内见团片状软组织密度影，边界清晰，可见分叶及低密度间隔。

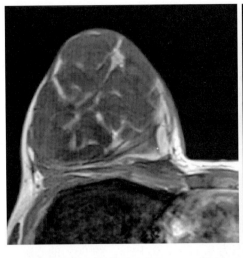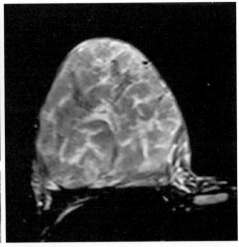

乳腺 MRI：左图 T1WI 横断位平扫，右乳内见巨大团块状肿块，呈稍低信号；右图 T2WI 横断位平扫，右乳肿块呈等信号，中央分隔呈低信号。

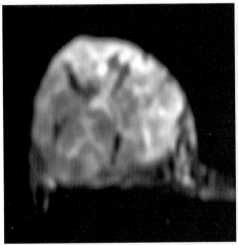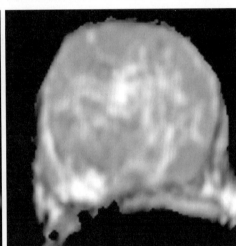

乳腺 MRI：左图 DWI 横断位，病灶呈稍高信号，边界清晰，病灶内脂肪呈低信号，显示清晰；右图 ADC 图，病变呈稍低信号，ADC 值减低。

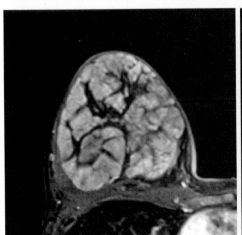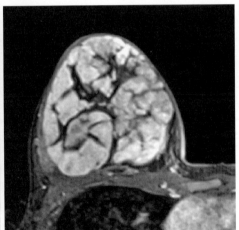

胸部 MRI：左图和右图为横断位不同时相动态增强，病变呈中度延迟强化，强化较均匀，间隔未见强化，病灶界限清晰。

病例 4-3-7-1　右乳青春期乳腺巨大纤维腺瘤

第五章 心血管系统

绪 论

心脏肿瘤不常见,但也并不罕见。原发性心脏肿瘤的发生率为 0.17%～0.19%。约 80% 的心脏肿瘤是良性的,剩余 20% 左右是恶性。心脏肿瘤中原发性占 90%,可发生于任何年龄,继发性占 10%,由其他恶性肿瘤转移或侵袭生长而来。儿童心脏肿瘤多为原发性,常无明显临床症状,或有呼吸困难,胸痛,心悸,发热等非特异性症状。

成人约 60% 的良性心脏肿瘤是黏液瘤,而儿童心脏良性肿瘤以横纹肌瘤最多见,第二高发的是心脏纤维瘤,患儿出生后常因恶性心律失常而出现猝死。脂肪瘤常见于老年人。其他少见的原发性心脏良性肿瘤包括畸胎瘤,血管瘤,心肌错构瘤,副神经节瘤,神经鞘瘤等,均为罕见,个案报道。

原发性心脏恶性肿瘤中,儿童多见的有横纹肌肉瘤,淋巴瘤(常见于免疫缺陷患者),其他如血管肉瘤,恶性间皮瘤,骨肉瘤,混杂瘤等均属罕见。继发性心脏恶性肿瘤预后较差。

心脏良性肿瘤,部分有自愈倾向,可临床随访,如有相关并发症应积极外科切除。恶性肿瘤则应根据肿瘤本身综合治疗,提高患者生存期。

	心脏黏液瘤（良性）	心脏纤维瘤（良性）	脂肪瘤（良性）	血管瘤（良性）	横纹肌瘤（良性）	心脏肉瘤（恶性）	淋巴瘤（恶性）	转移瘤（恶性）
发病率	最常见	先天性	较少见,占 10%	5%～10%	先天性	最常见	继发性较原发性多	低
年龄	11～82 岁(平均 50)	影响儿童	中老年人多见	所有年龄均可	婴儿,儿童	中老年人	成人	老年人
部位	房间隔附近的卵圆窝	左心室游离壁	心外膜表面	心肌壁内或心外	室间隔,心室游离壁	心肌,心包,纵隔侵犯	心腔,心肌	心肌,心包,心腔
CT 表现	边界清楚低密度,不均匀强化,异质性	均匀一致肿瘤,不均匀强化	脂肪密度,无强化,无侵犯	不均匀密度,明显强化	低密度,不均匀强化	密度不均匀,侵犯周围	较心肌密度等低,不均匀强化	增强可显示侵犯情况
MRI 表现	T1:等低 T2:高信号 C+:不均匀强化	T1:等或高 T2:低信号 C+:延迟强化	T1,T2:脂肪信号 C+:无强化	T1:等,稍高;T2 高信号;C+:明显强化	T1 等同心肌 T2 较心肌高,C+:延迟增强	T1 不均匀低信号 T2 不均匀高信号,C+:不均匀强化	多发结节状浸润心肌,T1 T2 高信号,C+可见强化	T1 低信号 T2 高信号,C+首过及延迟均强化
其他	7% 是 Carney 综合征的一部分	Gorlin 综合征患者发病率高	多为偶然发现		可自发消退		继发性为多系统受累	恶性肿瘤伴随症状

（王瑞珠 张晓军）

第一节　心脏良性肿瘤

1. 心包囊肿

【临床概述】

流行病学：

心包囊肿(pericardial cyst，PC)是罕见的良性先天性异常，占各种先天性纵隔囊肿的4%～7%，发病率约1/10万。可发生于心包的任何部位，右心膈角区居多，其次为左心膈角区。心包囊肿也可以出现在大动脉根部、气管隆突下、主肺动脉窗、后纵隔、肺门等不典型部位。

主要表现：

心包囊肿的临床表现无特异性，与病灶部位以及是否压迫邻近器官有关。通常无症状，多为体检偶然发现。约1/3患者会出现非典型胸痛、呼吸困难、突发气促和持续咳嗽、下肢轻度水肿等。当囊肿具有占位效应时，可压迫邻近心脏、大血管、食管、气管等；伴随破裂、炎症和出血时则可出现相应症状。

【病理】

大部分囊壁菲薄，内皮光滑，内含无色或淡黄色清亮液体。镜下囊壁由纤维结缔组织构成，内衬单层扁平上皮或立方上皮；与胸膜囊肿等同为间皮囊肿。多为单房，少数为多房。常附着于心包外壁。

【影像学表现】

心包囊肿诊断相对容易，心膈角区域的囊性肿物是其典型表现。心包囊肿一旦出现在特殊部位或者合并感染等，影像表现就会复杂多样，与纵隔内其他囊肿甚至肿瘤鉴别困难。

超声：

心包囊肿多为圆形或类圆形囊性无回声团块，壁薄光滑，内透声好，与周围组织无明显粘连。囊壁与心包相延续，多数病例囊肿位于心包腔内，紧邻心脏，与心脏不能分离。心包腔内一般无积液；罕见合并缩窄性心包炎或继发囊肿内感染的报道。囊肿随心脏收缩可有传导性搏动及形态改变，舒张期囊肿因受心腔挤压变长，收缩期心腔因囊肿挤压而变得较细长。心脏超声对心包囊肿诊断的特异性较高，能实时动态观察，便于明确囊肿与心包的位置关系，也是诊断心包囊肿的主要方法。

X线平片：

多见于右心膈角区，其次为左心膈角区。多呈圆形、半圆形或椭圆形，边界光滑，密度均匀较淡的肿物阴影，介于肺与心脏之间。

CT：

囊肿向肺内突出，与心影和膈肌重叠；较大者可压迫心脏、膈肌或肝脏使其向健侧移位、局部膨隆或边缘模糊。绝大多数囊肿接近水密度(0～20 HU)，当合并囊内感染、出血等继发性改变时可以呈较高的软组织密度(30～40 HU)，静脉注射造影剂后病灶无强化。

MRI：

心包囊肿通常信号均匀，T1WI表现为低信号或等信号，T2WI表现为高信号；囊肿壁较清晰。当囊肿内黏液样物质含量较多时，则T1WI上信号强度增加。增强扫描未见明显强化。

【诊断要点】

1. 心膈角处圆形、椭圆形或泪滴状囊性肿块；可有传导性搏动。
2. 密度均匀，常为单房，偶为多房。

3. CT、MRI 增强扫描不强化。

〖**鉴别诊断**〗

1. 心包脂肪垫：左心膈角多见，多呈三角形，无完整轮廓；密度较心包囊肿低，CT 值多在－50 HU 以下，MRI 在 T1WI 图像上表现为高信号。

2. 纵隔皮样囊肿：绝大多数发生于前纵隔上、中部；CT 值在－10～10 HU，1/3～1/2 可见钙化，若肿块内出现牙齿、骨骼样钙化影可确诊。

3. 支气管囊肿：好发于气管和支气管周围，与支气管相通时可随呼吸大小改变，可致邻近气管或支气管受压变窄；CT 值多为 30～50 HU。

4. 食管囊肿：轮廓光滑，囊壁常较厚，呈肌性软组织，食管可受压。

〖**参考文献**〗

1. 石琳,黄美容,刘春晓,等.儿童心脏肿瘤 136 例中长期随访[J].中华实用儿科临床杂志,2015,30(15):1168-1171.

2. 孙红,蔡祖龙,惠萍,等.不典型部位心包囊肿的影像学诊断与手术对照[J].中国医学影像技术,2004,20(11):1705-1707.

3. 赵锋,张卓,王孝丽,等.心包囊肿的影像学诊断(附 38 例报告)[J].中国医学影像技术,2001,17(4):341-342.

（徐化凤　王瑞珠）

〖**病例解析**〗

病例 1

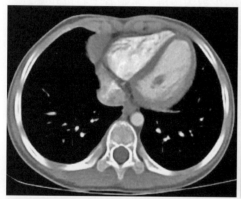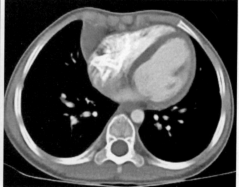

心脏大血管 CT：左图横断位增强，右侧心膈角处低密度包块，边界清晰；右图横断位增强，病灶紧邻心脏边缘，增强后无强化。

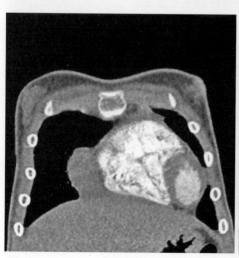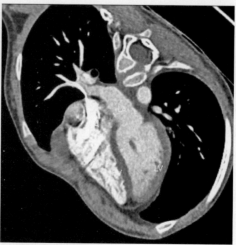

心脏大血管 CT：左图冠状位增强；右侧心膈角处低密度包块，增强后无强化；右图四腔心层面增强，病变紧邻右心房。

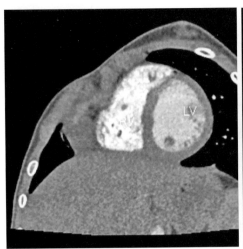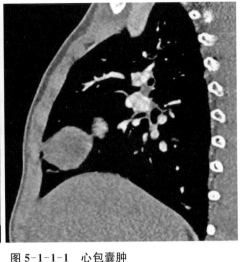

心脏大血管 CT:左图短轴位增强:右侧心膈角处低密度包块,边界清晰,紧邻心脏边缘;右图矢状位增强,增强后无强化,术后病理证实心包囊肿。

图 5-1-1-1　心包囊肿

2. 横纹肌瘤

【临床概述】

流行病学:

横纹肌瘤(cardiac rhabdomyoma,CRM)常见于婴儿和儿童,约 90% 发生于 1 岁内,呈错构瘤样生长,常为多发性,是儿童第二位常见的心脏良性肿瘤。超过 86% 的横纹肌瘤儿童患者合并结节性硬化病(Tuberous Sclerosis,TSC),同时超过 50% 的结节性硬化病儿童患者可合并横纹肌瘤,结节性硬化症涉及多个脏器的肿瘤,包括脑、肾脏、胰腺、视网膜和皮肤。多发性心脏横纹肌瘤可能是结节性硬化症的最早表现,而散发性横纹肌瘤约半数呈单发,可发生于心脏的任何部位,好发于心室,最常见的部位是左心室和室间隔。肿瘤多位于室壁内,突入心腔并非常见,临床上容易误诊为肥厚型心肌病。

主要表现:

心脏横纹肌瘤患者的临床表现取决于肿瘤大小、数目及部位。小的肿瘤一般无症状。较大的肿瘤可阻塞心腔或瓣膜导致显著的血流动力学损害,可产生血流梗阻和心律失常。非特异性的表现包括心脏增大,左室或右室衰竭以及双室衰竭。有时合并细菌性心内膜炎,可发生动脉栓塞引起突然死亡。

【病理】

横纹肌瘤为结节状、分叶状肿块,90% 病例为多发,少数为孤立性。大小为 5~25 mm,与周围组织分界清楚,表面光滑、无包膜,切面灰白、灰红色,质地较嫩。大部分起源于心室壁或室间隔,在心肌内生长或由蒂连于室壁或突向心室腔,左心室腔常因受压而狭窄。

镜下观:瘤细胞肥大,大小不一,呈圆形、卵圆形、多边形和梭形,胞质丰富,呈空泡状,部分胞质略嗜酸性,呈弥漫分布。有些瘤细胞的嗜酸性胞质由细胞核向细胞膜方向伸展,似"蜘蛛样"(蜘蛛细胞),周边部分包浆具有横纹。肿瘤细胞形态无明显异型性,未见核分裂象。

【影像学表现】

心脏超声心动图:

超声心动图发现室壁内回声占位,如为多发即可诊断。超声心动图示实质性、强回声团块,常位于室壁心肌内或室间隔,可突向心腔内。若为体积小的多发肿瘤,超声心动图表现为弥漫性心肌增厚。

大的横纹肌瘤可导致左右心腔的流入道或流出道的梗阻。胎儿期可通过二维超声心动图检查诊断。

CT:

心室壁或室间隔见单发或多发、大小不一的实性等密度包块,可突向心室腔内,增强扫描强化不明显,呈相对低密度影。

MRI:

表现为心肌内孤立性肿块或局限性心肌肥厚,T1WI与周围正常心肌呈等强度信号,T2WI呈稍高信号,增强后可强化。MRI更能精确显示肿瘤范围及微小肿瘤。如有结节硬化症的临床表现,则诊断更为明确。肿瘤有自然消退倾向,其数量或大小可随时间延长而减少。

【诊断要点】

1. 室壁心肌内或室间隔实性占位,可突向心腔。
2. 妊娠20周后超声检查若发现多个心脏肿块,应高度警惕胎儿心脏横纹肌瘤。
3. 和结节性硬化有高度相关性,两者常常同时存在。
4. 超声心动图及心导管检查可判断血流动力学改变。
5. MRI可更精确显示肿瘤范围及微小病灶。

【鉴别诊断】

1. 心脏黏液瘤:为心脏原发良性肿瘤中最常见者,80%发生于左心房,亦可见右心房、左心室等处。女性发病较多,瘤体多呈单个,息肉状、球状或分叶状。软而脆,表面光滑。有长短不一的瘤蒂,蒂长者活动度好,可阻塞血流引起症状。表面部分大小不等的碎片容易脱落而引起栓塞。二维B超及磁共振等影像学检查,除对肿物的形态特征作出判断外,对于黏液瘤的组织学特性也常能作出初步判断。

2. 心肌纤维瘤:多在室间隔或心室壁呈单个发生。瘤体坚硬呈非包被团块,一般直径3~7 cm。多数纤维瘤侵犯传导组织,患者多突然死于心律失常。患者不伴有结节性硬化(精神发育不全、惊厥、语言缺陷),可作为鉴别参考。

3. 心脏血管瘤:心脏血管瘤为罕见心脏肿瘤,表现为心脏结构受压或流出道阻塞所致症状,CT增强扫描或MR检查可帮助这类高度血管化肿瘤的诊断。

【参考文献】

1. 宋春泽,蒋国平,叶菁菁,等.小儿结节性硬化合并心脏横纹肌瘤临床特征研究[J].临床小儿外科杂志,2019,18(9):767-770.

2. 王瑞朱,唐文伟,刘浩,等.儿童心脏横纹肌瘤的影像学评价及结节性硬化症的关系[J],2016,32(11):1762-1765.

(姚　琼　王瑞珠)

【病例解析】

病例1

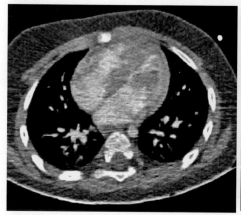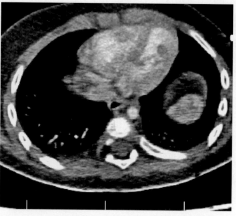

心脏大血管CT:左图横断位增强,室间隔及左右室内见类圆形相对低密度结节,边缘境界清楚;右图横断位增强,左、右心室内低密度结节。

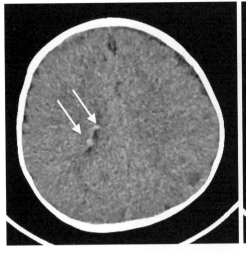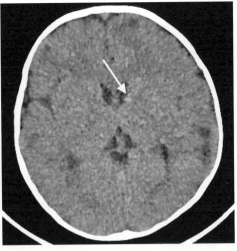

头颅 CT：左图横断位平扫，侧脑室室管膜下结节样高密度影；右图横断位平扫，两侧额顶颞部皮层下见片状低密度影。

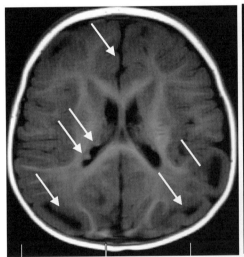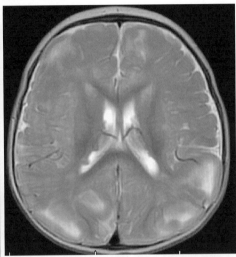

头颅 MRI：左图 T1WI 序列横断位平扫，室管膜下结节呈短 T1 信号，两侧大脑皮层下多发片状长 T1 信号；右图 T2WI 序列横断位平扫，室管膜下结节呈短 T2 信号，大脑皮层下多发片状长 T2 信号。

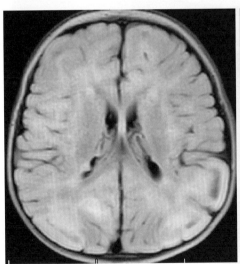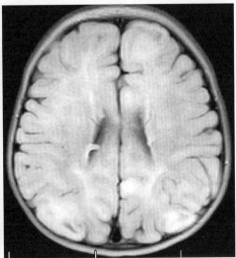

头颅 MRI：左图 T2-Flair 序列横断位，室管膜下结节呈等信号，皮层下多发片状高信号；右图 T2-Flair 序列横断位平扫，室管膜下等信号结节，皮层下病灶稍高信号。

图 5-1-2-1 心脏横纹肌瘤伴颅内结节性硬化

病例 2

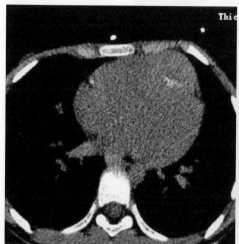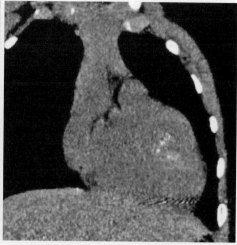

胸部 CT：左图横断位平扫，见左心室内占位，密度较高，内可见片状钙化；右图冠状位重组，左心室内占位伴钙化。

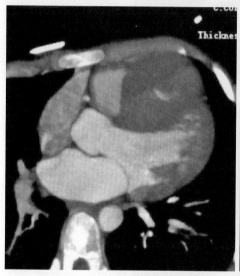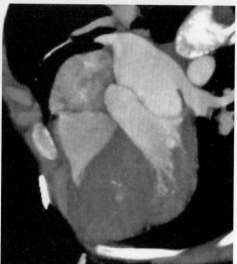

心脏大血管 CT：左图横断位增强，左心室内占位强化不明显，占据整个左心室，左心室腔狭小；右图冠状位增强，左心室内占位强化不明显。

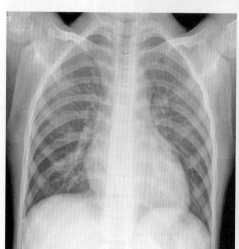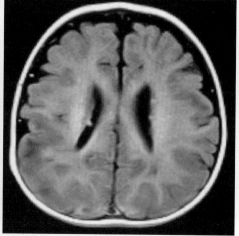

左图胸部 X 线正位，见左心缘局部膨隆；右图头颅 MRI 平扫横断位 T2-Flair 序列，室管膜下结节呈等信号，证实为结节性硬化症。

图 5-1-2-2 左心室横纹肌瘤，合并结节性硬化

3. 黏液瘤

〖临床概述〗

流行病学：

心脏黏液瘤(cardiac myxoma)是最常见的原发性心脏肿瘤，发病年龄多为 30～60 岁，但亦可发病于 9～95 岁。女性多见于男性。心脏黏液瘤最常见的位于左房内，约占总数的 75％，其次为右房 10％～20％，左室和右室 6％～8％，在肺动脉和腔静脉较少见。94％心脏黏液瘤为单发，亦有心腔内多发性与家族性的报道，85％患者基因正常。约 40％的患者部分肿瘤组织或附于瘤体表面的血栓脱落造成栓塞，其中一半是脑栓塞。多个器官如脾、肾、骨、视网膜、皮肤、冠状动脉以及远端肢体动脉丛也可能被累及，右房肿瘤脱离可造成肺梗死。

主要表现：

大多数患者的临床表现酷似二尖瓣狭窄或关闭不全。主要表现为劳累后心悸、气急、胸闷等症状，且病程短，症状进展较快。一出现症状后迅速导致心衰。有头晕和体位性晕厥，均由于瘤体阻塞二尖瓣口而致心排出量突然低下，出现一过性脑供血不足。患者休息或体位改变可使上述症状缓解。因二尖瓣急性阻塞可引起左房及肺静脉压力突然升高，导致咯血、肺水肿及急性心衰。有的患者首发症状为脑梗死，仔细检查心脏病变，才发现心脏黏液瘤。

体格检查大部分患者无二尖瓣面容，而苍白、消瘦较多见。血压正常。右房黏液瘤可致三尖瓣狭窄与关闭不全，导致右心衰竭，可见颈静脉充盈，下肢水肿或肝脾大，甚至有腹水。少数患者两侧胸背部可闻及湿啰音。心律一般为窦性，心尖区可闻及类似于二尖瓣狭窄的舒张期杂音，而且具有其强度随体位改变而改变的特征。有时可听到肿瘤碰击心室壁的第三心音。

〖病理〗

心脏黏液瘤大多数起源于房间隔卵圆窝附近的原始内皮细胞或心内膜细胞。这些细胞在卵圆窝处或心脏其他处较为丰富，起源于卵圆窝部的黏液瘤常有宽窄不一的基底部附着，有长短不一的瘤蒂。瘤体大小不等。肉眼见瘤体为不规则圆形，表面有不少高低不平的或绒毛状的突起，常有蒂形成。外观颜色为红黄相间，呈葡萄状或团块状透明胶冻。在镜检下瘤体表面覆以内皮细胞，常有黏液样胶冻组织，为含酸性黏多糖的多边形细胞与少量的血管或血块沉积。

〖影像学表现〗

X 线平片：

X 线平片仅限于心脏黏液瘤的初步检查，类似二尖瓣病变，两肺淤血性改变，心界轻到中度增大，主要表现为左心房与右心室的扩大，心缘结节突起，有时可见瘤体的钙化影。

超声心动图：

具有特征性改变，其主要特点为心脏内有密集的雾状光团，小云雾状光团可随心动周期而在心腔内不同部位或进出房室瓣口。也可用经食管超声，更精确地分辨左房黏液瘤，以及对其瘤蒂形态、占位的清楚了解。

通过听诊和超声心动图检查容易明确心脏黏液瘤的诊断。对于中年女性，病程短，症状进展迅速，且很快导致心衰或意外，或有体位性晕厥，或体肺循环栓塞而患者为窦性心律，应高度怀疑此病。

CT：

可清楚地显示心脏黏液瘤的形态和位置，还可分析心脏与周围组织结构的关系，较好地显示肿瘤与心脏、大血管之间的关系，还可以显示钙化、心包积液等影像学表现特异性表现。平扫肿瘤多伴有不同程度的出血和坏死、钙化及心包积液；增强 CT 像上边缘呈绒毛状改变的黏液瘤更易发生栓塞。

MRI：

T1WI 可示心腔内中等信号团块，T2WI 示不均匀高信号团块；可呈分叶状，形态规则。

【诊断要点】

1. 超声心动图显示心脏内有密集雾状光团；光团可移动。

2. 经食管超声可显示更清楚。

3. CT示不规则或分叶肿块伴有不同程度的出血和坏死，甚至钙化。

4. T1WI示心腔内中等信号团块、T2WI示不均匀高信号团块。

【鉴别诊断】

1. 二尖瓣狭窄，风湿性心脏病是二尖瓣狭窄的最常见原因，可闻及开瓣音，很少会出现第四心音。超声心动图示：二尖瓣回声增厚、增强，舒张期瓣体呈气球样（或穹隆样）向左室膨出，开放幅度及开口面积减小。二尖瓣M形曲线前后叶同向运动，呈"城墙样"改变；二尖瓣口呈五彩高速血流，血流速度增快。同时可表现为左房增大，右室增大。

2. 心脏血管肉瘤：CT平扫为突入心腔内的边界清晰的宽基底、低密度的不规则肿块影，并向邻近组织结构膨胀性积压生长，常见出血坏死；或者是沿心包弥漫性浸润生长的肿块影，相对于血液等密度或低密度，增强扫描时呈不均匀强化。由于CT具有显示钙化和脂肪组织的高度特异性，因此对鉴别诊断具有重要意义。

【参考文献】

1. 王海苹，高扬，侯志辉，等. 心房黏液瘤合并栓塞事件患者的CT影像学特征分析[J]. 中国循环杂志. 2020,35(8)：755-760.

2. 李佩玲，赵一冰，赵丽，等. 心房黏液瘤合并动脉栓塞的CT表现与临床治疗[J]. 中国医学影像技术，2013,29(6)：923-927.

（姚 琼 王瑞珠）

【病例解析】

病例

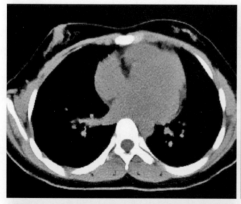
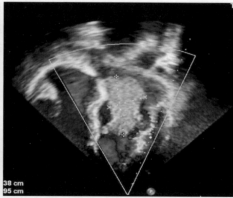

左图胸部CT平扫横断位：左心房内等密度包块影，无钙化及出血；右图超声，见左房内强回声包块，边界清晰。

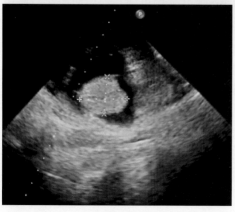

超声见左房内强回声包块，边界清晰，术后病理证实为左房黏液瘤。

图 5-1-3 黏液瘤

4. 纤维瘤

〖临床概述〗

流行病学：

心脏纤维瘤(cardiac fibroma)是少见的良性结缔组织肿瘤,占心脏原发性肿瘤的 3.6%。此病较为罕见,可发生于任何年龄,但多见于 2 岁以下婴幼儿,为婴儿和儿童第二种最常见的心肌肿瘤。近 1/3 的纤维瘤患儿无症状,因而发现时患儿年龄较大,无明显性别差异。

纤维瘤常发生在左室游离壁和室间隔,呈心肌壁内生长,也可见于右心室,心房壁或其他心内结构。肿瘤通常较大,单发多见,可向心腔内生长,也可向心内膜和心外膜生长。为防止瘤体浸润生长应尽早手术切除,有术后复发倾向。

主要表现：

临床表现取决于肿瘤发生的部位和大小。肿瘤较大者 70% 有症状,肿瘤较小者可无症状或仅有心脏杂音。发生在室间隔部的纤维瘤常波及房室束或左、右束支并影响左右束传导,常致患者发生室性心律不齐,发生率约为 64%,是最常发生心律失常的肿瘤类型。心室壁上的肿瘤一般表现为心脏增大。心肌内的肿瘤可引起心肌收缩功能障碍,突入心腔内的肿瘤可影响血流,临床上可出现左心室流出道受阻、心功能受累、心力衰竭、主动脉瓣及肺动脉圆锥部狭窄的症状。纤维瘤多见于瓣膜下方,故瓣膜功能不全并不常见,一般也不会引起心包积液及栓塞。

〖病理〗

瘤体通常为单个孤立性结节,可呈圆形或椭圆形,一般较大,直径 2~10 cm,灰白色、质地坚硬、边界清楚但无包膜,可发生钙化或出血坏死囊性变。镜下瘤组织主要由交织的纤维细胞及胶原纤维构成,瘤内常有丰富的弹力纤维。瘤组织内部有数量不等的心肌细胞,肿瘤细胞与周围心肌相互穿插,相互交织,混合排列,呈浸润性生长。

〖影像学表现〗

心脏纤维瘤首选检查为超声心动图,其灵敏度高,且具有实时性、无创性及可重复性的优点。MRI 可准确、全面、清楚地显示心脏肿瘤的部位、大小和形态,电影 MRI 可观察肿块的活动情况,对心脏肿瘤的定位、定性有其独特的优势。

超声：

超声表现为室壁内的均质等回声团块,边界清晰,肿物常突入心室腔,边缘清晰,随心脏收缩与舒张而发生移动。肿瘤内部分强回声区提示钙化,可与心脏横纹肌瘤鉴别。

X 线平片：

胸片可表现为心影增大,少数患者可见肿瘤内钙化影。

CT：

CT 表现为心肌内占位性病变,通常为低密度影,密度尚均匀,能够清晰显示肿瘤钙化,增强扫描强化不明显。

MRI：

纤维瘤的 MR 信号常较周围心肌组织弱,可均匀或不均匀,T1WI 上呈中等信号,T2WI 上呈低信号或无信号,与正常心肌的分界较清楚;增强扫描较明显的均匀强化,且中央可伴有低信号存在。

〖诊断要点〗

1. 左室前壁、室间隔多见。

2. 病变密度均匀,可见钙化。

3. T1WI 上呈中等信号,T2WI 上呈低信号或无信号。

4. 肿瘤有明显强化的边界和中心的低信号。

【鉴别诊断】

1. 心脏横纹肌瘤:约 1/3～1/2 与结节性硬化有关,可并发脑内错构瘤、面部皮脂腺瘤和肾脏血管平滑肌脂肪瘤。常累及房室间隔并致心室流出道狭窄,横纹肌瘤可单纯表现为心肌内肿瘤,也可向心腔内生长,或向外生长。MR 表现为 T1WI 呈等信号,T2WI 为等或稍高信号,增强扫描轻度均匀强化。

2. 心脏黏液瘤:黏液瘤可位于任何心腔内,房间隔及左房最常见,并可随心腔内血液流动而运动,从而位置发生变化。MR 主要表现为不规则、带蒂可随血流摆动的肿块,T1WI 呈低信号,T2WI 呈高信号为主的混杂信号,并可伴局灶性出血及钙化。

3. 脂肪瘤:信号特征明确,整体信号均匀,T1WI 上呈高信号,T2WI 呈略高信号,抑脂序列呈低信号。

4. 肥厚型心肌病:好发于室间隔上部不对称增厚,常伴瓣膜下梗阻,也可发生于心尖,肥厚部分边缘光滑且不呈结节状。

【参考文献】

1. 杨漪,翁艳,李向利,等. 原发性心脏肿瘤 34 例的临床病理分析[J]. 首都医科大学学报,2016,37(5):651-656.

2. 欧阳荣珍,高伟,孙爱敏,等. 儿童心脏良性肿瘤的 CMR 影像特征分析[J]. 国际医学放射学杂志,2018,41(5):519-524.

3. 刘秀美,马衍辉,刘义敏. 婴幼儿心脏纤维瘤一例[J]. 中华小儿外科杂志,2012,33(10):798-800.

4. 王静蕾,孙爱敏,钟玉敏,等. MRI 在小儿心脏肿瘤诊断中的应用研究[J]. 中国医疗设备,2016(7):61-63.

(徐化凤　王瑞珠)

【病例解析】

病例

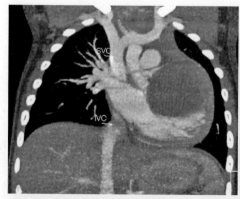
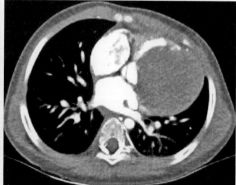

心脏大血管 CT:左图冠状位增强重组,左心室前壁巨大占位,低密度,无明显强化;右图横断位增强,肿块明显压迫心腔。

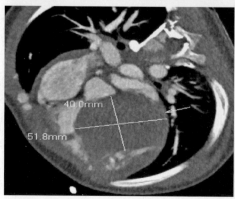
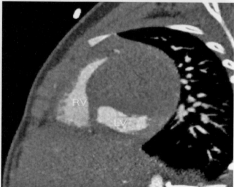

心脏大血管 CT:左图斜矢状位增强重组,肿块巨大,压迫心腔;右图矢状位增强重组,病灶显示清晰,强化不明显,术后病理证实为心脏纤维瘤。

图 5-1-4　纤维瘤

5. 脂肪瘤

【临床概述】

流行病学：

心脏脂肪瘤(cardiac lipoma)是一种由成熟白色脂肪细胞构成的良性肿瘤,可发生于儿童,极为少见,不到儿童心脏肿瘤的 2%,无明显性别差异。

心脏的任何部位均可发生,多来源于心外膜或心包的脂肪组织,有完整包膜且边界清晰。偶可见长在瓣膜及室间隔,形状和大小各异。心内膜下的瘤体常较小且无蒂,有时也可宽蒂突入心腔内。心外膜下的瘤体常较大,由一个宽蒂连接并突入心包腔内。

主要表现：

临床表现主要取决于肿瘤发生部位及大小。临床症状较少,多为偶然间发现。大的心包下脂肪瘤可压迫冠状动脉引起心绞痛或干扰正常的心功能,心肌内脂肪瘤可致各种心律失常、晕厥。瘤体较小时患者一般无任何症状,常在体检时发现;当瘤体较大压迫心脏时,可出现运动耐力差,甚至出现左心功能不全、心音减弱、出现杂音及心电图异常。极少有血流阻塞发生。

【病理】

肿瘤绝大多数单发,偶为多发。肉眼上肿瘤呈局限性黄色球形或椭圆形肿物,均有完整包膜,通常位于心房或心室表面,有宽阔的蒂,并向心包腔方向突出;偶可位于心内膜或心肌处,有宽蒂,并突向心腔。镜下由成熟的脂肪细胞组成,常含不等量的纤维组织、黏液样组织及血管,与发生于软组织中的脂肪瘤相同,偶尔也可见到少量胚胎性脂肪细胞。

【影像学表现】

脂肪瘤由于特殊的密度,CT 和 MRI 均容易确诊,MRI 检查可更清晰地显示肿瘤边界。

超声心动图：

心包腔内脂肪瘤常呈强回声,表面光滑,有包膜、边缘清楚、形态规则;而心腔内脂肪瘤呈典型实质性回声,不易与其他占位性病变鉴别。

X 线平片：

X 线诊断价值有限。肿瘤较小时常无阳性发现,仅肿瘤较大时可显示心影增大。

CT：

脂肪瘤有特征性表现,并可据此作出可靠的定性诊断。CT 表现为心包或心腔内一均匀低密度肿块,边界光滑锐利,CT 值在 −50 HU 以下,其内可见纤细的较高密度分隔或散在分布的纤维索条影。增强扫描肿瘤无明显强化。

MRI：

脂肪瘤的信号具有特征性,MRI 检查结果更为准确。T1WI 呈均匀一致的高信号,T2WI 呈中等偏高信号,脂肪抑制序列呈低信号,增强后无明显强化。

【诊断要点】

1. 心包或心腔内肿块,偶见于瓣膜及室间隔。

2. 密度常均匀,境界清晰。

3. CT 值常在 −50 HU,无强化。

4. MR 扫描 T1WI 高信号,T2WI 中等偏高信号,脂肪抑制序列呈低信号,无强化。

【鉴别诊断】

1. 脂肪浸润或脂肪肥大:无包膜包裹,病变轮廓不清楚,可侵及心肌组织。

2. 心包囊肿:多位于心膈角区附于心包外壁,囊内呈无强化的水样密度。

3. 黏液瘤:多起自房间隔,可突向心腔,常见钙化,CT值极少呈脂肪密度。

【参考文献】

1. 王静蕾,孙爱敏,钟玉敏,等.MRI在小儿心脏肿瘤诊断中的应用研究[J].中国医疗设备,2016,31(7):61-63.

2. 杨有优,戴汝平,范淼,等.儿童心脏横纹肌瘤的CT诊断[J].中华放射学杂志,2010,44(5):488-490.

(徐化凤 王瑞珠)

【病例解析】

病例

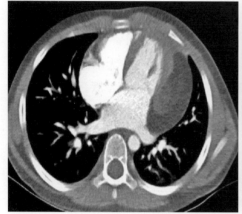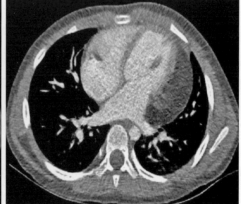

心脏大血管CT:左图横断位增强,动脉期左心缘可见低密度占位病灶,呈脂肪密度,无强化;右图横断位增强,静脉期,病灶仍无明显强化。

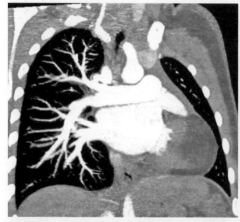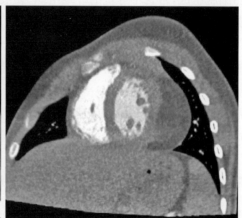

心脏大血管CT:左图冠状位增强重组,左心缘可见低密度占位病灶,压迫心脏;右图心脏短轴位增强重组,病灶紧贴心壁。

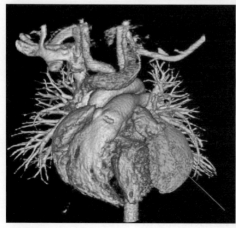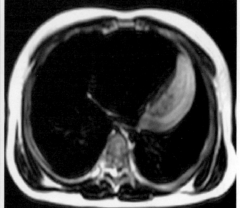

左图心脏大血管CT VR重组,左心缘占位;右图胸部MRI横断位平扫T2WI序列,病灶与脂肪信号一致。

图5-1-5 心脏脂肪瘤

第二节　心脏恶性肿瘤

1. 横纹肌肉瘤

〖临床概述〗

流行病学：

心脏横纹肌肉瘤（cardiac rhabdomyosarcoma）是由间充质细胞分化成横纹肌的恶性实体瘤，是最常见的儿童恶性心脏肿瘤，占心脏原发恶性肿瘤的 20％ 左右。好发生于青少年或幼儿，无明显性别差异，具有高度恶性，进展迅速的特点，能很快侵犯心脏结构全层，并且较早转移至肺和骨骼等。出现症状时近半数的患者有远处转移，多数患者在确诊后 1 年内死亡。

心脏横纹肌肉瘤可发生在心脏的任何部位，多起源于心房或室间隔（二者占 35％），右心多见；肿瘤呈侵袭性生长方式，心肌组织弥漫性受累而明显增厚，也可呈不规则的结节状向心腔内侵犯扩展，更易累及瓣膜，造成心脏瓣膜部分或者完全梗阻。肿瘤侵犯心包膜的脏层和壁层可引起心包积液。

主要表现：

心脏横纹肌肉瘤的临床表现同其他心脏肿瘤一样，取决于肿瘤部位、阻塞心腔的程度、浸润范围及是否转移。初始无症状，病情迅速发展，多数有难以缓解的进行性呼吸困难和心力衰竭。常有全身不适现象，伴有心脏杂音和心律紊乱。肿瘤侵犯或压迫瓣膜可发生相应的瓣膜功能异常，肿瘤常很快侵及心包引起心包积液，甚至心包填塞，也可机械阻塞腔静脉、心腔引起相应症状。本病可向肺、骨骼、肝、肾及脾转移，有时以转移为首发表现。

〖病理〗

瘤体通常较大，呈分叶状，表面不光滑，活动性差，可广泛浸润周边组织。绝大多数肿瘤没有包膜，部分区域包膜完整。肿瘤表面呈灰红、灰白色，切面呈灰黄色，实性，其间有黏液间质，肿瘤组织质地韧。镜下见瘤组织由不同分化阶段的横纹肌母细胞组成，细胞呈梭形、星形或圆形，紧邻上皮表面聚集成层排列，异型性明显；核圆形或卵圆形，核深染，分裂象易见；胞浆稀少、嗜双染，部分细胞胞质红染，蝌蚪形、带状或蜘蛛状；细胞密集区和疏松区交替分布。

〖影像学表现〗

横纹肌肉瘤多起源于心脏房室间隔，弥漫性浸润心肌，并向心腔内或心包两侧突出，肿瘤界限不清。影像学表现无明显特异性。因肿瘤呈局部浸润性生长，早期多可出现局限性心包积液。

超声：

显示心脏内异常回声团块，呈中等回声或低回声；还可敏感地发现心包腔积液，并对积液进行定位、定量。

X 线平片：

部分可示双肺纹理增粗，心脏影增大。

CT：

肿瘤常较大，部分可占据整个心腔。心脏内实质软组织肿块，病灶内密度可欠均匀，境界欠清，增强后肿瘤可呈轻度不均匀强化；多浸润心包，心包呈窄带状增厚，与肿块分界不清，心包积液多见。

MRI：

MRI 显示心脏横纹肌肉瘤的敏感性很高，但其 MRI 信号无特异性，在 T1WI 上呈中等信号，T2WI

呈不均匀稍高信号,境界不清。心包积液在 T1WI 上呈低信号,T2WI 呈高信号。

〖诊断要点〗

1. 心脏内不规则较大肿块。

2. 密度不均匀,可见坏死、囊变。

3. CT、MRI 增强扫描病变不均匀强化。

4. 肿块多侵犯心包,心包积液多见。

5. 部分可见肺、骨骼及肝脏转移。

〖鉴别诊断〗

1. 心脏纤维肉瘤:好发于左心房,瘤体好多发,心肌、心包及双侧心腔均可受累;常见左心衰竭和肺静脉梗阻的征象。转移少见,偶可转移到肺、淋巴结、皮肤和肾脏。

2. 原发性心脏淋巴瘤:罕见,最常见于右房,50%患者有心包积液。

3. 血管肉瘤:最常见症状为胸痛,常累及心包出现呼吸困难,常见右心衰竭和腔静脉阻塞的表现,可发生心脏破裂,不少患者有明显的凝血功能障碍、出血倾向和贫血。约 10%的患者可出现持续且难以解释的发热、体重减轻和乏力等症状。

〖参考文献〗

1. 颜临丽,宋征,王映梅,等.原发性心脏肉瘤 8 例临床病理分析[J].现代肿瘤医学,2018,26(16):2524-2528.

2. 刘建新,张文君.心脏横纹肌肉瘤 1 例[J].中国医学影像技术,2013,29(2):279.

3. 郭亮,王振宇,邹亚斌,等.心脏原发胚胎性横纹肌肉瘤一例[J].中华病理学杂志,2013,42(9):621-622.

(徐化凤　王瑞珠)

〖病例解析〗

病例 1

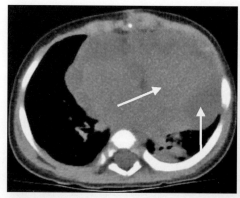
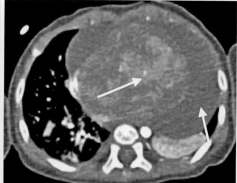

左图心脏大血管 CT VR 重组,左心缘占位;右图胸部 MRI 横断位平扫 T2WI 序列,病灶与脂肪信号一致。

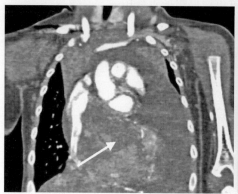
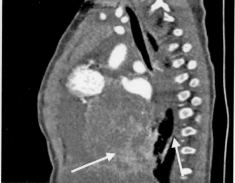

心脏大血管 CT:左图冠状位增强,房间隔增厚,与肿块分界不清;右图矢状位增强;巨大肿块不均匀强化,心包积液未见强化。

图 5-2-1-1　心脏胚胎性横纹肌肉瘤

2. 纤维肉瘤

〖临床概述〗

流行病学：

心脏纤维肉瘤（cardiac fibrosarcoma）是源自纤维母细胞的少见的原发性心脏恶性肿瘤，占全部心脏肉瘤的5%～10%。好发于左心房，也可见于其他各心腔及心包腔。在心肌内以宽基底呈浸润性生长，界限不清，可形成结节状团块突入心腔。肿瘤内部易坏死。早期可出现肺及纵隔转移，常伴心包积液。

主要表现：

同其他肉瘤一样，临床表现通常取决于肿瘤发生部位。心房壁内的肿瘤可引起房性心律失常。因肿瘤好发在左心房，所以最常见肺充血、二尖瓣狭窄和肺静脉梗阻相关的体征和症状，患者多恶化为充血性心力衰竭。如果突入右心房的肿瘤压迫上腔静脉，则可引起上腔静脉回流障碍；堵塞三尖瓣口可引起急性右心衰竭。

〖病理〗

纤维肉瘤为圆形或卵圆形，大小不等。体积小者，边界清楚，可有包膜。体积大者，边界不清。分化好的肿瘤切面呈灰白色，有旋涡状结构；分化差者切面呈鱼肉状，可见出血坏死区。镜下瘤组织由大量多形性梭形细胞组成，细胞排列成广泛的束状，具有典型的人字形结构。其细胞核呈梭形，一端钝圆，常发现核分裂象，核仁不明显，胞浆稀少。因肿瘤分化程度不同，瘤细胞异型性程度不等，其内常见坏死区。

〖影像学表现〗

CT和MRI检查对肿瘤的定位及确定病变范围很重要，但定性诊断依赖于病理学检查。

CT：

纤维肉瘤为分叶状或不规则肿块，体积常较大。肿块常发生坏死或囊变，边界欠清，邻近结构可有压迫及受侵表现。肿块实质呈混杂密度，血供丰富，中度强化。胸腔积液及心包积液常见。

MR：

肿瘤内含较多成纤维组织时，MRI表现为等或低信号。肿瘤内部有坏死和出血时表现为混杂信号。增强扫描肿瘤不均匀强化，延迟扫描肿瘤内的成纤维组织有延迟强化。

〖诊断要点〗

1. 左心房形态不规则肿块。
2. 肿瘤密度不均，常有坏死、囊变。
3. CT、MRI增强扫描不均匀强化。

〖鉴别诊断〗

1. 黏液瘤：多发生在室间隔部，向心腔内生长，有蒂。纤维肉瘤通常无蒂，基底宽，肿瘤内部容易坏死，呈浸润性成长，早期出现肺及纵隔转移，常伴心包积液。

2. 心包间皮瘤：在伴发心包积液时需要与心包间皮瘤进行鉴别。心包间皮瘤表现为心包增厚和肿块，T1WI信号不均匀，可呈高中低混杂信号，T2WI为均匀高信号，增强扫描不均匀强化。T1WI可显示心包腔增大，内可见中等及高信号的血性心包积液，陈旧性出血T2WI可显示为低信号。

〖参考文献〗

1. 朱宁,夏稻子,霍丽,等.儿童心脏纤维肉瘤一例[J].中华心血管病杂志,2002,30(7):437.

2. 马阳阳,陈莲,肖现民.5例儿童原发性心脏肿瘤的临床病理分析[J].复旦学报:医学版,2013,40(3):345-348,359.

（徐化凤　王瑞珠）

3. 淋巴瘤

【临床概述】

流行病学：

儿童心脏淋巴瘤(cardiac lymphoma)罕见，约占儿童心脏恶性肿瘤的不足 6%。原发性心脏淋巴瘤(primary cardiac lymphoma，PCL)指病变仅累及心脏和(或)心包的结外淋巴瘤，临床罕见，仅占结外所有淋巴瘤的不到 1%；继发性心脏淋巴瘤是指诊断时伴有心脏(心肌、心包或淋巴瘤所致的心包积液)及心脏以外的部位同时受累，约占 10%～20%。原发性和继发性心脏淋巴瘤恶性程度较高，预后均较差，1 年生存率为 24.1%，2 年生存率为 6.9%。

心脏淋巴瘤可侵犯心脏的任何部位，包括心腔、心肌和心包，极少累及心外。多发生于右心腔，78% 的淋巴瘤发生于右心房，其次是右心室；<10% 的病例发生于左心腔；极少数病例发生于心包、房间隔和室间隔，瓣膜少见。肿瘤可向心腔内生长填塞心腔，常呈多发性息肉样结节，亦可在心肌内浸润生长，并侵犯心包引起心包增厚及心包积液，部分病例肿瘤可侵犯心脏邻近大血管，如上、下腔静脉。

主要表现：

患者一般无特征性的临床表现，症状主要与肿瘤部位、阻塞心腔的程度、浸润范围和是否转移有关。初始可有发热、盗汗、食欲减退、体重减轻等一般症状，病情常迅速发展，多有胸闷、气短、难以解释的进行性呼吸困难及胸骨疼痛。肿瘤侵犯或压迫瓣膜发生相应的瓣膜功能异常。常很快侵及心包引起心包积液，也可机械阻塞腔静脉、心腔引起相应症状。约 50% 患者可有充血性心力衰竭。部分患者可有心律失常，表现为房室传导阻滞、心动过速、T 波改变等。继发性心脏淋巴瘤以浅表淋巴结或纵隔肿块为首发表现，可通过纵隔肿块直接累及、淋巴循环或血行播散等方式累及心脏。若出现较大的心脏占位或难以解释的顽固性心包积液时，应考虑到心脏淋巴瘤的可能。

【病理】

几乎所有的心脏淋巴瘤都是 B 细胞淋巴瘤，其中弥漫性大 B 细胞淋巴瘤占 80%。肿瘤体积可以相差很大，肿块大体以多发性的质实、灰白色结节为特征，切面呈灰白，实性，肿瘤组织质地中等。弥漫大 B 细胞淋巴瘤镜下可见异型小圆细胞弥散生长，细胞较正常淋巴细胞大 2 倍，胞质少，核染色质粗糙，细胞核圆形、卵圆形或不规则形，有明显核仁，异型性明显，局灶可见坏死。T 淋巴母细胞淋巴瘤镜下见小淋巴细胞弥漫浸润，无细胞质，核染色质细颗粒状，偶见小核仁，背景中见散在组织细胞及纤维素性渗出。

【影像学表现】

原发性和继发性心脏淋巴瘤的影像学特征基本上是相似的。心脏超声作为常规心脏的检查，无创、能观察到心脏瓣膜情况、肿块内部的血供及是否有心包积液，探及心包积液必须高度警惕恶性肿瘤，有助于对肿瘤的大小及良恶性初步判断。CT，MRI 及核素扫描可进一步明确心脏占位病变，识别肿瘤大小和肿瘤浸润范围，以及心包、纵隔、肺门、膈及邻近淋巴结的侵袭情况。

超声心动图：

多表现为心脏内圆形、分叶状低回声团块伴心肌浸润，常有中等量以上的心包积液；超声造影示肿块内丰富造影剂充填，提示肿块富血供，恶性程度大。经食道超声较经胸廓超声具有更好的敏感性。因为淋巴瘤多位于右心房，左心室的收缩功能影响不大，左心室射血分数通常无异常。

X 线平片：

通常有心影扩大，心包积液，同时可伴有肺充血、心力衰竭的表现。

CT：

淋巴瘤不易坏死或出血，因此密度比较均匀，表现为相对于心肌的低密度或等密度结节、分叶状肿块,病灶增强后不均匀强化,边缘清晰。病变很少累及瓣膜,但易累及心包,表现为心包局限性或普遍性增厚,以及多个结节或肿块附着于心包、胸膜上,可伴有心包、胸腔积液。增强 CT 可观察心房内软组织充盈缺损,同时了解患者冠状动、静脉的情况,帮助明确病变部位及范围,对于诊断本病及指导手术有重要意义。

MRI:

与正常心肌的信号强度相比,肿瘤在 T1WI 上呈等或略低信号,在 PDWI 和 T2WI 上呈等信号,Gd-DTPA 增强扫描轻度不均匀强化,中心强化程度较周边部低,累及心包者可见心包积液。有时心包积液或心包增厚是本病唯一的异常改变。MRI 更适合于观察肿瘤对心肌的浸润和向心腔内外扩散及其与心旁肿瘤的鉴别。

PET-CT:

心脏肿物高 FDG 代谢灶,为恶性肿瘤表现。对 PCL 与心脏转移瘤的鉴别诊断有重要的意义,在显示肿瘤在全身的定位和代谢情况方面具有优势,能够更好地判断 PCL 的分期、治疗效果及预后情况。

核素:

也是一种有效的心脏淋巴瘤的非侵入性检测方法,非特异性 Gallium-67 摄入,可提示原发性淋巴瘤诊断。

【**诊断要点**】

1. 心腔内多发的宽基底的息肉样肿块,通常肿块较大,可充满整个心腔。

2. 密度较均匀,坏死、囊变少见。

3. CT、MRI 增强扫描不均匀强化。

4. 可侵犯心包,引起心包增厚及中等量以上的心包积液。

5. 发生转移者多见淋巴结增大、骨骼及肝脏转移。

【**鉴别诊断**】

1. 纤维肉瘤:好发于左心房,常见左心衰竭和肺静脉梗阻的征象。转移少见,偶可转移到肺、淋巴结、皮肤和肾脏。

2. 血管肉瘤:最常见的症状为胸痛,常累及心包出现呼吸困难,常见右心衰竭和腔静脉阻塞的表现,可发生心脏破裂,不少患者有明显的凝血功能障碍、出血倾向和贫血。约 10% 的患者可出现持续且难以解释的发热、体重减轻和乏力等症状。

3. 横纹肌肉瘤:可发生于各心腔,壁内生长为主,多表现为心肌病和心律失常。

【**参考文献**】

1. 朱庆,贺晨宇,陈东,等. 原发性心脏淋巴瘤 1 例及文献复习[J]. 心肺血管病杂志,2016,35(11):890-891.

2. 金香淑,薄剑,马超,等. 以心脏症状为首发表现的心脏实性占位淋巴瘤二例[J]. 中华内科杂志,2019,58(11):838-840.

(徐化凤　王瑞珠)

第六章　胃肠系统

绪　论

儿童腹部实质性器官起源的肿瘤十分常见,但实质脏器以外的组织如空腔脏器(胃肠道)、腹膜、网膜、肠系膜起源的肿瘤却比较少见。

空腔脏器(胃肠道)虽然可发生多种良恶性肿瘤,但皆较少见,而且早期缺乏典型症状,不易引起注意,直到继发肠套叠、肠出血或肿瘤生长到足够大引起肠梗阻才被发现。包括胃肠重复畸形、息肉、腺瘤、胃肠间质瘤、畸胎瘤、神经纤维瘤病等;恶性肿瘤比较常见的为原发于胃肠道非霍奇金淋巴瘤或淋巴瘤侵及胃肠系统。起源于腹膜、网膜、肠系膜的肿瘤在儿童时期亦比较少见,包括炎性肌纤维母细胞瘤(IMT)、Castleman 病(CD)、淋巴管畸形(LM)、Burkitt 淋巴瘤、横纹肌肉瘤(RS);肠系膜硬纤维瘤(DT)和促结缔组织增生性小圆细胞肿瘤(DSRCT)等十分罕见。Chung 等提出,位于大网膜、肠系膜等腹膜组织的儿童实体肿瘤按生长分布情况可分为局限型和弥散型,其中局限型肿瘤包括有 IMT、CD(原因未明的反应性淋巴结病)和 DT 等,弥散型肿瘤包括有促结缔组织增生性小圆细胞瘤(desmoplastic small round cell tumor,DSRCT)、非霍奇金淋巴瘤和 RS 等。在年龄的分布上 IMT 和 CD 虽然可以发生于任何年龄,但年长儿童的发病率更高。淋巴瘤、LM、RS 相对发病年龄较小。

IMT 常见的发生部位有肺、肠系膜和网膜,属于一种交界性肿瘤,可有局部复发,特别在肠系膜及网膜,女性多见。RS 是儿童最常见的软组织肿瘤,可以发生或转移至全身几乎任何部位,头、颈、泌尿生殖系统最常见,男性多见,原发于腹膜的 RMS 好发于小于 10 岁的儿童,男孩多见,肿瘤多位于盆腔,可包裹大血管和输尿管等。CD 又称血管滤泡性淋巴增生,是一种良性特发性淋巴组织增生性疾病。Burkitt 淋巴瘤是累及肠系膜、网膜的非霍奇金淋巴瘤中最常见的一种形式。

由于 IMT、CD、LM 病理特点为良性或者偏良性,因此肿瘤在 CT 表现上有良性肿瘤的一些特点。IMT 在 CT 上表现为边界清晰的球形或者分叶形肿块,体积可以较大,但较少具有侵袭性,密度均匀或者不均匀,极少数有钙化,增强后可见早期周边的强化(血管组织),中央部分均匀或不均匀强化,不强化的区域往往代表肿瘤的中心坏死,因纤维成分的存在肿瘤可有延迟强化。Burkitt 淋巴瘤、RS 病理为恶性肿瘤,CT 上表现为恶性肿瘤常有的一些特点,如包绕肠腔和肠系膜血管,侵犯肠壁,易引起肠套叠和肠梗阻;侵及腹膜后,包绕腹膜后大血管及输尿管;可伴有腹水,等等。

影像检查技术的选择也非常关键。X 线平片仅用于胃肠道疾病相关的急症检查,气钡双重造影检查仅能观察空腔脏器(胃肠道)腔内病变,且胶囊内镜的广泛应用,使得传统胃肠造影应用减少。超声可作为胃肠疾病的初查方法,但由于肠腔内气体干扰,会影响超声对病变的观察,且与操作医师诊断水平密切相关。腹部 CT 平扫和增强检查能够清楚地显示空腔脏器(胃肠道)疾病所造成的管壁增厚、肿块及其异常强化以及管壁外侵犯情况,同时还可以根据肿瘤供血血管判断肠管及腹膜肿瘤位置和肠管有无狭窄等表现。目前临床上应用 MRI 检查胃肠道还不及 CT,但对检查一些部位的炎性病变和肿瘤分期有较高价值。

综上所述,CT 对本组疾病的术前诊断及鉴别诊断更具价值。CT 检查观察内容包括:①肿瘤的定位、数量,单发还是多发病灶;②肿瘤的大小、边界是否清晰,形态是否规则、有无包膜;③肿瘤的密度,肿瘤内有无钙化、有无液化坏死区,肿瘤的强化特点等;④肿瘤与周围组织的关系;⑤周围有无异常肿大的淋巴结;有无包绕血管及输尿管,有无远处转移;⑥有无腹水等。如 IMT 和 CD,30% 左右的病例可以伴有钙化。DSRCT 是近 10 年才被认识的罕见高度恶性肿瘤,好发于青少年男性,多累及腹膜,最典型的征象是无明确的起源器官,位于网膜、肠系膜或接近膀胱的孤立或多发的软组织肿瘤,诊断困难,至少 30% 的 DSRCT 内可见点状或无定形钙化。RS 与淋巴瘤均不伴钙化,但淋巴瘤密度表现均较均匀,而 RS 可见中心液化坏死区,淋巴瘤增强示肿瘤呈轻中度强化,强化程度常常低于 RS 实性部分。同时考虑病人的性别和年龄,如 IMT 女性多见,RS 男性多见,IMT 和 CD 通常发生于青少年,这样对准确诊断帮助较大。为手术和进一步治疗提供更多有效的信息。

第一节　胃部

1. 胃息肉

〖临床概述〗

流行病学:

胃息肉(gastric polyps)是起源于胃黏膜下层的隆起性病变,可带蒂或无蒂,呈局限性向胃腔内隆起,大部分病变呈良性,但具有一定恶性潜能。发病率为 0.63%～10%,随着胃镜的普及,胃息肉检出率呈上升趋势。其好发于各个年龄段,平均发病年龄为 54.7 岁,女性多见。

胃息肉可发生于胃的各个部位,多见于胃体及胃窦,分别占 37.3% 和 35.3%,以单发多见,呈圆形、类圆形或不规则形。息肉体积一般较小,直径多小于 1 cm,直径大于 2 cm 者约占 15%。腺瘤性息肉多见于胃窦部,其中带蒂息肉以胃窦部为主。

主要表现:

胃息肉通常无症状,多数患者在行上消化道内镜检查中被偶然发现,偶尔也可伴随腹痛、贫血、消化道出血甚至胃出口梗阻等非特异性症状。治疗上多以内镜下息肉切除为主,增生性息肉有潜在的恶性风险,直径大于 1 cm 的增生性息肉均应完全切除,发现不典型增生或局部癌变者,应切除周围浸润及或转移组织。

〖病理〗

病理类型主要包括胃底腺息肉,增生性息肉,炎性息肉和腺瘤性息肉。不同病理类型的胃息肉癌变率有所不同,有文献报道,增生性息肉为 0.4%～2.1%,腺瘤性息肉为 10%～23.1%。

〖影像学表现〗

X 线平片:

钡餐示胃腔内孤立的圆形、卵圆形充盈缺损,可带蒂或宽基底与胃壁相连,轮廓清楚,表面光滑或呈乳头状改变,也可表现为多发簇状分布。病变区黏膜消失或被推移。胃壁柔软,胃蠕动正常。

胃气钡双重造影显示,息肉表面涂有薄层钡剂,显示出息肉的轮廓;正面观息肉颈与体部各形成环影,呈同心圆状。炎性息肉常多发,腺瘤性息肉多为单发。

CT:

临床上多胃镜发现为主,CT 检查为非侵袭性检查手段,可清晰显示肿瘤内部结构及其与周围结构的关系,是否有淋巴结转移及其他器官转移等。

平扫表现为胃腔内圆形、类圆形或不规则形软组织影,带蒂或不带蒂,表面光整,亦可形成小溃疡,增强扫描动脉期呈明显强化,静脉期进一步强化,呈渐进性强化。

MRI:

T1WI 呈稍低信号,T2WI 呈稍高信号,增强扫描强化方式与 CT 相似,可以显示胃黏膜连续,病变位于黏膜层。

超声:

表现为胃腔内中等或稍强回声隆起,息肉突起的黏膜与周围正常胃黏膜回声连续性完整,病变局限于黏膜层,胃壁柔软,胃蠕动良好。

【诊断要点】

1. 突向胃腔小结节,带蒂或不带蒂。

2. 呈软组织密度,增强呈渐进性强化。

3. 大部分病变呈良性,胃蠕动正常。

【鉴别诊断】

1. 胃神经鞘瘤:多位于胃体部,呈腔外生长或腔内外混合型生长,密度不均匀,增强扫描明显不均匀强化,较大肿瘤可发生囊变、坏死,亦可表现为渐进性强化。

2. 胃间质瘤(gastric stromal tumor, GIST):GIST 为胃部常见间叶源性肿瘤,胃体部多见,发病年龄以中老年为主,男女比例无差异。肿瘤易发生坏死、囊变,增强扫描强化不均,胃息肉血供较胃间质瘤丰富。GIST 有一定的恶性潜能,恶性率较胃息肉高。

3. 胃平滑肌瘤:好发于胃贲门部,女性多见,直径多为 3~5 cm,平扫呈等密度,密度较均匀,增强扫描呈轻中度强化。

4. 胃癌:肿块表面凹凸不平,与相邻胃组织分界不清,可沿胃壁蔓延逐渐增大,易发生远处转移及淋巴结转移。

【参考文献】

1. 王健,周晓璇.胃息肉与胃间质瘤的 CT 鉴别诊断[J].放射学实践,2019,034(005):501-506.

2. 舒月红.胃息肉的 CT 特征[J].医学影像学杂志,2017,027(012):2338-2341.

3. 惠永新.胃息肉的 X 线诊断《附 16 例报告》[J].现代医用影像学,2010(03):45-46.

(支 琪 周 静)

【病例解析】

病例 1

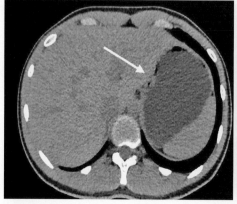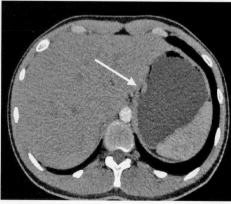

腹部 CT:左图横断位 CT 平扫,胃底可见小结节状软组织密度影,密度均匀,边缘光整;右图横断位 CT 增强扫描,动脉期结节呈中等强度均匀强化。

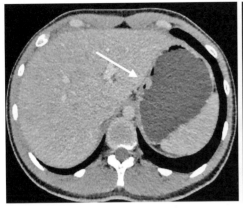
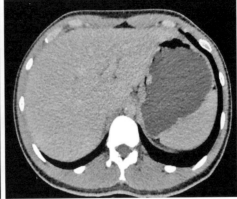

腹部 CT：左图横断位增强扫描静脉期，胃底部结节呈中等强度均匀强化；右图横断位增强扫描延迟期，结节中等均匀强化。

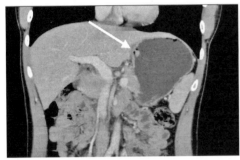
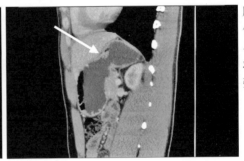

腹部 CT：左图增强冠状位重组，示蒂样强化结节与胃底相连；右图增强矢状位重组，结节明显强化。

图 6-1-1-1　胃底息肉

病例 2

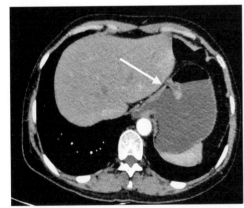
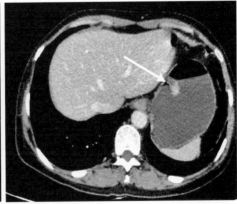

腹部 CT：左图横断位增强动脉期，示胃小弯侧见软组织密度结节，增强扫描示结节中等强化，局部密度欠均匀；右图横断位增强静脉期，示结节强化范围增大。

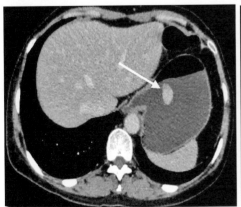
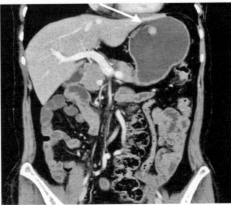

腹部 CT：左图横断位增强延迟期，示结节强化较前范围进一步增大，密度较前均匀；右图增强冠状位重组，示胃底均匀强化结节影。

图 6-1-1-2　胃息肉

2. 胃淋巴瘤

〖临床概述〗

流行病学：

淋巴瘤（lymphoma）是一种全身性恶性肿瘤，儿童胃淋巴瘤 90%～95% 为非霍奇金淋巴瘤。起源于胃黏膜固有层及黏膜下层淋巴组织，是最常见的胃非上皮性恶性肿瘤，占胃恶性肿瘤的 4.5%～8%，可发生于任何年龄，多见于中老年人，男性多于女性。胃淋巴瘤病因不明，可能与 HP 感染有关。

主要表现：

临床表现无特异性，可表现为上腹部隐痛、腹胀、恶心、反酸、呕血、体重减轻、黑便等症状，部分患者以上消化道出血为首发症状，与胃癌相比，胃淋巴瘤症状较轻，病程较长，进展缓慢。

〖病理〗

依据 2000 年 WHO 淋巴组织肿瘤和白血病分类标准，大部分胃淋巴瘤属于高级别 B 淋巴细胞瘤，低级别胃淋巴瘤几乎均为黏膜相关淋巴组织（MALT）淋巴瘤。MALT 表现为表浅性浸润性病灶，肿瘤细胞位于淋巴滤泡之间，胃黏膜可见结节。B 细胞淋巴瘤破坏正常腺体结构，浸润胃壁全层，表现为息肉样肿块，局部可见溃疡。

〖影像学表现〗

X 线平片：

钡餐检查可表现为胃黏膜结节，溃疡形成，局部黏膜皱襞增厚，局限性肿块形成，MALT 淋巴瘤常侵犯胃窦部，常为多发病灶，与幽门螺杆菌胃炎及早期胃癌难以鉴别，胃外壁光滑，周围脂肪间隙清晰，不引起流出道梗阻。

CT：

CT 表现可分为浸润型、溃疡型、肿块型、混合型。低级别胃 MALT 淋巴瘤表现为胃壁局限性或弥漫性增厚。高级别胃淋巴瘤表现为均匀软组织密度，呈浸润性、息肉状、溃疡或结节状肿块，肿瘤具有侵袭性，进展期淋巴瘤常有胃周、网膜囊、腹膜后多发淋巴结肿大。增强扫描轻度均匀强化，胃黏膜线连续或中断。

CT 检查除了显示病灶外，还可发现其他部位有无肿大淋巴结及腹腔内脏器有无转移，MPR（多平面重组）图像可较好地多平面多角度显示病变部位受累情况及周围组织结构。

MRI：

MRI 表现为特征性等 T1、等 T2 信号，DWI 呈均匀高亮信号，由于胃淋巴瘤细胞密度较其他肿瘤密集，因此其 ADC 较其他肿瘤低。DWI 序列与常规 MRI 相结合，弥补了胃肠运动伪影的缺陷，有助于显示病变的特征及浆膜面、黏膜线侵犯、周围淋巴结转移情况，尤其在显示浆膜面结构及远处淋巴结转移方面，具有 CT 不可替代的作用。

超声：

胃壁明显增厚，病变沿胃长轴蔓延，呈均匀低回声，与周围组织分界清晰，累及范围较广，浸润深度较浅，位于黏膜下、黏膜下层，局部侵及肌层及浆膜层。

〖诊断要点〗

1. 起源于胃黏膜固有层和黏膜下层的淋巴组织。
2. 胃壁均匀性增厚，密度或信号较均匀，坏死少见。
3. 胃壁柔软，少有梗阻。

4. MRI 弥散受限,DWI 序列明显高信号,ADC 低信号。

5. 增强肿瘤中等度强化,强化较均匀,出血坏死少见。

【鉴别诊断】

1. 胃癌:预后较胃淋巴瘤差,胃壁弥漫性或局限性增厚,导致胃腔狭窄,胃壁僵硬,局部胃蠕动消失。可有明显周边浸润及淋巴结转移表现,增强扫描肿块及周围淋巴结可不均匀强化。

2. 胃间质瘤:多为外生性或腔内外混合生长性肿物,当肿瘤体积较大时,易发生囊变坏死,增强扫描呈明显不均匀强化。

3. 胃神经鞘瘤:多位于胃体部,呈腔外生长或腔内外混合型生长,密度不均匀,早期扫描明显不均匀强化,较大肿瘤可发生囊变、坏死,可表现为渐进性强化。

【参考文献】

1. 李敬东、杨翠、陈小双. 超声、MRI 与 CT 在胃肠道淋巴瘤诊断中的应用[J]. 中国 CT 和 MRI 杂志,2018,103(05):118-120.

2. 湛玉晓、岳铭、张大、等. 儿童原发性胃肠道淋巴瘤 20 例临床分析[J]. 中华小儿外科杂志,2015,36(011):836-839.

3. 姜健、宋学文、徐慧娟、等. 儿童非霍奇金淋巴瘤 78 例临床及预后分析[J]. 临床儿科杂志,2015(8):715-719.

（支　琪　周　静）

【病例解析】

病例

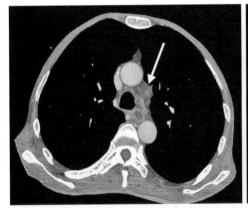 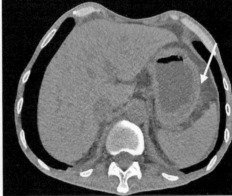

胸腹部 CT:左图胸部横断位增强,示食管下段轻度扩张,纵隔内见多发小淋巴结;右图腹部横断位平扫,示胃壁弥漫性增厚,周围脂肪间隙模糊。

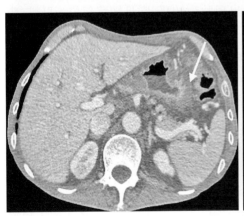 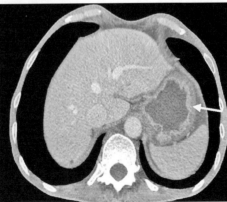

腹部 CT:左图横断位增强扫描动脉期,示胃黏膜连续,呈明显线样强化;右图横断位增强扫描门静脉期,示胃壁进一步均匀强化。

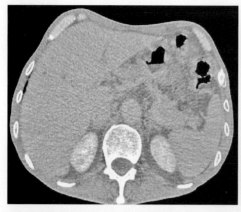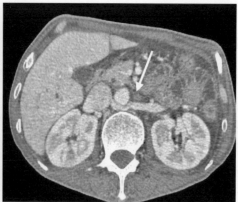

腹部CT：左图横断位平扫，示胃壁增厚，周围脂肪间隙模糊；右图横断位增强，示腹主动脉周围肿大淋巴结，增强扫描均匀强化。

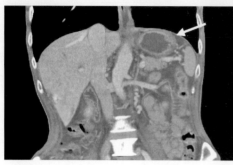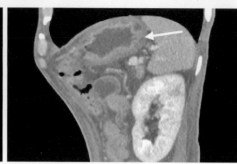

腹部CT：左图增强冠状位重组，示胃壁增厚，轻中度均匀强化；右图增强矢状位重组，可见胃壁弥漫性增厚，增强扫描轻中度均匀强化。

图6-1-2 胃弥漫大B细胞淋巴瘤

3. 胃间质瘤

【临床概述】

流行病学：

胃肠道间质瘤（gastrointestinal stromal tumors，GIST）是胃肠道最常见的间叶源性肿瘤，可发生于从食管到直肠的消化道的任何部位，60%～70%发生于胃，20%～30%发生于小肠，结肠、直肠、十二指肠和食管的GIST少见。发病年龄为60岁左右，性别、种族之间无明显差异，部分病例可继发于种系KIT或PDGFRA基因突变或为家族性，综合征的一部分（如von Recklinghausen神经纤维瘤病、Carney三联征或Carney Statakis综合征）。15%～47%的患者可出现肿瘤转移，常见转移部位为肝脏、腹膜、大小网膜等。淋巴结转移罕见，通常发生在儿童。

GIST多为单发肿块，也可多发，多数体积较大，瘤体较大时病灶中央可出现坏死，可合并囊变、出血，钙化相对少见，肿瘤表面可发生溃疡而与消化道穿通。发生在胃肠道外（如网膜、肠系膜、腹膜后）的GIST统称为胃肠道外间质瘤（extra-gastrointestinal stromal-tumor，EGIST）。

主要表现：

多数患者伴随腹部不适、吞咽困难、进食后饱胀感、肠梗阻、穿孔和消化道出血等非特异性临床表现，可呈良性或恶性。

【病理】

根据肿瘤生长方式，GIST可分为黏膜下型、肌壁间型、浆膜下型。镜下，胃肠道间质瘤主要由梭形细胞组成，也可单独由上皮细胞或两种细胞混合而成，GIST有一定的恶性潜能，肿瘤危险度与肿瘤大小及核分裂相显著相关。免疫组化检查通常表达CD117和DOG1阳性，CD117阳性是其与胃肠道其他间叶组织肿瘤的主要鉴别点。

〖**影像学表现**〗

X 线平片：

胃肠造影难以显示肿瘤全貌，主要表现为黏膜下肿瘤的特点，胃黏膜展平，黏膜皱襞伸直，未见明显破坏及僵硬，胃壁柔软，胃蠕动正常。如有窦道及溃疡形成，可见龛影形成，位于胃腔外。

CT：

肿瘤可向腔内、腔外或腔内外生长，呈圆形或类圆形，少数可呈不规则或分叶状。低危险度胃间质瘤直径多小于 5 cm，密度均匀，偶可见小点状钙化，中高危险度胃间质瘤直径多大于 5 cm，密度不均匀，形态不规则，可合并出血、坏死、囊变，与周围组织分界不清，甚至可见肝脏或周围淋巴结转移，增强扫描肿瘤呈中等或明显强化，囊变坏死区未见强化，实性成分明显强化，若形成溃疡或窦道可见造影剂流入胃腔，有时肿瘤表面可见明显强化的完整的胃黏膜。

MRI：

MRI 对肿块的坏死、出血及囊变显示得更加清晰，肿块的形态与增强扫描特征 CT 相似。

〖**诊断要点**〗

1. 肿瘤可向腔内、腔外或腔内外突出生长。
2. 圆形或类圆形，可分叶，肿块较大时可发生囊变、出血、坏死，表面可发生溃疡。
3. 增强扫描肿块呈中等到明显均匀或不均匀强化。
4. 中高危险度间质瘤可伴有周围组织侵犯及血行转移，淋巴结转移较少见。

〖**鉴别诊断**〗

1. 神经鞘瘤：多呈圆形或类圆形，直径小于 5 cm，巨大病变表现为分叶状、哑铃状等改变，可发生囊变，增强扫描动脉期轻度强化或不强化，延迟期呈缓慢渐进性强化。

2. 胃癌：占胃原发肿瘤的 95%，好发于胃窦部。肿块与胃壁关系密切，邻近胃壁不均匀增厚；肿块较大时边缘不规则，呈分叶状，内部液化坏死明显，增强扫描动脉期明显强化，呈持续性强化；肿块周围脂肪间隙模糊，邻近网膜、组织器官浸润、侵犯，淋巴结转移较常见。

3. 原发性胃淋巴瘤：起源于胃黏膜固有层或黏膜下层淋巴组织，胃体、胃窦多见，病变沿胃壁生长，胃壁不同程度匍匐增厚，胃壁有一定的扩张度和柔软度，较少出现梗阻等征象，胃周淋巴结转移常见，黏膜粗大不规则，密度均匀，很少出现坏死，增强扫描可见明显线样强化胃黏膜，病变中度强化；MRI 检查 DWI 明显高信号，ADC 低信号。

〖**参考文献**〗

1. 李佳铮,唐磊. 胃肠间质瘤影像学研究进展[J]. 中华胃肠外科杂志,2019,22(9):891-895.

2. 侯毅斌,王忠富,陈志军,等. 胃肠道间质瘤的影像学表现与恶性判定依据标志分析[J]. 中国 CT 和 MRI 杂志,2015(07):78-79.

3. 唐磊. 胃肠间质瘤外科治疗相关的影像学评价[J]. 中国实用外科杂志,2015,35(04):364-369.

4. VERNUCCIO F, TAIBBI A, PICONE D, et al. Imaging of Gastrointestinal Stromal Tumors: From Diagnosis to Evaluation of Therapeutic Response. *Anticancer Res*. 2016,36(6):2639-2648.

（支　琪　周　静）

《病例解析》

病例 1

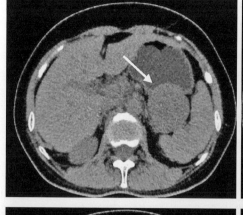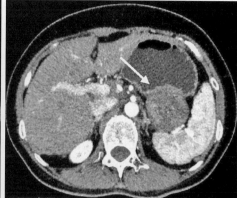

腹部 CT：左图横断位平扫，示胃脾间隙见一边缘光整的类圆形软组织密度影，与胃部相连；右图横断位增强扫描动脉期，可见病灶有所强化，内见迂曲小血管影。

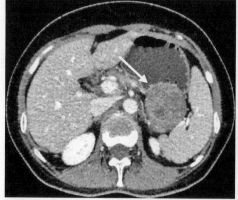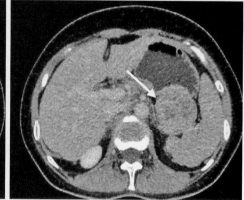

腹部 CT：左图横断位增强扫描门静脉期，可见肿块呈渐进性强化，局部密度欠均匀；右图横断位增强扫描静脉期，可见肿块进一步强化，局部密度欠均匀。周围未见明显增大淋巴结。

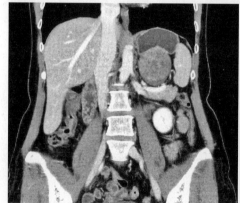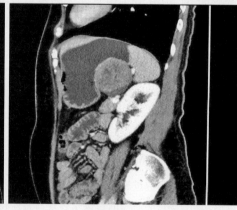

腹部 CT：左图增强冠状位重组，可见肿块与胃小弯相连，突向腔外生长；右图增强矢状位重组，可见强化的肿块位于脾胃之间，肿块与胃小弯侧相连。

图 6-1-3-1　胃间质瘤

病例 2

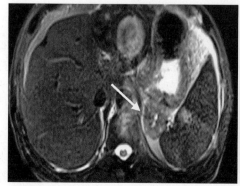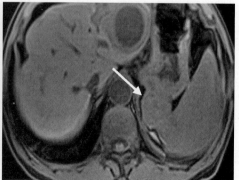

腹部 MRI：左图 T2WI 压脂序列横断位平扫，示胃底可见类圆形外生性肿块，呈稍高信号，中央可见更高信号影；右图 T1WI 压脂序列横断位平扫，肿块呈等信号。

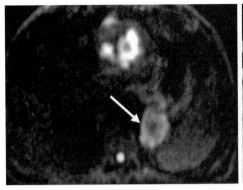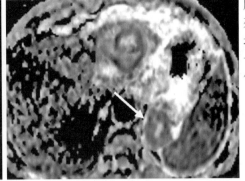

腹部 MRI：左图 DWI 序列横断位，示肿块及邻近增厚的胃壁呈明显高信号；右图 ADC 呈等低信号。

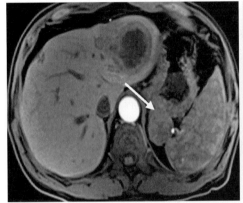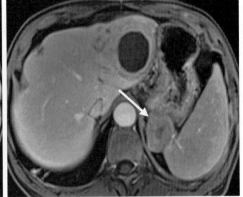

腹部 MRI：左图 T1WI 压脂序列横断位增强，可见增强早期肿块不均匀强化；右图 T1WI 压脂序列横断位增强，可见肿块进一步强化，中央坏死区无强化，周围未见明显增大淋巴结。

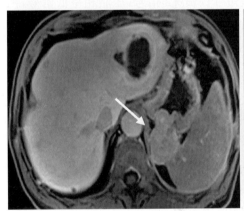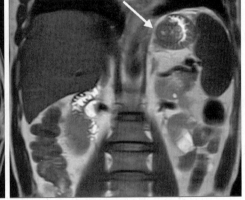

腹部 MRI：左图 T1WI 压脂序列横断位增强，示肿块明显强化，邻近胃壁增厚；右图 T2WI 冠状位平扫，可见肿块与胃底部关系密切。

图 6-1-3-2　胃间质瘤

4. 胃畸胎瘤

【临床概述】

流行病学：

畸胎瘤（teratoma）是由异位原始生殖细胞或胚胎干细胞衍生而来的瘤性组织，含有三个胚层成分，由外、中、内三层原始胚层演变而来。多发生于人体中线区，而畸胎瘤发生于胃部很罕见，好发于出生 3 个月内的男婴，在儿童畸胎瘤中不足 1%，属先天性肿瘤，以良性为多。胃畸胎瘤病因一直未能阐明，因为它与背部体轴、胚胎体壁和胸腹均无关，而是来自内脏壁，这与其他身体部位畸胎瘤有所不同。

主要表现：

胃畸胎瘤绝大部分病例是在后期出现腹胀或偶然发现左上腹肿块而到医院体检时诊断的，常见症状有腹部肿块、腹胀、呕吐、呕血或黑便、呼吸困难以及贫血。

【病理】

畸胎瘤根据组织成分可分为三类,成熟性畸胎瘤为分化良好的组织,未成熟性畸胎瘤为分化程度不一的幼稚组织成分,恶性畸胎瘤则含有癌变的胚胎细胞成分。

【影像学表现】

胃畸胎瘤可发生于胃大弯、幽门前庭、胃前壁、胃底部后壁及胃小弯,90%以上的畸胎瘤发生在胃大弯。胃畸胎瘤可以呈胃外或胃内生长,前者比后者更常见。

X 线平片:

平片可显示左上中腹软组织包块及不规则钙化、牙齿及骨质的存在,为其特征性表现。

B 超:

呈现多种声相图,于左上腹横扫可见肿物位于脾肾之间,边界清晰或不清,肿物可能呈多房分叶状,内部声相可呈实性,多房囊性或者混合性,还可能有钙化灶显示。

CT:

以病变发生部位及大小的不同,显示多种改变。肿瘤边界清楚,也可不清,若病变巨大,甚至占据腹腔 4/5 则周围脏器可有受压移位表现。病变内部结构紊乱,密度不均,呈混杂密度影,也可为实性或囊性成分组成,典型者内可见钙化,骨化,脂肪等成分。增强扫描实性成分及囊壁有强化,囊性部分无强化。

MRI:

肿瘤内囊性成分在 MRI 呈长 T1、长 T2 信号,脂肪成分呈短 T1、长 T2 信号,压脂相呈低信号,钙化及骨化显示能力不如 CT 敏感,在 T1WI 及 T2WI 表现为低信号。软组织成分表现为稍长 T1,稍长 T2 信号,增强扫描强化方式与 CT 相同,仅仅表现为实性成分及囊壁强化。

【诊断要点】

1. 胃部囊实性或实性肿块,一般境界清楚。

2. 肿块较大时,周围组织移位,往往病灶定位产生一定困难。

3. 肿块大多密度不均,可能含有囊性、脂肪、骨化、钙化及实性成分。

4. CT、MRI 增强扫描实性成分及囊壁轻度强化。

【鉴别诊断】

1. 胰母细胞瘤:多位于胰头区,肿瘤以实性成分为主,不含脂肪组织。

2. 腹膜后神经母细胞瘤:多位于肾上腺区,肿瘤以实性成分为主伴砂砾样钙化为其特征,不含脂肪成分,常包绕腹腔大血管生长。

3. 脉管瘤:常为多房囊性包块,壁薄伴有分隔,不含钙化及脂肪。

【参考文献】

1. KHARGA B, KUMAR V, PRABHU P S, et al. Neonatal Gastric Teratoma: A Rare Entity [J]. Journal of Clinical & Diagnostic Research, 2014, 8(1): 185-186.

2. SHARIF M, MIRZA B, IJAZ L, et al. Immature Gastric Teratoma: A Rare Tumour [J]. APSP Journal of Case Reports, 2010, 1(2): 17.

3. KUMAR S, YADAV H, RATTAN K N, et al. Immature Gastric Teratoma in a Newborn: A Case Report [J]. Journal of Neonatal Surgery, 2016, 5(2): 21.

（陆　锐　柴雪娥）

〖病例解析〗

病例1

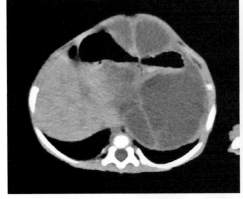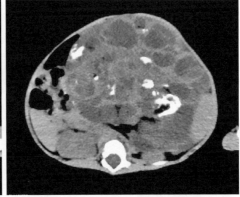

腹部 CT：左图横断位平扫，示胃大弯侧见一囊实性肿块影，胃腔被包绕其中；右图横断位平扫，肿块内见低密度脂肪影及高密度钙化、骨化影，散在分布。

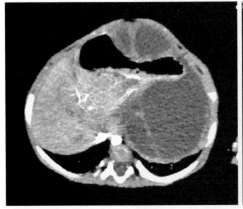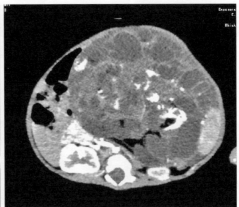

腹部 CT：左图横断位增强扫描动脉期，见囊壁及分隔强化；囊性成分未见强化；右图横断位增强扫描动脉期，见肿块内分隔及实性部分强化，周围肠腔及脏器被推移。

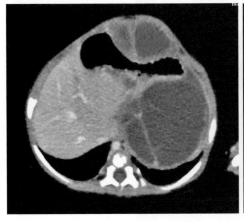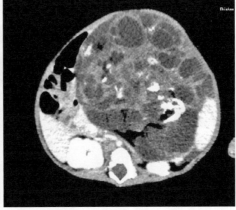

腹部 CT：左图横断位增强扫描静脉期，见囊壁及分隔进一步强化；右图横断位增强扫描静脉期，见肿块内分隔及实性部分进一步强化，囊实性对比更明显。

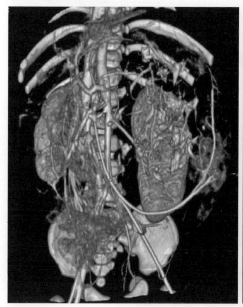
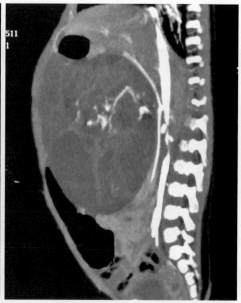

腹部 CT：左图 CT 增强 VR 重组，见肿块位于左上腹部，脾动脉、脾脏及左肾被推向后下方；右图增强矢状位重组，见含气胃腔被推向上方。

图 6-1-4-1　胃大弯畸胎瘤

病例 2

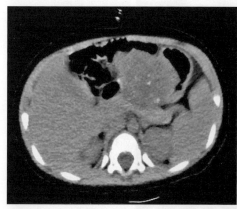
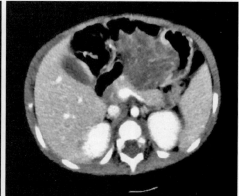

腹部 CT：左图横断位 CT 平扫，示胃小弯侧见一软组织包块影，内见小点状高密度钙化影；右图横断位增强扫描，示肿块不均匀中度强化。

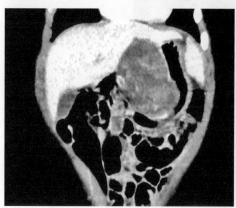
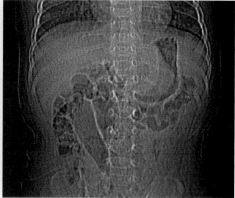

腹部 CT：左图增强冠状位重组，见小弯侧肿块不均匀强化，小弯中部强化的胃壁中断，向胃腔内突出；右图腹部 CT 定位像，示肝左叶及胃腔之间致密，小弯侧胃影受压变形。

图 6-1-4-2　胃小弯未成熟畸胎瘤

第二节　小肠

1. 肠重复畸形

【临床概述】

流行病学：

小肠重复畸形(intestinal duplication)是一种先天性疾病,是管状或囊状的肠管畸形,可发生于任何年龄,但以婴儿和儿童为多见,发生部位以回肠和回盲部多见,占 50%～70%。其次为结肠、空肠、胃十二指肠,是一种管状或囊状的肠管畸形。

主要表现：

临床以腹痛、肠套叠、消化道出血、梗阻等症状为主,部分无明显临床症状,仅胎儿期检查及腹部常规检查中发现。手术是小肠肠重复畸形唯一的根治方法。

本病好发于婴幼儿时期,临床上患儿多以并发症就诊,主要表现为呕吐、腹痛、腹部包块、肠梗阻、血便等症状。肠梗阻是由于肠腺的不断分泌,囊内充满囊液压迫或突入肠管有关;腹痛和血便是由于肠重复畸形可以存在迷走胃黏膜组织和胰腺组织,从而分泌胃液和胰酶,腐蚀肠黏膜引起出血和腹痛,同时引起溃疡和消化道穿孔。

【病理】

病理类型分为肠内囊肿型、肠外囊肿型和管状型。肠重复畸形的临床分型主要根据其外观形态而定。①囊肿型:外观呈圆形或椭圆形,位于小肠系膜侧,囊腔多与肠管不相通,囊肿位于肠壁肌层外者,称肠外囊肿型,最为多见,占 80%,位于肠壁肌间及黏膜下层的囊肿称肠内囊肿型。囊肿不大就可引起肠梗阻,容易诱发肠套叠;②管状型:位于主肠管侧缘,与主肠管平行走行,该类畸形与主肠管有共壁,多在其远端有共同开口,腹部常有包块可触及。

【影像学表现】

小肠重复畸形可发生于小肠的所有部位,但最好发于右下腹部或回肠远端。CT 是诊断小肠重复畸形重要方法之一,可直观地显示病变的位置、形态、大小、密度、囊壁的厚薄、有无分房、与周围组织的关系,从而为定性诊断提供充足的依据。CT 增强扫描能明确显示腹部脏器外囊性包块的囊壁是否强化,对判断囊壁厚薄情况,囊内分隔可显示得更清晰,对鉴别诊断有着重要的价值。

CT：

CT 表现为低密度单房囊性肿块,囊内无分隔,CT 值接近于水,当囊内有出血或感染时 CT 值可较高,大多为球形,多与肠管不通,肠内囊肿型合并肠梗阻时和扩张的肠管不易区分,需调整窗宽、窗位多方位观察。有些重复畸形为管状,可与肠管相通,此时囊内可出现气体影,增强后囊壁均匀强化。在有的病例中,囊肿附近常常可见小片状高密度影,为肠管内粪石阻塞囊肿与小肠相通部位。小肠重复畸形囊肿可呈囊状或管状,与肠管并行且位于肠系膜一侧,走行方向与所在肠管走行一致,增强时管形厚壁囊肿为其特征。当合并肠套叠时,可见同心圆征。

MRI：

小肠重复畸形常呈囊性病变,壁稍厚,T1WI 多呈低信号,T2WI 呈高信号,弥散一般不受限,增强后囊肿内不强化,壁轻度强化。当合并感染时囊肿壁呈明显强化改变,周围脂肪间隙可见大量渗出。

【诊断要点】

1. 小肠走行区囊性病变,典型者病变位于右下腹部。

2. 密度均匀,无坏死、囊变,壁稍增厚,有的病例可合并小条状高密度粪石影。

3. CT、MRI 增强扫描囊肿内部不强化,壁轻度强化。

4. 可合并肠套叠。

【鉴别诊断】

1. 肠系膜囊肿:位于肠管之间,囊肿与前腹壁之间可以见到含对比剂的肠管。CT 表现为囊性肿块,壁菲薄,囊肿内常有间隔,多为水样均匀密度,少数因蛋白成分密度增高,增强扫描示肠系膜血管伴行,囊壁和间隔可有轻度强化,囊液无强化。

2. 大网膜囊肿:一般位于腹前部,将肠管向后推移,胃受压向后上方移位,体积一般较大,CT 表现为在腹壁与肠管间的较大不规则近水样密度均匀的囊性肿块,囊壁较薄,无钙化,囊内可见多房分隔。而肠重复畸形的囊壁相对较厚,甚至比相邻的肠管壁更厚,且多呈单房,无分隔。增强后囊壁明显强化。

3. 梅克尔憩室:位于中下腹,肠系膜对侧。表现为小囊肿,多为圆锥形。50%～60%有异位胃黏膜,明显高于肠重复畸形伴发率。部分结节型憩室有明显延迟性强化,对于梅克尔憩室继发感染有一定的诊断价值。但两者手术方法近似,术前鉴别意义不大。

4. 假性胰腺囊肿:位于胰腺内或外,壁薄,胰腺大小、形态、密度及位置可发生异常,囊肿亦可多发,位置多变。临床上多有外伤或胰腺炎病史,结合临床病史易与小肠重复畸形相鉴别。

5. 卵巢囊肿:当小肠重复畸形位于下腹部及盆腔时,需与卵巢囊肿鉴别,表现为附件或子宫直肠窝处囊性肿块,边缘光滑,境界清楚,呈圆形或卵圆形,囊内密度均匀,增强后无强化。卵巢囊肿伴有扭转坏死时,囊肿可不规则,壁可有钙化。

【参考文献】

1. 秦健,朱建忠,辛越,等.回盲部囊肿型肠重复畸形的影像诊断分析[J].放射学实践,2012,27(11):1228-1230.

2. 王素雅,高剑波,李磊,等.小儿肠重复畸形的影像学表现诊断[J].实用放射学杂志,2016,32(3):423-425.

3. HONG E, JI H K, JANG K M, et al. Comparison of clinico-radiological features between congenital cystic neuroblastoma and neonatal adrenal hemorrhagic pseudocyst [J]. Korean J of Radiology. 2011, 12(1): 52-58.

（朱　佳　柴雪娥）

【病例解析】

病例 1

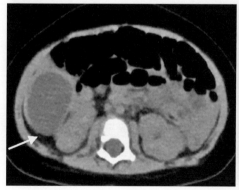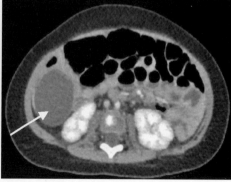

腹部 CT:左图横断位平扫,示肝脏下方右肾外侧囊状包块,病变较小,内密度均匀,壁稍增厚;右图横断位增强,包块内未见强化,壁轻度强化。

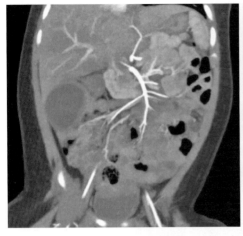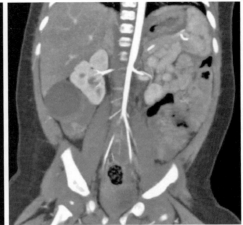

腹部 CT：左图增强冠状位重组，示包块呈边缘强化，壁稍厚；右图增强冠状位重组，包块内下缘可见伴行的略积液扩张的小肠。

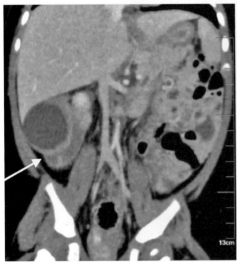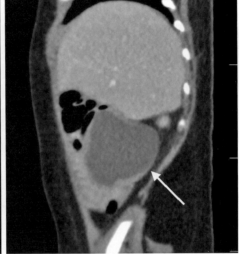

腹部 CT：左图增强延迟扫描冠状位重组，示包块壁强化稍著，形态局部欠规则，伴行的小肠壁强化更明显；右图增强延迟扫描矢状位重组，示包块壁进一步强化，近肠腔侧壁厚。

图 6-2-1-1 右中上腹部小肠重复畸形

病例 2

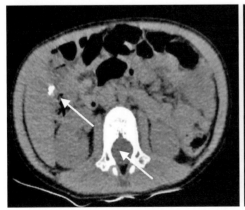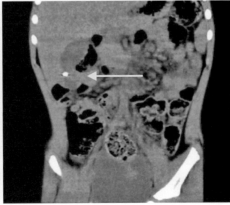

腹部 CT：左图横断位平扫，示有上腹部肝脏内侧可见囊状包块，病变偏小，病变外缘可见小点条状致密影；右图平扫冠状位重组，包块内密度均匀，壁稍厚。

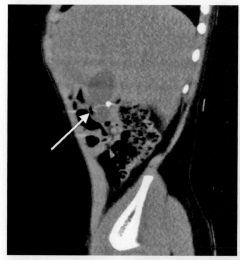 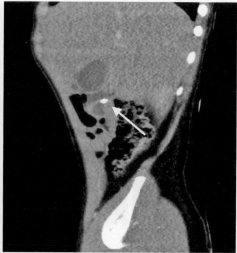

腹部CT:左图平扫矢状位重组,对病变的显示更加全面;右图增强矢状位重组,示包块壁厚,有强化。

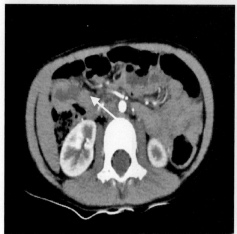 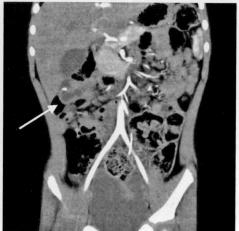

腹部CT:左图横断位增强,示包块囊壁强化,较厚,囊内未见强化;右图增强冠状位重组,示包块位于肝脏下方。

图 6-2-1-2 十二指肠重复畸形

病例3

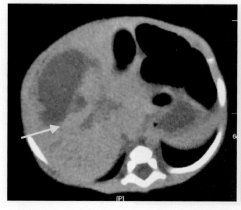 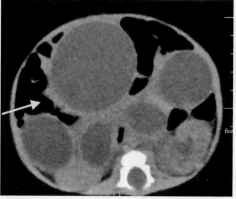

腹部CT:左图横断位平扫,肝脏下方见不规则包块影,壁厚,内未见肠气;右图横断位平扫,示腹部见迂曲、明显扩张"肠管样"水样密度影,内未见肠气。

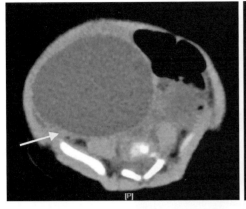 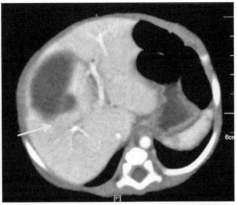

腹部 CT：左图横断位平扫，示右下腹见囊性包块影，壁厚；右图横断位增强，示增强后见薄厚均匀的壁，轻度强化，肠腔扩张不明显。

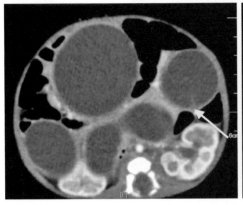 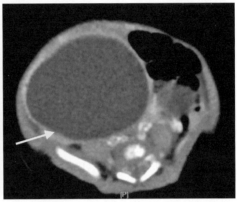

腹部 CT：左图横断位增强，示囊壁强化，较厚；病变的范围较大，推压周围组织；右图横断位增强，示右下腹包块壁明显强化，壁较厚。

图 6-2-1-3　小肠重复畸形（病变范围较大）

病例 4

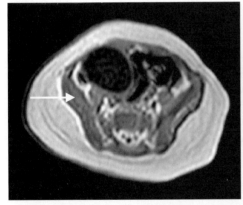 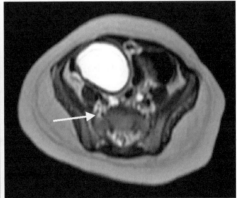

腹部 MRI：左图 T1WI 横断位平扫，示右下腹部囊状影，呈低信号，可见较厚的囊壁；右图 T2WI 横断位平扫，囊状影呈高信号。

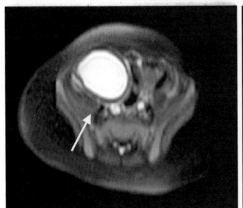 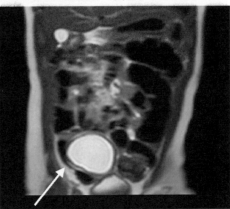

腹部 MRI：左图 T2WI 压脂序列横断位，示右下腹囊性包块呈高信号，等信号囊壁显示清晰；右图 T2WI 冠状位，便于对包块多方位观察。

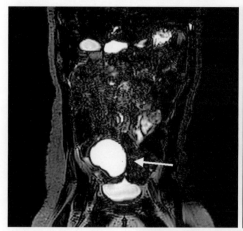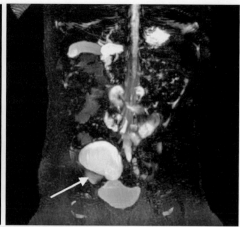

腹部 MRI：左图 MRCP，对于病变的显示更为清晰；右图 MRCP，示部分肠腔积液略多。

图 6-2-1-4　小肠重复畸形(回肠远端)

2. 胃肠间质瘤

【临床概述】

流行病学：

胃肠道间质瘤(Gastrointestinal tumors，GIST)是起源于胃肠道间质细胞的 Cajal 细胞，其是肠蠕动收缩的起搏器，可发生在消化道的任何部分，包括胃(60%～70%)、小肠(20%～30%)、食管、结直肠、肠系膜。可发生于任何年龄，50 岁以上中年人多见，男女发病率接近。根据肿瘤的大小、核分裂象及肿瘤发生的部位，其生物学行为可分为极低危险度、低危险度、中等危险度、高危险度，18%为良性，35%潜在恶性，47%恶性。恶性胃肠道间质瘤最常转移至肝脏和腹膜，极少发生淋巴结转移，通常淋巴结转移只发生于儿童，少有肺和骨转移，往往发生在终末期患者中。

主要表现：

GIST 患者临床表现常无特异性，多数患者以腹部不适，腹部包块，腹痛，消瘦或消化道出血等症状就诊。约 15%～47%的患者出现肿瘤转移征象，治疗上主要以外科手术为主，所有直径大于 2 cm 的 GIST 均应予以手术切除，目前公认，对低危复发风险患者术后可随访复查，中危或高危复发风险患者术后 3 年伊马替尼治疗，晚期或不可切除的原发性复发性或转移性 GIST 患者采用伊马替尼靶向治疗。GIST 人群中 42%患者可复发，复发平均时间为 22 个月。

【病理】

组织学上 GIST 由梭形细胞和上皮样细胞组成，病理学分型：梭形细胞型(70%)、上皮细胞型(20%)、混合型(10%)，不同病理分型 GIST 预后无差异性。GIST 的发生与 CD117 和 PDGFR-a 原癌基因的突变密切相关，95%GIST 患者 CD117 表达阳性，当 CD117 表达可疑阳性或阴性时，DOG1 可作为敏感标志物。依据 GIST 的发生部位，可将其分为黏膜下型、肌壁间型、浆膜下型、胃肠道外型。

【影像学表现】

X 线平片：

消化道造影表现为大小不等的球形或半球形的充盈缺损、黏膜消失、破坏、龛影及黏膜平坦等征象，外压性改变，累及一侧肠壁时偏心性狭窄。

CT：

圆形、类圆形或分叶状，与胃肠道关系密切的肿块，良性肿块边缘清晰，恶性肿块体积较大，形态欠规则,有周围浸润或转移征象,可有溃疡及坏死,增强扫描肿瘤富血供,多数病例静脉期强化达峰值,合并囊变坏死表现为无强化低密度影。恶性间质瘤可有周围组织侵犯或远处转移征象,常见转移部位为肝脏、腹膜、肠系膜等,极少数可见淋巴结转移,即使肿块较大,周围浸润较轻。囊性型,占10%,囊性成分为主;壁增厚型占10%～15%,表现为以肠道壁增厚为主。

小肠间质瘤好发于空肠,体积通常较大,绝大多数呈偏心性肿块,增强扫描典型者呈中度至明显程度边缘不均匀性强化,合并黏膜面溃疡时,气体、口服造影剂进入溃疡腔内。

有研究发现间质瘤合并动静脉瘘,表现为动脉期肠系膜上静脉显影(83%位于小肠),此特征有助于鉴别GIST瘤与小肠其他肿瘤。

MRI:

表现为经典肿块型、囊变为主型、肠壁增厚型,增强扫描强化方式多样,以不均匀明显强化为主,多呈持续性强化。T1WI呈稍低信号,T2WI呈等信号或稍高信号,DWI呈高信号,ADC大部分以高信号为主,恶性间质瘤ADC呈低信号。

〖诊断要点〗

1. 黏膜下占位。

2. 经典型表现为实性软组织肿块,向腔内、腔外或壁间生长,可发生囊变、坏死、出血、溃疡,极少发生淋巴结转移,增强扫描明显不均匀强化。

3. 囊性型表现为囊性成分为主,增强扫描表现为周边强化,中央囊变区无强化。

4. 壁增厚型表现为肠壁增厚,肠腔未见狭窄,合并溃疡者增强扫描造影剂可进入溃疡内,实性成分明显不均匀强化。

〖鉴别诊断〗

1. 小肠神经内分泌肿瘤:腔内生长,明显强化,较大者可发生坏死、局部浸润、纤维性粘连及肠梗阻,与腔内型GIST瘤难以鉴别。

2. 腺癌:表现为不规则形软组织肿块或环形/非对称性增厚,肠腔狭窄,易发生梗阻及周围浸润征象,远处转移或淋巴结转移常见,增强扫描中度强化。

3. 淋巴瘤:肠壁明显增厚,累及范围广,肠腔瘤样扩张,质地软,增强扫描呈轻中度强化,可见血管漂浮征,MRI特征性表现为弥散受限。

4. 异位脾/异位胰腺:富血供软组织肿块,增强扫描强化与脾脏或胰腺同步。

5. 腺瘤:起源于小肠黏膜上皮或腺上皮的良性肿瘤,体积小,带蒂,较大时突向肠腔内,可有溃疡、出血。

〖参考文献〗

1. 徐耀,胡蓉,侯金鹏,等.小肠间质瘤的MSCT表现与生物学危险度相关分析[J].实用放射学杂志,2018,34(7):1058-1062.

2. 张月浪,鱼博浪,李晨霞,等.小肠间质瘤MSCT征象与病理危险度分级的研究[J].实用放射学杂志,2011,27(008):1171-1174,1179.

3. 何进,胡汉金,陈伟.多层螺旋CT与气钡双重造影对胃肠道间质瘤的诊断价值[J].安徽医学,2016,37(006):714-717.

4. HARSHA T S, BAHETI A D, HARIKA T, et al. Update on Gastrointestinal Stromal Tumors for Radiologists. Korean J Radiol. 2017, 18(1): 84-93.

（支　琪　周　静）

病例 1

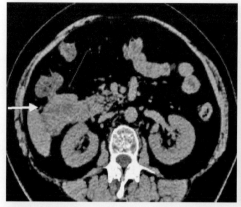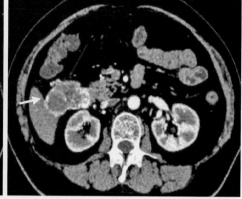

腹部 CT：左图横断位平扫，示十二指肠降部可见不规则团块状软组织密度影；右图横断位增强，示肿块呈明显不均匀强化，病灶内部见片状低密度影。

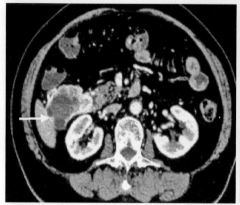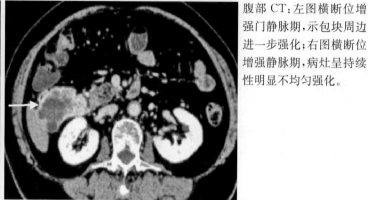

腹部 CT：左图横断位增强门静脉期，示包块周边进一步强化；右图横断位增强静脉期，病灶呈持续性明显不均匀强化。

图 6-2-2-1 十二指肠间质瘤

3. 淋巴瘤

【临床概述】

流行病学：

临床上，小肠淋巴瘤可以原发于小肠，也可以属于全身淋巴瘤的组成部分之一。在原发性胃肠淋巴瘤中，小肠淋巴瘤占 5%～13% 的比例，在临床上较为少见。有报道称，在小肠恶性肿瘤中该病的发病率仅低于小肠腺癌。

主要表现：

患者临床表现主要有腹痛、恶心、呕吐、消化道出血、发热以及肝、脾肿大等。大部分患儿以腹痛或发热、肝脾肿大来院就诊。

【病理】

肠淋巴瘤在黏膜下浸润形成结节或肿块，使管壁增厚，黏膜增粗、变平、僵硬，可以融合形成大肿块，亦可弥漫浸润，侵犯黏膜时可形成圆形、椭圆形或不规则形溃疡，向外可侵犯浆膜层、肠系膜及淋巴结。小肠淋巴瘤病理大体分类主要为肿块型、浸润型、溃疡型和结节/息肉型。①肿块型：小肠黏膜充血水肿，肠壁肿块呈单个或多灶性分布，隆起于黏膜面，切面灰白、实性、质硬；累及黏膜者黏膜面被覆污苔，形成溃疡型肿块，溃疡深 0.3～1.0 cm；部分侵及浆膜层及肠周淋巴组织，引起肠周淋巴结肿大；病变小肠与肠系膜粘连，位于回盲部者将阑尾包绕其中，侵及阑尾肌层，临床呈急性阑尾炎表现；②浸润型（即肠壁增厚型，伴/不伴黏膜面溃疡）：小肠肠壁向心性、环壁全周增厚，广泛累及回肠，并转移到肝脏左、右叶；③溃疡型：表现为肠壁增厚，环壁生长，表面有溃疡；④结节/息肉型（伴/不伴黏膜溃疡）：肠壁见多发息肉样病变，与周围黏膜分界尚清，切面灰粉、实性质脆。

〖影像学表现〗

可以发生在小肠任何部位，因回肠黏膜下淋巴组织丰富，故小肠淋巴瘤发生率相对较高。多层螺旋CT 对小肠肿瘤诊断具有明显优势，能够显示小肠淋巴瘤的具体位置及受累小肠的范围，能直接显示肿瘤大小、形态、密度、内部结构和边界，同时可显示其他部位的转移灶，有利于肿瘤的诊断、分期及鉴别诊断。

CT：

小肠淋巴瘤典型的 CT 表现有肠壁环形增厚和肠腔扩张、肠腔变形、肠管扩张或狭窄、腹部肿块及肠管周围淋巴结肿大，继发者还可见腹腔、肝门、脾门等处淋巴结肿大等。

MRI：

小肠淋巴瘤呈均匀信号，T1WI 多呈等低信号，T2WI 呈中高信号，增强后不均匀强化。坏死或囊肿区域在 T1WI 呈低信号，T2WI 呈高信号，增强不强化。淋巴结转移在 T1WI 呈中等信号，T2WI 呈高信号。脂肪抑制序列对椎体和骨盆转移较敏感。

〖诊断要点〗

1. 小肠节段性或弥漫性肠壁增厚。
2. 密度均匀，少有坏死、囊变及不规则钙化。
3. CT、MRI 增强扫描不均匀强化。
4. 有时合并肠套叠。
5. 常合并肝、肾及骨骼病灶，胸腹水常见。

〖鉴别诊断〗

1. 腹型过敏性紫癜：小肠局部肠壁水肿改变，合并周围脂肪间隙渗出较多见，病灶很少呈弥漫性改变。患儿皮下可见多个出血点。几乎无合并肝脏或骨骼病灶。

2. 小肠 Crohn 病：患者病程长，内镜下病变多呈节段性分布，表现为纵行裂隙状溃疡，活检病理表现为非干酪性肉芽肿，部分患者可合并食管、结肠 Crohn 病。

3. 小肠结核：患者常有低热、盗汗、体质量明显减轻等临床表现，实验室检查红细胞沉降率增快、T-SPOT 阳性，内镜或手术标本病理活组织检查见干酪样肉芽肿或抗酸染色阳性、诊断性抗结核治疗有效等可鉴别。

4. 小肠间质瘤：临床表现为非特异性的胃肠道症状，如腹痛、腹部包块、体重下降、肠梗阻、消化道出血等多见，与 PSIL 鉴别困难，小肠镜下活检或必要时手术探查可获得病理确诊。

〖参考文献〗

1. 付远志,刘振翠. 原发性小肠腺癌与小肠淋巴瘤的多层螺旋 CT 表现及鉴别诊断[J]. 中国医药导报,2016,13(1):110-112.

2. 冯廷越. 原发性小肠淋巴瘤影像诊断研究进展[J]. 医学影像学杂志,2016,26(5):928-931.

3. EVANS H L, WINKELMANN R K, BANKS P M. Differential diagnosis of malignant and benign cutaneous lymphoid infiltrates. a study of 57 cases in which malignant lymphoma had been diagnosed or suspected in the skin[J]. Cancer,2015,44(2):699-717.

（朱　佳　柴雪娥）

【病例解析】

病例 1

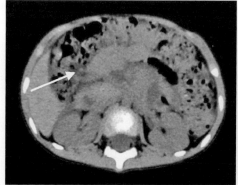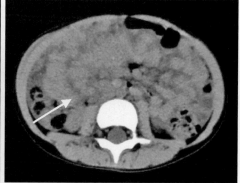

腹部 CT:左图横断位平扫,示腹腔内小肠、十二指肠分布区弥漫的肠壁增厚;右图横断位平扫,腹部小肠弥漫性肠壁增厚,肠系膜淋巴结增大、增多,周围脂肪间隙模糊。

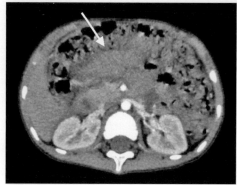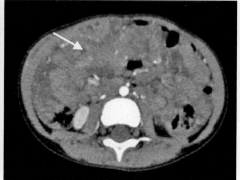

腹部 CT:左图横断位增强,示所及十二指肠及小肠壁增厚、强化;右图横断位增强,示所及腹部小肠壁增厚强化,系膜增厚、强化,并包绕肠系膜血管。

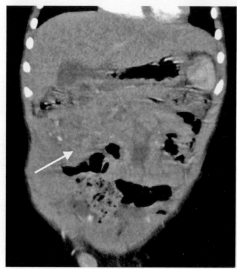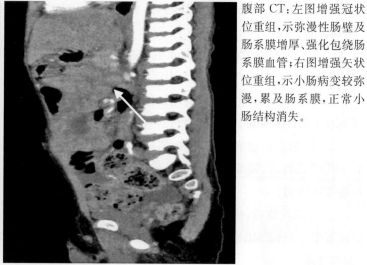

腹部 CT:左图增强冠状位重组,示弥漫性肠壁及肠系膜增厚、强化包绕肠系膜血管;右图增强矢状位重组,示小肠病变较弥漫,累及肠系膜,正常小肠结构消失。

图 6-2-3-1　恶性淋巴瘤(弥漫大 B 细胞性)

病例 2

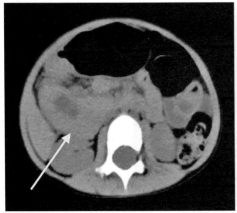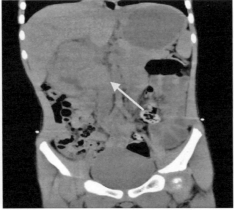

腹部 CT：左图横断位平扫，示右上腹部分十二指肠肠管壁增厚明显，肠腔内积液可见，肠腔无狭窄，形态欠规则，未见明显钙化灶；右图平扫冠状位重组，示十二指肠壁明显不均匀增厚。

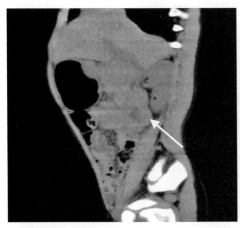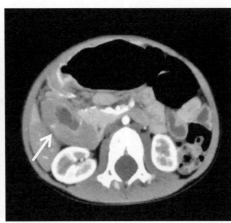

腹部 CT：左图平扫矢状位重组，示十二指肠肠壁增厚；右图横断位增强，示增厚的十二指肠肠管呈不均匀强化，肠壁病变显示更加清晰，含气胃腔略增大。

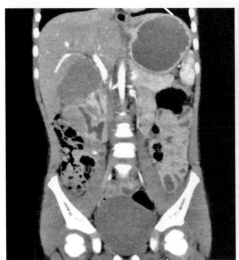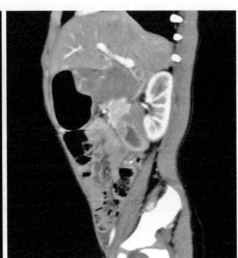

腹部 CT：左图增强冠状位重组，示十二指肠肠壁增厚，内壁强化较著，病变显示更加清晰；右图增强矢状位重组，示十二指肠肠壁增厚、强化明显。

图 6-2-3-2　恶性淋巴瘤（位于十二指肠）

病例 3

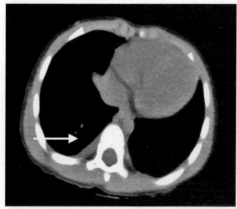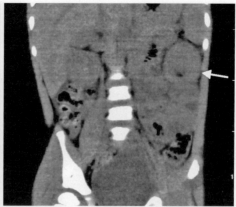

腹部CT：左图横断位平扫，示右侧胸腔少量积液；右图平扫冠状位重组，示小肠弥漫肠壁增厚，左上腹部可见同心圆征。

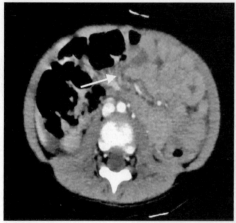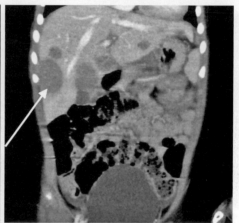

腹部CT：左图横断位增强，弥漫的小肠肠壁增厚，强化，呈结节状改变，系膜密度高；右图增强冠状位重组，肝内可见多个浸润灶。

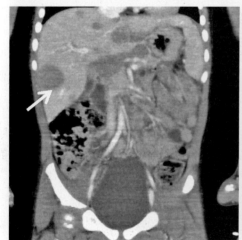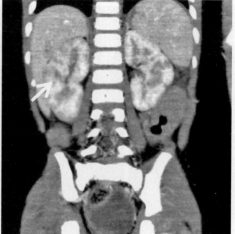

腹部CT：左图增强冠状位重组示肝脏可见多发大小不等的浸润灶；右图增强冠状位重组，示两肾内见多发浸润灶，增强后病灶显示更明显。

图 6-2-3-3　恶性淋巴瘤合并肝脏及肾脏浸润

病例 4

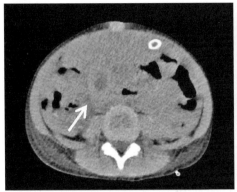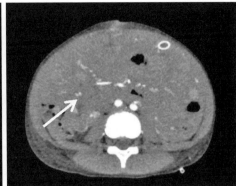

腹部 CT：左图横断位平扫，示小肠内弥漫肠壁增厚，呈结节状及环状改变；右图横断位增强，增强后呈不均匀强化，肠系膜广泛受累增厚，包绕肠系膜血管。

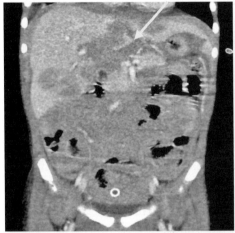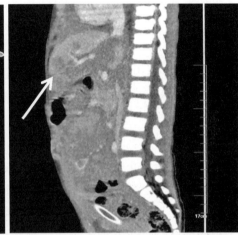

腹部 CT：左图增强冠状位重组，示肝内及肝门多发浸润，包绕肝门血管；右图增强矢状位重组，示肝内及肝门浸润病灶，肠系膜增厚，包绕血管。

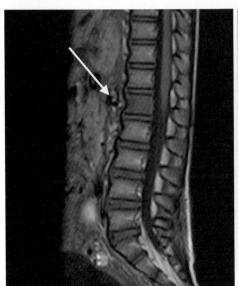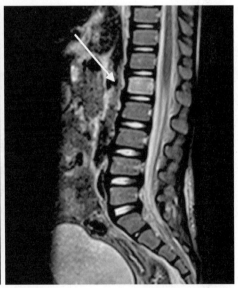

脊柱 MRI：左图 T1WI 矢状位，示 L1 椎体信号减低；右图 T2WI 压脂序列，示 L1 椎体呈高信号，显示淋巴瘤骨骼浸润灶。

图 6-2-3-4　恶性淋巴瘤合并肝脏及骨骼浸润

4. 小肠息肉

〖临床概述〗

流行病学：

小肠息肉的发生率较胃和结肠低，多见于十二指肠，空肠次之，以腺瘤和布氏（Brunner）腺瘤为主，大小不等。70％在十二指肠水平段及升段。恶变率为2％～3％。布氏腺瘤主要由布氏腺增生形成，罕有癌变者。

传统上，把肠道息肉数目多于100颗，并具有其特殊临床表现者诊断为肠息肉病。息肉病主要分为腺瘤性息肉病和错构瘤性息肉病两大类。其中在小儿相对多见的是 Peutz-Jeghers 综合征。Peutz-Jeghers 综合征又称为黑色素斑-胃肠多发性息肉综合征，是一种常染色体显性遗传性疾病，70％PJS患者可检测到位于染色体19p13.3上的 *STK11/LKB1* 基因突变。本病系以黏膜皮肤色素沉着和胃肠道多发性、错构瘤性息肉为特征的综合征。有家族史的达40％。息肉虽非肿瘤性，但有肿瘤样增殖的特点，2％～3％患者可发生息肉恶变。息肉随年龄增长而逐渐增多，呈多发性可见于胃肠道任何部位，最多位于小肠（占70％～90％），依次为空肠、回肠。也可见于食管、胃、十二指肠、结肠和直肠。

主要表现：

临床表现主要为：腹痛最常见，常因各种原因引起肠道梗阻、肠管蠕动失调所致。多数患者表现为间歇性腹痛，多于进餐后发生，可自行中止或减轻。半数患者腹痛可急性发作，常因肠套叠造成梗阻而致，也可因息肉引起的炎症、溃疡、甚至穿孔所致；消化道出血，临床上出血有两种不同的表现，部分患者表现为原因不明的贫血，大便潜血持续阳性。另一部分患者表现为急性消化道出血，十二指肠和近端空肠出血可出现呕血，或为柏油便，或血便；其他部分患者腹部可及肿块，腹部不适，恶心呕吐，体重下降等。

Peutz-Jeghers 综合征除了临床出现腹痛、腹泻、黏液血便、便秘及呕血，亦可导致贫血、肠梗阻或肠套叠。色素沉着于面部、口唇周围、颊黏膜、指和趾以及手掌、足底部皮肤等处，呈黑色、棕色或黑褐色，可为圆形、椭圆形、梭形等，不高于皮肤及黏膜表面。

〖病理〗

小肠息肉是一类从小肠黏膜表面突出至肠腔内的隆起性病变，是一个临床诊断。在未确定其病理性质前统称为小肠息肉，明确病理性质后则按部位直接冠以病理诊断学名称。从病理上可分为腺瘤性、错构瘤性、炎症增生性、嗜酸性肉芽肿性及化生性。小肠镜检查是确诊息肉的可靠方法，结合活检及摘除息肉，可判定其增生性质。以广基息肉为多，其次为有蒂息肉及隆起型息肉。息肉的形态可多种，以球形居多，其他有半球形、乳头状等。息肉的色泽多呈暗红色、浅红色或与周围黏膜相同，少数有表面糜烂或渗血。

Peutz-Jeghers 综合征之息肉大小自数毫米至数厘米，多为0.2～0.5 cm。息肉表面光滑呈分叶状，可见裂沟，质偏软，小病变无蒂，大病变可有亚蒂或长蒂，粗细不一，也可无蒂。组织学为错构，由树枝状增生的黏膜肌和腺体组成。

〖影像学表现〗

小肠息肉在小儿发生率偏低，且病变常体积较小，普通的影像学检查，包括消化道造影常无法发现病变，由于小儿无法行X线造影加压像检查，所以影像学检查常常只能发现其并发症，如肠套叠、肠梗阻等。

X 线造影：

X 线造影检查时，于病变段肠腔内可见到圆形或卵圆形充盈缺损，如病变较小，则需于加压象上才能加以显示。病变段肠壁柔软、蠕动亦正常、通过不受阻。

CT：

表现为腔内生长的圆形或类圆形肿块，肿块较大者可呈分叶状改变，继发肠套叠时，在套头远端可见低于肠壁密度的圆形致密影。增强扫描肿块有明显均匀强化，有的可清楚见到相应肠系膜动脉血管末端分支供血，有时周围肠管可由于息肉窃血而呈现水肿、肠壁增厚等缺血表现（多为成人表现）。

MRI：

在横断面图像上，可显示为突向肠腔内、境界相对较光整的肿块，T1 加权像则呈等信号或等、高混杂信号；随息肉的大小不同，局部肠腔可无或有肠腔扩大；但肠壁始终柔软、无浸润性改变。

〖诊断要点〗

1. 小肠息肉较小者多无明显症状或体征，息肉较大时可出现便血或肠梗阻症状。继发肠套叠时可见相应征象。

2. X 线钡餐造影表现为边界光滑的圆形充盈缺损，此为小肠息肉的诊断征象。

3. 增强扫描肿块有明显均匀强化，有的可清楚见到相应肠系膜动脉血管末端分支供血，有时周围肠管可由于息肉窃血而呈现水肿、肠壁增厚等缺血表现。

〖鉴别诊断〗

1. 小肠结核：以回盲部最常见，空回肠、结肠及直肠次之。可分为溃疡型和增殖型，其中增殖型较常见。典型 CT 表现包括腹水，肠系膜周围纤维素条索影，盆腔肿块以及后腹膜淋巴结钙化或肿大。肠系膜或腹膜后淋巴结呈环状强化。常伴有肺结核表现。

2. 克罗恩病：好发于回盲部，病变常呈多节段、跳跃性改变，肠管壁增厚、肠腔狭窄、肠壁分层、壁内脓肿；肠管周围有时可见蜂窝织炎、脓肿、瘘管、窦道、肠系膜血管增多等。

3. 幼年性息肉：30％为多发，好发于 2～7 岁儿童，多见于结肠，为一种良性自限性病变。息肉直径多 0.5～1 cm，多有蒂，表面光滑，不分叶，有时鉴别诊断较难。

4. 小肠的肿瘤性病变：影像学检查多可见软组织肿块影，体积常比息肉大，恶性者肿瘤内可见液化坏死区、远处转移改变，有时鉴别诊断困难者需病理协诊。

〖参考文献〗

1. 高枫，张森. 胃肠道息肉的研究进展. 中国胃肠外科杂志[J]，2000，2：68-71.

2. BALEATO G S, VILANOVA J C, GARCÍA F R, et al. Intussusceptionin adults：what radiologists should know [J]. Emerg Radiol，2012，19(2)：89-101.

3. TRAORÉ D, SISSOKO F, ONGOÏBA N, et al. Adult intussusception：diagnostic pitfalls, morbidity and mortality in a developing country. [J] Visc Surg，2012，149(3)：211-214.

（朱　佳　柴雪娥）

【病例解析】
病例 1

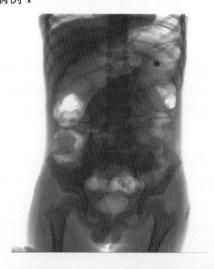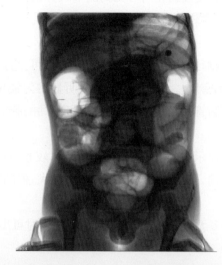

腹部 DR:左图空气灌肠点片,患儿 7 岁,因腹痛便血来院就诊,合并皮肤黑斑;行空气灌肠,见回盲部杯口影;右图空气灌肠点片,反复加压充气,未见消失;术后证实为 Peutz-Jeghers 综合征。

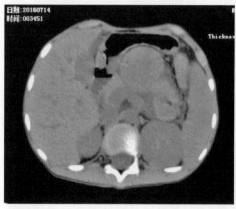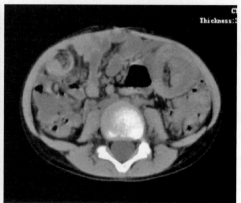

腹部 CT:左图横断位平扫,见上腹部圆形软组织包块影;右图横断位平扫,见腹部多发同心圆征改变。

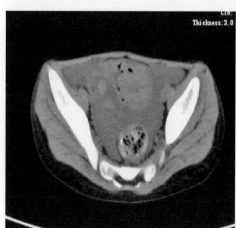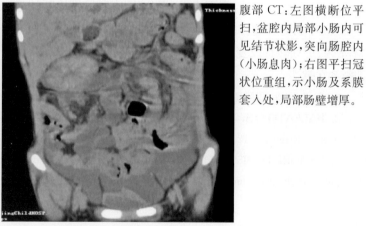

腹部 CT:左图横断位平扫,盆腔内局部小肠内可见结节状影,突向肠腔内(小肠息肉);右图平扫冠状位重组,示小肠及系膜套入处,局部肠壁增厚。

图 6-2-4-1　Peutz-Jeghers 综合征伴发肠套叠

5. 肠神经纤维瘤病

〖临床概述〗

流行病学：

神经纤维瘤病（neurofibromatosis，NF），是一类常染色体显性遗传性疾病，约50%的患者有家族史，累及皮肤、骨骼、眼、消化系统、神经系统等多个器官和系统，引起多发性、渐进性损害，主要包括1型NF（NF-1）、2型NF（NF-2）和施万细胞瘤病三个亚型。其中NF-1（又称von Recklinghauson病），发病率为1∶4 000～1∶3 000。由于患者染色体上 NF-1 基因突变导致不能产生相应的神经纤维瘤蛋白，由于神经纤维瘤蛋白是一种肿瘤抑制因子，其缺失导致 NF-1 患者具有患各种良恶性肿瘤的倾向。包括神经纤维瘤、视神经胶质瘤、恶性外周神经鞘瘤、胃肠间质瘤等，NF-1 合并 GIST 的病例非常罕见。

肠神经纤维瘤病累及胃肠道可以表现为多种形式：黏膜下和肌间神经丛增生、黏膜神经节瘤病、显示不同程度神经或平滑肌分化的 GIST、富于生长抑素的十二指肠内分泌肿瘤、伴有（可能不伴有）神经内分泌特征的腺癌以及节细胞性副神经节瘤。

胃肠道间质瘤（gastrointestinal stromal tumor，GIST），最初被称为家族性肠神经纤维瘤病，在家系中以常染色体显性遗传方式遗传。GIST 是肉瘤样肿瘤，不表达典型的肌施万细胞标记物。大多数 GIST 是良性的，生长缓慢，只有0～30%被诊断为恶性。发病率未知，可能罕见。约70%的 GIST 发生于胃，20%发生在小肠，而其余的分散在消化道别处，如食管、结肠和直肠。

主要表现：

NF-1 合并胃肠道间质瘤临床上最常见的症状为腹痛、出血、肠穿孔和肠梗阻。

〖病理〗

病理以上皮样细胞型为主，C-kit 基因及 PDGFR 基因有很高的突变率。与一般散发 GIST 病例相比，NF-1 相关 GIST 有其特殊性：发病率高、多发性、小肠多见、梭形细胞占优势、缺乏 C-kit 基因及 PDGFR 基因突变，对分子靶向药物伊马替尼无效。

〖影像学表现〗

NF-1 合并胃肠道间质瘤 CT 通常表现为肠壁增厚，欠规则，强化不均匀，内可见囊变区。MRI 病变呈 T1WI 等信号，T2WI 呈团片状高信号影，增强 T1WI 见斑片状强化。另外，常可见的间接表现如肠梗阻、穿孔等在 CT 平扫时便可诊断。

〖诊断要点〗

1. 病变致小肠壁增厚。

2. 增强后肿块不均匀强化。

3. 患儿有家族史。

〖鉴别诊断〗

1. 淋巴瘤：淋巴瘤累及小肠，常弥漫分布，病变密度尚均匀，实验室检查可鉴别。

2. 小肠息肉：小肠息肉较小者多有明显症状或体征，息肉较大时可出现便血或肠梗阻症状，但体积常较小，而肿瘤内可见液化坏死区、恶性者有远处转移改变。

3. 小肠结核：以回盲部最常见，空回肠、结肠及直肠次之。可分为溃疡型和增殖型，其中增殖型较常见。典型 CT 表现包括腹水，肠系膜周围纤维素条索影，盆腔肿块以及后腹膜淋巴结钙化或肿大。肠系膜或腹膜后淋巴结呈环状强化。常伴有肺结核表现。

4. 克罗恩病：好发于回盲部，病变常呈多节段、跳跃性改变，肠管壁增厚、肠腔狭窄、肠壁分层、壁内脓肿；肠管周围有时可见蜂窝织炎、脓肿、瘘管、窦道、肠系膜血管增多等。

〖参考文献〗

1. 中国胃肠道间质瘤病理共识意见专家组.中国胃肠道间质瘤诊断治疗专家共识(2017年版)病理解读[J].中华病理学杂志,2018,47(1):2-6.

2. HURLEY R H, Mc CORMICK M, ELHASSAN M, et al. Gastrointestinal stromal tumour as a rare association with neurofibromatosis type 1 [J]. J Surg Case Rep, 2018, 2018(2): rjy017. DOI:10.1093/jscr/rjy017.

3. ABDESSAYED N, GUPTA R, MESTIRI S, et al. Rare triad of periampullary carcinoid, duodenal gastrointestinal stromal tumor and plexiform neurofibroma at hepatic hilum in neurofibromatosis type 1: a case report [J]. BMC Cancer, 2017, 17(1): 579.

（朱　佳　柴雪娥）

第三节　结肠

1. 结肠息肉、家族性结肠腺瘤性息肉病

〖临床概述〗

流行病学：

结肠息肉是指结肠黏膜表面隆起性病变,好发于直肠、乙状结肠,也可分布于整个结肠。其发病原因不明,可能由家族性、遗传性、长期炎症刺激、其他环境及饮食相关因素共同引起。结肠息肉多无症状,常在内镜或 X 线检查时偶然发现。较大的息肉可引起消化系统症状,如腹部不适、腹胀、腹痛、腹泻、便秘等,症状多轻微和不典型,常被忽视,部分息肉可引起大便带血、黏液血便等症状,其中便血最常见。直肠的长蒂息肉偶在排便时可见肿物自肛门脱出。

家族性结肠息肉病(familial polyposis coli, FPA)是一种常染色体隐性遗传性疾病,具有家族史,有癌变倾向。息肉呈无蒂半球形,主要分布在结肠,100 个以上甚至数千枚息肉,部分区域因息肉密集分布呈地毯样改变。

Peutz-Jeghters 综合征,又称黑斑胃肠息肉综合征。具有遗传性,患者除胃肠道息肉外,常表现为皮肤黏膜色素斑,沉着于口唇、颊黏膜、口周皮肤、手脚掌面等处。胃肠道息肉可分布于全胃肠道,以空肠最为常见,其次是回肠和结肠,直肠少见,呈散在分布,癌变率较低,一般低于 3%。

〖病理〗

组织学上结肠息肉可分为腺瘤性息肉、增生性息肉、炎症性息肉、错构瘤性息肉等,幼年性息肉发病年龄在 4 岁及 18~22 岁呈现两个高峰,息肉的腺管呈囊性扩张,充满黏液,亦称黏液潴留性息肉,属于错构瘤性息肉,体积较大,表面糜烂,内镜切除术后一般不会复发。腺瘤性息肉组织学上根据腺瘤中绒毛成分所占比例不同分为腺管状、绒毛状和混合性腺瘤性息肉,以细胞不典型增生为特征,属于癌前病变。增生性息肉又称化生性息肉,多见于中老年人,好发于直肠,直径多在 2~5 mm,通常单发,约 10% 多发,体积较大的增生性息肉可出现不典型增生,形成锯齿状腺瘤,极少数发生癌变。

〖影像学表现〗

X 线平片：

双对比钡灌肠造影检查时息肉多表现为结肠腔内表面光滑锐利的圆形充盈缺损,有时可呈分叶状或绒毛状,可带蒂或不带蒂,表面附着钡剂。腺瘤性息肉可恶变,一般认为当息肉直径大于 2.0 cm 以上者恶变率较高时,绒毛状息肉恶变率高。如出现以下表现者应考虑息肉恶变:体积短期内迅速增大,息

肉外形不光滑不规则,带蒂的息肉顶端增大并进入蒂内,致蒂变短形成一广基底肿块;息肉基底部肠壁形成凹陷切迹,提示癌组织浸润致肠壁收缩。

CT:

CT结肠仿真内镜可发现数毫米大小的息肉,有一定临床应用价值。

〖**诊断要点**〗

1. 结肠黏膜表面隆起性病变。

2. 双对比钡灌肠造影检查,结肠腔内表面光滑锐利的圆形充盈缺损,有时可呈分叶状或绒毛状,可带蒂或不带蒂,表面附着钡剂。

3. 如出现以下表现者应考虑息肉恶变,体积短期内迅速增大,息肉外形不光滑不规则;带蒂的息肉顶端增大并进入蒂内,致蒂变短形成一广基底肿块;息肉基底部肠壁形成凹陷切迹。

4. 家族性结肠息肉病(familial polyposis coli, FPA),具有家族史及癌变倾向,100个以上甚至数千枚息肉分布于结肠内。

〖**参考文献**〗

1. 于恩达,徐晓东,孟荣贵.家族性腺瘤性息肉病的临床特点及研究现状[J].第二军医大学学报,2006,27(004):349-352.

2. 晏仲舒.解读《欧洲家族性腺瘤性息肉病处理指南(Guidelines for the clinical management of familial adenomatous polyposis)》[J].中国普通外科杂志,2008,17(010):947-949.

3. 顾德智,金根培,周爱民.家族性腺瘤性息肉病的外科治疗[J].浙江临床医学,2010,12(003):286-287.

(支 琪 周 静)

2. 淋巴瘤

〖**临床概述**〗

流行病学:

结肠淋巴瘤是起源于肠黏膜下淋巴组织的一种结外型淋巴瘤,占结肠恶性肿瘤的0.5%~2%,占肠道淋巴瘤的13%,其临床表现缺乏特异性。结肠淋巴瘤可以是原发性,也可以是继发性。

主要表现:

患者临床表现主要为发热、腹痛、恶心、呕吐、便血和肝、脾肿大等。部分患儿因并发症(如肠套叠等)来院就诊。

〖**病理**〗

结肠淋巴瘤大体病理主要分型为浸润型、肿块型、溃疡型、混合型。浸润型病变范围较广泛,表现为肠壁弥漫性、节段性不对称增厚伴有管腔不同程度的狭窄。但病变肠壁较柔软,有一定的扩张性。在不同时期扫描肠腔形态可以见到有所变化,即使肠壁弥漫增厚,梗阻也很少见。它导致肠腔狭窄是由于肿瘤细胞大量堆积所致,并没有破坏正常细胞,无成纤维反应,所以很少引起胃肠壁僵硬及蠕动减弱、消失,所以一般不会引起梗阻;而当异常淋巴细胞破坏肠壁植物神经丛时,导致肠壁肌张力降低,继发局部肠腔扩张。肿块型表现为肠壁增厚,局部见软组织肿块,形成肿块内见不规则低密度坏死区;溃疡型表现为肠壁增厚,环壁生长,表面有溃疡;混合型表现为浸润增厚的肠壁局部见单发或多发肿块。肿瘤2/3以上为非霍奇金淋巴瘤,霍奇金淋巴瘤极为罕见,一般起源于B细胞,且以大细胞型为主,亦可起源于T细胞。

〖**影像学表现**〗

早期多缺乏典型症状,常规结肠镜检查活检阳性率低,往往晚期才能确诊,延误治疗。结肠原发性恶性淋巴瘤病灶位于回盲部最为常见,可能与此处淋巴组织较丰富有关。继发性病变可累及结肠任何部位。

多层螺旋 CT 对结肠淋巴瘤诊断具有明显优势,能够显示肠腔淋巴瘤的具体位置及受累肠腔的范围,能直接显示肿瘤大小、形态、密度、内部结构和边界,同时可显示其他部位的转移灶,有利于肿瘤的诊断、分期及鉴别诊断。

CT:

结肠淋巴瘤典型的 CT 表现有肠壁环形增厚和肠腔扩张、肠腔变形、肠管扩张或狭窄、腹部肿块及肠管周围淋巴结肿大,继发者还可见腹腔、肝门、脾门等处淋巴结肿大等。结肠淋巴瘤病变肠道外轮廓大多光整,周围脂肪间隙大多清楚,侵犯不明显。病灶增强扫描轻中度强化,因淋巴细胞密集堆积于间质,肿瘤血管少而细小,多为乏血供肿瘤。腹膜后、肠系膜血管周围淋巴结肿大多见。可包绕肠系膜血管及周围脂肪,增强扫描多为轻中度强化。

【诊断要点】

1. 结肠节段性或弥漫性肠壁增厚。
2. 密度均匀,少有坏死、囊变及不规则钙化。
3. CT、MRI 增强扫描不均匀强化。
4. 继发者可以发现原发灶。
5. 常合并肝、肾及骨骼病灶,胸腹水常见。可继发肠套叠。

【鉴别诊断】

1. 结肠炎:常表现为一段结肠的均匀轻度增厚,边缘可有渗出,增强后全肠壁均匀强化,有水肿者可见分层强化。

2. 腹型过敏性紫癜:此病可累及结肠,致使结肠局部肠壁水肿改变,合并周围脂肪间隙渗出较多见,病灶很少呈弥漫性改变。患儿皮下可见多个出血点。几乎无合并肝脏或骨骼病灶。

3. 肠结核:患者常有低热、盗汗、体质量明显减轻等临床表现,实验室检查红细胞沉降率增快、T-SPOT 阳性,内镜或手术标本病理活组织检查见干酪样肉芽肿或抗酸染色阳性、诊断性抗结核治疗有效等可鉴别。

4. 间质瘤:孤立的肿块型淋巴瘤需要与结肠间质瘤加以鉴别,结肠的间质瘤良性者往往直径小于5 cm,而较大的间质瘤容易发生液化坏死,而淋巴瘤多密度均匀,很少发生液化坏死。强化上间质瘤的强化效应要强于淋巴瘤,淋巴瘤的强化效应较均匀。

【参考文献】

1. 潘阿善,许崇永,邱乾德. 原发性肠道非霍奇金淋巴瘤的 CT 诊断[J]. 医学影像学杂志,2012,22(6):949-952.

2. PASCUAL M, SÁNCHEZ G B, GARCÍA M, et al. Primary lymphoma of the colon [J]. Revista Española de Enfermedades Digestivas, 2013, 105(2):79-83.

3. LIGHTNER A L, SHANNON E, GIBBONS M M, et al. Primary gastrointestinal non-hodgkin's lymphoma of the Small and Large Intestines:a Systematic Review [J]. J Gastrointest Surg, 2016,20(4):827-839.

(朱　佳　柴雪娥)

【病例解析】

病例 1

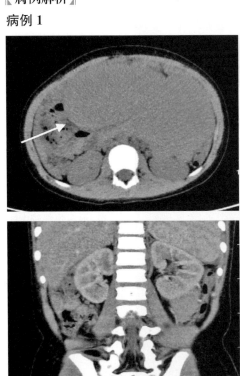
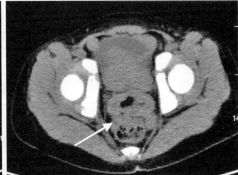

腹部 CT:左图横断位平扫,腹腔内可见巨大的团状肿块,密度均匀;右图横断位平扫,局部直肠肠壁不规则增厚。

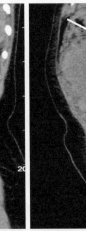
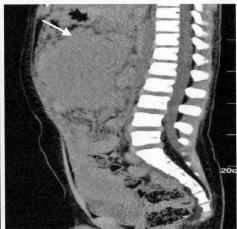

腹部 CT:左图增强冠状位重组,示直肠壁增厚,有强化;右图平扫矢状位重组,示上腹部巨大的肿块影,边缘不规则,周围脂肪间隙模糊。

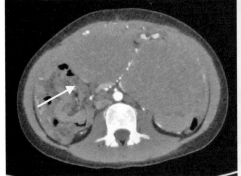
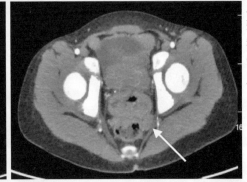

腹部 CT:左图横断位增强,示上腹部巨大肿块呈稍欠均匀强化,包绕血管;右图横断位增强,直肠壁增厚,中度强化。

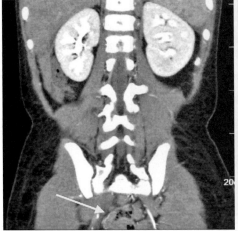
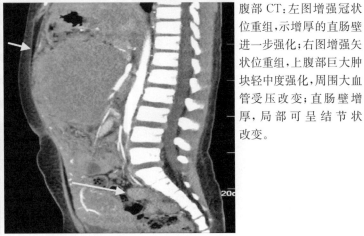

腹部 CT:左图增强冠状位重组,示增厚的直肠壁进一步强化;右图增强矢状位重组,上腹部巨大肿块轻中度强化,周围大血管受压改变;直肠壁增厚,局部可呈结节状改变。

图 6-3-2-1　直肠淋巴瘤(继发性)

病例 2

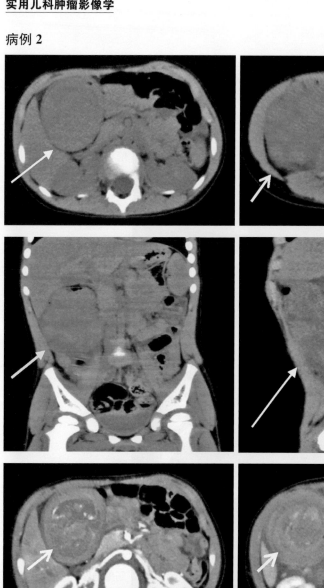

腹部 CT：左图横断位平扫，示右腹部团状肿块，密度均匀，呈同心圆征改变；右图横断位平扫，右中腹部包块影，密度欠均匀，局部略呈结节状改变，周围少许渗出。

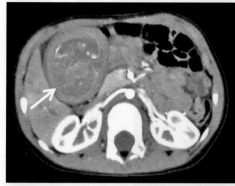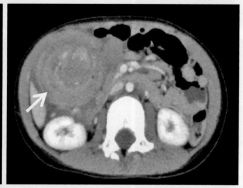

腹部 CT：左图平扫冠状位重组，示右腹部较大团状影，密度欠均匀，边缘略欠规则，局部呈结节状改变；右图平扫矢状位重组，示包块边缘欠光整，周围略模糊。

腹部 CT：左图横断位增强，右侧腹部升结肠走行区肠壁增厚，轻中度强化，可见同心圆征；右图横断位增强，示同心圆征，套入的肠壁不均匀增厚、强化。

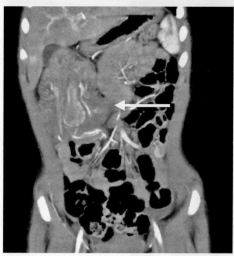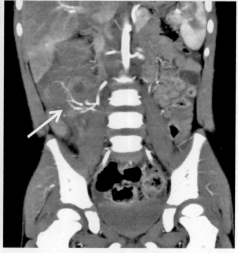

腹部 CT：左图增强冠状位重组，示局部增厚的结肠套，系膜及系膜血管随之套入；右图增强冠状位重组，示右下腹增厚强化的肠壁。

图 6-3-2-2　右半结肠淋巴瘤（原发性），合并肠套叠

第四节　大网膜、肠系膜、腹腔

1. 淋巴管瘤

【临床概述】

流行病学：

淋巴管瘤是源于淋巴管的较少见良性病变，起因不明，多数学者认为是胚胎发育过程中由于淋巴组织发育异常，原始淋巴管不能向中央静脉引流或淋巴管异常增殖扩张所致，也有部分学者认为该病继发于手术、外伤、感染等所致的淋巴管受损。以婴幼儿多见；它可以发生在人体任何包含有淋巴组织的部位，本病绝大多数发生于头颈部，其次为腋窝，而腹部淋巴管瘤则少见，发生于腹部的淋巴管瘤不足1％，常发生于小肠系膜，56％淋巴管瘤病变位于肠系膜，26％在大网膜囊，两者百分比相加超过80％，表明淋巴系统丰富的相应腹膜系统为淋巴管瘤高发部位，符合淋巴管瘤具体发生机制。

主要表现：

由于本病具有生长缓慢、侵袭性生长、沿间隙发展等特点，加上腹膜系结缔组织，间隙疏松，具有一定的活动度，故本病多突向腹腔间隙或包绕肠管生长。病变较小时可无症状，可能仅是胎儿期或体检超声发现。随着病变增大，周围脏器受压，出现腹痛、腹胀、腹部包块等症状。发生于儿童易发生肠梗阻、肠扭转、肠套叠、囊肿破裂出血、感染等急腹症表现，多以腹痛为首发症状，如腹部绞痛、呕吐、发热、低血容量休克等临床表现。

【胚胎发生机制及病理】

淋巴管瘤常被认为淋巴系统发育障碍导致脏器淋巴引流与体内正常淋巴系统之间缺乏联系，引起局部淋巴管异常扩张，最终形成淋巴管瘤。

胚胎发育第2周时，血岛周边的细胞分化为扁平内皮细胞，相邻的血岛内皮细胞相互连接，形成原始毛细血管。第3周时，胚体内外毛细血管网彼此合并、扩大形成了动脉和静脉。第5周时，早期的淋巴管由静脉发芽而成，毛细淋巴管扩大、合并形成6个淋巴囊，以后以此囊为中心生发出大量的周围淋巴管。腹膜后淋巴囊和乳糜池发出的淋巴管分布到肠管。在此过程中由于淋巴系统胚胎组织缺陷，淋巴管发育不全、错构，淋巴引流梗阻，管腔异常扩张等，致淋巴管肿瘤样增大；或为早期淋巴管在间充质细胞出现裂隙、融合、与静脉系统交通的过程中失常、不受约束导致淋巴管瘤。通过对淋巴管瘤标本检测，显示小儿淋巴管瘤与正常淋巴管中的 PCNA、MMP2、ⅧRag 及 CD31 表达无显著差异，提示淋巴管瘤可能是一种淋巴畸形，而不是真正的肿瘤。

1877 年 Wegner 首次将淋巴管瘤分为单纯型、海绵状型、囊性淋巴管型 3 类，一直沿用至今，但是该分类中没有包含表浅皮肤的淋巴管瘤和曲张的淋巴管瘤。临床上常常认为肠系膜淋巴管瘤与肠系膜囊肿是一种疾病。而 Perrot 等则认为肠系膜淋巴管瘤不同于肠系膜囊肿。肠系膜囊肿起源于间皮组织，而淋巴管瘤起源于淋巴系统。

中华医学会病理学会儿科病理学组把淋巴管瘤称为淋巴管畸形，分为大囊型（以往称为囊肿型或囊性水瘤）、微囊型（以往称为毛细管型和海绵型）和混合型 3 型，目前认为＞1 cm 为大囊型，＜1 cm 为微囊型，两者都有称为混合型。

肉眼观肿块由单个或多个边界清楚的大囊，或边界不清楚的海绵状肿块组成，或 2 型混合，切面呈蜂巢样,有大小不等的囊腔,腔内充满黄色清亮的淋巴液,当合并出血、感染等并发症时,其内液体可为暗红色血性液体,褐色液体或咖啡样混浊液体。

镜下观瘤组织由许多扩张呈囊状的淋巴管组成,管壁衬以单层扁平内皮细胞,少数内皮细胞增生呈乳头状突入囊内,腔隙内充满蛋白样液体,并可见淋巴细胞,偶见红细胞。间质为较多纤维组织、少许平滑肌组织、脂肪以及一些淋巴细胞浸润。囊壁含有交错的淋巴组织、小的淋巴间隙、平滑肌和泡沫细胞。

免疫组化表达 CD31、D2-40,不表达 GLUT1。

【影像学表现】

超声:

超声对确定腹部囊性肿块具有较高的特异性和敏感性。淋巴管瘤表现为边界光滑,单个或多个低张力不规则囊性无回声肿物,囊内可见条带状回声分隔,形成典型的蜂房样结构,囊壁光整无结节突起。当肿块内出血机化或合并感染时,可以探到实质回声光团和散在的不均匀回声光团。CDFI 无血流信号显示。

X 线平片:

病灶较大时表现为腹部致密,周围肠管推压移位,并发肠梗阻可见肠腔扩张。病灶小则腹部平片无明显征象。

CT:

CT 能提供病变所在部位以及与邻近组织的相互关系、病灶大小、内容物的性质等相关信息。

淋巴管瘤通常很大,最具特征性的表现为沿疏松组织间隙"爬行性生长",具有跨区域生长的趋势,形态不规则。CT 表现为沿腹膜间隙生长的形态、大小不一的囊状肿块,密度均匀,单囊或多囊,边界锐利,囊壁或分隔菲薄。增强后不强化或囊壁及分隔轻度强化,肿块较大时,周围组织常受压推移。可包绕部分肠管,可见肠系膜血管穿行其中为其特征性表现及定位征象。单纯淋巴管瘤无并发症时,表现为均匀一致水样密度;当发生出血、感染等并发症时,病灶密度不均匀,由于囊性包块内出血下沉,可出现典型的"液-液平面"征象,上层液体 CT 显示低密度,下层液体 CT 呈高密度或略高密度。

发生于小网膜的淋巴管瘤定位很关键,需要仔细观察胃、胰腺及横结肠的位置。发生于大网膜的病变常较大,几乎占据整个腹腔,肠管向后方推压明显,不要误诊为大量"游离"的腹腔积液。

MRI:

MRI 对软组织具有较高的分辨能力,并可多平面成像,对显示肿瘤大小、形态及范围有独到之处。也可以根据不同的信号,协助判定囊内的液体成分。

单纯淋巴管瘤的典型表现为单房或多房囊性包块,囊壁菲薄,囊内呈水样信号,囊液为 T1WI 与肌肉相似或稍高的信号,T2WI 为高于脂肪的信号。瘤内液体蛋白成分较多时,可呈 T1WI 稍高信号;淋巴管瘤内有出血或感染时,T1WI 呈高信号或等信号,T2WI 可出现稍高信号。由于囊性包块内出血下沉,可出现典型的"液-液平面"征象,上层液体 T1WI 呈低信号,T2WI 呈高信号;下层液体 T1WI 呈等信号,T2WI 呈稍高信号。瘤内分隔和囊壁呈低信号。若内部有血管瘤的成分,当血管比较粗大时,则可见流空信号影。增强扫描时,一般囊壁清晰,有轻度强化或无强化表现。

【诊断要点】

1. 腹部类圆形、不规则或分叶状多房性水样密度包块影,囊腔大小不等,囊壁及分隔菲薄,病灶张力小。

2. 增强扫描见囊壁间隔轻度强化,囊内无强化,肠系膜血管穿行其中,此为典型征象之一;可包绕相应肠管,也是定位的根据之一。

3. 病灶多呈水样密度,合并出血是 CT 表现囊内密度增高或不均匀,而 MR 表现为 T2WI 信号减低,并出现典型分层现象。病灶合并感染时则囊壁增厚,病灶周围模糊,部分可出血钙化。病变破裂则在大量腹腔积液/血中可见菲薄囊壁及分隔。

4. 病灶沿疏松的腹膜间隙"爬行性生长",与肠腔及周围结构分界欠清。

【鉴别诊断】

1. 卵巢囊肿或囊性占位:一般位于下腹部,张力较大且呈圆形或类圆形,相对独立,肠管受推移,未见肠系膜血管穿行,未见包绕肠管。增强可见卵巢供血血管。

2. 肠重复畸形:壁较厚且张力大,呈类圆形或蚕豆状。肠源性囊肿虽然壁略薄,但其多为单囊,且张力大,多呈圆形。

3. 囊性畸胎瘤:相对于淋巴管瘤的爬行性生长,囊性畸胎瘤边界较清,张力大。

4. 腹腔积液:发生于大网膜的淋巴管瘤通常较大,需要与大量腹腔积液相鉴别,大量腹腔积液位于腹腔周边及最低处,患儿肠腔漂浮于腹腔中央,而大网膜淋巴管瘤位于腹腔前方,肠腔向后方推压,处于"不游离"状态。

5. 腹腔感染、脓肿:腹腔淋巴管瘤边界较腹腔感染及脓肿清晰,周围渗出不明显,如淋巴管瘤发生出血或感染则不易鉴别。

【参考文献】

1. 胡文利,赵津亮,黄鸿,等. 儿童腹部淋巴管瘤的临床特点及影像学表现分析[J]. 中国 CT 和 MRI 杂志,2020,18(12):114-116,174.

2. 王秋萍. 腹部淋巴管瘤[J]. 实用放射学杂志,2007,23(2):256-258.

3. 刘勃,张增俊,施伟东,等. 小儿淋巴管瘤的 CT 和 MRI 诊断[J]. 实用放射学杂志,2011,27(9):1410-1412.

4. 冯苏,李娜,李红,等. 腹膜后巨大囊状淋巴管瘤 1 例[J]. 实用放射学杂志,2017,33(9):1490-1491.

5. 中华医学会病理学分会儿科病理学组. 儿童脉管性病变诊断共识[J]. 中华病理学杂志,2020,49(3):220-225.

(柴雪娥 张晓军)

【病例解析】

病例 1

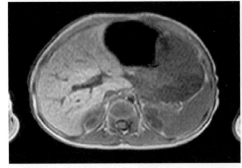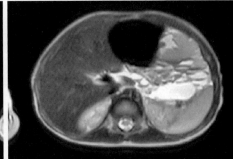

腹部 MRI:左图 T1WI 横断位平扫,示左上腹脾胃之间见一多囊性包块影,呈等低信号;右图 T2WI 横断位平扫,示包块影呈高和稍高信号混杂,分隔薄,内见液-液平面。

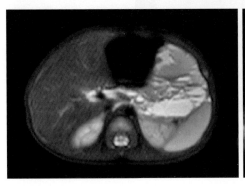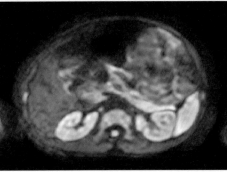

腹部 MR:左图 T2WI 压脂序列,示包块呈稍高和高信号混杂;右图 DWI,未见明显弥散障碍。

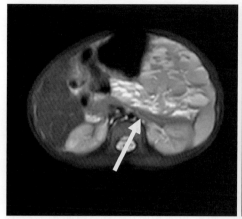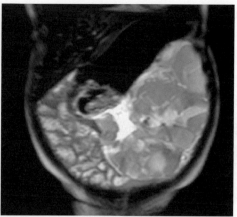

腹部 MR:左图 T2WI 压脂横断位,示胰腺位于包块后方,胃向前方推移;右图 T2WI 冠状位,示包块位于胃大弯侧,胃向上推移,小肠向右侧及下方推移。综上推断包块位于小网膜囊。

图 6-4-1-1　小网膜囊(胃后壁)淋巴管瘤

病例 2

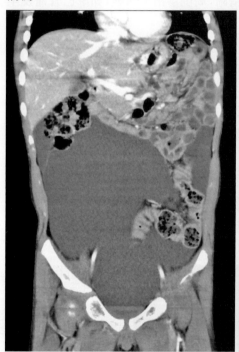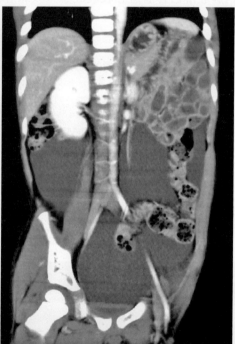

腹部 CT:左图增强冠状位重组,示中下腹见一囊性不规则包块,形态不规则,壁菲薄;右图增强冠状位重组,示包块包绕乙状结肠,其余肠腔向上方推移。

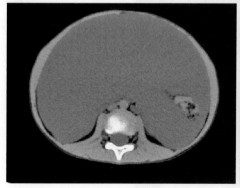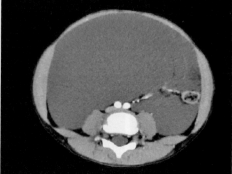

腹部 CT:左图横断位平扫,示包块包绕乙状结肠,部分伸入腹膜后;右图横断位增强,增强后见血管穿行其中,囊内未见强化。

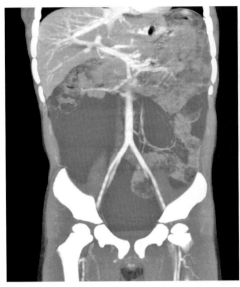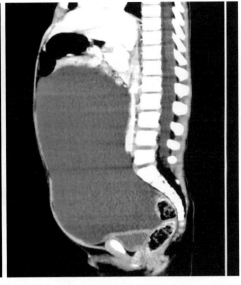

腹部 CT：左图增强 MIP 示肠系膜下动脉分支走行其中，包块将其余肠腔推向上腹部；右图增强矢状位重组，示包块占据大部腹腔，肠腔向上推移。因此定位于乙状结肠系膜淋巴管瘤。

图 6-4-1-2　乙状结肠系膜淋巴管瘤

病例 3

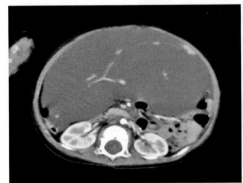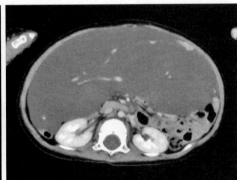

腹部 CT：左图横断位增强，示中下腹部巨大不规则包块影，未见明显强化，肠系膜血管穿行其中；右图横断位增强，包块未见明显强化。

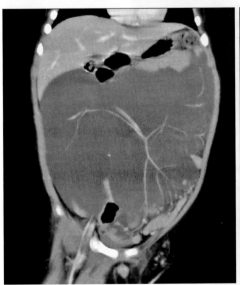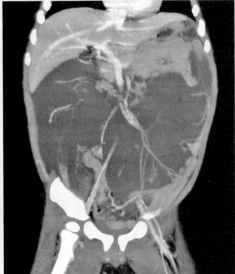

腹部 CT：增强冠状位重组，示肠系膜上动脉分支被包绕、拉伸，肠腔向周围推移；右图增强冠状位重组，示肠腔向左上、左下腹推压，因此定位于肠系膜淋巴管瘤。

图 6-4-1-3　肠系膜淋巴管瘤

病例 4

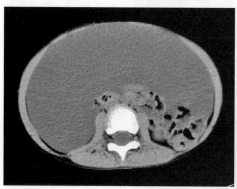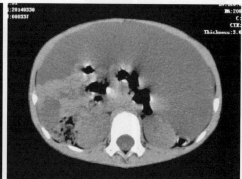

腹部 CT：左图横断位平扫，示囊性病灶位于前腹部，肠腔向后方推移；右图横断位平扫，病灶位于前腹部；因此定位于大网膜淋巴管瘤。

图 6-4-1-4　大网膜淋巴管瘤

病例 5

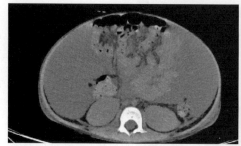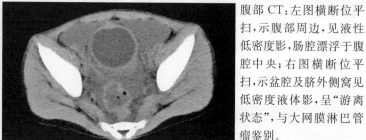

腹部 CT：左图横断位平扫，示腹部周边，见液性低密度影，肠腔漂浮于腹腔中央；右图横断位平扫，示盆腔及脐外侧窝见低密度液体影，呈"游离状态"，与大网膜淋巴管瘤鉴别。

图 6-4-1-5　腹腔大量积液（鉴别诊断）

病例 6

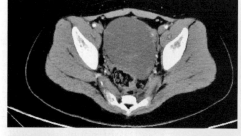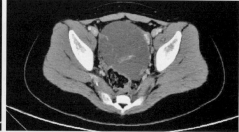

腹部 CT：左图横断位增强，示盆腔见一囊性低密度病灶，边界锐利，分隔厚薄不均，有强化；右图横断位增强，示分隔进一步强化。

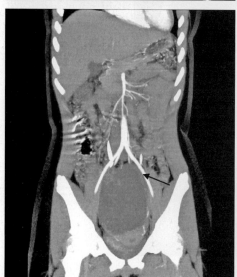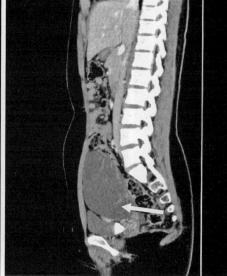

腹部 CT：冠状位 MIP 重组，示左侧子宫动脉增粗，包块向下压迫子宫及膀胱；右图增强矢状位重组，示包块内见厚薄不均匀分隔强化。无包绕肠腔及肠系膜血管穿行征象。

图 6-4-1-6　左侧卵巢囊性占位（鉴别诊断）

2. 间皮囊肿

〖临床概述〗

流行病学：

间皮囊肿是较为罕见的肿瘤，来源于腹膜。发病人群中女性约占 80%，平均年龄为 34 岁，发生于儿童者少见。目前该病发病原因尚不明确，有学者认为可能与外源性纤维、粉尘、促炎性介质和机械性损伤有关，大多数病例既往有腹部手术史、石棉接触史或盆腔炎等。

主要表现：

本病缺乏特征性临床表现，当囊肿体积较大时，可产生相应部位压迫症状，多表现为腹痛、腹围增加或便秘。当并发囊肿扭转或囊肿压迫发生肠梗阻时可出现剧烈腹痛，甚至突向腹股沟韧带形成难复性疝。

〖病理〗

囊肿一般为单房，也可为多房囊肿，囊内为无色或淡黄色透明液体，囊壁多薄弱，无明显间皮增生，囊内衬覆分化良好的扁平间皮。

〖影像学表现〗

CT：

典型表现为腹腔内水样密度的单房或者多房囊性肿块，囊壁薄，张力较低，边缘清晰，内部可见分隔，增强扫描无强化。

MRI：

表现为腹腔内长 T1、长 T2 信号包块，可见分隔，边界清楚，囊肿较大时，周围软组织可受压移位，增强扫描无强化。

超声：

常表现为较大的圆形或不规则囊性包块，巨大者可填充整个腹腔，肠管被推移。

〖诊断要点〗

1. 腹部单房或多房囊性包块，部分内见分隔。

2. 一般囊壁薄，张力低。

3. CT 及 MRI 增强后无强化。

〖鉴别诊断〗

1. 淋巴管囊肿：多见于小肠系膜，CT 表现单房或多房，密度因囊内容物性质而异，含乳脂液为特征，囊壁、间隔多可显示，无壁结节。

2. 黏液性囊腺瘤：肿块呈水样密度或比水稍高，可为单房或多房状，壁和分隔多均匀一致，少数较厚或有小乳头状突起，可见钙化，增强扫描壁和分隔可强化。

3. 腹腔假性黏液瘤：CT 表现单或多囊样肿块，密度似水或略高，可有囊壁，大多厚度一致，部分可见斑点状钙化，增强扫描可见囊壁强化，典型征象是脏器表面形成扇贝状压迹，可形成大量黏液性腹水（改变体位无流动）。

〖参考文献〗

1. GONZALEZ M S. Malignant transformation of "benign" cystic mesothelioma of the peritoneum [J]. J Surg Oncol, 2002, 79.

2. PELOSI G, ZANNONI M, CAPRIOLI F, et al. Benign multicystic mesothelial proliferation of the peritoneum: immunohistochemical and electron-microscopic study of a case and review of the literature. [J]. Histology & Histopa-

thology，1991，6(4)：575-583.

（陆　锐　柴雪娥）

3. 炎性肌纤维母细胞瘤

【临床概述】

流行病学：

炎性肌纤维母细胞瘤(inflammatory myofibroblastic tumor，IMT)是一种独特又少见的间叶性肿瘤。发病率为0.04%～0.7%。其病因、发病机制和临床过程尚不明确,被认为与外科手术、创伤、感染、放疗、类固醇激素的使用和自身免疫反应等有关,但大多数病例无明显诱因。IMT可发生于任何年龄,但以儿童及青少年居多,男女发病无明显差异。常发生在四肢、躯干以及头颈部的真皮层内,在儿童患者中,主要见于肺部、肌肉、腹腔、胸膜以及腹股沟等处少见,肝脏罕见。

主要表现：

炎性肌纤维母细胞瘤小儿多于成人,无特异性临床表现,大部分患者起病隐匿,为偶然发现,或是因肿瘤对周围脏器产生挤压出现相应的症状和体征而就诊,导致其误诊率和漏诊率高。临床症状可表现为肿块、腹痛、发热、体重减轻、血沉增快和贫血,亦可出现乏力、盗汗等,上述症状大多可随着病变的切除而消失。

【病理】

病理表现:组织学上IMT由肿瘤性肌纤维母细胞、浆细胞、淋巴细胞及嗜酸性粒细胞等炎性细胞组成,电镜下呈肌纤维母细胞和纤维母细胞分化特征,周围有炎性细胞浸润。Coffin等将其分为三型:黏液血管型、梭形细胞密集型和纤维瘢痕型。免疫组化显示Vimentin呈弥漫强阳性(99%),SMA(92%)和MSA(92%)呈局灶或弥漫阳性,Desmin多数呈阳性(69%),约36%患者CK呈局灶阳性,24%患者CD68阳性,6%患者CD30阳性,50%患者ALK阳性。ALK在儿童和青少年时常为阳性,而在成年多为阴性。

【影像学表现】

炎性肌纤维母细胞瘤影像学表现缺乏特异性。MRI检查对小儿炎性肌纤维母细胞瘤的诊断灵敏性、特异性和准确性高于CT检查,但在两者结合检查下诊断的灵敏性、特异性和准确性明显高于单一的CT、MRI检查。

CT：

平扫主要表现为软组织肿块影,呈实性或囊实性改变,增强扫描呈明显不均匀强化,其内见少许未强化的斑点片状坏死影,边界较清晰,周围组织及血管明显受压移位,实性部分呈结节状或花环状强化,间隔影强化,囊性部分不强化,边界清晰。

MRI：

MRI表现在T1WI上病灶表现为不均匀低信号,T2WI上为等、稍高以及高信号,根据肿瘤间质水肿和黏液胶原变性的比例变化,其MRI信号也随之变化。血管穿行或漂浮征在炎性肌纤维母细胞瘤较为多见,是MRI对其检查诊断的一个要点。

【诊断要点】

1. 腹腔内IMT常单发、形态多不规则,边界常较清晰,分叶多见,肿块可实性或囊实性改变。

2. IMT可呈现不同密度的表现,密度的高低与肿块内纤维组织和炎性肉芽组织的多少有关,病变较大者密度多不均匀,较小肿块密度多均匀,可伴有钙化。

3. IMT多为中等程度或显著强化,均匀或不均匀强化,部分呈明显持续性强化,部分病例可呈"慢进慢出"形式特点。

　　4. 部分腹部 IMT 包绕血管生长。

【鉴别诊断】

　　1. 内胚窦瘤：多发生于盆腔，有时与 IMT 难以鉴别，但内胚窦瘤的 AFP 值常较高。

　　2. 淋巴管瘤：生长方式呈"见缝就钻"的特点，囊壁薄、均匀、无不规则增厚和附壁结节，增强后无强化，合并感染时壁可强化。

　　3. 腹腔淋巴瘤：体积常较大，弥漫改变，肿瘤内鲜有钙化，增强呈不均匀强化。腹腔内广泛淋巴结肿大，有时可见肾脏肿大。实验室及病理检查符合淋巴瘤改变。

【参考文献】

　　1. 李冰，田军苗. 6183 例恶性肿瘤病例构成分析[J]. 保健医学研究与实践，2017，14(6)：43-45.

　　2. CARLOS O, RUI C, AMELIA E. Retroperitoneal inflammatory myofibroblastic tumor：A casereport [J]. Eur J Radiol Open, 2017，4：9-12.

　　3. 许奇俊，邢振，游瑞雄，等. 腹盆腔内炎性肌纤维母细胞瘤 CT/MRI 表现(附 8 例报告并文献复习)[J]. 临床放射学杂志，2016，35(4)：565-569.

（朱　佳　柴雪娥）

【病例解析】

病例 1

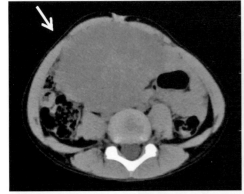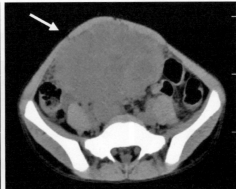

腹部 CT：左图横断位平扫，示中下腹部较大肿块影，密度不均匀，内未见明显钙化灶；右图横断位平扫，中下腹部见软组织包块影，边缘不光整。

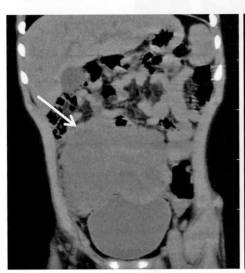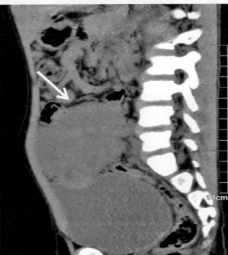

腹部 CT：左图平扫冠状位重组，示中下腹软组织包块影，密度不均匀，边缘模糊；右图平扫矢状位重组，示中下腹软组织肿块影，下缘与膀胱上缘紧贴。

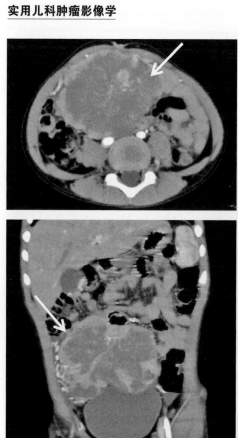
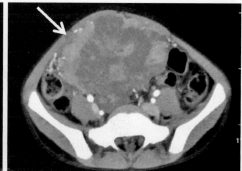

腹部CT：左图横断位增强动脉期，示中下腹部肿块呈不均匀强化改变，部分强化明显，前缘见增粗血管影，病灶内亦可见多支细小的血管影；右图横断位增强静脉期，示肿块进一步不均匀强化，部分边缘模糊。

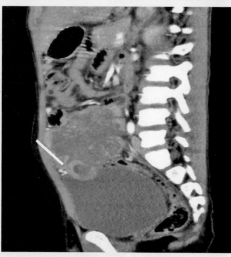

腹部CT：左图增强冠状位重组，示中下腹肿块明显不均匀强化；右图增强矢状位重组，示中下腹肿块，明显不均匀强化，其下方可见环形强化。

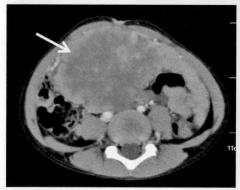
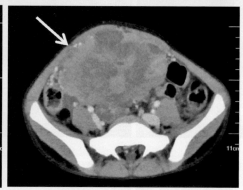

腹部CT：左图横断位增强延迟期，示肿块内造影剂消退慢；右图横断位增强延迟期，示中央强化较前增高，周边消退慢。

图6-4-3-1 炎性肌纤维母细胞瘤

病例2

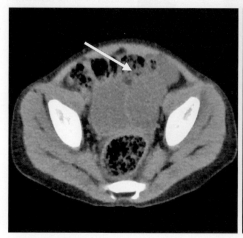
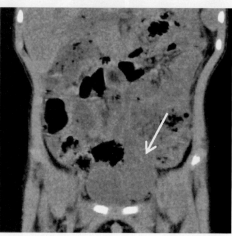

腹部CT：左图横断位平扫，示盆腔内、膀胱左侧可见一个边缘清晰的等密度肿块影，呈实性改变，其密度与周围组织差别不大，内未见明显钙化灶，膀胱左侧壁呈受压改变；右图平扫冠状位重组，示病灶于膀胱左侧。

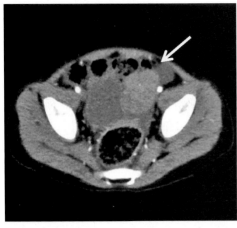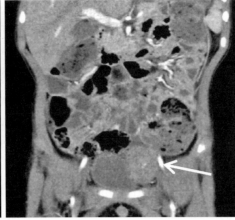

腹部CT:左图横断位增强动脉期,示盆腔内肿块影中等强化,内可见较少的细小血管影;右图增强冠状位重组,示肿块中等强化,可见小血管影,密度均匀。

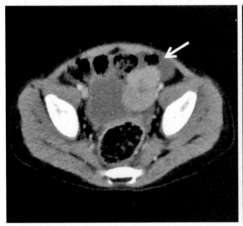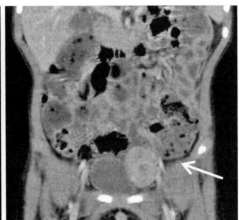

腹部CT:左图横断位增强静脉期,示肿块较动脉期强化更著;右图增强冠状位重组,肿块进一步强化,中央见小片状低密度影。

图 6-4-3-2 炎性肌纤维母细胞瘤

4. 促结缔组织增生性小圆细胞肿瘤

〖临床概述〗

流行病学:

促结缔组织增生性小圆细胞肿瘤又称促纤维增生性小圆细胞瘤(desmoplastic small round cell tumor, DSRCT),是一种罕见的、高度侵袭性、预后差的恶性肿瘤,1989年Gerald等首次报道。DSRCT比较少见,多发生于青少年和儿童,平均年龄为21岁,年龄范围为3~52岁,男性明显多于女性,男女比例约为4:1,90%以上的病例发生于腹腔和盆腔内,余者病例发生于胸膜、睾丸旁、颅内、肝、肺、纵隔、鼻旁窦、卵巢和胰腺等少见部位。

主要位于腹腔内,沿腹膜的浆膜面扩散,没有明显内脏原发部位。可伴有广泛的腹膜和淋巴结受累。CA125高于正常水平5倍,炎症标志物和其他肿瘤标志物正常。

主要表现:

DSRCT主要临床表现为腹部不适、腹痛、腹胀和腹部包块,常伴有恶心、呕吐、乏力、体重下降、便秘、尿路梗阻等症状。该病恶性程度高,疾病进展快,易出现种植性播散,以及血道和淋巴道转移,主要转移部位是肝脏,其次是肺、淋巴结和骨骼。

〖病理〗

DSRCT确诊需要依赖病理及免疫组化。肿瘤由小圆形或卵圆形细胞或短梭形细胞聚集成界限清楚、大小不等、形状不一的巢状或梁状结构,体积较大的癌巢中央可见灶性坏死或伴有囊性变。瘤巢之间为大量增生的致密纤维结缔组织,有时可伴有玻璃样变性、纤维黏液样变性。免疫学表型显示瘤细胞呈多向性分化,可表达上皮、间叶和神经内分泌等多种免疫表型。大多数患者的瘤细胞 CK、EMA、NSE、Vimentin、CD99、WT-1 呈阳性,Desmin 呈特征性的核旁点状染色,部分 Syn(+),SMA 和 CgA、CD20、MyoD1、CD34、LCA、HMB45、S-100 等常表达阴性。DSRCT 细胞遗传学 90% 以上具有特征性的 t(11;22)(p13;q12)染色体易位,从而产生尤因肉瘤基因(EWS)和肾母细胞瘤的抑癌基因(WT1)融合。EWS-WT1 融合基因可经 RT-PCR 检测,具有较高敏感性和特异性,对确诊 DSRCT 有重要意义。

【影像学表现】

该肿瘤发病部位多位于腹腔有浆膜的部位,表现在腹腔脏器表面及之间的单个、多个结节状肿块,也可以发生在网膜,并可以累及相应的脏器深层。90% 为多发,10% 为单发,大小通常为 5~10 cm。多与腹膜、网膜及肠系膜紧密粘连。肿瘤生长最常见的部位是盆腔,其次是沿腹膜广泛分布,也可见于腹膜后。肿瘤可发生腹膜多发种植播散、邻近脏器的直接侵犯,肝脏多发转移也比较常见,另外也可见腹、盆腔淋巴结多发转移以及不同程度的腹水形成。

CT 是腹部 DSRCT 最常用的检查方法。MRI 可更清晰地显示肿瘤大小及分布,与 CT 表现一致。MRI 可多方位成像,更易于显示肿瘤位置及其种植转移的范围。

B 超:

B 超下表现为内部回声不均匀的分叶状软组织团块,血供丰富,肿块与周围脏器组织无明显起源关系。

CT:

CT 主要表现为盆腹腔内单发或多发分叶结节或团状肿块,广泛侵及腹膜、网膜及浆膜面,不均匀实性肿块,其内可见不规则低密度坏死区伴点状钙化;增强 CT 呈不均质强化,病灶对周围组织、器官呈排挤、包绕、侵犯倾向,边界不清,但与周围脏器无明显起源关系。

MRI:

与肌肉信号相比,T1WI 呈等、低信号,T2WI 呈等、稍高信号。因而肿瘤含水量相对较少,T1WI、T2WI 上信号均偏低。肿瘤内囊变坏死在 T2WI 上呈明显高信号,显示更清晰。

PET-CT:

PET-CT 全身显像对 DSRCT 的诊断、分期、定位活组织检查及治疗疗效评价有很高价值。PET 影像通常显示:广泛盆腹腔不均质性糖代谢异常活跃,肿块内坏死区葡萄糖代谢呈缺失改变。

【诊断要点】

1. 青少年男性,无明确起源部位。

2. 腹、盆腔内巨大的单个或多个软组织肿块,呈结节状或分叶状,与腹膜、网膜及肠系膜紧密粘连,可全腹或盆腔同时受累。

3. 90% 为多发,10% 为单发,大小通常为 5~10 cm。

4. 肿瘤对周围器官呈先推移、后包绕再侵犯趋势,与周围器官无明显起源关系为其特征性表现;CT 平扫呈以实性为主的不均质软组织密度,略低于肌肉密度,边界多不清,多伴有斑点状钙化及小片状坏死。

5. 增强扫描呈轻、中度强化,增强动脉期肿瘤内可见被推移、包绕的大血管影,部分血管受侵、管腔狭窄,瘤内可见点、条状血管影,瘤周可见迂曲的静脉,延迟后强化程度与肌肉相似。

6. 腹、胸腔积液相对较少或无。

7. 网膜或腹膜的种植转移最常见,血行及淋巴结转移相对少见。常见的远处转移部位是肝、肺、骨及腹膜后和腹股沟淋巴结等。

8. 继发表现：主要为压迫、侵袭腹部中空器官，如压迫输尿管引起肾积水；推压、侵袭肠管可导致肠梗阻、血便、黑便等；侵犯胆总管及血管可致黄疸、下肢疼痛等。

【鉴别诊断】

1. 淋巴瘤：小儿淋巴瘤也侵犯腹膜、腹膜腔，但淋巴瘤发病早期 CT 平扫表现为腹膜后或腹腔多数淋巴结肿大，DSRCT 则早期即表现为实质性肿块，不具有淋巴结肿大的影像特征；脾脏受浸润前即表现体积增大，也是淋巴瘤的一个显著特点，而 DSRCT 未见此表现；淋巴瘤少见钙化，而 DSRCT 常见钙化。

2. 神经母细胞瘤：多见于 5 岁以下儿童，多发生于肾上腺区、腹膜后的单个结节状肿块，常位于脊柱旁，肿块多单发，钙化多见，肿块及淋巴结转移包绕大血管。

3. 横纹肌肉瘤：多见于幼儿（70％发生于 10 岁以下），大约 10％累及腹膜，典型的结节及肿块通常小于 DSRCT，肿瘤内钙化少见。

4. 腹部纤维瘤病：是一种罕见的纤维组织良性增生性疾病，可散发。也可合并家族性腺瘤性息肉病，表现为肠系膜区、腹壁、腹膜后腔及盆腔单发或多发肿块，低于或接近肌肉密度，本病体积较大时也很少有坏死及囊性变，不发生转移。

5. 转移瘤：一般有原发病史，影像学表现为多发实性肿块或腹膜增厚，结合临床病史比较容易与腹部 DSRCT 相鉴别。

6. 腹部原始神经外胚层肿瘤（PNET）：好发于青少年，具有侵袭性生长的特点，除了 PNET 少见钙化外，其他影像学表现与 DSRCT 不易鉴别。

【参考文献】

1. 李雷，江伟，王洪，等. 睾丸旁促结缔组织增生性小圆细胞肿瘤 1 例报告［J］. 四川医学，2014，35(2)：283-284.

2. 赵晨，岳学峰，施建党，等. 胸椎促纤维增生性小圆细胞肿瘤 1 例报告［J］. 中国脊柱脊髓杂志，2016，26(8)：766-768.

3. GOROSPE L，GÓMEZ T，GONZALEZ L M，et al. Desmoplastic small round cell tumor of the pelvis：MRI findings with histopathologic correlation［J］. Eur Radiol，2007，17(1)：287-293.

（朱　佳　柴雪娥）

【病例解析】

病例

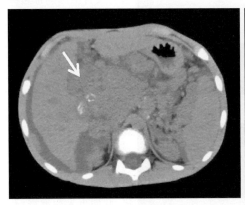 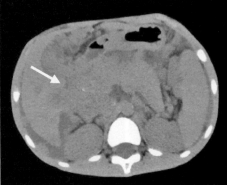

腹部 CT：左图横断位平扫，示上腹部可见团状肿块影，形态不规则、内密度不均匀，内可见多个小点片状钙化灶，病变与肝脏、胰腺、肾上腺界限欠清，肝周、脾周可见积液，腹膜见结节状软组织影；右图横断位平扫，示上腹肿块影，周围分界不清。

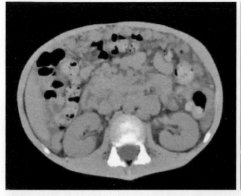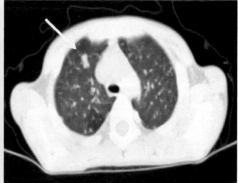

胸腹部CT：左图腹部横断位平扫，示肠系膜周围及腹膜后大血管旁可见多个大小不等的肿大的淋巴结影；右图胸部横断位，示右肺内可见结节状影。

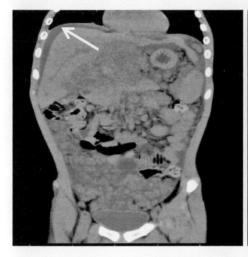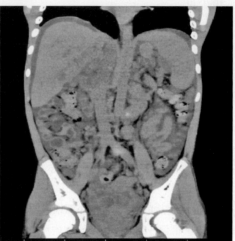

腹部CT：左图平扫冠状位重组，示上腹部肿块影，内有钙化，边界模糊，肝周可见积液影；右图平扫冠状位重组，示肝周、脾周、腹腔积液。

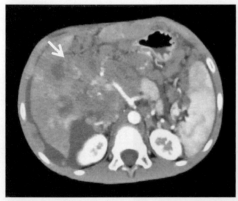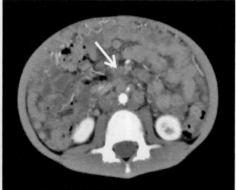

腹部CT：左图横断位增强，肿块呈不均匀强化改变。肝脏内可见结节状影，呈环形强化，局部肝动脉及门静脉被包绕。胰头及肾上腺局部边缘欠清，壁层腹膜结节状增厚，有强化；右图横断位增强，肠系膜周围及腹膜后大血管旁肿大的淋巴结呈中度强化。

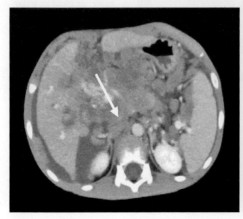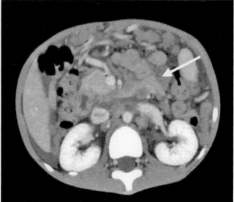

腹部CT：左图横断位增强延迟期，示上腹部肿块内造影剂消退较快，壁层腹膜结节性增厚可见强化，肝周可见积液影；右图横断位增强延迟期，示肠系膜及腹膜后大血管周围增大淋巴结，下腔及左肾静脉增粗。

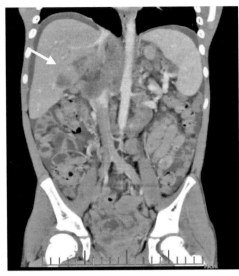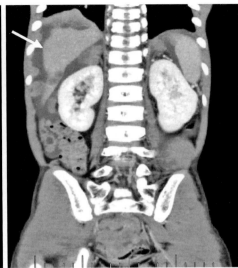

腹部 CT：左图增强冠状位重组，示肝内可见低密度灶；下腔静脉远心端增粗；右图增强冠状位重组，示右膈下及侧腹壁壁层腹膜增厚见软组织密度影，可见强化。肝脏内结节影呈低密度影。

图 6-4-4　促纤维增生性小圆细胞肿瘤

5. 侵袭性纤维瘤病

〖**临床概述**〗

流行病学：

侵袭性纤维瘤病（aggressive fibromatosis，AF）又称硬纤维瘤、韧带样纤维瘤病，是一种发生于深部软组织的纤维组织过度增生、以局部侵袭性生长为特征的成纤维细胞源性低度恶性肿瘤，常向邻近的肌肉组织或脂肪组织内浸润性生长。根据解剖部位分为腹壁型、腹外型、腹内型三大类。

侵袭性纤维瘤病是一组少见的瘤样纤维组织增生性病变，多发生于软组织。好发于 30 岁以下，可发生于任何年龄，女性多见，男女之比约为 1：3。腹内型侵袭性纤维瘤病更为少见，主要累及肠系膜、后腹膜及盆腔，其中 80％累及小肠系膜，国外有文献报道常与家族性腺瘤性息肉病伴发。

主要表现：

介于纤维瘤与纤维肉瘤间的交界性软组织肿瘤，早期无症状，肿块增大时可被触及并引起腹痛，少数病例可表现为下消化道出血或急腹症，无血液及淋巴转移现象，但存在侵袭性、局部破坏性及复发性。

〖**病理**〗

病灶质硬，切面呈灰白色、质韧，有粗大的梁状结构类似瘢痕组织，一般无包膜而且境界不清，常侵润周围组织，如横纹肌和脂肪组织。由梭形细胞（包括成纤维细胞和肌成纤维细胞）和胶原纤维束组成，在同一病例的不同区域中两者比例有较大的差异。周围有数量不等的增生血管，血管周围可有水肿。

〖**影像学表现**〗

X 线平片：

X 线平片诊断价值不大，可见腹部致密，钙化少见。

CT：

平扫表现为肿块一般体积比较大，为稍低、等或稍高密度，内部密度变化较大，向四周及肌肉方向伸出粗细大小不一的斑条状及毛刺状，称为尖角征，部分病灶呈晕轮状改变，称为晕日征；当肿块内出现气体时，表示肿块累及肠壁，与肠腔相通。增强扫描呈渐进性强化；极少有钙化、坏死、囊变。

MRI：

肿块一般比较大，边界不清，瘤内无囊变坏死，瘤周无水肿。T1WI 表现为等低信号，T2WI 以高信号为主，信号不均匀，DWI 大部分呈高信号，其内另见条片状 T1WI、T2WI 均为低信号的纤维组织带，有一定的特征性,增强扫描肿块呈不均匀、渐进性强化,这与CT强化一致,而条片状的纤维组织不强化。即使肿块较大并呈侵润性生长,其邻近结构大多为受压改变,多无受侵表现。

【诊断要点】

1. 发生于腹腔内的较大肿块,边界不清,与系膜、腹膜及韧带关系密切。
2. 内部钙化、囊变或坏死少见。
3. CT平扫上可见尖角征和晕日征。
4. MRI成像中T1WI呈等低信号,T2WI呈不均匀高信号。
5. CT和MRI强化呈渐进性轻中度强化,条片状的纤维组织不强化。
6. 不发生血液或淋巴结系统的远处转移。

【鉴别诊断】

1. 脂肪肉瘤:脂肪肉瘤多发生于肠系膜及腹膜后,平扫密度低,有脂肪成分,边界清晰,不侵犯邻近结构。
2. 胃肠道间质瘤:胃肠道间质瘤为软组织肿块,表现为圆形、类圆形或不规则分叶状,边界清楚,有出血和囊性变,增强扫描可见肿瘤周边血供丰富,动脉期即可见明显强化。
3. 淋巴瘤:腹部淋巴瘤常累及肠壁、肠系膜及腹腔淋巴结,分布范围较高,累及肠壁表现为肠壁增厚,且肠腔及肠系膜淋巴结增大、融合常见,累及肾脏、肝脏、胰腺、脾脏则可见相应表现。

【参考文献】

1. 盛茂,王嗣伟,晋丹丹.腹内型侵袭性纤维瘤病的病理及CT影像特征(附2例报道并文献复习)[J].医学影像学杂志,2019,29(1):95-98.
2. 陈烨佳,罗振东,吴宏洲.腹内型侵袭性纤维瘤病的CT表现及鉴别诊断[J].医学影像学杂志,2019,29(6):1053-1055.

（姚　琼　柴雪娥）

【病例解析】

病例

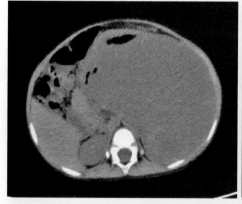
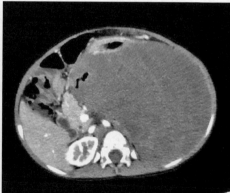

腹部CT:左图横断位平扫,示左上腹胃后方见一不规则形巨大包块影,平扫密度较低,未见明显坏死及出血区,边缘可见气体影;右图横断位增强动脉期,示肿块轻度强化。

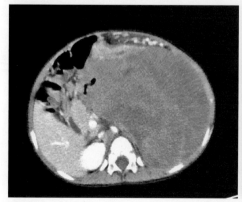
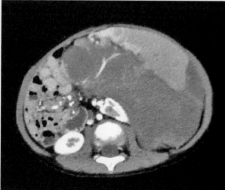

腹部CT:左图横断位增强静脉期,示肿块进一步强化,密度不均匀,肿块右缘见肠腔影,与胃后壁及肠腔界限不清;右图横断位增强动脉期,示脾脏向前下方推移,左肾向内下方推移。

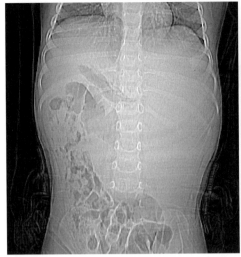
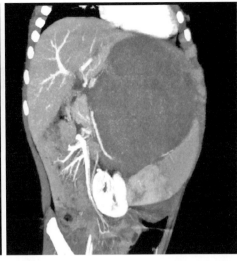

腹部CT：左图腹部CT定位相，示左上腹部致密，胃影及肠腔向右侧推移；右图冠状位MIP重组，示左肾、脾脏及血管向前下方推移，胰腺向右下方推移。

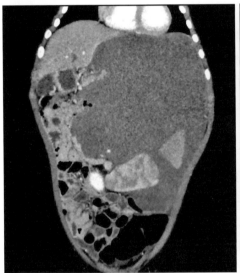
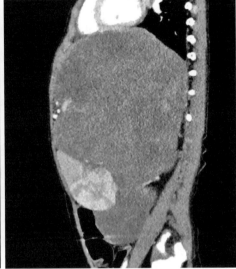

腹部CT：左图增强动脉期冠状位重组，肿块密度较低，动脉期强化不明显，右缘见气体影，手术证实局部肠腔穿孔；右图增强静脉期矢状位重组，肿块渐进性中等强化，脾脏向下推压，肿块形状不规则。

图 6-4-5　左上腹部腹膜后韧带样纤维瘤

第七章　肝胆胰脾

绪　论

一、肝脏肿瘤

儿童中约有 5％ 的腹腔内肿块起源于肝。儿童肝脏肿瘤可以是原发，也可以是继发。原发性肝脏肿瘤占小儿所有肿瘤的 1％～4％，其中 60％～70％ 为恶性，在腹部恶性肿瘤中排第三位，其中最常见的为肝母细胞瘤，占小儿肝脏恶性肿瘤的近 90％，其他恶性肿瘤还包括肝细胞肝癌、肝未分化胚胎性肉瘤、横纹肌肉瘤等。肝脏良性肿瘤则以肝血管瘤、间叶性错构瘤常见，另外还有局灶性结节性增生（FNH）及肝腺瘤等。继发性者则多为恶性肿瘤转移而来。

临床早期症状不明显，后期常因腹部包块、黄疸、腹水、腹壁静脉怒张而就诊。尽管肝脏良性肿瘤预后良好，但因生长部位的特殊及肿瘤发现时体积较大，对儿童的生长发育及生命均可造成严重影响。

	恶性			良性					
	肝母细胞瘤	肝细胞癌	未分化胚胎性肉瘤	横纹肌肉瘤	纤维板层性肝癌	转移瘤	婴幼儿肝血管瘤	间叶性错构瘤	局灶性结节性增生
发病率	最常见	第二位常见	第三位常见	罕见	占肝细胞癌的 1％～2％	不少见（新生儿期较原发恶性肿瘤常见）	最常见	约占儿童肝肿瘤 6％，儿童第二位常见良性肝肿瘤	少见
年龄性别	＜5 岁，男性较多见	＞4 岁，男性较常见	6～10 岁	5 个月～11 岁（高峰年龄 2～5 岁）	儿童及中青年	无明显差异	小于 6 个月（约 85％）	80％在 2 岁以内	无明显差异
部位	60％～70％位于肝右叶	孤立性、多结节或弥漫性生长	一叶或两叶	肝胆道系统，易转移	多见于肝左叶，可累及两个及以上肝段	多发结节为主，少数为单发结节或肿块	局灶性、多发性和弥散性病变	75％位于肝右叶	单发或多发，肝包膜下多见
临床	AFP 水平（90％ ↑），没有肝病史，与低出生体重、偏身肥大及某些遗传综合征有关	AFP 水平（70％ ↑），可有肝炎、慢性胆汁淤积性肝硬化等肝病史	AFP 水平正常	AFP 水平正常，位于肝外胆管者伴有阻塞性黄疸	AFP 水平正常，无肝病史	神经母细胞瘤及肾母细胞瘤转移多见，在原发肿瘤基础上出现肝脏症状	肝肿大、贫血、高输出型心力衰竭等，多合并皮肤或其他脏器血管瘤	部分 AFP 轻度升高	多无症状，无恶变倾向和并发症

（续表）

	恶性			良性					
CT表现	单发巨块为主,类圆形或不规则分叶状,边界尚清,呈低密度为主的混杂密度,可见液化坏死区,40%～50%有钙化灶;增强强化程度低于正常肝实质,可见增粗迂曲肿瘤血管	低密度为主,可见假包膜,出血钙化少。增强有快进快出的特点,多有血管受侵	低密度实性或多囊性肿块,可见分隔和纤维假包膜。增强实性分隔及包膜可强化	胆管内不规则息肉样软组织肿块,边界较清,其近端胆管扩张,钙化罕见;增强强化形式多样	不均质低密度灶,中央有星状更低密度纤维瘢痕,有时可见钙化,局灶性囊变多见。增强动脉期肿瘤实质强化,门脉期强化低于周围肝组织,中心瘢痕不强化呈低密度	多发大小不等低密度灶常见,增强可见靶征或牛眼征	局灶或多发低密度病灶,50%有钙化;增强扫描自周边向中心逐渐强化;可并发肝动静脉瘘,腹腔干以下的腹主动脉明显变细	囊性为主、囊实混合或实性为主病变,增强实质及分隔轻度强化,囊性部分不强化,包膜多不明显	平扫呈等或稍低密度,中央星状瘢痕呈更低密度;增强动脉期病变明显强化,可见增粗迂曲血管,门脉期及延迟期强化减低,而中央瘢痕特征性延迟强化
MRI表现	T1多为等低信号,出血囊变时信号混杂;T2信号高于正常肝实质,可见低信号分隔,假包膜较CT清楚	T1稍低信号,T2高信号,假包膜、血管受累显示清楚	T1低信号,T2高信号,增强不均匀强化	MR结合MRCP显示胆道内的肿块及扩张的胆管、胆囊更清楚	T1多低信号,T2上多呈不均匀高信号。中央瘢痕呈典型的双低信号	与原发瘤性质有关,多T1等低信号,T2中等高信号	T1低信号,T2高信号,有出血、坏死、血栓时为混杂信号	囊性部分因出血、蛋白含量而信号不同;MR更易显示实性病灶内多发小囊状改变	各序列近似等信号,中央瘢痕T1呈低信号,T2呈高信号,增强特征同CT

二、胰腺肿瘤

儿童胰腺良性及恶性肿瘤均属罕见,仅占所有小儿肿瘤的0.6%～0.8%,以学龄期及青春前期儿童多见,女性稍多于男性。与成人不同,胰腺上皮源性肿瘤导管腺癌及导管内肿瘤极为罕见,而胰母细胞瘤则是儿童最常见的胰腺原发恶性肿瘤,以10岁以下患儿多见,而青少年中以实性假乳头状瘤为多,女性多于男性;其他还包括神经内分泌肿瘤及少见的淋巴瘤、脂肪瘤、畸胎瘤、淋巴管瘤等非上皮性肿瘤。

临床主要表现为腹部肿块、腹胀,以及腹痛、呕吐、厌食、体重下降等,胰母细胞瘤部分可伴黄疸、AFP增高。

	胰母细胞瘤	胰腺实性假乳头状瘤
发病率	儿童最常见胰腺恶性肿瘤	占儿童胰腺肿瘤8%～16.6%
年龄	10岁以下	10岁以上
性别	男女之比约2∶1	青春期及年轻女性
部位	胰头多见	胰头及体尾部
临床	可出现黄疸、AFP升高及淋巴结、远处转移	低度恶性,引起胆道梗阻及转移均罕见
坏死囊变	多	多
出血	多	少

（续表）

	胰母细胞瘤	胰腺实性假乳头状瘤
钙化	约48%，砂砾样	约1/3，主要位于包膜处
CT 表现	多为实性肿块，一般体积较大；增强呈不均匀强化，多为渐进型及平台型强化，易侵犯局部血管及周围组织	多囊实性，外生膨胀性生长，与胰腺交界处呈杯口样改变；增强后呈延迟强化，肿块内部见云絮征；多不侵犯周围血管及组织
MRI 表现	T1 呈低信号，T2 呈高信号，内部信号较复杂，对周围侵犯显示清楚；MRCP 可显示胆管及胰管扩张	内部成分不同而信号多变，T2 实性部分高于正常胰腺，可见假包膜

三、脾脏肿瘤

儿童脾脏肿瘤发病率低，其原发性肿瘤仅占全身肿瘤的 0.1% 左右。良性肿瘤包括血管瘤、错构瘤、淋巴管瘤、脂肪瘤、血管内皮细胞瘤等，以血管瘤、淋巴管瘤常见；恶性肿瘤以累及全身多系统的淋巴瘤、白血病以及转移瘤多见，其他血管肉瘤、纤维肉瘤等少见。

临床症状取决于肿瘤的大小，较小时多无症状，体积增大后可表现为左上腹包块、腹部不适或疼痛，以及邻近脏器受压引起的恶心、呕吐、腹胀便秘等症状。恶性肿瘤多伴有低热、乏力、贫血、消瘦等全身消耗性表现。肿瘤巨大者可发生自发性破裂。

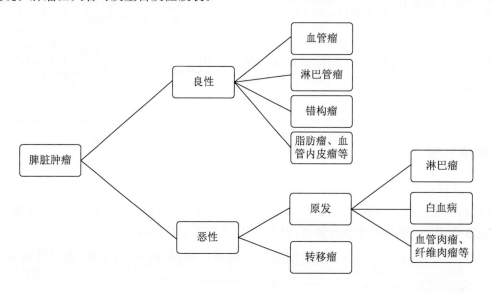

第一节　肝脏

1. 婴幼儿肝血管瘤

【临床概述】

流行病学：

血管瘤（infantile hemangioma，IH）是婴儿期最常见的良性肿瘤，发病率约在 3%～5%，目前病因、发病机制尚不明确。任何部位均可发生，内脏中以肝脏最多见。肝血管瘤可以独立存在，而多发的皮肤血管瘤可以是提示合并内脏血管瘤的征象，多数学者认为有 5 个及以上皮肤血管瘤的患儿应行肝脏血管瘤的筛查。

婴幼儿肝血管瘤是婴幼儿肝脏最常见的良性肿瘤,1982 年首次提出根据血管内皮的特征、病理学特点和临床表现将血管异常分为血管瘤和血管畸形两大类,两者的影像表现十分相似,难以区分。30年来血管异常的分类及命名已有所发展,目前比较公认的分类方法是根据病变范围、临床风险及预后的不同将肝血管瘤分为 3 个亚型:局灶性病变、多发性病变和弥散性病变。

主要表现:

婴幼儿肝脏血管瘤一般多无症状,常为产前筛查或产后因其他原因行腹部超声检查时偶然发现。产前检查可发现肝脏占位、羊水过多等,生后可表现为贫血、血小板减少、梗阻性黄疸及合并皮肤或其他脏器血管瘤、充血性心力衰竭,甚至弥漫性血管内凝血(diffuse intravascular coagulation,DIC)。临床就诊患儿常表现为三联征:肝肿大、贫血、高输出型心力衰竭。不同类别的婴幼儿肝血管瘤其临床特点及症状的严重程度又有所不同,严重的,甚至威胁生命的并发症包括凝血障碍、高输出型心力衰竭、肝功能衰竭、腹腔间隔室综合征、甲状腺功能减低(甲减)、肿瘤破裂、出血等,约 2/3 有症状的患儿死于并发症。由于婴幼儿肝脏血管瘤有自发消退倾向,总体预后良好,长期生存率可达 70%。

【病理】

婴幼儿肝血管瘤(infantile hepatic hemangioma,IHH)是婴幼儿肝脏最常见的肿瘤,本质是婴幼儿血管瘤(infantile hemangioma,IH)累及肝脏时导致的一种良性病变。组织学上,IHH 主要由增殖的血管内皮细胞组成,故 IHH 也被称为婴幼儿肝血管内皮瘤(hepatic hemangioendothelioma,HHE),是毛细血管内皮的过度增生,由内皮细胞、支持周细胞、骨髓细胞及其他细胞如成纤维细胞和肥大细胞组成,具有特异性标志物葡萄糖转运蛋白(glucose transporter - 1,Glut - 1)。大部分 IHH 同 IH 一样,具有典型的特点和自然病程,即为生后不久出现,随后进入快速增生期,通常持续 1 年左右,此期可在肿瘤内看到大量的内皮细胞,但尚无明显的血管结构;约 1 岁时,肿瘤进入缓慢消退期,消退时间可能为数月至数年不等,一般为 3~5 年,此期仅可在细胞水平上观察到血管内皮细胞的增生减少,成熟的血管变得明显;最后为退化完成期,在 5~8 岁时,此期血管为纤维、脂肪组织所替代,表达 Glut - 1。IHH 需要与成人肝血管瘤相鉴别:成人肝血管瘤的本质是静脉畸形,来源于上皮样血管内皮瘤,不会消退。

不典型的 IH 则为先天性血管瘤,出生时即有且已完全成熟,不会经历快速增长期这一阶段,迅速自发消退,影像表现与典型的 IH 相同。

局灶性 IHH 由于 IH 特异性标志物葡萄糖转运蛋白(glucose transporter - 1,Glut - 1)染色阴性,因而不是真正的 IH,而是先天性快速消退型血管瘤,通常在出生前就已经生长完成,出生后不会继续增长,而是进入快速消退阶段。故大多数局灶性 IHH 没有明显的临床症状,部分患者可有轻微的贫血或血小板减少的表现,少数患者还可因伴发动静脉瘘或门静脉分流而引发心力衰竭。

多发性和弥散性 IHH 是真正的 IH,因为两者 Glut - 1 表达均为阳性。两者的临床特征也与局灶性 IHH 有明显不同,它们通常在出生时不会被发现,生后与皮肤 IH 有着相似的生长特征,即先快速增殖后缓慢消退。另外,两者与皮肤 IH 的联系比局灶性 IHH 更加紧密,但多发性又比弥散性病灶更易伴有皮肤 IH。大部分多发性 IHH 也是无症状的,往往因为存在多发皮肤 IH 在筛查有无合并肝脏病变时被发现;部分未能早期发现的多发性 IHH 患者,可随着病灶的生长出现腹胀、消耗性甲状腺功能减退等症状,或出现动静脉瘘或门静脉分流所导致的高输出量型心力衰竭。弥散性 IHH 的临床症状较局灶性或多发性 IHH 更严重,因为弥散性 IHH 绝大部分甚至全部肝实质被病灶所替代;这会导致肝脏肿大,增加腹腔内压力,发生腹腔间隔室综合征,最终出现多器官功能衰竭而死亡。此外,在弥散性 IHH 患者中,由于病灶内血管内皮细胞产生大量的Ⅲ型碘化钾腺氨酸而继发严重的甲减,约 50% 患儿会出现低输出型心力衰竭的表现。

【影像学表现】

由于肿瘤富血供而且常合并血小板减少,穿刺检查极易导致大出血,所以影像检查是 IHH 诊断以及临床治疗效果评价的首选方法。

CT:

平扫 CT 表现为肝内局灶或多发低密度肿块,边界尚清晰,密度多数不均匀,50% 病例有钙化。增强扫描动脉期瘤体自周边向中心逐渐强化,多发者强化呈葡萄状、结节状、环状,门脉期及延迟期强化程度稍减退,但仍呈相对高密度,较大病灶因肿块内出血、坏死成分较多,中心区域始终无强化。病灶可见肝动脉供血,供血肝动脉及引流的肝静脉较粗大,动脉期肝静脉提前显影、增粗,可作为并发肝动静脉瘘的表现,腹腔干水平以下的腹主动脉明显变细,具有特征性。血流动力学相当于心外型的左向右分流,可观察到心影增大,心输出量增高。

MRI:

病灶磁共振 T1 加权像呈低信号,T2 加权像为高信号,病灶内有出血、坏死、血栓时表现为混杂信号。增强扫描表现为同等程度强化的球形病灶,强化方式与 CT 表现相同。不同于局灶性病变,多发性病变的病灶内或病灶周围可发现血液流空现象。可以为动静脉分流作出解释,也可能继发于分流的高输出性心力衰竭。

超声检查:

超声检查表现为同等强度的球形、独立、分散低回声区,病灶间有正常肝组织。部分病例可见病灶周围高流量血管及分流。

【诊断要点】

1. 婴幼儿多见,发病高峰一般在 6 个月以内婴儿,多发性和弥散性常伴发皮肤血管瘤。

2. 肝内局灶或多发低密度肿块;部分体积较大的病灶密度不均,常有出血、坏死、囊变及钙化。

3. CT、MRI 增强动脉期瘤体自周边向中心逐渐强化;供血肝动脉及引流的肝静脉较粗大,动脉期肝静脉提前显影、增粗,可作为并发肝动静脉瘘的表现,腹腔干水平以下的腹主动脉明显变细,具有特征性。

4. 有动静脉瘘的患儿心影增大,心输出量增加。

【鉴别诊断】

1. 肝脏局灶性结节增生:局灶性结节增生强化程度与血管瘤强化程度相当,是儿童期少见的良性病变,女童多见。增强后动脉期肿块明显均匀强化(非向心性的),静脉期及延迟期强化程度减低;瘤体中央瘢痕动脉期呈低密度,延迟期强化是其特征表现,强化方式不同可资鉴别。

2. 肝母细胞瘤:小儿最常见的肝脏恶性肿瘤,好发于 1 岁以上儿童,易侵犯邻近肝实质及血管、胆管,血供不如 IHH 丰富,强化程度较 IHH 低可资鉴别,且肝母细胞瘤 AFP 升高。

3. 肝脓肿:肝脓肿由于周边有纤维肉芽组织,增强扫描可呈环形强化,但静脉期强化不会向中心推进;MR 检查有弥散障碍。

【参考文献】

1. 刘莹华. 小儿肝血管瘤的分类及诊治进展[J]. 中华小儿外科杂志,2014,35(12):949-952.

2. 杨开颖,彭素华. 婴幼儿肝血管瘤诊治现状[J]. 临床小儿外科杂志,2020,19(8):746-751.

3. 刘莲花,贺明礼,赖华. 婴幼儿肝脏血管内皮细胞瘤的 CT 诊断[J]. 实用放射学杂志,2019,35(5):803-805.

4. 余杨红,陶强,黄伟,等. 儿童肝脏血管源性瘤的 CT 诊断和鉴别诊断[J]. 中国临床医学影像杂志,2015,26(1):50-52.

5. 高军,彭芸,于彤,等. CT 诊断婴儿型肝脏血管内皮细胞瘤[J]. 中国医学影像技术,2017,33(9):1301-1304.

(柴雪娥 张晓军)

〖病例解析〗

病例 1

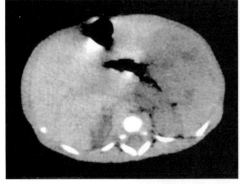 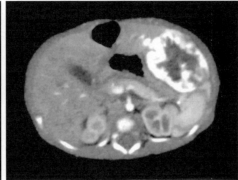

腹部 CT：左图横断位平扫示肝左叶类圆形低密度包块，边界欠清；右图横断位增强动脉期示边缘结节状条带状明显强化。

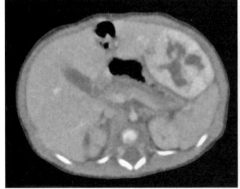 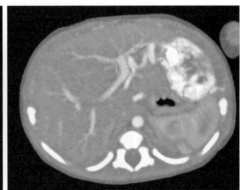

腹部 CT：左图同一患儿横断位增强静脉期示强化向中心推进，较动脉期更均匀，中间未强化部分为坏死液化区；右图横断位 MIP 重建显示增粗、迂曲的肝动脉分支。

图 7-1-1-1　局灶性肝血管瘤

病例 2

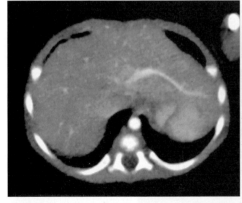 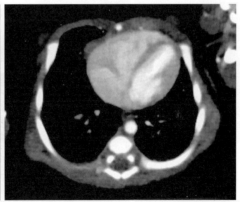

腹部 CT：左图横断位动脉期肝左静脉提前显影，提示存在肝动静脉瘘；右图心排血量增高，左心房、室增大。

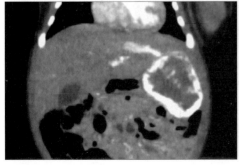 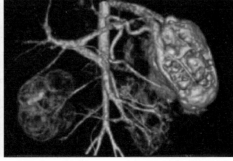

腹部 CT：左图冠状位增强动脉期示肝左静脉提前显影；右图 VR 重建类似棒棒糖改变。

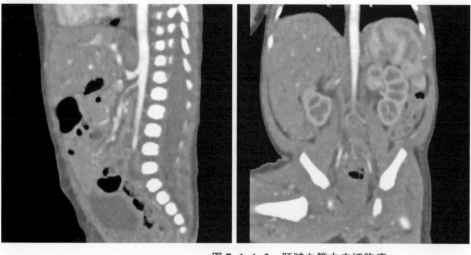

腹部CT：左图矢状位及右图冠状位MIP重组示主动脉在腹腔干分支发出后明显变细。

图7-1-1-2　肝脏血管内皮细胞瘤

病例3

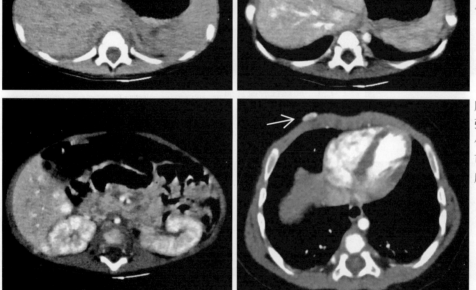

腹部CT：左图横断位平扫显示肝内多发类圆形低密度灶；右图增强显示明显强化，高于肝实质强化程度。

腹部CT：左图横断位增强肝右叶多发类圆形强化灶；右图横断位胸壁亦可见一强化血管瘤（箭头所示）。

图7-1-1-3　多发性肝血管瘤

病例4

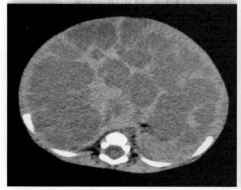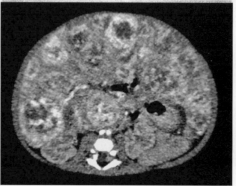

腹部CT：左图横断位平扫肝内弥漫分布低密度灶，几乎无正常肝实质；右图横断位增强后动脉期病灶周边明显强化。

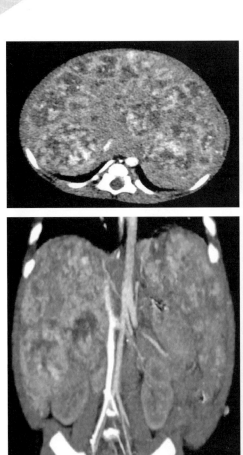

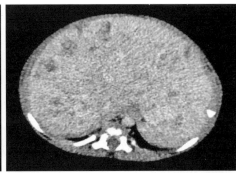

腹部CT:左图横断位增强后动脉期病灶周边明显强化;右图横断位静脉期强化向中心推进,仅余少量坏死区未强化。

左图冠状位CT增强重组示腹主动脉在腹腔干水平以下明显变细;右图平片示肝影明显增大,心影大。该患儿游离三碘甲状原氨酸降低继发性甲减,促甲状腺激素升高。

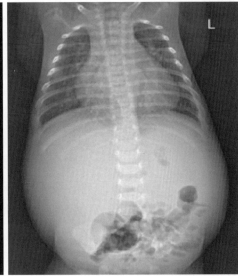

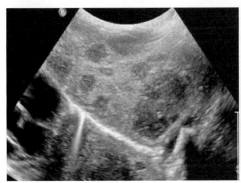

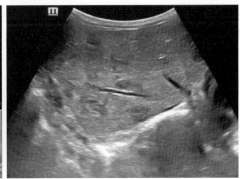

腹部超声随访,半年后复查血管瘤缩小、逐渐消退。

图7-1-1-4　弥漫性血管瘤

病例5

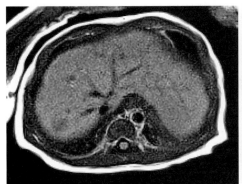

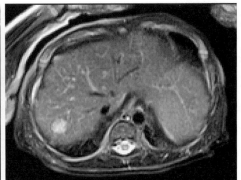

腹部MRI:左图横断位T1WI及右图T2WI平扫示肝右叶见一小圆形长T1、长T2信号影。

图7-1-1-5　血管瘤MR表现

2. 肝母细胞瘤

〖临床概述〗

流行病学：

肝母细胞瘤（hepatoblastoma，HB）是儿童肝脏中最常见的原发恶性肿瘤，在实体肿瘤中仅次于神经母细胞瘤和肾母细胞瘤，约占 3 岁以下儿童肝脏恶性肿瘤的 85%～90%。HB 的发病年龄主要集中于儿童期，其中约 4% 为先天性，约 68% 见于 2 岁以内，90% 的病例<5 岁，仅 3% 的患者>15 岁。众多文献报道，儿童 HB 的男女发病率约为（1.2～3.6）：1。

主要表现：

HB 起病隐匿，早期多无症状，患儿常以偶然发现的腹部肿块就诊。其他临床表现有贫血、腹痛、腹胀、体质量下降等症状，偶见人绒毛膜促性腺激素分泌性早熟表现。实验室检查可有不同程度的贫血，对诊断和判断预后最有意义的是血清学甲胎蛋白（AFP）检查，90% 患儿血清 AFP 含量有不同程度的升高。HB 的病因尚不清楚，分子遗传学发现 HB 患者存在第 2、8 及 20 号染色体三体和 1q 转位等染色体表型和结构异常。Wnt/β-catenin 信号通路在 HB 的发生过程中起最重要的作用，大多数 HB 中有 APC 基因、CTNNB1（β-catenin）基因突变，在蛋白质水平表现为 β-catenin 蛋白在肿瘤细胞核内浓积。HB 最常见的转移灶为肺部，如肝内发病灶及肺内转移灶控制不良，可发生其他部位转移如骨骼、中枢神经系统（CNS）和骨髓等，但 HB 出现其他转移的病例国内外报道均较少。

〖病理〗

HB 的组织学构成决定其病理分型，而病理分型又直接关系着肿瘤的治疗和预后。

HB 主要成分是胚胎上皮组织或含软骨、骨样及胚胎间叶组织。按病理类型分为完全上皮型 HB 和混合性上皮间叶型 HB。前者包括：分化良好的胎儿型、核分裂活跃的胎儿型、多形性上皮型、胚胎型、巨小梁型、小细胞未分化型和胆管母细胞型；后者根据有无畸胎瘤成分分为 2 型：混合性上皮间叶型（不伴有畸胎瘤特征）、混合性上皮间叶型（伴有畸胎瘤特征）。其中，预后较好的是上皮-胎儿亚型和无畸胎瘤成分的混合型，而小细胞未分化型预后较差，该亚型的 HB 患者血清 AFP 可以不升高。血清 AFP 是一种重要的生物学指标，用于患儿治疗反应的监测及观察肿瘤是否复发或转移，AFP 升高可见于 90% 以上的 HB 患儿，如果 AFP>1 000 000 ng/mL 或<100 ng/mL，常提示预后较差。

〖影像学表现〗

HB 首次诊断能否手术切除，主要由 PRETEXT 分期所决定，而 PRETEXT 分期系统是在影像学基础上建立的。

它由国际儿童肿瘤协会（International Society of Pediatric Oncology，SIOP）于 1990 年首次提出，修订于 2007 年。分期基于检查的横切面图像（见下方示意图），分成 4 个象限：左外叶象限（couinaud 2，3），左内叶象限（couinaud 4a，4b），右前叶象限（couinaud 5，8），右后叶象限（couinaud 6，7）。根据病变累及肝段的不同，共分为 4 期：Ⅰ期，1 个象限受累，3 个毗邻象限未受累；Ⅱ期，1 个或 2 个象限受累，2 个毗邻象限未受累；Ⅲ期，2 个或 3 个象限受累，且连续未受累象限≤1 个；Ⅳ期，4 个象限均受累。

HB 预后的主要危险因素是：PRETEXT 分期、Evans 分期、诊断时 AFP 水平（≤100 ng/mL）。

通过 CT 平扫及增强扫描就可观察的有：①PRETEXT Ⅳ期；②肝内转移/多发；③门静脉主干受累；④3 支肝静脉和（或）下腔静脉侵犯；⑤肿瘤肝外腹部侵袭；⑥腹腔内出血；⑦远处转移等。

白凤森等报道，通过观察 HB 的 CT 征象，如肿瘤大小及形态、强化程度、静脉期 CT 值、钙化及肝包膜回缩征等，可以提示 HB 组织病理学分型，包括完全上皮型 HB 的肿瘤细胞呈束状、小梁状或成片排列,紧密排列;混合型 HB 所含成分复杂,间质变性,细胞无黏附,排列较疏松,因此肿瘤体积较前者大。混合型 HB 钙化率较高,静脉期 CT 值以完全上皮型 HB 较高,是由于其间质血窦丰富和静脉参与;混合型 HB 成分复杂,更易坏死、囊变,强化程度较低,等等。

X 线平片:

上腹部致密,肝影不规则增大,含气结肠受压向下移位,部分可见钙化影。发生肺转移者,可见肺内多发结节影。

CT:

平扫为肝内巨大占位,肿块形态呈类圆形或不规则分叶状,边界尚清,肿块呈低密度为主的混杂密度,可见液化坏死区及钙化灶。

增强扫描动脉期肿瘤内见迂曲增粗的肝动脉分支,可见结节状、小片状强化区,门静脉期及静脉期肿瘤强化范围较动脉期大,强化程度较动脉期降低,密度较前均匀,但比正常肝实质强化程度低,囊变、坏死区更明显。由于肿块的占位效应,在肿块与正常肝组织间可形成假包膜,增强后显示清晰,包膜完整则肿瘤边界锐利,包膜不完整也可清楚显示。部分病例可见肝内血管受累,瘤栓形成。

肿瘤周围组织、脏器可受不同程度推压、移位。肝内转移表现为局部浸润以及肝内多发扩散,肝外转移主要是肺内及胸腹部淋巴结受累。

MRI:

平扫可见肝脏内实性肿块,呈圆形、椭圆形或分叶状。肿瘤界限较清晰,T1 多为等低信号,大的肿瘤中心坏死、囊变、出血,表现为混杂信号,中间夹杂斑片样或点状高信号或更低信号。可见完整或不完整的环形假包膜结构,为正常肝组织受压所致。T2WI 可见瘤内多个细小囊状高信号影,周围有低或等信号线样间隔,呈“石榴籽样”改变,可能为瘤内坏死、囊变、出血或瘤内扩张的血窦所致。MR 对钙化灶的显示不敏感。

增强后肿瘤内部呈不均匀强化,肿瘤内坏死及出血灶无增强表现。

HB 为肝脏常见恶性肿瘤具有更高的细胞密度,更多的细胞核,细胞排列紧密,水分子扩散受限明显,因此 DWI 信号增高、ADC 值降低,这为鉴别诊断提供了理论支持。ADC 值 1.260×10^{-3} mm²/s 可作为区分良性和恶性病变的最佳临界值。同时测量病变和肝实质的 ADC 值,并计算 ADC 比率,提示病变与周围正常肝脏 ADC 比率在区分良恶性病灶方面较优越。

核医学:

PET-CT 对于显示远处转移灶较敏感。

【诊断要点】

1. 发病年龄 1~3 岁儿童。

2. 平扫示肝内单发或多发类圆形或分叶状低密度肿块,密度不均,常有坏死、囊变、出血及不规则钙化。

3. CT 增强扫描动脉期不均匀结节状中度强化,静脉期强化程度较前降低,范围增大,密度均匀,但低于肝实质密度,坏死囊变区不强化,由于假包膜形成,肿瘤边界较明显。

4. 周围脏器(结肠、右肾、下腔静脉、门静脉等)推压移位。

5. 可见肝门静脉、肝静脉受累,可见肝内转移/多发灶、肝门淋巴结大、肺内转移等。

【鉴别诊断】

1. 肝局灶性结节性增生:强化明显高于肝母细胞瘤,高于肝实质,边界清晰,AFP 不升高。

2. 肝间叶错构瘤:多见于 2 岁以内,肝母细胞瘤主要需与实性的肝间叶错构瘤鉴别,间叶错构瘤强化没有肝母细胞瘤强化明显,而且 AFP 不升高。

3. 肝细胞癌:儿童少见,通常有肝炎、肝硬化基础病史;增强扫描呈快进快出表现,钙化相对少见,AFP 亦升高。

4. 右侧肾上腺神经母细胞瘤:由于位置与肝脏非常贴近,强化方式相似,不易区分,但肾上腺神经母细胞瘤钙化更常见,供血血管也可以作为确定肿瘤部位的征象,再有就是肾上腺神经母细胞瘤 AFP 不高,NSE 增高。

5. 肝未分化胚胎性肉瘤:发病年龄较大,肿瘤体积大,密度低,似囊性病变,见厚薄不均的分割及内壁结节,通常无钙化,AFP 多不升高。

6. 肝转移瘤:增强扫描呈环形强化,牛眼征,有原发肿瘤病史,通常 AFP 不升高。

【参考文献】

1. 儿童肝母细胞瘤诊疗规范(2019 年版)编写审定专家组.儿童肝母细胞瘤诊疗规范(2019 年版)[J].临床肝胆病杂志,2019,35(11):2431-2434.

2. 薛潋滟,朱铭,钟玉敏.儿童肝母细胞瘤的 CT、MRI 诊断[J].中国医学计算机成像杂志,2011,17(5):425-428.

3. 武海燕,张文,何乐健.肝母细胞瘤病理诊断专家共识[J].中华病理学杂志,2019,48(3):176-181.

4. 于啸,张辛贤,辛涛,等.CT 及磁共振成像在儿童肝母细胞瘤诊治中的应用进展[J].实用放射学杂志.2020,36(6):988-991.

5. 白凤森,袁新宇,闫淯淳,等.儿童肝母细胞瘤 CT 征象及其与病理的关系[J].中国医学影像技术.2017,33(9):1297-1300.

(柴雪娥　高　峰)

【病例解析】

病例 1

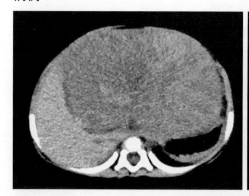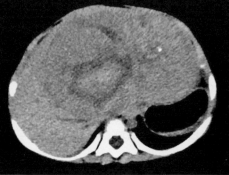

腹部 CT:横断位平扫示肝左叶类圆形不均匀低密度灶,病灶中央可见坏死囊变低密度区及出血高密度区。

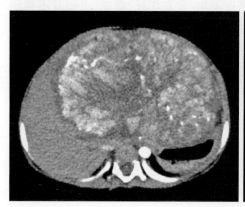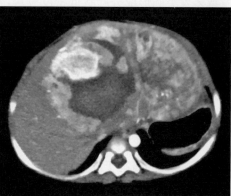

腹部 CT:横断位增强扫描动脉期肿瘤内见迂曲增粗的肝动脉分支,可见结节状、小片状强化区,囊变出血区无强化。

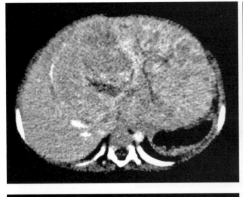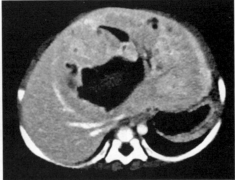

腹部 CT：横断位静脉期肿瘤强化范围较动脉期大，强化程度较动脉期均匀，囊变区显示更明显。

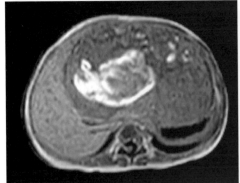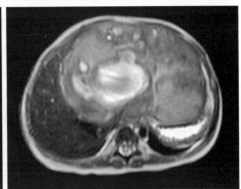

腹部 MRI：左图横断位 T1WI 见肝左叶以等略低信号为主的包块影，中央可见高信号出血及低信号坏死囊变区；右图横断位 T2WI 以等高信号影为主。

图 7-1-2-1　胎儿型肝母细胞瘤

病例 2

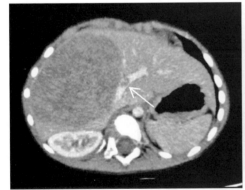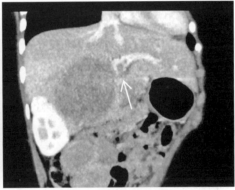

腹部 CT：左图横断位及右图冠状位增强显示门静脉左支内充盈缺损，瘤栓形成，见箭头所示。

图 7-1-2-2　肝母细胞瘤伴门静脉瘤栓

病例 3

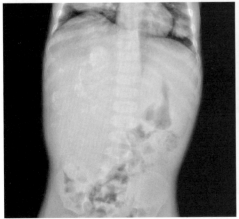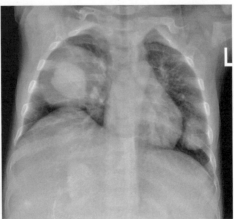

胸腹部平片：左图右腹致密，可见斑片状钙化影，周围肠管推压移位；右图胸部见多发球形及结节形转移灶。

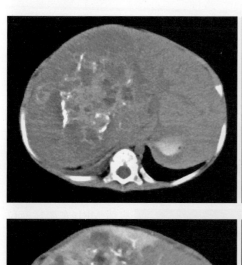
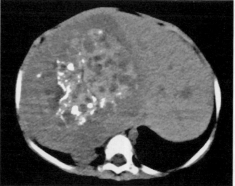

腹部CT：横断位平扫肝右叶巨大混杂密度包块，内见大量不规则钙化影，边界尚清。

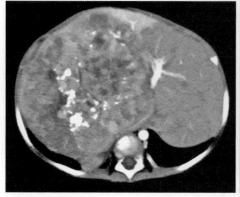
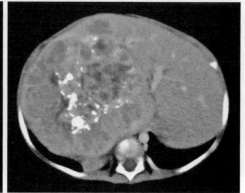

腹部CT：左图横断位增强扫描动脉期显示不均匀强化；右图静脉期强化程度减低，实质较动脉期均匀。周围包膜不完整，肺内转移灶与肝内病灶强化方式相同。

图 7-1-2-3　肝右叶混合性上皮间叶型肝母细胞瘤

病例 4

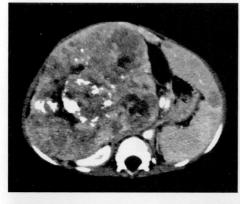
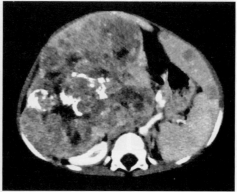

腹部CT：横断位增强扫描显示肝左叶多发低密度转移灶。

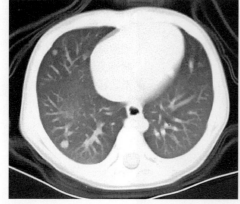
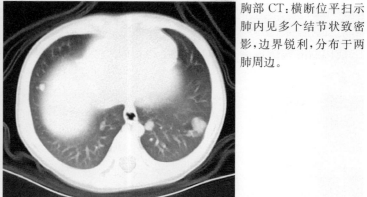

胸部CT：横断位平扫示肺内见多个结节状致密影，边界锐利，分布于两肺周边。

图 7-1-2-4　肝母细胞瘤肝内及肺转移

病例 5

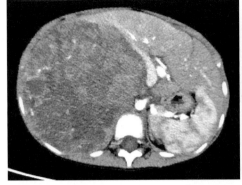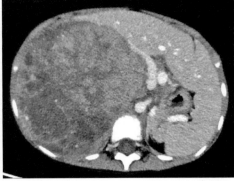

腹部 CT：横断位增强右侧肾上腺区巨大包块，与肝母相似，显示肝动脉分支不粗，正常肾上腺消失。

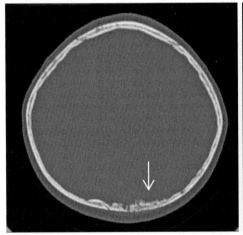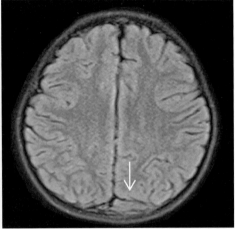

头颅：左图横断位 CT 同一个神母患儿颅骨转移，示放射状骨膜反应；右图横断位 MRI T2-Flair 序列显示局部软组织包块。

图 7-1-2-5　右侧神经母细胞瘤伴颅骨转移（鉴别诊断）

3. 肝脏间叶错构瘤

〖**临床概述**〗

流行病学：

　　肝脏间叶性错构瘤（hepatic mesenchymal hamartoma，HMH）为一种少见的肝脏良性占位，约占儿童肝脏肿瘤的 6%，绝大多数见于小儿，约 80% 见于 2 岁以内的婴幼儿，极少数可发生于成年人。HMH 发病机制尚不完全清楚，多数学者认为是肝内小胆管发育异常和继发退变所造成的结果，而一些研究发现患儿存在染色体异常及 DNA 表现非整倍性等特点，表明 HMH 可能为一种真性肿瘤。HMH 有发展成肉瘤的病例报道。HMH 可在胎儿中发生，产前超声即可显示囊性或混合性肝脏肿块，但无血管增多。

主要表现：

　　HMH 大多表现为无痛性腹部包块，当肿瘤体积增大压迫临近器官时，会出现腹胀、呕吐、腹水、贫血、呼吸困难、下腔静脉受压等症状，肿瘤破裂则出现急腹症。目前为止，尚未发现任何肿瘤标记物与该病相关，实验室检查肝功能多正常或接近正常，部分（约 25%）病例 AFP 值一般呈轻度升高，其升高水平可能与肿瘤实性成分多少有关。但是生化检查相关肿瘤标记物（AFP）可以用来同其他肝脏肿瘤相鉴别。

【病理】

大家普遍将 HMH 分为囊性、囊实混合和实性，但很难绝对地将 HMH 分为实性和囊性，因为即使是实性 HMH 中也常常有许多囊性成分存在，所以建议称为囊性或实性为主更科学。HMH 的实性和囊性表现可能为不同的发展阶段，实性病灶因生长迅速，血供不足，故易出现坏死囊变区。由于间质囊性退变及囊内继发性液体潴留引起淋巴道梗阻和扩张，随着肿块的快速增大，间质萎缩，胆管扩张及淋巴液的积聚，导致肿块内的囊性区明显扩大，以致占据肿块的大部甚至全部，使肿块表现为囊实性，或以囊性为主。这可能是囊性为主的肿块边缘可见实性成分及肿块内分隔厚薄不等的病理基础所在。HMH 无真性包膜，所见纤维假包膜由胆管、肝细胞索及血管等组成，与正常肝实质无明显密度差，所以未能在 CT 图像上显示。

HMH 曾被称为海绵状淋巴管样瘤、囊性间叶性错构瘤、胆管纤维腺瘤，足见其病理所包含成分复杂。肿块无真正包膜，大体标本切面呈灰白色、灰红色或黄褐色，囊性为主病灶可有大小不等的囊腔，囊内可见澄清或黄色液体。

镜下肿瘤主要由富于血管的成熟结缔组织组成，其内可见许多畸形血管、淋巴管、排列紊乱的小胆管及分支和肝细胞团，瘤周围肝细胞可不规则伸入间叶组织内，肝细胞分化成熟，间质中可见少量炎性细胞浸润；肿瘤对周围肝组织没有浸润现象，也没有远处转移。

【影像学表现】

间叶性错构瘤通常是表现为界限分明、无包膜的肿块，其中包含多个囊肿，少数可表现为完全实性或者完全囊性改变。影像检查在肝脏错构瘤诊断及鉴别诊断中起着重要作用，准确的定位及与周围器官血管的关系显示，为临床提供详细的影像资料，使手术医生术前"胸有成竹"。

X 线平片：

肿瘤体积较大者，腹部平片表现为肝影增大及对周围肠腔推移。

CT：

囊性为主的病灶表现为平扫示肝内巨大囊性低密度影，CT 值约为 12～19 HU，内见厚度不均匀分隔结构，囊壁较厚，光整无结节。增强后动脉期及静脉期实性部分及间隔可见轻中度强化，囊性部分未见确切强化，延迟期实性部分及间隔部分进一步强化。

实性为主病灶，平扫呈肝内略低密度灶，其内见小片状液性低密度区，部分病例可见高密度出血灶及钙化影。增强扫描动脉期病灶内呈斑片状或网格状不均匀强化，静脉期及延迟期强化进一步增加，范围有扩大趋势，且与周围肝实质密度相当，实性区内小囊状低密度区显示更明显。病灶无包膜，故病灶边界多不锐利。

病灶周围的血管、胆管可见不同程度的推移和受压。腹腔及腹膜后未见肿大淋巴结。

MRI：

HMH 的 MRI 表现同样是多变的，这主要取决于其肿块内实性部分及囊性部分所占的比例。

囊性为主病例表现为大小不等的、多房性囊性病变，分隔厚度不同，T2 为高信号，但不同囊内信号不一，高者与胆囊相似。T1 为低、稍低或等信号，部分囊内可见液-液平面，这主要取决于囊内液体中蛋白含量的高低及分布是否均匀，蛋白含量较高者，T1 序列信号也较高。

囊实混合性病灶表现为 T1 稍低，T2 稍高的实性肿块中见大小不等的、境界清楚的囊性病变，分散或聚集，但相互不融合，之间可见分隔，信号与胆囊相近；T1 序列其内实性部分及分隔呈稍低信号，囊性部分呈低信号，T2 及压脂序列实性部分及分隔呈等低信号，囊性部分呈高信号。

实性为主病例 T1 为稍低信号，T2 为不均匀高信号，出血则 T1 为高信号，T2 为低信号；增强扫描动脉期轻度强化,门脉期及延迟期进一步强化,内部小囊更明显。

【诊断要点】

1. HMH 发病年龄多为 2 岁以下,AFP 多无增高或部分实性为主病例轻度增高。

2. HMH 肝内肿瘤体积较大,多房囊性改变为重要特征,即使实性为主的病灶内也有囊性小灶存在,部分病例可见坏死出血区及钙化。

3. CT、MRI 增强实质及分隔轻度强化,静脉期及 MR 检查更易显示出实性病灶内多发小囊状改变;无明显增粗供血血管;无强化壁结节。囊性部分不强化;包膜多不明显,与周围肝实质分界不锐利。

4. 未见肝内血管瘤栓形成,未见肝内、肺内及腹腔淋巴结转移。

5. 肿瘤破裂后可见腹水、出血、炎性表现,原发肿瘤表现不典型。

【鉴别诊断】

1. 肝母细胞瘤:肝母发病高峰年龄与 HMH 相似,AFP 明显升高,实性 HMH 与之影像鉴别较困难,但当肿瘤出现门静脉或肝静脉瘤栓及淋巴结增大或肺内转移时,肝母细胞瘤可能大。

2. 肝脓肿:患者有明显发热病史,边界模糊不清,增强为环状强化,周围可见低密度晕征。

3. 肝脏未分化胚胎性肉瘤:发病年龄多大于 HMH 的年龄,且未分化胚胎性肉瘤间隔厚薄不均,有壁结节,由于其黏液基质可吸附水分,故 CT 表现为液性低密度,而在超声图像为中高回声,这种不一致性亦为其重要特点。

4. Caroli 病:肝内多发小囊状影分支状相连,与胆管相通。肾内亦可出现囊性改变。

5. 肝囊肿:单发,无实性组织,增强无强化,小儿肝囊肿少见。

【参考文献】

1. 叶滨宾,王丽君,胡冰,等.小儿肝脏间叶性错构瘤的 MRI 表现[J].中华放射学杂志,2005,39(7):743-747.

2. 孙雪峰,袁新宇,杨梅,等.儿童肝脏间叶性错构瘤的 CT 表现与临床病理研究[J].中华放射学杂志,2013,47(10):917-920.

3. 汪圣,何四平,杨吉钱,等.儿童肝间叶性错构瘤的 CT 影像学和病理学特征[J].医学临床研究,2013,30(12):2400-2402.

4. 于彤,周春菊,高军,等.儿童肝间叶性错构瘤的 CT 影像特点[J].中国医学影像技术,2015,31(11):1720-1723.

（柴雪娥　高　峰）

【病例解析】

病例 1

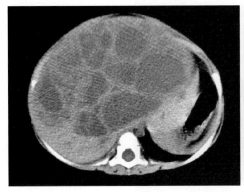 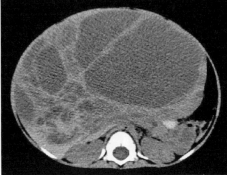

腹部 CT:横断位平扫示肝内多发大小不等囊性病变。内部可见厚薄不均的分隔。

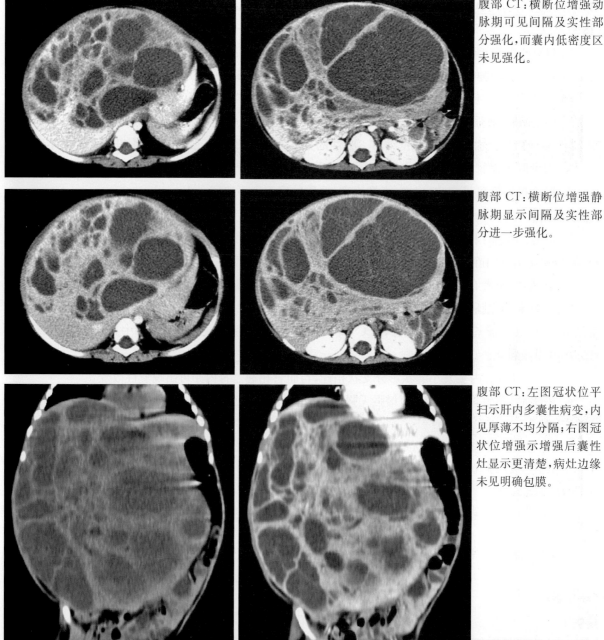

腹部CT：横断位增强动脉期可见间隔及实性部分强化，而囊内低密度区未见强化。

腹部CT：横断位增强静脉期显示间隔及实性部分进一步强化。

腹部CT：左图冠状位平扫示肝内多囊性病变，内见厚薄不均分隔；右图冠状位增强示增强后囊性灶显示更清楚，病灶边缘未见明确包膜。

图7-1-3-1　囊实混合性肝间叶错构瘤

病例2

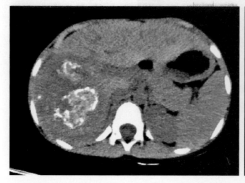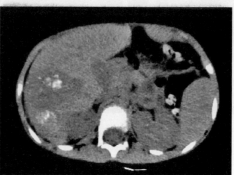

腹部CT：横断位平扫示肝右叶见低密度包块影，内见斑片状钙化。

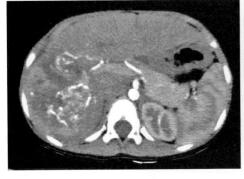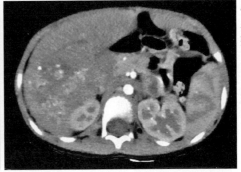

腹部 CT：横断位动脉期显示实性部分呈斑片状强化。

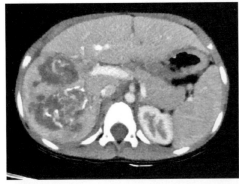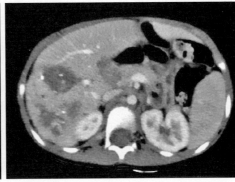

腹部 CT：横断位静脉期示实性部分进一步强化，范围较前增大，囊性区显示更清楚，肿块无明显包膜。

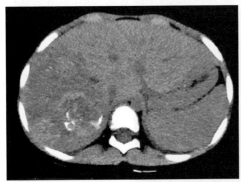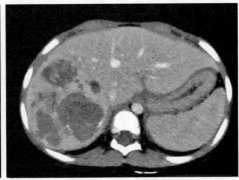

腹部 CT：左图横断位平扫显示为实性病变；右图横断位增强后静脉期显示其内大小不等的囊性灶。

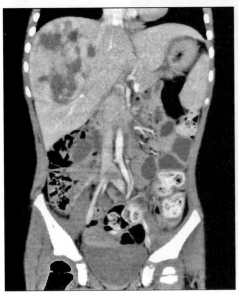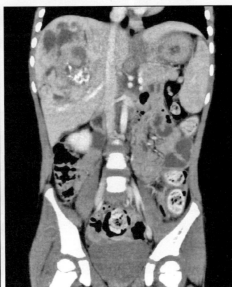

腹部 CT：冠状位增强示肝右叶见一强化与肝实质密度相仿的占位，内见多发小囊状低密度不强化区，无明显包膜，边界不清，未见明显增粗血管。周围血管略受压推移。

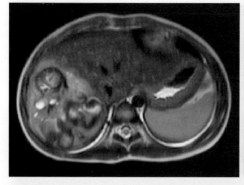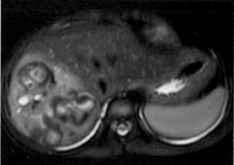

腹部 MRI：左图横断位 T2WI 像及右图 T2WI 压脂像示实性部分为略高信号，部分可见出血低信号，间隔呈低信号。

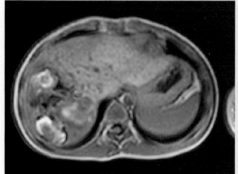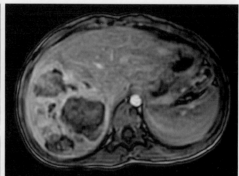

腹部 MRI：左图 T1WI 平扫囊内低信号为主，部分呈高信号出血灶，间隔及实性部分呈等信号；右图 T1WI 增强后实性部分及间隔强化。

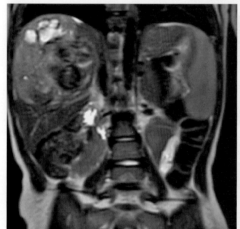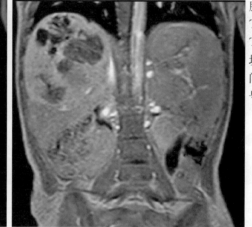

腹部 MRI：左图冠状位 T2WI 及右图冠状位 T1WI 增强示肝右叶包块影，增强后实性部分及间隔强化，上方 T2 高信号囊性部分无强化。

图 7-1-3-2　实性为主的肝间叶错构瘤

病例 3

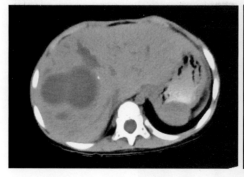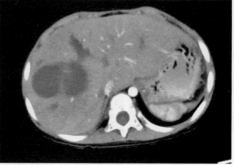

腹部 CT：左图横断位平扫及右图增强动脉期肝右叶见囊性病灶，增强动脉期囊壁及间隔强化。

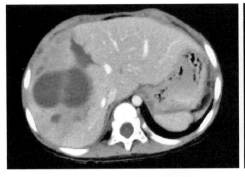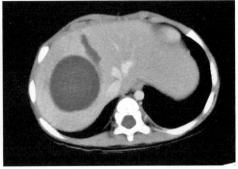

腹部 CT：左图增强静脉期及右图延迟期示囊壁及间隔进一步强化，而囊内未见明显强化。

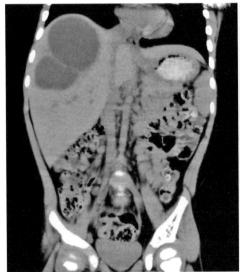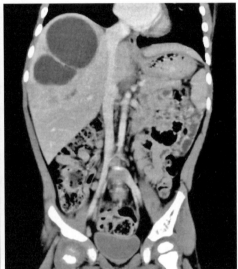

腹部 CT：左图冠状位平扫示肝右叶囊性包块影，右图冠状位增强后间隔及囊壁进一步强化，较左图平扫边缘对比更清晰。

图 7-1-3-3　囊性肝间叶错构瘤

4. 未分化胚胎性肉瘤

〖临床概述〗

流行病学：

肝脏未分化胚胎性肉瘤（undifferentiated embryonal sarcoma of the liver，UESL）是一种少见的肝脏原始间叶组织来源的高度恶性肿瘤，占所有儿童肝脏肿瘤的 6%，光镜下细胞为原始表现且缺少组织分化。多发生于 6～10 岁儿童，无种族或性别差异。发病隐匿，术前确诊率低，术后易复发，预后差，其中位生存时间<1 年。

肝脏未分化胚胎性肉瘤多位于肝右叶，生长迅速。早期限于肝内生长，呈结节状及巨块状，少数呈外生性生长；晚期可穿破假包膜向周围组织浸润、种植和转移。可直接侵及横膈膜、胸膜、肋骨、腹壁、胃肠及肠系膜，沿静脉可累及下腔静脉、右心房及右心室，甚至可栓塞肺部，或远处转移至胰腺、肾及肾上腺等。

主要表现：

早期缺乏特异性的症状和体征，大部分患者仅表现为右上腹部不适，伴或不伴腹部疼痛、胃肠道症状及腹部包块；因肿瘤通常会有出血坏死，所以常伴发热。一般无黄疸，血清甲胎蛋白（AFP）指标正常。

〖病理〗

肿瘤体积较大，常大于 10 cm，由实性和囊性成分组成。绝大多数肿瘤有纤维性假包膜，肿瘤切面呈囊实性,白色或灰白色,其间混有囊样凝胶区以及出血和坏死灶;肿瘤组织质地软。镜下实质成分背景为黏液样,黏液基质中散布未分化的不规则梭形或星形细胞,核仁不明显,细胞边界不清,呈团片状或束状密集排列,散在多形瘤巨细胞,其中部分细胞间变,异型性明显,间质疏松黏液变性,偶见红染包涵体,局灶见泡沫样组织细胞聚集和含铁血黄素沉着。

〖影像学表现〗

UESL 的影像学特点反映了它由实质性、囊性和黏液样成分构成。由于黏液样基质内显著的富水内容物,其特征性表现是超声检查显示实质性特点,而 CT 和 MR 为囊性表现。

超声:

主要表现为肝内巨大单发病灶,呈等回声或混合回声为主的实性肿块,内含多个大小不等的囊腔,内可见分隔。少数肿瘤主要表现为无回声。

CT:

大部分病灶在肝右叶,平扫常表现为大的边界清晰的囊性低密度影。由于肿块内黏液样基质富含亲水酸性黏多糖,可不断吸收水分,故多呈液性低密度。多房病灶内可见厚薄不均的分隔,囊腔大小不一,囊内呈水样或稍高密度,偶尔肿块内可有大片实性区域,与肌肉密度相似。单房病灶表现为肿瘤边缘含不规则软组织密度影的单一囊腔,囊内可因出血而呈高密度。部分肿瘤以实性为主,其内有多个小囊。钙化少见,且多表现为病灶边缘针尖样钙化。增强后动脉期实性部分及分隔、包膜有强化,门脉期及延迟期继续强化;囊内结构始终无明显强化。

MRI:

肿瘤在 T1WI 上主要为边界清楚的混杂低信号,局部由于出血可有高信号;在 T2Wl 上为高信号,其内含有低信号分隔,DWI 实性成分呈较高信号。动态增强动脉期病灶边缘和实性部分强化,门脉期及延迟期继续强化。MRI 还可以清楚显示血管侵犯、胆道阻塞情况。

〖诊断要点〗

1. 肝脏不规则大肿块。

2. AFP 多正常。

3. CT 多为液体密度为主,增强扫描实性成分及分隔强化。

4. MR 多房囊性病变为主,呈长 TI、长 T2 信号。

5. 超声显示实性肿块,与 CT/MR 表现不一致是 UESL 的重要鉴别点。

〖鉴别诊断〗

1. 肝母细胞瘤:5 岁以下多见,尤其是 2 岁以下婴儿,血 AFP 明显升高,坏死出血常见,半数病例可见瘤内不规则钙化。

2. 间叶错构瘤:2 岁以下多见,男性为主发病年龄小,病灶分隔较薄,壁结节少见。

3. 肝胚胎性横纹肌肉瘤:5 岁以下多见,好发部位为胆总管,向肝内扩展,临床表现为阻塞性黄疸,可见肝内外胆管扩张。

4. 包虫囊肿:超声检查显示为囊性肿块,周围嗜酸性细胞增多提示包虫病的诊断。

5. 肝囊肿:囊壁薄而光滑,囊内为均匀的水样回声或密度。

〖参考文献〗

1. 刘蕾,顾伟忠,赵曼丽,等.肝脏未分化胚胎性肉瘤的研究进展[J].肝胆胰外科杂志,2020,32(4):253-256.

2. 赵国礼,程红岩,龙行安,等.肝脏未分化胚胎性肉瘤的 CT 及 MRI 表现[J].中国医学影像技术,2009,25(1):107-109.

3. 赵越,王洁茹,谭宏文,等.肝脏未分化胚胎性肉瘤 MSCT 表现[J].实用放射学杂志,2017,33(3):480-482.

4. 马怡晖,黄培,高汉青,等.小儿肝脏未分化(胚胎性)肉瘤临床病理学观察[J].中华病理学杂志,2018,47(6):461-462.马怡晖.小儿肝脏未分化(胚胎性)肉瘤临床病理学观察[J].中华病理学杂志,2018.

（徐化凤　高　峰）

【病例解析】

病例 1

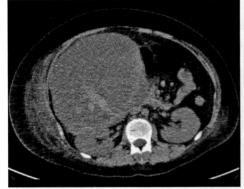 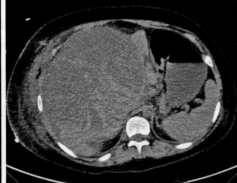

腹部 CT:横断位平扫,肝右叶可见巨大占位,大部分呈不均匀液性低密度影,其内可见絮状软组织密度影。

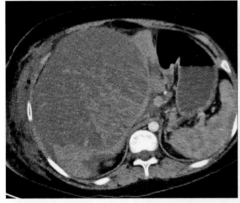 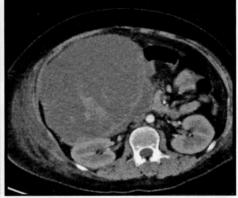

腹部 CT:横断位增强动脉期,周边液性低密度影未见明显强化,内部絮状软组织密度影可见强化,周边囊壁强化。

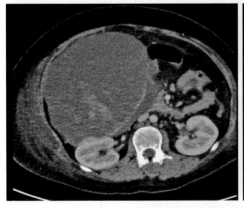 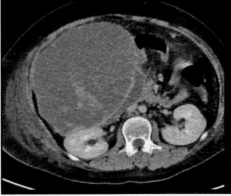

腹部 CT:横断位增强静脉期,周边液性低密度影未见明显强化,内部絮状软组织密度影及囊壁进一步强化。

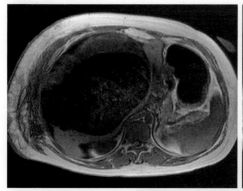
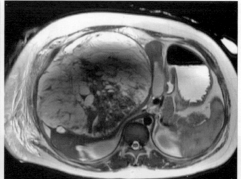

腹部 MRI：左图横断位 T1WI 及右图 T2WI 平扫，肝右叶巨大多房型囊性占位，呈长 T1、长 T2 信号，内可见分隔及实性成分，呈等 T1、等 T2 信号。

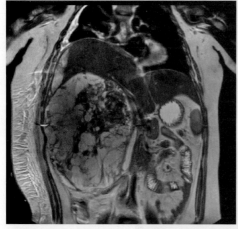
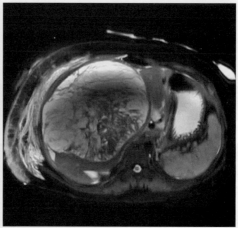

腹部 MRI：左图冠状位 T2WI 及右图横断位 T2WI 压脂序列，肝右叶巨大多房型囊性占位，呈混杂高信号，内可见分隔及实性成分。

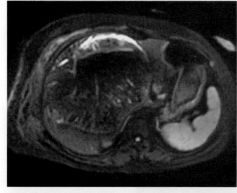
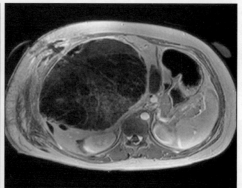

腹部 MRI：左图横断位 T2 脂肪抑制序列分隔及实性成分呈稍高信号，右图横断位 T1WI 增强扫描肿瘤周边、分隔及实性成分呈渐进性强化。

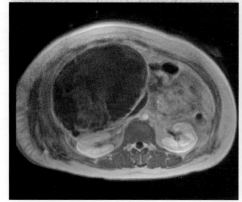
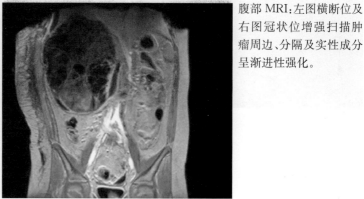

腹部 MRI：左图横断位及右图冠状位增强扫描肿瘤周边、分隔及实性成分呈渐进性强化。

图 7-1-4-1　肝脏未分化胚胎性肉瘤

病例 2

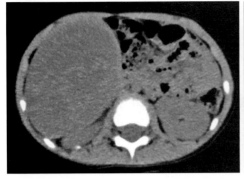 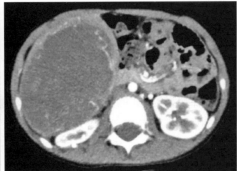

腹部 CT：左图横断位平扫，肝右叶可见巨大占位，大部分呈不均匀液性低密度影，其内可见絮状软组织密度影；右图横断位增强动脉期，内见多发血管影及絮状强化。

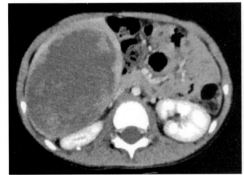 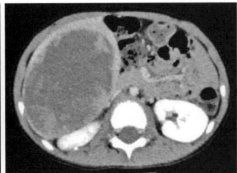

腹部 CT：左图横断位增强静脉期，液性低密度影未见明显强化，内部絮状软组织密度影进一步强化；右图横断位增强延迟期可见持续强化。

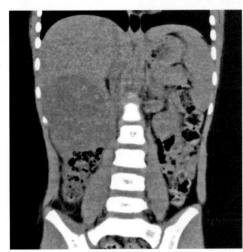 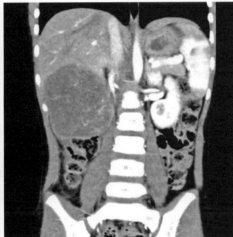

腹部 CT：左图冠状位平扫，肝右叶可见巨大占位，大部分呈不均匀液性低密度影，其内可见絮状软组织密度影；右图冠状位增强，内见多发血管影及絮状强化。

图 7-1-4-2　肝脏未分化胚胎性肉瘤

5. 局灶性结节增生

【临床概述】

　　肝脏局灶性结节增生（focal nodular hyperplasia，FNH）是仅次于血管瘤的肝脏第二大良性肿瘤性病变。女性多见，也可见于儿童。FNH 病因不明，是肝脏对血管畸形的反应性表现，而非真性肿瘤。病灶无恶变倾向及并发症，一般无临床症状，当肿块较大时偶可见肿块破裂出血。通常不需要治疗。

【病理】

　　病理上，FNH 由正常肝细胞、Kupffer 细胞、血管和胆管等组成。病灶切面中央可见星芒状瘢痕，其中可见粗大变异的血管、小胆管及炎症细胞，增生的纤维间隔将肝组织分隔成结节状，结节内肝细胞形态正常,排列紧密,肝小叶结构基本正常。

FNH 为离心性供血,可有一条或数条供血动脉血管,由病灶内向外周成辐射状分布,血液可直接引流至病灶周围肝组织的中心静脉或肝静脉,亦可由病灶内血窦直接引流至周围肝窦。

【影像学表现】

CT:

平扫表现为等或低密度肿块,约 1/3 的病灶可见中央星状瘢痕,直径小于 3 cm 者出现率为 35%,体积大者出现率约为 65%。动脉期病灶明显强化,瘢痕呈低密度,其内可见强化的粗大供血动脉;门脉期病灶强化程度逐渐下降,呈等或稍高密度。延迟期呈等密度,中央瘢痕延迟强化。FNH 假包膜罕见,部分病灶可见假包膜。

MRI:

T1WI 呈等或稍低信号,T2WI 呈等或稍高信号,由于所含成分为血管、扩张的胆管及炎症细胞,中央瘢痕在 T2 上呈高信号。增强扫描动脉期肿块明显均匀强化、中心瘢痕无明显强化,门静脉期肿块相对于周围正常实质呈等信号,中央瘢痕延迟强化。假包膜 T2 压脂序列呈高信号,增强扫描延迟强化。

肝脏特异性造影剂:

在肝实质期由于 FNH 具有肝细胞功能,可摄取造影剂,表现为高或等信号,中央瘢痕不摄取为低信号。

【诊断要点】

1. 好发于中青年女性,极少有肝硬化及其他慢性肝实质疾病背景。
2. 中央可有星状纤维瘢痕,可有假包膜。
3. 富血供肿瘤,中央瘢痕延迟强化。
4. 肝胆特异性造影剂于肝胆期呈高信号或等信号,中央瘢痕低信号。

【鉴别诊断】

1. 肝腺瘤:富血供良性肿瘤,中青年女性好发,可有长期服用口服避孕药史。T1 信号多变,含脂肪和出血为高信号,陈旧性出血、坏死、钙化为低信号。T2 稍高信号为主的混杂信号,30%的患者病灶边缘可因纤维包膜呈低信号。

2. 肝细胞肝癌(HCC):肝炎史,AFP 升高。强化呈"快进快出",FNH 呈"快进慢出"模式;HCC 中央坏死,无强化,周围可见假包膜,常可见门脉癌栓及淋巴结转移等恶性肿瘤表现。

3. 纤维板层状肝细胞癌:罕见,青少年好发,无肝硬化基础,星状中央瘢痕向周围放射,较 FNH 明显粗大,可见斑点状钙化,强化呈"快进快出"模式,中央瘢痕延迟强化。

4. 血管瘤:边界清楚,无包膜,T2 明显高信号,呈灯泡征,较大的海绵状血管瘤中央瘢痕,其内部富含水分,增强扫描呈渐进性强化。

5. 肝内胆管细胞癌:常见于 60 岁以上老年人,男性多于女性。平扫可见钙化,远端胆管可见扩张,和(或)结石。包膜凹陷征或皱缩征,增强扫描典型表现为慢进慢出和向心性强化,即延迟强化,动脉期肿瘤周边出现或薄或厚的环形轻度强化,静脉期对比剂逐渐向中央填充,肿瘤组织内有丰富的纤维组织。

【参考文献】

1. 严治武,王金良,张川,等.肝脏局灶性结节增生的影像学表现及诊治进展[J].中华临床医师杂志(电子版),2015,000(005):829-832.

2. 李增荣,陈本宝.肝脏局灶性结节增生的 MSCT 诊断[J].医学影像学杂志,2014,000(006):973-976.

3. Grazioli L, Morana G, Kirchin MA, et al. MRI of focal nodular hyperplasia (FNH) with gadobenate dimeglu-

mine（Gd-BOPTA）and SPIO（ferumoxides）：an intra-individual comparison. *J Magn Reson Imaging*. 2003，17(5)：593-602.

4. Towbin AJ，Luo GG，Yin H，Mo JQ. Focal nodular hyperplasia in children，adolescents，and young adults. *Pediatr Radiol*. 2011，41(3)：341-349.

（支 琪 周 静）

【病例解析】

病例 1

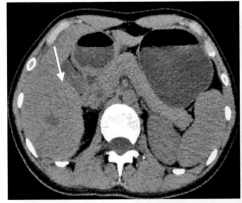 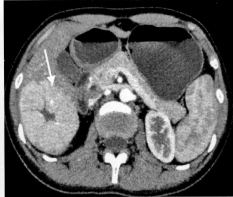

腹部 CT：左图横断位平扫肝右后叶见团块状稍低密度影，边缘光整，中央可见稍低密度影；右图增强扫描动脉期肿块明显强化，中央见瘢痕样无强化影。

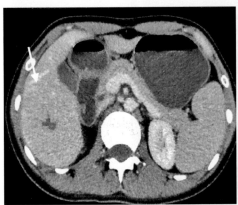 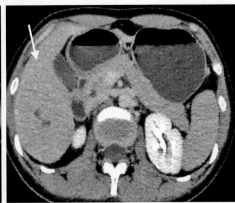

腹部 CT：左图横断位增强门脉期及右图延迟期可见肿块强化程度稍减低，中央区未见造影剂充填。

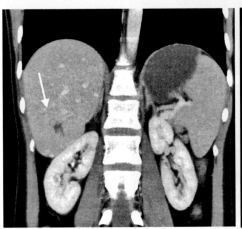 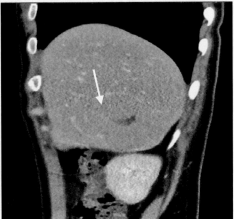

腹部 CT：左图冠状位及右图矢状位可见肿块周围见血管包绕，中央瘢痕始终可见未强化区域。

图 7-1-5-1 肝右叶局灶性结节增生

病例 2

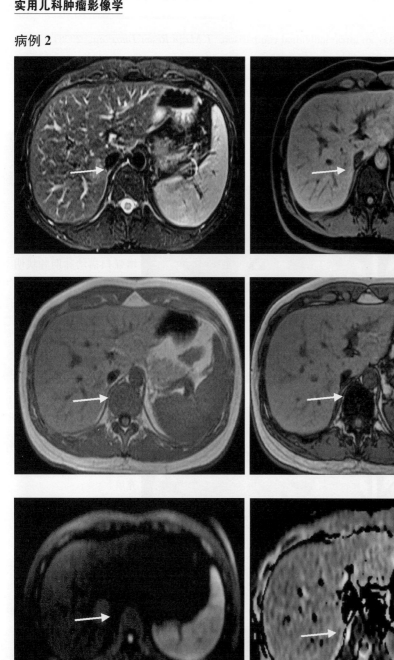

腹部 MRI:肝右后叶上段见斑片状异常信号,左图横断位 T1WI 呈稍低信号,右图 T2WI 呈稍高信号。

腹部 MRI:化学位移成像同反相位信号未见明显减低。

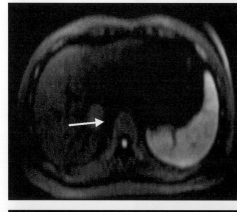
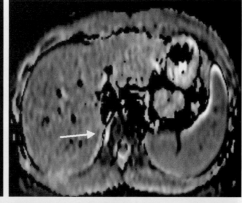

腹部 MRI:左图 DWI 序列呈稍高信号,右图 ADC 呈稍高信号。

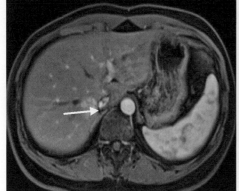
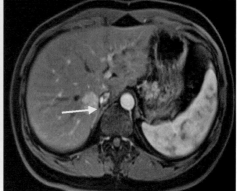

腹部 MRI:横断位增强动脉期检查可见病灶明显强化。

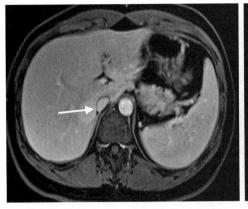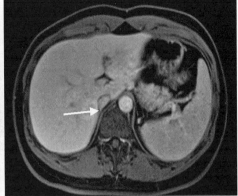

腹部MRI:左图横断位增强门脉期可见病灶持续强化,右图中央可见瘢痕样无强化区。

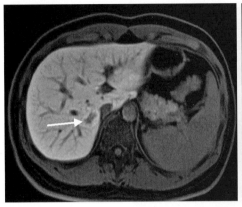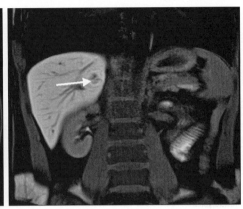

腹部MRI:左图横断位及右图冠状位肝胆期病灶周边明显高摄取,中央瘢痕区低摄取(特异性造影剂)

图 7-1-5-2　肝右叶局灶性结节增生

病例 3

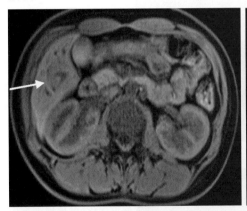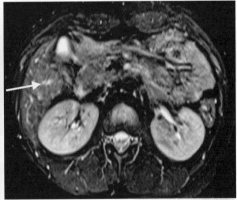

腹部MRI:左图横断位T1WI及右图T2WI肝右后叶下段见稍长T1、稍长T2信号影,中央见线样更长T1、更长T2信号。

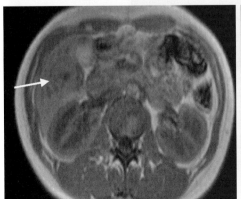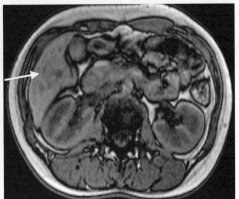

腹部MRI:化学位移成像同反相位未见明显信号减低。

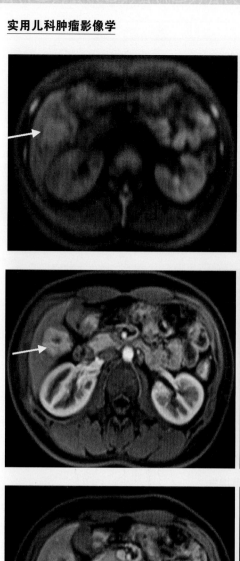
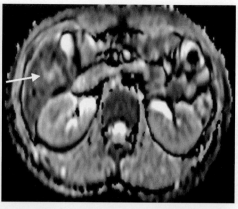

腹部 MRI：左图横断位 DWI 序列呈稍高信号，右图 ADC 呈稍高信号。

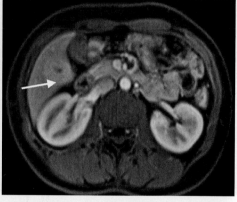

腹部 MRI：左图横断位 T1WI 增强扫描动脉期可见病灶明显强化，中央可见斑片状无强化区。右图增强门脉期强化程度稍减低。

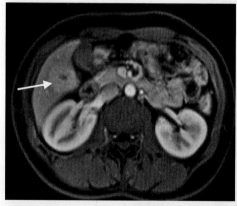
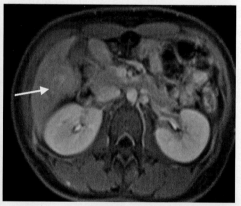

腹部 MRI：右图增强延迟期中央瘢痕可见延迟强化。

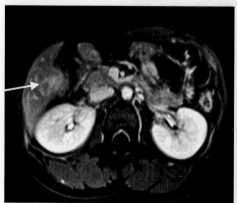
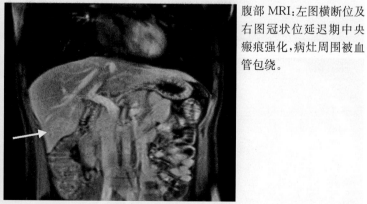

腹部 MRI：左图横断位及右图冠状位延迟期中央瘢痕强化，病灶周围被血管包绕。

图 7-1-5-3　肝右叶局灶性结节增生

6. 炎性肌纤维母细胞瘤

〖临床概述〗

流行病学:

炎性肌纤维母细胞瘤(inflammatory myofibroblastic tumor,IMT)曾被命名为炎性假瘤,好发于青少年,由分化的肌纤维母细胞性梭形细胞组成,伴有大量浆细胞/淋巴细胞,是一种少见而独特的间叶性肿瘤,表现低度恶性或交界性肿瘤特点。IMT 无特异性症状,可发生于全身任何部位,多发生于肺,也见于头颈、躯干、内脏及四肢软组织。

主要表现:

肝脏炎性肌纤维母细胞瘤是 IMT 累及肝脏的一类特殊病变。该病的发病诱因有感染、外伤、手术、放疗、胆系感染或胆总管手术史等。起病隐匿,临床上有乏力、发热、局部疼痛、体重下降、贫血,血小板增多、血沉加快,高蛋白血症等,此外因肿瘤挤压周围脏器而出现相应的症状。

〖病理〗

病灶和周围肝组织分界较为清晰,质地中等,切面为黄灰色或红色,可见脓液流出,少数病灶内部出现豆腐渣样坏死物质。镜下特点:原有的肝组织受到破坏,呈肝炎的组织学特征,由增生的纤维结缔组织取代,慢性炎性细胞浸润和纤维间质增生显著,如淋巴细胞、浆细胞、嗜酸性粒细胞等,伴有肌纤维母细胞增生,间质可有薄壁血管与不同程度的凝固坏死现象。

〖影像学表现〗

CT:

肝脏病灶密度不均,以低密度影和等密度影为主,内见多发斑片状囊性低密度影,边界尚清,增强后动脉期强化不明显,静脉期及延迟期病灶实性部分明显强化,低密度坏死、囊变灶无明显强化,低密度坏死、囊变灶周围及内部可见线条状分隔样强化。

MRI:

病变多为单发,呈圆形、类圆形或不规则形,T1WI 呈等或略低信号为主,T2WI 呈低、等、高混杂信号,边缘可见低信号环,内部纤维组织为 T2WI 低信号。病灶边缘大多规则,边界清楚,部分肿瘤侵犯或浸润周围组织时,边界不清。增强扫描示:动脉期肿瘤实性部分不均匀强化,静脉期或延迟期实性部分强化趋于均匀,强化程度更明显,呈渐进性强化。

〖诊断要点〗

1. 肝脏内部密度不均匀包块。

2. 边界尚清晰,增强扫描呈渐进性强化。

3. 少部分可见对周围组织侵犯,边界不清楚,与肝脏其他病灶难以鉴别。

〖鉴别诊断〗

1. 肝脓肿:有发热、右上腹疼痛、白细胞水平上升等特异性临床表现,起病急、进展快,CT 平扫病灶呈典型"靶环征"。对于部分非典型性的肝脓肿,不易和肝脏炎性肌纤维母细胞瘤鉴别,此时一般要借助经皮肝穿刺确诊。

2. 肝母细胞瘤:是一种恶性胚胎性肿瘤,多发生于 5 岁以下儿童,尤其是 3 岁以下的婴幼儿,患儿有腹部膨隆、体重降低、食欲不振等,血清 AFP 升高,通常肿瘤巨大,表现为类圆形或略呈分叶状肿块影,可为多灶型:肝内多发大小不等结节、团状软组织肿块,部分融合,可见点状、条状或斑片状钙化。病灶内见迂曲粗大的肝动脉分支供血。可以发生远处脏器转移。增强扫描可见动脉期明显强化。

3. 肝转移癌:通常有原发病灶,肝转移癌为肝内多发病灶,呈"牛眼征",增强扫描呈边缘强化,中心不强化。

【参考文献】

1. 曹海光,刘素香.炎性肌纤维母细胞瘤[J].中国肿瘤临床,2007,34(13):776-779.

2. 夏锋,曾永毅,王曙光,等.肝脏炎性肌纤维母细胞瘤[J].消化外科,2005,4(6):409-412.

3. 唐威,周纯武.肝脏炎性肌纤维母细胞瘤的影像学诊断[J].放射学实践,2009,24(2):217-220.

(姚 琼 高 峰)

7. 肝细胞癌

【临床概述】

肝细胞癌(hepatocellular carcinoma,HCC)好发于30~60岁,男性多见,发病与乙肝、丙肝感染密切相关,50%~90%的肝细胞癌合并肝硬化,30%~50%肝硬化并发肝细胞癌。早期临床症状不明显,中晚期表现为肝区疼痛、肝大、肝硬化及进行性消瘦、发热、营养不良、恶病质等恶性肿瘤全身表现,60%~90%肝细胞癌患者肿瘤指标AFP呈阳性,晚期出现黄疸。

【病理】

90%原发性肝细胞癌血供丰富,主要由肝动脉供血。肿瘤快速膨胀性生长,导致瘤周肝实质受压及纤维组织增生,形成假包膜。按大小分为3型,巨块型(直径≥5 cm,占31%~78%),结节型(<5 cm,占19%~49%),弥漫型(弥漫小结节分布于全肝,占1.5%~10%)。直径不超过3 cm的单发结节或2个结节直径之和不超过3 cm的肝细胞癌称为小肝癌。

最早最常见的转移方式是肝内转移,可沿门静脉系统肝内播散或直接侵犯血管形成癌栓,肝外转移可形成淋巴结转移及肺、肾上腺、脑及骨等远处器官转移,种植性转移相对少见,累及腹膜、肠管及附件等。

【影像表现】

CT:

平扫表现为肝内单发或多发类圆形或不规则形肿块,呈膨胀性生长,周围有假包膜者境界清晰,瘤内坏死及囊变呈低密度,伴有出血则密度增高。增强扫描动脉期明显斑片状、结节状强化,门静脉期肿块强化程度迅速下降,静脉期强化程度进一步减低,呈"快进快出"强化模式,周围包膜延迟强化,门静脉主干或主支受侵犯破坏中断消失或表现为腔内充盈缺损、肝动脉-门静脉短路。

MRI:

T1WI多呈边界不清低信号,少数可呈等、高信号,T2WI信号高于正常肝组织,如瘤灶内合并出血、变性、坏死囊变等,信号混杂。DWI明显高信号,ADC低信号;假包膜在T1WI表现为肿瘤周围窄带状低信号,部分病灶可有瘤周水肿,静脉内癌栓表现为正常血管流空信号消失,呈等低信号。增强扫描动脉期明显不均匀强化,门静脉期呈较低信号,延迟期周围可见假包膜样强化影。

肝脏特异性对比剂肝胆期大部分肝癌不摄取造影剂呈低信号,约5%~10%的肝癌可摄取普美显呈等或稍高信号。

【诊断要点】

1. 慢性乙肝或丙肝及肝硬化病史,AFP升高。

2. 肝内类圆形或结节状、巨块型稍低密度肿块,可合并出血或坏死。

3. 增强扫描大部分呈富血供,呈"快进快出"式强化,肝脏特异性对比剂大部分肝癌肝胆期表现为低信号。

4. 周围可有假包膜;侵犯门静脉表现为门静脉主干或分支血管内充盈缺损,肝动脉-门静脉短路;肿块侵犯或淋巴结压迫胆管形成梗阻性黄疸;可有淋巴结转移。

【鉴别诊断】

1. 肝内胆管细胞癌:起源于二级胆管分支以远的肝内胆管上皮细胞的恶性肿瘤,典型表现为肝脏边缘肿块,周围分叶,肝包膜回缩,周围胆管轻度扩张,增强扫描呈延迟性强化。

2. 肝脏转移瘤:主要为来自门静脉系统引流器官的恶性肿瘤,典型表现为肝内多发圆形或类圆形低密度影,增强扫描呈环形或结节状强化,呈"牛眼征"。

3. 肝脏海绵状血管瘤:良性病变,病灶由扩张的血窦组成,内衬内皮细胞,细胞间为纤维组织,表现为肝脏单发或多发圆形、类圆形低密度影,增强扫描动脉期边缘结节状强化,门静脉期及静脉期造影剂逐渐向内充填,呈"快进慢出"模式,MRI T2WI 可见"灯泡征"。

4. 肝细胞腺瘤:良性病变,有特定基因型、病理改变及生物学特征的一组异质性肿瘤,多见于口服避孕药的年轻女性,少数有破裂出血、恶变可能。基于基因型及病理可分为炎症型、肝细胞核因子 1a 突变型、β连环蛋白突变型、未分化型。肝细胞核因子 1a 突变型病灶内弥漫性脂肪沉积,MRI T1WI 同反相位信号减低,β连环蛋白突变型多见于服用雄激素的男性,无特异性影像表现。

5. 肝脏局灶性结节增生:良性病变,多见于中青年女性,动脉供血,病灶内含较多纤维基质,无恶变及出血倾向。动脉期表现为明显强化,门静脉期及延迟期持续性强化,呈"快进慢出"模式。中央瘢痕动脉期无明显强化,门静脉期及延迟期可有延迟强化。肝脏特异性对比剂肝胆期病灶呈高信号或等信号,有一定的鉴别诊断价值。

【参考文献】

1. 王影,余深平,李子平.肝细胞癌影像诊断及肝脏影像报告和数据管理系统[J].中华临床医师杂志(电子版),2014,8(13):2548-2552.

2. 汪禾青,曾蒙苏,饶圣祥,等.常规 MRI 图像影像组学评估肝细胞癌微血管侵犯的价值[J].中华放射学杂志,2019,53(4):292-298.

3. 王化,王伟,唐光健.肝细胞癌影像学诊断的现状与进展[J].中华放射学杂志,2006,40(3):315.

(支 琪 周 静)

【病例解析】

病例 1

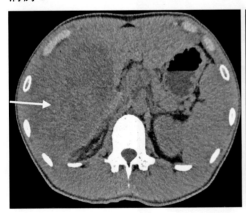 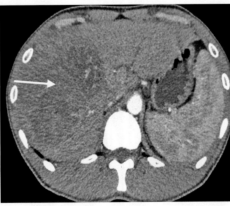

腹部 CT:左图横断位平扫示肝右叶见稍低密度肿块影,境界不清,右图横断位增强扫描动脉期病灶内可见强化小血管影。

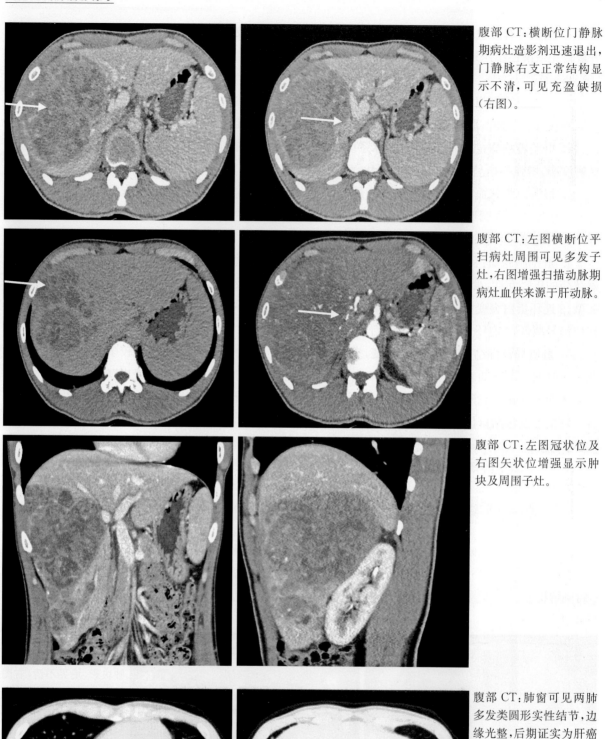

腹部CT:横断位门静脉期病灶造影剂迅速退出,门静脉右支正常结构显示不清,可见充盈缺损(右图)。

腹部CT:左图横断位平扫病灶周围可见多发子灶,右图增强扫描动脉期病灶血供来源于肝动脉。

腹部CT:左图冠状位及右图矢状位增强显示肿块及周围子灶。

腹部CT:肺窗可见两肺多发类圆形实性结节,边缘光整,后期证实为肝癌肺部转移。

图7-1-7-1 肝右叶巨块型肝癌伴肝脏、两肺多发转移,门静脉右支癌栓形成

病例 2

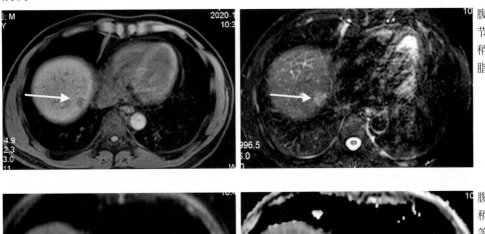

腹部 MRI:肝右叶小结节,左图横断位 T1WI 呈稍低信号,右图 T2WI 压脂序列呈稍高信号。

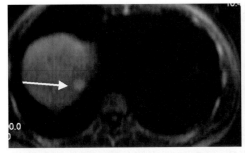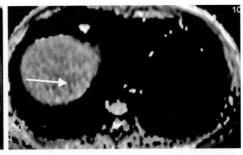

腹部 MRI:左图 DWI 呈稍高信号,右图 ADC 呈等信号。

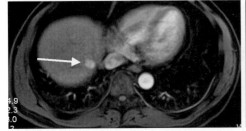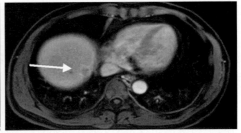

腹部 MRI:左图横断位 T1WI 增强扫描动脉期明显强化,右图门静脉期造影剂迅速退出,周围可见假包膜样强化。

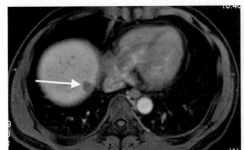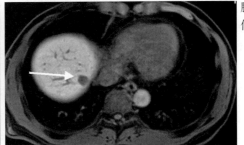

腹部 MRI:肝胆期病灶呈低信号。

图 7-1-7-2 肝右叶小肝癌

8. 纤维板层肝癌

【临床概述】

流行病学:

纤维板层肝癌(fibrelamellar hepatocellular carcinoma,FL-HCC)是肝细胞癌的一种特殊类型,病因不明。发病率低,发生率仅占肝细胞癌的 1%～2%。主要见于儿童及中青年患者,在 35 岁以下患者中的比例达 15%～40%。绝大多数无基础肝脏病变,男女发病率基本相近,无明显性别差异。多见于肝左叶,可累及两个及以上肝段。常为单发,可呈分叶状或巨块型,与正常肝组织分界清楚。可有肝门部淋巴结转移,发生率高于普通型肝细胞癌。临床症状轻、进展慢、手术切除率高,预后较好。术后复发也可再切除,术后生存期长。

主要表现:

临床表现无特征性,早期无特殊症状,常为上腹部不适及包块,多在体检时发现;晚期与普通型肝细胞癌一样,可有黄疸、腹水、营养不良、肝肾功能损害等。多无肝炎、肝硬化病史,实验室检查血常规及肝肾功能多数正常,AFP多阴性。临床症状轻、进展慢、手术切除率高,预后较好。术后复发也可再切除,术后生存期长。

〖**病理**〗

纤维板层是指层状纤维组织分割肿瘤细胞并合并形成中央瘢痕,是FL-HCC的特征性改变。肿瘤体积较大,直径通常大于 10 cm,可有假包膜。肿瘤表面呈白色或褐色胶状结构,切面呈红色或棕黄色不均质软组织成分,伴有中央区域星状或不规则带状白色纤维,瘢痕中央可有斑点状钙化。肿瘤组织质地较硬。镜下见瘤细胞呈巢团状,部分呈相互吻合的瘤细胞索,胞浆内富含嗜酸性颗粒。癌巢间有宽窄不一、呈板层状排列的胶原纤维带包绕为其特征性组织学表现。

〖**影像学表现**〗

由于临床缺乏特异性表现,诊断较困难。影像学检查可显示肿瘤侵犯程度及评估肿瘤切除的可能性,用于指导诊断。影像学检查多为单个孤立实性结节,边界清楚,可有包膜或假包膜。巨块型和弥漫型少见。癌灶中心可见瘢痕、钙化或坏死,肝内胆管扩张及血管侵犯罕见,所有肿瘤内均未见脂肪成分。

超声:

肿块可呈高回声或混杂回声,其内瘢痕结构显示为条状低回声;囊性坏死可显示为囊状无回声区。彩色多普勒显示肿块实性部分血供丰富,为动脉血流频谱。

CT:

平扫多呈边界清晰的不均质低密度灶,可呈分叶状,中央有星状更低密度纤维瘢痕向周围放射,有时内部可见钙化。局灶性囊变多见,大的坏死及出血并不常见。增强扫描动脉期肿瘤实质均匀或弥散性强化,门静脉期肿瘤实质强化消退,密度低于周围的肝组织;而中心的瘢痕组织不强化呈低密度区,此征象为FL-HCC特征性表现。

MRI:

大多数肿瘤 T1WI 为低信号,少数为等信号;T2WI 上多呈不均匀高信号。中央瘢痕呈典型的双低信号,即 T1WI、T2WI 均表现为低信号,极少数为高信号。瘤内钙化在所有序列上呈低信号。瘢痕区坏死囊变T2WI 表现为高信号。动态增强扫描:动脉期、门静脉期中央瘢痕无强化,延迟扫描极少数瘢痕可轻度强化。

肝动脉造影:

血管造影显示肿瘤血管丰富,肿瘤血管呈近似放射状。动脉期肿块周边区可呈结节状浓染;实质期明显浓染,内可见条状低密度区;部分肿瘤区血管分支稀少。无门静脉瘤栓及动-静脉瘘征象。

〖**诊断要点**〗

1. 年轻和无肝硬化的患者,肝内较大实性肿块。

2. 密度不均,瘤体中央有星状纤维瘢痕向周围放射。

3. 中央瘢痕不强化,为特征性改变。

4. 瘢痕中央可有斑点状钙化。

5. 中央瘢痕 MR 呈双低信号,无强化或轻度延迟强化。

6. 血清 AFP 基本不升高。

【鉴别诊断】

1. 肝细胞局灶性结节增生(FNH):FNH 的平均直径多≤5 cm,病灶主体在 T2WI 上表现为等或略高信号,动态增强动脉期病灶整体均匀强化,后期呈等、高信号;中心瘢痕于 T2WI 像上绝大多数为高信号,增强扫描延迟相明显强化;钙化发生率很低(1.5%)。

2. 血管瘤:主体一般 T2WI 呈明显高信号,且动态增强扫描呈向心性填充表现。

3. 肝细胞腺瘤:常见于年轻女性,并有口服避孕药的病史,增强扫描动脉期肝腺瘤多呈均质性富血管性强化。

4. 普通型 HCC:主要见于老年患者,并常伴有肝炎、肝硬化病史,AFP 水平升高。增强扫描成典型的"快进快出"表现。

【参考文献】

1. 王茂强,崔志鹏,于国.纤维板层型肝癌的影像学表现[J].中华肿瘤杂志,1999,(2):128.

2. 戎慧,杨来华,潘惠娟,等.纤维板层型肝癌的 CT 表现[J].实用医学影像杂志,2017,18(4):329-331.

3. 单艳,徐晨,林曦,等.肝细胞癌中心瘢痕 MRI 特征与病理的对照分析[J].中华放射学杂志,2018,52(4):313-315.

4. 罗江,徐勤,杨琛,等.肝脏不同肿瘤性病变中央瘢痕的 CT 及 MRI 表现与研究价值[J].医学影像学杂志,2019,29(12):2063-2067.

(徐化凤　高　峰)

【病例解析】

病例

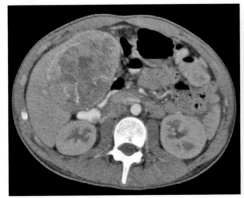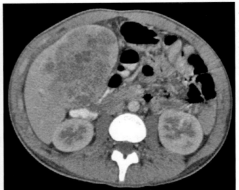

腹部 CT:横断位增强示,肝脏较大不均匀强化肿块,中心瘢痕无强化。该病例 AFP 正常。

图 7-1-8　纤维板层肝癌

9. 肝横纹肌肉瘤

【临床概述】

流行病学:

原发性肝脏横纹肌肉瘤(rhabdomyosarcoma)罕见,好发于 5 岁以下儿童,胚胎性多见。多来源于肝内胆管系统,肝内胆管可有不同程度的扩张及胆囊增大。本病恶性程度高,生长迅速,极易复发和远处转移,手术切除率低,对放化疗均敏感,5 年总体生存率能达到 70% 左右,有转移患儿 5 年生存率仍在10% 以下。

主要表现:

肝脏横纹肌肉瘤多数起病隐匿,早期可无任何症状,患者常以肝脏内巨大肿块为首发表现,病程中可有间歇性梗阻性黄疸、腹痛、腹胀,可伴有恶心、呕吐和发热等症状。

【病理】

肿瘤体积较大,无包膜,肿瘤切面灰黄色,其间可有坏死囊变区,肿瘤组织质软,鱼肉状。镜下见瘤细胞在疏松的黏液样区域和致密区域交替分布,细胞呈星形、卵圆形、短梭形及蝌蚪形,胞质少,胞浆极其丰富,核深染,核分裂可见,出血坏死较常见。

【影像学表现】

影像学检查有助于疾病的发现和诊断。超声有助于初步鉴别诊断和决定后续影像检查方法,CT与 MRI 对显示肿瘤病灶部位、大小和毗邻关系、增强方式及发现有无转移更具优势,有利于肿瘤的诊断。

超声检查:

肝内较大肿块,边界清楚,形态欠规则,内部为不均匀低回声及不规则无回声坏死液化区。CDFI 可显示肿块内及周边血流信号。

CT:

肝内囊实性肿块,体积一般较大,平扫常为不均匀低密度肿块,内见较多分隔影,边界欠清,其内可见液化坏死区;钙化及脂肪组织少见;部分跨越中线,向对侧生长。增强后轻中度不均匀强化,病灶周边强化明显,有时可见病灶供血动脉,同时见病灶推移和侵犯周边组织结构。肝内胆管可有不同程度的扩张及胆囊增大。

MRI:

T1WI 实性成分多为等信号,T2WI 为高信号,伴有出血、坏死、囊变时呈混杂信号;DWI 图像实性成分可呈弥散受限的较高信号;增强扫描多呈中等程度不均匀强化。MRCP 显示肝内外胆管扩张更为明显。

【诊断要点】

1. 肝内不规则大肿块,可伴肝内外胆管扩张及胆囊增大。

2. 密度不均,常有坏死、囊变。

3. CT、MRI 增强扫描不均匀强化。

【鉴别诊断】

1. 肝母细胞瘤:5 岁以下多见,尤其是 2 岁以下婴儿,血 AFP 明显升高,坏死出血常见,半数病例可见瘤内不规则钙化。

2. 间叶性错构瘤:2 岁以下多见,男性为主,发病年龄小,病灶分隔较薄,壁结节少见。

3. 未分化胚胎性肉瘤:多发生于 6～10 岁儿童,肝右叶多见;超声信号显示实性肿块;CT 多为液体密度为主,MR 多房囊性病变为主,增强扫描实性成分及分隔强化。

【参考文献】

1. 吴艳,黄慧,伍俐亭,等.儿童肝脏胚胎性横纹肌肉瘤一例[J].中华小儿外科杂志,2010,31(12):963-964.

2. 孙鋆泽,陆华虎,戴新征,等.肝脏胚胎性横纹肌肉瘤一例报告并文献复习[J].中华肝胆外科杂志,2012,18(1):14,18.

(徐化凤 高 峰)

〖病例解析〗

病例

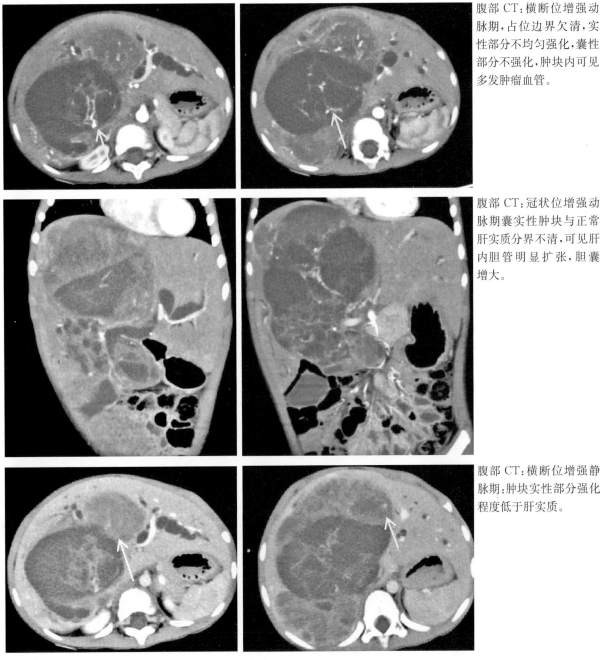

腹部 CT：横断位增强动脉期，占位边界欠清，实性部分不均匀强化，囊性部分不强化，肿块内可见多发肿瘤血管。

腹部 CT：冠状位增强动脉期囊实性肿块与正常肝实质分界不清，可见肝内胆管明显扩张，胆囊增大。

腹部 CT：横断位增强静脉期：肿块实性部分强化程度低于肝实质。

图 7-1-9　肝脏横纹肌肉瘤

10. 血管平滑肌脂肪瘤

〖临床概述〗

　　肝脏血管平滑肌脂肪瘤（angiomyolipomas，AML）是极为少见的间叶组织来源良性肿瘤，其发病机制尚不清楚，女性多见，以右叶居多。有学者报道肝脏血管平滑肌脂肪瘤和肾脏血管平滑肌脂肪瘤可同时存在，该病与结节性硬化症相关。肿瘤较小时，一般没有特征性临床表现，部分患者伴有腹部隐痛，实验室检查均阴性。

【病理】

病理学上 AML 由成熟的脂肪组织、厚壁扭曲的血管及梭形或上皮样的平滑肌细胞组成,根据脂肪、血管、平滑肌比例的不同又称为混合型、肌瘤型(脂肪<10%)、脂肪型(脂肪>70%)和血管型。

【影像学表现】

1. 混合型 AML

CT：

最常见的 HAML,平扫为混杂密度,增强扫描动脉期多呈不均匀强化,门静脉期部分增强,病灶中心或边缘可见高密度血管影。

MRI：

平扫 T1WI 呈混杂信号,脂肪密度呈高信号,脂肪抑制序列呈低信号,T2WI 呈混杂高信号,增强扫描呈不均匀强化。

2. 肌瘤型 AML

CT：

平扫呈软组织密度,增强扫描可呈"快进慢出"或"快进快出"特点,动脉期呈不均匀明显强化,门脉期及延迟期仍强化。

MRI：

T1WI 呈低信号,T2WI 呈高信号,增强扫描呈明显强化,门脉期仍有强化、呈稍高或接近肝实质信号,延迟期肿瘤边缘可出现假包膜样环形强化,病灶中央或边缘可出现供血动脉或引流血管。

3. 脂肪瘤型 AML

CT：

平扫 CT 值低于-20 HU,增强扫描脂肪成分不强化。

MRI：

T1WI 和 T2WI 均呈高信号,脂肪抑制序列病灶信号减低,或化学位移成像反相位信号减低,增强扫描脂肪成分不强化,软组织成分表现为脂肪内点状、网线状、扭曲血管样强化,提示脂肪内肿瘤血管为其特征性表现。

4. 血管瘤型

CT：

平扫呈低密度,增强扫描动脉期明显均质强化,门脉期强化有所减低,延迟期呈低密度。

MRI：

T1WI 低信号,T2WI 高信号,增强动脉期明显强化,门脉期信号有所减低,延迟期呈低信号。表现为"快进快出",可能于肿瘤细胞周围间质丰富的窦隙状血管网,血液流速比较快,造影剂滞留时间相对较短;表现为"快进慢出",主要与病灶内含有扩张、扭曲的厚壁血管有关,对比剂从血管内扩散入血管外间隙需要的时间较长,并且滞留时间长。

【诊断要点】

1. 间叶组织肿瘤(多良性,部分潜在恶性),多见于中年女性,发病率低。

2. 早期引流静脉的显示和"中心血管强化征"利于 HAML 的诊断。

3. 脂肪成分中见到血管影对 HAML 具有诊断价值,增强扫描可表现为"快进快出"或"快进慢出"模式,组织学多样性导致其影像学表现差异大。

4. 脂肪密度或信号有助于诊断。

【鉴别诊断】

　　1. 肝细胞肝癌:肝细胞肝癌与肝脏血管平滑肌脂肪瘤均可表现为"快进快出"的强化方式,易误诊。肝细胞癌有肝炎或肝硬化病史,AFP升高,边缘假包膜出现概率高,而肝脏血管平滑脂肪瘤临床及实验室检查一般均无特殊,较少出现假包膜。

　　2. 肝细胞腺瘤:常见于青年女性,与女性口服避孕药有关,部分家族性腺瘤病等,常合并脂肪变性、出血、囊变,多有包膜,血管平滑肌脂肪瘤一般无这些表现,有助于鉴别。

　　3. 肝脏局灶性结节增生(FNH):平扫表现为接近正常肝实质的密度或信号,增强扫描表现为"快进慢出"的强化方式,病灶内中心星芒状瘢痕延迟强化,肝胆期特异性对比剂可以鉴别两者,FNH肝胆期表现为高信号。

【参考文献】

　　1. 胡伟杲,傅思源,李爱军,等.肝脏血管平滑肌脂肪瘤的诊断与治疗[J].中华消化外科杂志,2010,9(002):127-129.

　　2. 严福华,曾蒙苏,周康荣,等.肝脏血管平滑肌脂肪瘤的CT及MRI征象分析[J].中华放射学杂志,2001,35(11):821-825.

　　3. 刘鸿明,赖灿,谢晓红.15例肝脏血管平滑肌脂肪瘤的CT,MRI和US表现回顾性分析[J].中华全科医学,2016,14(011):1921-1923,1964.

(支　琪　周　静)

【病例解析】

病例 1

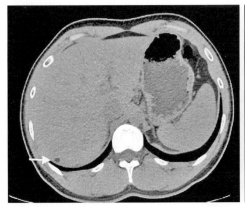 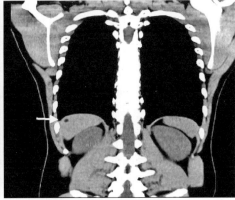

腹部CT:左图横断位及右图冠状位平扫显示肝右叶包膜下见类圆形含脂肪密度结节,边缘光整。

图 7-1-10-1　肝右叶血管平滑肌脂肪瘤

病例 2

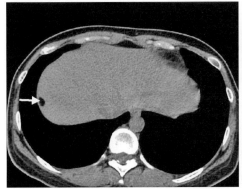 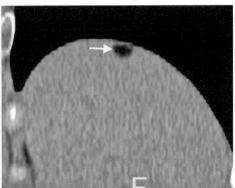

腹部CT:左图横断位及右图矢状位显示肝右叶包膜下见类圆形含脂肪密度结节,边缘光整。

图 7-1-10-2　肝右叶血管平滑肌脂肪瘤

11. 肝脏转移瘤

〖临床概述〗

流行病学：

肝脏是转移瘤好发的器官之一，全身各系统组织的恶性肿瘤均可经门静脉、肝动脉及淋巴途径转移到肝脏，也可通过周围肿瘤直接侵犯。原发肿瘤以来自消化系统最多见，大多通过门静脉转移至肝脏。转移瘤通常保持原发肿瘤的组织结构特征，按血供情况可将肝脏转移瘤分为三大类：血供丰富、血供中等及血供稀少。肝脏转移瘤大多数为少血供。

主要表现：

肝脏转移瘤常以原发恶性肿瘤所引起的症状为主要表现，当肝脏转移灶较大或较多时，则会出现转移瘤症状，与原发性肝癌相似，如乏力、消瘦、肝大、肝区疼痛和腹部肿块等。后期会出现黄疸、腹腔积液、发热和恶病质等。

〖影像学表现〗

CT：

平扫呈多发大小不等的圆形、类圆形低密度灶，较大者可呈不规则或分叶状；边缘清楚或模糊；多数病灶中心为更低密度，显示为同心圆或"晕征"。约 3% 病例可见钙化，多见于结肠癌、胃黏液癌、卵巢癌和乳腺癌的肝转移。

增强扫描大多数病灶边缘强化，强化程度低于肝实质，可见"牛眼征"表现。少数病例富血供，动脉期明显强化，门静脉期密度减低，强化特征与原发性肝癌相似，如肾癌、平滑肌肉瘤转移。较小的病灶亦可有囊变，是肝脏转移瘤的特点。囊性转移瘤有时可见壁结节，多见于食管癌、肺癌和胰腺癌转移。

MRI：

病灶小而多是肝转移瘤的特点。多为多发圆形或类圆形异常信号，个别大病灶可不规则或分叶状。T1WI 呈等低信号，T2WI 为中等高信号，典型表现为"靶征"或"牛眼征"，即 T1WI 表现为中心更低信号，在 T2WI 病灶中心表现为更高信号，表明中央含水量增加、坏死或伴有出血等。部分病灶可见瘤周"光环征"，即肿瘤周围 T2WI 略高信号环，表明瘤周水肿。有时病灶中心也可发生凝固性坏死，其周边存活的高信号肿瘤组织包绕低信号的凝固性坏死物质也形成"光环征"。即使是小转移灶，也有囊变，是肝脏转移瘤的特征之一。在 T2WI 上，富血供的转移瘤也可出现"灯泡征"，与血管瘤鉴别困难。

增强扫描肝脏转移瘤表现以边缘环形强化、内部低度强化为主要特征。通常仍低于肝实质的强化，中心坏死区无强化。较大富血供病灶增强扫描动脉期整个病灶可明显强化，高于肝实质信号。和血管瘤不同的是强化程度不如后者，而且始终不能完全充填。

〖诊断要点〗

1. 病灶的分布：病灶小而多，有其他部位的原发灶。
2. CT 或 MRI 扫描可见典型表现为"靶征"或"牛眼征"。
3. 即使是小转移灶，也有囊变，是肝脏转移瘤的特征之一。
4. 增强扫描肝脏转移瘤表现以边缘环形强化、内部低度强化为主要特征。
5. 和血管瘤强化方式不同：强化程度不如后者而且始终不能完全充填。

〖鉴别诊断〗

1. 肝血管瘤：病灶边缘清楚，CT 平扫呈低密度，MRI 信号多均匀，T1WI 低信号，T2WI 随回波时间延长呈明显高信号(灯泡征)，增强呈渐进向心性填充强化，较大血管瘤中心可不强化。
2. 肝脓肿：临床多有寒战、高热及血白细胞增高等感染征象。平扫 CT 呈低密度，MRI 呈长 T1、长

T2信号,部分腔内可见液平,增强扫描脓肿壁环形强化,中心可见分隔,外周可见水肿带。

【参考文献】

　1. 杨丽,时高峰,许茜,等.螺旋CT增强双期扫描诊断肝转移瘤的价值[J].中国医学影像学杂志,2006,14(6):447-449.

　2. 洪建平,左长京.肝脏转移瘤影像学检查进展[J].实用医学影像杂志,2013,14(1):63-65.

　3. 陈锦秀,任静,王闽,等.MRI动态增强扫描在肝转移瘤诊断及血供分析中的应用(附60例病例报告)[J].肿瘤预防与治疗,2010,23(1):53-55.

（姚　琼　高　峰）

【病例解析】

病例 1

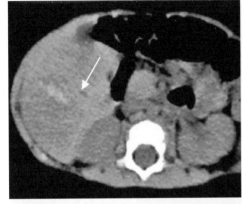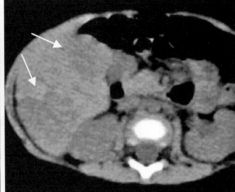

腹部CT:横断位平扫可见肝实质内多发大小不等团状稍低密度,边缘不清,部分病变内可见条状高密度出血。

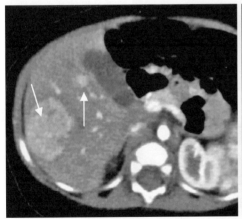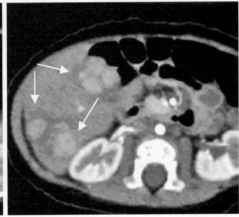

腹部CT:横断位增强扫描动脉期可见团状结节明显均匀强化。

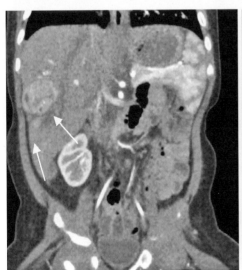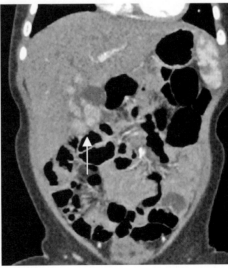

腹部CT:冠状位增强扫描门静脉期可见团状结节强化程度减弱。

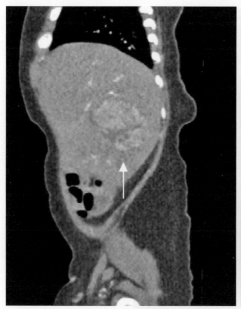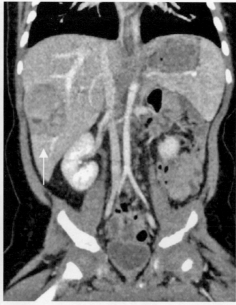

腹部 CT:左图矢状位增强门静脉期及右图冠状位静脉期可见团状结节强化程度渐低于肝实质。

图 7-1-11-1　小圆细胞恶性肿瘤肝转移

病例 2

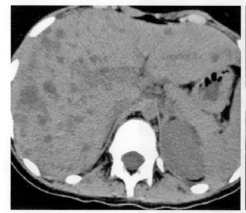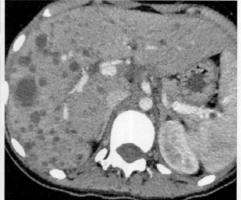

腹部 CT:左图横断位平扫可见肝实质弥漫性多发大小不等低密度结节,右图增强扫描可见结节边缘稍强化,密度低于肝实质,内部密度更低,呈"牛眼征"。

图 7-1-11-2　神经母细胞瘤肝转移

12. 肝脂肪肉瘤

〖临床概述〗

流行病学:

脂肪肉瘤(liposarcoma)起源于间叶组织,由不同分化程度的异型脂肪母细胞组成,发生于肝脏者十分罕见。多发生于成人,也可发生于婴幼儿。病因及发病机制不详,极少有脂肪瘤转化而来。多无乙肝及肝硬化病史。实验室检查肝肾功能、AFP 及 CEA 等均无异常。

主要表现:

肝脏原发性脂肪肉瘤的临床表现多无特异性,多表现为进行性增大的肝脏肿块,可有肝区疼痛伴间歇发热、黄疸,伴短期内体重下降等。实验室检查无特异指标。本病治疗大多以手术为主,预后与分化程度有关,但大多预后较差,转移少,易复发。

【病理】

　　肿瘤体积可相差很大,多数有完整包膜。单发多见,类圆形或分叶状肿块,可成实性或囊实性肿块。肿瘤表面光滑呈灰白色,切面灰红或灰白色,可有透明感,中心暗红色,其间有出血、坏死,肿瘤组织质地软,部分中等硬度。镜下见瘤细胞弥漫排列,胞体大,多角形或不整形,核有异型性,部分胞浆空泡状,部分可见黏液状物质。根据其病理学特点,可分为四类:高分化型、黏液样型、去分化型和多形性型。

【影像学表现】

　　脂肪肉瘤的影像学表现与其病理类型有关,大多数脂肪肉瘤脂肪组织成分含量少,高分化型的脂肪组织可超过肿瘤体积的 75%。肿瘤 CT 值在 20 HU 以上时应考虑脂肪肉瘤,但需结合临床体征和相关检查进行综合诊断。由于不同类型的脂肪肉瘤其内脂肪细胞的分化程度、纤维组织或黏液性组织混合程度不同,因此 CT 和 MR 表现也可在一定程度上反映脂肪肉瘤的病理学类型。

　　超声:

　　分化较好的脂肪肉瘤在 B 超上特征性的表现为边界清楚的偏强回声团块,形态欠规则,其内回声均匀或不均匀,可见不规则的无回声区,黏液样脂肪肉瘤中的黏液成分则为低回声。超声造影可见肿瘤囊壁、分隔及部分壁结节强化明显,还可评价肿瘤的血供情况。

　　CT:

　　肝脂肪肉瘤的 CT 表现与病理类型有关,常呈密度不均病灶,边界清晰,CT 值多为 -20~20 HU。CT 平扫病灶可见含脂肪密度和软组织密度成分,或伴较多纤维条索影,增强扫描软组织密度成分或条索影可明显强化。含脂肪密度和软组织密度成分或伴多发纤维条索影的肿块,是肝脂肪肉瘤的特征性 CT 表现。

　　MRI:

　　原发于肝脏的脂肪肉瘤与其他部位的脂肪肉瘤一样,MRI 无特征性表现。部分黏液样型及高分化型可表现为不规则的结节状肿块,在 T1WI 上呈不均匀的等高信号,其内混合的分隔为高信号,T2WI 上大多数肿块呈等低信号。其他病理学类型的脂肪肉瘤 T1WI 多呈不均匀等低信号,边界清晰,脂肪成分呈高信号,瘤内分隔多呈较高信号;T2WI 上也多呈不均匀等低信号,脂肪成分呈较高信号,瘤内分隔多呈较低信号。增强后无强化或略有强化。脂肪肉瘤黏液样基质较多,黏液样变性非常显著时可呈囊性变,类似黏液瘤,T1WI 上为低信号,T2WI 上为比较均匀的高信号;病灶中心出血时 T2WI 上为极高信号,脂肪抑制仍为极高信号。

【诊断要点】

　　1. 肝脏内脂肪密度为主、内含多发条索状结构的肿块。

　　2. CT 值为 -100~20 HU,B 超为实质性肿块。

　　3. 肿瘤内部纤维间隔可轻度强化。

　　4. MR 检查 T1WI 低信号中有局部高信号区,T2WI 高信号中见等信号。

【鉴别诊断】

　　1. 肝脏脂肪瘤:T1WI 和 T2WI 均呈高信号,脂肪抑制序列呈低信号;增强后无强化。但有三分之二高分化型脂肪肉瘤在信号上难与脂肪瘤区别。

　　2. 肝脏局灶性脂肪浸润:呈楔形或不规则形,边缘不清,无占位效应,有正常血管穿行于病灶中,增强时可均匀强化。

　　3. 肝胆管囊腺瘤:当肝脏脂肪肉瘤内见线样分隔时,需与肝胆管囊腺瘤相鉴别。肝胆管囊腺瘤为多房囊性占位,增强后仅有囊壁及分隔强化;多数患者可出现血清 CA19-9 升高。

　　4. 肝血管瘤:CT 平扫低密度病灶,增强向心性强化;MRI 呈典型的"灯泡征"。

〖参考文献〗

1. 张亮,程红岩,周巍,等.原发性肝脏脂肪肉瘤影像学表现[J].中国医学影像技术,2011,27(1):208-209.

2. 白秀艳,曹晓轩,张观宇.肝脏脂肪肉瘤的磁共振影像学特点分析[J].中国医药指南,2013,(13):686-687.

3. 赵晓娟,赵婧革,吴丹婷,等.肝脏黏液性脂肪肉瘤的超声造影表现1例[J].中华超声影像学杂志,2017,26(10):919.

（徐化凤　高　峰）

第二节　胰腺

1. 胰母细胞瘤

〖临床概述〗

流行病学：

胰母细胞瘤为儿童胰腺最常见的恶性肿瘤,其来源于胰腺的腺泡细胞,肿瘤细胞持续表达腺泡细胞的胚胎原基,该瘤约占小儿胰腺肿瘤的25%。既往曾称为婴儿型胰腺癌,后Horie等鉴于其组织学与胚胎期胰腺相似,故以胰母细胞瘤命名。男孩发病率约为女孩的两倍,可发生于任何年龄,1～10岁儿童最常见;肿瘤多位于胰腺头部或尾部。最常见转移部位为肝脏,约占88%。本病可合并Beckwith-Wiedeman综合征,即半侧-偏身肥大综合征。婴儿胰母细胞瘤可于胚胎时期发现,最早于胚胎20周即可发现,其多为囊性,多数学者认为婴儿胰母细胞瘤预后好于其他胰母细胞瘤。导致预后较差的因素包括转移或无法切除、确诊年龄大于16岁。

主要表现：

临床症状无明显特异性,可表现为腹部肿块、腹痛、腹泻、呕吐、贫血等,但胆道系统梗阻较少见。肿瘤没有特异性的血清肿瘤标记物,约25%～55%患者血清AFP升高。

〖病理〗

大体观肿瘤呈球形或卵圆形,可有分叶及纤维包膜,其内色黄或呈灰白暗红,常有沙样钙化、出血坏死及囊变,亦可见纤维间隔。镜下肿瘤富于细胞,具有腺泡样分化和特征性"鳞样小体"结构;免疫组化染色肿瘤显示有腺泡、内分泌和导管分化的证据,上皮细胞CK、EMA阳性、神经内分泌样分化细胞Syn、CgA、NSE等阳性,腺泡样分化PAS染色阳性,导管样分化呈CEA阳性。

〖影像学表现〗

CT：

为诊断胰母细胞瘤的主要检查手段。多为实性肿块,一般体积较大,可达12 cm,常见钙化,呈点状、簇状或曲线状,易囊变坏死,甚至完全囊变呈囊性,可伴发出血呈液-液平。增强后由于坏死囊变,肿瘤呈不均匀强化,多为渐进型及平台型强化,内部或周围可见增粗迂曲的小血管,亦可表现为病灶外周部网格样强化及包膜强化,即"丝瓜瓤"样强化、"分叶征",其病理基础为肿瘤内部被外周致密的纤维基质分隔成小叶状。肿瘤边界一般较清楚,可明确判断肿瘤起源于胰腺,但若肿瘤巨大,胰腺正常形态消失,则诊断困难。肿瘤可直接侵犯血管,最常见的为脾静脉,或肿块可包绕周围血管,多为下腔静脉及肠系膜血管,可导致门脉系统瘤栓。肿瘤容易侵犯周围脏器并发生远处转移,转移部位依次为肝、局部淋巴结、肺、骨、后纵隔。

MRI：

T1WI 序列呈低信号，T2WI 序列呈高信号，肿块内部信号较复杂。可有低信号包膜，边缘多较清楚，少许浸润性生长，增强后不均匀强化。MRI 较 CT 能更清楚地显示肿瘤的位置与邻近周围脏器的浸润。

【诊断要点】

1. 胰腺区较大实性成分为主占位，囊变坏死及沙样钙化多见。

2. 增强后不均匀强化，内部或周围可见增粗迂曲的小血管。

3. 肿块可包绕周围血管，多为下腔静脉及肠系膜血管，易肝转移。

【鉴别诊断】

1. 胰腺实性-假乳头状瘤：低度恶性，多见于青春期女孩，体积一般没有胰母细胞瘤大，钙化不多见，血清 AFP 正常，增强后延迟强化。

2. 胆总管囊肿：需与囊性胰母细胞瘤鉴别。前者胰头部向前方移位，与周围胆管系统相通。

3. 腹膜后神经母细胞瘤：沿交感神经链生长，淋巴结转移多见，位置相对偏后，边缘不及胰母细胞瘤清楚，无网格样强化，神经元烯醇化酶明显增高。

【参考文献】

1. 阳朝霞,杨宾,季敏,等.儿童胰母细胞瘤的 CT 和 MRI 特点[J].放射学实践,2019,34(02):87-92.

2. 杨梅,袁新宇,孙雪峰,等.儿童胰母细胞瘤的 B 超与 CT 表现分析[J].中华放射学杂志,2018,52(9):692-693.

3. 谢紫东,伏文皓,张繁,等.胰母细胞瘤的临床与 CT 特征分析[J].中国医学计算机成像杂志,2020,26(2):159-163.

（吕星星　高　峰）

【病例解析】

病例 1

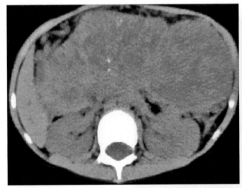 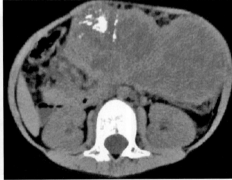

腹部 CT:横断位平扫,胰腺区见一巨大实性不规则形态占位,边界清楚,胰腺正常形态消失,肿块内部密度不均,见多发条片状低密度区,局部伴点状、块状钙化。

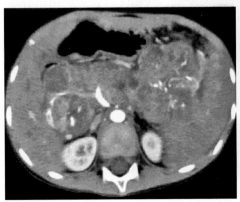 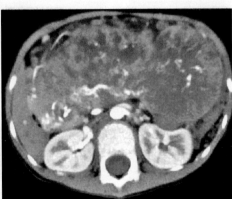

腹部 CT:横断位增强动脉期,肿块不均匀强化,内部低密度区不强化,肿块内部见多发迂曲血管影。

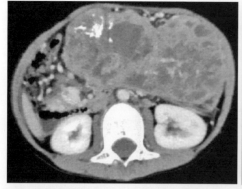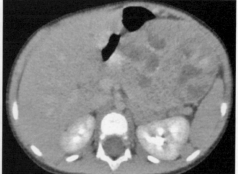

腹部CT:左图横断位增强静脉期,肿块实性部分进一步强化,与不强化坏死区对比更明显;右图横断位延迟期,肿块实性部分密度略降低,与肝实质密度趋于一致。

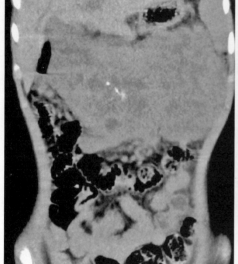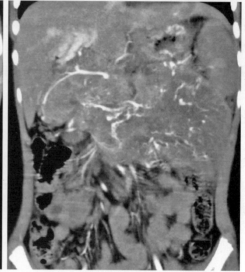

腹部CT:左图冠状位重组,见肿块形态不规则,占据腹腔横径大部分;右图冠状位增强后肿块内部见多发血管影。

图7-2-1-1 胰母细胞瘤

病例2

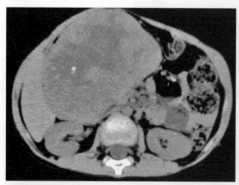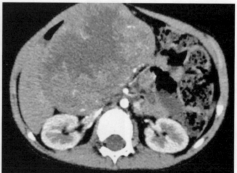

腹部CT:左图横断位平扫,腹部右侧胰头区见实性肿块影,内见大片低密度区及少许点状钙化影,肿块边界清楚;右图横断位增强动脉期,肿块不均匀强化,内见迂曲小血管影。

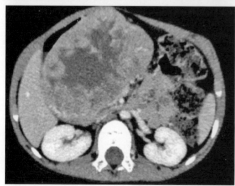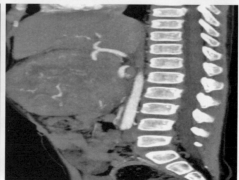

腹部CT:左图横断位增强静脉期,肿块实性部分进一步强化;右图矢状位增强,肿块内部见多发迂曲血管影。

图7-2-1-2 胰母细胞瘤

病例 3

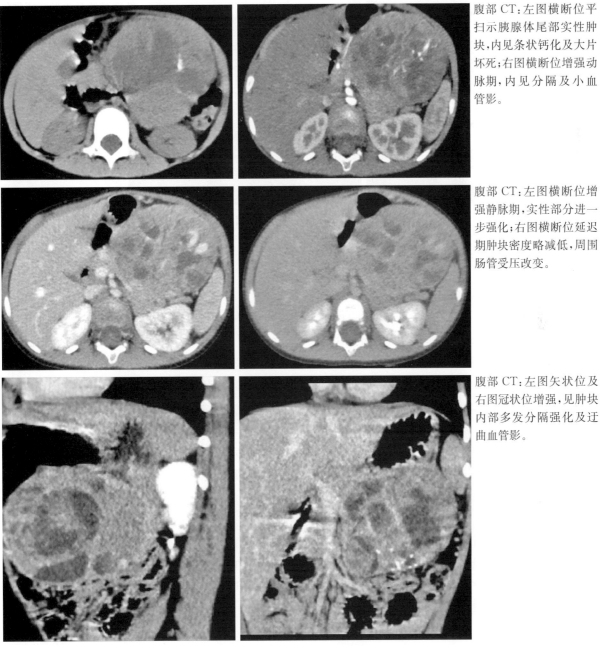

腹部 CT：左图横断位平扫示胰腺体尾部实性肿块，内见条状钙化及大片坏死；右图横断位增强动脉期，内见分隔及小血管影。

腹部 CT：左图横断位增强静脉期，实性部分进一步强化；右图横断位延迟期肿块密度略减低，周围肠管受压改变。

腹部 CT：左图矢状位及右图冠状位增强，见肿块内部多发分隔强化及迂曲血管影。

图 7-2-1-3　胰母细胞瘤

病例 4

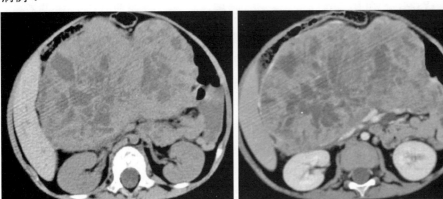

腹部 CT：左图横断位平扫胰腺区巨大实性占位，内见多发低密度区；右图横断位增强后肿块实性部分轻度强化。

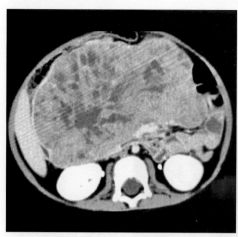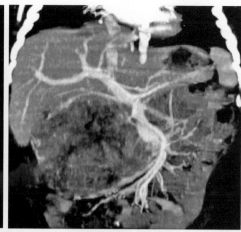

腹部 CT：左图横断位增强静脉期见肿块实性部分进一步强化，内部坏死区呈蜂窝状；右图冠状位增强 MIP 成像，肠系膜血管受压改变。

图 7-2-1-4　胰母细胞瘤

2. 胰腺实性-假乳头状瘤

〖临床概述〗

流行病学：

胰腺实性-假乳头状瘤（solid pseudopapillary neoplasm of the pancreas，SPN）既往曾称为乳头状囊性肿瘤、囊实性腺泡细胞瘤、囊实性乳头状肿瘤、低度乳头状瘤等。SPN 发病率较低，约占所有胰腺肿瘤的 1%～2%，为一种低度恶性胰腺外分泌肿瘤，但其生物学特点及预后好于胰腺其他肿瘤，治疗方法为手术切除，术后无需放化疗。在儿童多发生于 10 岁以上，女孩多见，约半数发生于胰头，儿童较少转移，预后好于成人。

主要表现：

主要以腹痛、腹部不适及腹部包块就诊，亦可因影像检查偶然发现。有时尽管肿瘤较大，但很少引起胆道梗阻而致黄疸。实验室检查无特殊表现，AFP 无升高。

〖病理〗

大体观肿瘤边界清楚，多数有完整包膜，内以囊实性多见，囊性部分为黏液变性、陈旧性出血及大片坏死，囊腔内附有大量咖啡状样絮状物；实性部分呈灰白或灰红色、鱼肉状。镜下可见实性和假乳头两种排列方式。实性部分肿瘤细胞呈巢状、团片状分布；假乳头状区肿瘤围绕血管周围生长，以纤维血管为轴心形成假乳头，呈网状，其间可见血窦。

〖影像学表现〗

CT：

多呈圆形、椭圆形或不规则分叶状。根据其内部形态不同可分为实性、囊实性或完全囊性。实性者体积偏小，密度相对均匀，随肿瘤体积增大，囊性成分逐渐增多，囊性成分由肿瘤供血血管退变导致囊内出血或坏死所致；实性成分主要位于肿瘤边缘，表现为较厚的囊壁、壁结节或囊性区域内的实性成分。肿瘤边界清楚，一般呈外生膨胀性生长，与胰腺呈杯口样改变，约 1/3 可见钙化，通常位于包膜及实性成分中，主要为斑片状。增强后由于肿瘤内部富于血窦，强化方式为渐进性强化，各期强化程度始终低于胰腺。CT 平扫可表现为低密度，增强后可见囊性病灶内部实性成分显现，呈"云絮征"。增强后包膜多可显示，包膜可明显强化或与肿瘤强化相仿，有报道认为包膜完整与否是判断其良性和低度恶性的重要依据。SPN 较少侵犯邻近结构及周围血管。男性患者 SPN 与女性相比病灶较小、实性成分及钙化比例较多。

MRI：

肿块实性部分呈长 T1、长 T2 信号，T1WI 序列可见低信号环，代表纤维囊或胰腺实质受压，中央高信号区代表碎屑或出血坏死。DWI呈高信号,强化模式与CT强化模式类似。

【诊断要点】

1. 胰腺区囊实性占位,外生膨胀性生长,与胰腺呈杯口样改变。

2. 增强后呈延迟强化,肿块内部见云絮征。

3. 不侵犯周围血管及组织。

4. 多发生于青春期女性。

【鉴别诊断】

1. 胰母细胞瘤:体积较大常导致胰腺正常结构消失,发病年龄较SPN小,呈侵袭性生长,可侵犯周围血管、组织并可发生淋巴结及远处转移。

2. 胰腺囊腺瘤:中老年女性多见,体尾部多见,单房或多房囊性病灶,可见中央纤维瘢痕及间隔,伴有条状不规则钙化及典型放射状钙化。

3. 胰腺假性囊肿:多有胰腺炎或外伤史,囊内为水样密度,增强后无实性成分,但当囊性成分合并出血、感染或囊壁增厚时不易鉴别。

4. 非功能性胰岛细胞瘤:富血供肿瘤,增强扫描动脉期明显强化,高于静脉期。

【参考文献】

1. 王胜裕,蒯新平,苏文婷,等.胰腺实性假乳头状瘤的CT与MRI特点[J].中国医学计算机成像杂志,2018,024(006):486-489.

2. 林少春,黄斯韵,黄丽,等.胰腺实性假乳头状瘤的CT诊断要点[J].中山大学学报(医学科学版),2017,38(6):916-920.

3. 杨梅,孙海林,邹继珍,等.儿童胰腺实性-假乳头状瘤影像表现分析[J].中华放射学杂志,2018,52(10):784-788.

(吕星星 张晓军)

【病例解析】

病例1

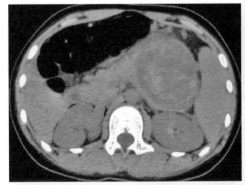 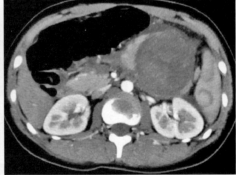

腹部CT:左图横断位平扫,胰腺体尾部较大密度不均匀肿块,内见斑片状高密度出血区;右图横断位增强动脉期,肿块不均匀强化,相邻胰腺呈杯口状。

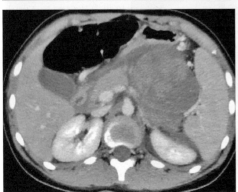 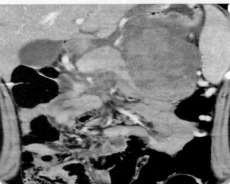

腹部CT:左图横断位增强静脉期,肿块实性部分进一步强化,较动脉期清楚;右图冠状位增强,肿瘤内部见絮状高密度影位于囊性成分中。

图7-2-2-1 胰腺体尾部实性-假乳头状瘤

病例 2

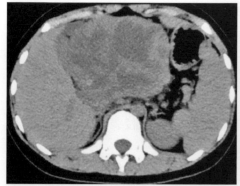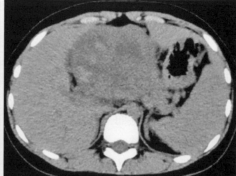

腹部 CT：左图横断位平扫，胰腺体部见一较大形态不规则占位，内见多个囊状低密度区；右图横断位平扫，肿块内见小片状高密度出血。

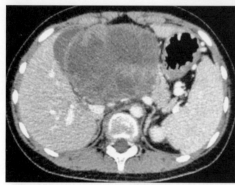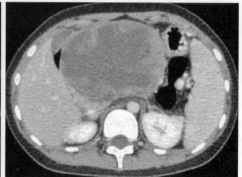

腹部 CT：左图横断位增强动脉期，肿块实性部分强化；右图横断位增强静脉期，实性部分进一步强化，可见附壁结节。

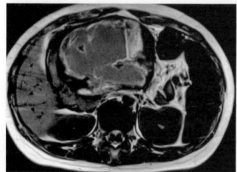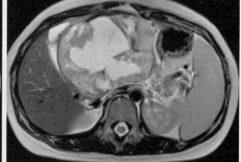

腹部 MRI：左图横断位 T1WI 及右图横断位 T2WI 序列，肿块内部见大片稍长 T1、长 T2 坏死区。

图 7-2-2-2　胰腺体部实性-假乳头状瘤

病例 3

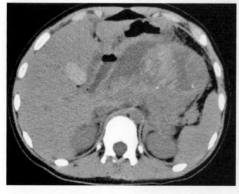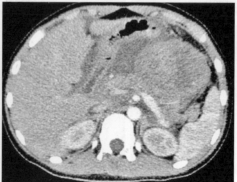

腹部 CT：左图横断位平扫胰腺体尾部较大混杂密度占位，与胰腺关系不清，肿块位于胃体后方，小网膜囊内见积液；肿块内部见片状高密度出血；右图横断位增强动脉期，肿块不均匀强化。

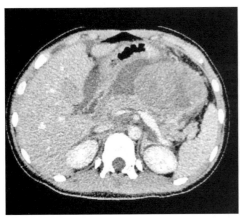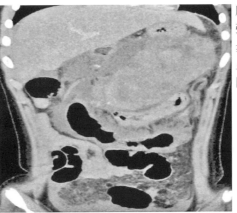

腹部CT:左图横断位增强静脉期,实性部分进一步强化;右图冠状位增强显示肿瘤全貌呈长椭圆形。

图7-2-2-3　胰腺体尾部实性-假乳头状瘤

病例4

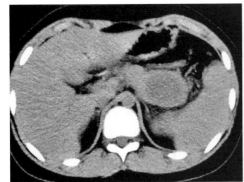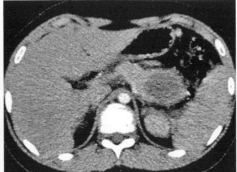

腹部CT:左图横断位平扫,胰腺体尾部见一椭圆形低密度区;右图横断位增强后动脉期肿块边缘强化,内部低密度区未见强化。

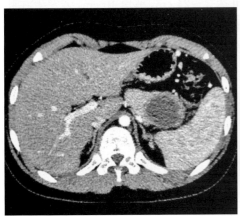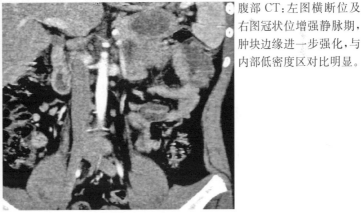

腹部CT:左图横断位及右图冠状位增强静脉期,肿块边缘进一步强化,与内部低密度区对比明显。

图7-2-2-4　胰腺体尾部实性-假乳头状瘤

3. 胰岛细胞瘤

〖临床概述〗

流行病学

胰岛细胞瘤(islet cell tumor),为胰腺神经内分泌肿瘤,其发病率低,年发病率为4/100万,约占胰腺肿瘤的0.5%,发病年龄分布广泛,主要集中在30～60岁,15岁以下儿童发病罕见。

胰岛细胞瘤分为功能性和无功能性胰岛细胞瘤。功能性胰岛细胞瘤主要包括胰岛素瘤、胃泌素瘤、胰高糖素瘤、生长抑素瘤等。

主要表现

功能性胰岛素瘤的临床表现因其分泌激素而定,如胰岛素瘤典型临床表现为 whipple 三联征:①空腹和运动促使低血糖发作;②发作时血糖<2.8 mmol/L;③供糖后症状迅速消失。胃泌素瘤则表现为顽固性消化道溃疡。无功能性胰岛细胞瘤多无任何症状,或因肿瘤较大、产生压迫症状以及恶性者出现转移症状而就诊。

〖病理〗

肿瘤多呈圆形或卵圆形,且多数包膜完整,切面呈灰红、灰白或灰黄色,可分为实质性、囊实性和囊性,以囊实性多见。组织结构上可分为胰岛细胞型、基底细胞核型、混合型三种类型,部分可发生恶变。有时病理难以判定良恶性,一般认为单凭肿瘤细胞的异形性和核分裂相不能确定为恶性,恶性的标准应该是肿瘤侵犯周围组织,局部或远处转移,病理发现瘤内血管或神经受侵。

〖影像学表现〗

X 线平片:

X 线平片的诊断价值不大。胰岛细胞瘤是富血供肿瘤,血管造影时有明显的肿瘤染色,表现为圆形、边缘清楚的肿瘤染色,其密度高于周围正常胰腺组织。

CT:

1. 功能性胰岛细胞瘤:CT 平扫,多数肿瘤较小、不造成胰腺形态、轮廓改变,密度较正常胰腺类似。仅少数肿瘤较大,可见局限性出血。增强 CT,绝大多数功能性胰岛细胞瘤为富血供肿瘤,动脉期肿瘤强化明显高于正常胰腺组织,但静脉期肿瘤密度与正常胰腺组织密度相仿,动态多期扫描有利于发现这种强化特征。少数肿瘤为少血供,甚至囊性变。恶性胰岛细胞瘤除显示上述 CT 特征外,还可发现肝脏或胰周淋巴结转移等。

2. 非功能性胰岛细胞瘤:CT 表现为胰腺较大肿块,直径可达 3～24 cm,平均 10 cm,多发生在胰体、尾部。肿块密度可不均匀,可出现液化坏死。1/5 病灶内有结节状钙化。增强 CT,肿瘤实质部分较明显强化,坏死部分仍呈低密度。如发现肝脏、胰周淋巴结转移等,则提示恶性。

MRI:

胰岛细胞瘤多表现为圆形、卵圆形,边界锐利,T1WI 为低信号,T2WI 为高信号,增强后强化方式与 CT 相仿。如发现肝脏、胰周淋巴结转移等,则提示恶性。

〖诊断要点〗

1. 功能性胰岛细胞瘤伴有相应内分泌激素异常的相应临床表现,如 whipple 三联征、顽固性消化道溃疡等。

2. 肿瘤多呈圆形或卵圆形,且多数包膜完整。

3. 富血供肿瘤,增强扫描,动脉期肿瘤强化明显高于正常胰腺组织,静脉期肿瘤密度与正常胰腺组织密度相仿。

4. 非功能性胰岛细胞瘤肿块较大,密度可不均匀,可出现液化坏死、钙化等,增强后肿瘤实质部分较明显强化。

5. 如发现肝脏、胰周淋巴结转移等,则提示恶性。

〖鉴别诊断〗

1. 胰腺癌,多发生于中老年人,胰头部多见,表现为胰腺软组织肿块,边界不清,伴胰管截断、远端胰管扩张,胰腺体尾部萎缩;为乏血管肿瘤,常侵犯周围血管、脏器等。

2. 胰腺实性假乳头状瘤,好发于年轻女性,多位于胰腺边缘,呈外生性生长,囊实性,包膜完整,境界清楚,可见出血钙化;增强后实性部分渐进性强化,强化程度略低于正常胰腺组织,包膜强化明显。

【参考文献】

1. 岳铭,杨合英,张大,等.儿童胰岛细胞瘤误诊为癫痫1例[J].临床小儿外科杂志,2016,15(04):414-415.

2. 高昊鹏,章志翔,张振松,等.51例胰岛细胞瘤的诊断和治疗[J].中华肿瘤杂志,2013,35(07):540-542.

3. WATERS A M, MAIZLIN I I, RUSSELL R T, et al. Pancreatic islet cell tumors in adolescents and young adults. J Pediatr Surg. 2019;54(10):2103-2106.

4. MASCIOCCHI M. Pancreatic Imaging. Endocrinol Metab Clin North Am. 2017;46(3):761-781.

（李　宁　周　静）

【病例解析】

病例

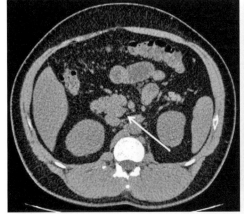 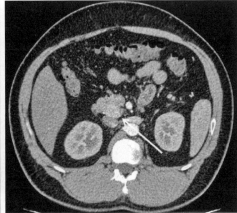

腹部 CT:左图横断位平扫,胰头钩突后缘结节,边界清晰,边缘光整,密度均匀,与胰头密度相仿;右图横断位增强后动脉期明显强化,增强扫描更清晰显示病灶边界,病灶与周围组织分界清晰。

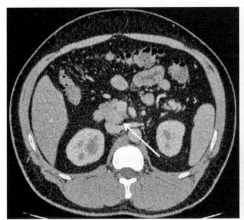 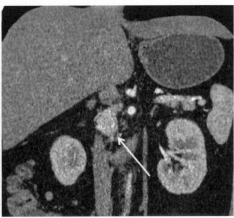

腹部 CT:左图横断位增强静脉期病灶强化较胰头相仿;右图冠状位动脉期,病灶明显强化,边界清晰。

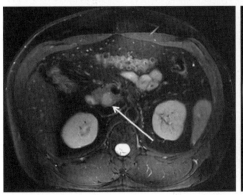 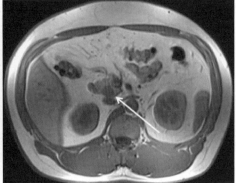

腹部 MRI:左图横断位T2WI平扫,胰头后缘结节呈高信号;右图横断位T1WI病灶呈低信号,边界清晰,边缘光整,信号均匀。

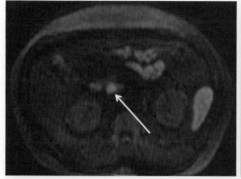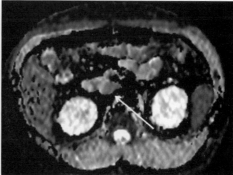

腹部 MRI：左图横断位 DWI 及右图横断位 ADC 图，病灶弥散受限，DWI 呈高信号，ADC 图呈低信号。

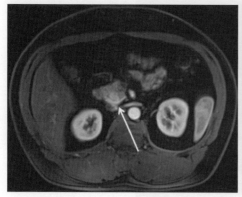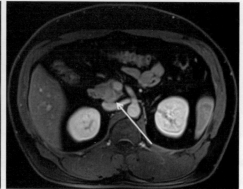

腹部 MRI：左图横断位增强动脉期及右图横断位增强静脉期，病灶明显强化，强化程度较胰头明显增加，边界清晰，边缘光整。

图 7-2-3　胰头部胰岛细胞瘤

4. 胰腺囊肿

〖临床概述〗

流行病学：

儿童胰腺囊肿（pancreatic cyst）主要分为六大类：先天性、潴留性、重复畸形、假性囊肿、肿瘤性、寄生虫性，其中假性囊肿最常见，先天性囊肿最少见。前三类称为真性囊肿，主要由胰腺导管异常发育所致，多见于两岁以下儿童。胰腺囊肿可单发或多发，多发胰腺囊肿可为囊性纤维化病或 von Hippel-Lindau 综合征的一部分，前者是一种遗传性外分泌腺疾病，主要累及呼吸道及胃肠道，主要表现为慢性梗阻性肺部病变、胰腺外分泌不良以及汗液电解质异常升高；后者表现为小脑、视网膜、脊髓及肾脏的血管母细胞瘤或多囊肾等。假性囊肿占胰腺囊肿的大多数，多继发于急慢性胰腺炎及胰腺损伤后，为病程超过 4 周以上，胰腺周围液体集聚被纤维组织包裹形成，小于 4 cm 时多可自行吸收，大于 10 cm 需引流。

主要表现：

临床症状与肿瘤大小及部位有关，常以腹部包块就诊，还可出现腹痛、胃肠道症状、胆管梗阻等。先天性、潴留性、重复畸形三者有相似的临床表现，较难鉴别。先天性囊肿囊液内的淀粉酶水平较血清淀粉酶水平升高，一般约为 300 U/L，但远低于潴留性囊肿囊内的淀粉酶水平，后者约为 1 000～3 000 U/L 或更高。潴留性囊肿通常伴有主胰管扩张和钙化结晶，先天性囊肿无此改变可作为鉴别。重复畸形囊肿多伴有腹痛、纳差和胰腺炎表现，先天性囊肿多无临床症状。

〖病理〗

先天性、潴留性、重复畸形三者病理上的特点为囊肿内壁有真性上皮成分，而假性囊肿是由非上皮成分的炎性纤维结缔组织构成。

【影像学表现】

CT：

表现为薄壁、单房或多房均匀水样密度囊性病变，绝大多数为单房，圆形或椭圆形，可位于胰内或胰周，胰周假性囊肿可位于胰腺旁和小网膜囊，亦可发生于肾旁间隙、肝左叶及脾脏、十二指肠周围及腹膜后，合并感染或出血时囊内密度增高。囊壁可薄可厚，早期较薄，慢性期或合并感染时可增厚，增强后囊壁可不同程度强化。仅凭影像学较难区别真性与假性囊肿。如伴有胆道疾病及胰腺炎病史，假性囊肿可能性大；若伴有多发肝、肾囊肿而无上述病史，则真性囊肿可能性大。

MRI：

T1WI呈等或低信号，T2WI呈高信号，假性囊肿可见完整包膜。

【诊断要点】

1. 胰腺内部或周围圆形或椭圆形水样密度，合并感染后囊内密度可增高，囊壁增厚。

2. 增强后内部无强化，囊壁可见不同程度强化。

【鉴别诊断】

1. 胰腺囊性肿瘤：如实性-假乳头状瘤、囊腺瘤等，囊性肿瘤囊壁常较厚且不规则，增强后囊内无强化。

2. 胆总管囊肿：多有胆道扩张及梗阻症状，囊肿与胆管相通。

【参考文献】

1. 中华医学会外科学分会胰腺外科学组.胰腺囊性疾病诊治指南（2015版）[J].中华肝胆外科杂志，2015，21（10）：649-653.

2. 袁涛，全冠民，石伟，等.急性胰腺炎新分类相关术语和并发症及MCTSI评分[J].放射学实践，2015，（10）：1005-1010.

3. 区金锐，侯宝华.胰腺囊肿分类及治疗进展[J].中国实用外科杂志，2008，28（5）：410-412.

（吕星星　高　峰）

【病例解析】

病例1

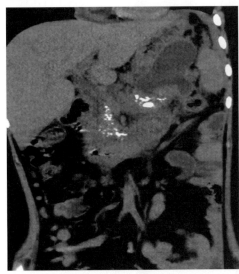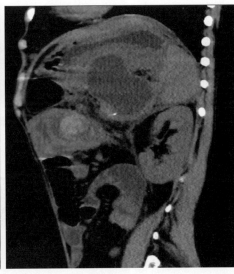

腹部CT：左图冠状位及右图矢状位重组，胰腺形态略小，见多发点片状钙化，胃体下方胰腺体尾部后上方见囊状低密度区，可见囊壁。

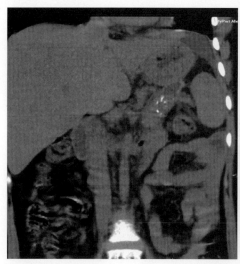
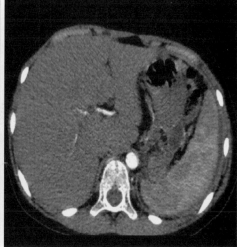

腹部CT：左图冠状位重组，10个月后复查囊肿较前明显吸收变小；右图横断位增强后囊肿未见强化。

图7-2-4-1 慢性胰腺炎并假性囊肿

病例2

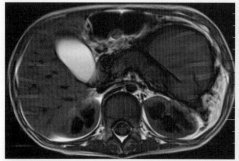
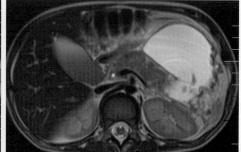

腹部MRI：左图横断位T1WI及右图横断位T2WI序列，胰腺体尾部前方可见不规则等T1、长T2信号。

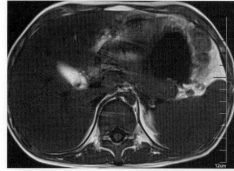
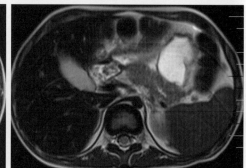

腹部MRI：左图横断位T1WI及右图T2WI序列，3周后复查示囊肿较前变小，囊内蛋白含量下降，T1信号较前明显下降。

图7-2-4-2 胰腺炎伴假性囊肿

病例3

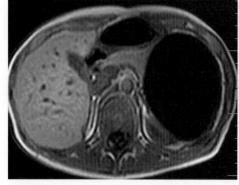
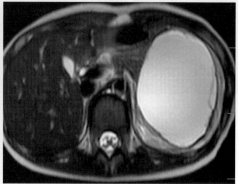

腹部MRI：左图横断位T1WI及右图T2WI序列，胰腺外伤后3个月复查，胰尾部旁见较大类圆形长T1、长T2信号，内见低信号分隔。

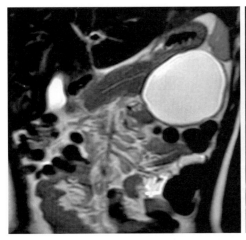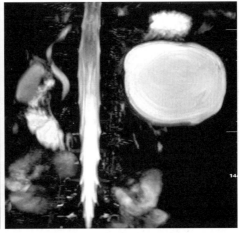

腹部 MRI：左图冠状位 T2WI 序列及右图 MRCP，胰腺体尾部下方可见类圆形长 T2 信号，胰管可见，未见与囊肿相通。

图 7-2-4-3　胰腺损伤后伴假性囊肿形成

第三节　脾脏

1. 脾囊肿

【临床概述】

脾脏囊肿（splenic cyst）可分为寄生虫囊肿（如棘球蚴虫囊肿）和非寄生虫囊肿两大类，非寄生虫囊肿又分为真性囊肿和假性囊肿。

寄生虫囊肿由包虫卵感染所致，多见于牧区，棘球蚴绦虫的虫卵被人吞食后，虫卵穿过肠壁进入门静脉系统，经肝肺双重过滤后极少部分经体循环进入脾脏，形成脾脏包虫囊肿。中青年人多见，临床表现不明显，初期可无症状，囊肿较大时可扪及左上腹肿块、腹胀、腹痛。

真性囊肿原因不明，可能与先天发育异常或组织迷入所致。囊肿较小时无症状，较大时可表现为腹痛、腹胀、乏力、消化不良等非特异性症状，或出现腹部包块。

假性囊肿多由外伤引起脾脏血肿，血肿被包裹，血液逐渐吸收，周围形成纤维性囊壁，囊液不断聚集，逐渐形成浆液性孤立性囊肿，囊壁无内皮细胞被覆，其内常含血液，占脾囊肿的 80%。

【影像诊断】

CT：

寄生虫囊肿表现为单发或多发类圆形囊性病灶，边界清楚，囊壁可伴有或不伴有钙化，增强扫描囊内无强化，"囊中囊"是其特征性改变，当囊肿内囊破裂时，可见外囊分离有空气进入囊性病灶，呈"水上浮莲征"。

真性囊肿即原发性囊肿表现为多发或单发类圆形低密度影，境界清楚，壁菲薄，偶尔可伴有钙化，增强扫描无强化。

假性囊肿一般都有外伤史，表现与先天性囊肿类似，晚期可发生钙化，增强扫描未见强化。

MR：

T1WI 低信号，T2WI 高信号，境界清晰，囊壁菲薄，增强扫描不强化。

【诊断要点】

1. 假性囊肿多有外伤史。

2. 寄生虫囊肿囊壁可伴有"囊中囊""水上浮莲"征,是其特殊性表现。

3. 囊肿增强扫描不强化。

【鉴别诊断】

1. 脾脓肿:临床表现为高热、寒战、腹痛、白细胞增多等特点,影像表现为脾内多发类圆形低密度影,典型脓肿内有气-液平面,结合临床病史可以鉴别。

2. 胰腺假性囊肿:胰腺假性囊肿侵入脾内可与包虫病相仿,出现分隔,结合急性或慢性胰腺炎病史有助于鉴别诊断。

3. 脾脏囊性淋巴管瘤:一般无症状,单发或多发,囊壁薄,可有分隔,增强扫描不强化。

4. 脾脏血管瘤:一般无症状,多为体检时偶然发现,单发或多发低密度影,轮廓清晰,较大病灶中央可形成瘢痕,可有散在点状、星芒状钙化灶或边缘线样钙化。增强扫描小病灶动脉期明显均匀强化,大病灶动脉期边缘斑点状强化,逐渐向中心填充,延迟期与正常脾脏密度一致。

【参考文献】

1. 王振祥,高昌虎,王东,等.脾脏囊性病变的 CT 诊断(附 10 例报告)[J].医学影像学杂志,2002,12(001):69-70.

2. 黄珊,徐冰,胡耀宗,等.小儿脾脏良性肿瘤的诊治[J].肝胆外科杂志,2020,28(3):200-203.

3. 兰姗,陈光斌,刘玥.脾脏巨大囊肿 1 例[J].医学影像学杂志,2018,28(04):549-565.

4. 吴恩福,郑祥武.脾脏假性囊肿伴广泛新旧出血 1 例 CT 诊断[J].中国临床医学影像杂志,2000,11(03):222.

（支　琪　周　静）

【病例解析】

病例

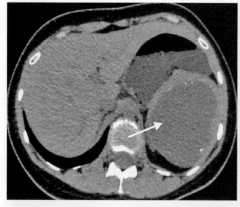
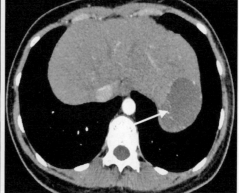

腹部 CT:左图横断位平扫示脾脏内见巨大类圆形低密度影,境界清晰,边缘可见钙化灶;右图横断位增强扫描动脉期病灶未见强化,病灶内线样分隔伴钙化。

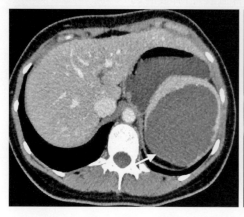
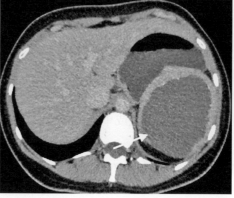

腹部 CT:左图横断位增强静脉期,右图横断位增强延迟期病灶内未见明显强化。

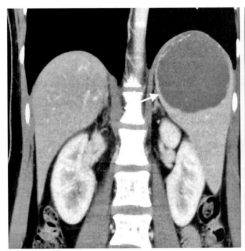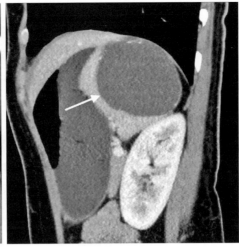

腹部 CT：左图冠状位增强，右图矢状位增强病灶内未见明显强化，境界清晰。

图 7-3-1　脾脏囊肿

2. 脾脏血管瘤

〖临床概述〗

脾脏血管瘤(splenic hemangoma)是脾脏最常见的良性肿瘤，尸检发现率为 0.3%～14%。好发年龄为 20～60 岁，成人以海绵状血管瘤多见，儿童以毛细血管瘤多见，男女发病率无明显差异。脾脏血管瘤生长缓慢，病史可达数年。一般无临床症状，多在体检时偶然发现，肿瘤较大者可有腹胀表现。

〖病理〗

病理上脾血管瘤主要分为海绵状血管瘤和毛细血管瘤。海绵状血管瘤表现为扩张的血管腔隙内充满红细胞，毛细血管瘤由薄壁小血管腔隙组成。窦岸细胞血管瘤是起源于红髓窦内皮细胞的罕见良性肿瘤，表现为脾内大小不一的多发结节。临床上可出现贫血、不明原因发热、脾大、脾亢等症状和体征，一般无临床症状。

〖影像表现〗

CT：

平扫呈低密度或等密度，边缘可见弧形及点状钙化灶，增强扫描毛细血管型血管瘤多呈明显均匀强化，海绵状血管瘤强化方式多发样，增强扫描静脉期呈分隔样或花斑状强化，延迟期造影剂逐渐向中央充填，部分病灶并没有完全充填，少数病灶延迟期表现为边缘少许斑片状强化，术后病理证实病灶未强化部分为血管及瘢痕形成或病灶内出血。

MR：

病灶 T1WI 呈低或等信号，T2WI 呈高信号，DWI 多呈等低信号。增强扫描强化方式与 CT 相似，动脉期呈结节状强化，或未见明显强化，静脉期或延迟期呈点状、分隔状、花斑状强化，呈逐渐向内充填趋势。

〖诊断要点〗

1. 单发或多发。

2. CT 平扫为低密度，增强扫描毛细血管瘤型动脉期明显均匀强化，海绵状血管瘤强化方式多样，增强扫描渐进性强化，部分病灶并没有完全充填。

3. MRI 平扫 T1WI 低信号，T2WI 高信号，病灶边界清晰，信号均匀或不均匀，增强扫描渐进性强化。

【鉴别诊断】

1. 脾囊性淋巴管瘤:无症状,单发或多发,囊壁薄,可有分隔,增强扫描不强化。

2. 脾囊肿:类圆形水样无强化低密度影,部分病灶内可见分隔。

3. 脾脏错构瘤:T1WI 呈等信号,T2WI 呈等或稍低信号,中间夹杂不均质条片状高信号,边界清晰,DWI 病灶大部稍低信号,中间夹杂不均质信号呈稍高信号。增强扫描动脉早期不均匀明显强化,随后与周围脾脏密度/信号相似或稍高。

4. 脾转移瘤:有恶性肿瘤病史,增强扫描边缘轻度强化,DWI 稍高信号,ADC 等低信号。

5. 脾淋巴瘤:脾脏均匀增大,CT 平扫脾内多发或单发稍低密度灶,边界不清,增强扫描呈不规则强化,MRI 平扫 T1WI 呈等或等低混杂信号,T2WI 呈不均匀混杂稍高信号,增强后病灶轻度强化。

【参考文献】

1. 路涛,张浩.脾血管瘤 CT 表现特点[J].中国医学影像学杂志,2011,19(003):223-225.

2. 周徽,廖国庆,石凯,等.小儿脾脏血管瘤 1 例[J].临床小儿外科杂志,2015(1):77-78.

3. 周学东,金见祥,杜宇英,等.小儿脾脏血管瘤一例[J].中华小儿外科杂志,2011,32(7):552.

4. 刘海龙,肖文波,刘敏,等.脾脏良性血管源性肿瘤的影像学表现及病理对照研究[J].浙江医学,2013(1):16-19.

（支　琪　周　静）

【病例解析】

病例 1

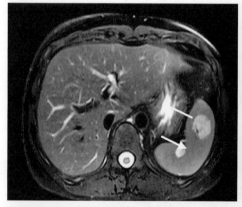 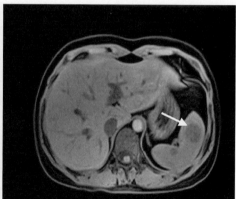

腹部 MRI:左图横断位 T1WI 脾脏内见两枚结节,呈稍低信号;右图横断位 T2WI 呈稍高信号。

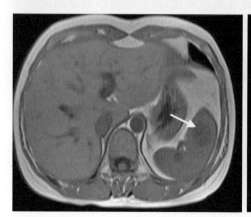 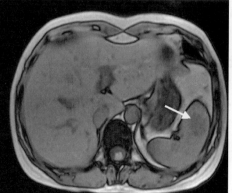

腹部 MRI:左图横断位化学位移成像同相位呈低信号;右图反相位信号未见明显减低。

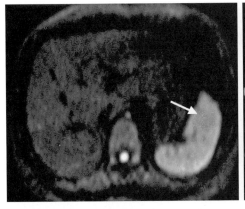
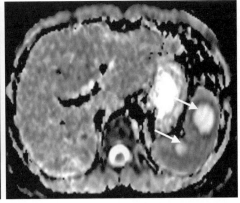

腹部 MRI:左图横断位 DWI 序列呈等信号,右图横断位 ADC 图呈高信号。

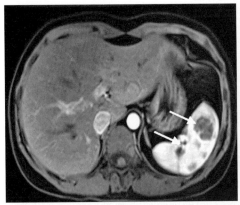
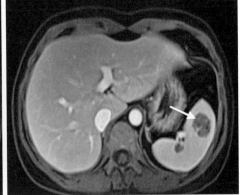

腹部 MRI:左图横断位增强扫描动脉期及右图横断位门静脉期病灶内部见少许强化。

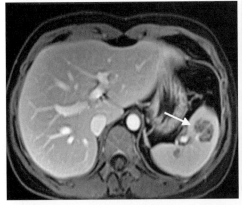
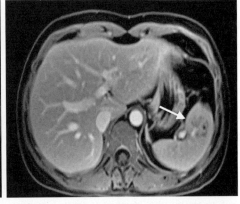

腹部 MRI:随后呈渐进性强化,造影剂逐渐向内充填。

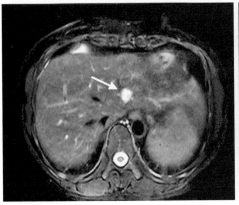
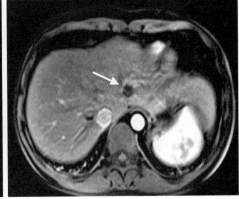

腹部 MRI:左图横断位 T2 脂肪抑制序列,同时显示该患者肝左叶一类圆形结节,呈稍高信号;右图横断位增强扫描动脉期边缘强化。

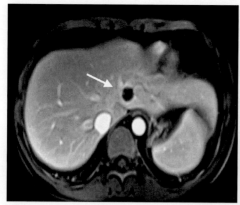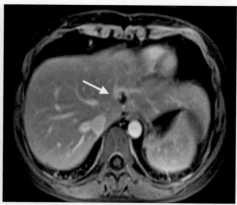

腹部 MRI:左图横断位静脉期及右图延迟期呈渐进性强化,造影剂逐渐向内充填,为肝脏血管瘤。

图 7-3-2-1 脾脏多发血管瘤、肝脏血管瘤

3. 脾淋巴管瘤

【临床概述】

流行病学:

脾淋巴管瘤(splenic lymphangioma)目前多认为是淋巴管先天性发育不全、错构或是由于手术、外伤等原因导致淋巴管损伤、淋巴回流障碍导致淋巴管异常扩张甚至瘤样增大。多数发生在婴幼儿,儿童较成人常见。淋巴管瘤组织学上分为毛细淋巴管瘤、海绵状淋巴管瘤及囊状淋巴管瘤。脾淋巴管瘤可以是三者中任意一种,也可以混合存在,亦有人认为是同一病变的不同发展阶段。脾淋巴管瘤可以单发或合并其他部位淋巴管瘤,多器官受累可提示弥漫性淋巴管瘤病,可累及肝脏、心包、纵隔、肺和骨。其他先天性血管性疾病也可合并脾淋巴管瘤,如 Klippel-Trenaunay 综合征可继发脾淋巴管瘤,表现为弥漫性或多发性病变,脾脏体积增大。

主要表现:

脾淋巴管瘤生长缓慢且有一定形态可塑性,早期一般多无临床症状,多因体检或其他疾病检查时发现,若为较大肿块可压迫邻近结构引起症状,如左上腹疼痛、恶心、腹胀。较大病变可引起出血、消耗性凝血障碍、脾功能亢进及门静脉高压。

【病理】

病理上为单房或多房囊性病变,淡黄色澄清浆液,可含不同成分蛋白,若蛋白成分较多可成胶冻状,如合并出血可见病变有血液流出,可伴有砂砾状钙化。海绵状淋巴管瘤由多发大小不等的扩张淋巴管形成,囊内充满淋巴液,管腔衬以单层扁平内皮细胞;囊状淋巴管瘤为少数明显扩张的淋巴管形成,囊壁厚薄不等,间质可见纤维化及胆固醇沉着;混合型表现为部分区域呈囊状结构,部分呈海绵状结构,两者比例不等。

【影像学表现】

CT:

单个或多个低密度肿块,与脾脏分界清楚,内可有分隔,囊壁厚薄不一,可见弧线样或小结节样钙化,合并感染囊壁明显增厚。增强后内容物无强化,囊壁及间隔轻中度可有强化,边缘呈渐进性强化,囊内容物未见强化。淋巴管瘤若位于脾实质或包膜下,脾脏外形正常,表面光滑。若病变体积较大可向包膜下局限性突出,弥漫性病变可引起脾脏体积普遍增大,边缘呈结节状隆起。弥漫性淋巴管瘤表现为全脾弥漫分布大小不一的囊性低密度区,病变间分界不清,正常脾结构消失,分隔呈特征性网格分布。

MRI：

囊肿通常表现为长 T1、长 T2 信号，若病变蛋白含量较高或合并出血，T1WI 信号可增高。MRI 具有较高的软组织分辨率，对囊壁、囊内容物及分隔的显示优于 CT。

【诊断要点】

1. 脾实质或包膜下低密度灶，内可有分隔，囊壁可见弧线样或小结节样钙化。

2. 增强后内容物无强化，囊壁及间隔轻中度可有强化，边缘呈渐进性强化。

3. 弥漫性淋巴管瘤表现为全脾弥漫分布大小不一的囊性低密度区，其内分隔呈网格状。

【鉴别诊断】

1. 脾囊肿：多为单一囊腔，少见分隔及分叶，水样密度，增强后囊壁及内容物均无强化。

2. 脾脓肿：脓肿壁厚，明显强化且有周围水肿，临床有发热、白细胞计数增高等感染表现。

3. 脾包虫病：多合并肝包虫囊肿，特征性表现为大囊内子囊，囊壁钙化。

4. 脾淋巴血管瘤：具有血管和淋巴管两种成分，增强后周边血管成分于动脉期轻度强化，静脉期及延迟仍有强化；中心淋巴管成分通常无强化，其强化方式与淋巴管瘤有一定重叠，鉴别有一定困难。

【参考文献】

1. 祁昕，王春祥，杨楠，等. 儿童脾毛细淋巴管瘤的 CT 表现并文献复习[J]. 国际医学放射学杂志，2019，42(6)：717-720.

2. 任延德，李晓华，李向荣，等. 脾淋巴管瘤的 CT 表现与病理分析[J]. 实用放射学杂志，2014，30(12)：1997-2000.

3. 杨琳，邢红岩，魏冬冬，等. 脾淋巴管瘤的 CT、MRI 表现[J]. 实用放射学杂志，2013，29(3)：426-428.

（吕星星　高　峰）

【病例解析】

病例

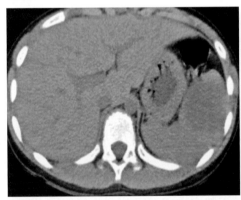
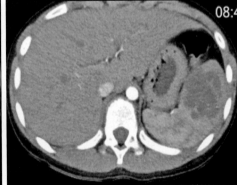

腹部 CT：左图横断位平扫示脾脏内见类圆形囊状影，境界清晰；右图增强扫描动脉期病灶内线样分隔强化。

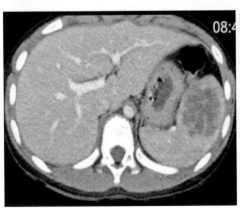
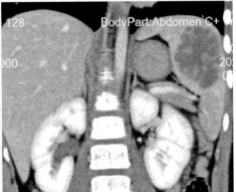

腹部 CT：左图增强静脉示脾脏内分隔强化；右图增强扫描冠状位示病灶边界清晰；病理结合免疫组化证实淋巴管瘤。

图 7-3-3　脾脏淋巴管瘤

4. 脾错构瘤

〖临床概述〗

流行病学：

脾错构瘤(splenic hamartoma)又称脾瘤或脾结节性增生，此病罕见，为非肿瘤性脾脏畸形，是脾始基局限性发育障碍，局部脾组织、血管、脂肪、平滑肌等正常组织成分的比例和排列产生异常所致，发病部位及性别无显著差异，可发生于脾脏任何部位，发病年龄以中年居多。多单发，无包膜。外科手术是首选治疗方法，可根据部位行脾脏部分或全脾切除术。

主要表现：

大多数患者无症状或偶然发现，巨大者可有脾大、上腹饱胀或压迫等症状。如果病变较大，则存在破裂及腹腔内出血的风险。患儿可合并血液病变，如贫血、血小板减少及全血细胞减少；亦可合并结节性硬化及其他部位错构瘤。

〖病理〗

大体观呈鼓状，深红色组织球形包块类似邻近脾实质，无包膜。组织学上其由脾窦组织组成，无淋巴滤泡，可见慢性巨噬细胞、淋巴细胞、浆细胞、髓外造血细胞、纤维化、含铁血黄素及钙化。病理上可分为三型，白髓型、红髓型和纤维化型。白髓型为淋巴组织；红髓型含血窦和类似红髓的组织结构，较常见，可伴少量淋巴细胞聚集；纤维化型可能为前者的陈旧性改变。

〖影像学表现〗

CT：

脾内或包膜下圆形或不规则混杂密度包块，亦可呈等或低密度。错构瘤内部较少囊变坏死，如发现其内有点状钙化及脂肪密度则有助诊断，钙化可位于瘤体边缘或内部，形态多样，呈点状、粗颗粒状、弧形或爆米花样；钙化可能是由于肿块长期存在，局部缺血、病灶营养不良性钙盐沉着。与肾脏及其他脏器内错构瘤多含有脂肪成分不同，脾脏错构瘤含脂肪少见。增强后病变轻至中度强化。动脉期病灶多呈弥漫不均匀强化或病灶周围斑片状强化，少数动脉期明显均匀强化，主要见于小病灶；门脉期随时间推移呈渐进性强化，密度趋于均匀；延迟期大多数密度与脾脏相仿或稍高，极少数以钙化或囊性为主的病灶可无明显强化。少数错构瘤表现为实性和囊性的混合肿块，实性部分增强后与脾脏实质密度相等，囊性部分轮廓不规整，内含不强化脂肪成分。

MRI：

其信号强度取决于错构瘤内部成分及各组织比例，多数相较于脾实质，T1WI序列为等信号，T2WI序列为高信号。如以平滑肌为主，T1WI及T2WI均为低信号；以脾组织和血管成分为主则呈长T1、长T2信号；如脂肪成分较多，T1WI可呈不同程度高信号，T2WI呈等或高信号，压脂后信号减低。增强后不均匀强化。有学者根据含纤维成分多少将脾错构瘤的MRI表现分为纤维性和非纤维性两种类型。呈纤维性MRI表现的错构瘤较少，T1WI及T2WI均呈低信号；非纤维性T1WI呈等或低信号，T2WI呈稍高或高信号。

核素显像：

脾错构瘤可显著摄取^{99m}Tc-肌醇六磷酸，在SPECT上形成"热点"，而血管瘤、淋巴瘤很少摄取，对诊断脾错构瘤有特异性。

〖诊断要点〗

1. 脾内或包膜下圆形或不规则混杂密度包块，典型者其内含有脂肪及钙化。

2. 增强后动脉期弥漫不均匀强化或病灶周围斑片状强化,门脉期渐进延迟强化。

3. 核素显像脾错构瘤可显著摄取^{99m}Tc-肌醇六磷酸,在SPECT上形成"热点"。

【鉴别诊断】

1. 脾血管瘤:早期边缘强化,而后充填改变,强化程度较高,其内不含脂肪密度。

2. 脾包虫囊肿:常位于脾下极包膜下,水样密度,周围可见环形较规则钙化,增强后无强化。

3. 脾淋巴瘤:常为继发性,伴周围或浅表淋巴结肿大,钙化少见,增强延迟期淋巴瘤强化较周围脾实质密度低。

4. 脾转移瘤:一般多发,不含脂肪成分,早期可强化,延迟后不充填;囊性者壁厚,呈环形强化。

【参考文献】

1. 汪建华,马小龙,郑建军,等.脾脏错构瘤的CT诊断[J].放射学实践,2011,26(5):504-507.

2. 姚青,李瑞平,蒋静娟,等.脾错构瘤临床病理观察[J].诊断病理学杂志,2011,18(1):38-40.

3. 陈锦华,田为中,新华,等.脾脏错构瘤1例[J].实用放射学杂志,2018,34(8):1310-1311.

(吕星星　高　峰)

5. 脾血管肉瘤

【临床概述】

流行病学:

脾血管肉瘤(splenic hemangiosarcoma)又称恶性内皮瘤或内皮肉瘤,是原发于脾窦内皮细胞的恶性肿瘤,较罕见,是脾脏最常见的非造血系统的恶性肿瘤。发病年龄以老年人居多,平均约为50～60岁,无明显性别差异。其病因尚不清楚,可能由脾血管瘤或血管内皮瘤发展而来,也可能与放疗、化疗、或接触过氧化物、二氧化钍及砷有关。肿瘤生长较快,预后差,早期即可发生肝转移,还可转移至肺、骨骼、淋巴结。其治疗以手术为主,术后辅以放化疗;如肿瘤未出现破裂出血或远处转移,术后可存活较长时间,如已发生转移或自发性破裂,多在短期内死亡。

主要表现:

临床症状不典型,早期无特异性,多为左上腹不适,随肿瘤体积增大,周围脏器受压迫而出现恶心、呕吐、腹胀等,后期可出现发热、体重减轻、恶病质等。查体可摸到肿大的脾脏。实验室检查缺乏特异性,可有贫血、血小板减少和凝血异常,多由于血液流经肿瘤血管受到机械性损伤或红细胞、血小板滞留脾内受到破坏引起。

【病理】

血管肉瘤肿瘤细胞多沿已存在的血管腔道、窦状或海绵状腔生长,在组织学上分为高、中、低分化三种类型。高分化呈小而实的成分、血管腔丰富;低分化肿瘤细胞密度大、浸润性强、细胞不丰富,血管腔数量不定。表现为单个或多个肿块,无明显包膜,常伴出血、坏死、囊变形成。肿瘤细胞多形性、核异形明显,可见核分裂象。病理是诊断血管肉瘤的金标准。免疫组化提示血管分化的CD31、CD34、VEG-FR3、SMA、FVⅢ及Vim等指标中至少两项结果阳性;提示细胞分化的CD68、Ki-67、S-100等指标中至少一项结果阳性可诊断为脾血管肉瘤。

【影像学表现】

CT:

通常表现为肿块,根据其影像学表现可分为三型:单发肿块型、多发结节型、弥漫肿大型。CT上为单发或多发的类圆形或不规则稍低密度影,密度不均,大小不一,当病灶较大时容易出现出血坏死,肿块缺乏包膜且具有较强侵袭性,边界不清楚或欠光整,可见散在针尖样钙化,也可为大片放射状钙化,偶可见脾包膜下或脾周高密度积血。其典型强化方式或为动脉期肿块边缘和(或)中央斑片状或不规则较明显强化,静脉期及延迟期持续向心性或离心性充填。通常肿瘤分化程度越好,其内皮越完整,血管网络延续性越好,其强化方式越接近血管瘤。少数病灶表现为结节状强化,呈"早出晚归"渐进性强化。血管肉瘤易发生转移,常可见肝内多发转移和(或)脾门、腹膜后淋巴结转移,远处转移可累及肺及骨骼,部分可伴有腹腔积液。

MRI:

平扫时血管肉瘤与正常脾组织信号相仿,不易显示。肿瘤内含血液成分或继发出血,T1WI 序列信号增高,内部发生囊变坏死时呈长 T1、长 T2 信号,纤维化 T1WI 及 T2WI 均呈低信号。采用超顺磁性氧化铁微粒造影剂增强时,病灶信号强度明显高于正常脾脏组织。

【诊断要点】

1. 脾内单发或多发低密度灶,边缘不清,密度欠均匀,易囊变坏死,可伴钙化。

2. 增强后肿块呈边缘向中心持续向心性充填;亦可呈结节状渐进性强化。

3. MRI 超顺磁性氧化铁微粒造影剂增强时,病灶信号强度明显高于正常脾脏组织。

【鉴别诊断】

1. 脾血管瘤:早期边缘强化,强化程度较高,延迟期大多或完全充填。

2. 脾淋巴瘤:脾大、脾脏内单发或多发低密度肿块或结节,增强后脾脏明显不均匀强化,肿块强化不明显呈低密度。

3. 脾转移瘤:一般多发,增强扫描轻中度强化,呈环形强化,可有原发灶。

4. 脾原发性恶性纤维组织细胞瘤:软组织密度,边界清楚,可有包膜或无,肿瘤内部可见丰富的纤维化、黏液样变或出血坏死,增强后多呈轻度不均匀强化。

【参考文献】

1. 陈优,何来昌,谭永明,等.肝脾血管肉瘤的影像学表现及其病理基础[J].中国临床医学影像杂志,2020,31(4):267-270.

2. 陈明,查云飞,王艳艳,等.原发性脾血管肉瘤 CT 表现并文献复习[J].实用放射学杂志,2019,35(1):159-161.

3. 蒋诚诚,滕跃,董凤林,等.原发性脾血管肉瘤的 CT 和超声及病理对照研究[J].放射学实践,2017,32(6):639-642.

(吕星星 高 峰)

6. 脾脏淋巴瘤和白血病

【临床概述】

流行病学:

淋巴瘤(lymphoma)是最常见的脾脏恶性肿瘤,可以是全身淋巴瘤脾脏受累,也可以是原发于脾脏的淋巴瘤,前者居多,原发于脾脏的淋巴瘤不多见。约 30%～40% 的霍奇金淋巴瘤累及脾脏,20% 的非霍奇金淋巴瘤累及脾脏。原发于脾脏的恶性淋巴瘤诊断标准为:以脾大为首发症状,肿瘤仅局限于脾内或累及脾门淋巴结,而肝、肠系膜或主动脉旁淋巴结活检阴性且诊断后 6 个月不出现其他部位淋巴瘤。器官大小不应被用于评价脾脏是否受累,因为脾脏在无肿瘤受累时可增大,肿瘤有浸润时脾脏大小亦可正常。

白血病为异常的血细胞在骨髓、肝、脾、皮肤或中枢神经系统堆积所致,为儿童和青少年最常见的恶性肿瘤,其中急性淋巴细胞性白血病较常见,占 75%。白血病细胞常浸润肝脾及肾实质等,主要由于肝脾属于网状内皮系统的重要组成部分。

主要表现：

主要为左上腹痛,脾大,部分可无症状或有低热。体检时可触及脾脏增大,边缘有结节感。若为全身淋巴瘤累及脾,则可触及增大的浅表淋巴结。实验室检查常提示白细胞和血小板减少。

儿童白血病往往根据临床及实验室检查即可确诊,影像结果对白血病的分型、分期及预后判断的影响不大。

〖病理〗

脾淋巴瘤大体上可分为四种类型,均匀弥漫型、粟粒结节型、巨块型和多肿块型。

〖影像学表现〗

CT：

CT 平扫淋巴瘤呈等或稍低密度,或者整个脾脏密度不均。脾脏淋巴瘤可以表现为多种形式,均匀弥漫型和粟粒结节型可仅表现为脾脏增大,密度减低,平扫有时不能检出病灶,主要是由于病灶与脾脏之间密度差异较小有关。多肿块型可表现为多发团块状、大小不等的低密度病灶,边缘较模糊,多个结节病灶可互相融合。巨块型少见,表现为孤立性球形占位,增强扫描呈轻中度强化,位于脾脏边缘的淋巴瘤还可引起脾脏轮廓的局部隆起。增强扫描对于淋巴瘤的显示及诊断具有价值,一般病灶部位仅轻度增强。平扫呈等密度的病灶增强扫描后可清楚地显示脾脏内的低密度灶。大部分脾脏淋巴瘤可合并腹膜后淋巴结肿大,或累及相邻脏器,如胃、左肾或左侧肾上腺。

PET/CT：

可以观察患者全身情况,不仅对脾脏原发及继发淋巴瘤的鉴别具有重要意义,而且有利于病变的分期,直接影响治疗方案的选定,观察病变的治疗效果及预后。有些脾脏弥漫型淋巴瘤患者 CT 扫描出现假阴性结果,而 PET 检查显示脾脏内核素浓聚,提示脾脏弥漫性病变。对于放化疗后患者,当脾脏病灶大小、形态改变不明显时,PET 可以显示肿瘤细胞的生长活性受抑制情况。

MRI：

T1WI 序列对淋巴瘤的显示不佳,也缺乏特异性。T2WI 上病灶呈相对略低信号。增强后脾脏淋巴瘤可有多种表现形式,弥漫型表现为大、不规则的高或低信号区;多灶性淋巴瘤也较常见,表现为在高信号衬托下的多发低信号病灶,也可分布于整个脾脏。

白血病患儿脾脏浸润与淋巴瘤可有类似表现,脾脏有不同程度增大,CT 平扫时密度多较均匀,当脾大显著时增强后脾的强化程度往往较轻。白血病对脾脏浸润严重时,因其含水量增高,容易在 MRI 上发现。

〖诊断要点〗

1. 脾内单发或多发低密度灶,可融合,表现多样或仅表现为脾大。

2. 平扫有时不易发现病灶,增强后由于脾脏对比可见低密度灶,一般呈轻度或无明显强化。

3. ^{18}F-FDG PET-CT 显示团块状摄取异常增高,在检测淋巴瘤早期脾脏侵犯具有较高的灵敏度及特异度。

〖鉴别诊断〗

1. 脾转移瘤：一般多发,瘤周可见水肿,增强扫描后呈环形强化或轻度强化,典型者呈牛眼征或靶征,可有原发灶。

2. 脾血管肉瘤：境界不清的低密度影,增强后实质成分不均匀强化,短期内增大明显,容易有囊变。

3. 脾梗死：表现为脾内楔形低密度区,尖端指向脾门,边界清楚,增强后无强化。

【参考文献】

1. 祁佩红,李四保,郑红伟,等.脾脏原发性淋巴瘤的 CT、PET/CT 表现[J].中华肝胆外科杂志,2016,22(8):566-567.

2. 詹勇,向子云,王静波,等.脾脏淋巴瘤的 CT 特征[J].中国医学影像技术,2011,27(2):330-332.

（吕星星　高　峰）

【病例解析】

病例 1

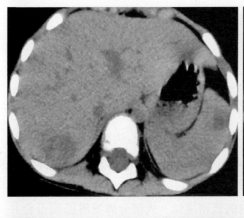
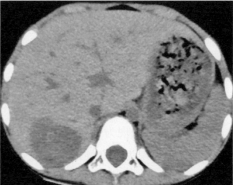

腹部 CT:横断位平扫示肝脏内见结节状低密度占位,脾脏内见两处小片状稍低密度影,边界欠清。

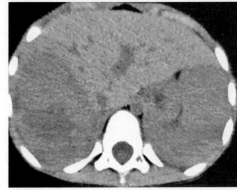
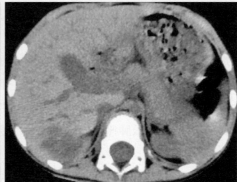

腹部 CT:横断位平扫示肝脏内见较大稍低密度孤立性占位,内见更低密度区,脾脏内密度不均。

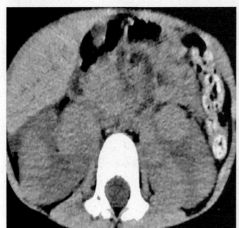
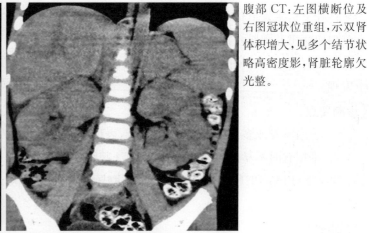

腹部 CT:左图横断位及右图冠状位重组,示双肾体积增大,见多个结节状略高密度影,肾脏轮廓欠光整。

图 7-3-6-1　面颊部 Burkitt 淋巴瘤累及肝及双肾

病例 2

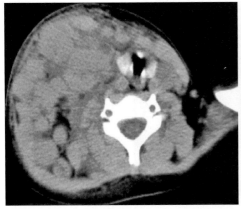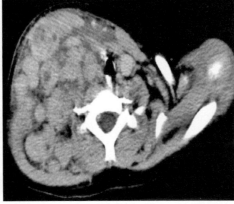

颈部 CT：左图横断位平扫示右侧颈部见多发增大淋巴结，部分融合，局部脂肪间隙模糊，密度增高；右图横断位增强后病灶中度强化，中央局部坏死区未见强化。

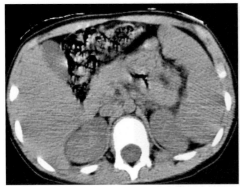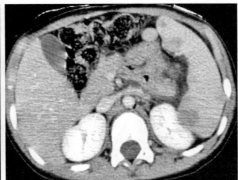

腹部 CT：左图横断位平扫示脾脏内密度局部欠均，似见稍低密度，病灶显示欠清；右图横断位增强后见脾脏内多发结节状低密度区。

图 7-3-6-2　颈部霍奇金淋巴瘤累及脾脏

病例 3

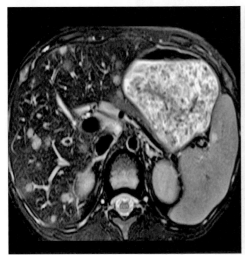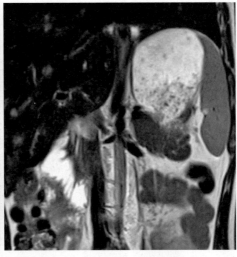

腹部 MRI：左图横断位 T2WI 压脂序列及右图 T2WI 冠状位示肝脏多发类圆形高信号结节影，脾脏内缘见一枚高信号小结节影。

图 7-3-6-3　急性淋巴细胞白血病（肝脾浸润）

病例 4

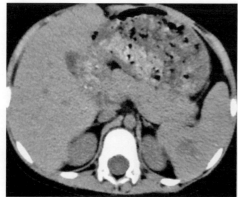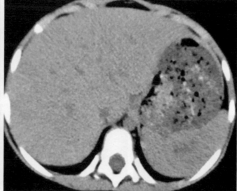

腹部 CT：横断位平扫示脾脏内见片状低密度区，边缘模糊不清，脾脏形态未见明显增大。

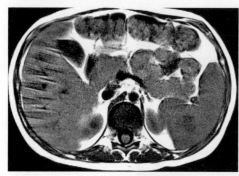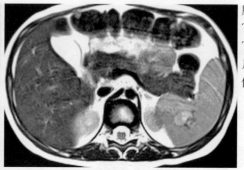

腹部 MRI：左图横断位 T1WI 及右图横断位 T2WI 序列，脾脏内见小片状稍长 T1、稍长 T2 信号。

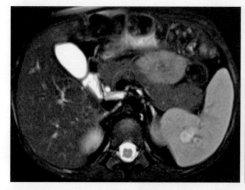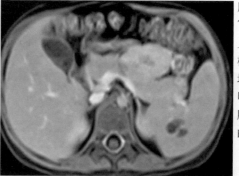

腹部 MRI：左图横断位 T2WI 压脂序列脾脏内见小片状稍高信号；右图横断位 T1WI 压脂序列增强示脾脏内病灶未见明显强化，在正常强化脾脏对比下表现为更清楚的低信号。

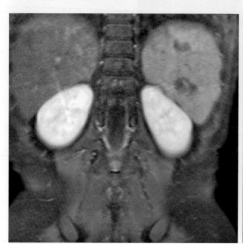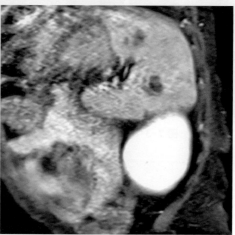

腹部 MRI：左图冠状位及右图矢状位 T1WI 压脂序列增强脾脏内见两处不强化病灶。

图 7-3-6-4　急性淋巴细胞白血病（脾脏浸润）

第四节 胆囊

1. 胆道横纹肌肉瘤

〖临床概述〗

流行病学：

胆道系统的横纹肌肉瘤(rhabdomyosarcoma of bile duct，RMS/BT)极为罕见，约占儿童横纹肌肉瘤的0.8%。胆管横纹肌肉瘤几乎仅发生于儿童，占儿童肝脏肿瘤的1%。多发生于2~6岁的儿童，发病高峰为4岁，发生于10岁以上者少见，男性较女性多。该病恶性程度高，常发生远处转移，预后差，5年内生存率约20%。

胆道横纹肌肉瘤可起源于肝内外胆道的任何部位。最常见于胆总管，源于黏膜下层，沿胆管上下生长；也可起源于肝内胆管、左右肝管、肝总管、胆囊、胆囊管及肝外胆管壶腹部；少数可源于肝实质或继发于先天性胆总管囊肿。其中50%以上发生在肝外胆管。多为胚胎性横纹肌肉瘤，当肿瘤生长在黏膜下时常形成葡萄串样息肉，也称为葡萄状肉瘤。

主要表现：

临床表现缺乏特异性，常因原发部位肿瘤压迫或侵犯周围器官组织而表现不同。位于肝外胆管者常表现为梗阻性黄疸；位于肝内胆管者则以腹痛、肝肿大、腹部包块就诊。典型表现为黄疸和腹痛，常伴有腹胀、呕吐、发热、肝大。缺乏特异性的血清学肿瘤标志物，AFP阴性。初期可有中度以上高胆红素血症，伴有轻度转氨酶水平升高及血清碱性磷酸酶升高。

〖病理〗

肿瘤体积一般较大，肿瘤表面呈葡萄粒状，切面呈灰黄色，其间可有坏死囊变区，肿瘤组织质地中等。镜下见瘤细胞形态差异较大，从原始的小圆细胞到分化性的横纹肌母细胞等各种形态均可见到，类似骨骼肌胚胎发育的不同阶段，部分细胞间含黏液物质形成假菊形团，黏膜下可见一层致密的未分化瘤细胞带。典型病理表现为疏松黏液中见星芒状细胞，细胞胞质少，胞浆极其丰富。肿瘤多起源胆管黏膜，向上长入左右肝管，向下可达壶腹部肿瘤切面呈鱼肉样，色灰白、灰黄或灰褐色，内可有囊性区、出血、坏死周围肝组织无硬化

〖影像学表现〗

儿童胆道横纹肌肉瘤影像学表现缺乏特异性，明确诊断相对困难。超声、CT、MRI检查可以判断肿瘤的位置、形态、是否伴有周围组织转移，也可用来随访术后有无复发。常见胆管扩张管腔内肿块提示胆管源性肿瘤由于肿瘤常起源于胆管，肿块多位于肝门内或临近肝门，亦可见肝内肿块较大肿块可见坏死灶呈水样密度临近器官受侵和局部淋巴结肿大为重要表现。

超声：

超声检查经济便捷，且无辐射，是评估儿童梗阻性黄疸的首选影像检查方式。胆总管扩张和腔内低回声肿块为RMS/BT典型表现。肿块通常沿管腔生长，可遍及胆总管全程，直至左、右肝管。肿瘤较大时则表现为肝门部及下方类圆形低回声肿块，其内常见液化坏死区，可压迫侵犯门静脉，肝内胆管通常有不同程度扩张和胆囊增大。发生于肝内胆管者则表现为肝内低回声包块，边界清晰，无胆道扩张。肿瘤沿胆管壁浸润性生长时还表现为胆管壁增厚、形态僵硬。CDFI显示包块内可见条状血流信号。

CT：

肿瘤位于肝外胆管者可致胆管扩张；位于胆管内者可形成不规则息肉状软组织密度影。CT平扫

表现为扩张的胆总管内息肉状囊实性或密度不均匀肿块,由于其内富含疏松黏液基质,肿块密度较低,肿物近端胆管扩张;增强扫描形式多样,可表现为明显不均匀强化、不规则环形强化、轻微强化,甚至无强化。肿瘤晚期常有门静脉瘤栓及腹膜后淋巴结肿大和肺转移。

MRI:

MRI 平扫显示肿块在 T1WI 上呈低信号为主,坏死区呈更低信号,T2WI 上为中等至高信号,内可见少许低信号,坏死区呈更高信号;形态不规则,边界尚清,肝内外胆管扩张明显;扩散加权成像呈不均匀稍高信号;增强扫描呈明显不均匀强化。

MRCP 可见胆管扩张至管内不规则低信号区,肿块邻近胆管导致管壁不规则。

〖诊断要点〗

1. 胆管走行区不规则肿块。

2. 胆总管扩张和腔内低回声肿块。

3. CT 平扫低密度为主,可有坏死、囊变区。

4. CT、MRI 增强扫描明显不均匀强化。

5. 肝门部及腹腔可有淋巴结转移;门静脉主干内可见瘤栓。

6. 肝内外胆管扩张为其特征性改变,具有鉴别意义。

〖鉴别诊断〗

1. 胆总管囊肿:密度及信号较均匀,边界清晰,胆管常呈囊袋状改变,扩散加权成像未见明显扩散受限。

2. 胆道蛔虫:胆总管扩张,内见条形肿块,肿块无血供,增强无强化。

3. 肝母细胞瘤:好发于 5 岁以下婴幼儿,90% 的患儿血清 AFP 水平明显增高。常表现为较大圆形、混杂密度肿块,钙化多见,边界清楚光滑。

4. 肝囊性间叶错构瘤:良性病变,2 岁以下多见,表现为有分隔的多房囊性肿块,分隔厚薄不均,无淋巴结转移、门静脉瘤栓等恶性征象。

5. 肝血管内皮细胞肉瘤:较罕见,发病年龄在 1 岁以内,CT 增强扫描早期边缘强化,延迟逐渐向中心扩展。

〖参考文献〗

1. 常晓峰,成海燕,秦红,等. 儿童胆道横纹肌肉瘤的诊断与治疗[J]. 临床小儿外科杂志,2020,19(7):608-613.

2. 郑加贺,马洁韬. 胆管横纹肌肉瘤影像诊断[J]. 中国医学影像技术,2008,24(8):1235.

3. 李欣,邵剑波. 儿科影像诊断必读[M]. 人民军医出版社,2007.

(徐化凤　高　峰　张晓军)

〖病例解析〗

病例 1

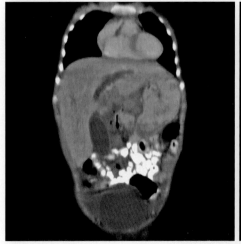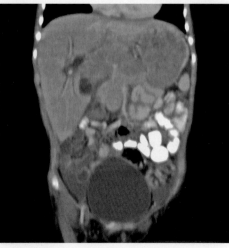

腹部 CT:冠状位增强示肝门部肿块,肝内胆管扩张,胆囊饱满。

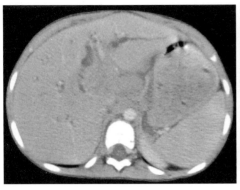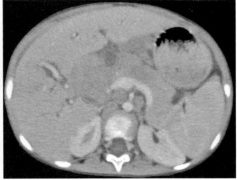

腹部 CT：横断位增强示肝门部肿块增强后实性成分不均匀强化，肝内胆管扩张，胆总管扩张。

图 7-4-1-1　肝门部胆道胚胎性横纹肌肉瘤

病例 2

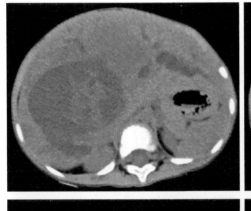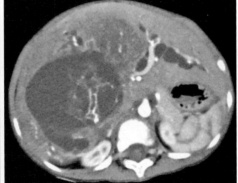

腹部 CT：左图横断位平扫，肝内巨大肿块，低密度为主；右图横断位增强动脉期，实性成分不均匀强化，肝内胆管扩张为其特征改变。

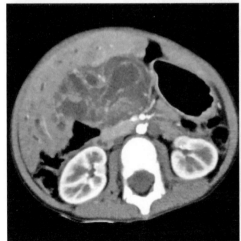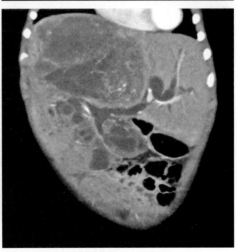

腹部 CT：左图横断位及右图冠状位增强，示肝内及肝门部巨大肿块不均匀强化，肝内外胆管扩张。

图 7-4-1-2　肝脏胆道胚胎性横纹肌肉瘤

第八章　腹膜后

绪　论

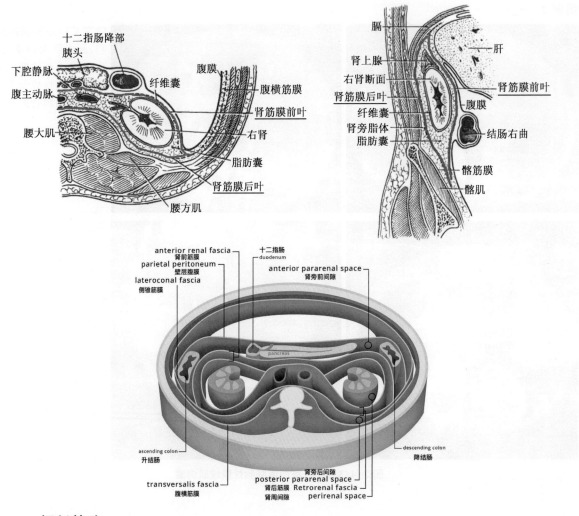

一、解剖基础

　　腹膜后间隙位于后腹部,是壁腹膜与腹横筋膜之间的间隙及其内解剖结构的总称,上达膈下,下至盆腔入口,除疏松结缔组织、脂肪、淋巴及神经组织外,还包括很多重要的器官和结构。根据肾筋膜前后两层,即肾前筋膜和肾后筋膜及两者在升、降结肠后融合形成的侧锥筋膜,将腹膜后间隙分为三个间隙,即肾旁前间隙、肾周间隙和肾旁后间隙。

$$\text{腹膜后间隙}\begin{cases}\text{肾旁前间隙:升、降结肠,十二指肠和胰腺}\\\text{肾周间隙:肾、输尿管上段、肾上腺及其周围脂肪}\\\text{肾旁后间隙:内部为脂肪、结缔组织、神经,无实质性脏器}\end{cases}$$

二、腹膜后肿瘤的诊断思路和鉴别诊断

本章所讲的腹膜后肿瘤的定义有狭义和广义两种。狭义的腹膜后肿瘤是指除胰腺、肾脏、肾上腺和十二指肠等腹膜后脏器之外非脏器起源的肿瘤，又称原发腹膜后肿瘤。广义的腹膜后肿瘤包括脏器和非脏器起源的肿瘤这两部分。除了神经母细胞瘤、淋巴瘤、畸胎瘤、嗜铬细胞瘤脂肪瘤和淋巴管瘤之外，其他脏器起源的腹膜后肿瘤在儿童相当少见。

原发腹膜后肿瘤种类繁多体积较大，其中绝大多数为恶性，占 85％左右，且以间叶组织肿瘤最多见，其次是神经源性和淋巴组织来源肿瘤，还有少量胚胎残留组织或来源不明性肿瘤。此外，腹膜后转移性肿瘤和原发性淋巴瘤的发病率明显高于其他组织来源的额原发肿瘤，所以诊断时要谨记。尽管影像学表现可能是非特异性的，但一些影像特征及临床、流行病学因素可以帮助我们缩小鉴别诊断的范围，因此我们建议遵循以下影像诊断流程。

1. 定位诊断：这是影像学首要解决的问题。A. 判断肿瘤是位于腹腔，还是位于腹膜后？ B. 若是腹膜后，那肿瘤是原发还是来源于腹膜后脏器？

可根据肿瘤大致位置、是否推移胰腺、病变与肝脏、肾脏间的脂肪间隙是否清晰来进行判断，主要有以下几点诊断要点：

① 腹膜后脏器（如肾脏、肾上腺、输尿管、升降结肠，胰腺，部分十二指肠）外移、前移表明肿瘤起自腹膜后间隙；

② 肠管（十二指肠降部、水平部及升降结肠）前移，无肠管包绕，提示为腹膜后肿瘤，而腹腔内肿瘤常见肠管包绕；

③ 腹膜后血管（如腹主动脉、下腔静脉、肾静脉、脾静脉）的外移、前移或与肿块相互包裹是腹膜后肿瘤的重要标志；

④ 腹盆壁肌肉与肿瘤见得脂肪间隙不清或消失，脊柱直径受侵犯，腰大肌受压变形都提示肿瘤来源于腹膜后；

⑤ 肿瘤与相邻腹腔内前之间的脂肪间隔存在，提示为腹膜后肿瘤；

⑥ 当腹膜后肿瘤侵犯邻近脏器时，可致其变形移位，但肿瘤中心可大部分轮廓不在受累器官内。

2. 定性诊断：根据患者年龄、临床情况，肿瘤生长部位及质地、组织成分，增强方式以及良恶性鉴别来对腹膜后肿瘤进行定性诊断。

		良性	选择
中胚层来源	脂肪 平滑肌 结缔组织 横纹肌 血管 血管周上皮样细胞	脂肪瘤 平滑肌瘤 纤维瘤 横纹肌瘤 血管瘤 血管平滑肌脂肪瘤等 髓脂瘤，血管肌纤维母细胞瘤	脂肪肉瘤 平滑肌肉瘤 恶性纤维组织细胞瘤；纤维肉瘤 横纹肌肉瘤 血管肉瘤 血管周细胞肉瘤等
神经起源	神经鞘膜 交感神经 嗜铬组织	神经鞘瘤；神经纤维瘤 神经节细胞瘤 副神经节瘤	恶性神经鞘瘤等 神经母细胞瘤 恶性副神经节瘤
生殖细胞，性索起源	生殖细胞 性索间质	畸胎瘤 卵泡膜细胞瘤	精原细胞瘤，恶性畸胎瘤
淋巴或血液起源			淋巴瘤

（1）从组织来源推断

① 脂肪：脂肪瘤、脂肪肉瘤、畸胎瘤多见；

② 水样密度：淋巴管囊肿、畸胎瘤、肠源性囊肿最多见，少数肿瘤如节细胞神经纤维瘤、胚胎癌也可见水样密度，但均可见软组织成分及强化；

③ 囊肿样：仅见于淋巴管囊肿及肠源性囊肿，内为清亮液体；

④ 钙化：80％为神经源性肿瘤与畸胎瘤；

⑤ 脂-液平面：畸胎瘤多见；

⑥ 靶征：神经源性肿瘤；

⑦ 病灶沿正常结构延伸：交感神经肿瘤（包括神经节瘤和副神经节瘤）沿交感链生长，神经源性肿瘤沿脊椎周围生长；

⑧ 肿瘤倾向于包绕邻近血管：表现为"CT血管成像征"或"主动脉漂浮征"，常见于淋巴瘤。

（2）从生长部位与方式推断

① 脂肪类肿瘤长生在肾周间隙；

② 神经类肿瘤好发于脊柱旁；

③ 节细胞神经瘤、副神经节瘤发生在腹主动脉及肠系膜动脉后下方；

④ 畸胎瘤多在腹膜后间隙上部、肾脏上方；

⑤ 淋巴瘤及转移瘤多围绕大血管生长；

⑥ 侵袭性纤维瘤向周围组织浸润性生长，淋巴瘤有沿缝隙生长的特征。

（3）从肿瘤血供推断

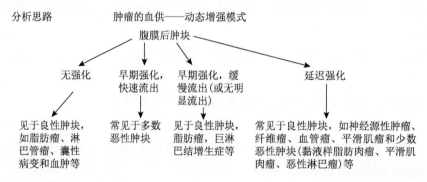

（4）从肿瘤质地与影像特征推断

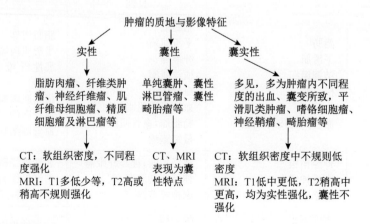

（5）判断肿瘤良恶性

① 形态：良性肿瘤包膜完整，形态规则、边缘光整，周围结构推压移位，无侵犯；恶性肿瘤形态不规

则,边缘模糊,周围结构侵犯,内部坏死及出血多见;

② 强化:无强化良性肿瘤,中等以上强化多为恶性肿瘤,明显血管强化常见于神经源性肿瘤(尤其副神经节瘤)、Castleman 病及血管瘤;

③ 生长方式:

A. 匍匐状生长:常提示囊肿性病变(淋巴管瘤)、良性神经源性肿瘤及淋巴瘤,但淋巴瘤更倾向于包绕邻近血管,表现为主动脉漂浮征;

B. 膨胀性生长:常提示良性病变,即肿瘤呈圆形或类圆形,边缘清楚,周围脂肪间隙存在,邻近结构受压、推移但无受侵;

C. 浸润性生长:常提示恶性病变,即肿瘤形态不规则,边缘毛糙,可见尖刺状或伪足状突出,邻近脂肪间隙密度增高,肿瘤与邻近脏器或结构界限不清。

三、鉴别诊断

(1) 儿童几种最常见的腹膜后恶性肿瘤的鉴别诊断

<table>
<tr><td colspan="2"></td><td>肾母细胞瘤</td><td>神经母细胞瘤</td><td>肾上腺癌</td><td>嗜铬细胞瘤</td></tr>
<tr><td rowspan="2">临床资料</td><td>年龄</td><td>80% 1～5 岁</td><td>90% 5 岁以下</td><td>大多 10 岁以下</td><td>不限</td></tr>
<tr><td>临床表现</td><td>肿块,少数伴血尿</td><td>肿块,VMA 升高</td><td>性早熟、女性化、Cushing 等</td><td>阵发性高血压、心动过速、排尿晕厥</td></tr>
<tr><td rowspan="3">平扫 CT 表现</td><td>形态</td><td>球形</td><td>不规则分叶状</td><td>圆形或椭圆形</td><td>圆形或椭圆形</td></tr>
<tr><td>界限</td><td>与肾分界清楚,突破肾边缘时界限不规则</td><td>欠清</td><td>清楚</td><td>清楚</td></tr>
<tr><td>钙化</td><td>15% 以下</td><td>90% 颗粒、细点、环形、不定形</td><td>细的局部沉积或广泛分布的线条状</td><td>15%</td></tr>
<tr><td rowspan="5">增强 CT 表现</td><td>强化形态</td><td>出血坏死区,有囊肿形成</td><td>出血坏死致密度不均</td><td>不均匀强化,中央坏死腔呈星形,周围薄层包膜强化</td><td>明显强化厚壁囊状改变,内腔不规则</td></tr>
<tr><td>跨中线扩展</td><td>膨胀性生长,推移大血管,肿瘤与脊柱间间隙有软组织</td><td>沿脊柱前缘生长,包绕大血管</td><td>同肾母</td><td>少见</td></tr>
<tr><td>下腔静脉瘤栓</td><td>多见</td><td>一般无</td><td>偶见</td><td>一般无</td></tr>
<tr><td>淋巴结扩展</td><td>20% 区域性,以肾门为主</td><td>90% 区域性肿大淋巴结与瘤体不易区分伴远处淋巴结(如颈部)及膈脚侵犯</td><td>区域性</td><td>区域性</td></tr>
<tr><td>肾影变化</td><td>肾影缺损,伴肾轴线增大</td><td>肾侵犯致肾局限性缺损,肾轴线不变</td><td>一般不侵犯</td><td>一般不侵犯</td></tr>
</table>

(2) 其他腹膜后肿瘤的鉴别诊断要点

① 在儿童中应该经常想到的腹膜后肿瘤是淋巴瘤和横纹肌肉瘤;

② 含脂肪性肿块最常见为脂肪瘤和脂肪肉瘤,还包括畸胎瘤、髓样脂肪瘤及脂膜炎;

③ 有显著强化的肿瘤依次考虑以下肿瘤:血管源性肿瘤、平滑肌源性肿瘤、神经源性肿瘤和嗜铬细胞瘤;

④ 囊性占位的鉴别诊断包括淋巴管瘤、胰腺炎假囊肿、肾上腺血肿、肠重复畸形、脓肿、巨输尿管。

(席艳丽　张晓军)

腹膜后肿瘤影像诊断思维流程图

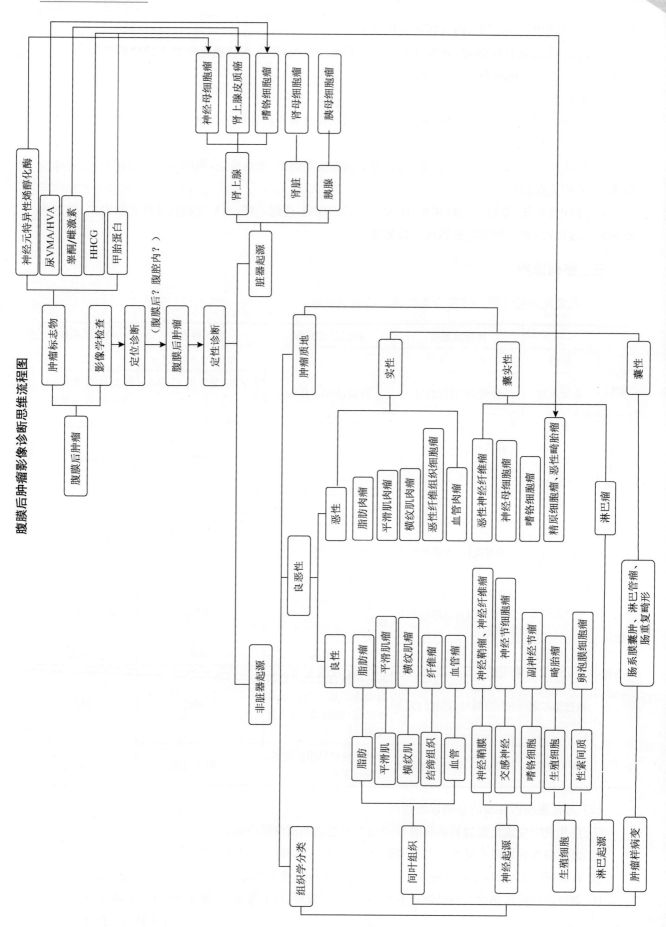

1. 神经母细胞瘤

【临床概述】

流行病学：

神经母细胞瘤（neuroblastoma，NB）是小儿最常见的颅外恶性实体肿瘤，占所有儿童肿瘤的 8%～10%。大约 80% 的患者小于 4 岁，几乎所有的患者都小于 10 岁。神经母细胞瘤约占所有胎儿肿瘤的30%，侵袭性较强，诊断时半数已发生转移，5 年生存率为 70%～80%，长期存活与诊断时的年龄成反比。

神经母细胞瘤可沿着从颈部到骨盆的交感神经链的任何部位发生。65% 的神经母细胞瘤发生于腹膜后，40% 起源于肾上腺。其他原发性交感神经链部位包括腹部（25%），胸部（15%），骨盆（5%）和颈部（5%）。胎儿中检测到的神经母细胞瘤 90% 以上位于肾上腺。

主要表现：

神经母细胞瘤的临床表现通常取决于转移程度，而非原发灶。肿瘤转移引起的不适和/或疼痛是神经母细胞瘤患儿最常见的主诉；骨髓受累引起的贫血也很常见。本病预后较差，预后与年龄、肿瘤分期和 N-MYC 基因肿瘤基因复制数有关。

【病理】

肿瘤体积可以相差很大，绝大多数肿瘤没有包膜，肿瘤表面呈灰紫色，切面呈灰红色，其间有许多出血坏死囊变区，肿瘤组织质地脆，部分肿瘤因钙化而较硬。镜下见未分化的原始细胞集成菊形瘤巢，细胞呈小圆形或卵圆形，大小一致，胞浆少，核深染，呈弥漫密集分布，间质较少，出血坏死较常见。

【影像学表现】

影像学在婴幼儿神经母细胞瘤的分期和术前评估中起着重要作用。用于描述影像学表现的术语对于正确的分期很重要。中线延伸的定义是超出肿瘤对侧的椎弓根。血管包裹定义为肿瘤围绕至少 1 条主要腹部动脉或静脉的周长超过四分之三。椎管内延伸是指与原发病变相邻的椎管内肿瘤。如果发现肿块与主要病变分开，提示局部淋巴结累及。

X 线平片：

部分较大的神经母细胞瘤伴钙化可于腹部平片观察到脊柱旁线增宽、异常突起，其内可见多发点状不规则钙化影。

早期骨转移是神经母细胞瘤的重要特点之一，可侵犯全身骨骼，以颅骨、股骨及骨盆发生率最高，最早。X 线可见骨小梁毛糙，斑点样，虫蚀样溶骨性骨质破坏，伴骨质增生和骨膜反应，常同时累及多处骨骼。

CT：

神经母细胞瘤多表现为巨大、不规则腹膜后肿块，其他腹膜后结构（如主动脉、腔静脉、十二指肠和胰腺）前移可指示病变的腹膜后起源。腹膜后血管包裹是其特征性影像学表现。CT 常显示肿块内点状或不规则钙化，85% 肿瘤合并钙化。囊性和坏死性成分很常见。有时，脊柱旁神经母细胞瘤通过 1 个或多个神经孔延伸到椎管硬膜外腔内，这最常见于胸腔或颈部的病变。肿瘤较小时，表现为肾上腺区类圆形结节或肿块，境界清楚，钙化及囊变坏死少见。

颅骨转移时头颅 CT 可见典型的垂直于颅板的日光状骨针，部分病例可有脑内、眶内转移。婴儿期肝转移较骨转移更常见，肝脏转移 CT 可见肝内多个结节状低密度影，境界不清，轻度强化。区域淋巴结转移常表现为肿瘤同侧或双侧区域性淋巴结肿大，伴钙化，膈肌脚后淋巴结也是好发的转移部位。本病肺转移较少见，肺转移被认为是预后不良的征兆。

MRI：

神经母细胞瘤通常呈混杂信号，T1WI 多呈等低信号，T2WI 呈中高信号，增强后不均匀强化。坏死或囊变区在 T1WI 呈低信号，T2WI 呈高信号，增强不强化。瘤内钙化形态不规则，并且在所有序列上呈低信号。淋巴结转移在 T1WI 呈中等信号，T2WI 呈高信号。骨髓受累表现为脂肪抑制序列异常高信号，可有增强。脂肪抑制序列对椎体和骨盆转移较敏感。

核医学：

MIBG 闪烁显像术可用于评估神经外胚层衍生的肿瘤，例如神经母细胞瘤、嗜铬细胞瘤和神经节神经瘤。约 95％以上的神经母细胞瘤摄取 MIBG，敏感性 92％，特异性 99％。同时其对骨骼转移非常敏感且具有特异性，故可用于全身监测。

国际儿童肿瘤合作研究小组专家共识已把[123]I-MIBG 核素扫描列为 NB 必备影像诊断评估项目。NB 评估包括 CT 或 MR 成像，以确定肿瘤大小、位置以及影像学定义风险因子（image-defined risk factors，IDRFs）的存在，从而决定能否手术及选择治疗方式。

【诊断要点】

1. 肾上腺区形态不规则大肿块。
2. 密度不均，常有坏死、囊变及不规则钙化。
3. CT、MRI 增强扫描不均匀强化。
4. 肿块包绕血管，主动脉和腔静脉前移，可向椎管内延伸。
5. 腹区转移者多见淋巴结增大、骨骼及肝脏转移。

【鉴别诊断】

1. 肾母细胞瘤，推移血管而无实质包裹，椎管内延伸少见，肾实质包住肾母细胞瘤至少一部分（"爪征"）。

2. 肾上腺出血，多见于新生儿，T1WI 信号增高，超声探测无内部血流，随时间自行消退；形成假性囊肿后需与囊性神经母细胞瘤鉴别，后者增强后可出现结节性或不规则性强化。

3. 节神经细胞瘤，与本病同源，但为良性肿瘤，肿瘤多发生在年长儿童，转移及周围侵犯少见，影像表现类似Ⅰ期神经母细胞瘤。

4. 肾上腺其他肿瘤，如肾上腺嗜铬细胞瘤，肾上腺皮质癌，肾上腺皮质腺瘤，肾上腺囊肿等。①嗜铬细胞瘤多见于 6～14 岁小儿，尿中香草基杏仁酸（VMA）和高香草酸（HVA）阳性，肿瘤相对小，直径 2～4 cm。肿块为境界清楚的实性或厚壁囊性，钙化少见；②肾上腺皮质癌，临床表现为库欣综合征或女性男性化，女性多见。病灶呈类圆形或分叶状境界清楚的软组织肿块，可见低密度坏死区。

【参考文献】

孙雪峰，袁新宇，杨梅，等. 儿童腹膜后节细胞神经母细胞瘤与神经母细胞瘤的 CT 影像鉴别诊断[J]. 中华放射学杂志，2012，46(10)：907-911.

（张晓军　王瑞珠）

〖病例解析〗
病例 1

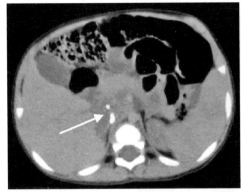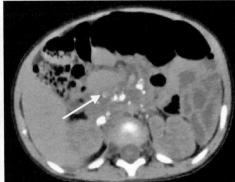

腹部 CT:左图横断位平扫,右肾上腺区不规则软组织肿块影,伴团块状钙化灶;右图横断位平扫,病灶向下向腹膜后延伸,可见多发钙化灶。

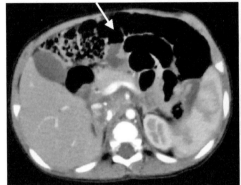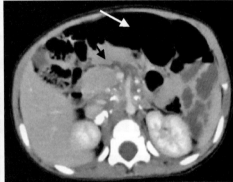

腹部 CT:左图横断位增强动脉期,占位边界不清楚,可见明显不均匀强化;右图横断位增强静脉期,强化更明显,腹主动脉、右肾动静脉等血管被肿块包绕,膈脚旁淋巴结增大,右肾边缘清晰。

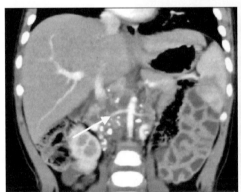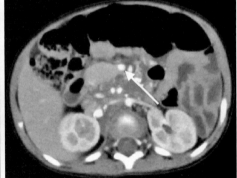

腹部 CT:左图冠状位增强,病灶跨越中线,腹主动脉及右肾动静脉被包绕,腹主动脉旁淋巴结增大;右图横断位增强,病灶向胰头旁侵犯。

图 8-1-1　右肾上腺区神经母细胞瘤

病例 2

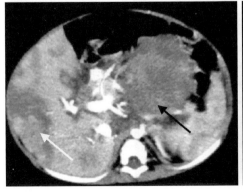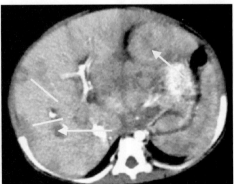

腹部 CT:左图横断位增强,左侧肾上腺区巨大不规则软组织肿块影,不均匀强化(黑箭),肿块推移血管及周围脏器,肠系膜上动脉被包绕;右图横断位增强,肝脏可见多发大小不等的结节状转移灶。

827

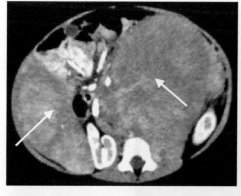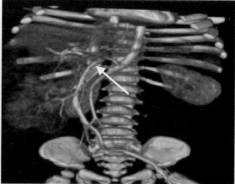

腹部CT：左图横断位增强，病灶巨大跨越中心，右肾及左肾均受压，肝脏转移灶大，密度不均匀；右图CT容积三维重组，可见周围大血管明显受压移位、局部变窄。

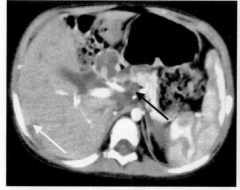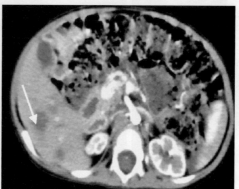

腹部CT：左图横断位增强，患儿术后及化疗1年后复查，肿瘤明显缩小，边界不清楚（黑箭），肝脏转移灶明显减少、缩小；右图腹主动脉清晰可见，肝脏转移灶缩小。

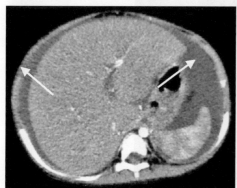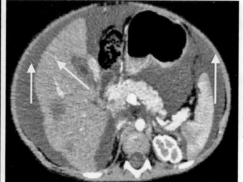

腹部CT：左图横断位增强，患儿术后及化疗2年复查，肝脏转移灶无增多增大，肝周、脾周出现大量积液密度影；右图横断位增强，腹腔内合并大量腹腔积液，提示病情恶化。

图 8-1-2　神经母细胞瘤(分化差型)

病例3

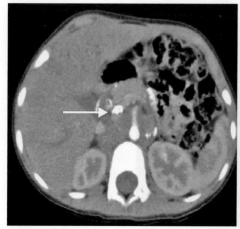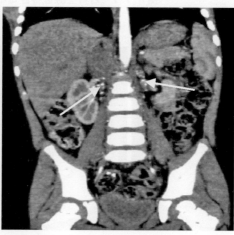

腹部CT：左图横断位增强，右肾上腺区软组织占位，伴钙化灶，包绕肠系膜上动脉；右图冠状位重组，除了肾上腺区肿块，病灶沿着交感链向下延伸，主动脉旁淋巴结可见增大并钙化。

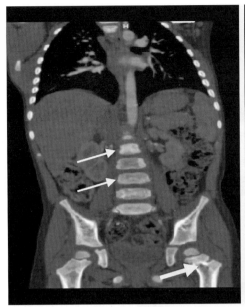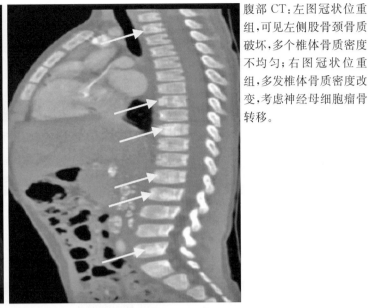

腹部 CT:左图冠状位重组,可见左侧股骨颈骨质破坏,多个椎体骨质密度不均匀;右图冠状位重组,多发椎体骨质密度改变,考虑神经母细胞瘤骨转移。

图 8-1-3　神经母细胞瘤

病例 4

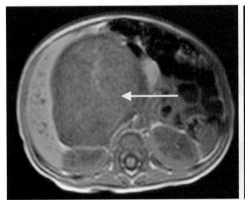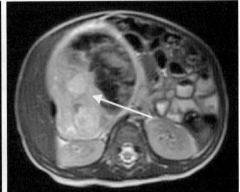

腹部 MRI:左图 T1WI 横断位平扫,右肾上腺区肿块等低信号,信号尚均匀;右图 T2WI 横断位平扫,肿块以等高信号为主,信号不均匀,内可见低信号坏死区。

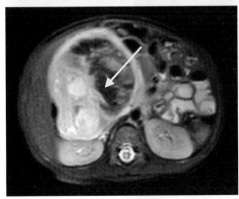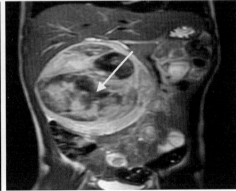

腹部 MRI:左图 T2 压脂横断位平扫,信号无明显下降;右图 T2 压脂冠状位平扫,显示肿瘤全貌及与周围组织关系,肿瘤信号明显不均匀,可见高低混杂信号。

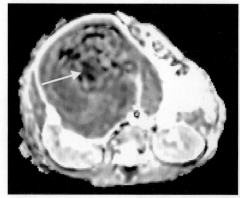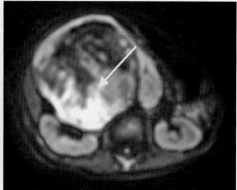

腹部 MRI：左图横断位 ADC 图，肿瘤呈等低信号，信号不均匀，内可见明显低信号；右图 DWI 横断位，肿瘤内见明显弥散高信号，提示肿瘤恶性程度高。

图 8-1-4　神经母细胞瘤

病例 5

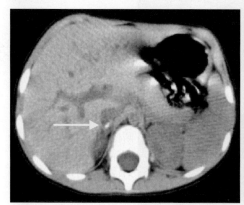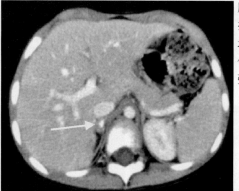

腹部 CT：左图横断位平扫，右肾上腺区结节样肿块，病灶较小，边界尚清，伴钙化；右图横断位增强，肿瘤中度强化。

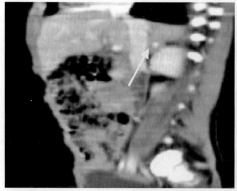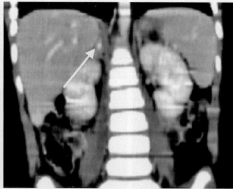

腹部 CT：左图矢状位增强，病灶位于右肾上腺区，病灶无明显周围侵犯征象；右图冠状位增强，病灶显示清晰。

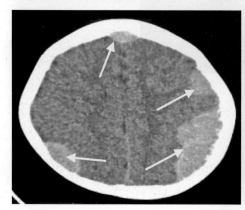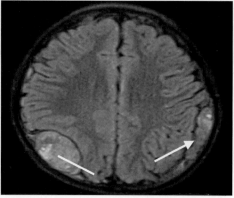

头颅 CT 和 MRI：左图 CT 横断位平扫，两侧额顶部颅板下多发软组织肿块，密度高，边界欠清；右图 MRI T2-FLAIR 横断位平扫，两侧顶部颅板下软组织肿块，等高信号，信号不均匀，患儿颅内转移。

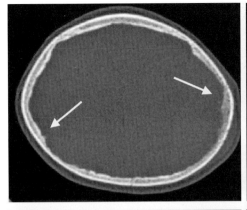 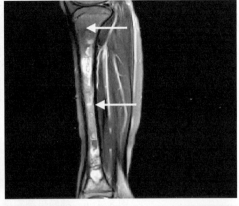

左图头颅 CT 横断位平扫,骨窗示两侧顶骨颅骨内板毛糙,虫噬样骨质破坏;右图右胫骨 MRI T2WI 压脂矢状位平扫,骨髓腔内多发高信号,提示患儿多发骨转移。

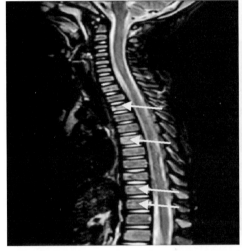 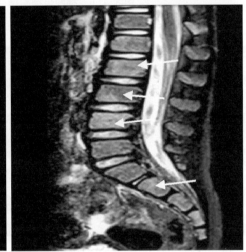

脊柱 MRI:左图 T2WI 压脂矢状位平扫,颈胸椎多发椎体高信号,考虑骨转移;右图 T2WI 压脂矢状位平扫,腰骶椎多发椎体骨转移,虽然该病例病灶小,但恶性程度高,全身多处转移早且范围大。

图 8-1-5　神经母细胞瘤

病例 6

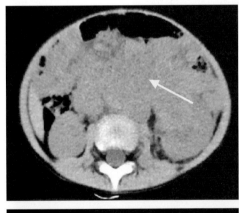 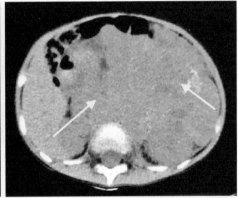

腹部 CT:左图横断位平扫,左腹膜后巨大结节样肿块,病灶大、跨中线,形态不规则、边界不清;右图横断位平扫,肿块内可见钙化,腹主动脉及下腔静脉显示不清,周围脏器受压移位。

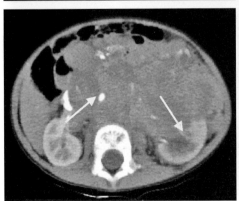 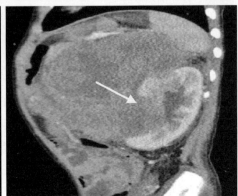

腹部 CT:左图横断位增强,病灶中度不均匀强化,病灶内可见多个细小血管,腹主动脉及下腔静脉被包绕,腹主动脉旁肿大融合淋巴结,左肾受侵犯皮质不连续;右图矢状位重组,左肾侵犯显示更清晰。

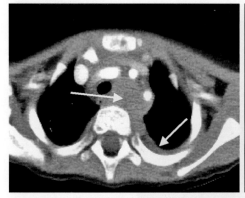
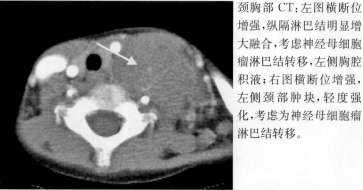

颈胸部 CT：左图横断位增强，纵隔淋巴结明显增大融合，考虑神经母细胞瘤淋巴结转移，左侧胸腔积液；右图横断位增强，左侧颈部肿块，轻度强化，考虑为神经母细胞瘤淋巴结转移。

图 8-1-6　神经母细胞瘤

病例 7

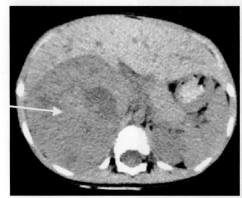
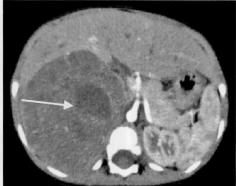

腹部 CT：左图横断位平扫，右肾上腺区肿块，密度不均匀，未见钙化灶；右图横断位增强，增强后轻度不均匀强化，内可见囊变坏死无强化，周围大血管推移。

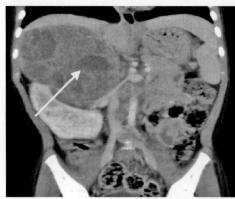
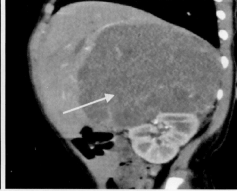

腹部 CT：左图横断位增强重组，病灶轻-中度不均匀强化；右图矢状位增强重组，显示病灶向肝肾间隙生长，肝肾被推移，右肾皮质连续，结构尚清晰，并不是所有神经母细胞瘤都有钙化灶。

图 8-1-7　神经母细胞瘤

2. 节细胞神经母细胞瘤、节细胞神经瘤

〖临床概述〗

流行病学：

节细胞神经母细胞瘤（ganglioneuroblastoma，GNB）与节细胞神经瘤（ganglioneuroma，GN）同属外周性神经母细胞性肿瘤，起源于交感神经系统不同成熟程度的神经嵴细胞和肾上腺髓质。GNB 以儿童及青少年为多，多在 5 岁内发病；GN 则多见于青少年及青年。由于分化程度不同，生物学表现存在差异。GNB 由成熟节细胞神经瘤与恶性神经母细胞瘤混合构成，为恶性肿瘤；GN 由完全成熟的节细胞及其他成熟组织构成，为良性肿瘤。GN 与 GNB 之间可以互相转变。

节细胞神经母细胞瘤与节细胞神经瘤好发部位相似，好发于交感神经链走行区，最常见部位为腹膜

后区(约占 65%~75%),其次为后纵隔、颈部及盆腔,亦可生于精索、心脏、骨骼肌、肠管等罕见部位。GNB 的预后主要取决于肿瘤的分化程度,分化较差者类似神经母细胞瘤。

主要表现:

节细胞神经母细胞瘤与节细胞神经瘤虽然恶性程度和预后差异较大,但两者具有相似的临床症状、体征。早期多无明显临床症状,肿瘤体积增大后患者可出现上腹胀痛、腹部隐痛、腰背部不适、发热、低血钾等,部分具有分泌功能的节细胞神经瘤可导致腹痛、腹泻、出汗或高血压等。

【病理】

节细胞神经母细胞瘤多呈类圆形、类椭圆形及不规则形,大多数包膜完整,质地中等,切面类似鱼肉样外观,呈灰白、灰红色,内可见出血、坏死或钙化。镜下:肿瘤组织内可见大量施万细胞间质、不同分化程度的神经母细胞瘤成分及成熟节细胞成分。神经母细胞呈散在、小巢或结节状分布,体积偏小,弥漫或菊形团样排列,胞质少,核类圆形,轻或中度异型,深染或可见核仁,核分裂象多见。

节细胞神经瘤体积大小不一,瘤体均有完整包膜,切面呈灰白鱼肉状或灰红色,肿瘤组织质地较韧,镜下见神经纤维细胞成束状或旋涡状排列,间质内可见黏液基质,神经节细胞呈点状或簇状散在分布,神经节细胞胞质丰富,核仁明显,未见核分裂;肿瘤细胞排列疏松,瘤内可见毛细血管,部分瘤内可见钙化。

【影像学表现】

节细胞神经母细胞瘤为介于神经母细胞瘤与节细胞神经瘤之间的低度恶性肿瘤,其影像学表现取决于瘤内原始神经母细胞、成熟神经节细胞的数量及其分化程度,与两者有相似交叉之处。节细胞神经母细胞瘤比神经母细胞瘤更常位于胸部。影像学无法准确区分节细胞神经母细胞瘤和神经母细胞瘤,通常节细胞神经母细胞瘤比神经母细胞瘤更小、边界更清晰。

节细胞神经瘤影像学表现与其病理改变之间有密切的关系。节细胞神经瘤是一种缓慢生长的良性肿瘤,通常是边界清楚、较为柔软、密度较均匀的类似囊性肿块,可以类似淋巴管瘤的铸型生长和见缝就钻样改变,但增强少许强化可以鉴别。

CT:

节细胞神经母细胞瘤形态较规则,当肿瘤生长较大时,可呈不规则分叶状,边界清,可清楚观察到周围脂肪间隙,很少直接侵犯周围结构。发生于脊椎两旁的肿块可沿椎间孔生长,肿块呈哑铃状,椎间孔扩大。CT 平扫多表现为不均匀低密度肿块,且肿瘤实质密度低于肌肉,常伴有坏死、囊变及粗大斑片状钙化,增强扫描肿瘤实性成分呈中度、明显渐进性强化,可推移、包埋周围大血管,瘤体内或瘤周可出现线状、簇状排列的扩张血管。可侵及周围组织,较少伴淋巴结、远处组织的转移。当肿瘤较大时,亦可侵及周围骨质。总的来说,影像表现上良性征象多于恶性征象,特征性表现较少。

节细胞神经瘤多为圆形或椭圆形,边界清晰。因肿瘤内含大量黏液基质 CT 平扫多呈现低密度,低于肌肉密度。由于肿瘤细胞与黏液基质的比例不同可表现为密度均匀或不均匀,囊变少见,约 10%~25% 病灶中心和周边可出现沙粒状和散点状的钙化。可向周围组织、器官间隙蔓延,呈塑型或铸型生长,钻孔样或伪足样改变为其特征性表现之一;对周围组织、血管有推移、包绕征象,血管管腔未见明显狭窄及闭塞,肿瘤较软不侵犯周围组织。增强后无强化或轻度强化,可呈轻度渐进性强化。

MRI:

节细胞神经母细胞瘤通常呈混杂信号,T1WI 多呈等低信号,T2WI 呈中高信号,增强后中度、明显渐进性强化。坏死或囊变区在 T1WI 呈低信号,T2WI 呈高信号,增强不强化。瘤内钙化形态不规则,并且在所有序列上呈低信号。

节细胞神经瘤 T1WI 多呈均匀低信号,边界清楚,T2WI 压脂像以等或稍高信号为主,信号不均匀,部分内部可见"旋涡样"等低信号;梯度回波反相位未见明显信号减低表现;增强扫描为渐进性强化,动脉期内部或周边轻度斑片状强化,实质期及延迟期进一步强化。肿瘤较大时邻近器官可受压移位,瘤体可包绕腔静脉、腹主动脉。

【诊断要点】

1. 腹膜后形态不规则肿块。

2. 密度均匀或不均,可有坏死、囊变。

3. 节细胞神经母细胞瘤多为粗大斑片状钙化,节细胞神经瘤多为细点状沙粒样钙化。

4. CT、MRI增强扫描渐进性强化。

5. 肿块包绕血管,主动脉和腔静脉前移,可向椎管内延伸。

6. 肿瘤推移但不侵犯周围组织,可呈铸型生长。

7. 影像学无法准确区分节细胞神经母细胞瘤和神经母细胞瘤,通常节细胞神经母细胞瘤比神经母细胞瘤更小、边界更清晰。

8. 节细胞神经瘤是一种缓慢生长的良性肿瘤,通常是边界清楚、较为柔软、密度较均匀的类似囊性肿块,可以类似淋巴管瘤的铸型生长和见缝就钻样改变,但增强少许强化可以鉴别。

【鉴别诊断】

1. 神经母细胞瘤,好发于婴幼儿,80%的发病年龄<5岁,恶性程度高;多见于肾上腺区,体积较大,边界不清,内多见出血、坏死及粗大不规则钙化,早期即呈不均匀中度或显著强化,内可见紊乱肿瘤血管,易跨越中线侵犯对侧结构及周围血管,可伴周围组织浸润、腹膜后淋巴结肿大和全身多处转移。

2. 异位嗜铬细胞瘤,常伴阵发性高血压,尿儿茶酚胺代谢产物含量增高,肿瘤较大者易发生出血、囊变和坏死,增强后肿瘤实质部分明显强化,坏死区无强化。

3. 淋巴瘤,多表现为腹膜后组织间隙的巨大肿块,形态多不规则,可见肿大淋巴结,并有融合倾向,可包绕周围血管,但极少侵犯血管,肿瘤密度不均匀,常见坏死或囊变,增强肿瘤实性部分呈轻中度强化。

4. 肾上腺皮质腺瘤,界清,密度通常高于节细胞神经瘤,体积较大时肿块内可出现囊变坏死,钙化少见,增强扫描呈中等强化,部分有功能者出现相应的临床表现。

5. 畸胎瘤,多呈囊性、囊实性混杂密度肿块,内可见脂肪、钙化或骨骼影,增强肿瘤实性部分中度强化。

6. 横纹肌肉瘤,肿块较大,边缘较清,呈等或稍低密度,一般无钙化,增强轻至中度强化,常伴有邻近软组织、骨质破坏,部分可伴远处及淋巴转移。

7. 神经鞘瘤和神经纤维瘤,为脊柱旁常见肿瘤,可经椎间孔侵入椎管形成哑铃状改变,可包绕血管生长但不侵犯血管壁。前者常有囊变、坏死,增强扫描病灶实质部分强化明显,囊变部分无强化;后者常为神经纤维瘤病的组成部分,平扫呈软组织影,增强后呈轻、中度强化。

【参考文献】

1. 王艳丽.节细胞神经母细胞瘤的CT表现与病理对照研究[J].航空航天医学杂志,2016,27(9):1117-1118.

2. 宋杨,杨彬,何其舟,等.神经节细胞瘤的MSCT诊断价值[J].中国医学计算机成像杂志,2019,25(3):222-226.

3. 刘文慧,李红文,钱银锋,等.节细胞神经瘤与节细胞神经母细胞瘤的CT诊断[J].放射学实践,2017,32(3):262-266.

4. 贺文广,任刚,蔡嵘,等.CT在儿童腹部神经母细胞瘤与节细胞神经母细胞瘤诊断及鉴别诊断中的价值[J].放射学实践,2018,33(5):493-497.

（徐化凤　席艳丽）

【病例解析】

病例1

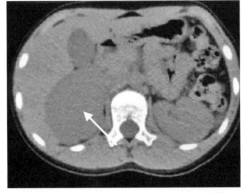 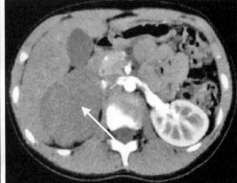

腹部CT:左图横断位平扫,示右侧肾上腺区类圆形软组织肿块影,密度尚均,边界清晰,未见明确钙化;右图横断位增强皮质期,呈轻度强化。

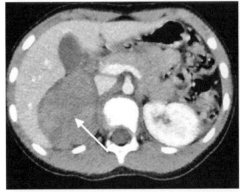 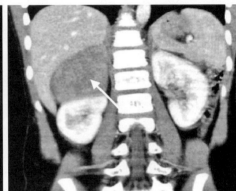

腹部CT:左图横断位增强髓质期,肿块呈不均匀持续渐进性强化,与周围结构分界尚清;右图冠状位增强重组,右肾受压下移,未见明显受累。

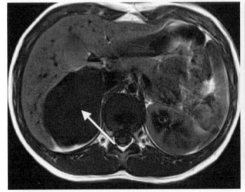 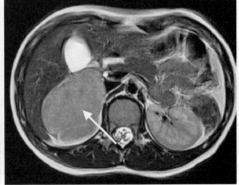

腹部MRI:左图T1WI横断位平扫,示右侧肾上腺区肿块,呈稍低T1信号;右图T2WI横断位平扫,肿块呈稍长T2信号,其内可见片状稍低信号。

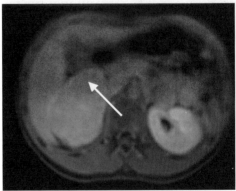 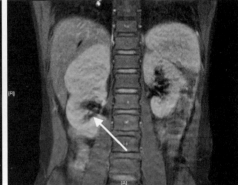

腹部MRI:左图T1WI压脂横断位平扫,右侧肾上腺区肿块呈等T1信号;右图T2WI冠状位,呈稍长T2信号,其内可见片状稍低信号。

图8-2-1 右肾上腺区节细胞神经瘤

病例 2

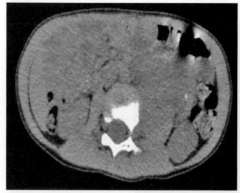 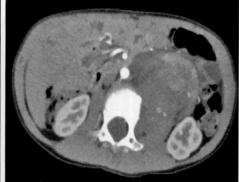

腹部 CT：左图横断位平扫，左侧腹膜后脊柱旁团状软组织肿块影，密度尚均，内可见点状钙化灶，边界不清；右图横断位增强皮质期，肿块呈轻度不均匀强化。

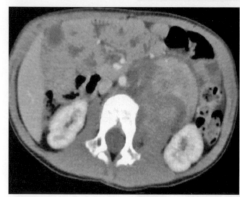 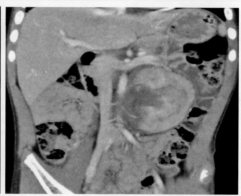

腹部 CT：左图横断位增强髓质期，肿块持续渐进性强化，部分向左侧椎间孔延伸，邻近椎体骨质欠光整；右图冠状位增强重组，肿块呈明显不均匀强化，邻近腹主动脉部分受累。

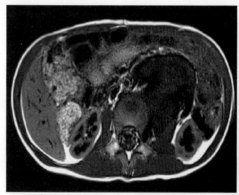 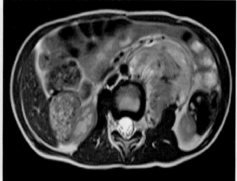

腹部 MRI：左图 T1WI 横断位平扫，腹膜后脊柱旁团状软组织肿块影，呈长 T1 信号，信号不均；右图 T2WI 横断位平扫，肿块似延伸至邻近椎间孔，内可见血管流空信号。

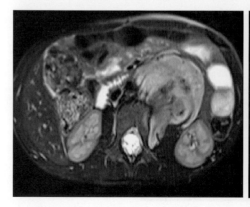 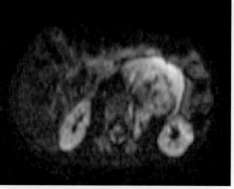

腹部 MRI：左图 T2WI 压脂横断位平扫，肿块仍呈相对高信号，信号不均匀；右图 DWI 横断位，肿块呈不均匀高信号。

图 8-2-2　左侧腹膜后节细胞神经母细胞瘤（混合型）

病例 3

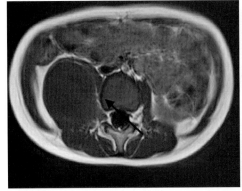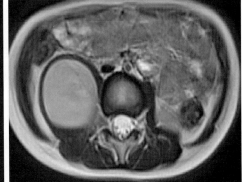

腹部 MRI：左图 T1WI 横断位平扫，右侧脊柱旁类圆形软组织肿块影呈低信号；右图 T2WI 横断位平扫，肿块呈高信号，信号尚均，边界清，肿块延伸至邻近椎间孔。

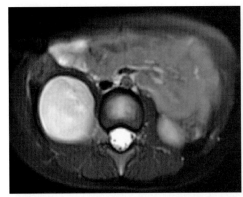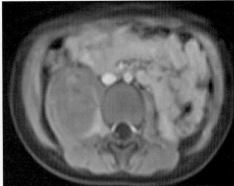

腹部 MRI：左图 T2WI 压脂横断位平扫，肿块仍呈相对高信号；右图 T1WI 横断位增强，肿块可见强化，强化欠均匀。

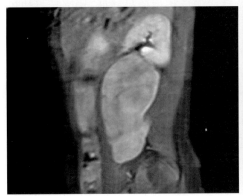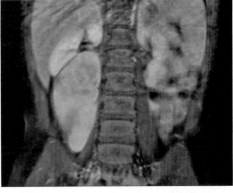

腹部 MRI：左图 T1WI 矢状位增强，肿块进一步强化，呈明显渐进性强化的特点；右图 T1WI 冠状位增强，右肾受压移位，未见明显受累。

图 8-2-3　右侧腹膜后节细胞神经母细胞瘤（混合型）

3. 嗜铬细胞瘤

【临床概述】

　　肾上腺嗜铬细胞瘤（pheochromocytoma，PHEO）起源于肾上腺髓质内的嗜铬细胞，可发生于任何年龄，20～40 岁多见。90% 发生于肾上腺髓质，10% 可双侧发生，10% 肿瘤为恶性，10% 发生于儿童。肿瘤可分泌肾上腺素（AD）、去甲肾上腺素（NE）和多巴胺（DA），临床表现为阵发性或持续性高血压，出现头痛、心悸、多汗等症状。约有 10% 的嗜铬细胞瘤患者无典型临床症状，称为无症状或静止型嗜铬细胞瘤。

　　嗜铬细胞瘤通常发生在年龄较大的儿童中，多见于 6～14 岁，少数患者有家族史。功能性肾上腺髓质增生可能是嗜铬细胞瘤的前兆，弥漫性髓质增生代表肾上腺的早期病理变化，导致结节性增生和肾上腺髓质肿瘤的发展。嗜铬细胞瘤可出现于神经纤维瘤病 1 型,von Hippel-Lindau 综合征,Sturge-Weber 综合征,结节性硬化等患者中。儿童嗜铬细胞瘤 90% 是良性。

【病理】

肿瘤包膜完整,富含水分及血窦,肿瘤细胞巢状分布,胞浆内含大量嗜铬颗粒。

【影像表现】

CT:

一侧或双侧肾上腺的类圆形或分叶状肿块,直径约 3～5 cm,大者可达 10 cm,肿块较小时密度均匀,较大时易发生坏死、囊变,平扫 CT 值通常大于 10 HU。嗜铬细胞瘤是富血供肿瘤,增强扫描实性成分快速、明显强化,CT 值可高于 150 HU,且持续时间较长,中央坏死区不强化。

MRI:

T1WI 呈低信号,肿瘤内出血时,可表现为高信号,T2WI 呈高信号,中央坏死囊变区信号更高,增强扫描明显不均匀强化。

【诊断要点】

1. 20～40 岁多见,可有阵发性或持续性高血压。

2. 属于 10% 肿瘤。

3. 肿块较大时可发生囊变、坏死、出血。

4. 富血供肿瘤,快速不均匀强化,强化持续时间长。

【鉴别诊断】

1. 肾上腺腺瘤:肾上腺最常见的肿瘤,功能性腺瘤临床表现为皮质醇增多症和原发性醛固酮增多症的相关症状。富含脂质,平扫 CT 值小于 10 HU,MRI 化学位移成像反相位信号减低,增强后呈快进快出样强化,囊变、坏死少见。

2. 肾上腺转移瘤:与无症状嗜铬细胞瘤鉴别较困难,多有原发肿瘤病史,肿块可出现出血、坏死、囊变,增强扫描呈不均匀强化,强化特点有时可反映原发肿瘤特点。

3. 肾上腺皮质癌:也常表现为较大肿块伴有坏死、囊变,CT 平扫密度不均匀,MRI 上 T1WI 呈低信号,T2WI 呈高信号,信号混杂,较嗜铬细胞瘤,肾上腺皮质癌坏死更显著,形态不规则,可分为有功能性和无功能性,同时含有脂质成分,增强扫描表现为进行性延迟强化,易侵犯周围器官、血管及发生转移。

4. 肾上腺节细胞神经瘤:大小约 3～5 cm,部分患者可表现为多汗、心悸、高血压等儿茶酚胺类物质异常分泌症状。肿瘤沿间隙呈"嵌入式"生长,平扫表现为不均质低密度影,增强扫描轻度强化或延迟强化。

【参考文献】

1. 赵勤余,韩志江,缪飞,等. 良恶性肾上腺嗜铬细胞瘤的 CT 诊断及鉴别诊断[J]. 医学影像学杂志,2013,23(005):746-750.

2. 陈雁,欧阳汉,张洵,等. 肾上腺嗜铬细胞瘤 MRI 与病理学表现的相关性研究[J]. 中国医学影像技术,2007,23(002):239-241.

3. 明道红. 肾上腺嗜铬细胞瘤及异位嗜铬细胞瘤 CT 和 MRI 的影像学特征及诊断价值[J]. 贵州医科大学学报,2018,43(09):110-114.

（支　琪　周　静）

【病例解析】

病例 1

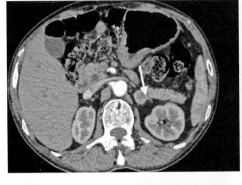 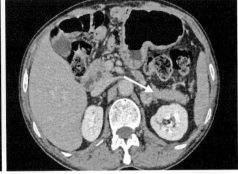

腹部 CT：左图横断位增强动脉期，左侧肾上腺一类圆形肿块，可见明显强化；右图横断位增强静脉期，病灶呈持续性明显强化，病灶中央可见无强化坏死区。

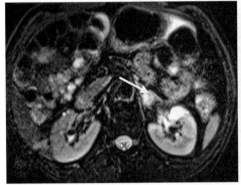 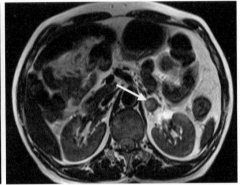

腹部 MRI：左图 T2WI 压脂横断位平扫，肿块呈稍高信号，局部可见更高信号影；右图 T2WI 序列横断位平扫，肿块呈等信号，内可见稍高信号。

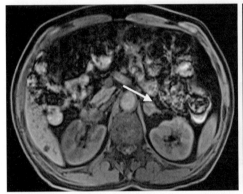 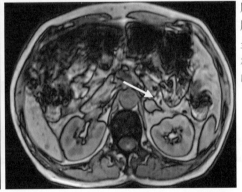

腹部 MRI：左图 T1WI 压脂横断位平扫，可见病灶呈稍低信号；右图 T1 反相位序列，肿块信号未见明显减低。

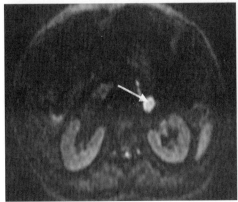 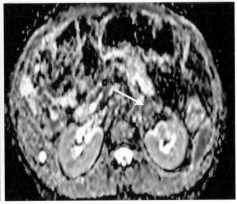

腹部 MRI：左图 DWI 横断位，DWI 呈高信号；右图 ADC 图，ADC 值减低，呈稍低信号。

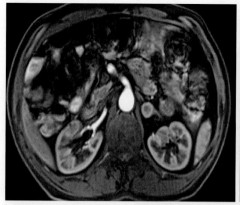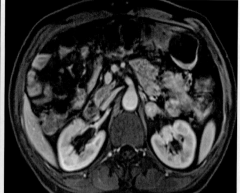

腹部 MRI：左图 T1WI 横断位增强动脉期，右图 T1WI 横断位增强静脉期，左侧肾上腺结节边缘明显强化，随后呈渐进性明显强化。

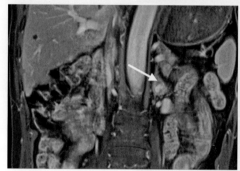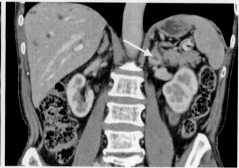

左图 T1WI 冠状位增强静脉期，右图 CT 冠状位重组增强静脉期，可见病灶中央无强化坏死区。

图 8-3-1 左侧肾上腺嗜铬细胞瘤

病例 2

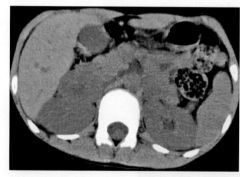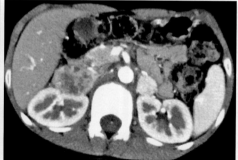

腹部 CT：左图横断位平扫，双侧肾上腺类圆形肿块；右图横断位增强，明显强化，右侧病灶中央可见无强化坏死区。

图 8-3-2 双侧肾上腺嗜铬细胞瘤

4. 肾上腺皮质肿瘤（腺瘤、腺癌）

〖临床概述〗

儿童肾上腺皮质腺瘤（adrenal adenoma）及腺癌（adrenal adenocarcinoma）发生率较低，文献报道儿童肾上腺皮质癌仅占所有儿童恶性肿瘤的 0.2%。以分泌性激素和糖皮质激素的功能性肿瘤多见，可两种同时出现或以其中一种表现为主。最常见的是肾上腺性征异常，表现为同性矛盾或有性早熟表现，其次才是库欣综合征或混合表现（向心性肥胖、满月脸、皮肤紫纹、痤疮、毛发多、高血压、月经不规律等），无功能性肾上腺皮质肿瘤仅占 18.2%，这与成人以库欣综合征表现为主有显著差别。肿瘤一般较小，直径约 1~5 cm，好发于 1~12 岁和 40~50 岁。

肾上腺皮质癌较肾上腺瘤发病年龄小，病程短，肿瘤体积较大，结合血 LDH、17-KS 明显升高等有鉴别意义。

【病理】

腺瘤呈类圆形,有包膜,内富含脂类物质;皮质癌通常较大,内易出血、坏死,有时含有钙化。

【影像表现】

肾上腺瘤

CT:

平扫表现为单侧或双侧肾上腺类圆形或椭圆形肿块,边界清晰,与肾上腺相连,大小约 2～3 cm,密度类似或低于肾实质,增强扫描肿块呈快速强化和迅速廓清,同侧肾上腺残部和对侧肾上腺萎缩。

MRI:

肾上腺区类圆形肿块,平扫 T1WI 呈低信号,T2WI 呈高信号,由于富含脂质,典型的肾上腺腺瘤在化学位移成像反相位上信号强度明显下降。动态增强表现为"快进快出"。

肾上腺皮质癌

CT:

有分泌功能和无分泌功能的肾上腺皮质癌表现类似,均显示为较大的肾上腺区肿块,直径常大于 6 cm,呈类圆形、分叶状或不规则形,肿块密度不均,内部易有坏死或出血,部分可见散在点片状钙化影。增强扫描肿块呈不规则强化,坏死区无强化,部分病灶可见下腔静脉受累、淋巴结转移及其他脏器转移等恶性肿瘤征象。

MRI:

表现为腹膜后较大肿块,冠状位及矢状位检查有助于显示肿瘤来源于肾上腺,平扫 T1WI 呈低信号,T2WI 呈明显高信号,内常有坏死或出血信号。增强扫描不均匀强化,当肿瘤侵犯下腔静脉时,其内流空信号消失,MRI 检查能敏感地发现腹膜后及纵隔淋巴结转移,脊柱、肝脏等转移灶。

【诊断要点】

1. 儿童发病率低。

2. 肾上腺瘤富含脂质,平扫 CT 值小于 10 HU,MRI 化学位移成像反相位信号减低,增强后呈快进快出样强化,囊变、坏死少见。

3. 肾上腺皮质癌体积较大,易发生坏死及出血,部分病灶可出现散在点片状钙化灶,增强扫描不均匀强化。

【鉴别诊断】

1. 肾上腺节细胞神经瘤:起源于肾上腺髓质交感神经细胞,可发生任何年龄,青年人多见,大小约 3～5 cm,部分患者也可表现为多汗、心悸、高血压等儿茶酚胺类物质异常分泌症状。肿瘤边缘光整,呈"嵌入式"生长,CT 平扫表现为不均质低密度影,增强扫描轻度强化或延迟强化,MRI 多呈 T1WI 低、T2WI 高信号。

2. 肾上腺转移瘤:与肾上腺皮质癌鉴别较困难,患者多有原发肿瘤病史,单侧或双侧肾上腺肿块,圆形、分叶状或弥漫性增大,可出现出血、坏死、囊变,增强扫描呈不均匀强化或环形强化,强化特点有时可反映原发肿瘤特点。

3. 肾上腺嗜铬细胞瘤:体积较大,直径常为 3～5 cm,较大者达 10 cm 以上,可恶变,较大肿块易发生坏死、囊变、出血。20～40 岁多见,典型表现为阵发性高血压、头痛、心悸等,发作数分钟后症状可缓解。增强扫描明显不均匀强化,其内低密度区无强化。

【参考文献】

1. 李晋荣. 儿童肾上腺皮质肿瘤的临床及影像学分析[J]. 罕少疾病杂志,2019,026(001):72-73.

2. 刘屹立,郭文川,刘同才.肾上腺肿瘤的影像学诊断(附 350 例报告)[J].中华泌尿外科杂志,2000,021(003):133-134.

3. 陈秋莉,杜敏联,马华梅,等.儿童肾上腺肿瘤 104 例临床分析[J].中国实用儿科杂志,2007,22(8):606-608.

（支 琪 周 静）

〖病例解析〗

病例 1

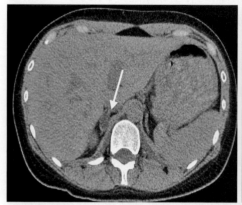 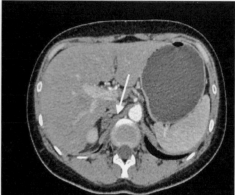

腹部 CT:左图横断位平扫,右侧肾上腺区见一类圆形低密度影,边缘光整,境界清晰;右图横断位增强动脉期,病变呈中等度强化。

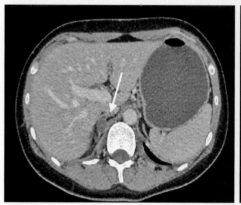 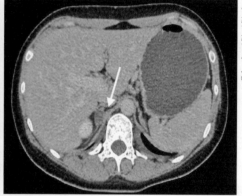

腹部 CT:左图横断位增强门脉期,右图横断位增强静脉期,病变呈轻度强化,强化程度较动脉期减低。

图 8-4-1 右侧肾上腺腺瘤

病例 2

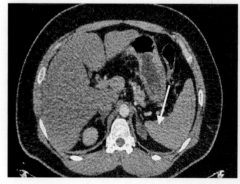 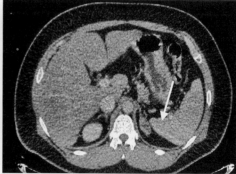

腹部 CT:左图横断位增强动脉期,左侧肾上腺区见类圆形低密度影;右图横断位增强门脉期,边缘强化,中央未见明显强化。

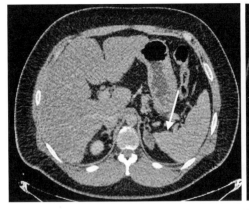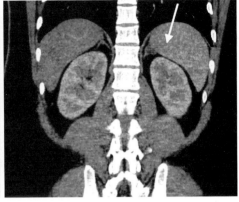

腹部CT：左图横断位增强静脉期，病灶边缘强化程度迅速减低；右图冠状位重组增强静脉期，病变位于左侧肾上腺区，与周围结构分界清楚。

图8-4-2　左侧肾上腺腺瘤

病例3

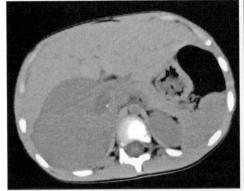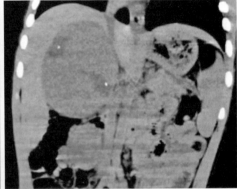

腹部CT：左图横断位平扫，右侧肾上腺区肿块，直径较大呈类圆形，其内密度不均，内部可见低密度囊变坏死区；右图冠状位平扫，病变囊变坏死区边缘可见散在点片状钙化。

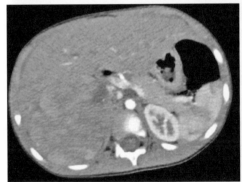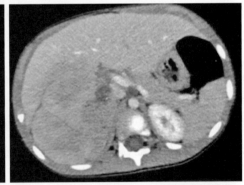

腹部CT：左图横断位增强动脉期，肿块呈不均匀强化，周边强化更明显；右图横断位增强静脉期，肿块持续强化，坏死囊变区强化不明显，前方与邻近肝实质分界不清。

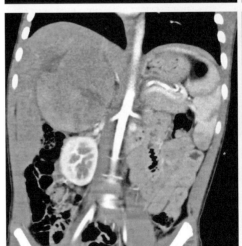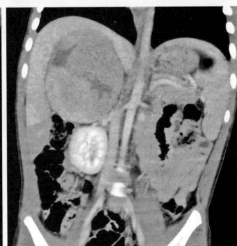

腹部CT：左图冠状位重组横增强动脉期，肿块位于右侧肾上腺区，与肝脏分界不清，与右肾上缘分界尚清；右图冠状位重组增强静脉期，肿块呈明显不均匀强化，右肾动静脉部分受压。

图8-4-3　右侧肾上腺皮质癌

843

5. 新生儿肾上腺出血

〖临床概述〗

流行病学:

新生儿肾上腺出血(neonatal adrenal hemorrhage,NAH)是新生儿期相对少见的疾病,其发病率约为0.2%,NAH虽然发病率不高,绝大多数经保守治疗后可治愈,但其临床表现多样且无特异性,重症患儿如不及时发现可因为低血容量休克、持续性黄疸、脓毒症、凝血障碍等死亡,对于有高危因素如巨大儿、产伤、产程延长、窒息、休克、脓毒症、出血性疾病、腹部肿块及阴囊血肿的患儿应早期完善腹部超声检查。另外,对于无高危因素但不明原因持续性黄疸,伴有腹胀、贫血的患儿,也应尽早完善腹部超声排除NAH。

由于多数NAH的临床表现不典型,常被漏诊或因影像学发现肾上腺的包块被误诊为其他疾病;随诊产前胎儿超声及MR的发展及探索,发现新生儿肾上腺占位并不少见,很多胎儿期就已经存在,日本和加拿大等国家已经把新生儿期肾上腺占位的筛查作为超声常规筛查项目,及时准确的定性及诊断,对减少不必要的手术治疗及优化诊疗过程具有重要意义。

所以通过影像学发现肾上腺肿块后应注意鉴别,必要时需完善CT或MRI扫描。

主要表现:

新生儿肾上腺出血(NAH)多发生于窒息、产伤、严重感染、凝血障碍等的新生儿,血肿发现时间以1~7 d居多。NAH多无特异临床表现,患儿多为反应差、黄疸、松软、呼吸不规则或暂停、体温增高或降低、肢冷、苍白,可有不安、尖叫或抽搐,黄疸为早期最常见表现,且以间接胆红素升高为主。主要因血管外溶血引起。可伴有重度黄疸、贫血、阴囊血肿、褪色、腹部包块等。NAH一般预后良好,少量出血者可逐渐吸收,故不主张早期进行外科治疗,极少数严重出血者会出现肾上腺功能减退、低血容量休克、代谢危象等不良预后。

体格检查可及腰部或腹部包块,部分可见阴囊血肿,大多数为经阴道分娩的足月儿,出生体重可正常或为巨大儿,但也可见于早产儿。

实验室检查常提示贫血、间接胆红素升高、脐血pH<7.2等,出血量较大导致肾上腺功能下降时,可显示一系列生化指标异常:如低钠血症、高钾血症、低血糖、皮质醇血症、嗜酸性粒细胞增多、白细胞增多、促肾上腺皮质激素(ACTH)升高和肾素活性升高。

〖病理机制〗

新生儿肾上腺出血一般认为与围生期窒息缺氧、酸中毒、应激、产伤和继发循环障碍等密切相关,也与新生儿肾上腺本身解剖生理特点有关。首先,新生儿期肾上腺为肾脏的1/3大小,比例明显大于成人(占肾脏的1/30),肾上腺血管分布特殊,上中下三条动脉发出50~60个小分支形成包膜下血管丛,但回流小且静脉相对较少,而且其毛细血管极其丰富,壁薄、周围无间质,同时通透性高,约为成人的6倍,静脉压增加时小血管易破裂出血。其次,右侧肾上腺静脉甚短,一般约4 mm(左侧2~4 cm),直接注入下腔静脉(左侧先与左膈下静脉汇合,再注入左肾静脉),当下腔静脉压突然升高时,先影响右肾上腺静脉,使其内压上升、小血管破裂而致出血,故右侧肾上腺更易发生出血,据报道,右肾上腺出血的发生是左侧的3~4倍以上。第三,肾上腺位于腹膜后,当发生肾上腺出血时,血液可沿着开放性的腹膜后间隙逐渐向下扩散,并沿着腹股沟管流入阴囊中,可导致阴囊血肿。最后,由于低凝血因子促发因素,极易发生微循环障碍导致肾上腺缺血,形成弥漫性出血、变性和坏死,可迅速发生急性肾上腺功能不全或衰竭。

NAH 的并发症有双侧肾上腺出血可并发肾上腺功能不全伴 Addison 综合征,皮质醇分泌减少会增加低血糖的发生风险,且会影响儿茶酚胺类物质在肝脏中的代谢,最终导致新生儿胆汁淤积症,肾上腺血肿破裂可导致肾上腺脓肿、阴囊血肿、肠淤胀等疾病;大量出血可导致低血容量休克。

【影像学表现】

B 超:

腹部超声具有相对敏感、无创、便宜、实时、可在床边完成等优点,可作为新生儿肾上腺出血检查的首选,也可以监测肾上腺出血变化。不同时期 NAH 超声表现具有不同的特点:出血早期,可表现为无回声、偏低或偏高回声;出血后 1～2 周,血肿逐渐吸收,团块逐渐缩小,随着团块内液化,为囊实性混合回声,中心可见细小点状回声,周边部分为实质高回声环绕;出血后期血肿完全吸收后,肾上腺形态恢复正常,可出现强回声钙化灶。可见超声检查可以观察血肿形成及演变过程。但超声诊断受操作者水平及经验影响很大。对于诊断存疑时应进一步行 CT 或 MRI 检查,尤其是 MRI 检查在血肿不同时期,信号会有不同改变,而且图像扫描全面,可反复多人观察。

X 线平片:

X 线平片对新生儿肾上腺血肿帮助不大,作为常规胸腹部疾病筛查。

CT:

急性期 CT 平扫示肾上腺区可见一圆形或类圆形等密度或高密度影,CT 值为 50～90 HU,边缘锐利,血肿破裂则肾周脂肪层出血等密度或高密度出血影。1～3 周后,囊肿体积缩小,其内密度不均或减低,从周边开始逐渐向中心推进,系血凝块溶解吸收、蛋白含量下降所致,平扫可见中央略高密度,周围低密度征象,此征象比较有特征性。慢性期囊肿边缘可见薄壁钙化,病灶逐渐缩小,最后肾上腺恢复三角形外观。部分病例血肿消失后肾上腺区可出现钙化。

增强扫描肾上腺血肿无强化,合并感染可见厚壁环形强化,由于血肿内不含血管,故应用造影剂后血肿的密度不会增强,可用于与肾上腺肿瘤相鉴别,但鉴于 CT 辐射性较大,不宜作为 NAH 的首选检查。

MRI:

肾上腺血肿的 MR 表现可以反映血肿内成分的演变过程。早期(7 天之内):在 T1WI 和 T2WI 上均呈不均匀信号,在 T2WI 上信号通常较低,这与细胞内脱氧血红蛋白有关。亚急性期(1～7 周):亚铁血红蛋白氧化变成高铁血红蛋白,血肿在 T1WI 和 T2WI 上均呈高信号;晚期(7 周后):T1WI 及 T2WI 上均呈低信号。随访血肿会逐渐缩小,肾上腺恢复正常形态,如果血肿没有完全吸收,影像学特征类似囊肿。囊性病灶在 MRI 上表现为 T1WI 低信号、T2WI 高信号,病变内可见液-液平面,增强扫描没有强化,但是当血管纤维包裹形成后可以出现周围环状强化。

【诊断要点】

1. 肾上腺区包块影,右侧多发,患儿有高危因素,如巨大儿、产伤、产程延长、窒息、休克、出血性疾病、腹部肿块及阴囊出血等症状。

2. CT 平扫包块密度呈高密度或等密度,特征性表现为周边低密度中央为略高密度影,破裂至肾周脂肪囊可见肾周脂肪囊内密度增高,MR 检查可见不同时期血肿表现。

3. CT、MRI 增强扫描示包块无强化,周边可见受压变薄的肾上腺实质强化影。

4. 随诊发现包块逐渐缩小,部分可液化形成纤维包裹,完全吸收后肾上腺恢复正常形态,部分可见钙化影。

【鉴别诊断】

1. 肾上腺神经母细胞瘤,实性神经母细胞瘤 CT 及 MRI 增强有强化表现,MR 表现为等低 T1WI

信号,而 T2WI 为等高信号,与血肿或囊肿信号完全不同。囊性神经母细胞瘤则与出血及囊肿鉴别困难,囊性神经母细胞瘤囊壁厚薄不均,增强有结节性和不规则性强化,中间可见液化灶,则表示增长过快,具有一定的恶性征象。随诊复查神经母细胞瘤不会缩小。

2. 肾上腺囊性畸胎瘤,发生于肾上腺的囊性畸胎瘤较少见,仔细观察病灶周边有无钙化及脂肪密度影有助于鉴别,CT 检查对于钙化密度较 MR 敏感。随诊复查畸胎瘤不会缩小。

3. 肾脓肿,当肾上腺出血破裂至肾周时需与肾脓肿相鉴别,增强表现为明显强化,且呈环形脓肿壁显示。临床则有发热、白细胞升高等感染症状。正常肾上腺存在。

4. 重复肾伴肾积水,重复肾伴积水位于肾内上方,且多伴有相应输尿管迂曲扩张,正常肾上腺存在。

5. 膈下肺隔离症,密度呈等低密度,增强后有强化,CT 增强检查可见其体动脉分支供血,正常肾上腺存在,随诊复查病灶无明显变化。

【参考文献】

1. 邵剑波,王承缘,沈杰峰,等.新生儿肾上腺出血的影像学诊断[J].临床放射学杂志,1999,18(5):305-306.

2. 李旭,胡克非,朱铭,等.胎儿肾上腺占位的 MRI 表现特征[J].中华放射学杂志,2015,49(11):863-867.

3. 赵雅萍,邹春鹏,许崇永,等.超声诊断新生儿肾上腺出血的意义[J].中华超声影像学杂志,2010,19(11):963-965.

4. 刘衡,王安平,柏永华,等.肾上腺囊性病变的 CT、MRI 表现[J].临床放射学杂志,2015,34(4):591-595.

(柴雪娥　席艳丽)

【病例解析】

病例 1

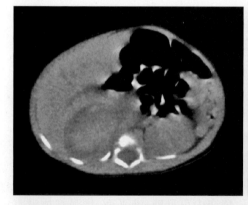
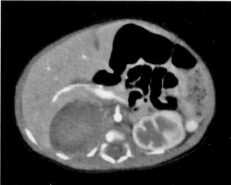

腹部 CT:左图横断位平扫,右肾上腺区见椭圆形包块影,中央略高密度,周边低密度;右图横断位增强动脉期,包块无明显强化。

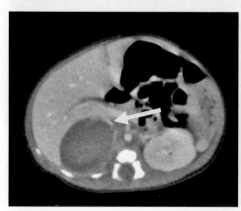
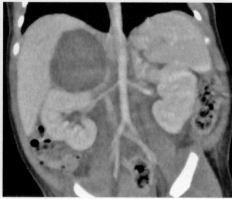

腹部 CT:左图横断位增强静脉期,包块未见强化,内缘(箭头)可见受压的正常强化的肾上腺实质;右图 MPR 冠状位增强重组,周边受压肾上腺实质明显强化,边缘光整。

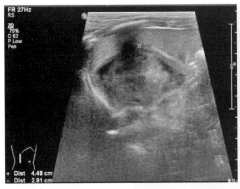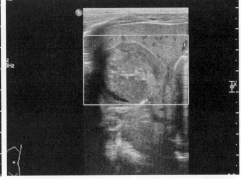

腹部超声：左图示肾上腺包块回声不均匀,呈高、低回声混杂包块;右图肿块内部未见血流。

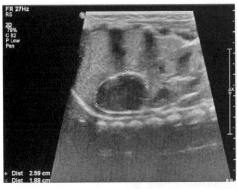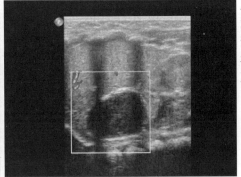

腹部超声：左图1个月后复查超声示包块缩小,内部回声减低,呈低回声包块;右图内见点状强回声,依然未见血流。

图 8-5-1 新生儿右肾上腺出血

病例 2

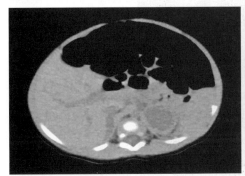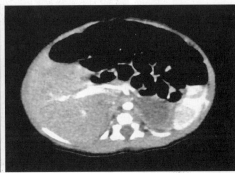

腹部 CT：左图横断位平扫,左肾上腺类圆形低密度包块影,边界尚清晰;右图横断位增强动脉期,包块无强化,周边受压的正常强化的肾上腺实质。

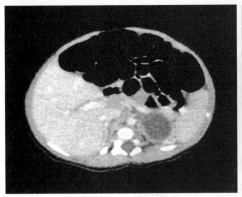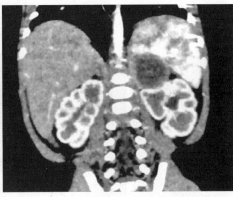

腹部 CT：左图横断位增强静脉期,包块依然无强化,周边见正常强化的肾上腺实质;右图冠状位MPR增强重组,左肾上缘受压。

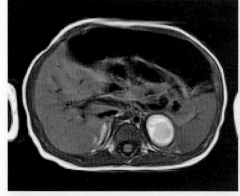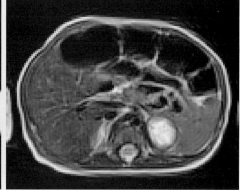

腹部 MRI：左图 T1WI 横断位平扫，包块呈高信号，中央信号略低；右图 T2WI 横断位平扫，显示包块呈高信号，可判断为亚急性期血肿。

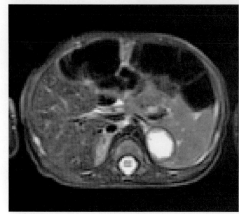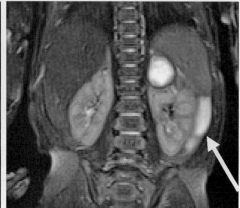

腹部 MRI：左图 FLAIR 横断位平扫，包块呈高信号；右图 FLAIR 冠状位平扫，左肾上腺包块呈高信号，肾周亦可见高信号出血影（箭头）。

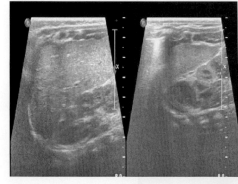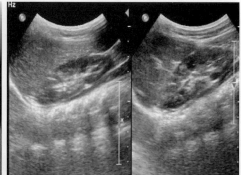

腹部超声：左图示肾上腺内不均匀回声包块；右图 6 个月后复查，包块消失，肾上腺形态恢复正常。

图 8-5-2　新生儿左侧肾上腺出血

病例 3

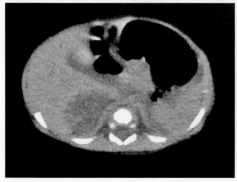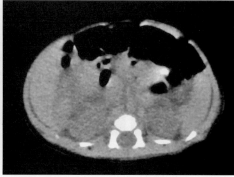

腹部 CT：左图横断位平扫，右肾上腺区略高密度包块影，边界不清；右图横断位平扫，包块与右肾上极分界尚清。

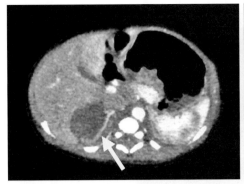
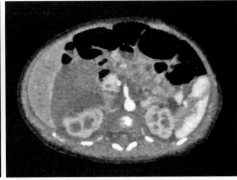

腹部 CT：左图横断位增强动脉期，显示包块未见明显强化，周边可见正常强化的受压肾上腺实质影（箭头）；右图横断位增强动脉期，与右肾相邻的血肿部分未见明显强化。

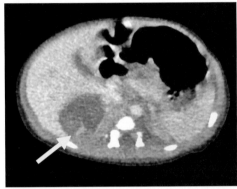
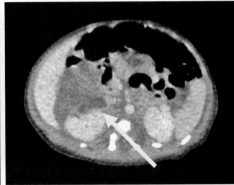

腹部 CT：左图横断位增强静脉期，包块中央无强化，周边见肾上腺间断强化影（箭头）；右图横断位增强动脉期静脉期，右肾周围肾周脂肪囊模糊。

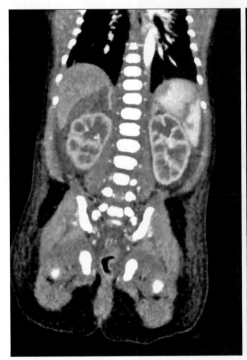
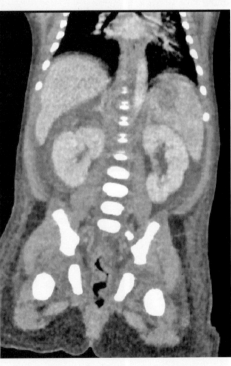

腹部 CT：左图增强动脉期冠状位重组，右侧肾上腺区及肾周异常密度影，无明显强化；右图增强静脉期冠状位重组，病变包绕右肾周围，分界尚清。

图 8-5-3　严重黄疸，右侧肾上腺出血破入肾周脂肪囊

病例 4

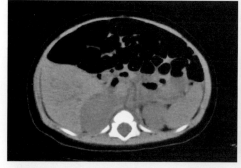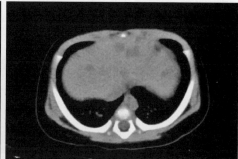

腹部 CT：左图横断位平扫，右侧肾上腺见等密度包块影；右图横断位平扫，肝内见多发低密度转移灶。

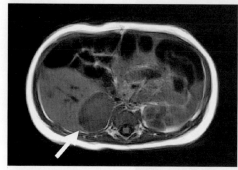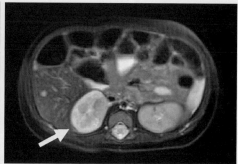

腹部 MRI：左图 T1WI 横断位平扫，右肾上腺略低信号包块影；右图 T2WI 横断位平扫，包块呈等、高信号。

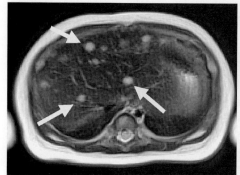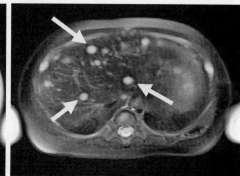

腹部 MRI：左图 T2WI 横断位平扫，右图 T2WI 压脂横断位平扫，肝内多发结节状高信号转移灶。

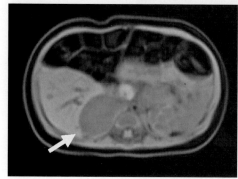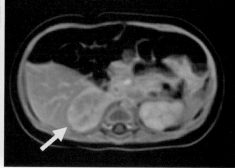

腹部 MRI：左图 T1WI 压脂横断位平扫，右图 T1WI 压脂横断位增强，包块明显不均匀强化。

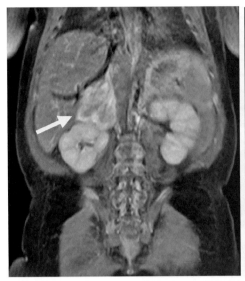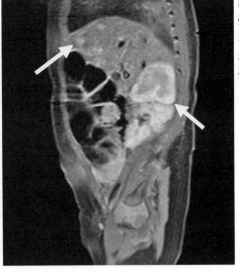

腹部MRI:左图冠状位增强,示右肾上腺包块明显不均匀强化;右图矢状位增强,肝内转移灶亦可见强化。

图8-5-4　右侧肾上腺神经母细胞瘤伴肝内转移(鉴别诊断)

病例5

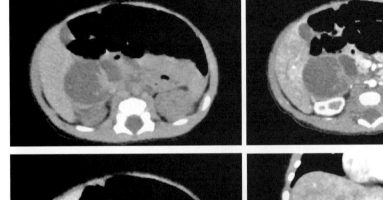

腹部CT:左图横断位平扫,示右肾上腺区囊性包块影,内见厚薄不均的分隔;右图横断位增强动脉期,分隔可见轻度强化。

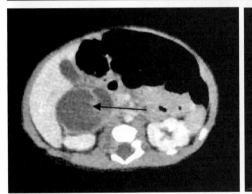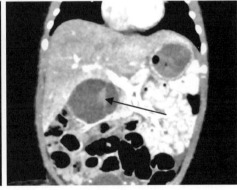

腹部CT:左图横断位增强静脉期,肿块内部间隔进一步强化;右图增强静脉期冠状位重组,肿块边界清楚,内部分隔可见强化,与周围结构分界清楚。

图8-5-5　右侧肾上腺囊性神经母细胞瘤(鉴别诊断)

病例6

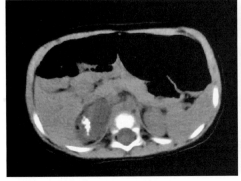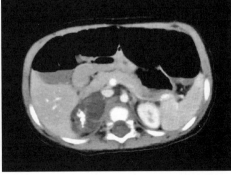

腹部CT:左图横断位平扫,右肾上腺区见低密度包块影,内见高密度钙化影;右图横断位增强动脉期,增强可见内部分隔影强化,边缘光整,囊性区不强化。

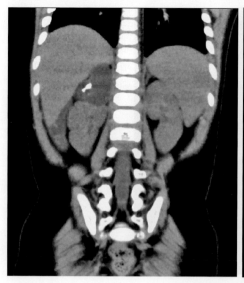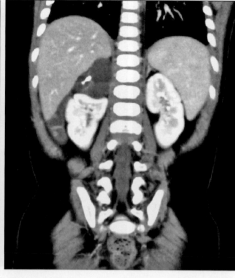

腹部 CT：左图冠状位 MPR 重组平扫，右肾上腺区不规则囊性包块影，可见钙化，内部分隔强化，厚薄均匀；右图冠状位 MPR 重组增强静脉期，囊性部分无强化，右肾上极受压变形。

图 8-5-6　右侧肾上腺囊实性成熟畸胎瘤（鉴别诊断）

6. 神经纤维瘤、神经鞘瘤

〖临床概述〗

流行病学：

神经纤维瘤（neurofibroma）、神经鞘瘤来源于神经鞘膜（Schwannoma）细胞的良性肿瘤，可单发或多发于身体任何部位的神经干或神经根，发生于腹膜后少见。神经鞘瘤常好发于 20～50 岁，有报道认为右侧较左侧多见。神经纤维瘤相对少见，往往为神经纤维瘤病的局部表现。

主要表现：

腹膜后神经纤维瘤、神经鞘瘤无明显临床特征，大多数患者都是以腹部肿块为首发症状就诊。

〖病理〗

光镜下，病理组织学表现为两种类型，即 Antoni A 型和 Antoni B 型，前者由密集的梭形细胞排列呈栅栏状或不完全的旋涡状，细胞界限不清，核长呈长椭圆形；后者细胞稀少，排列为稀疏的网格状结构或少数成行排列，易伴发黏液性变。

〖影像学表现〗

神经鞘瘤和神经纤维瘤常沿脊柱两侧腹膜后间隙生长，和脊柱关系密切，肿瘤沿肋神经生长时，可出现肋骨压迹和同侧椎间孔的扩大。

神经鞘瘤极易发生囊变、出血、钙化，国内外研究认为囊变是其特征性表现之一。

神经纤维瘤多呈丛状生长与邻近肌肉关系密切，呈偏心性生长，具有完整包膜，囊变少。

CT：

神经鞘瘤典型表现为界限清楚的圆形或椭圆形软组织密度病灶，可伴有囊变或钙化等退变的表现，增强扫描病灶实性成分可见强化。

神经纤维瘤平扫密度较低且多低于神经鞘瘤，少有囊变，增强扫描实性成分呈渐进性中度强化。

MRI：

T1WI 高于肌肉信号强度，T2WI 为高信号，内信号不均，常合并囊变、坏死，DWI 可见弥散受限，呈靶征。增强后，病灶实性成分强化显著者较具特征，为病理上的 Antoni A 型。病灶强化不明显但未见囊变者为病理上的 Antoni B 型。

〖诊断要点〗

1. 腹膜后间隙生长，与脊柱关系密切。

2. 神经鞘瘤多囊变；神经纤维瘤 CT 平扫密度较低。

3. CT、MRI 增强实性成分强化，囊性成分无强化。

〖鉴别诊断〗

1. 副神经节瘤，临床往往有高血压，T2WI 呈"亮灯泡征"，增强后早期明显强化，无延迟强化及靶征。

2. 神经节细胞瘤，好发于 10 岁左右儿童及 40 岁以上女性，病灶可沿间隙呈嵌入式生长，呈伪足样改变，增强后往往呈轻度强化。

3. 神经母细胞瘤，多见于婴幼儿，恶性程度高，肿块较大，中间明显坏死囊变，钙化常见，增强后实性成分明显强化。

〖参考文献〗

1. 刘小静，周胜利，苗重昌. 多排螺旋 CT 在腹膜后神经源性肿瘤的分类及诊断中的价值[J]. 医学影像学杂志，2016,26(011):2030-2034.

2. 周建军，丁建国，周康荣，等. 腹膜后良性神经鞘瘤：影像学特征与病理的关系[J]. 临床放射学杂志，2006,25(12):1133-1136.

（陆　锐　席艳丽）

〖病例解析〗

病例 1

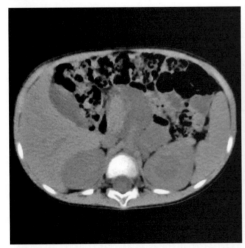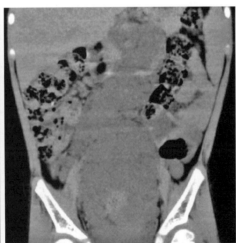

腹部 CT：左图横断位平扫，腹膜后腹主动脉旁不规则肿块，密度均匀且较低，左肾盂扩张积水；右图冠状位重组平扫，病变沿脊柱旁上下延伸范围较广并包绕血管。

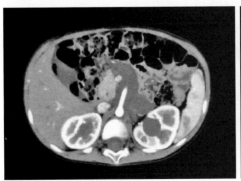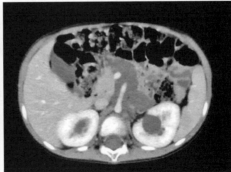

腹部 CT：左图横断位增强动脉期，右图横断位增强静脉期，血管及周围脏器显示清晰，病灶可见轻度强化，胰腺受压向前方移位。

图 8-6-1　腹膜后神经纤维瘤

病例 2

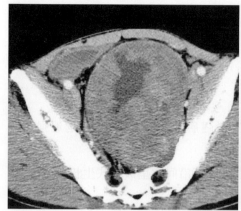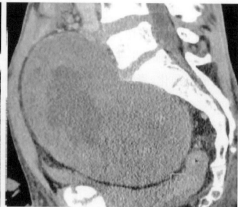

腹部CT:左图横断位增强,右图矢状位重组增强,肿块呈不均匀强化,周边部分强化更明显,中心部分可见囊变坏死区,周围包膜完整,未见周围侵犯。

图 8-6-2　腹膜后神经鞘瘤

7. 腹膜后脂肪瘤和脂肪肉瘤

【临床概述】

脂肪瘤(lipoma)和脂肪肉瘤(liopsarcoma)是腹膜后最常见的原发性软组织肿瘤,可发生于任何年龄,中年男性多见。表现为腹部肿块,可出现腹痛和胃肠道压迫症状,部分恶性程度高的肿瘤可出现术后复发,胸部、肺部转移等征象。

【病理】

病理学上脂肪肉瘤分为高分化型、黏液型、多形性型、去分化型脂肪肉瘤 4 个亚型。高分化型和黏液型脂肪肉瘤属于低度恶性肿瘤,转移率低,但可局部复发,5 年生存率达 90%。去分化型和多形性型脂肪肉瘤属于高度恶性肿瘤,极易发生转移,5 年生存率分别为 75%、30%~50%。不同组织学亚型的脂肪肉瘤的共同点为瘤内发现不同分化阶段的脂肪母细胞。

脂肪瘤常有明显包膜,内含成熟脂肪组织及少许纤细、均匀分隔,需与分化型脂肪肉瘤,尤其是脂肪瘤样型相鉴别。

【影像表现】

CT:

脂肪瘤:边界清楚,密度均匀,几乎完全为脂肪密度,常有包膜,内可见纤细、均匀的间隔(厚度<2 mm),增强可见间隔强化。

高分化型脂肪肉瘤:CT 平扫肿瘤大多富含脂肪密度,内见不均匀分布的云絮状、斑片状软组织影,增强脂肪无强化,间隔及软组织轻度延迟强化,部分实性结节呈中度以上强化。

黏液型脂肪肉瘤:CT 平扫主要为水样密度,内可见点状、地图状分布的脂肪密度影及粗细不均、排列紊乱的分隔,增强呈轻度渐进性网格状、云絮状或片状强化,囊性及脂肪成分无强化,内见小分叉状血管走行。

去分化型脂肪肉瘤:CT 平扫密度混杂,可见不均匀脂肪灶、实性肿块及高密度钙化影等多种成分,软组织肿块与脂肪分界清晰,增强后软组织肿块明显强化,内见分支血管走行。

多形性脂肪肉瘤:为分化差的肿瘤,肿瘤内基本不含较成熟的脂肪成分,不含或仅含少量黏液成分,易发生坏死。CT 平扫表现为不均质的软组织肿块,呈骨骼肌密度,增强呈中重度强化,其内坏死灶无强化。

分化型脂肪肉瘤:CT 平扫表现肿瘤密度与脂肪相近,并可见不规则间隔的增厚。增强扫描间隔及病灶内出现云絮状、条索状强化影,这与肿瘤中含有脂肪母细胞、梭形细胞及纤维组织混合存在有关。

硬化型脂肪肉瘤内胶原成分含量增多,CT 表现与肌肉密度接近,呈结节状软组织影。

MRI：

脂肪瘤:边界清楚,密度均匀的脂肪信号肿块,T1WI 及 T2WI 均为高信号,脂肪抑制序列信号明显减低,常有包膜,内可见纤细、均匀的间隔(厚度<2 mm),增强可见间隔强化。

高分化型脂肪肉瘤:MRI 平扫为 T1WI 稍高信号,T2WI 明显高信号,内见低信号条索状间隔,T2抑脂序列呈混杂高信号,增强扫描实性成分轻中度延迟强化。

黏液型脂肪肉瘤:MRI 信号类似囊性,T1WI1 呈低信号,T2WI 呈显著高信号,内见短 T2 信号的纤维间隔,T2WI 抑脂序列瘤体为高信号,增强后不均匀渐进性轻中度强化。

去分化型脂肪肉瘤:MRI 以脂肪信号为主,内含 T1WI、T2WI 不均匀高信号的非脂肪成分,出现钙化、骨化提示预后不良。

多形性脂肪肉瘤:T1WI 与肌肉信号相似,T2WI 表现为略高、等混杂信号,有时与脂肪信号相似。

【诊断要点】

脂肪瘤:

1. 脂肪密度或信号包块。

2. 边界清楚,密度或信号相对均匀。

3. 常有包膜,内可见纤细、均匀的间隔(厚度<2 mm)。

4. 增强可见间隔强化。

脂肪肉瘤:

1. 腹膜后软组织肿块,多发生于中年人,男性多见。

2. 根据脂肪细胞分化程度不同,表现为密度不均,多含脂肪密度/信号的不均质肿块。

3. 多有假包膜,境界清楚,可压迫或推移邻近组织器官,可出现术后复发,胸部、肺部转移等恶性肿瘤征象。

4. CT/MRI 增强扫描实性部分及分隔强化,多伴有延迟强化,脂肪成分不强化。

【鉴别诊断】

1. 畸胎瘤:好发于婴幼儿,成人少见,女性多于男性,表现为边界清楚的较大不均质肿块。密度/信号混杂,可呈囊性或囊实混合性,可见脂肪成分、毛发或钙化,增强扫描实性成分强化,囊性、脂肪及钙化等不强化。

2. 平滑肌肉瘤:50～60 岁女性多见,最常见于子宫、胃、小肠、腹膜后,通常体积较大,多大于10 cm,中央出现出血、坏死、囊变,钙化少见,有时可见假包膜。累及下腔静脉的平滑肌肉瘤可见管腔内外软组织肿块,肿块压迫邻近血管扩张。有时可见肝、肺转移。

3. 胃肠道间质瘤:起源于胃肠道,向腔内外生长或胃肠道外生长的软组织肿块,肿块较大时中央可出现坏死、囊变,钙化少见,增强扫描明显强化,囊变坏死区不强化,静脉期达高峰。大部分为良性,部分高危险度肿块可出现肝脏、肺部转移征象。

【参考文献】

1. 肖文波,王照明,许顺良.腹膜后脂肪肉瘤的影像学和病理学分析[J].中华肿瘤杂志,2005,27(004):235-237.

2. 周建军,丁建国,周康荣,等.腹膜后脂肪肉瘤:螺旋 CT 动态增强的表现[J].放射学实践,2007,22(006):566-569.

3. 宋亭,沈君,丁忠祥,等.腹膜后脂肪肉瘤的 MRI 表现及病理学分析[J].中山大学学报(医学科学版),2007,28(1):83-87.

（支　琪　周　静）

【病例解析】

病例1

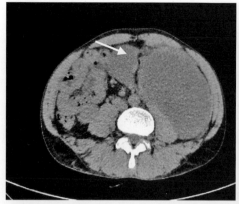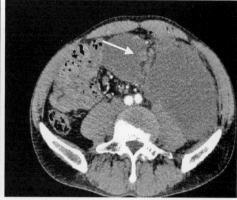

腹部 CT：左图横断位平扫，可见腹膜后见团片状囊实混杂密度影；右图横断位增强动脉期，实性成分有所强化，液性成分未见明显强化，左侧腰大肌受压。

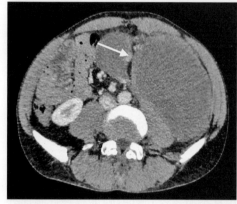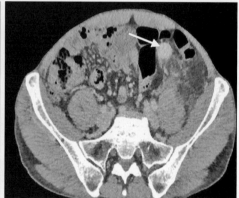

腹部 CT：左图横断位增强静脉期，病变实性部分持续强化；右图横断位增强静脉期，病灶下缘可见结节状明显强化影。

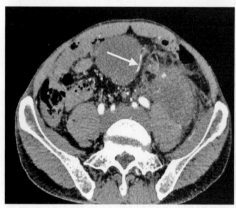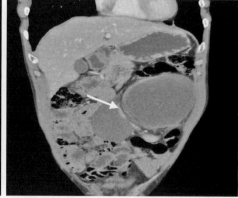

腹部 CT：左图横断位增强动脉期，病灶内可见肠系膜血管穿行；右图冠状位重组增强静脉期，可见病灶范围较大，呈囊实混合性。

图 8-7-1　腹膜后去分化型脂肪肉瘤

8. 生殖细胞肿瘤/畸胎瘤

【临床概述】

流行病学：

原始生殖细胞在从卵黄囊移行进入生殖嵴过程中可发生异位或残留于体后壁中线附近，如不退化并继续生长和分化，就有可能发展为性腺外生殖细胞肿瘤。所以性腺外生殖细胞肿瘤多发生在身体中线或中线附近部位，如鞍区/松果体、纵隔、腹膜后、骶尾部等。而位于尾骨前方的 Henson 结是原始生殖细胞集中的部位,因此骶尾部生殖细胞瘤最为多见,是最常见的新生儿期的实性肿瘤,又以畸胎瘤最多,在活产婴儿中发生率为 1:40 000~1:35 000,男女比约为 1:3。值得注意的是,新生儿期骶尾部包块绝大多数都是良性的。儿童卵黄囊瘤好发于婴幼儿,多在 5 岁以内,且以男性多见。成熟型畸胎瘤手术预后较好,但有时会复发,且复发后多呈恶性进展。

腹膜后是畸胎瘤最少见的部位,发生部位多集中于肾上腺周围,80% 的患儿 5 岁以内发病,仅占所有腹膜后肿瘤的 1%~11%。女性多发,其发病呈"双峰样"曲线,常在出生 6 个月内或刚成年时起病,30 岁以后起病者少于 20%。病理结果多以成熟性畸胎瘤为主,手术切除预后良好。

主要表现:

新生儿骶尾部肿瘤(多为畸胎瘤)可经产前超声进行诊断,30%~70% 患儿在出生后几天内发现。可能伴发其他器官或系统的畸形,如泌尿生殖系统畸形、先天性无肛门、心血管系统畸形等。而骶前和腹腔内的生殖细胞肿瘤由于婴幼儿缺乏表述能力,一般肿瘤生长较大时才被家长发现。临床多以腹部或盆腔、骶前包块,排尿困难,排便困难,阴道流血及消化道症状等表现为主诉。其中,阴道流血及骶尾部包块等症状较明显,比较容易引起家长的注意。尤其是阴道流血症状,这可能是阴道恶性生殖细胞瘤虽然体积较小,但发病年龄较早的原因。

实验室检查:肿瘤标记物 AFP、CA125、CA199、HCG、LDH 对恶性生殖细胞瘤有一定的价值,随肿瘤病理成分不同而存在不同程度及不同组合的升高。有学者认为卵黄囊瘤 AFP 明显升高;胚胎性癌 AFP 和 HCG 同时明显升高,未成熟畸胎瘤 CA125 明显升高,实性成分多时 AFP 也会升高,50% 的患者 NSE 升高;单独 HCG 升高考虑非妊娠性绒毛膜癌;无性细胞瘤 HCG 可升高,无性细胞瘤和胚胎性癌患者 LDH 会升高。术后血清肿瘤标记物水平是判断肿瘤有无复发的重要指标。

【病理】

被阻留于中线区的原始生殖细胞具有向不同方向分化的潜能,由原始细胞组成的肿瘤称作无性细胞瘤;向胚胎的体壁细胞分化称畸胎瘤;向胚外组织分化,瘤细胞和胎盘的间充质细胞或它的前身相似,称作卵黄囊瘤;向覆盖在胎盘绒毛表面的细胞分化,则称为绒毛膜癌。

畸胎瘤是腹膜后及骶尾部常见的生殖性肿瘤,大多由来自 3 个胚层的成熟或未成熟组织组成。其中,成熟性畸胎瘤(mature teratoma,MT)由分化好的外、中、内胚层来源的组织构成,以外胚层成分最多,多为囊性,是最常见的良性生殖细胞肿瘤。肉眼观,肿瘤多呈囊性,充满皮脂样物,囊壁上可见头节,表面附有毛发,可见牙齿。镜下,肿瘤由 3 个胚层的各种成熟组织组成。以表皮和附件组成的单胚层畸胎瘤称为皮样囊肿。

未成熟畸胎瘤(immature teratoma,IT)少见,以实性为主,伴囊变区,由来自 3 个胚层的成熟和未成熟组织(主要为神经上皮组织)构成,属恶性肿瘤。肉眼观,未成熟畸胎瘤呈实体分叶状,可含有许多小的囊腔。实体区域常可查见未成熟的骨或软骨组织。镜下,在与成熟性畸胎瘤相似的组织结构背景上,可见未成熟的原始神经管和菊形团,偶见神经母细胞瘤的成分,此外,常见未成熟的骨或软骨组织。目前多应用 WHO 3 级分级系统:Ⅰ级,肿瘤中出现少量未成熟神经上皮组织,每张切片中仅 1 个低倍镜视野(×40)中见到未成熟上皮组织;Ⅱ级,肿瘤中可出现中量未成熟神经上皮组织,每张切片中 1~3 个低倍镜视野中见到未成熟上皮组织;Ⅲ级,肿瘤中含大量的未成熟神经上皮组织,每张切片中 3 个以上低倍镜视野可见到不成熟神经上皮组织。

卵黄囊瘤又称内胚窦瘤,是婴幼儿恶性生殖细胞肿瘤中最常见的类型。肉眼观,标本体积一般较大,肿块分叶状,边界不清,以实质性为主,实体部分呈鱼肉状,有散在囊腔或间隙,内为胶样液体。组织形态学表现多样,可有微囊网状结构、巨囊和裂隙状结构、内胚窦结构、Schiller-Duval 小体、嗜酸性小体、疏松黏液结构及基底膜样物质,属高度恶性肿瘤,以上结构常常混杂出现。这些富含血管的成分是肿瘤明显强化的病理学基础。免疫组织化学表现 AFP(＋)、AAT(＋)、CK(＋)更能支持本瘤的诊断，肿瘤的排除诊断指标为：HCG(－)、EMA(－)。

无性细胞瘤肉眼观大体以类圆形多见，部分呈分叶状或不规则形，包膜完整，以实性为主，可伴有出血坏死或囊变。镜下见肿瘤细胞巢状分布，瘤巢间为薄的纤维血管间隔。

混合型生殖细胞肿瘤是指由至少两种不同的生殖细胞成分组成。腹部混合型生殖细胞肿瘤以成熟畸胎瘤并卵黄囊瘤的组合相对多见。

胚胎性癌及绒毛膜癌临床小儿少见，此处不做叙述。

【影像学表现】

按照美国儿外科学组的 Altman 分型，骶尾部肿瘤被分为四型：Ⅰ型，肿瘤大部分位于臀部外，仅小部分位于骶前；Ⅱ型，肿瘤大部分位于骶前，小部分位于臀部外；Ⅲ型，肿瘤主要位于骶前，并向上发展进入腹腔；Ⅳ型，肿瘤仅局限于骶前间隙。

X 线平片：

瘤体体积较大时，腹部平片可见腹部致密，肠腔受压移位，可显示钙化及骨骼影，如脂肪成分多时，则显示为低密度影。骶尾部肿瘤压迫直肠可表现为结肠增宽，积气增多。

CT 及 MRI：

肿瘤可分为以实性成分为主、以囊性成分为主、囊实混合性或实性肿块伴明显坏死 3 种类型。良性者多为囊性或囊实性，恶性者多呈实性。

1. 成熟性畸胎瘤肿瘤影像表现

多为囊性，呈单囊或多囊薄壁，部分呈囊实性，圆形、椭圆形或分叶状，密度/信号混杂，内部分布不同比例水样、脂肪、钙化及骨骼成分，相同组织成分相对集中。90%以上瘤内可见特征性脂肪密度或信号，亦可见钙化及骨骼密度。少量脂肪、钙化的显示及肿瘤定位有赖于 CT 薄层扫描、三维重建。CT 对显示微小脂肪组织、钙化较 MRI 敏感，它通常出现在肿瘤内或肿瘤周围，是囊性成熟型畸胎瘤的特征之一。MRI 检查可根据图像上不同的信号特点可准确分辨出这些成分，并可判断肿瘤内出血与否。具有无电离辐射、高软组织分辨率等优点，是超声及 CT 检查重要补充性手段。

增强扫描病变囊性部分无强化，囊壁及实质部分轻中度强化，包膜完整，边界清晰。

2. 未成熟畸胎瘤影像学表现

肿瘤多为混杂密度的实性肿瘤，瘤内见散在不规则、条带状、点线状钙化及不规则、簇状、裂隙状脂肪，是提示未成熟畸胎瘤诊断的重要征象，且实性、液性、脂肪及钙化相互混杂分布。MRI 图像 T2WI 显示肿瘤内多发小囊性信号较 CT 更敏感，是与其他实性肿瘤区分点之一。

增强检查示肿瘤的实性强化较明显，部分肿块表面和内部可见强化的血管，提示肿瘤血供较丰富，肿瘤易与周围组织之间产生明显粘连或者直接侵犯邻近脏器，因而周围组织分界模糊。不过，病灶边缘模糊，既是因为肿瘤侵犯邻近脏器，也可能是由于并发感染所致并不能提示病变属恶性。

3. 卵黄囊瘤影像学表现

肿瘤边界大多清楚，形态不规则，平扫密度一般较低（CT 值较纯水高），不均匀，无钙化，见大小不等、形态不规则的稍低密度区；增强后动脉期肿块呈明显不均匀强化，肿瘤内可见多发小血管影，典型的呈蜂窝状改变，延迟扫描肿瘤强化范围较前扩大，周围见结节状、片絮状强化，但仍有部分不强化的低密度区。增强前、后对比，肿瘤强化幅度可增加约 70～130 HU。

MRI 平扫 T1WI 呈等、低信号；由于间质水肿，T2WI 呈等、高混杂信号；由于肿瘤生长迅速，瘤内常出现多发小的坏死、囊变区，呈更长 T1、更长 T2 信号，为其特征性表现；MRI 增强扫描后肿块呈明显不均匀强化，坏死、囊变区无强化，强化方式与 CT 相似，有逐步强化的特征。MRI 平扫可见多发、粗细不等、迂曲成团的血管流空信号,增强扫描扭曲血管明显强化。

肿瘤易发生周围及远处转移,局部可累及椎管、破坏骶尾骨,可有髂静脉血栓形成,亦可发生局部淋巴结及远处淋巴结转移,血行转移多见肺部及骨转移;尤其以淋巴结及肺转移多见。

4. 无性细胞瘤、胚胎性癌及绒毛膜癌

临床少见,影像表现文献报道较少,需肿瘤生化指标诊断,AFP 和 HCG 同时升高对胚胎性癌有诊断意义。血清标志物 HCG 明显升高有助于绒毛膜癌的诊断。无性细胞瘤 HCG 可升高,无性细胞瘤和胚胎性癌患者 LDH 会升高。

5. 混合型生殖细胞瘤

根据其所含有的肿瘤类型,各有特征表现。

核医学:

PET-CT 可发现局部及远处转移灶,为临床肿瘤分期提供准确信息。

〖**诊断要点**〗

1. 腹膜后及骶尾部包块影,包块体积较大。

2. 成熟性畸胎瘤囊性及囊实性为主,密度不均,可见脂肪、钙化及囊性成分;未成熟畸胎瘤实性为主的包块,脂肪及钙化散在分布;卵黄囊瘤实性包块为主,密度较低,MRI 见多发小囊状长 T2 信号影。

3. CT、MRI 增强扫描畸胎瘤囊壁及实质部分轻中度强化,囊内不强化;卵黄囊瘤强化明显。

4. 肿块推移周围结构,以此定位。

5. 卵黄囊瘤可向椎管内延伸,破坏骶尾骨,可发生淋巴结、肺部转移及骨转移等。

〖**鉴别诊断**〗

1. 畸胎瘤与卵黄囊瘤相互鉴别,一般发现腹部占位含脂肪及钙化成分的先考虑畸胎瘤的诊断,如肿瘤以实性为主,脂肪及钙化散在分布则要考虑未成熟畸胎瘤的可能,如肿瘤以实性为主,且强化非常明显,有转移表现,AFP 增高者,则考虑卵黄囊瘤的诊断。

2. 神经母细胞瘤,神经母细胞瘤为实性肿块,肿块信号 MRI 表现较卵黄囊瘤均匀,常见钙化灶,骶尾部也可伸入骶孔,增强扫描不均匀强化,局部多发淋巴结转移且多包绕血管。多发骨转移,AFP 不升高。

3. 横纹肌肉瘤,患儿年龄大于 3 岁,骶尾部肿瘤多考虑非生殖源性肿瘤,肿块密度较生殖细胞肿瘤高,一般无钙化,增强多呈均匀强化,强化程度较卵黄囊瘤低,AFP 不升高。

4. 脊膜前膨出,与椎管脊膜囊相连续,同时可伴发椎体及骶骨畸形。

5. 淋巴管瘤,囊状淋巴管瘤应与囊性畸胎瘤相鉴别,前者囊壁菲薄,沿疏松结缔组织间隙生长,张力小,伸向肠管周围,包膜不完整,形态不规则,且与尾骨不连续,如有出血则可见典型液-液平。而后者一般包膜完整,且位于直肠后方,盆腔结构向前推移。

6. 子宫阴道积液,主要原因是处女膜闭锁,位置较囊性畸胎瘤偏前,表现为倒置的梨形囊性包块,上方可见子宫影。MRI 对子宫阴道结构识别更清楚。

〖**参考文献**〗

1. 孙海林,郭宏伟,白凤森,等. MSCT 对小儿骶尾部恶性生殖细胞瘤的诊断价值[J]. 放射学实践,2015,30(2):176-179.

2. 郑彬,陈志平,时胜利,等. 儿童性腺外成熟畸胎瘤并卵黄囊瘤的 CT 和 MRI 表现[J]. 实用放射学杂志,2018,34(11):1754-1757.

3. 张力莹,朱超亚,赵鑫,等. 3.0T MRI 诊断胎儿骶尾部畸胎瘤[J]. 放射学实践,2020,35(6):780-784.

4. 周维政,陈俞帆,潘静,等. 婴幼儿原发性腹膜后畸胎瘤 36 例的诊断与治疗[J]. 中华实用儿科临床杂志,2018,33

(11):835-838.

（柴雪娥　席艳丽）

【病例解析】

病例 1

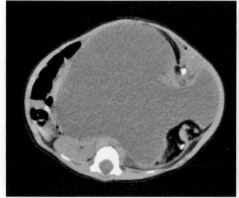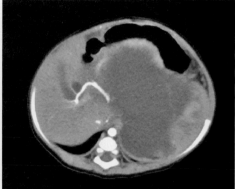

腹部 CT：左图横断位平扫，左上腹见包块影，囊性为主，可见钙化及脂肪密度；右图横断位增强动脉期，肿块将胰腺及胃推向前方，定位于腹膜后，相同组织成分相对集中分布。

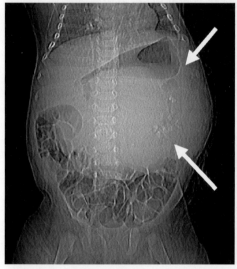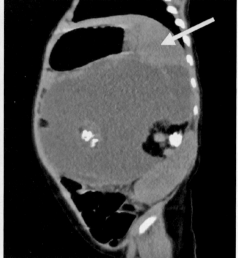

腹部平片及 CT：左图腹部平片，上腹部致密，局部可见高密度钙化影；右图 CT 矢状位 MPR 重组，胃向上方推移，肠腔向下方推移。

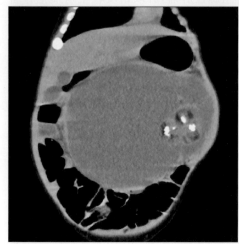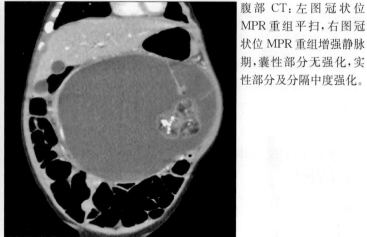

腹部 CT：左图冠状位 MPR 重组平扫，右图冠状位 MPR 重组增强静脉期，囊性部分无强化，实性部分及分隔中度强化。

图 8-8-1　左上腹部腹膜后成熟性囊性为主畸胎瘤

病例 2

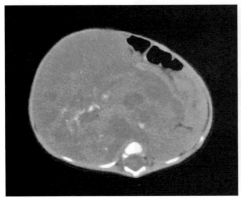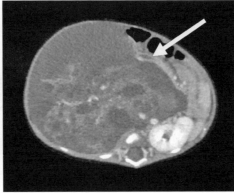

腹部 CT:左图横断位平扫,右上腹部见巨大包块影,密度不均匀,可见散在分布高密度钙化影;右图横断位增强,实性部分中度强化,囊腔散在分布,十二指肠及胰腺向前推移。

图 8-8-2　右上腹腹膜后未成熟囊实性畸胎瘤(Ⅲ级)

病例 3

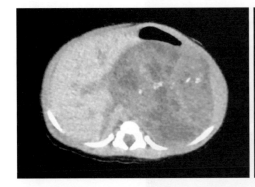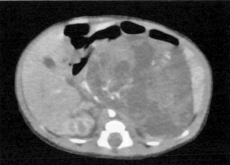

腹部 CT:左图横断位平扫,左上腹部见一巨大包块影,平扫见散在分布的钙化及囊腔影;右图横断位增强动脉期,实性部分明显强化。

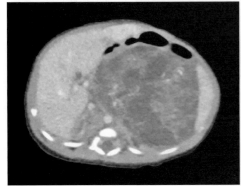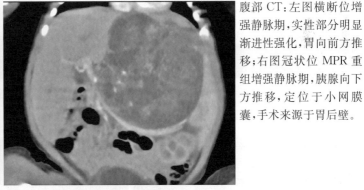

腹部 CT:左图横断位增强静脉期,实性部分明显渐进性强化,胃向前方推移;右图冠状位 MPR 重组增强静脉期,胰腺向下方推移,定位于小网膜囊,手术来源于胃后壁。

图 8-8-3　小网膜囊胃后壁未成熟性囊实性畸胎瘤(Ⅲ级)

病例 4

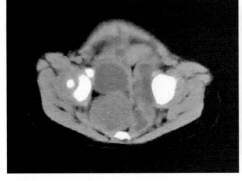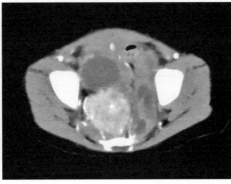

腹部 CT:左图横断位平扫,可见骶尾部囊实性肿块影,直肠膀胱向前方推移;右图横断位增强动脉期,实性部分明显强化囊性部分无强化,囊壁见强化。

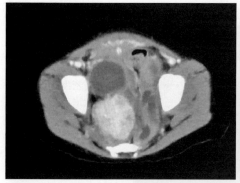
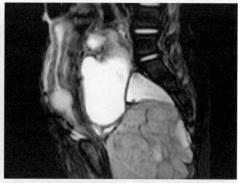

左图腹部 CT 横断位增强静脉期,骶尾部囊实性肿块影呈明显不均匀强化;右图腹部 MRI T2WI 压脂矢状位,肿块上方囊性部分高信号,实性部分呈等高信号,内见迂曲血管影及小片状高信号。

图 8-8-4　骶尾部混合性生殖细胞瘤(畸胎瘤+卵黄囊瘤)

病例 5

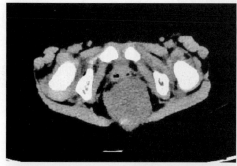
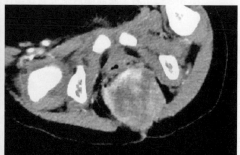

腹部 CT:左图横断位平扫,右图横断位增强,示骶尾部实性包块影,明显不均匀强化。

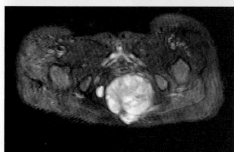
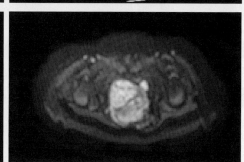

腹部 MRI:左图 T2WI 压脂横断位平扫,包块呈等高信号;右图 DWI 横断位平扫,肿块可见弥散障碍,呈高信号。

图 8-8-5　骶尾部卵黄囊瘤

病例 6

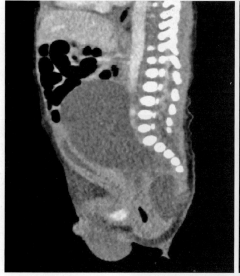
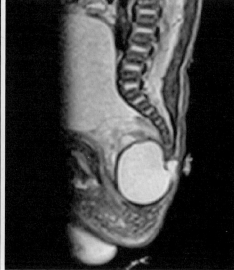

左图 CT 矢状位重组增强,骶尾部囊性为主包块影,主要表现为低密度;右图 MRI T2WI 压脂矢状位平扫,肿瘤主要位于骶前,并向上发展进入腹腔,肿块主要高信号。

图 8-8-6　骶尾部囊性为主畸胎瘤

病例 7

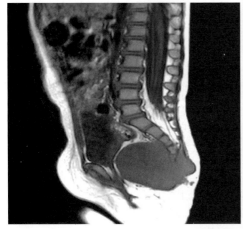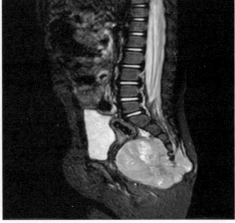

腹部 MRI：左图 T1WI 矢状位平扫，示肿瘤呈等略低信号，中央可见更低信号影；右图 T2WI 压脂矢状位平扫，呈等高信号，中央可见更高信号。

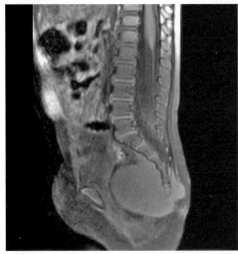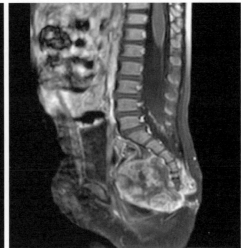

腹部 MRI：左图 T1WI 压脂矢状位平扫，右图 T1WI 矢状位增强，示明显不均匀强化，中央见不强化区，肿瘤与尾骨关系密切并向椎管内延伸。

图 8-8-7　骶尾部卵黄囊瘤

病例 8

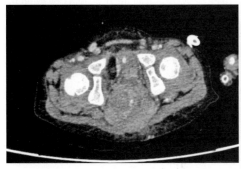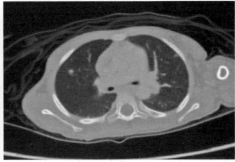

左图腹部 CT 横断位平扫，骶尾部实性包块影，与尾骨关系密切；右图胸部 CT 横断位平扫，肺内多发结节影，为肺内多发转移瘤。

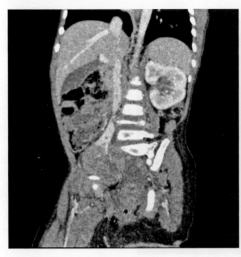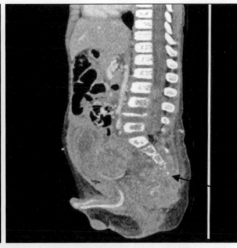

腹部CT：左图冠状位重组增强静脉期，髂静脉内瘤栓；右图矢状位重组增强静脉期，腰骶尾椎骨破坏伴软组织包块影，为肿瘤骨转移。

图 8-8-8　骶尾部卵黄囊瘤

9. 恶性外胚叶间叶瘤

【临床概述】

流行病学：

恶性外胚叶间叶瘤属于恶性间叶源性肿瘤，由神经外胚层成分（如神经母细胞）和一种或多种未分化的间叶肿瘤成分（如横纹肌肉瘤）组成，临床罕见。1977 年由 Karcioglu 等首先报道并正式命名，收录于 WHO（2013）软组织与骨肿瘤分类的神经肿瘤中。肿瘤最常见的部位是会阴及盆腔区，其次是头部和颈部、颅内、四肢、腹腔和腹膜后；男性稍高于女性（男女比例为 8∶5），好发于 10 岁以下儿童（占 84.6%）。

主要表现：

患儿常因触及表浅部位的肿块来院就诊，实性，质软，界清，无压痛，组织深部的肿块常意外发现。

【病理】

病理学表现为小圆细胞肿瘤，可见明确两种成分：间质成分和神经成分，间质成分常见有横纹肌肉瘤、未分化肉瘤、软骨肉瘤等。神经成分有节细胞、节细胞神经瘤、节细胞神经母细胞瘤、神经母细胞瘤、骨外 Ewings 肉瘤/外周原始神经外胚层肿瘤等。免疫表型：间质成分表达相应的免疫组化标记，横纹肌肉瘤中 Myogenin、MyoDl、Myosin、desmin 均阳性；未分化肉瘤中 vimentin 阳性，软骨肉瘤中 S-100 大部分阳性。神经成分表达相应的免疫组化标记，如神经母细胞瘤中 CD56、PGP9.5、Syn、CgA 均阳性，骨外 Ewings 肉瘤/外周原始神经外胚层肿瘤中 CD99、CD56、PGP9.5、Syn、CgA 均阳性，节细胞/节细胞神经瘤一般通过形态学即可诊断。

【影像学表现】

影像学检查常无特征性改变，CT 及 MRI 肿瘤常表现为表浅或深部软组织肿块，常呈分叶状结构，伴不同程度的出血及坏死，肿物平均最大径 5 cm（3～18 cm），增强后呈明显不均匀强化。

【诊断要点】

1. 好发于儿童，5 岁以下多见。

2. 肿瘤部位最常见的部位是会阴或盆腔区，其次是头部和颈部、颅内、四肢、腹腔和腹膜后。

3. 肿瘤常呈分叶状结构，伴不同程度的出血及坏死改变。

鉴别诊断

1. 神经外胚层肿瘤：如神经母细胞瘤、骨外尤因肉瘤/外周原始神经外胚层瘤等，这类肿瘤病理学仅含有一种神经肿瘤成分，无横纹肌肉瘤、未分化肉瘤等其他成分，且免疫表型可辅助鉴别诊断。

2. 肾外恶性横纹肌样瘤：如果恶性外胚叶间叶瘤以横纹肌肉瘤成分为主，需与肾外恶性横纹肌样瘤鉴别，后者亦发生于儿童，好发于肾、软组织、颅内。形态学上肿瘤细胞核偏位，横纹肌样，可见细胞核旁淡染的包涵体，免疫表型显示肿瘤细胞中 vimentin 阳性，横纹肌中 Myogenin、MyoDl、Myosin、desmin 均阴性，具有特征性的表型是 INI1 缺失。

3. 横纹肌肉瘤：与恶性外胚叶间叶瘤相似，同属于儿童小圆细胞恶性肿瘤，病理学表现为单一的横纹肌肉瘤成分，不含有其他神经组织，免疫组化证实肿瘤细胞呈横纹肌细胞表型，Myogenin、MyoDl、Myosin、desmin 均阳性。恶性外胚叶间叶瘤类似杂合型肿瘤，病理学及免疫表型上含有神经成分。

参考文献

1. DANTONELLO T M, LEUSEHNER I, VOKUHL C, et al. Malignant ectomesenchymoma in children and adolescents: report from the cooperative weiehteilsarkom studiengruppe (CWS). Pediatr Blood Cancer, 2013, 60(2): 224-229.

2. 杨文萍, 冯亮, 吴艳, 等. 儿童外阴恶性外胚层间叶瘤一例. 中华医学会病理学分会 2009 年学术年会论文汇编, 2009.

3. NAEL A, SIAGHANI P, WU W W, et al. Malignant eetomesenchymoma initially presenting as a pelvic mass: report of a case and review of literature. Case Rep Pediatr, 2014, 2014: 792-795.

（朱　佳　席艳丽）

10. 淋巴瘤

临床概述

流行病学：

原发性淋巴瘤(lymphoma)是起源于淋巴造血系统的恶性肿瘤，其组织来源为腹膜后间隙淋巴组织，约占全部原发性腹膜后肿瘤的 10.1%，而原发性腹膜后肿瘤仅占全部肿瘤的 0.07%～0.2%，女性少于男性，可见于任何年龄。原发性淋巴瘤分为非霍奇金淋巴瘤(NHL)和霍奇金淋巴瘤(HL)两类。NHL 发病率远高于 HL，是具有很强异质性的一组独立疾病。

主要表现：

该病早期发现困难，因其早期常缺乏典型临床表现，常于体检时发现，肿瘤体积增大出现压迫症状成为晚期就医的主要原因。腹膜后淋巴瘤临床常有腹部不适、腹痛、腹部包块等腹部症状，亦可有贫血、发热、体重减轻等全身症状。体检可触及腹部肿块及肝、脾肿大等。腹膜后肿大淋巴结周围的组织、器官受压、转移时可有所累组织及器官相应的症状及体征。

病理

病理上主要是分化程度不同的淋巴细胞、组织细胞或网状细胞。其中以 B 细胞淋巴瘤，弥漫大 B 细胞淋巴瘤，滤泡淋巴瘤为主，对化疗不敏感，恶性程度比相同类型浅表淋巴结淋巴瘤高。

腹膜后淋巴瘤的病理类型与预后有明显的关系，间变细胞淋巴瘤淋巴母细胞淋巴瘤滤泡性淋巴瘤、小淋巴细胞淋巴瘤预后差。霍奇金淋巴瘤预后较弥漫大细胞淋巴异质性较大。

影像学表现

MSCT 和 MRI 检查的目的在于确定病变的部位、范围，以及显示周围组织、器官受推移和转移的情况，及时作出正确的分期，帮助临床制订治疗方案和判断预后，也可作为疗效观察的客观标准。CT 已成为目前临床诊断盆腔腹膜后肿物的可靠检查手段,但对于术前确定腹膜后或盆腔内有一定困难的病例,MRI检查是一种不错的选择。

CT:

CT表现:①平扫表现为腹膜后多数淋巴结肿大。当淋巴结直径大于1.5cm提示肿大,超过2cm则可以肯定肿大。肿大淋巴结后期多融合成团块状。密度均匀或不均匀。增强扫描动脉期可稍有强化,静脉期瘤灶密度稍降低;②肿大淋巴结推移、包绕临近血管;③周围组织、器官受压及转移征象。另外CT具有较齐全的后处理功能,二维(QD)、多平面重建(MPR)等多种重建技术的应用可较直观地显示肿瘤与腹膜后器官和血管的空间关系。CT不能区分HD和NHL,两者的鉴别点主要为:①HD90%侵犯淋巴结,仅10%侵犯淋巴结外的器官;而NHL则有20%～40%首先侵犯淋巴结以外的器官;②HD病变多呈循序蔓延、扩散,NHL则多呈跳跃式播散。

MRI:

典型腹膜后淋巴瘤与其他部位淋巴瘤及各种分级类似,呈较均匀肿块,其MRI特征性表现为T1WI像上相对脂肪为低信号,相对肌肉为稍高信号强度。于T2WI像上相对脂肪为等信号或稍低信号强度,相对肌肉为高信号强度,DWI(弥散加权成像)为呈特征性均匀的高信号影,少见出血、坏死、囊变、钙化,增强扫描显示轻度-中度均匀强化,病灶位于腹膜后大血管周围,胰周间隙,肠系膜广泛性淋巴结肿大,呈均质融合性分叶团块状,包绕、侵犯周围动静脉血管。

【诊断要点】

1. 腹膜后较大软组织肿块,可包绕大血管,病变常分布较广,常合并临近淋巴结肿大。
2. 密度均匀,少有坏死、囊变,及不规则钙化。
3. CT、MRI增强扫描轻中度强化。
4. 常合并肝脏、肺部及骨骼转移灶。
5. 经放化疗后,肿块明显缩小。

【鉴别诊断】

1. 腹膜后神经源性肿瘤,表现和淋巴瘤类似,可围绕主动脉分布,相邻淋巴结转移,可有肺部及骨骼转移,但神经源性肿瘤内钙化多见,且对放疗没有淋巴瘤敏感。
2. 腹膜后淋巴结转移瘤,一般有原发肿瘤的病史和原发瘤的CT表现,病灶亦可融和成团块状、内可见坏死灶,单凭CT表现较难鉴别。根据淋巴瘤对放射线治疗较敏感的特性可进行诊断治疗,亦可穿刺活检、病理检查进行鉴别。
3. 腹膜后淋巴结结核,淋巴结结核活动期因为渗出、粘连而使周围轮廓模糊,结核性淋巴结增大具有自限性、淋巴结直径常小于4cm,增强扫描可因淋巴结内干酪坏死而出现环形强化,后期可见高密度钙化影。
4. 腹膜后良性肿瘤,良性肿瘤多较小,表面光滑、界限清楚,多为圆形、卵圆形,密度均匀,多无坏死及钙化,相临组织无受侵。
5. 腹膜后巨大淋巴结增生:CT平扫多表现为均匀或不均匀肿块,钙化少见。螺旋CT增强扫描则有一定的特征:多数局限性肿块表现为动脉相强化,门脉期和平衡期持续强化。

【参考文献】

1. 陈仁彪,戴平丰,戚乐,等.腹部弥漫大B细胞淋巴瘤的多层螺旋CT表现[J].实用放射学杂志,2010,26(6):856-858,867.

2. 曲思凤,李涛,赵蒙,等.原发性腹膜后肿瘤的诊断与治疗[J].中国现代普通外科进展,2011,14(2):116-118.

(朱　佳　席艳丽)

〖病例解析〗
病例 1

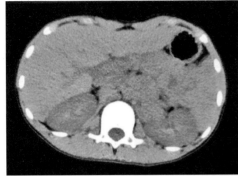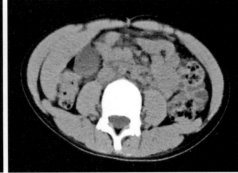

腹部 CT：左图横断位平扫，双肾上腺区不规则软组织肿块影，无明显钙化灶；右图横断位平扫，病灶向下向腹膜后延伸。

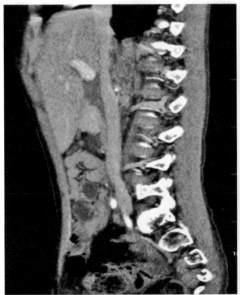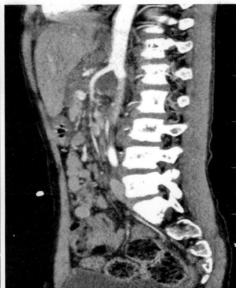

腹部 CT：左图冠状位重组增强动脉期，腹膜后软组织呈团状融合改变，轻中度强化，包绕腹主动脉及肠系膜上动脉；右图矢状位重组增强动脉期，腹膜后软组织包绕腹主动脉，局部病变略伸入椎间隙内。

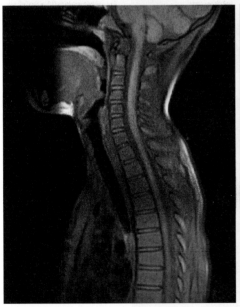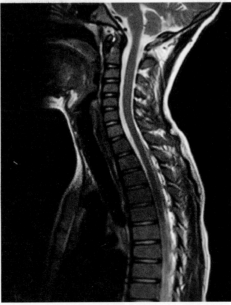

颈胸椎 MRI：左图矢状位 T1WI 平扫，颈 7 椎体病灶显示不清；右图矢状位 T2WI 平扫，颈 7 椎体呈相对稍高信号。

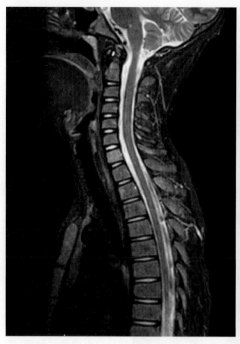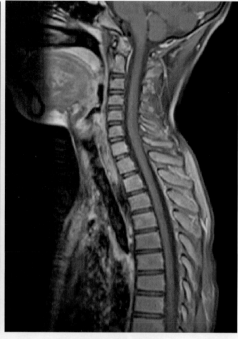

颈胸椎 MRI:左图 T2WI 压脂矢状位平扫,C7 病灶呈相对高信号;右图 T1WI 矢状位增强,C6 - T2 椎体信号增高并可见强化,提示部分颈胸椎转移改变。

图 8-10-1　腹膜后霍奇金淋巴瘤

病例 2

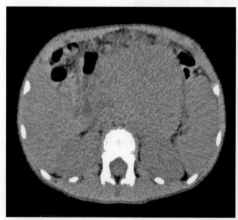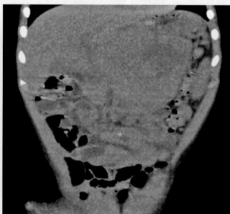

腹部 CT:左图横断位平扫,腹膜后巨大软组织肿块,内未见明显钙化灶;右图冠状位重组平扫,病变中心区局部可见小片状液化坏死区。

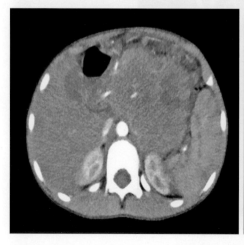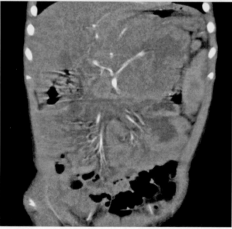

腹部 CT:左图横断位增强动脉期,腹膜后肿块呈不均匀强化;右图冠状位重组增强动脉期,病变包绕腹腔干及肠系膜上动脉及其分支。

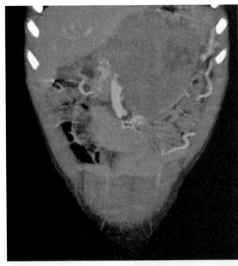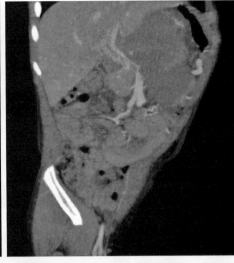

腹部 CT：左图增强静脉期冠状位 MIP 重组，右图增强静脉期矢状位 MIP 重组，腹膜后肿块呈不均匀强化，周围可见多发迂曲血管影，门静脉内似可见充盈缺损。

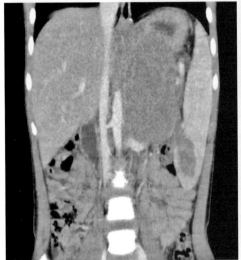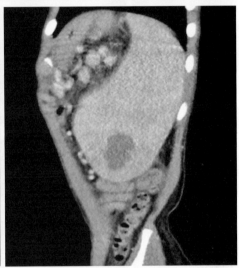

腹部 CT：左图冠状位重组增强静脉期，右图矢状位重组增强静脉期，脾脏内可见转移灶，呈低密度改变，强化不明显。

图 8-10-2　腹膜后 Burkitt 淋巴瘤

病例 3

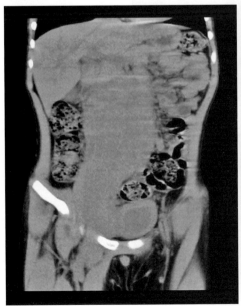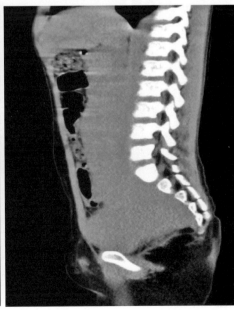

腹部 CT：左图冠状位重组平扫，右图矢状位重组平扫，腹膜后可见巨大的肿块，从肝门水平到右侧腹股沟区，病变范围较广。

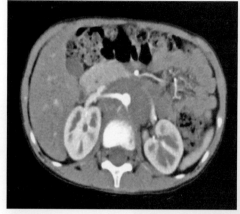
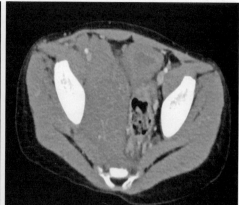

腹部 CT:左图横断位增强,腹膜后肿块轻中度强化,局部腹主动脉及腹腔干被肿块包绕;右图横断位增强,邻近骨质未见明显破坏。

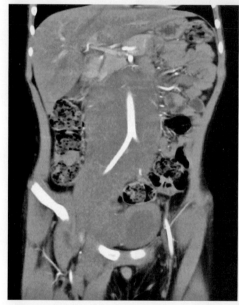
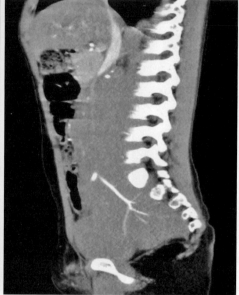

腹部 CT:左图冠状位重组增强动脉期,右图矢状位重组增强动脉期,腹膜后肿块轻中度强化,左右髂总动脉亦被肿块包绕,膀胱壁明显增厚。

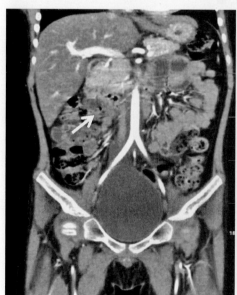
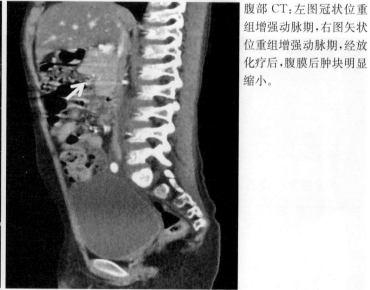

腹部 CT:左图冠状位重组增强动脉期,右图矢状位重组增强动脉期,经放化疗后,腹膜后肿块明显缩小。

图 8-10-3　腹膜后 B 淋巴母细胞淋巴瘤

第九章　泌尿生殖系统

绪　论

一、肾脏肿瘤

儿童肾脏恶性肿瘤约占全部儿童肿瘤的7%,其中肾母细胞瘤(Wilms tumor,WT)是15岁以下儿童最常见的肾脏肿瘤,约占所有儿童肾肿瘤的90%,肾透明细胞肉瘤(clear cell sarcoma,CCSK)、肾恶性横纹肌样瘤(malignant rhaboid tumor of kidney,MRTK)和先天性中胚叶肾瘤(congenital meso-blastic nephroma,CMN)少见,肾神经源性肿瘤罕见。儿童肾脏良性肿瘤以肾血管平滑肌脂肪瘤(renal angiomyolipoma,RAL)最为常见。

2016年WHO对肾脏肿瘤分类主要包含以下几种:肾细胞肿瘤;后肾肿瘤;肾母细胞性和囊性肿瘤主要发生在儿童中;间叶性肿瘤主要发生在儿童中;间叶性肿瘤主要发生在成人中;混合性上皮和间质瘤家族;神经内分泌肿瘤;杂项肿瘤;转移性肿瘤。主要发生在儿童中的为:肾母细胞性和囊性肿瘤(肾母细胞瘤,囊性部分分化肾母细胞瘤,小儿囊性肾瘤);间叶性肿瘤(透明细胞肉瘤,横纹肌样瘤,先天性中胚层肾瘤,婴儿骨化性肾瘤)。

儿童肾肿瘤肾母细胞瘤占绝大多数,但1岁以内肾母细胞瘤比例明显下降,3个月以内则以先天性中胚层肾瘤最常见,尤其胎儿期就存在的肿瘤多为先天性中胚层肾瘤。影像上瘤内明显局灶性强化区伴延迟期造影剂潴留于该区、病灶内环形强化有助于先天性中胚层肾瘤的诊断,肾肿瘤伴有骨转移提示肾透明细胞肉瘤,肾包膜增厚、包膜下新月形积液常见于恶性横纹肌样瘤,1岁以内婴儿CT显示肾盏内钙化性体积不大的肿块伴血尿提示婴儿骨化性肾肿瘤,小儿囊性肾瘤和囊性部分分化型肾母细胞瘤影像上难以区分,主要依靠病理。

二、膀胱肿瘤

儿童膀胱肿瘤通常是中胚层来源的。横纹肌肉瘤是儿童最常见的膀胱原发性肿瘤。移行细胞癌和平滑肌肉瘤也是膀胱可以发生的恶性肿瘤,但儿童中极为罕见。

儿童中,原发性良性膀胱肿瘤也很罕见,良性肿瘤包括:血管瘤,神经纤维瘤,纤维瘤,纤维瘤性息肉,平滑肌瘤,嗜铬细胞瘤,肾源性腺瘤,乳头状瘤,黏液瘤和皮样囊肿。

膀胱良恶性肿瘤最常见的临床表现是血尿,梗阻症状多见于恶性肿瘤。通常良性病变边界多清楚,恶性病变侵袭性更强。部分婴儿血管瘤患者也可以伴发膀胱血管瘤。神经纤维瘤病1型患者也可能伴发泌尿生殖道的神经纤维瘤。膀胱壁还可以发生炎性肌纤维母细胞瘤,以及其他慢性肉芽肿性肿块。

三、女性生殖系统肿瘤

女童生殖系统肿瘤较少见，主要为卵巢肿瘤。儿童卵巢肿瘤包括：生殖细胞肿瘤，上皮肿瘤和性索-间质肿瘤。卵巢肿瘤约一半发生于10～14岁。

儿童卵巢肿瘤中：良性肿瘤约占65%，其中90%以上为成熟畸胎瘤，其余为囊腺瘤；恶性肿瘤约占35%，而恶性肿瘤中70%为生殖细胞性肿瘤，常见为卵黄囊瘤、混合性生殖细胞瘤、未成熟畸胎瘤、胚胎癌及绒毛膜癌；30%为性索-间质肿瘤，为低度恶性肿瘤，主要包括颗粒细胞瘤和卵巢男性细胞瘤。

四、男性生殖系统肿瘤

2016年世界卫生组织（WHO）对泌尿和男性生殖系统肿瘤分类进行更新，目前睾丸肿瘤的分类主要有以下七大类：生殖细胞原位肿瘤相关生殖细胞肿瘤（germ cell tumors derived from germ cell neoplasiain situ，GCNIS）、非生殖细胞原位肿瘤相关生殖细胞肿瘤（germ cell tumors unrelated to germ cell neoplasiain situ）、性索-间质肿瘤（sex cord-stromaltumours）、混合性生殖细胞-性索-间质肿瘤（tumour containingboth germ cell and sex cord-stromal elements）、睾丸和睾丸旁组织其他杂类肿瘤（miscellaneous tumoursof the testis and paratesticular tissue）、淋巴造血系统肿瘤（haematolymphoid tumours）以及继发性睾丸肿瘤（secondary tumours of the testis）。

儿童睾丸原发性肿瘤中90%是生殖细胞肿瘤，其中以卵黄囊瘤和畸胎瘤最常见。其次是性索-间质肿瘤，约占9%。睾丸肿瘤占所有儿童肿瘤的2%。青春期前男孩的睾丸肿瘤38%为良性。新生儿期罕见睾丸肿瘤。

第一节　肾脏肿瘤

1. 肾母细胞瘤

【临床概述】

流行病学：

肾母细胞瘤（nephroblastom）又称Wilms瘤（Wilms tumor），肾母细胞瘤是来源于肾脏胚基细胞的一种胚胎性恶性肿瘤，与肾源性肾残余有关，是儿童腹部最常见的恶性肿瘤之一，约占15岁以下儿童恶性肿瘤的4%～7%，儿童肾脏肿瘤90%左右是Wilms瘤。75%的肾母细胞瘤发生在5岁以前的幼儿时期，发病高峰为2～3岁，多数为单侧肾肿瘤，5%～10%为双侧肾肿瘤，可同时或先后发病，90%的双侧肾母细胞瘤存在肾源性肾残余，其发病年龄较单侧肾母细胞瘤早，更易伴发WAGR综合征、Denys-Drash综合征和Beckwith-Wiedemann综合征等。

肾母细胞瘤可能与多种综合征和孤立性先天性异常有关，如肾脏融合异常，肾发育不全，异位肾，隐睾和尿道下裂。因此，仔细观察图像是否存在异常也是评估肾母细胞瘤的重要组成部分。马蹄肾患者患肾母细胞瘤的风险增加，马蹄肾在肾母细胞瘤患者中的发病率几乎是普通人的两倍。但是巨大的肿瘤多导致肾实质的移位和变形，从而掩盖马蹄形肾脏的峡部。

约有3%的肾母细胞瘤见于肾外，包括腹膜后间隙、腹股沟区、睾丸旁、女性生殖道、膀胱、胸部和腰骶部等。

肾母细胞瘤一般生长迅速、恶性度高、发生转移较早，常可随血液转移至肺、肝脏、骨骼及脑部等。

主要表现：

最常见临床症状为腹部包块、腹痛、血尿、高血压(肿瘤压迫血管引起肾素分泌过多)等；非特异性症状有发热、消瘦、恶心呕吐等；肺、肝、骨、脑转移引起相应症状；下腔静脉及肾静脉瘤栓引起的精索静脉曲张；淋巴结远处转移引起的锁骨上窝淋巴结肿大等；部分为腹部超声无意发现肾脏占位，其一般肿瘤较小。

【病理】

肾母细胞瘤是来源于肾胚基的肿瘤，与异常持续存在的肾源性残余有关。其大体标本表现为灰白色的肿块，有假包膜，包膜完整或破损，切面呈灰白色鱼肉状；而囊性部分分化型肾母细胞瘤切面见大小不等的囊腔，内含淡黄色液体。

肾母细胞瘤的典型镜下组织包括原始肾胚芽、上皮和间叶三种成分，也可只见其中两种或一种成分，而原始肾胚芽是病理确诊的最主要依据。

根据以上三种成分的多少可分为以下几种类型：胚芽为主型、上皮为主型、间叶为主型、混合型、消退型和间变型，其中根据间变数量的多少，间变型又可分为局灶性间变和弥漫性间变，间变细胞可侵及肾内或肾外血管、肾窦、肾包膜外、转移灶，预后较差。

另外还有特殊类型的肾母细胞瘤：畸胎瘤样 Wilms 瘤、囊性部分分化型 Wilms 瘤及胎儿横纹肌瘤型 Wilms 瘤。

Wilms 瘤的危险度评估也与病理组织学类型密切相关，囊性部分分化型属于低危良好型，而弥漫性间变型属于高危不良型。其中畸胎瘤样肾母细胞瘤恶性度及侵袭性较低，但对化疗及放疗不敏感，手术切除后预后较好；横纹肌瘤型肾母细胞瘤具有不容易发生肺转移及肿瘤局部扩散、肾盂输尿管转移等特性，而且对化疗不敏感，需要早期诊断并进行手术治疗，但是若不能完全切除，则预后不良，化疗对残留肿瘤或转移性肿瘤的治疗效果不佳，故治疗决策前及时明确诊断颇为重要。

【临床分期】

根据是否进行术前化疗，而参考不同的分期方法，以北美为代表的儿童肿瘤研究协作组(COG)主张直接手术，术后化疗。而欧洲的儿童肿瘤研究国际协作组(SIOP)则主张先化疗再手术。两者各有利弊，但总体生存率相似(见下表)。

肾母细胞瘤分期

分期	COG 肾母细胞瘤分期(化疗前)	SIOP 肾母细胞瘤分期(化疗后)
Ⅰ期	肿瘤局限于肾内且完整切除，术前术中肿瘤没有破裂，未进行过活检。没有穿透肾包膜或累及肾窦血管	肿瘤局限于肾脏，若超出肾外但肿瘤周围有假包膜且完整切除；肿瘤可能突入到肾盂或输尿管，但没有侵袭肾盂或输尿管壁；没有累及肾窦血管，可能累及肾内血管；如果肾窦和肾周脂肪的肿瘤组织已坏死则仍属于Ⅰ期。允许行经皮细针穿刺活检
Ⅱ期	肿瘤浸润到肾外但可以完整切除，切缘外无残存，肿瘤穿透肾包膜或侵及肾窦血管	肿瘤超出肾外或穿透肾包膜和/或纤维假包膜，进入肾周脂肪但完整切除；肿瘤肿瘤侵入肾窦和/或侵入肾实质以外的血管和淋巴管，但以一个整体完整切除；肿瘤浸润邻近器官或静脉，但完整切除；允许行经皮细针穿刺活检
Ⅲ期	术后存在肉眼或镜下可见肿瘤残留，包括不能手术切除的肿瘤、切缘外阳性、术中肿瘤溢出、区域淋巴结转移、腹膜种植、横断肿瘤瘤栓。术前肿瘤破裂或进行过活检	未完整切除肿瘤，切缘外阳性(术后肉眼或镜下可见肿瘤残余)；累及任何腹部淋巴结；术前或术中肿瘤破裂；肿瘤穿透腹膜表面；腹膜种植；肿瘤瘤栓非整块取出，横断切除或分数块切除；术前化疗或术前肿瘤进行过手术活检
Ⅳ期	血源性转移(如肺、肝、骨、脑)或有腹部范围外的淋巴结转移	血源性转移(肺、肝、骨、脑)或有腹部范围外的淋巴结转移
Ⅴ期	诊断时为双侧肾母细胞瘤	诊断时为双侧肾母细胞瘤，需要对双侧肿瘤分别进行分期

注：COG，儿童肿瘤研究协作组；SIOP，儿童肿瘤国际协会

【影像学表现】

目前用于肾母细胞瘤的检查有 X 线平片、静脉肾盂造影(IVP)、腹部超声、腹部 CT 平扫＋增强以及 MRI 检查。其中腹部超声能准确显示包块的部位、大小、包膜、内部回声及血流情况,还能观察肾脏周围有无浸润、肾静脉及下腔静脉有无瘤栓、淋巴结有无增大等,而且超声检查方便、快捷无辐射,且检查前对患儿镇静要求不高,所以是目前诊断肾母细胞瘤的主要手段之一。但超声的观察质量与诊断医师主观所选图像密切相关,低年资医师有可能漏掉一些征象或观察不全面,且不能多人反复观察。

腹部 CT、MR 平扫＋增强图像比较全面、准确地显示病灶,且可以多人、多次反复观察、会诊。由于肺部是肾母细胞瘤最常见的转移部位,胸部 CT 平扫是必要的。而且 CT 是儿童肾母细胞瘤的诊断分期的重要方法之一,对于制订临床治疗方案以及判断患儿的预后均有重要作用。因此术前 CT 或 MR 及胸部 CT 平扫是必需的。

MRI 对包膜、囊内间隔及出血的显示较 CT 敏感,囊内间隔呈等 T1、短 T2 信号,在 T2 图像上显示较好,其病理基础为纤维成分。

X 线平片:

腹部平片可显示患侧腹部致密,周围肠管受压移位,对于肾母细胞瘤的诊断作用不大,一般不作为常规检查。胸部平片可发现肺部多发、较大的转移灶。IVP 能够显示肾盏受压推移及破坏程度,还可以反映肾功能,但不作为常规检查。

CT:

CT 平扫示腹膜后源于肾内低密度包块,与正常的肾实质相比其密度较低,部分肿瘤内可见更低密度区,提示有坏死或囊变区,肿块假包膜完整或不完整,部分肿瘤突破假包膜向肾周脂肪囊或向更外围生长。侵犯周围淋巴结者可显示肾门多发增大的结节影。

增强扫描动脉期可见增粗、增多、迂曲的供血动脉,静脉期肿瘤进一步强化,程度中等,肿瘤内部的囊变、坏死区不强化;大部分肿瘤侵犯肾盂、肾盏。残余肾强化明显,呈现"环形"或"新月形"强化,形成"残肾征",为肾母细胞瘤典型定位特征。肿块边界较清楚,大多数肿瘤具有完整假包膜,假包膜一般延迟强化较明显。残肾受压推移、旋转。

肾母细胞瘤容易形成静脉瘤栓,表现为增强肾静脉、下腔静脉甚至右心房内的充盈缺损,局部静脉管径扩张。有报道显示在所有肾母细胞瘤患者中,4%～10%发生肿瘤瘤栓,沿肾静脉延伸到下腔静脉中;血管常受压向对侧推移,包绕血管征象不常见。

特殊亚型的肾母细胞瘤罕见。囊性部分分化性肾母细胞瘤 CT 示肿块由多个囊腔构成,囊腔间由间隔分界,每个小囊不相通,肿块内不含实性结节。增强 CT 间隔呈轻度、中度强化,强化程度弱于正常肾脏组织,囊内近水样密度。而一般认为 CT 平扫发现囊实性肿块伴钙化斑块及脂肪样结构、尤其双侧肾脏同时发病时,强烈提示畸胎瘤样肾母细胞瘤,李婷婷等认为 CT 扫描显示瘤内有"囊中囊""瘤中瘤"等征象,对定性诊断具有参考价值。而横纹肌瘤型肾母细胞瘤病例更为罕见,我院无此类病例 CT 图像,文献也很少,故不作叙述。

MRI:

MRI 上肾母细胞瘤表现为不均质肿块,T1 为等低信号,T2 为高信号,如有囊变坏死则为更高 T2 信号,出血则 T2 为低信号。囊性部分分化型肾母细胞瘤则为典型的长 T1、长 T2 信号影,间隔呈等 T1、短 T2 信号。MR 对钙化不敏感。增强表现为明显不均匀强化。DWI 有助于对较早期、直径较小肿瘤诊断有帮助,但没有大量的样本报道。

核医学:

PET-CT 对于转移灶较敏感,可对肿瘤的分期提供依据。

【诊断要点】

1. 发病年龄 5 岁以内,2～3 岁为高峰期。

2. 肾内密度不均质肿块,假包膜多完整,锐利,常有坏死、囊变、出血。

3. CT、MRI 增强扫描不均匀渐进性强化,供血血管增粗、增多、迂曲,可见"残肾征"。

4. 容易形成肾静脉及下腔静脉瘤栓,部分可直达右心房。

5. 多发肺内转移,腹区转移者多见淋巴结增大、肝脏及骨骼转移,但较少跨越中线转移至对侧腹部淋巴结。

6. 邻近结构倾向于被压缩推移而不是侵入,主动脉和下腔静脉侧向移位。

7. 肿块可以是单侧和单中心(88%),单侧多中心(7%),双侧(5%)。

【鉴别诊断】

1. 神经母细胞瘤:当发生于肾上腺的神母细胞瘤侵及肾脏时需与肾母细胞瘤相鉴别,神经母细胞瘤钙化较多,转移淋巴结较多且伴钙化,对大血管呈包埋现象及早期骨转移有助于神经母细胞瘤的诊断区别于肾母细胞瘤对主动脉和下腔静脉的推挤侧向移位,且较少跨越中线转移至对侧腹部淋巴结。

2. 肾透明细胞肉瘤:肾透明细胞肉瘤强化较肾母细胞瘤明显,内可见条絮状纤维间隔,呈"虎斑纹"样,临床上更易骨转移,很少累及血管。

3. 肾恶性横纹肌样瘤:恶性度较高,预后差,部分有高钙血症,与肿瘤组织分泌甲状旁腺素有关。男多于女,发病年龄较肾母细胞瘤略小。大体标本无包膜,呈浸润生长,肿块实质部分靠近肾门,而坏死囊变多于肾被膜,分界模糊呈"融冰征",肾包膜下积液较多见。

4. 多囊肾或髓质海绵肾:多囊肾多发囊状改变分散存在,其囊肿之间可见正常强化的肾实质及肾髓质,无明显包膜。平扫时髓质海绵肾的扩张集合管内可见多发放射状排列的小结石影。

【参考文献】

1. 中华医学会小儿外科学分会泌尿外科学组.儿童肾母细胞瘤诊疗专家共识[J].中华小儿外科杂志,2020,41(7):585-590.

2. 杨文萍,武海燕,张文,等.儿童肾母细胞瘤病理诊断共识[J].中华病理学杂志,2017,46(3):149-154.

3. 唐文,蔡嵘,任刚,等.儿童肾母细胞瘤临床与病理相关性研究[J].临床儿科杂志,2018,36(7):524-528.

4. 张新荣,高修成,唐文伟,等.儿童肾母细胞瘤的影像诊断[J].放射学实践,2011,26(4):394-397.

5. 宋宏程,孙宁,张潍平,等.囊性部分分化性肾细胞瘤的诊治[J].中华小儿外科杂志,2014,35(2):81-84.

6. 李婷婷,杨秀军.CT 诊断儿童畸胎瘤样肾母细胞瘤与文献检索[J].中国医学影像技术,2020,36(2;):266-270.

7. 冯永明,陈寅,周明.螺旋 CT 对儿童肾母细胞瘤的诊断与分期的应用价值[J].南京医科大学学报(自然科学版),2011,31(10):1516-1526.

（柴雪娥　管红梅）

【病例解析】

病例 1

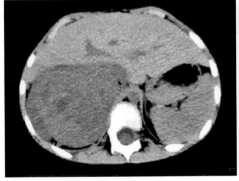 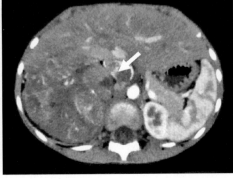

腹部 CT:左图横断位平扫,右肾不均质稍低密度肿块影;右图横断位增强动脉期,右肾肿块不均匀强化及紊乱肿瘤血管显示,下腔静脉可见瘤栓(箭头)。

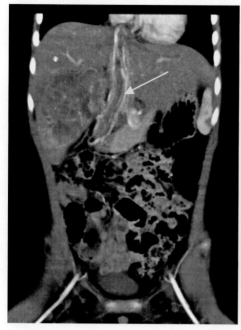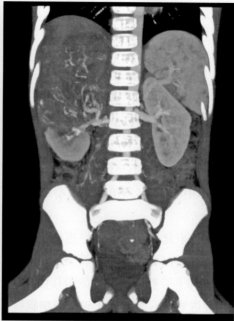

腹部 CT：左图增强动脉期冠状位 MPR 重组，下腔静脉扩张，内见充盈缺损（瘤栓形成，箭头）；右图增强静脉期冠状位 MPR 重组，肿块内增粗、增多、紊乱血管显影。

图 9-1-1-1　肾母细胞瘤（胚芽为主型）

病例 2

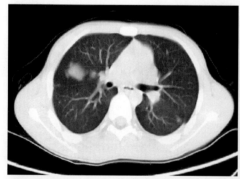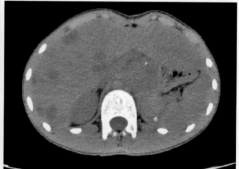

胸腹部 CT：左图胸部横断位平扫，肺内多发大小不等结节影；右图腹部横断位平扫，肝内多发结节状低密度影。

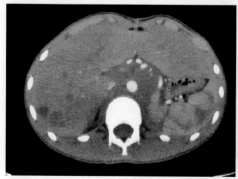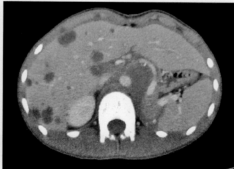

腹部 CT：左图横断位增强动脉期，肝内多发结节状节状低密度影，腹主动脉周围淋巴结肿大；右图横断位静脉期，转移灶边界更清晰。

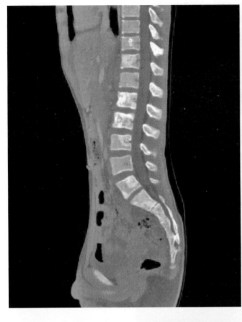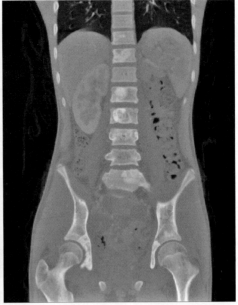

腹部 CT:左图矢状位骨窗 MPR 重组、右图冠状位骨窗 MPR 重组,显示多个椎体及其附件、髂骨、右股骨颈多发不均匀骨质密度增高,为弥漫性间变型肾母细胞瘤的骨转移灶。

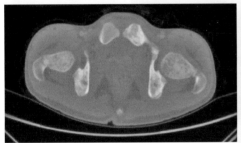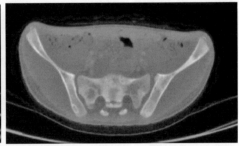

腹部 CT:左图、右图横断位平扫骨窗,两侧坐骨、耻骨及右股骨颈多发不均匀骨质密度增高。

图 9-1-1-2　肾母细胞瘤(弥漫间变型)术后转移

病例 3

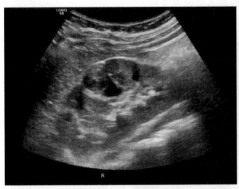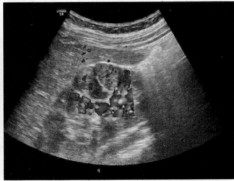

肾脏超声:右肾内囊实性混合回声,内可见血流信号。

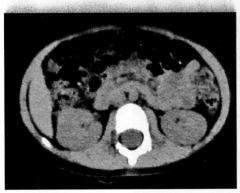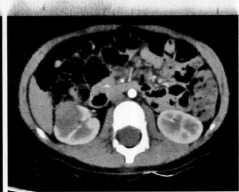

腹部 CT:左图横断位平扫,右肾前缘局部隆起,CT 值约 37 HU;右图横断位增强动脉期,右肾肿块影略强化,CT 值约 46 HU。

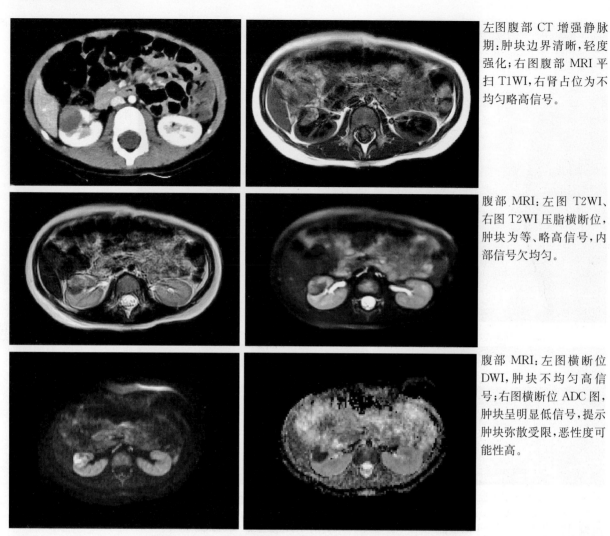

左图腹部 CT 增强静脉期:肿块边界清晰,轻度强化;右图腹部 MRI 平扫 T1WI,右肾占位为不均匀略高信号。

腹部 MRI:左图 T2WI、右图 T2WI 压脂横断位,肿块为等、略高信号,内部信号欠均匀。

腹部 MRI:左图横断位 DWI,肿块不均匀高信号;右图横断位 ADC 图,肿块呈明显低信号,提示肿块弥散受限,恶性度可能性高。

图 9-1-1-3　肾母细胞瘤(上皮为主型),体检时偶然超声发现

病例 4

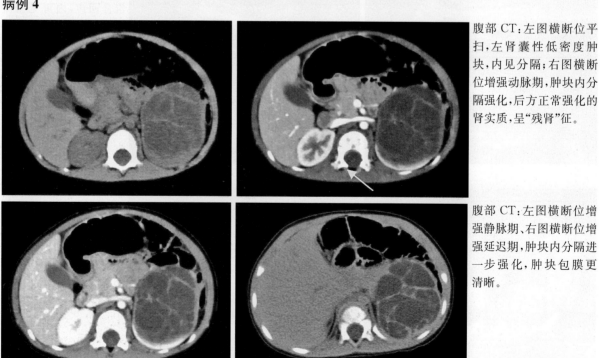

腹部 CT:左图横断位平扫,左肾囊性低密度肿块,内见分隔;右图横断位增强动脉期,肿块内分隔强化,后方正常强化的肾实质,呈"残肾"征。

腹部 CT:左图横断位增强静脉期、右图横断位增强延迟期,肿块内分隔进一步强化,肿块包膜更清晰。

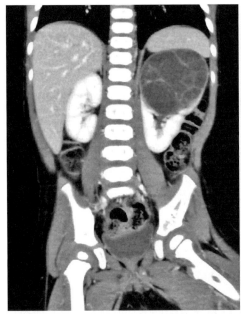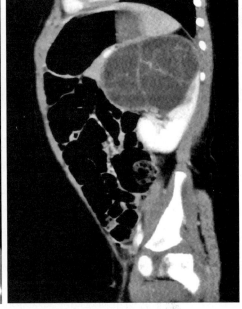

腹部 CT：左图增强静脉期 MPR 冠状位重组、右图增强静脉期 MPR 矢状位重组，显示肿块包膜完整，正常肾实质受压变薄，呈"抱球"征。

图 9-1-1-4　肾母细胞瘤（部分囊性分化型）

病例 5

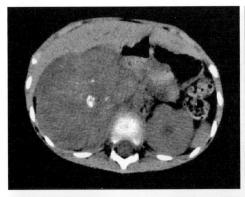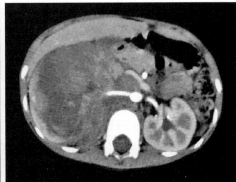

腹部 CT：左图横断位平扫，右侧腹膜后包块影，其内可见钙化；右图横断位增强动脉期，肿块不均匀强化，包埋周围血管。

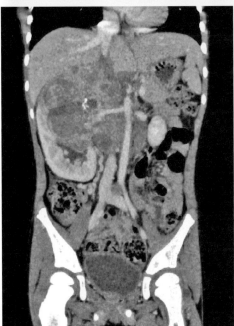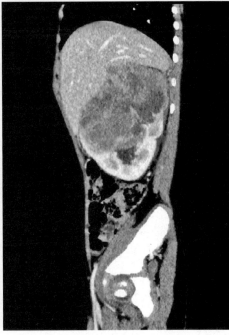

腹部 CT：左图腹部增强静脉期 MPR 冠状位重组、右图腹部增强静脉期 MPR 矢状位重组，肿块侵及右侧肾脏，呈"残肾"征，并越过中线，包绕周围血管，伴对侧腹部多发淋巴结转移。

图 9-1-1-5　右肾上腺区神经母细胞瘤（鉴别诊断）

2. 先天性中胚叶肾瘤

【临床概述】

流行病学：

先天性中胚叶肾瘤（congenital mesodermal nephroma，CMN）又称婴儿间叶性错构瘤，是一种发生于肾实质间叶组织、上皮混合形成的罕见低度恶性肿瘤，占儿童肾脏肿瘤的5%，多发于小于3个月婴儿（50%~75%），1岁以上少见，男性多于女性。CMN来源于分化的中胚层细胞，表现肾内孤立性实性或囊实性混合肿块。典型CMN发生在小于3个月婴儿期，表现为缓慢增长肿块，以实性肿块为主，很少出血、坏死及囊变；细胞型CMN好发于3个月以上婴儿，肿块体积较经典型大，易发生瘤内出血、坏死及囊变，并易侵犯肾周脂肪及结缔组织，术后复发率也高于经典型。

CMN约占6个月以下儿童肾脏实性肿瘤的50%。大约80%的CMN是在出生后一个月内被发现，很多可能发生于宫内。

主要表现：

孕中期可能会发现羊水过少。孕晚期可通过超声发现邻近肾门、肾窦单侧实性肿块，常合并羊水增多。出生后临床表现无特异性，多为：腹部肿块、高血压及血尿。

【病理】

分为经典型、细胞型及混合型，其中经典型通过手术切除治疗，预后最好。经典型多为实性肿块，镜下见纺锤状梭形细胞排列而成，核分裂极少。细胞型多为囊实性混合肿块，镜下见排列紧密的索性或卵圆形细胞组成，核仁及有丝分裂明显，细胞变异型常合并坏死及出血。

【影像学表现】

影像学表现为肾内孤立性实性或囊实性混合肿块，孕期超声即可发现，常合并羊水增多。影像学上有时与肾母细胞瘤鉴别困难，最终需要病理鉴别。大于2个月婴幼儿肾母细胞瘤较CMN更常见，双侧肾脏肿瘤多为肾母细胞瘤。影像表现与病理分型相关，经典型预后好，细胞型及手术切缘阳性的肿瘤易在1年后复发。孕早期诊断、羊水过多提示肿瘤预后不佳。

CT：

经典型CMN表现为实性肿块，呈等密度，瘤体内密度均匀，较少出血、坏死、钙化及囊变，肿瘤增大时可挤压周围肾实质，而非浸润性改变；细胞型CMN肿块体积较经典型大，瘤内易发生出血、坏死及囊变，并易侵犯肾周脂肪及结缔组织，与肾母细胞瘤鉴别困难。混合型CMN表现为囊实性混合，以实性为主肿块。增强扫描肿瘤实质成分呈轻、中度不均匀强化，实质期进一步强化，强化程度低于正常肾实质，部分肿瘤内见扭曲血管影。实质期、延迟期肿瘤边缘可出现环状强化，此特征具有一定的诊断和鉴别诊断价值。

MRI：

信号变化较大，影像学表现因病理分型表现不同。T1WI表现为低信号，T2WI可表现为等高信号，增强后不均匀强化。DWI弥散受限。

【诊断要点】

1. 发生于肾实质低度恶性肿瘤，好发于小于3个月的婴儿。

2. 经典型CMN呈实性肿块，瘤体内密度均匀，较少出血、坏死、钙化及囊变，肿瘤增大时可挤压周围肾实质。

3. 细胞型CMN肿块体积大，瘤内易发生出血、坏死及囊变，并易侵犯肾周脂肪及结缔组织；增强后皮髓质期实质成分不均匀强化，实质期进一步强化，始终低于肾实质强化程度。

4. 孕早期诊断、羊水过多提示肿瘤预后不佳。

5. 细胞型及手术切缘阳性等肿瘤易在 1 年后复发。

6. 瘤内明显局灶性强化区伴延迟期造影剂潴留于该区、病灶内环形强化有助于先天性中胚层肾瘤的诊断。

【鉴别诊断】

1. 肾母细胞瘤：发生年龄较 CMN 大，仅 2% 的患儿年龄小于 3 个月，肾母细胞瘤与肾实质边界不清，偶有假包膜，可侵犯肾静脉、下腔静脉甚至远处转移。

2. 肾透明细胞肉瘤：侵袭性囊实混合性肿瘤，好发于 2～3 岁，肿瘤直径常＞10 cm，内见大量囊性及坏死成分，周围可见点、片样钙化，肿瘤血供丰富，增强扫描实质部分呈云絮样、虎斑样、条纹状及斑片状渐进性明显强化，易发生骨转移。增强扫描"虎纹征"有一定特征性。

3. 横纹肌样瘤：高度侵袭性肿瘤，合并颅内原发肿瘤或转移瘤为本病的特征性表现；肿瘤呈侵袭性生长，可呈分叶状，与肾实质没有明显的分界，内可见坏死及出血灶，很少出现假包膜，边缘可见线样钙化，残存的肾组织内常可见瘤结节，可伴肾包膜下积液，易侵犯血管和周围组织。

【参考文献】

1. 王文杰，谢向辉，宋宏程，等.儿童先天性中胚叶肾瘤 12 例[J].中华实用儿科临床杂志，2019(15)：1189-1190.

2. 李清海，严福华，侯君，等.肾少见良性肿瘤的影像学诊断分析[J].放射学实践，2008(11)：1235-1240.

3. LI Y，LIU X，DUAN C F，et al. Imaging manifestations of congenital mesoblastic nephroma. Clin Imaging. 2021，72：91-96.

（苗丹童　盛会雪）

【病例解析】

病例 1

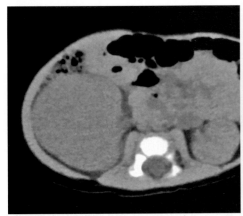
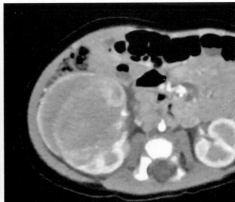

腹部 CT：左图横断位平扫，右肾类圆形等密度软组织肿块影，密度均匀，无明显钙化；右图横断位增强动脉期，肿块不均匀中等程度强化，边缘见明显环形强化。

图 9-1-2-1　右肾中胚叶肾瘤

病例 2

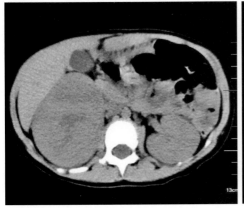
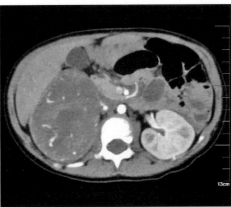

腹部 CT：左图横断位平扫，右肾混杂等低密度肿块影；右图横断位增强动脉期，肿块呈轻度强化，内可见丰富供血血管，边缘可见明显环形强化。

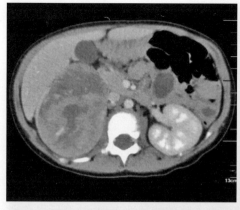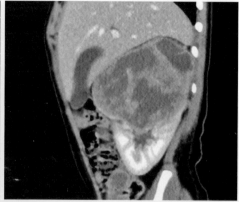

腹部CT：左图横断位增强静脉期，右图增强静脉期MPR矢状位重组，病灶强化程度高于动脉期，呈中等程度不均匀强化，边缘可见明显环形强化。

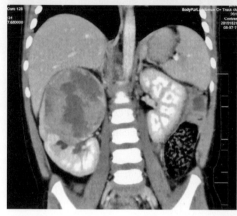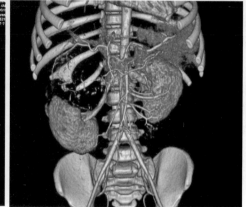

腹部CT：左图增强静脉期MPR冠状位重组，病灶边缘环形强化、但低于肾脏，边界较为清楚；右图CT增强动脉期三维重组图像，病灶内多发散在血管影，右肾动脉受压移位。

图9-1-2-2 右肾中胚叶肾瘤

3. 肾恶性横纹肌样瘤

【临床概述】

流行病学：

恶性横纹肌样瘤（malignant rhabdoid tumor，MRT）大多发生于肾、软组织及中枢神经系统。儿童多见于肾及中枢神经系统，约占75%。肾恶性横纹肌样瘤又名肾恶性杆状细胞瘤，是一种少见的高度侵袭性恶性肿瘤，主要发生于婴幼儿，80%在2岁内，中位年龄为11～13个月，也可见于新生儿及大龄儿童，但5岁以上极为罕见。男孩多见，男女比例约1.5∶1。约占儿童肾脏恶性肿瘤的2%，预后不佳。肾MRT于1978年最初被描述为肾母细胞瘤的高度侵袭性的变异型。1981年，肾MRT被指出为一种独立的病理学类型，因其细胞形态学上拟似有着横纹肌分化的恶性肿瘤，故被正式命名为肾恶性横纹肌样瘤。

MRT的重要特征是同步或异时伴发原发性颅内肿瘤，最常见于后颅窝和中线附近，如髓母细胞瘤、室管膜瘤和胚胎性肿瘤。

主要表现：

肾MRT主要表现为腹部包块、肉眼血尿，其他可出现腹胀、腹痛等非特异性症状。因本病转移率较高，可能出现一些转移引起的症状，常见为肺、肝、脑、淋巴结和骨骼等转移症状。偶有MRT患者出现高钙血症，是由于甲状旁腺激素升高所致。

【病理】

肾MRT常累及一侧肾的内侧，发现时肿块多已很大，大多数呈实性，瘤内常见明显坏死和出血，出血多位于包膜下，可见卫星结节，肿瘤亦常累及肾盂、侵犯肾包膜、和正常肾组织界面不清、肾静脉内可有瘤栓。光镜表现:多数肿瘤细胞表现为横纹肌样形态,亦可有多种其他形态,瘤细胞胞浆丰富,嗜酸性,胞浆内见包涵体,可见囊泡状核,核仁明显,核分裂象多见。电镜下见肿瘤细胞分化差,胞浆内中间丝排列成束或缠结成团。免疫组化:肌红蛋白、上皮细胞膜抗原、细胞角蛋白和结蛋白部分出现阳性,而波形蛋白则持续阳性。

【影像学表现】

肾恶性横纹肌样瘤,普通 X 线检查基本无法显示病变,通常使用 CT 和 MRI 检查。如术前高度怀疑肾横纹肌样瘤须同时加扫头颅,因为它可伴有后颅凹中线处的原发性肿瘤。

CT:

CT 显示位于肾髓质紧邻肾门处不均质肿块,坏死区呈低密度灶,有分叶、细线样钙化(典型呈条状勾出肿瘤轮廓),肾包膜增厚、包膜下新月形积液(提示肿瘤的坏死或出血)时应考虑,发生率约 70%,远高于其他儿童肾肿瘤。增强表现为不均匀强化,强化程度低于肾脏组织。

MRI:

主要表现为髓质起源,压迫周围实质的中央肿块,信号混杂,以稍长 T1、稍长 T2 信号为主,其内可见囊变区及出血信号,扩散加权成像(DWI)实性部分为高信号;增强扫描呈不均匀强化。肿瘤一般呈多分叶状,常侵犯肾门及肾盂,也可侵犯肾静脉及下腔静脉,腹膜后淋巴结可受累,可发生肺、肝转移。

【诊断要点】

1. 主要发生于婴幼儿,80% 在 2 岁内。

2. 肿瘤通常较大,密度或信号明显不均匀,中心区的肿瘤常累及肾门。

3. 肿瘤多有坏死、出血,局部见包膜下积液/积血肿瘤周围可见钙化灶。

4. 肿瘤有时可见“融冰征”,即肿瘤囊性部分与实性部分边界模糊,呈渐变样改变。

5. 病变转移早,转移多见。

【鉴别诊断】

1. 肾母细胞瘤:儿童最常见的肾脏恶性肿瘤,多发生于 5 岁以内患儿,肿瘤体积较大,可突破肾包膜侵犯肾周脂肪间隙,瘤体密度不均匀,囊变、坏死较常见,增强明显不均匀强化,残余肾实质强化呈新月形,晚期周围可见肿大淋巴结,且易侵犯肾静脉及下腔静脉形成瘤栓但两者有时难以鉴别诊断,需病理确诊。

2. 先天性中胚层肾瘤:是一种低度恶性肿瘤,发病年龄较肾 MRT 小,主要发生于 3 个月以内婴儿,增强皮质期及实质期表现为渐进性强化,且边缘出现环形强化。

3. 肾透明细胞肉瘤:发病率仅次于肾母细胞瘤,好发年龄为 2～3 岁,瘤体直径常大于 10 cm,坏死常见,增强动脉期常见多发扭曲细小血管影,实质期肿瘤实性部分强化,坏死区不强化,两者混合相间排列,呈“虎斑纹”样改变,且肿瘤骨转移常见。

4. 多房囊性肾瘤:肿块内可见大小不等、数量不一的囊腔,囊腔间可见多发菲薄的分隔,且囊腔间互不相通,增强扫描囊壁及囊间隔强化,囊内不强化。

【参考文献】

1. SZYMANSKI K M, TABIB C H, IDREES M T, et al. Synchronous perivesical and renal malignant rhabdoid tumor in a 9-year-old boy: a case report and review of literature. Urology, 2013, 82(5): 1158-1160.

2. 李欣,胡晓丽,刘俊刚. 小儿肾肿瘤病理与影像学诊断. 放射学实践,2011,26(7):696-700.

3. AHMED H U, ARYA M, LEVITT G, et al. Part I: primary malignant non-Wilms' renal tumours in children. Lancet Oncol, 2007, 8(8): 730-737.

(朱　佳　管红梅)

【病例解析】

病例 1

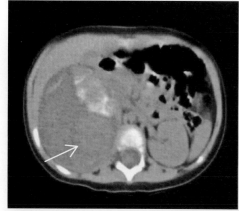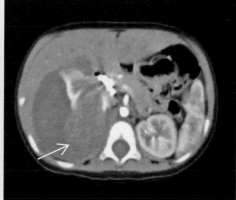

腹部 CT：左图横断位平扫，右肾包膜下积液，右肾后方类圆形等密度软组织肿块（箭头），右肾片絮状钙化；右图横断位增强动脉期，肿块轻度强化（箭头），肾脏受压移位。

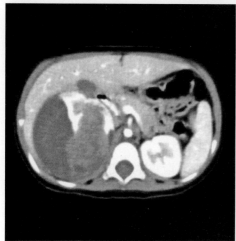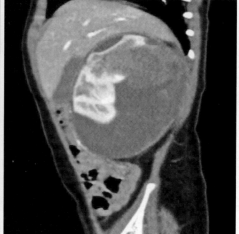

腹部 CT：左图横断位增强静脉期、右图增强静脉期 MPR 矢状位重组，肿块进一步强化，残肾与肿块关系显示清晰，包膜下积液无强化。

图 9-1-3-1　右肾横纹肌样瘤

病例 2

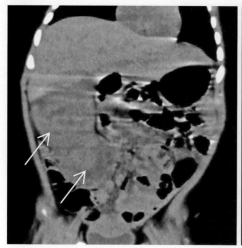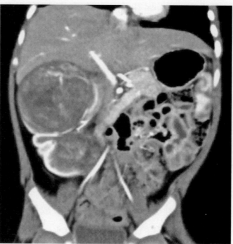

腹部 CT：左图平扫 MPR 冠状位重组，右肾上下极可见两处密度欠均匀的软组织肿块（箭头）；右图增强动脉期 MPR 冠状位重组，肿块轻中度强化，内见低密度坏死灶，残肾明显强化。

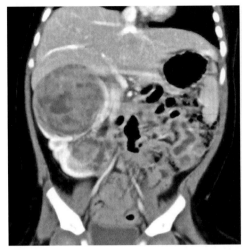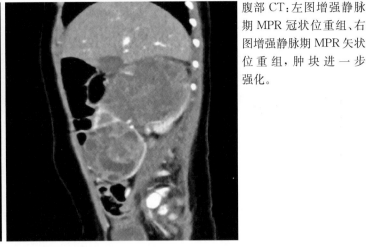

腹部 CT:左图增强静脉期 MPR 冠状位重组、右图增强静脉期 MPR 矢状位重组,肿块进一步强化。

图 9-1-3-2　右肾横纹肌样瘤

4. 肾透明细胞肉瘤

【临床概述】

流行病学:

儿童肾透明细胞肉瘤(clear cell sarcoma of kidney,CCSK),因骨转移为特征,又称为儿童骨转移性肾肿瘤。是十分罕见的一种恶性肿瘤,占儿童肾脏恶性肿瘤的 3%～5%。尽管发病率低,但也位居儿童肾脏恶性肿瘤的第二位。该疾病多发于 3 岁以下的儿童,发病高峰为 2 岁左右,略低于肾母细胞瘤的发病年龄,发病年龄越大预后越差。男童多见,青少年及成人罕见。

该病易于转移到骨骼系统和大脑。主要治疗方法是根治性肾切除术和淋巴结清扫术。复发率高,约 60%。50%～75% 的患者会发生骨转移,很少发生肺转移。

主要表现:

临床常表现与 Wilms 瘤相似,最常见表现有腹部包块、腹部疼痛、肉眼血尿,由于肿块生长迅速,患儿就诊时往往肿块最大横径≥10 cm,患儿腹部邻近脏器受压,营养状况较差。

【病理】

相关病理表现为肿瘤标本呈实性或囊实性病变,通常是单侧、单病灶,取代大部分肾脏或以髓质为中心。颜色多为灰白,质地较软,边界清楚。出血和坏死是常见的发现(70%)。切片多表现为瘤细胞呈现弥漫性分布,以类圆形、短梭形为主。瘤细胞核呈圆形或椭圆形,细胞浆透明,核分裂象多见。免疫组化、影像学及病理是检查 CCSK 主要方法,其中病理检查结果为其金标准。免疫组化虽能反映 CCSK 阴阳性,但假阳性及假阴性较多,诊断结果不佳,只能作为辅助检查方法。

【影像学表现】

CT 和 MRI 检查的目的在于确定病变的部位、范围,以及显示周围组织、器官受推移和转移的情况,及时作出正确的分期,帮助临床制订治疗方案和判断预后,也可作为疗效观察的客观标准。CT 已成为目前临床诊断 CCSK 的主要检查手段,MRI 检查作为 CT 的重要补充,也是一种不错的选择。

CT:

主要表现为肾内软组织肿块,呈膨胀性生长,边界清楚;瘤内易坏死或囊变,钙化少见,平扫呈等低为主混杂密度,增强扫描皮质明显受压强化,与病理来源于肾髓质的推断一致。瘤体周围可见多发扭曲细小血管影,表明其血供丰富,但由于肿瘤组织富含黏液成分及坏死,因此肿瘤呈不均匀轻-中度强化,肿瘤实质强化不均匀,呈"虎斑纹样"。肿瘤淋巴结及骨转移多见。

MRI:

较大的肾脏肿块,伴多处骨质破坏,具有一定特征性。肿块通常表现为 T1WI 低至中等信号,T2WI 高信号并可见囊变区域,增强后不均匀强化。转移性骨病变多为溶骨性改变,最常见于扁平骨、股骨和肱骨,且往往位于受累骨的近端。

〖**诊断要点**〗

1. 肿瘤密度混杂不均,液化坏死灶多见,钙化灶少见。

2. 肿瘤血供丰富,肿瘤实性部分强化明显,内可见较多小血管影。

3. CCSK 容易浸润肾外组织,并包绕相邻血管。

4. 肾外转移灶多、出现早,尤其是早期骨转移灶具有一定特征性。

〖**鉴别诊断**〗

1. 肾母细胞瘤:为儿童肾脏最常见的恶性肿瘤,占儿童原发性肾脏肿瘤的90%以上,且两者的影像表现并无明确的差异,但肾母细胞瘤骨转移少见。肾母细胞瘤呈膨胀性生长,周围血管受压移位,肿瘤内可有出血或坏死,增强扫描肿瘤强化低于周围肾实质。透明细胞肉瘤相对更容易浸润肾外组织并包绕相邻血管,血供更丰富,液体成分比例更大。两者需病理确诊。

2. 先天性中胚叶肾瘤:有2种病理类型,经典型多见于小于1个月的新生儿,镜下与平滑肌瘤相似。边缘清楚,密度较均匀,坏死少,增强扫描周围可见环样强化。细胞型多见于大于3个月的婴儿,平扫密度不均匀,其内出血、坏死及囊变多见。

3. 肾横纹肌样瘤:80%发病年龄小于2岁,恶性程度高,常见腹膜后淋巴结、肺及肝脏转移,10%~15%同时伴有后颅窝中线附近的颅内横纹肌样瘤。影像上表现为肾门附近的巨大、密度不均匀软组织肿块,边缘可以不清楚,其特征性表现为肾包膜下的新月形积血/积液,肾包膜增厚及结节样强化,肿瘤周围可见钙化灶。

4. 肾细胞癌:肾细胞癌占儿童肾脏肿瘤的4%,发病年龄稍晚,多在10岁以后,临床上腹部疼痛和血尿更常见。儿童的肾细胞癌多起源于肾髓质,容易引起淋巴结转移。肿瘤呈膨胀性、球形生长,与 CCSK 常无包膜不同,常可见纤维包膜,其内密度不均匀,可见囊变、坏死,约50%可见出血、钙化。增强扫描肿瘤呈不均匀强化。

〖**参考文献**〗

1. KENNY C, MCDONAGH N, LAZARO A, et al. Dysregulated mitogen-activated protein kinase signalling as an oncogenic basis for clear cell sarcoma of the kidney [J]. J Pathol, 2018, 244(3): 334-345.

2. ZHANG X, XIAO C. Ultrasonic diagnosis combined with targeted ultra-sound contrast agent improves diagnostic sensitivity of ultrasonic for non small cell lung cancer patients [J]. Exp Ther Med, 2018, 16(2): 908-916.

3. STANESCU A L, ACHARYA PT. LEE E Y, et al. Pediatric renal neoplasms: Mr Imaging-Based practical diagnostic approach [J]. Magn Reson Imaging Clin N Am, 2019, 27(2): 279-290.

(朱　佳　管红梅)

【病例解析】

病例 1

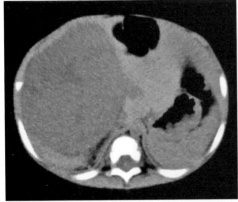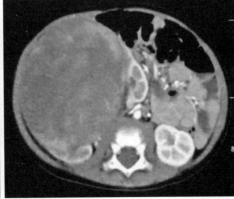

腹部 CT:左图横断位平扫,右肾巨大实性低密度肿块,内可见更低密度坏死灶,未见明显钙化灶;右图横断位增强动脉期,右肾肿块不均匀强化。

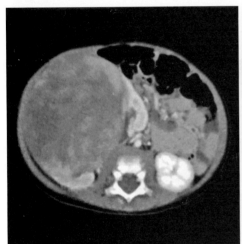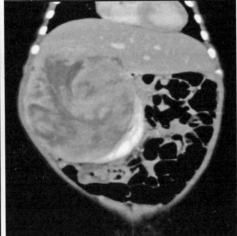

腹部 CT:左图横断位增强静脉期、右图增强静脉期 MPR 冠状位重组,右肾肿块进一步不均匀强化,呈"虎斑纹"样,右残肾强化明显。

图 9-1-4-1 右肾透明细胞肉瘤

病例 2

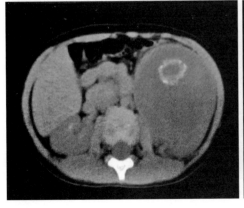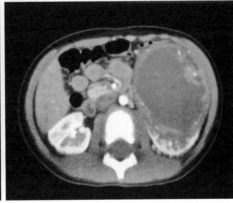

腹部 CT:左图横断位平扫,左肾较大肿块,大部呈囊性改变,内可见环状钙化灶;右图横断位增强动脉期,病灶边缘实质成分明显强化。

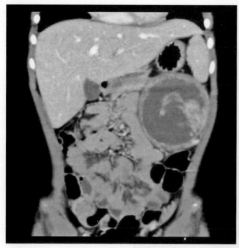
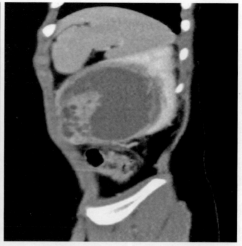

腹部 CT：左图增强静脉期 MPR 冠状位、右图增强静脉期 MPR 矢状位重组，左肾肿块实质部分呈明显不均匀强化，囊性部分无强化。

图 9-1-4-2　左肾透明细胞肉瘤

病例 3

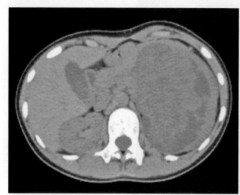
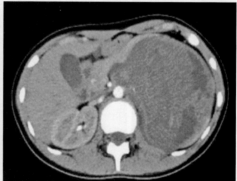

腹部 CT：左图横断位平扫，左肾内可见巨大肿块，伴液化坏死，未见明显钙化灶；右图横断位增强动脉期，肿块实质成分不均匀强化，液化坏死区无强化。

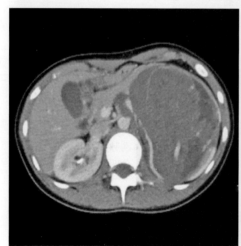
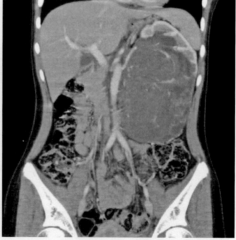

腹部 CT：左图横断位增强静脉期、右图增强静脉期 MPR 冠状位重组，左肾内肿块明显不均匀强化，液化坏死灶未见强化，病变内可见较多的粗细不等的血管影。

图 9-1-4-3　左肾透明细胞肉瘤

5. 肾脏白血病与淋巴瘤

一、白血病浸润

〖临床概述〗

流行病学：

白血病(leukemia)是一类造血干细胞的克隆性疾病,居儿童及青少年恶性肿瘤首位,肿瘤细胞不仅影响骨髓还可广泛侵犯全身其他脏器。病因尚不完全清楚,可能与病毒、电离辐射、化学、遗传等因素有关。临床分急性和慢性两大类,急性白血病又可分急性淋巴细胞性白血病(ALL)和急性非淋巴细胞性白血病(ANLL)两类。在我国 ALL 发病率最高,其次是 ANLL。

尸检时,一半以上白血病儿童肾脏有白血病浸润,但是大多数受影响的患者无症状。严重的浸润会损害肾功能。

主要表现：

白血病在临床上主要表现为发热,热型不定,浅表淋巴结肿大,盗汗,并出现与肿瘤部位相关的压迫症状,晚期患儿表现为消瘦、苍白、肢体疼痛、肝脾肿大及肾功能异常。

高尿酸血症和急性肾功能衰竭可以作为儿童白血病的最初表现。肾毒性药物可能导致白血病患者肾功能不全加重。

〖病理〗

白血病细胞常常浸润肝、脾、肾实质性脏器,主要因为肝脾属于网状内皮系统的重要组成部分和肾脏可能在胚胎期也属于造血组织有关。病理基础为肿瘤细胞增生和浸润、出血,被浸润组织的营养不良和坏死、继发感染等。在肾脏,白血病细胞在皮髓质的间质内弥漫性浸润,肾单位增宽且轻度受压为弥漫性浸润的病理改变。随着病情不断进展,位于肾间质的肿瘤细胞迅速增殖,融合成结节状,结节大小不一,无包膜,肿瘤细胞也可直接浸润肾单位,造成肾单位的萎缩和坏死,同时形成的肿块压迫肾小管,影响微循环,导致肾结构破坏。

〖影像学表现〗

白血病肾脏浸润的最常见影像学表现是肾肿大。

超声：

超声检查显示肾脏弥漫性白血病浸润通常表现为肾肿大和正常皮脂肾小管细胞分化消失。

CT/MRI：

肾脏弥漫性肿大,部分患儿可见 1 个或多个局灶性白血病块,腹膜后淋巴结转移、肿大,集合系统扩展。增强后密度/信号不规则,呈相对低密度/信号。

〖诊断要点〗

1. 早期双肾弥漫型浸润,CT 平扫肾实质均匀增厚,肾影增大,但密度无改变。

2. 病情进展期肿瘤细胞直接浸润肾单位,造成肾单位变性、萎缩和坏死,同时肿瘤细胞形成的肿块压迫肾小管移位,影响肾脏的微循环,最终导致肾结构破坏。

3. 增强扫描,肾实质强化明显减弱。

二、淋巴瘤

〖临床概述〗

流行病学：

淋巴瘤是发生于淋巴结和结外淋巴组织的恶性肿瘤,主要来源于淋巴细胞及其前体细胞,根据肿瘤的病理形态和组织结构分为霍奇金淋巴瘤(HL)和非霍奇金淋巴瘤(NHL)两种。NHL 约占恶性淋巴瘤的 80%,其与 HL 的不同在于发生淋巴结外器官或组织者较常见。肾脏淋巴瘤根据其原发部位分为原发型与继发型两种,因为肾脏本身并不存在淋巴组织,肾脏原发型淋巴瘤甚为罕见,仅占结外原发型恶性淋巴瘤的 0.7%。

淋巴瘤是儿童第三大常见的恶性肿瘤,其中以非霍奇金淋巴瘤更容易累及肾脏。儿童非霍奇金淋巴瘤具有很多白血病的特征,包括肾脏浸润。肾脏受累在 Burkitt 淋巴瘤中尤为常见。肾脏不包含淋巴组织,因此淋巴瘤累及时通过血行播散或直接侵袭发生。

主要表现:

淋巴瘤和白血病在临床上主要表现为发热,热型不定,浅表淋巴结肿大,盗汗,并出现与肿瘤部位相关的压迫症状,晚期患儿表现为消瘦、苍白、肢体疼痛、肝脾肿大及肾功能异常。肾脏淋巴瘤较少出现血尿和肾功能异常的表现。

〖**病理**〗

肾脏淋巴瘤的镜下表现为肾实质内弥漫成片的淋巴瘤细胞浸润,瘤细胞核呈不规则形,体积较大,单核或多核,染色质呈凝块状,核分裂易见,核仁不明显。淋巴瘤浸润肾脏表现为间质增生,也可浸润至肾包膜,并可自后腹膜淋巴结向肾内浸润或侵犯肾周淋巴组织而包绕全肾。

白血病细胞常常浸润肝、脾、肾实质性脏器,主要因为肝脾属于网状内皮系统的重要组成部分和肾脏可能在胚胎期也属于造血组织有关。病理基础为肿瘤细胞增生和浸润、出血,被浸润组织的营养不良和坏死、继发感染等。在肾脏,白血病细胞在皮髓质的间质内弥漫性浸润,肾单位增宽且轻度受压为弥漫性浸润的病理改变。随着病情不断进展,位于肾间质的肿瘤细胞的迅速增殖,融合成结节状,结节大小不一,无包膜,肿瘤细胞也可直接浸润肾单位,造成肾单位的萎缩和坏死,同时形成的肿块压迫肾小管,影响微循环,导致肾结构破坏。

〖**影像学表现**〗

弥漫性浸润是肾脏淋巴瘤累及的最常见形式,尤其是非霍奇金淋巴瘤。主要影像学表现包括:肾肿大,皮质增厚,集合系统变形,且多为双侧累及。

超声:

浸润的肾实质回声减低,如出现小的高回声灶提示有出血存在。淋巴结多为低回声。在腹膜后淋巴结肿大的患者中,发现肾脏的淋巴结转移和正常的肾窦消失提示肿瘤扩展至肾窦。

CT:

CT 比超声灵敏,可以更好地发现腹部及盆腔的受累情况。

肾脏淋巴瘤的影像学表现各异,缺乏特异性,按肿瘤的增殖方式一般可分为 4 型:

Ⅰ型单发结节型,CT 平扫呈肾实质内软组织密度结节影,边界清楚,密度均匀,少见液化坏死区。增强后结节轻度强化,低于同期肾实质密度,且与正常强化的残余肾组织有明显分界;

Ⅱ型多发结节型,直径 1~3 cm,临床上最多见,占全部肾脏淋巴瘤的 70%左右。CT 平扫双肾多发结节病灶,呈等密度或略高密度,结节间呈线状低密度影,为受挤压的肾实质与集合系统。增强扫描结节轻度强化,但程度明显低于肾实质。结节间见分支状高密度影,为残存受挤压变形的肾实质与集合系统,其显影与排空时间均延迟;

Ⅲ型弥漫浸润型,主要累及双侧肾皮、髓质,肾实质可有破坏,肾外形增大,肾周间隙及筋膜可发生浸润;

Ⅳ型后腹膜淋巴瘤直接侵犯,通常由肾窦蔓延,肾髓质浸润较皮质明显。腹膜后肿大淋巴结融合形成包块,是提示诊断本病的依据。淋巴瘤肾浸润灶一般无钙化,部分患者放化疗后可出现钙化。

MRI：

显示肾脏弥漫性浸润,增大的肾脏边缘通常浅分叶样外观;局灶性病变多较均匀,增强后无明显强化,一般低于正常肾实质信号。

〖**诊断要点**〗

肾脏淋巴瘤：

1. 双侧肾脏同时受累,多发结节型多见。

2. 病变周围淋巴结肿大、融合后可形成腹膜后或腹腔内肿块。

3. 病灶液化坏死少见,密度均匀,平扫上高于肾实质。

4. 由于淋巴瘤血供不丰富,增强后强化不著或轻度强化,增强皮质期强化低于同期肾实质密度。

5. 由于淋巴瘤比较柔软,因此肾脏血管多以包绕、轻度推挤为主,狭窄、血栓等形成少见。

6. 继发型肾脏淋巴瘤多为全身淋巴瘤的一部分,常可合并其他部位或脏器的病变,有助于肾脏淋巴瘤的诊断。

〖**鉴别诊断**〗

1. 肾脏转移瘤:常多发,以双肾病变多见,肿块较小,相对乏血供,可伴出血、坏死。可伴发转移性淋巴结肿大,肿大淋巴结内亦常见坏死。原发肿瘤病史有助于鉴别诊断。

2. 肾梗死:增强扫描病变呈楔形低密度影,尖端指向肾门,基底部位于肾边缘,病变边界清楚,肾窦内及肾周脂肪间隙内多无病变累及。合并动脉病变时有助于鉴别。

3. 肾脏炎性病变:肾脏肿大,肾皮髓质界限不清楚,肾实质斑片状低密度灶,边界不清,脓腔形成时呈大小不等液性低密度影,边缘环状强化,肾盂肾盏壁增厚毛糙。结核感染时常伴钙化。肾脏周围炎性浸润,肾周筋膜增厚。可伴淋巴结肿大,密度不均匀、环形强化。

4. 神经源性肿瘤:位于腹膜后的神经源性肿瘤也可以侵犯肾脏。一般原发病灶形态不规则,钙化灶及坏死灶多见,侵犯肾脏后多表现为转移瘤改变。

〖**参考文献**〗

1. CYRIAC S, REJIV R, SHIRLEY S, et al. Primary renal lymphomamimic-king renal cell carcinoma [J]. Indian J Urol, 2010, 26(3): 441-443.

2. 葛湛,潘恒,谢长浓,等. CT 在肾淋巴瘤诊断中的应用价值. 中国临床医学影像杂志,2011,22(3):207-209.

（朱　佳　管红梅）

〖**病例解析**〗

病例 1

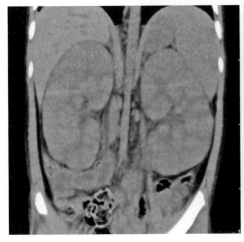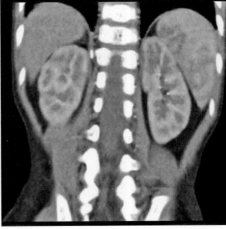

腹部 CT:左图平扫 MPR 冠状位重组,两肾肿大,内可见多发结节状稍高密度影;右图增强动脉期 MPR 冠状位重组,两肾内多发结节状低密度影,低于同期肾实质强化密度。

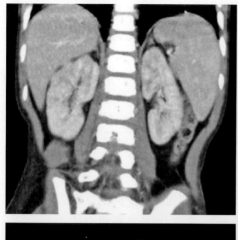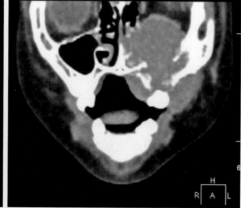

左图腹部 CT 增强静脉期 MPR 冠状位重组,两肾多发稍低密度结节影,强化密度低于同期肾实质强化密度;右图面部 CT 平扫 MPR 冠状位重组,左侧上颌窦内软组织肿块影,左侧上颌骨牙槽、上颌窦壁及眼眶下壁骨质破坏。

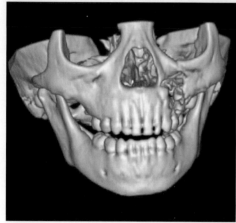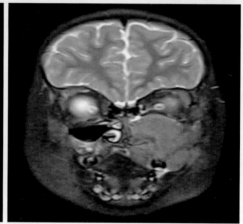

左图面部 CT 平扫三维重组,左侧上颌骨牙槽、上颌窦壁及眼眶下壁骨质破坏;右图面部 MRI 冠状位 T2WI 压脂序列,左侧上颌窦内软组织肿块呈 T2 稍高信号,信号较均匀。

图 9-1-5-1　Burkitt 淋巴瘤

病例 2

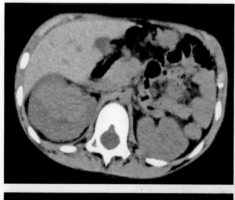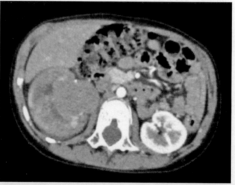

腹部 CT:左图平扫横断位,右肾内较大稍高密度软组织肿块影;右图横断位增强动脉期,右肾病变均匀强化,密度低于肾皮质。

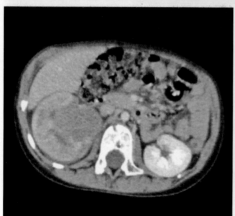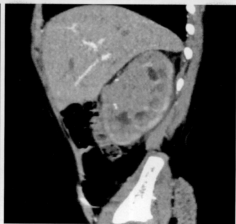

腹部 CT:左图横断位增强静脉期、右图增强静脉期 MPR 矢状位重组,右肾内肿块均匀强化,密度低于肾实质。

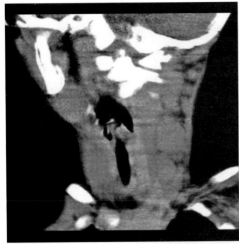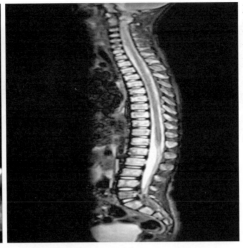

左图颈部 CT 平扫 MPR 冠状位重组,左侧颈部多个淋巴结肿大,局部融合改变;右图脊柱 MRI 平扫矢状位 T2WI 压脂序列,颈胸腰椎椎体及附件多发异常信号,呈 T2 压脂高信号。

图 9-1-5-2　Burkitt 淋巴瘤

病例 3

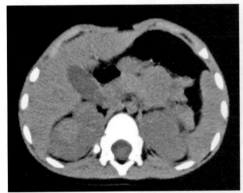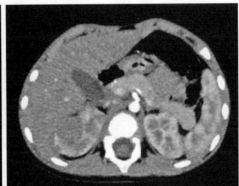

腹部 CT:左图横断位平扫,两肾多个大小不等的结节影,密度略高于肾实质;右图横断位增强动脉期,两肾多个结节状影轻度强化,强化程度低于肾实质。

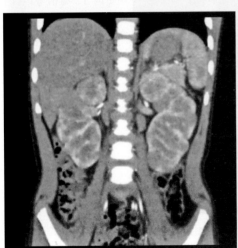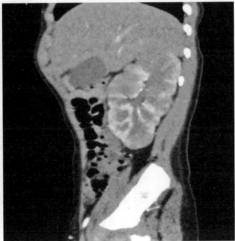

腹部 CT:左图增强静脉期 MPR 冠状位、右图增强静脉期 MPR 矢状位重组:两肾多个结节状影轻度强化,强化程度低于肾实质。

图 9-1-5-3　急性淋巴细胞白血病

病例 4

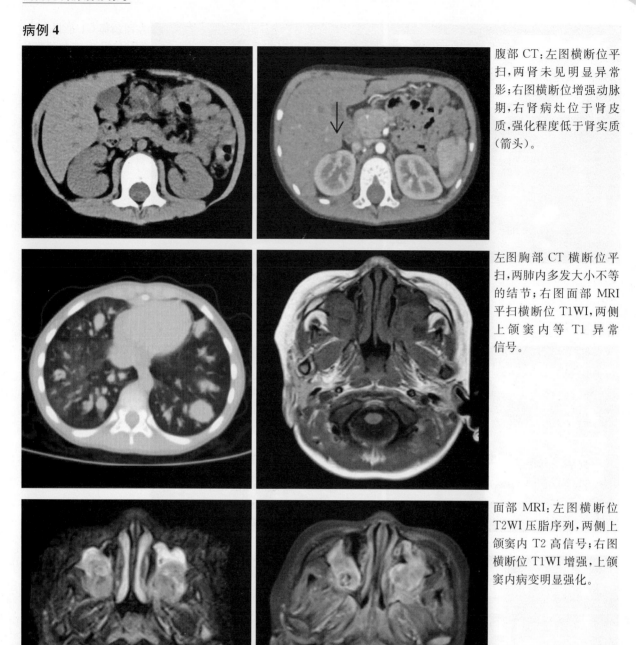

腹部 CT：左图横断位平扫，两肾未见明显异常影；右图横断位增强动脉期，右肾病灶位于肾皮质，强化程度低于肾实质（箭头）。

左图胸部 CT 横断位平扫，两肺内多发大小不等的结节；右图面部 MRI 平扫横断位 T1WI，两侧上颌窦内等 T1 异常信号。

面部 MRI：左图横断位 T2WI 压脂序列，两侧上颌窦内 T2 高信号；右图横断位 T1WI 增强，上颌窦内病变明显强化。

图 9-1-5-4　急性淋巴细胞性白血病，合并双肾、上颌窦及两肺浸润

6. 肾血管平滑肌脂肪瘤

〖临床概述〗

流行病学：

血管平滑肌脂肪瘤（angiomyolipoma，AML）是成人中最常见的肾脏良性肿瘤，女性多发，儿童罕

见,大多数肾 AML 是散发性的,部分与结节性硬化症有关,但相对罕见。

AML 由成熟脂肪组织、厚壁血管和平滑肌组合而成,具有错构瘤的较多特征。到 10 岁时,约 80% 的结节性硬化症儿童会患有 AML,通常是双侧和多发的,通常也存在肾囊肿。但是,成年的 AML 患者大多数没有结节性硬化,几乎均为散发、孤立病灶。

主要表现:

大多数肾 AML 无症状,但常见的临床表现包括患侧腰疼痛、血尿和腹痛,病灶巨大时,腹部可触及肿块影,压迫周围器官引起相应临床反应,另外较大肿瘤可伴发出血,也是 AML 最常见的发病因素。一般肿瘤直径小于 4 cm 建议随访,肿瘤出血、临床有症状或直径大于 4 cm 时,则建议进一步干预治疗。

〖病理〗

肾脏血管平滑肌脂肪瘤(AML)大体上一般无包膜,直径从几毫米到几十厘米不等,切面灰白色为主;镜下示不同比例的血管、平滑肌、脂肪三种成分混合而成,组织学上示含颗粒状嗜酸性细胞的上皮样细胞的异常增殖,免疫组化上 HMB45 常显示阳性。

〖影像学表现〗

大多数 AML 在 CT 和 MR 图像上含有清晰可见的脂肪,因此这些肿瘤可以很容易地诊断,无需活检或手术;然而,大约 5% 的肾 AML 脂肪含量太少,无法在 CT 或 MRI 检查中识别,影像上根据脂肪含量分为富脂肪、乏脂肪及无脂肪三种类型。

X 线平片:

病灶较大时腹部平片可见肾脏轮廓扩大,形态不规则,尿路造影显示集合管系统受压变形、移位。

CT:

血管平滑肌脂肪瘤一般表现为突出肾脏实质的肿块,无包膜,呈膨胀性生长,典型表现为"杯口征" "劈裂征"。富脂肪 AML 平扫 CT 值一般小于 -10 HU,对于巨大病灶有出血倾向时,增强显示病灶内扩张、迂曲血管有重要意义;乏脂肪 AML 根据平滑肌及血管比例呈等密度或稍高密度,因病灶内含有少量脂肪,增强呈不均匀强化;无脂肪 AML 平扫密度明显高于上述两种,增强呈渐进性持续强化。

MRI:

富脂肪型在 T1WI 脂肪抑制序列信号明显减低,T2WI 呈高信号,乏脂肪及无脂肪型 T1WI 脂肪抑制无明显信号减低,T2WI 呈低信号;血管和平滑肌含量的增多导致弥散受限,因此无脂肪型 DWI 呈高信号,其余呈等信号;富脂肪型一般平扫序列就能诊断,乏脂肪增强呈不均匀强化,无脂肪呈均匀强化。

〖诊断要点〗

1. 突出肾脏轮廓之外的肿瘤,一般无包膜。

2. 膨胀性生长,典型表现"杯口征""劈裂征"。

3. 平扫可见脂肪密度或信号影,脂肪抑制序列信号明显减低。

4. CT、MRI 增强呈延迟强化。

〖鉴别诊断〗

1. 肾透明细胞肾癌:一般主体位于肾脏实质内,病灶与肾脏呈锐角,囊变坏死多见,脂肪罕见,增强呈快进快出强化。

2. 乳头状肾癌:Ⅱ型乳头状肾癌一般密度不均匀,增强轻度不均匀强化,强化程度低于乏脂肪 AML。

3. 嗜酸细胞腺瘤:为富血供肿瘤,病灶内可见延迟强化瘢痕,且在 T2WI 像呈高信号。

4. 肾胚胎瘤:多发生于儿童,腹部进行性肿大肿块影,体积一般相对较大,恶性程度较高。

5. 肾上腺髓质脂肪瘤:肾脏上极 AML 与肾上腺髓质脂肪瘤均含有脂肪成分,病灶较大时易于混湉,增强扫描观察肾上腺及肾皮质连续性可做鉴别。

【参考文献】

1. LEE K，TSAI H，KAO Y，et al. Clinical behavior and management of three types of renal angiomyolipomas [J]. Journal of the Formosan Medical Association，2019，118(1)：162-169.

2. CONG X，ZHANG J，XU X，et al. Renal epithelioid angiomyolipoma：magnetic resonance imaging characteristics [J]. Abdominal Radiology，2018，43(10)：2756-2763.

3. ZHU J，LI H，DING L，et al. Imaging appearance of renal epithelioid angiomyolipoma [J]. Medicine，2018，97(1)：e9563.

4. 李伟东,张春志,马银华,等.肾血管平滑肌脂肪瘤影像学诊断和治疗[J].中国民康医学,2010,22(20):2583-2629.

5. 王田力,于书奎,谭劲挺.肾血管平滑肌脂肪瘤影像学诊断及鉴别[J].中国医学影像技术,2004(01):108-110.

6. 刘清红,熊建华.肾血管平滑肌脂肪瘤影像诊断的研究进展[J].实用临床医学,2010,11(08):131-133.

（王雅静　周　静）

【病例解析】

病例

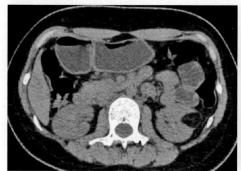 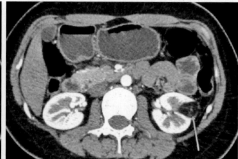

腹部 CT：左图横断位平扫,左肾可见楔形以脂肪密度为主低密度影,内见少量絮状稍高密度影；右图横断位增强动脉期,脂肪成分不强化,病灶中心絮状影可见强化。

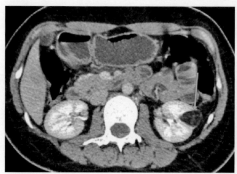 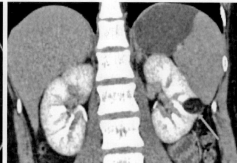

腹部 CT：左图横断位增强静脉期、右图增强静脉期 MPR 冠状位重组,左肾病灶脂肪成分不强化,病灶中心絮状影持续强化。

图 9-1-6　左肾血管平滑肌脂肪瘤

7. 婴儿骨化性肾肿瘤

【临床概述】

流行病学：

婴儿骨化性肾肿瘤(ossifying renal tumor of infancy，ORTI)属于非常罕见的婴幼儿肾脏肿瘤。顾名思义,这是发生于婴儿的病变,报告病例的年龄从 6 天至 14 个月不等。WHO(2004)泌尿系统和男性生殖器官肿瘤分类将其单独列为一类肿瘤,而 WHO(2016)肾肿瘤分类中将 ORTI 分为肾脏间叶性肿瘤的一个类型。国外文献报道 22 例 ORTI,国内文献报道仅 2 例。

好发于婴幼儿,男性多见,属良性肿瘤,预后良好。原发部位为肾髓质的乳头区,团块以息肉样生长到集合系统中,体积一般较小。

主要表现:

婴儿骨化性肾肿瘤临床上常表现为无痛性肉眼血尿,一般儿无发热、呕吐、咳嗽、腰腹疼痛、腹泻、双下肢浮肿,食纳睡眠一般,大便正常。超声表现为肾实质内稍低回声包块。

【病理】

文献报道肿瘤多为灰白色,呈结节状、鹿角状或不规则形,与周围肾组织境界较清,直径 3 cm 以内,质硬,常位于肾盂、肾盏内,与肾乳头关系密切。镜下肿瘤有 3 种主要成分:骨样基质、骨母细胞样细胞以及梭形细胞。其中骨样基质随患者年龄的增加愈来愈成熟,因而年龄小的病例可尚未出现钙化。文献报道 ORTI 的免疫表型:梭形细胞中 vimentin 呈阳性,WT‐1、SMA 可呈阳性,EMA、CK 呈阴性;骨母样细胞中 vimentin、STAB2、EMA、CK 可呈阳性;两者均不表达 NSE、CgA、CD99、SMA、desmin。提示 ORTI 无特殊的免疫组化标记。电镜下多角形细胞显示上皮分化的特征,包括微管形成、紧密连接和桥粒出现,且多数细胞胞质内可见中间丝及扩张的粗面内质网。亦有报道,成骨样细胞的特点介于纤维母细胞和上皮细胞之间。

【影像学表现】

影像学检查显示集合系统中钙化肿块时,建议诊断为婴儿期骨化性肾肿瘤。

X 线平片:

钙化通常足以在腹部平片上观察显示。有时可能类似肾结石改变。由于肿块相对较小,因此肾脏轮廓外形多正常或仅有轻度扭曲。IVP 泌尿系造影可显示病变累及集合系统,有时表现为尿路梗阻。

CT:

CT 通常表现为边界清楚的肿块,肿块位于肾盏内,很少大于 3 cm,伴钙化,一般无强化或轻度强化。因此,1 岁以内婴儿临床出现血尿、CT 表现肾盏内钙化性体积不大的肿块,应该考虑该瘤的诊断。

MRI:

MRI 对于钙化显示不如 CT,但显示泌尿系梗阻优于 CT。

【诊断要点】

1. 肾盂或肾盏内体积不大的肿块,伴有钙化灶。
2. 增强后肿块不强化或轻度强化。
3. 患儿常在 1 岁以内。
4. 临床上常见无痛性肉眼血尿。

【鉴别诊断】

1. 肾结石:肾结石多发于青壮年,婴儿肾结石临床罕见。
2. 肾母细胞瘤:是儿童最常见的肾脏恶性肿瘤,体积常较大,肿瘤内部液化坏死常见,钙化灶少见增强后呈明显不均匀强化,常合并肺部转移灶。
3. 先天性中胚叶肾瘤:发生于婴儿肾和肾窦的低度恶性纤维母细胞性肿瘤。影像学鉴别诊断较难,需病例确诊。
4. 肾透明细胞肉瘤:属于高度恶性肿瘤,有明显的骨转移倾向。肿瘤一般较大,液化坏死多见,增强后呈明显不均匀强化。
5. 畸胎瘤:肾原发的畸胎瘤非常罕见,影像学检查为囊实性肿块,可有钙化或骨化,但畸胎瘤一般体积较大。

【参考文献】

1. GUAN W, YAN Y, HE W, et al. Ossifying renal tumor of infancy (ORTI): the clinicopathological and cytogenetic feature of two cases and literature review [J]. Pathol Res Pract, 2016, 212(11): 1004-1009.

2. 潘恩源, 陈丽英. 儿科影像诊断学[M]. 北京: 人民卫生出版社, 2007.

3. FLANNIGAN R K, KANWAL M, HERAN S, et al. Case report and Literature review of a rare diagnosis of ossifying renal tumour of infancy. CUAJ, March-April 2014, 8: 3-4.

（朱　佳　管红梅）

【病例解析】

病例

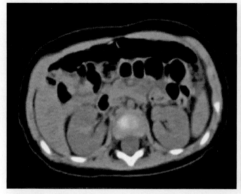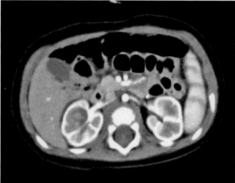

腹部 CT: 左图横断位平扫, 右肾内絮状稍高密度钙化影; 右图横断位增强动脉期, 右肾可见类圆形轻度不均匀强化病灶。

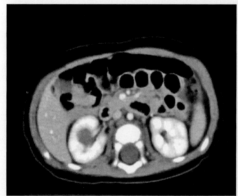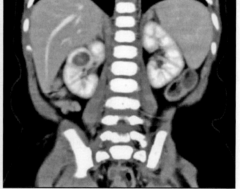

腹部 CT: 左图横断位增强静脉期、右图增强静脉期 MPR 冠状位重组, 右肾内病灶边界清晰。

图 9-1-7　婴儿型骨化肾肿瘤

8. 后肾腺瘤

【临床概述】

流行病学:

后肾腺瘤(metanephric adenoma, MA)是一种起源于后肾胚基的肾脏罕见良性肿瘤, 约占成人肾脏上皮肿瘤的 0.2%。目前, MA 的病因仍然不明, 可发生于任何年龄, 多为成年女性患者, 平均年龄 41 岁(5~83 岁), 男女比例为 2:10。

主要表现:

后肾腺瘤患者无特异性的临床症状及体征, 多数患者无临床症状, 常在行超声或 CT 检查时偶然发现。少数患者可出现腹痛或者腰痛(22%), 肉眼或镜下血尿(10%), 扪及肿块及尿路感染等症状。后肾腺瘤是所有肾脏肿瘤中出现红细胞增多症最高的肿瘤, 约占 12%, 这可能与后肾腺瘤细胞可产生促红细胞生成素和其他类型的细胞因子(GM-CSF, G-CSF, Ⅱ6, I8)有关。

【病理】

2016 年 WHO 肾肿瘤病理组织学分型将后肾腺瘤、后肾纤维腺瘤和后肾间质瘤统称为后肾肿瘤大类,其生物学行为均为良性。肿瘤多为单侧病灶,皮质区外生性结节,常突出于肾轮廓之外,呈圆形或类圆形,可有或无包膜,边界清;切面为灰白色至灰褐色不等,质软或韧,可伴有灶状出血、坏死、囊变及钙化等;光镜下肿瘤细胞体积小、胞质及胞浆少,核仁不明显,无明显异型性,核分裂少见,其中肿瘤细胞排列呈"花蕾"状或肾小球样结构较具特征性,具有诊断及鉴别诊断价值。

【影像学表现】

后肾腺瘤的影像学表现缺乏特异性。目前后肾腺瘤的确诊还依赖于术后病理诊断。

超声:

超声检查可见病变为低回声或高回声,偶有囊性结节伴壁结节。多普勒评估显示血管少。

CT:

CT 有助于显示小钙化。CT 平扫表现为单侧肾脏单发软组织肿块,部分突出于肾轮廓之外,呈等、稍低或稍高密度,密度均匀或不均匀,呈圆形或类圆形,边界多清楚,可见出血、坏死、囊变及钙化,钙化是后肾腺瘤较具特征性的影像表现,其发生率显著高于肾脏其他肿瘤。增强扫描为乏血供肿瘤,实性部分表现为持续性或渐进性轻中度强化,囊性部分无强化。

MRI:

MRI 平扫肿瘤在 T1WI 上多呈等、低信号,T2WI 上呈等、稍低或稍高信号,肿块信号不均,出血呈短 T1 信号,坏死、囊变区呈更长 T1、更长 T2 信号,可见低信号假包膜,增强后肿块强化方式同 CT。

【诊断要点】

1. 肿瘤常呈圆形或椭圆形,也可呈分叶状,肿瘤较大时突出肾脏轮廓外。

2. CT 平扫趋于呈等密度,边界清楚,多数密度均匀,可出现液化坏死灶,可伴有钙化灶。

3. 增强扫描动脉期肿瘤呈轻度强化,液化坏死病灶未见强化,实质部分呈渐进性延迟强化。

4. CTA 显示后肾腺瘤肿块无明显的供血血管,肿块周围可见受压的细小侧支循环血管。

【鉴别诊断】

1. 肾母细胞瘤,又称为 Wilms 瘤,3～4 岁儿童多见,肿块常常较大,增强扫描实性部分明显不均匀强化,肿瘤常压迫、侵犯正常肾实质,残肾呈"新月形"强化,肾盂肾盏可有破坏,而后肾腺瘤为一种乏血供良性肿瘤,发病年龄偏大,以 50～60 岁多见,且多无侵袭性。

2. 肾脏血管平滑肌脂肪瘤,肿瘤成分混杂,常含有血管、平滑肌及脂肪成分,其脂肪成分有助于鉴别。

3. 乳头状肾细胞癌,是一种乏血供肿瘤,CT 平扫肿瘤密度多不均匀,增强扫描呈轻中度强化,MRI 平扫呈长 T1、等或短 T2 信号,可见假包膜,强化方式与 CT 类似。影像上后肾腺瘤与乳头状肾细胞癌较难区分,确诊需依靠组织病理学及特异性的免疫组织化学标记物。

【参考文献】

1. 杨志远,王霞,陈超等. 后肾腺瘤 MSCT 诊断[J]. 实用放射学杂志,2017,33(4):575-577.

2. ZHU Q, ZHU W. WU J, et al. The clinical and CT imaging features of metanephric adenoma. Acta Radiol, 2014, 55:231-238.

3. 方艳琼,李文智,夏丽娟. 多发巨大后肾腺瘤 1 例. 中国医学影像学杂志,2017,25(7)559-560.

（朱　佳　管红梅）

9. 儿童囊性肾瘤

〖临床概述〗

流行病学：

儿童囊性肾瘤（Pediatric cystic nephromas），既往称为多房囊性肾瘤（multilocular cystic nephroma，MCN），临床上较为少见，文献报道不足 200 例。传统上，多房囊性肾瘤被认为以双峰年龄分布发生，有两个好发年龄段，分别为 2～4 岁以内及 40～60 岁。4 岁以下儿童男女发病比例为 3：1，而成人多见于女性，男女发病比例约为 1：8。

根据 2016 年 WHO 分类，儿童囊性肾瘤被单独分类，其免疫组化和遗传基础均与成人囊性肾瘤不同。成人型多房囊性肾瘤与儿童型在组织形态学上是不同的，按世界卫生组织（WHO）肾癌的分类标准，归入混合性间质和上皮肿瘤。

儿童囊性肾瘤罕见，幼儿多见，3 个月至 5 岁，男性多见（75%）。遗传分析显示，儿童囊性肾瘤 DICER1 基因突变的患病率很高（86%），而成人囊性肾瘤的发病率约为 10%。有研究表明，囊性肾瘤与 DICER1 突变相关的囊性胸膜肺母细胞瘤存在关联，约 10% 的胸膜肺母细胞瘤患者可能同时出现儿童囊性肾瘤。

主要表现：

儿童囊性肾瘤的临床表现因发病年龄不同而不同。在儿童，最常见的表现为无症状的季肋部肿块，腹围增加，偶尔出现疼痛、血尿、高血压或尿路感染等症状。

〖病理〗

儿童囊性肾瘤是非遗传性的少见的肾囊性病变，病因不明，由于病变本身组织成分的复杂性和多样性，其命名往往非常混乱，既往国外文献中有的把发生于儿童者称为囊性部分分化性的肾母细胞瘤，把发生于成人者称为多房囊性肾瘤或良性多房囊肿等。Walsh 等把多房囊性病变作为一序列性病变，包括良性多房囊肿（多房囊性肾瘤）、伴部分分化性 Wilms 瘤的多房囊肿、伴 Wilms 瘤结节的多房囊肿及囊性 Wilms 瘤，前者为良性，后者属恶性，中间者具潜在恶性倾向。

典型儿童囊性肾瘤组织学特征：大体上，通常是单灶性多房囊性肿块，周围有厚纤维囊和压缩实质。钙化、出血、坏死不常见。囊壁包膜完整，边缘光整，囊肿内伴增厚的、相对均匀的纤维间隔；将其分成许多互不交通的囊腔，囊腔大小从几毫米到几厘米不等，囊内含淡黄或棕色的浆液，囊壁内衬扁平或立方上皮，在某些病例，可见嗜酸性立方细胞突入腔内，形成所谓的鞋钉状。但在囊内间隔的组织学成分上还不尽统一，有学者认为是纤维和分化良好的肾小管，不包括分化不良的组织和母细胞，如存在则应诊断为部分分化性的肾母细胞瘤。

〖影像学表现〗

大多数情况下，儿童囊性肾瘤通常表现为多房囊性包块，间隔是唯一的实性成分。但少数儿童囊性肾瘤由于没有明确的特征性表现，仍然很难在术前获得诊断，确诊需依靠病理检查。

CT：

肿块呈单发多房囊样病变、位于肾实质内并突出于肾包膜外，向内压迫肾盂，少数可位于肾门。大部分多房囊性肾瘤内可显示有完整的分隔，将病灶分成多个小腔，囊内分隔粗细不等，清晰光整，无明显结节影，增强扫描呈延迟强化，囊腔数量不一，其大小从几毫米到几厘米不等，囊腔间互不交通。但部分多房囊性肾瘤内分隔显示不清，可较厚且不规则。偶有病变可整体或近似表现为实性肿块，偶有斑点或结节样钙化。

MRI：

MRI 表现与 CT 类似，但对囊腔内出血及囊间隔的显示无疑较 CT 更敏感，对囊内分隔的显示，采用延迟增强扫描较同期的 CT 扫描显示更清晰。T1WI 信号多变，取决于囊内蛋白含量及有无出血，多为低信号；T2WI 呈高信号；增强后可见间隔强化。

〖诊断要点〗

1. 呈单发多房囊性病变，大多有完整的粗细不等的分隔影，钙化灶少见。

2. 增强后呈延迟强化。

3. 好发于 2～4 岁。

〖鉴别诊断〗

1. 多囊性肾发育不良：小儿多囊肾发育不良主要表现为以下几点：整个肾脏被非交通性囊肿取代；患肾较小、形态不规则；多囊改变为主、水样密度；患肾血管发育不良；增强扫描不会发现强化的受压肾实质包绕囊性病变。

2. 肾局限性多发囊肿：囊壁薄、均匀、无不规则增厚和附壁结节，增强后无强化。囊内可出现出血、钙化和结石。

3. 囊性部分分化性的肾母细胞瘤：体积常较大，肿瘤内部液化坏死常见，肿瘤内分隔影可见中断，边缘欠光整，增强后呈明显不均匀强化，实性结节成分提示肾母细胞瘤的可能性，有时合并肺部转移灶，但有时仍鉴别困难。

〖参考文献〗

1. SACHER P，WILLI U V，NIGGLI F，et al. Cystic nephroma：a rare benign renal tumor［J］. Pediatric surgery international，1998，13(2-3)：197-199.

2. 陈文会，马小龙，陆建平，等. 成人囊性肾瘤的 CT 表现［J］.临床放射学杂志，2012,31(2):236-238.

3. SILVER I M，BOAG A H，SOBOLESKI D A. Best cases fbm the AFTP：Multjlocular cystic renal tumor：cystic ephmma［J］. Radiographics，2008，28：1221-1225.

（朱 佳 杨 明）

〖病例解析〗

病例

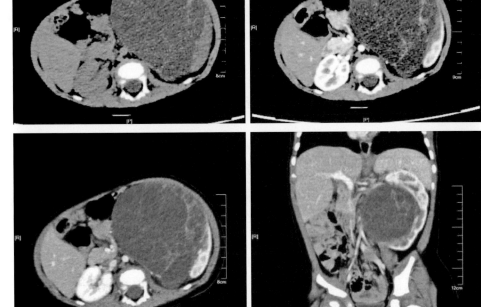

腹部 CT：左图横断位平扫，左肾可见巨大囊性肿块，内见多个分隔影，未见明显钙化灶；右图横断位增强动脉期，囊性部分无强化，分隔可见强化。

腹部 CT：左图横断位增强静脉期、右图增强静脉期 MPR 冠状位重组，肿块内分隔持续强化，囊性部分未见强化。

图 9-1-9 儿童囊性肾瘤

10. 肾细胞癌

〖临床概述〗

流行病学：

肾细胞癌（renal cell carcinoma，RCC）是儿童和青少年中一种罕见的疾病，约占所有儿童肾脏肿瘤的33％；好发年龄为9～12岁，发病无性别差异，儿童和青少年常见肾癌类型为Xp11.2易位相关肾癌。von Hippel-Lindau综合征和结节性硬化患者发生肾细胞癌的风险增加，有时是多中心或双侧发生，尽管这种并发症在儿童时间并不常见。肾细胞癌患儿的远期生存率约为60％。

跟肾母细胞瘤相比，肾细胞癌在出现时往往较小，且更常与血尿有关，更常见于双侧，更常转移至骨骼。

主要表现：

与常见肾癌临床表现相似，具有血尿、腹痛或腹部肿块三联征，儿童肾细胞癌很少具备，大多无症状，血尿为最常见症状也是首发症状，与病灶位置及侵犯程度相关。系统性症状可能是由转移或副肿瘤综合征引起的，如高钙血症、发烧或高血压，诊断较困难。

〖病理〗

大体标本与一般肾癌相似，切面多为黄褐色，常有坏死和出血，可见假包膜，其最具有特征性的组织病理表现为成人少见的由透明细胞组成的乳头状结构，常伴有由嗜酸性颗粒胞浆的肿瘤细胞组成的巢状结构，间质可见玻璃样变性和沙粒体形成。

Xp11.2易位相关肾癌特征是包含Xp11.2在内的染色体易位，最终都导致包含TFE3转录因子基因在内的基因融合，这些融合基因最终表达TFE3融合蛋白，免疫组织化学见肿瘤细胞核内棕色色素颗粒沉积，用分子生物学的方法检测TFE3融合基因的mRNA和用FISH检测其融和基因类型及易位染色体表型，是诊断的金标准，TFE3融合蛋白作为Xp11.2易位/TFE3基因融合相关肾细胞癌的免疫标记物，具有较高的敏感性和特异性。

〖影像学表现〗

肾癌是源于肾小管上皮细胞，呈浸润性生长，病灶较小时局限于肾髓质，病灶较大时易累及肾盂，肾皮质受压并有破坏，但肾积水少见。肾细胞癌中的钙化往往比肾母细胞瘤中的钙化更密集、更中心、更均匀。

X线平片：

平片可显示病灶内钙化；病灶较大时，静脉尿路造影显示肾盂受压。

CT：

Xp11.2异位型肾癌恶性程度相对较高，常伴囊变、坏死，钙化较多见，肿瘤内部或周围圆形钙化是其特征性表现，淋巴结及远处转移常见；平扫表现为实性或囊实性，实性部分为稍高密度。增强扫描其强化程度存在明显差异，强化程度一般小于肾皮质但是大于髓质。肿瘤细胞以透明细胞为主时，病灶呈轻至中度强化；肿瘤细胞以嗜酸性细胞为主时，增强呈明显强化。

MR：

分为三种类型：第一种表现与乳头状肾癌相似，表现为短T1、短T2为主，病灶大部分信号欠均匀，T2WI可见"瘤中结"样改变（病灶低信号背景中结节样稍高信号，皮质期结节中度至明显强化），或"条纹征"改变（线条样高低信号相间伴行）。第二种表现以等T1、等T2信号为主，表现为少血供。第三种与透明细胞癌类似，以稍长T1、稍长T2信号为主，表现相对富血供，但病灶平扫均可见片状或结节状短T1、短T2信号，皮质期强化幅度低于肾透明细胞癌，髓质期持续强化并廓清较慢。

PET-CT：

肾癌一般表现为 FDG 明显摄取,呈明显高代谢,易出现肾血管侵犯、淋巴结转移及远处转移。

【诊断要点】

1. 病灶主体位于肾髓质区。

2. 平扫呈稍高密度影,病灶内及周边圆形钙化为特征性表现。

3. 肿瘤一般较大,囊变、坏死多见。

4. 假包膜,一般不完整。

5. 强化程度低于肾皮质高于肾髓质。

【鉴别诊断】

1. 嗜酸细胞腺瘤:少见良性肿瘤,老年人多发,CT 可见低密度星状瘢痕,瘢痕 T2WI 呈高信号;增强皮髓质期明显均匀强化,可见轮辐状强化,排泄期强化减弱,少部分可见反转强化,瘢痕延迟强化或不强化;出血坏死罕见,钙化、脂肪及囊变少见。

2. 乏脂肪血管平滑肌脂肪瘤:极易误诊为肾癌,一般无假包膜,密度较均匀,囊变、坏死及钙化少见,增强扫描多呈均匀、延迟强化。

【参考文献】

1. 彭飞,闫学强,邵剑波. 儿童 Xp11.2 易位/TFE3 基因融合相关性肾癌的影像学表现[J]. 肿瘤防治研究,2021,48(9):883-887.

2. RAY S, JONES R, PRITCHARD JONES K, et al. Pediatric and young adult renal cell carcinoma [J]. Pediatr Blood Cancer, 2020, 67(11).

3. 张旭婷,任基伟,靳宏星,等. Xp11.2 易位/TFE3 基因融合相关性肾癌的影像诊断与鉴别诊断[J]. 医学影像学杂志,2019,29(6):997-1001.

4. 程瑾,陈皓,史景丽,等. Xp11.2 易位/TFE3 基因融合相关性肾癌的 CT 和 MRI 表现[J]. 放射学实践,2018,33(8):811-815.

5. CHEN X, ZHU Q, LI B, et al. Renal cell carcinoma associated with Xp11.2 translocation/TFE gene fusion: imaging findings in 21 patients [J]. Eur Radiol, 2017, 27(2): 543-552.

6. 高凯波,赵秀丽,叶慧义,等. Xp11.2 易位/TFE3 基因融合相关性肾癌的 CT 与 MRI 表现[J]. 中国医学影像学杂志,2017,25(3):222-226,230.

（王雅静　周　静）

【病例解析】

病例

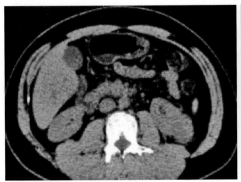 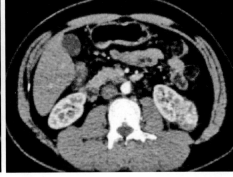

腹部 CT:左图横断位平扫,左肾实质内见一类圆形稍低密度影,突出肾脏轮廓;右图横断位增强动脉期,左肾病变不均匀明显强化。

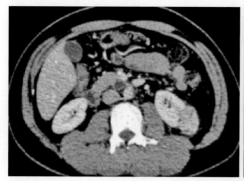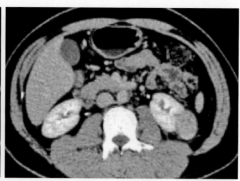

腹部 CT：左图横断位增强静脉期、右图横断位增强延迟期，门脉期及延迟期强化减退，强化程度低于肾实质。

图 9-1-10　左肾癌（透明细胞瘤）

第二节　输尿管及膀胱肿瘤

1. 膀胱横纹肌肉瘤

〖临床概述〗

流行病学：

横纹肌肉瘤（rhabdomyosarcoma，RMS）是儿童最常见的软组织恶性肿瘤，来自分化为横纹肌的胚胎间充质细胞，可发生于人体各部位，约占儿童恶性肿瘤的 5％，仅次于神经母细胞瘤和肾母细胞瘤，发生率是儿童颅外肿瘤第 3 位，恶性程度高，严重威胁儿童生命健康。而泌尿生殖道横纹肌肉瘤常发生于膀胱、前列腺、睾丸旁组织，其中膀胱横纹肌肉瘤是儿童膀胱最常见的恶性肿瘤，多来源于膀胱三角区或膀胱颈部黏膜下组织或浅肌层组织，生长迅速，几乎 90％以上为胚胎型，常呈葡萄状生长。男性多见，2～5 岁为膀胱横纹肌肉瘤的高发年龄。

横纹肌肉瘤多出现在没有骨骼肌的部位，表明源自原始间充质骨骼肌分化的肿瘤。RMS 预后一般良好，75％的患者存活超过 5 年。神经纤维瘤病 1 型患者发生横纹肌肉瘤的风险略高。

主要表现：

膀胱横纹肌肉瘤多以排尿困难和尿路感染为主要临床表现。

因其起源于膀胱黏膜下，多发于膀胱三角区，早期在黏膜下浸润生长，偶尔累及肌肉浅层，故疾病早期患儿临床症状不明显，随着肿瘤增大，堵塞尿道内口，引起排尿困难、尿潴留。尿流不畅又会继发尿路感染而出现尿频、尿急及发热；在肿瘤广泛扩展前很少产生黏膜溃疡和血尿。故临床上患儿通常以排尿困难和尿路感染为主要表现。随着肿瘤侵犯黏膜，表面形成溃疡，也可出现血尿。

膀胱横纹肌肉瘤目前没有相关性很强的肿瘤指标。

尿液细胞学检查能较早地发现泌尿道肿瘤细胞，相对于膀胱镜，尿液细胞学检查还具有简单易行、可重复、经济、诊断迅速、患者容易接受等优点。但尿液细胞学检查发现的恶性肿瘤大多数是尿路上皮癌，而非尿路上皮肿瘤，特别是肉瘤，在尿脱落细胞学检查中是极其罕见的。所以术前诊断主要依赖影像学检查。

〖病理〗

横纹肌肉瘤病理分类为胚胎性、腺泡状、多形性、梭形细胞/硬化性横纹肌肉瘤 4 型，文献报道发生于膀胱的横纹肌肉瘤 90％以上为胚胎性横纹肌肉瘤。大体观呈灰白色息肉状或葡萄状物，切面呈灰白色有黏液感。镜下由增生的梭形细胞细胞构成,核深染,部分有嗜伊红胞浆,表面被覆移行上皮,间质富含黏液。免疫组化示梭形细胞 Vimentin(+),Desmin(+),Myo-D1(+)。

【影像学表现】

肿瘤治疗方案的选择和预后的判断很大程度上依赖于肿瘤局部浸润生长程度和远处转移的有无,即肿瘤的临床分期,因此影像学检查的结果对诊断显得尤为重要。

各种影像检查各有优缺点,超声属无创性检查,可以观察肿物大小、内部结构及有无移动等,无辐射,简单方便。缺点是对操作医师经验要求高。静脉尿路造影检查可显示肿瘤发生部位及其表面形态,还可了解双肾功能情况。但不能明确肿瘤的血供及与周围结构的关系、有无腹膜后淋巴结转移等。CT检查作为常规检查,可确切观察肿物的位置、大小、形态、血供强化情况,侵犯范围,有利于肿瘤的分期,了解有无腹膜后淋巴结及肺内转移。缺点是 X 线辐射量较大,不能反复检查。MRI 检查属无创性检查,对软组织分辨率较高,且能多方位成像,更有利于明确肿瘤的范围、浸润的深度及周围结构的关系,对肿瘤的分期更加准确,缺点是费用相对较高。

X 线平片:

平片在膀胱横纹肌肉瘤中的诊断作用不大,胸部平片可发现肺部转移灶。静脉肾盂造影(IVP)可见膀胱内充盈缺损影,呈葡萄簇状或分叶状,多位于膀胱三角区、膀胱颈,膀胱壁毛糙、不光滑。如病变累及输尿管膀胱入口处,可造成输尿管和肾盂积水,侵犯到尿道开口处可造成尿潴留。

CT:

CT 平扫示膀胱腔内多发大小不等葡萄簇状或分叶状肿块,多从膀胱后下壁隆起,膀胱壁局灶性或弥漫性不均匀增厚,肿块密度略低于腹壁肌肉;增强扫描肿块呈中度或明显渐进性强化。一般无钙化,囊变坏死亦少见。如肿瘤自膀胱侵入相邻器官或组织,盆腔内脂肪层密度增高或不对称时,提示向膀胱外扩展。

膀胱横纹肌肉瘤主要通过淋巴及血行转移,常见转移部位包括局部浸润、局部淋巴结、肺、骨及骨髓、远处淋巴结等,CT 检查可发现相应改变。

MRI:

MRI 表现膀胱内葡萄簇状肿块影,T1 为等低信号,T2 为等高信号,局部膀胱壁受侵,不完整,周围边界不清,则提示向外浸润。增强肿块为中度或明显强化。

核医学:

膀胱横纹肌肉瘤主要通过淋巴及血行转移,常见转移部位包括局部浸润、肺、骨及骨髓、远处淋巴结等。PET-CT 对于检出转移淋巴结灵敏度高达 95%,而传统影像学只有 25%,可以较好地反映患儿病灶分布范围及其代谢活性,为临床诊疗提供依据,准确评估转移灶,有助于判断治疗疗效,及时改变治疗方案。

【诊断要点】

1. 膀胱内葡萄簇状或分叶状肿块影,多发生于膀胱三角区。
2. 密度与周围肌肉相仿,局部膀胱壁中断。
3. CT、MRI 增强扫描不均匀强化。
4. 膀胱周围脂肪间隙模糊时,提示局部浸润。
5. 可见局部浸润、局部淋巴结增大及肺内、骨骼、远处淋巴结转移等。

【鉴别诊断】

1. 嗜酸性膀胱炎:该病组织学表现为膀胱透壁性炎症,以膀胱刺激症状为主要临床表现,CT 及 MRI 表现为膀胱壁局限或弥漫性增厚,MRI 膀胱壁信号不均匀,晚期膀胱挛缩。血嗜酸性粒细胞绝对值增高,结合特异性体质,最终需要病理确诊。

2. 脐尿管残留伴感染：多发生于膀胱顶部，强化明显，但膀胱壁完整，未见明显浸润、中断。

3. 膀胱息肉：为良性病变，较少见，膀胱壁完整。

4. 膀胱内阴性结石或血块：位置随体位改变可与之鉴别。

【参考文献】

1. 中华医学会小儿外科学分会泌尿学组. 膀胱/前列腺横纹肌肉瘤专家共识[J]. 临床小儿外科杂志,2019,18(11)：902-905.

2. 王静. 儿童膀胱横纹肌肉瘤的超声诊断[J]. 中华医学超声杂志(电子版),2018,15(8)：579-582.

3. 李彦伟. 小儿膀胱横纹肌肉瘤的影像诊断[J]. 中国临床医学影像杂志,2006,17(6)：344-346.

4. 王美仙. 胚胎型横纹肌肉瘤的尿液细胞学诊断一例[J]. 中华病理学杂志,2018,47(11)：874-875.

5. 唐文芳. 儿童横纹肌肉瘤的[18]F-FDG PET/CT表现[J]. 中华核医学与分子影像杂志,2019,39(1)：6-9.

6. 杜隽. 影像学检查联合应用对儿童盆腔横纹肌肉瘤临床分期的价值[J]. 肿瘤,2007,27(6)：499-501.

（柴雪娥　管红梅）

【病例解析】

病例 1

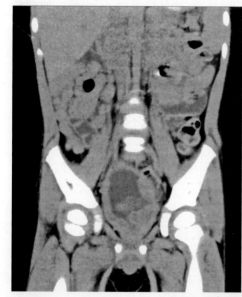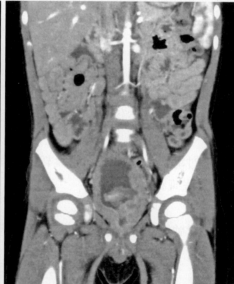

腹部CT：左图平扫MPR冠状位重组，膀胱下壁及膀胱颈不均匀增厚，葡萄状肿块向腔内突出；右图增强动脉期MPR冠状位重组，增厚膀胱壁及肿块不均匀强化。

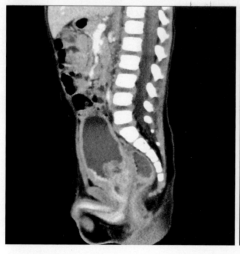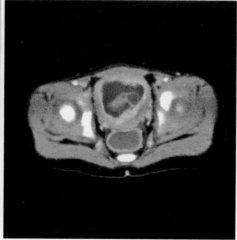

腹部CT：左图增强静脉期MPR矢状位重组、右图横断位增强静脉期，增厚膀胱壁及腔内包块影，呈渐进性明显强化，膀胱后方脂肪间隙模糊，提示向后方浸润可能。

图 9-2-1-1　膀胱颈部胚胎性横纹肌肉瘤

病例 2

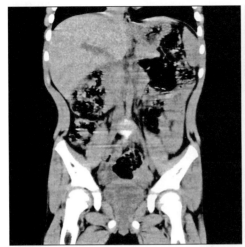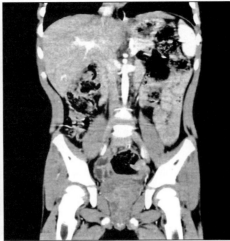

腹部 CT：左图平扫 MPR 冠状位重组，膀胱底部/前列腺区较肌肉密度略低包块影，向膀胱内突出；右图增强动脉期 MPR 冠状位重组，病变不均匀轻中度强化。

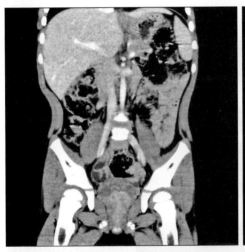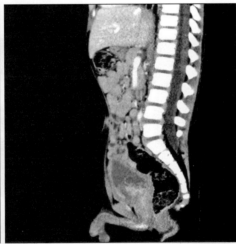

腹部 CT：左图增强静脉期 MPR 冠状位重组、右图增强静脉期 MPR 矢状位重组，膀胱底部/前列腺区包块进一步强化。

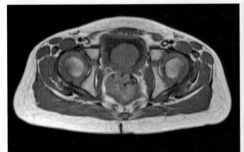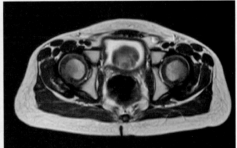

腹部 MRI：左图横断位平扫 T1WI，膀胱颈部腔内类圆形 T1 等信号包块；右图横断位平扫 T2WI，病变呈不均匀等略高信号。

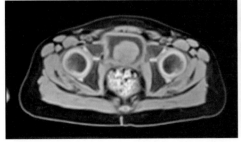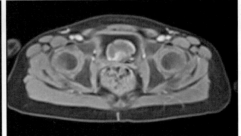

腹部 MRI：左图横断位平扫 T1WI 压脂，病变 T1 等信号；右图横断位 T1WI 压脂增强，包块中等度强化，表面强化明显。

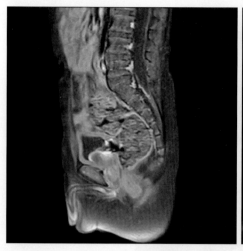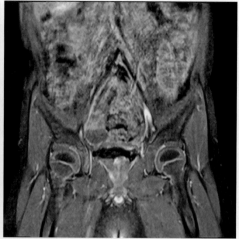

腹部 MRI：左图矢状位、右图冠状位 T1WI 压脂增强，肿块位于膀胱颈部及前列腺区，其后缘模糊，提示局部向外浸润。

图 9-2-1-2　膀胱/前列腺胚胎性横纹肌肉瘤

病例 3

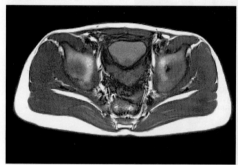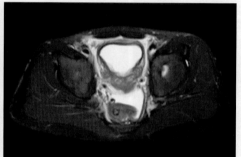

腹部 MRI：左图横断位 T1WI 平扫、T2WI 压脂，膀胱壁全层增厚，T1WI 信号较肌肉略高，T2WI 呈等略高信号，其内夹杂线状 T2 高信号，膀胱壁尚连续。

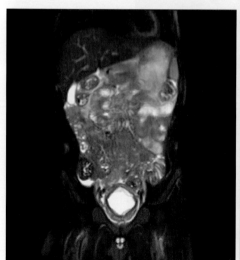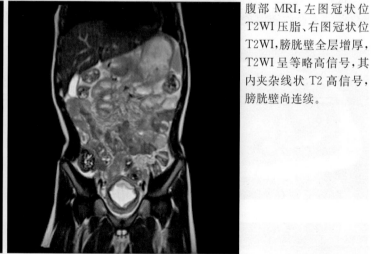

腹部 MRI：左图冠状位 T2WI 压脂、右图冠状位 T2WI，膀胱壁全层增厚，T2WI 呈等略高信号，其内夹杂线状 T2 高信号，膀胱壁尚连续。

图 9-2-1-3　嗜酸性膀胱炎（鉴别诊断）

病例 4

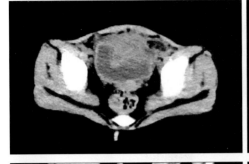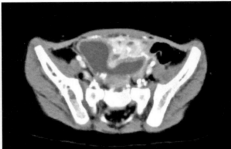

腹部 CT:左图横断位平扫,膀胱顶部不规则密度不均匀包块;右图横断位增强,膀胱顶部包块明显不均匀强化,膀胱壁连续,包块位于膀胱肌层外侧。

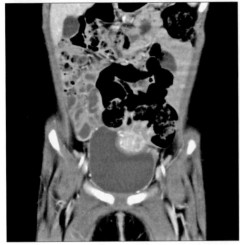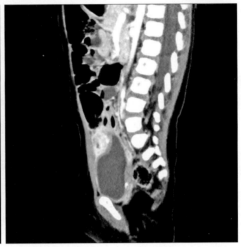

腹部 CT:左图增强 MPR 冠状位、右图增强 MPR 矢状位重组,膀胱顶部包块位于膀胱肌层外侧,膀胱壁完整、连续。

图 9-2-1-4　脐尿管残留伴感染(鉴别诊断)

2. 膀胱纤维瘤

【临床概述】

流行病学:

膀胱纤维瘤(fibroma of bladder)是一种非常少见的良性非上皮性肿瘤,大部分发生于神经纤维瘤病患者,恶变率低;膀胱纤维瘤可发生于任何年龄,男性略多于女性。

主要表现:

早期一般无症状,随着肿瘤增大,临床上主要是血尿、膀胱刺激征和排尿困难。

【病理】

肿瘤通常有完整包膜,界限清楚,呈类圆形肿块,切面多为灰白或灰褐色,肉眼见呈均质状,质地软到硬,可发生出血、囊变。镜下细胞呈梭形或短梭形,无明显异型性,细胞排列无固定结构,细胞稀疏区和丰富区交替分布。免疫组化结果显示纤维瘤 CD34 呈阳性。

【影像学表现】

膀胱纤维瘤临床上缺乏特异性表现,形态学差异较大,易误诊;肿瘤一般呈息肉状或有蒂肿物突入膀胱。

X 线平片:

静脉尿路造影(IVP)表现为膀胱内均匀光滑充盈缺损改变,表面较光整。

CT:

平扫表现为边界清楚的类圆形软组织肿块,密度不均,内可见囊变、出血或坏死区,钙化少见,增强扫描动脉期可见不均匀强化,延迟期病灶强化范围增大、密度逐渐趋向均匀。

MRI:

表现为边界清晰的孤立性病灶,T1WI 以低信号为主,T2WI 以低或中等混杂信号为主,瘤内囊变或黏液成分 T2WI 呈高信号,T2WI 信号随胶原组织含量增加而衰减,表现为特征性 T2WI 低信号,增强肿瘤呈不均匀强化、明显强化、延迟强化。

【诊断要点】

1. 肿瘤有包膜,境界清晰。

2. 病灶内 T2WI 呈混杂信号,部分呈低信号。

3. 增强扫描肿瘤不均匀延迟强化。

【鉴别诊断】

1. 膀胱平滑肌瘤:最常见的良性非上皮性肿瘤,好发于膀胱三角区,与盆壁密度及信号基本一致,增强呈轻中度强化,与纤维瘤表现相似,鉴别依靠病理。

2. 嗜铬细胞瘤:症状典型者出现与排尿有关的血压变化、间歇性肉眼血尿或发作性高血压;血、尿中儿茶酚胺明显升高;CT 及 MR 常表现为密度不均的肿块,增强早期明显强化,是与纤维瘤的主要鉴别点。

3. 膀胱癌:表现为膀胱壁增厚或腔内肿块影,易囊变、坏死,增强可见明显不均匀强化,病灶表面一般不光整,呈菜花样改变,与临近膀胱壁分界不清,呈浸润性改变,部分可发生淋巴结转移。

4. 膀胱血管瘤:T2WI 呈明显高信号,增强扫描明显渐进性强化,纤维瘤呈中等延迟强化。

【参考文献】

1. 刘显旺,周青,王丹,等.膀胱孤立性纤维瘤影像学表现及文献回顾[J].中国医学影像技术,2021,37(04):626-628.

2. 武日江,张辉,王效春,等.膀胱孤立性纤维性肿瘤 1 例报告——影像与病理分析[J].磁共振成像,2017,8(02):140-142.

3. 寇晨光,李彩英,宋彦芳.膀胱孤立性纤维性肿瘤 1 例[J].中国医学影像学杂志,2018:2018,23-26.

(王雅静　周　静)

第三节　女性生殖系统肿瘤

女童生殖系统肿瘤较少见,主要为卵巢肿瘤。卵巢肿瘤约一半发生于 10～14 岁。良性肿瘤约占 65%,其中 90% 以上为成熟畸胎瘤,其余为囊腺瘤。恶性肿瘤中 70% 为生殖细胞性肿瘤,常见为卵黄囊瘤、混合性生殖细胞瘤、未成熟畸胎瘤、胚胎癌及绒毛膜癌;30% 为性索-间质肿瘤,为低度恶性肿瘤,主要包括颗粒细胞瘤和卵巢男性细胞瘤。

1. 卵巢囊肿

【临床概述】

流行病学:

卵巢囊肿(ovarian cyst)为卵巢肿瘤样病变。由于婴儿和青少年体内激素活跃,卵巢囊性病变十分常见。不同年龄阶段有不同的激素刺激状态。通过超声检查发现 98% 新生儿、小婴儿有卵巢小囊肿,其中直径>9 mm 的占 20%。年龄小于 8 岁的女童中,2%～3% 行超声检查时可发现卵巢囊肿,其中

23%为双侧病变。该年龄段女童中,直径<9 mm的微小囊肿比较常见,随年龄增长,发生率增高。如发现单个直径小于1 cm的囊肿,应视为正常,无需进一步检查。若囊肿直径>1 cm,应进一步测定LH、FSH、LHRH等激素。

大多数新生儿卵巢囊肿是由于胎盘和母体激素过度刺激引起,随着出生后残留母体激素水平降低,通常会在1岁以内自发消退。直径大于数厘米的囊肿可能会导致各种并发症,如卵巢扭转,囊内出血或破裂。

主要表现:

较大的囊肿可出现腹部明显膨隆,或可触及软而波动的肿块,巨大卵巢囊肿可压迫呼吸器官、输尿管和腔静脉。也可以发生同侧附件扭转,发生囊内出血甚至引起休克,穿孔导致腹水、腹膜炎,疝入腹股沟斜疝发生嵌顿,与肠管粘连引起肠梗阻。

囊肿坏死可形成钙化或肿块,沉积在腹腔的任何部位。新生儿中有症状的卵巢囊肿均需外科干预。卵巢囊肿扭转常发生在胎儿期,扭转后的卵巢失去活力,在处理新生儿卵巢复杂性囊肿时,外科手术虽不可能挽救扭转侧卵巢,但可避免出血、破裂致腹膜炎、肠梗阻和游走性肿块等并发症。

【病理】

病灶外观为灰白色囊性包块,囊壁薄、均匀,囊腔内可见分隔,囊壁有卵巢组织。镜下表现:囊内壁被覆以扁平或立方上皮,于囊壁内见有成束分布的平滑肌组织,可见卵巢组织。

【影像学表现】

超声:

正常的新生儿卵巢表现为相对均匀的椭圆形结构,并散布着直径为几毫米的小的低回声卵泡。较大的卵巢囊肿通常无回声,壁薄、光整。内部回声增强提示囊内出血可能。有时会存在分隔及囊壁钙化。

CT:

腹盆腔内见圆形或类圆形低密度影,CT值接近水,壁不明显,有时可见边缘出现钙化,如果出现感染或出血,内部密度则不均匀增高,CT增强扫描囊内未见明显强化。

卵巢蒂扭转的CT征象表现为:①盆腔内可见囊实性、囊性或混杂密度肿块,壁均匀或不均匀增厚,盆腔少量积液;②患侧卵巢增大、密度增高,边界清晰或稍模糊;③子宫向扭转侧卵巢移位,为蒂扭转后短缩牵拉子宫所致;④增强扫描卵巢包膜强化。

MRI:

T1WI表现为腹盆腔低信号,T2WI为高信号,增强扫描未见明显强化,若囊肿伴出血则信号呈混杂信号。MRI有助于明确定位来源于附件的囊性肿块,也有助于将囊肿与成熟畸胎瘤区分:壁薄,脂肪或钙化少,实性成分少。

【诊断要点】

1. CT平扫示腹盆腔内囊性或囊实性水样低密度影。

2. 壁不明显,有时可见钙化。

3. 伴有出血时内部呈混杂密度。

4. CT、MRI增强扫描囊内未见明显强化。

【鉴别诊断】

1. 急性阑尾炎:为常见的急腹症,典型临床表现为转移性右下腹疼痛,血常规检查白细胞升高,CT平扫显示阑尾增粗、壁增厚,阑尾周围脂肪间隙模糊,多数患者阑尾腔内可见高密度粪石,回盲部可见肠管纠集,淋巴结可见增大,部分患者可见包裹性脓肿形成,少数患者阑尾穿孔伴膈下可见游离气体,CT

增强可见增厚阑尾壁明显强化,与卵巢扭转的轻度强化或无强化不同,可资鉴别。

2. 肠套叠:儿童较多见,临床表现多为阵发性哭闹、腹痛、呕吐、腹部包块,可伴果酱样血便等症状;B超横断面上显示为"同心圆"或"靶环"征,纵切面上,呈"套筒"征。X线下空气灌肠可清晰显示"杯口状"套叠影,CT多平面重建可清晰显示套叠肠管的头部、套入部、鞘部及颈部,与卵巢蒂扭转易于鉴别。

3. 卵巢肿瘤:儿童常见的肿瘤有畸胎瘤和卵黄囊瘤。畸胎瘤为混杂密度肿块,可见软组织、脂肪及钙化成分,部分病例可见液-液平面;卵黄囊瘤密度不均匀,增强扫描强化明显,可见"卵巢血管蒂征"。

【参考文献】

1. 李余红.儿童卵巢囊肿蒂扭转1例[J].中华实用儿科临床杂志,2002,17(004):382.

2. 韩素云,王珊珊,张莉,等.儿童卵巢及卵巢囊肿蒂扭转误诊2例[J].西北国防医学杂志,2002,23(1):42.

（姚　琼　管红梅）

【病例解析】

病例1

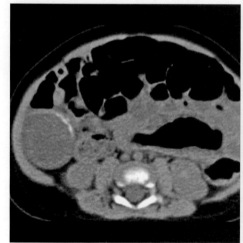 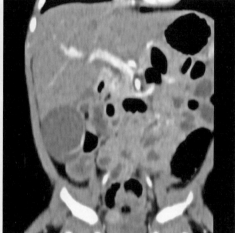

腹部CT:左图横断位平扫,右中腹部可见类圆形囊性包块,内部密度均匀,边缘弧形钙化;右图增强MPR冠状位重组,肝脏下缘囊肿内部未见明显强化。

图9-3-1-1　右侧卵巢囊肿

病例2

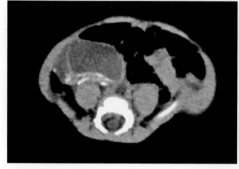 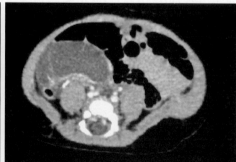

腹部CT:左图横断位平扫,右下腹见一囊性包块,边缘可见线状钙化影;右图横断位增强,囊性病变无明显强化,未见明显强化的壁。

图9-3-1-2　卵巢囊肿扭转出血坏死

2. 生殖细胞来源肿瘤(卵巢生殖细胞肿瘤)

【临床概述】

流行病学:

近10年来国内外报道的儿童及青少年卵巢恶性肿瘤的最主要组织类型没有显著变化,均以生殖细胞肿瘤为主。卵巢生殖细胞肿瘤(ovarian germ cell tumors，OGCT)是来源于胚胎性腺原始生殖细胞，占卵巢肿瘤的 15%～20%，具有不同组织学特征的一组肿瘤，其中 95% 为良性，恶性＜5%。OGCT 主要包括：①畸胎瘤，其中又分为成熟性畸胎瘤(实性、囊性)、未成熟性、单胚层高度特异型(卵巢甲状腺肿、类癌、神经外胚层肿瘤、皮脂腺肿瘤等)；②无性细胞瘤；③卵黄囊瘤；④胚胎性癌；⑤非妊娠性绒癌；⑥混合性生殖细胞瘤。良性 OGCT 中，卵巢畸胎瘤是最常见的卵巢肿瘤之一，约占小儿的 50%，绝大部分为囊性成熟型畸胎瘤，其余为实性成熟型畸胎瘤、卵巢甲状腺肿等；恶性 OGCT 包括卵黄囊瘤、胚胎性癌、未成熟畸胎瘤、无性细胞瘤、非妊娠性绒毛膜癌、混合性生殖细胞肿瘤等；其中卵黄囊瘤(yolk sac tumor，YST)，又称内胚窦瘤(endodermal sinustumor)，是最常见的小儿生殖细胞肿瘤，约占 20%。

主要表现：

临床症状以下腹胀痛、扪及盆腔肿块为主，可伴有内分泌症状(性早熟、不规则阴道流血、闭经、多毛等)，常合并乳腺增大。畸胎瘤并发症的发生率明显高于其他卵巢肿瘤，可发生破裂、扭转、恶变、感染及自发免疫性溶血性贫血等，继而出现一系列急腹症、腹膜刺激征等等。偶尔合并副肿瘤边缘叶性脑炎出现的精神症状、记忆丧失、癫痫发作、运动障碍等，目前唯一与抗 NMDAR 脑炎的发生明确相关的肿瘤就是卵巢畸胎瘤。早期患者治愈率可达 100%，晚期患者可达 80%。术前准确的影像学诊断有助于采取最佳的临床治疗方案。

实验室检查：肿瘤标记物 AFP、CA125、CA199、HCG、LDH 对卵巢恶性畸胎瘤有一定的价值，随肿瘤病理成分不同而存在不同程度及不同组合的升高。卵黄囊瘤 AFP 多明显升高；胚胎性癌 AFP 和 HCG 同时明显升高，未成熟畸胎瘤 CA125 明显升高，实性成分多时 AFP 也会升高，50% 的患者 NSE 升高；单独 HCG 升高考虑非妊娠性绒毛膜癌；无性细胞瘤 HCG 可升高，无性细胞瘤和胚胎性癌患者 LDH 会升高；而 CEA、CA125、CA199 与卵巢上皮源性肿瘤相关性大。AFP 升高，可作为未成熟畸胎瘤与成熟畸胎瘤的重要鉴别诊断之一。术后血清肿瘤标记物水平是判断肿瘤有无复发的重要指标。

年轻女性临床新发精神症状、记忆丧失、癫痫发作、运动障碍等，尽早行血清、脑脊液抗 NMDAR 抗体检测，查找肿瘤。

【病理】

胚胎发育第 3 周，卵黄囊内胚层分化出原始生殖细胞，生殖细胞移行至生殖嵴，发育成卵巢或睾丸，并下降至盆腔、阴囊。原始生殖细胞具有向不同方向分化的潜能，由原始细胞组成的肿瘤称作无性细胞瘤；原始生殖细胞向胚胎的体壁细胞分化称畸胎瘤；向胚外组织分化，瘤细胞和胎盘的间充质细胞或它的前身相似，称作卵黄囊瘤；向覆盖在胎盘绒毛表面的细胞分化，则称为绒毛膜癌。

卵巢畸胎瘤是常见的卵巢肿瘤，具有向体细胞分化的潜能，大多由来自三个胚层的成熟或未成熟组织组成。其中，成熟性畸胎瘤(mature teratoma，MT)由分化好的外、中、内胚层来源的组织构成，以外胚层成分最多，多为囊性，是卵巢最常见的良性生殖细胞肿瘤，肉眼观，肿瘤多呈囊性，充满皮脂样物，囊壁上可见头节，表面附有毛发，可见牙齿。镜下，肿瘤由三个胚层的各种成熟组织组成。以表皮和附件组成的单胚层畸胎瘤称为皮样囊肿；以甲状腺组织为主的单胚层畸胎瘤则称为卵巢甲状腺肿。

未成熟畸胎瘤(immature teratoma，IT)少见，以实性为主，伴囊变区，由来自三个胚层的成熟和未成熟组织(主要为神经上皮组织)构成，属恶性肿瘤。肉眼观，未成熟畸胎瘤呈实体分叶状，可含有许多小的囊腔。实体区域常可查见未成熟的骨或软骨组织。镜下，在与成熟性畸胎瘤相似的组织结构背景下，可见未成熟的原始神经管和菊形团，偶见神经母细胞瘤的成分，此外，常见未成熟的骨或软骨组织。未成熟畸胎瘤目前多应用 WHO 级分级系统：Ⅰ级，肿瘤中出现少量未成熟神经上皮组织，每张切片中仅 1 个低倍镜视野(×40)中见到未成熟上皮组织；Ⅱ级，肿瘤中可出现中量未成熟神经上皮组织，每张切片中 1～3 个低倍镜视野中见到未成熟上皮组织；Ⅲ级，肿瘤中含大量的未成熟神经上皮组织，每张切片中 3 个以上低倍镜视野可见到不成熟神经上皮组织。

卵黄囊瘤是婴幼儿生殖细胞肿瘤中最常见的类型,肉眼观,标本体积一般较大,肿块分叶状,边界不清,以实质性为主,实体部分呈鱼肉状,有散在囊腔或间隙,内为胶样液体。镜下,常见的组织形态学构象包括:特异性 S-D 小体微囊性结构、腺泡-腺管样结构、多囊状结构、黏液瘤样结构、实性团巢状结构、肝样型卵黄囊瘤、原始腺管样结构,以上结构常常混杂出现。这些富含血管的成分是肿瘤明显强化的病理学基础。

无性细胞瘤肉眼观大体以类圆形多见,部分呈分叶状或不规则形,包膜完整,以实性为主,可伴有出血坏死或囊变。镜下见肿瘤细胞巢状分布,瘤巢间为薄的纤维血管间隔。

混合型生殖细胞肿瘤是指由至少两种不同的生殖细胞成分(其中至少有一种原始生殖细胞成分)组成。文献报道最常见成分依次为无性细胞瘤(80%)、内胚窦(70%)、未成熟畸胎瘤(53%)、绒毛膜癌(20%)和胚胎癌(16%)。

胚胎性癌及绒毛膜癌临床少见,此处不做叙述。

【影像学表现】

X 线平片:

腹部平片可显示肿瘤对周围肠腔的推移,还可显示肿瘤内骨骼影、钙化影及低密度脂肪影。

CT 及 MRI:

1. 卵巢成熟型畸胎瘤:

肿瘤多为囊性,部分呈囊实性,圆形、椭圆形或分叶状,90% 以上瘤内可见特征性脂肪密度或信号,亦可见钙化及骨骼密度。少量脂肪、钙化的显示及肿瘤定位有赖于 CT 薄层扫描、三维重建。CT 对显示微小脂肪组织、钙化较 MRI 敏感。它通常出现在肿瘤内或肿瘤周围,是囊性成熟型畸胎瘤的特征之一。

根据肿瘤内脂肪组织含量,病变平扫可分为:①脂肪瘤型,肿瘤由密度/信号均匀或不均匀的脂肪组织构成,调整窗位可清晰地显示瘤组织的不均匀密度/信号;②液脂型,肿瘤含相近数量的液体和脂肪;③头结节型,肿瘤由大小不等的头结节及脂肪成分构成,头结节表现为囊内壁大小不等、实性或囊实性突起;④液性为主型,肿瘤为液性,边缘可见少量脂肪;⑤囊肿型,肿瘤完全由液性成分构成。

增强扫描病变囊性部分无强化,实质部分轻度强化。

2. 卵巢未成熟畸胎瘤:

肿瘤多为不规则、实性肿块,瘤内见散在不规则、条带状、点线状钙化及不规则、簇状、裂隙状脂肪,是提示诊断的重要征象。实性、液性、脂肪及钙化相互混杂可提示未成熟畸胎瘤诊断。

增强检查:实性成分及囊壁呈中度不均匀渐进性强化、壁结节明显强化,部分肿块表面或内部可见穿行血管。肿瘤包膜易破裂,通过直接蔓延发生腹膜的种植转移,最常见的转移部位是腹膜、大网膜、肝表面、横膈下、肠浆膜及肠系膜,表现为形态不规则、边缘不清的肿块或多发实性结节,可有或无钙化、脂肪,60% 有腹腔积液。

3. 卵黄囊瘤:

肿瘤多表现为盆腔囊实性肿块,类圆形或不规则形,肿块多较大,常向上突入下腹部。CT 平扫肿块密度不均匀,较其他卵巢肿瘤密度低,甚至可能误以为囊性肿瘤,内含散在小片状略高或更低密度区,这是由于肿瘤组织呈海绵状、质脆、易破裂出血形成瘤体内散在囊腔或间隙。CT 增强表现为肿瘤动、静脉期多不均匀强化,实质成分强化程度超过子宫肌层;延迟期持续强化,有逐步强化的特征,且强化范围扩大,密度较前渐均匀。

MR 平扫 T1WI 呈等、低信号;由于间质水肿,T2WI 呈等、高混杂信号;由于肿瘤生长迅速,瘤内常出现坏死、囊变区,呈更长 T1、更长 T2 信号,出血及部分小囊内胶样液体在 T1WI 呈小片状略高信号;MR 增强扫描后肿块呈明显不均匀强化,坏死、囊变区无强化,强化方式与 CT 相似,有逐步强化的特征。MR 平扫可见多发、粗细不等、迂曲成团的血管流空信号,增强扫描扭曲血管明显强化,为本病特征性表现。

4. 无性细胞瘤:

肿瘤多为实性为主肿块,部分可见散在斑点状钙化灶,肿块内多发纤维血管间隔将肿块分隔为多发结节状,CT 增强后实性区轻、中度强化,实性肿块内明显强化的分叶状、条索状分隔为特征性表现,后者在组织学上为纤维血管索。MRI 表现:类圆形或分叶状软组织肿块,T2WI 呈混杂高信号,T1WI 信号与肌肉相仿,瘤体较大时可有不同程度的出血、坏死。MRI 增强:实性成分轻中度强化,可见强化的包膜及纤维血管分隔。一般情况好,无腹腔积液。血清 AFP 及 HCG 阴性,LDH 和 ALP 常升高。

5. 胚胎性癌及绒毛膜癌:

临床少见,影像表现文献报道较少,需结合生化指标检查,AFP 和 HCG 同时升高对胚胎性癌有诊断意义。血清标志物 HCG 明显升高有助于绒毛膜癌的诊断。

【诊断要点】

1. 中下腹部包块影,增强见卵巢血管增粗,与肿块关系密切。

2. CT 平扫可见钙化及脂肪密度则倾向于畸胎瘤的诊断,未成熟畸胎瘤内钙化及脂肪影散在分布,有明显强化分隔及实质区。

3. CT 平扫密度低,增强明显强化、MRI 平扫见多发小囊状改变,T1 可见小片状出血高信号,增强扫描不均匀渐进性明显强化;AFP 明显增高,则倾向于卵黄囊瘤的诊断;无性细胞瘤 CT 平扫密度较卵黄囊瘤高,实性肿块内明显强化的分叶状、条索状分隔为特征性表现,AFP 和 HCG 阴性,LDH 和 ALP 常升高。

4. 腹区转移者多见腹膜增厚,强化明显,可见腹水。

5. 结合患者的年龄及肿瘤标志物等临床相关信息。

【鉴别诊断】

1. 卵巢生殖细胞肿瘤相互鉴别:依据各生殖肿瘤影像表现特点及生化指标可鉴别。

2. 卵巢囊腺瘤:属于上皮源性肿瘤,常伴有 CA125、CEA 明显升高,CT 呈囊实性,间隔囊壁厚薄不均,增强后明显强化,无钙化及脂肪密度。

3. 卵巢囊肿:新生儿卵巢囊肿多会伴发扭转坏死,钙盐沉积后可见囊内或囊壁高密度影需与畸胎瘤相鉴别,卵巢囊肿囊壁薄,无强化且新生儿多为卵巢囊肿可鉴别。

4. 腹部脂肪瘤及脂肪肉瘤:定位很重要,且脂肪瘤及脂肪母细胞瘤成分较单一,钙化少见。生化检查也可提供帮助。

【参考文献】

1. 胡悦林,高秋,施全,等.儿童及青少年卵巢生殖细胞恶性肿瘤的影像表现及临床病理特征[J].中国临床医学影像杂志,2020,31(6):429-433.

2. 容豫,王金清,郭应坤,等.卵巢恶性畸胎瘤的 CT 表现[J].中国医学影像学杂志,2019,27(4):316-319.

3. 赵慧萍,李靖,郭丹丹,等.卵巢未成熟畸胎瘤的 CT 表现[J].放射学实践,2017,32(7):730-733.

4. 孟颖,梁宇霆.卵巢恶性生殖细胞肿瘤 7 例 CT 及 MRI 诊断分析[J].首都医科大学学报,2019,40(5):800-804.

5. 陆宽,金丹,徐亮,等.卵巢未成熟性畸胎瘤与成熟性畸胎瘤的 CT 定量与征象分析[J].临床放射学杂志,2019,38(12):2357-2360.

6. 杨兴惠,杨诚,何瑾,等.小儿腹部内胚窦瘤的 CT 诊断[J].中华放射学杂志,2005,39(9):987-989.

(柴雪娥 管红梅)

【病例解析】
病例1

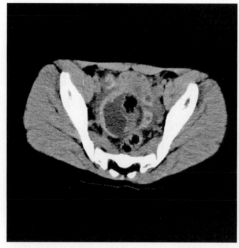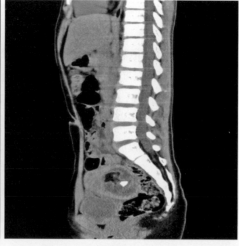

腹部CT:左图横断位、右图平扫MPR矢状位重组,盆腔内见类圆形包块,内见高密度钙化及低密度脂肪影。其前外侧可见肿大、密度增高的卵巢影,内见多发小圆形滤泡影(此为典型的卵巢扭转淤血的表现)。

图9-3-2-1　卵巢囊性成熟性畸胎瘤伴扭转

病例2

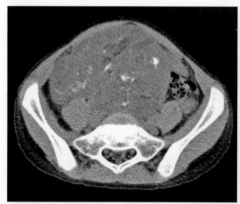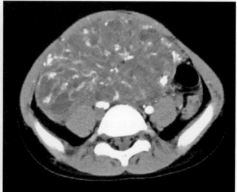

腹部CT:左图横断位平扫,盆腔分叶状包块,内可见散在钙化、脂肪及液性低密度影,边界模糊;右图横断位增强动脉期,肿瘤内多发迂曲动脉血管影,间隔及实质明显强化。

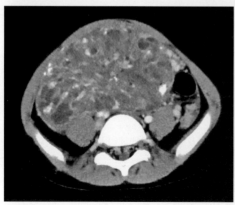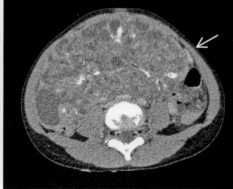

腹部CT:左图横断位增强静脉期,肿瘤实质进一步强化,囊性部分无强化;右图横断位增强延时期,强化程度较前减低,包膜不连续,局部腹膜增厚强化,种植转移(箭头)。

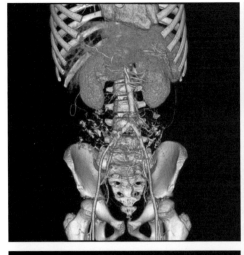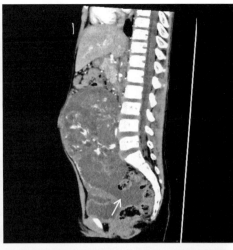

腹部 CT：左图增强 VR 重组，左侧子宫动脉明显迂曲增粗（箭头）；右图增强 MPR 矢状位重组，肿瘤下缘破裂，盆腔可见腹水（箭头）。

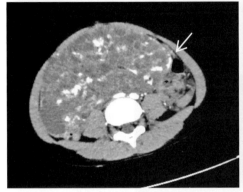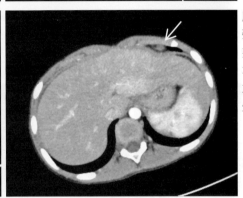

腹部 CT：左图横断位增强静脉期，肿瘤包膜不完整，伴腹膜转移（箭头）；右图横断位增强静脉期，左侧心膈角小结节转移灶（箭头）。

图 9-3-2-2　左侧卵巢未成熟性畸胎瘤（Ⅲ级）

病例 3

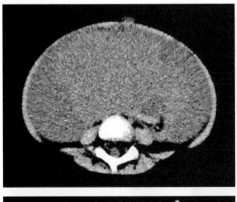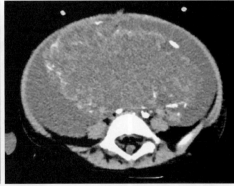

腹部 CT：左图横断位平扫，下腹及盆腔内见软组织密度影，密度较低，可见大量腹水；右图横断位增强动脉期，肿瘤明显强化，包膜不完整。

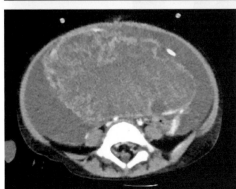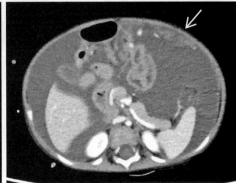

腹部 CT：左图横断位增强静脉期，肿瘤进一步强化，包膜不完整，低密度坏死区更加明显；右图横断位增强静脉期，腹膜增厚强化（箭头）。

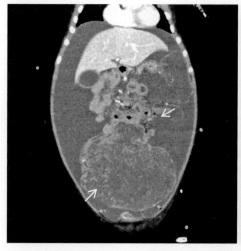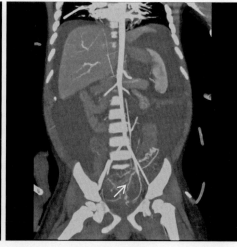

腹部CT:左图增强静脉期MPR冠状位重组,肿瘤明显强化,包膜不完整(箭头),局部突出(箭头);右图增强静脉期MIP重组,左侧子宫动脉迂曲增粗(箭头)。

图9-3-2-3　左侧卵巢卵黄囊瘤

病例4

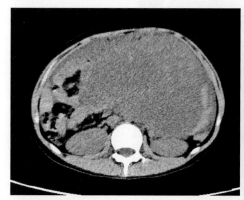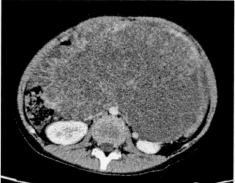

腹部CT:左图横断位平扫,中下腹巨大包块影,边界不清晰,内见散在略高密度影;右图横断位增强动脉期,病变明显强化,包膜不完整,周围腹膜增厚强化。

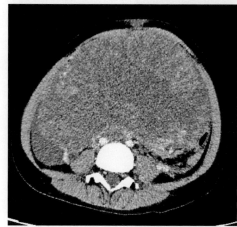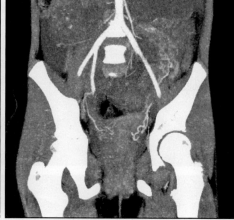

腹部CT:左图横断位增强静脉期,肿瘤较动脉期进一步强化,包膜不清晰,右侧可见腹水;右图增强静脉期MIP重组,左侧子宫动脉迂曲增粗。

图9-3-2-4　混合性生殖细胞瘤(卵黄囊瘤+绒毛膜上皮癌)

病例 5

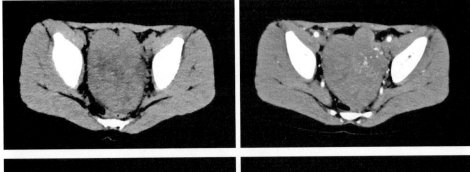

腹部 CT:左图横断位平扫,盆腔内分叶状密度不均匀包块,与子宫密度相近,界限不清;右图横断位增强动脉期,肿瘤内见增粗血管影,实质明显强化。

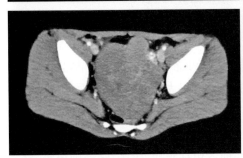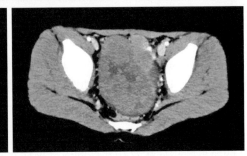

腹部 CT:左图、右图横断位增强静脉期,实质进一步强化,密度较动脉期增高,范围较前增大,坏死区显示更清晰。

图 9-3-2-5　卵巢无性细胞瘤

病例 6

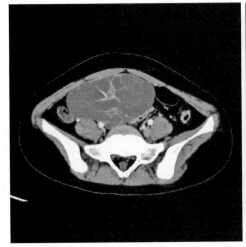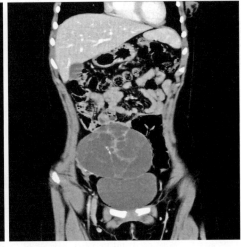

腹部 CT:左图横断位增强动脉期,盆腔见多囊性包块,内可见线状钙化影及厚薄不均的间隔,间隔明显强化;右图增强静脉期 MPR 冠状位重组,肿瘤间隔厚薄不一,渐进性明显强化,边界清晰。

图 9-3-2-6　卵巢黏液性囊腺瘤(鉴别诊断)

病例 7

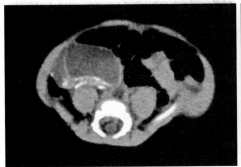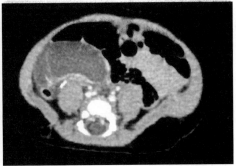

腹部 CT:左图横断位平扫,右下腹见一囊性包块,边缘可见线状钙化影;右图横断位增强,囊性病变无明显强化,未见明显强化的壁。

图 9-3-2-7　(女,16 天)卵巢囊肿扭转出血坏死(鉴别诊断)

3. 性索-间质肿瘤:颗粒细胞瘤

〖临床概述〗

流行病学:

卵巢性索间质肿瘤(ovarian sex cord-stromal tumors,OSCSTs)起源于胚胎时期原始性腺中性索组织或间叶组织的肿瘤,是卵巢最常见的激素分泌性肿瘤,发病率低,占卵巢肿瘤的5%~7%,常见的病理类型包括卵泡膜瘤-纤维瘤组肿瘤和颗粒细胞瘤(granulosa cell tumor,GCT)。

GCT属于低度恶性肿瘤,晚期可复发。根据发病年龄和病理特点分为成人型和幼年型。儿童期GCT约占儿童期所有卵巢肿瘤的5%~12%,病理类型多为幼年型。幼年型GCT与Ollier病和Maffucci综合征相关。

儿童和青少年中出现的颗粒细胞瘤大约80%会分泌雌激素,从而可能导致女孩的性早熟及青少年的月经不调,子宫内膜增厚常见。具有激素分泌功能的颗粒细胞瘤具有很大的恶性风险,而无功能的则偏向于良性。

临床表现:

主要包括非特异性的卵巢肿物症状及特异性的内分泌症状,前者包括腹痛、腹胀、腹部肿块等,后者则与GCT的内分泌功能有关,包括雌激素引起乳房增大、阴道无痛性出血等同性性早熟,雄激素引起阴蒂肥大、阴毛增多等男性化特征。

〖病理〗

肿瘤大体呈圆形、卵圆形,表面光滑,有完整的包膜,切面实性成分质地较韧,囊性成分可为清亮液体或血性液体。镜下见肿瘤细胞由颗粒细胞构成,混有卵泡膜及间质细胞等成分,肿瘤细胞呈小多边形或圆形,石榴子样排列。大多数成人型GCT内可见特征性的Call-Exner小体,幼年型罕见。

〖影像学表现〗

CT:

GCT体积大小不等,形态多为圆形、类圆形,少数为分叶状,可为实性、囊实性或囊性,瘤体边界清晰,有较厚包膜。

囊性者平扫为低密度影,增强后囊壁及分隔可见较明显强化,其内可见少量软组织成分。囊实性为最常见的类型,密度与子宫肌层密度相仿,增强后明显强化,但强化程度略低于子宫肌层;实性成分内散在分布多房囊变区,增强后呈"海绵状"或"蜂窝状"典型影像学表现。实性肿块则表现为实性成分内见裂隙状或不规则小片状囊变区,增强后可明显强化,内可见迂曲小血管影,供血动脉及引流静脉明显增粗。

由于激素分泌作用,子宫增大、子宫内膜增厚常见,部分病例伴有腹腔积液等。

MRI:

囊性部分为长T1、长T2信号,伴有出血时,可见液-液平面,实性部分T1WI信号稍低于子宫肌层,T2WI信号高于子宫肌层,增强后实性部分明显强化,强化程度高于CT强化程度。

〖诊断要点〗

1. 盆腔或中腹部圆形、类圆形肿块,有包膜,边界清晰。

2. 可为囊性、囊实性或实性,典型者为实性肿块内散在多发小囊性灶,呈"海绵状"或"蜂窝状"。

3. 瘤内多伴出血。

4. 增强后实性部分或囊壁、间隔明显强化,同侧卵巢、子宫血管明显增粗。

5. 可伴有子宫增大、子宫内膜增厚,腹腔积液。

【鉴别诊断】

1. 其他性索-间质来源肿瘤（卵泡膜瘤-纤维瘤组肿瘤），好发于绝经后妇女，儿童期罕见，瘤体强化程度较 GCT 低。

2. 内胚窦瘤，多表现为实性肿块，伴瘤体中心大片状囊变坏死，增强后实性部分呈渐进性明显强化，实验室检查 AFP 水明显升高，早期即可发生远处转移。

3. 囊腺瘤，囊性 GCT 需与卵巢囊腺瘤鉴别，囊腺瘤分隔薄且较光滑、均匀，而 GCT 分隔厚薄不均，另外囊腺瘤不伴有激素水平的异常及激素相关的临床表现。

【参考文献】

1. 王水,赵惠芳.卵巢颗粒细胞瘤的 CT 及 MRI 表现[J].实用放射学杂志,2017,33(9):1397-1400.

2. 顾晓方,陆海涛,邢伟.卵巢卵泡膜细胞瘤-纤维瘤的 CT 诊断与病理对照分析[J].实用放射学杂志,2017(33):1887-1890.

3. 游小林,综述,尹如铁,等.卵巢粒层细胞瘤的研究进展[J].中华妇幼临床医学杂志(电子版),2014,000(002):245-248.

（梁琼鹤　杨　明）

【病例解析】

病例 1

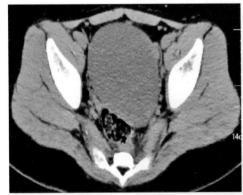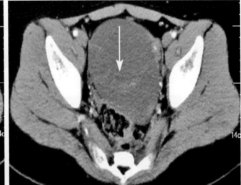

腹部 CT:左图横断位平扫,盆腔内类圆形低密度囊性包块,边界清晰;右图横断位增强动脉期,分隔可见强化。

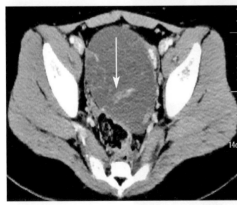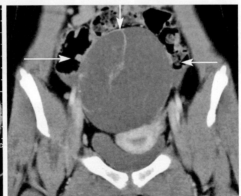

腹部 CT:左图横断位增强静脉期,瘤内分隔进一步强化,分隔粗细不均匀;右图增强静脉期 MPR 冠状位重组,瘤边界光整,有包膜,子宫壁较厚。

图 9-3-3-1　左侧卵巢幼年型颗粒细胞瘤

病例 2

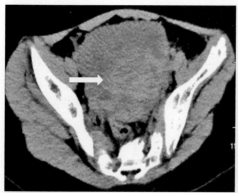 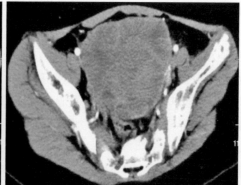

腹部 CT:左图横断位平扫,盆腔内类圆形实性肿块,局部呈浅分叶状,瘤内局部密度较高,考虑为瘤内出血;右图横断位增强动脉期,肿瘤不均匀强化,包膜亦见强化。

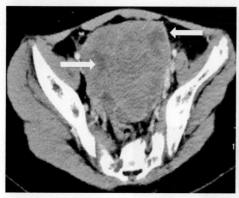 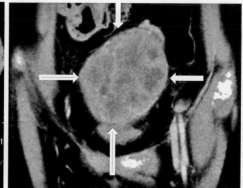

腹部 CT:左图横断位增强静脉期,肿瘤进一步强化,内见多发囊状、片状不强化囊变区;右图增强静脉期 MPR 冠状位重组,肿瘤呈"海绵状"强化。

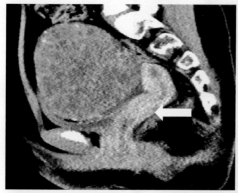 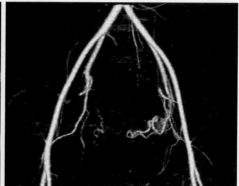

腹部 CT:左图增强静脉期 MPR 矢状重组,肿瘤边界光整,子宫饱满;右图增强动脉期 VR 重组,左侧子宫、卵巢动脉增粗。

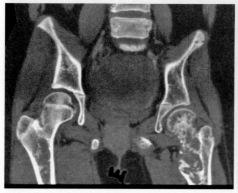 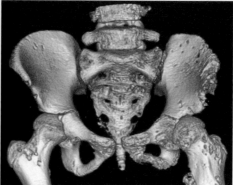

腹部 CT:左图平扫冠状位重组、右图平扫 VR 重组,髋关节多发骨内点片状低密度影。

图 9-3-3-2　左侧卵巢幼年型颗粒细胞瘤,伴多发性内生软骨瘤病(Ollier 病)

病例 3

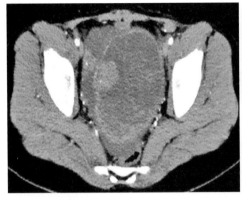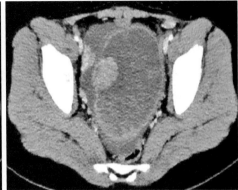

腹部 CT：左图横断位增强动脉期，盆腔内类卵圆形囊实性肿块，实性成分及包膜可见强化；右图横断位增强静脉期图像，实性成分及包膜进一步强化。

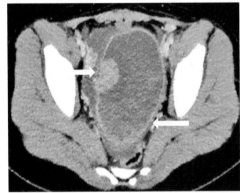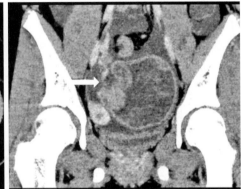

腹部 CT：左图横断位增强延迟期，实性部分及包膜进一步明显强化；右图增强冠状位重组，瘤体右侧局部包膜显示不清，手术中证实包膜局部破裂。

图 9-3-3-3　右侧卵巢幼年型颗粒细胞瘤

4. 上皮源性肿瘤：浆液性囊腺瘤、黏液性囊腺瘤

〖临床概述〗

卵巢上皮性良性肿瘤中最常见的为卵巢囊腺瘤，包括浆液性囊腺瘤（ovarin serous tumor，OST）和黏液性囊腺瘤（ovarin mucinous tumor，OMT），其中浆液性囊腺瘤占卵巢良性肿瘤的 25%，黏液性囊腺瘤占 20%，发病年龄为 20～50 岁，主要临床表现为腹盆腔肿块，较大时可产生压迫症状，造成大小便障碍。

〖病理〗

卵巢囊腺瘤主要由上皮细胞和间质组织组成，可单房或多房，体积常较大，尤其是黏液性囊腺瘤，囊壁及分隔较光滑，厚度不超过 3 mm，囊内含稀薄或黏稠液体，囊壁及乳头间质内可见小钙化灶，是该病的特征之一。两者均可发生恶变，浆液性囊腺瘤恶变率为 30%～50%，黏液性囊腺瘤恶变率约 5%～10%。

〖影像表现〗

CT：

单侧或双侧囊性病灶，圆形或类圆形，囊液密度一般均匀，少数合并出血者密度可不均匀，可见分隔，囊壁及分隔光滑，厚度不超过 3 mm，有时可见少许钙化灶，增强扫描囊壁及分隔不强化或轻度强化。黏液性囊腺瘤体积可较大，可发生卵巢蒂扭转，病灶以单侧发病居多，呈多房囊性改变，囊液密度较浆液性囊腺瘤高，这与其含有较多黏蛋白成分有关。

MRI：

两种肿瘤均表现为边界清楚，大小不等的囊性肿块，常为多房状，内可见分隔或小的乳头状突起，浆

液性囊腺瘤呈 T1WI 低信号，T2WI 高信号，黏液性囊腺瘤由于富含黏蛋白而在 T1WI 上信号强度不同程度增高，T2WI 仍呈高信号。Gd-DTPA 增强扫描囊壁及分隔强化。

〖诊断要点〗

1. 好发于 20～50 岁女性。

2. 单房或多房囊性病灶，体积常较大，囊内可见纤细分隔或小乳头状突起。

3. CT 浆液性囊腺瘤密度多均匀，囊壁及分隔光滑；黏液性囊腺瘤呈多房囊性改变，囊液密度较高，增强扫描囊壁及分隔不强化或轻度强化。

4. MRI 黏液性囊腺瘤由于含黏蛋白成分 T1WI 信号较浆液性囊性瘤稍高，增强扫描囊内不强化，囊壁及分隔轻度强化或不强化。

〖鉴别诊断〗

1. 卵巢囊肿：最常见的卵巢良性囊性病变，常单发，边缘清晰，直径一般小于 5 cm，囊壁较薄，一般无钙化，囊液为均匀水样密度，增强扫描未见强化。

2. 卵巢囊性畸胎瘤：年轻女性多见，12％为双侧，囊壁一般较厚，由纤维组织构成，瘤内常含三个胚层，以外胚层为主，病灶内可见脂肪，部分可见脂-液平面及毛发、骨骼、牙齿等高密度头结节形成。

3. 巧克力囊肿：由异位的子宫内膜随经期反复出血、吸收、粘连形成，患者常有痛经史，多为双侧病灶，囊壁较厚，呈"囊外囊"，囊内密度较高，可出现液-液平面，因出血时间不同，密度或信号不同，病灶边缘模糊，和周围组织分界不清。

4. 卵巢囊腺癌：多表现为囊实性病变，囊壁不规则增厚，囊壁可形成乳头状软组织密度影突向囊腔，囊壁及分隔内可见沙粒体样钙化，此征象在黏液性囊腺癌中常见。周围组织受侵犯是恶性肿瘤的重要征象，多个盆腔脏器可受累，腹壁、大网膜可见转移，并可形成大量腹水。增强扫描肿瘤实性成分明显强化。

〖参考文献〗

1. 许玲辉，王玖华，沙炎，等. 浆液性卵巢肿瘤的 CT 诊断[J]. 临床放射学杂志，2002(02)：132-135.

2. 乔敏霞，时惠平，秦丹，等. 卵巢囊腺瘤的 MRI 诊断及鉴别诊断[J]. 中国 CT 和 MRI 杂志，2014(4)：29-31.

3. 李宇明，唐文伟，程晖，等. 卵巢囊腺瘤的 MRI 诊断及病理对照分析[J]. 中国 CT 和 MRI 杂志，2018,16(10)：102-105.

（支　琪　周　静）

〖病例解析〗

病例

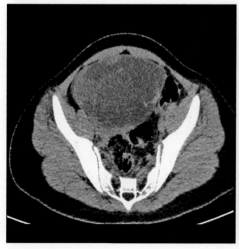 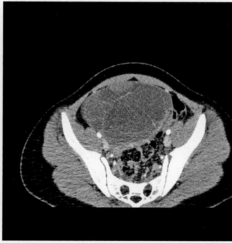

腹部 CT：左图横断位平扫，腹盆腔见囊性成分为主占位，病灶前壁及右侧边缘可见少许实性成分；右图横断位增强，实性成分及分隔轻度强化，液性成分未见强化。

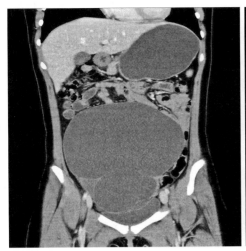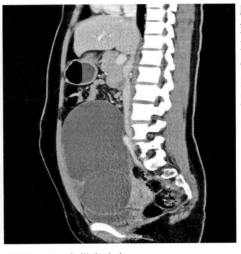

腹部 CT：左图增强 MPR 冠状位重组、右图增强 MPR 矢状位重组，肿块体积较大，以囊性成分为主，前下方见少许实性成分。

图 9-3-4　卵巢囊腺瘤

5. 子宫/阴道横纹肌肉瘤

【临床概述】

流行病学：

横纹肌肉瘤是来源于中胚叶的恶性肿瘤，起源于横纹肌细胞或向横纹肌细胞分化的间叶细胞，由多种不同分化程度的横纹肌母细胞组成，占儿童恶性中胚叶肿瘤的 80% 及恶性实体瘤总数的 10%。成人少发，男性多于女性。胚胎型横纹肌肉瘤多发于 8 岁前儿童（平均年龄为 6 岁）；腺泡型横纹肌肉瘤见于青春期男性（平均年龄 12 岁）；混合型横纹肌肉瘤常见于成人，也可见于儿童。

横纹肌肉瘤可发生在任何有横纹肌组织的部位，也可以发生于无横纹肌组织，发病部位：头颈部＞泌尿生殖系统＞四肢。在女性生殖道横纹肌肉瘤最常见于阴道，占 54%～60%，外阴、子宫、宫颈分别占 11%～13%、11%～17%、15%～18%。以葡萄簇型为主，胚胎型其次，而腺泡型和未分化型少见（3%～5%）。发生于外阴和阴道的中位年龄为 21 个月，大部分小于 10 岁，而子宫（包括宫颈）常见于青春期，中位年龄为 15 岁。

横纹肌肉瘤是女孩最常见的阴道和外生殖器原发性肿瘤。非转移性生殖道横纹肌肉瘤的 5 年生存率超过 90%。

主要表现：

肿瘤多起源于阴道下 1/3 处前壁，呈葡萄状或息肉状从阴道口脱出。可有不规则阴道出血。肿瘤易转移至附近淋巴结。远处转移以肺和中枢神经系统最常见，其次是肝和骨髓。

【病理】

病理肿瘤组织致密呈白色，有时为脑样质地。在腔隙（如阴道）中生长形态则不一，为半透明息肉状，呈葡萄簇样，易破碎或部分折断。组织学上主要表现为肿瘤细胞由横纹肌母细胞和小圆细胞组成，核染色深，常见有丝分裂象，胞浆少；横纹肌肉瘤大多数属于此型。胚胎和腺泡型表现为：非局限性的浅棕色肉样病变。腺泡型表现为含有横纹肌母细胞巢及有胶原纤维管状隔膜的未分化肿瘤细胞。

【影像学表现】

超声：

超声检查是幼儿怀疑阴道横纹肌肉瘤的首选筛查方法。可见膀胱和直肠间软组织肿块，多较大、不均匀，通常可发现相邻结构的侵犯。

CT:

CT有助于评估肿瘤的位置和形态,常规应增强扫描,并进行延迟期扫描,从而可以使对比剂充盈膀胱。

平扫多表现为等、低密度的均匀或轻度不均匀密度肿块,肿块一般较大,边缘相对欠清晰,肿块内钙化少见,增强扫描动脉期多呈轻中度的不均匀强化,肿块周边强化较明显,部分病例可见假包膜。若肿块较大的,瘤内可见出血、液化坏死区,出血灶密度稍高于肿瘤实质,液化坏死区为瘤内不规则的低密度灶,边缘境界模糊,增强扫描不强化。较大肿块可推移、侵犯周围组织结构,可有区域淋巴结及远处器官的转移。

MRI:

MRI是阴道横纹肌肉瘤最佳检查方法,软组织分辨力强且可以多平面成像。病变边界多不清,T1WI多表现为等信号,与软组织信号接近,T2WI呈高信号,肿块内有出血或囊变时信号不均匀,可出现血管包绕,增强扫描呈不均匀强化,MR观察肿瘤对周围盆腔脏器的侵犯程度及淋巴结转移情况更为确切。

【诊断要点】

1. 盆腔、盆腔底部及外阴软组织肿块。
2. 肿块呈等或低不均匀密度,内部钙化少见,可见囊变区。
3. CT、MRI增强扫描不均匀强化。
4. 可出现周围浸润、骨质破坏或者出现远处转移。

【鉴别诊断】

1. 神经母细胞瘤:好发于5岁以下儿童,边缘境界清楚,可有钙化,增强扫描强化不明显。
2. 脂肪肉瘤:肿瘤内脂肪含量多少与肿瘤分化程度有关,分化成熟的以脂肪成分为主,分化较差的以软组织成分为主,可有不规则液化坏死区。肿瘤境界不清,呈浸润性生长。增强扫描瘤内软组织成分及包膜可见。
3. 恶性畸胎瘤:多表现为囊性或囊实性肿块,可见壁结节、钙化及脂质,边界清晰,增强扫描实性成分轻度强化,壁结节无强化。

【参考文献】

1. 陈嘉波,杨体泉,唐咸明,等.儿童泌尿生殖系统横纹肌肉瘤17例[J].实用儿科临床杂志,2010(23):1801-1802.
2. 邓然,杨立.泌尿生殖系统横纹肌肉瘤的诊治进展[J].现代泌尿生殖肿瘤杂志,2021,13(5):313-316.

(姚 琼 杨 明)

【病例解析】

病例

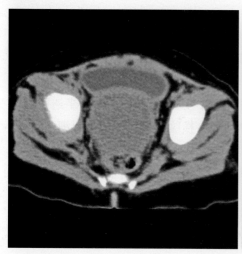 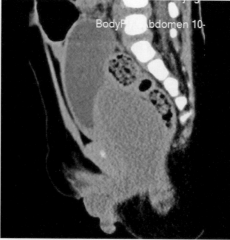

腹部CT:左图横断位平扫,这个9个月大的女婴有巨大的不规则阴道内肿块,膀胱与直肠呈受压改变;右图矢状位重组,示阴道内充满了液体和肿瘤,并向下延伸,膀胱和直肠受压移位;未完善增强检查,活检病理证实横纹肌肉瘤。

图9-3-5 阴道横纹肌肉瘤

第四节　男性生殖系统肿瘤

1. 生殖细胞肿瘤

【临床概述】

流行病学：

生殖细胞肿瘤是最常见的睾丸肿瘤，占小儿睾丸肿瘤的 60%～75%，包括精原细胞瘤和非精原细胞瘤。儿童以非精原细胞瘤多见，包括畸胎瘤，卵黄囊瘤，混合型生殖细胞肿瘤，胚胎性癌，绒毛膜癌等，其中畸胎瘤最多见，其次是卵黄囊瘤。

畸胎瘤含有三胚层来源组织结构，好发于 4 岁以下儿童，平均年龄为 18 个月，儿童期畸胎瘤多为良性。青春期前患有隐睾的儿童睾丸生殖细胞肿瘤多为畸胎瘤。肿瘤常发生于腹内睾丸中，偶尔也可发生在对侧睾丸。

卵黄囊瘤（yolk sac tumor，YST），也称为内胚窦瘤，来自胚胎期的卵黄囊，是一种恶性生殖细胞肿瘤。其发病原因可能与隐睾、遗传、外伤及感染等有关。分为单纯型及混合型，前者多发生于 2 岁以下婴幼儿，预后好，后者发生于成人，预后差。

混合型生殖细胞肿瘤由 2 种或 2 种以上生殖细胞来源组成。

精原细胞瘤好发于 35～45 岁，儿童少见。

临床特征：

小儿睾丸生殖细胞肿瘤临床上多表现为睾丸的肿大或睾丸无痛性的肿块，可伴有腹股沟的淋巴结肿大。

血清甲胎蛋白（AFP）是由胎儿早期卵黄囊、肝脏及近端小肠产生。新生儿出生后出现生理性的增高，在 8～12 个月降至正常。90% 以上卵黄囊瘤患儿的血清 AFP 升高，而几乎全部成熟性畸胎瘤患儿的血清 AFP 正常，因此 AFP 可作为诊断卵黄囊瘤的重要指标。

【病理】

最新的 WHO 分类将睾丸良性畸胎瘤定义为"畸胎瘤青春期前型"，其基本发生于青春期前患者，呈良性临床经过。成年人可发生青春期前型、青春期后型畸胎瘤，仅后者具有恶性潜能。

睾丸畸胎瘤大体上为灰白色囊实性肿块，有包膜，切面可见大小不等囊腔，囊内为褐色胶冻状物，实性部分可见骨质或钙化。

睾丸卵黄囊瘤分为单纯型及混合型，儿童期多为单纯型。肿瘤大体上为灰白色卵圆形肿块，有包膜，质软，切面淡黄色，有黏液感，瘤体内有大小不等的囊腔。镜下肿瘤细胞为圆形或多边形，核大深染，呈空泡状，包浆丰富，肿瘤细胞围成腺管状或疏松网状间质富含黏液。

睾丸精原细胞瘤病理学类型包括经典型、精母细胞型及间变型。

【影像学表现】

超声：

睾丸畸胎瘤：肿瘤成分复杂，但边界清楚，其内囊肿常见，因此超声上可以存在无回声或包含散在强回声光斑。

睾丸卵黄囊瘤：通常为非特异性实性包块；部分情况下，没有可见的肿块，睾丸增大是唯一发现；多普勒评估常显示肿瘤内血流增大。

睾丸精原细胞瘤:边界清楚,均匀弥漫性低回声。

CT:

CT 是超声检查的重要补充,特别是对于卵黄囊瘤等恶性生殖源性肿瘤,通过观察有无腹股沟、髂窝及后腹膜的淋巴结转移,以及有无肺部转移,给肿瘤的分期提供重要依据。

睾丸畸胎瘤表现为睾丸内的混杂密度肿块影,其内含有软组织、液体、脂肪及钙化等多种成分,增强后肿块软组织成分强化,其余成分不强化。

睾丸卵黄囊瘤多为单侧发病,右侧多于左侧,表现为形态规则、密度不均匀的肿块,常伴坏死,可伴出血,钙化少见,无脂肪成分。增强后肿块呈明显不均匀强化,动脉期周边强化为主,静脉期呈渐进性强化;患侧精索多均匀增粗,增强后均匀强化,强化程度较对侧明显。

睾丸精原细胞瘤平扫呈等低密度,密度较均匀,内可见囊变、坏死及钙化,边界清楚,增强扫描肿块呈轻、中度强化,分隔强化程度高于实质部分强化程度,而呈现分隔样强化,较具特征性。

MRI:

MRI 没有放射性危害,较 CT 佳,可作为超声检查的重要补充。

睾丸畸胎瘤的钙化在 MRI 上显示欠佳。睾丸卵黄囊瘤表现为睾丸内实性占位,多数呈长 T1、长 T2 信号,弥散受限,DWI 序列上信号高于正常睾丸组织信号,当瘤体内出现坏死时,肿瘤信号不均匀。由于 YST 血供丰富,因此增强后肿瘤多呈明显强化。患侧精索多均匀增粗。

睾丸精原细胞瘤 MRI 表现为卵圆形或浅分叶状肿块,边界清楚,呈等 T1、稍短 T2 信号,瘤内纤维血管分隔数量不等,粗细不均;增强后肿块不均匀强化,间隔强化程度高于瘤体实质部分,肿块呈现多结节状改变。

【诊断要点】

1. 睾丸内肿块含有多胚层来源结构考虑为畸胎瘤,AFP 多正常。

2. 卵黄囊瘤多发生于 2 岁以下婴幼儿,为实性肿块,可伴坏死囊变,弥散受限,多伴有 AFP 明显升高;部分情况下,没有可见的肿块,睾丸增大是唯一发现。

3. 精原细胞瘤小儿罕见,为边界清楚的卵圆形或浅分叶状肿块,增强后,分隔强化程度较实质部分强化明显。

【鉴别诊断】

1. 生殖细胞源性肿瘤相互鉴别:畸胎瘤含有三个胚层来源结构,成分最复杂,最具特征的是含有脂肪成分,当畸胎瘤乏脂肪时,与卵黄囊瘤的影像学鉴别困难,此时需结合患儿的血清 AFP,卵黄囊瘤患儿的 AFP 明显升高,而畸胎瘤多正常。

2. 淋巴瘤及白血病:淋巴瘤及白血病累及睾丸时,表现为睾丸弥漫性肿大,密度均匀,增强后中度均匀强化,而生殖细胞源性肿瘤为睾丸内占位,平扫及增强后的密度不均匀。

3. 睾丸旁横纹肌肉瘤:横纹肌肉瘤是来源于原始间质细胞的软组织恶性肿瘤,表现为阴囊内的不均质实性肿块,增强后呈不均匀、渐进性强化,但强化程度没有内胚窦瘤强化程度高,且不伴有 AFP 的升高。

【参考文献】

1. 焦丽丽,宋宏程,孙宁,等. 儿童睾丸不成熟畸胎瘤的诊治分析[J]. 中华泌尿外科杂志,2017(2):115-117.

2. 黄卓雅,陈思,蓝创歆,等. 睾丸肿瘤 61 例临床与病理特征分析[J]. 海南医学,2020,31(17):21-24.

3. HOLGER M, ANTINIO L C, PETER A. Humphrey, et al. 2016 年 WHO 泌尿系统和男性生殖器官肿瘤分类——第一部分:肾、阴茎和睾丸肿瘤[J]. 影像诊断与介入放射学,2018,27(1):65-72.

4. 李旭,李庚武,胡克非,等. 儿童睾丸卵黄囊瘤的 MRI 表现与病理结果对照[J]. 实用放射学杂志,2020,36(3):448-451.

5. 杜小峰,何广友,金中高,等. 睾丸精原细胞瘤的 MRI 诊断[J]. 中国医学计算机成像杂志,2018,24(1):53-56.

6. MAIZLIN I I, DELLINGER M, GOW K W, et al. Testicular Tumors in Prepubescent Patients [J]. Journal of Pediatric Surgery,2017,53(9):1748-1752.

（梁琼鹤 管红梅）

〖病例解析〗

病例 1

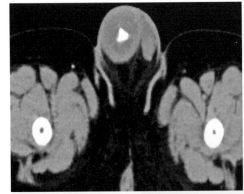 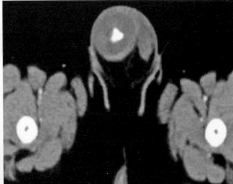

腹部 CT:左图横断位平扫,右睾丸内类椭圆形囊实性肿块影,瘤体内见囊性成分、片状钙化;右图横断位增强,实性成分及囊壁轻度强化。

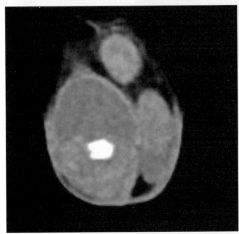 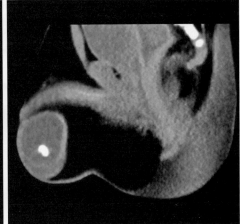

腹部 CT:左图平扫 MPR 冠状位重组,睾丸内囊实性肿块,上部囊性为主,下部实性为主;右图平扫 MPR 矢状位重组,肿瘤有包膜,周边正常睾丸组织受压变薄,显示不清。

图 9-4-1-1 右睾丸畸胎瘤

病例 2

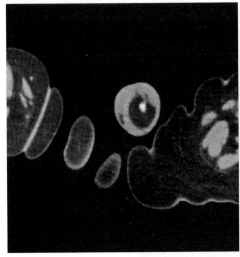 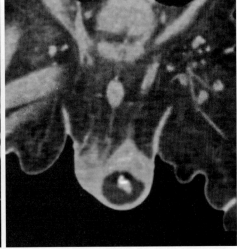

腹部 CT:左图横断位平扫、右图平扫 MPR 冠状位重组,左侧睾丸内以脂肪密度为主包块,其内见片状钙化,钙化影周边见少许软组织密度影。

图 9-4-1-2 左睾丸畸胎瘤

病例 3

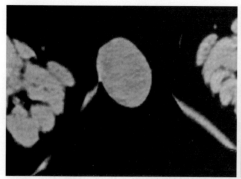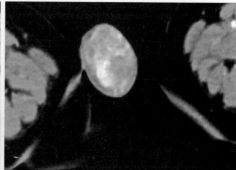

腹部 CT：左图横断位平扫，示右侧睾丸内实性肿块影，密度欠均匀；右图横断位增强动脉期，肿块明显不均匀强化。

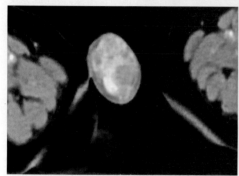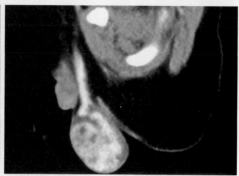

腹部 CT：左图横断位增强静脉期，肿块较动脉期进一步强化；右图增强静脉期 MPR 矢状位重组，肿瘤整体呈类椭圆形，同侧精索均匀增粗，明显强化。

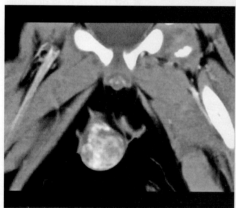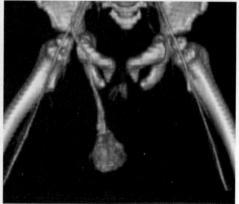

腹部 CT：左图增强静脉期 MPR 冠状位重组，肿块不均匀强化；右图 CTA 重组图像，可见明显增粗血管与之相连。

图 9-4-1-3　右睾丸卵黄囊瘤

病例 4

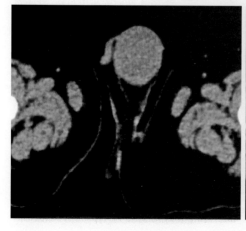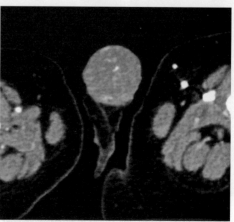

腹部 CT：左图横断位平扫，左侧睾丸内实性肿块影，密度较均匀，边界较清晰；右图横断位增强动脉期，肿块不均匀强化。

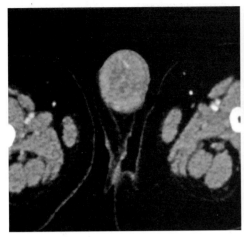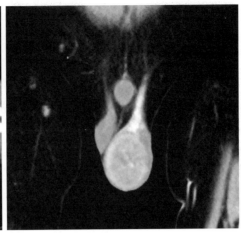

腹部 CT：左图横断位增强静脉期，肿块较动脉期进一步强化，强化不均匀，内见斑片状未强化区；右图增强静脉期 MPR 冠状位重组图像，肿瘤整体呈卵圆形，可见包膜。

图 9-4-1-4　左睾丸卵黄囊瘤

2. 睾丸间质细胞瘤

〖临床概述〗

流行病学：

睾丸间质细胞瘤(leydig cell tumor，LCT)是非生殖细胞肿瘤，来源于睾丸性索-间质 Leydig 细胞。

在一般男性人群中其发病率不到性腺肿瘤的 3%；在青春期前的儿童中，发病率增加到所有原发性睾丸肿瘤的 3%～9%。10% 的成人 LCT 表现出恶性行为，而在儿童期，LCT 多为良性。

LCT 通常发生在成年期，只有 25% 发生于儿童期。有两个发病高峰：5～10 岁和 20～50 岁。该肿瘤产生高水平的雄性激素。受影响的患者通常在 5～9 岁出现性早熟(阴毛，阴茎增大和痤疮)。

发病机制：

发病机制尚不明确，可能与基因突变有关，且儿童和成人的基因突变不同，也可能是由于下丘脑-垂体-睾丸轴功能紊乱，使黄体生成素增加，致使 Leydig 细胞受到过度刺激而引起。可伴隐睾，LCT 发生于隐睾，少数病例可伴有先天性曲细精管发育不全综合征(Klinefelter 综合征)。

临床表现：

小儿 LCT 部分表现为睾丸肿大或无痛性的睾丸肿块，部分表现为生长发育突然增快，骨龄提早，第二性征提前出现等假性性早熟表现，而无可触及的睾丸肿块和睾丸肿大表现。

〖病理〗

LCT 大体病理上呈实性结节状，有包膜，质中，切面肿瘤界限清楚，呈黄棕色或灰褐色，可见纤维索条，少部分可伴出血、坏死。

镜下肿瘤细胞呈多角形，包浆丰富嗜酸性，核圆形，间质少，多为毛细血管网、血窦和纤细的纤维组织。

〖影像学表现〗

B 超：

超声为睾丸 LCT 的首选检查方法，通常表现为低回声结节，界限清楚，回声相对均匀，内可有小面积的出血或纤维化相对应的微弱回声，血流丰富，外周有明显的血流环绕。

CT：

CT 由于辐射，不应作为睾丸 LCT 的首选检查。

肿瘤可位于睾丸的中央或边缘，平扫时为等或稍高密度实性肿块，密度较均匀，当肿瘤体积较大时，可出现出血、囊变;肿块的形态规则,边缘光整,包膜完整,增强后肿块呈较均匀的快速、明显、持续性强化。

MRI:

MRI 没有放射性危害,可作为超声检查的重要补充,给术前病变的鉴别诊断提供重要依据。

LCT 平扫时呈等 T1、稍短 T2 信号,信号均匀/欠均匀,增强后瘤体快速、明显强化。

【诊断要点】

1. 小儿 LCT 多见于 5～10 岁。

2. 多为单侧。

3. 可伴有假性性早熟,如生长突然加速、第二性征提前出现等。

4. 肿块有包膜,边缘光整,密度较均匀。

5. 增强后肿块快速、明显、持续性强化,静脉期强化更著,强化程度多较均匀。

【鉴别诊断】

1. 肾上腺残基瘤(TART):是先天性肾上腺皮质增生症(CAH)患儿睾丸内的肾上腺残余细胞在各种因素作用下形成的良性结节,常双侧睾丸受累,表现为睾丸肿大或睾丸内肿块,同时伴有 CAH 的表现,如 ACTH 控制不佳,性早熟,青春期提前并缩短等。TART 的典型表现为双侧睾丸病变,边界清或不清,无包膜,无占位效应,增强后明显强化。而 LCT 多为单侧睾丸受累,有包膜,有占位效应。

2. 睾丸生殖细胞肿瘤:畸胎瘤成分复杂,内含有脂肪、钙化、软组织及液性成分;卵黄囊瘤内成分亦不单一,多伴有坏死囊变,增强后呈不均匀、渐进性强化;精原细胞瘤呈浅分叶状,增强后呈轻、中度强化,纤维间隔强化程度较实质部分高。

3. 淋巴血液系统累及睾丸:睾丸呈弥漫性肿大,增强后中度、较均匀强化,可见小血管穿行于瘤体内,可伴有全身其他部位病变。

【参考文献】

1. 刘强,吕淑君. 睾丸间质细胞瘤的磁共振成像表现[J]. 实用放射学杂志,2020,36(11):1802-1805.

2. 张波,南平,岳振营,等. 睾丸间质细胞瘤 12 例临床病理学特征分析[J]. 诊断病理学杂志,2020,27(4):225-228.

3. LAMBROPOULOS V, THEODORAKOPOULOS A, MOURAVAS V, et al. Testis-Sparing Surgery for Non-Palpable Leydig Cell Tumors in Prepubertal Children [J]. Pediatr Rep, 2020, 12(3): 86-92.

(梁琼鹤　管红梅)

【病例解析】

病例

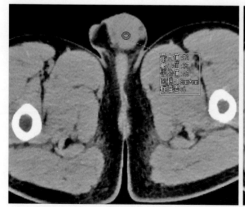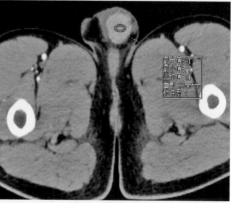

腹部 CT:左图横断位平扫,左睾丸内实性肿块,密度均匀,CT 值为 46 HU;右图横断位增强动脉期,肿块明显均匀强化,CT 值约为 81 HU。

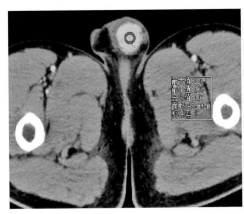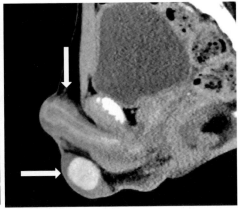

腹部CT:左图横断位增强静脉期,肿块进一步强化,CT值高达117 HU;右图增强静脉期MPR矢状位重组,肿块明显均匀强化,边界光整,肿块周边可见正常睾丸组织,阴茎增粗、增长。

图9-4-2　左睾丸间质细胞瘤

3. 淋巴瘤

〖临床概述〗

流行病学:

原发性睾丸淋巴瘤(primary testicular lymphoma,PTL)是较为罕见的结外非霍奇金淋巴瘤,最常见的病理学类型是弥漫大B细胞淋巴瘤,少见的有套细胞淋巴瘤、NK/T细胞淋巴瘤及其他T细胞淋巴瘤等。

PTL可发生于任何年龄,高发年龄为50~70岁,也可见于儿童及青少年期。PTL约占睾丸恶性肿瘤的5%,占淋巴结外淋巴瘤的2%。

发病机制:

由于睾丸无淋巴细胞,所以PTL组织起源有多种说法,其中被大多数人所接受的说法是所谓的结外恶性淋巴瘤的观点,认为可能是淋巴细胞在睾丸病变后入侵,并受各种因素刺激,且因睾丸无正常淋巴细胞免疫监视功能,最终进展为淋巴瘤。

临床表现:

主要表现为单侧睾丸无痛性肿块,并呈进行性增大,若累及双侧,则表现为双侧睾丸肿大,肿块质硬,可伴有坠胀感,可伴睾丸鞘膜积液。部分病例可出现低热、盗汗、体重下降等全身表现。

〖病理〗

大体病理上呈结节状,切面呈鱼肉状,色灰白,质软,边界清楚,无包膜,可伴坏死。镜下见肿瘤细胞形态较一致,细胞体积大,细胞核大,核仁明显,胞质少,核糖体丰富,核/质比率大。肿瘤围绕生精小管呈弥漫性浸润性生长,伴纤维组织增生,导致生精小管萎缩、破坏,肿瘤细胞可侵犯脉管,甚至突破白膜扩散至附睾、精索及睾丸旁组织。

〖影像学表现〗

B超:

超声为睾丸PTL的首选检查方法,表现为局灶性或弥漫性的低回声区;瘤体血流信号丰富且血管保持原有走行。

CT:

PTL的典型CT表现为圆形或卵圆形的软组织肿块,境界清楚,平扫以均匀等密度为主,增强扫描后呈轻中度均匀强化,这种影像特点是由于异型淋巴细胞弥漫浸润于睾丸实质所致,瘤体内可见小血管穿行,可伴有盆腔和腹膜后淋巴结转移。

MRI：

MRI 在 PTL 的术前诊断及临床分期方面发挥越来越重要的作用，且可同时评价两侧睾丸、睾丸间隙、精索及腹股沟淋巴结的情况。

PTL 肿瘤细胞常弥漫浸润于睾丸实质内，使曲细精管破坏、彼此远离，其间部分纤维形成，间质内无丰富的毛细血管网，因此大部分 PTL 的信号较均匀，在 T1WI 上呈均匀等、略低信号，T2WI 呈等或略低信号，增强后较明显强化。瘤体弥散受限，表现为 DWI 序列高信号，ADC 图为低信号，弥散受限可能是由于肿瘤内高核浆比及高细胞密度所致。

淋巴瘤本身血供少及肿瘤新生血管较少，但肿瘤细胞围绕正常血管周围呈袖套样浸润，从而破坏血睾屏障。MRI 造影剂是组织间隙造影剂，此时，造影剂通过破坏的血睾屏障进入睾丸，而使瘤体呈较明显强化。另外，病变区可出现中心血管征，平扫时表现为低信号，增强后为明显高信号。

PTL 常伴不等量的睾丸积液，可能与肿瘤压迫引起淋巴回流受阻有关，当病变较大时，可伴发双侧鞘膜积液。

【诊断要点】

1. CT 平扫为圆形/椭圆形的软组织肿块，密度较均匀，增强后较均匀强化。

2. MRI 示肿块易累及附睾及精索，伴鞘膜积液。

3. 瘤体内有小血管穿行。

4. 易伴腹股沟区及后腹膜淋巴结转移。

【鉴别诊断】

1. 生殖细胞肿瘤：畸胎瘤成分复杂，内含有脂肪、钙化、软组织及液性成分；卵黄囊瘤内成分亦不单一，多伴有坏死囊变，增强后呈不均匀、渐进性强化；精原细胞瘤呈浅分叶状，增强后呈轻、中度强化，纤维间隔强化程度较实质部分高。

2. 横纹肌肉瘤：横纹肌肉瘤表现为阴囊内的不均质实性肿块，增强后呈不均匀、渐进性强化，而淋巴瘤质地多较均一，增强后多呈轻度均匀强化。

【参考文献】

1. 程丽，徐凯，汪秀玲，等.原发性睾丸淋巴瘤的 MSCT 诊断及鉴别诊断[J].实用放射学杂志，2018，34(7)：1063-1065.

2. 唐秀斌，薛恩生，林礼务，等.原发性睾丸淋巴瘤的超声表现[J].中华超声影像学杂志，2019，28(11)：990-993.

3. 张在鹏，梅列军，龚晓明，等.原发睾丸淋巴瘤 MRI 表现[J].实用放射学杂志，2020(2)：247-250.

4. 白曼，程敬亮，张晓楠，等.原发性睾丸淋巴瘤 MRI 表现[J].中国医学影像技术，2020，36(9)：1360-1363.

（梁琼鹤　管红梅）

【病例解析】

病例

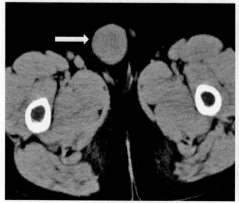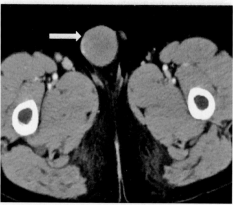

腹部 CT：左图横断位平扫，右侧睾丸增大，密度均匀；右图横断位增强动脉期，病变轻度均匀强化。

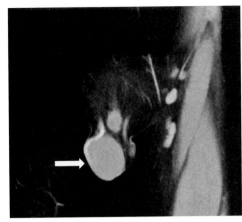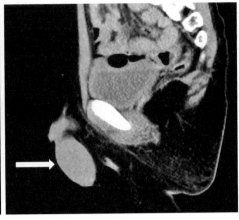

腹部 CT：左图增强静脉期 MPR 冠状位重组、右图矢状位重组，睾丸明显增大，呈卵圆形，密度均匀。

图 9-4-3　睾丸淋巴瘤

4. 睾丸旁包块

睾丸旁包块包括横纹肌肉瘤、脂肪瘤、促结缔组织增生性小圆细胞肿瘤、精索神经纤维瘤等。其中，睾丸旁脂肪瘤是最常见的良性睾丸旁肿瘤，脂肪成分较有特征性；促结缔组织增生性小圆细胞肿瘤（desmoplastic small round cell tumor, DSRCT）是一种罕见的高度侵袭性肿瘤，其常见的起源部位是腹盆腔和睾丸旁软组织；这两种肿瘤儿童均少见，故不再赘述。在小儿睾丸旁包块中，相对较常见的为横纹肌肉瘤，本节主要介绍睾丸旁横纹肌肉瘤。

横纹肌肉瘤（rhabdomyosarcoma, RMS）是一种恶性肿瘤，由横纹肌肉瘤细胞的异常增殖引起，RMS 可以生长在含有胚胎间质的身体任何部位，是继神经母细胞瘤和肾母细胞瘤之后儿童颅外最常见的恶性实体瘤，是最常见的软组织恶性肿瘤。

【临床概述】

流行病学：

一般来说，RMS 占所有儿童肿瘤的 5～10%，只有 7% 的 RMS 起源于睾丸旁。睾丸旁 RMS 可发生于附睾、精索或者睾丸鞘膜等处，其中精索为最好发部位，最常见的组织学类型为胚胎性横纹肌肉瘤。

患者年龄分布呈双峰，5 岁和 16 岁时达到峰值，诊断时中位年龄 7 岁，年龄越大往往预后越差。

临床表现：

主要表现为阴囊内无痛性、渐进性长大的肿块。早期肿块体积小且质软，难以发现，随着肿块长大，儿童多因洗澡时被家长发现两侧睾丸不等大而就诊，青少年则多因坠胀感而告知家长。

当肿瘤发生转移后，则出现相应的临床症状。发生腹股沟淋巴结转移时，可触及肿大结节，伴发肺部转移时，则出现呼吸道的症状等。

【病理】

瘤体剖面为灰白或灰褐色，质软至硬不等。胚胎性 RMS 镜下见肿瘤细胞呈梭形，核深染，部分胞质嗜酸性，肿瘤间质富含黏液。

免疫组织化学高度特异性的标记物包括肌细胞调节因子、肌细胞生成素（Myogenin）和结蛋白（Desmin）。

【影像学表现】

CT：

RMS 在 CT 上表现为阴囊内的等低密度肿块，平扫密度多较均匀，出血及钙化少见，外形多为卵圆

935

形,增强后肿块动脉期不均匀轻度强化,静脉期进一步强化,呈不均匀、渐进性的强化方式,瘤体内强化程度低的为富含黏液部分。由于 CT 的软组织分辨率较低,对于肿块的准确定位及与睾丸的关系观察存在困难。

RMS 为恶性肿瘤,易发生局部浸润,以及经淋巴、血行途径转移,而且肿瘤的淋巴转移具有跳跃性,因此行腹部 CT 扫描可以了解腹膜后淋巴转的转移情况,胸部 CT 扫描可以观察有无肺内转移,这对于肿瘤的分期、治疗方法的选择,以及手术方式的选择提供重要参考。

MRI:

RMS 表现为阴囊内的不均匀信号肿块,T1WI 以等低信号为主,T2WI 以稍低信号为主,瘤体较小时,边界清楚,可见与睾丸的分界,瘤体较大时,与睾丸分界不清,增强后,肿块不均匀强化,部分可伴有睾丸鞘膜积液。

【诊断要点】

1. 睾丸旁软组织肿块。

2. CT 密度及 MR 信号欠均匀。

3. 中等程度强化,渐进性强化。

4. 可见腹股沟区及腹膜后淋巴结转移,可伴肺部及骨转移。

【鉴别诊断】

1. 内胚窦瘤:是生殖细胞肿瘤的一种,多发生于 2 岁以下的婴幼儿,多伴有甲胎蛋白(AFP)的明显升高,影像学上为实性肿块,常伴坏死,可伴出血,增强后强化明显;横纹肌肉瘤的强化程度相较于内胚窦瘤强化程度低,且不伴有 AFP 的升高。

2. 淋巴血液系统肿瘤累及睾丸:睾丸多呈弥漫性肿大,增强后多呈轻中度均匀强化,可见小血管穿行于瘤体内,可伴有全身其他部位病变。

【参考文献】

1. 赵朋朋,黄剑华,林富祥,等.小儿睾丸旁横纹肌肉瘤的临床诊断学特征[J].中华诊断学电子杂志,2019,7(3):193-197.

2. 郭世欣,牛广明,张雪峰.睾丸及睾丸旁肿瘤 MRI 表现并文献复习[J].内蒙古医学杂志,201547(11):1288-1290.

3. KIM Y J, HUH J S, HYUN C L, et al. A Case of Pediatric Paratesticular Rhabdomyosarcoma with Epididymitis [J]. World Journal of Mens Health, 2012, 30(2):146-149.

(梁琼鹤　管红梅)

【病例解析】

病例 1

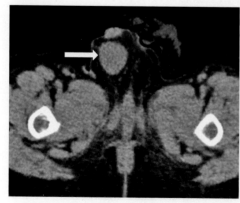 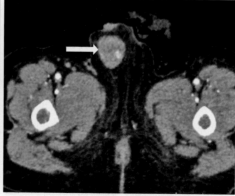

腹部 CT:左图横断位平扫,右侧阴囊内类圆形肿块,密度较均匀,密度略低于肌肉组织;右图横断位增强动脉期,示肿块不均匀强化。

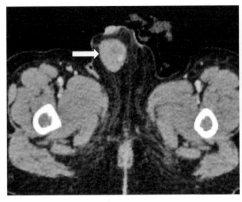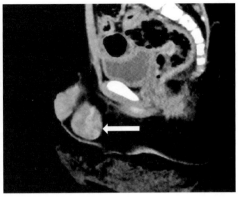

腹部 CT：左图横断位静脉期，强化程度较动脉期均匀，整体强化程度高于动脉期；右图增强静脉期 MPR 矢状位重组，肿块外形为类卵圆形，肿块呈不均匀强化。

图 9-4-4-1　右侧阴囊胚胎性横纹肌肉瘤

病例 2

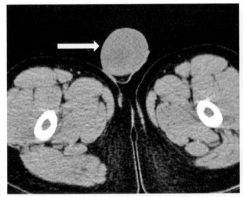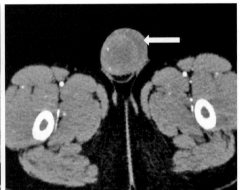

腹部 CT：左图横断位平扫，右侧阴囊内类圆形肿物，密度较均匀，略低于肌肉组织密度；右图横断位增强动脉期，肿块不均匀轻度强化，瘤旁少许积液。

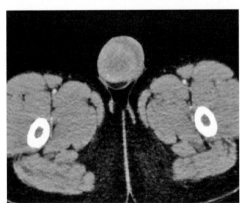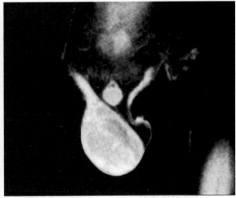

腹部 CT：左图横断位静脉期，肿瘤强化程度较动脉期进一步加强，密度更不均匀；右图增强静脉期 MPR 冠状位重组，肿块外形为类卵圆形，肿块呈不均匀强化。

图 9-4-4-2　右侧阴囊胚胎性横纹肌肉瘤

第十章 骨骼肌肉系统

绪　论

本章主要讲述了良、恶性骨肿瘤及良、恶性软组织肿瘤。儿童常见的良性骨肿瘤及肿瘤样病变有纤维性骨皮质缺损、非骨化性纤维瘤、骨囊肿、朗格汉斯细胞组织细胞增生症、骨软骨瘤，较少见的良性骨肿瘤及肿瘤样病变有骨纤维异常增殖症、骨样骨瘤、内生软骨瘤、软骨母细胞瘤、软骨黏液样纤维瘤、动脉瘤样骨囊肿等。常见的恶性骨肿瘤包括骨肉瘤、尤因肉瘤、白血病、少见的恶性骨肿瘤有骨转移瘤、骨淋巴肉瘤、骨纤维肉瘤等。鉴别良恶性骨肿瘤需要从：①患者年龄性别；②受累骨骼；③骨骼发病部位；④病灶形态及边缘；⑤基质形成；⑥骨膜反应；⑦软组织肿块这七个方面进行分析鉴别。

年龄在鉴别良恶性骨肿瘤中的作用

年龄	0	10	20	30	40	50	60	70
单纯性骨囊肿								
纤维性骨皮质缺损								
非骨化性纤维瘤								
动脉瘤样骨囊肿								
软骨母细胞瘤								
尤因肉瘤								
骨肉瘤								
软骨黏液样纤维瘤								
骨母细胞瘤								
骨软骨瘤								
骨样骨瘤								
内生软骨瘤								
骨巨细胞瘤								
恶性纤维组织细胞瘤								
造釉细胞瘤								
软骨肉瘤								
转移瘤								

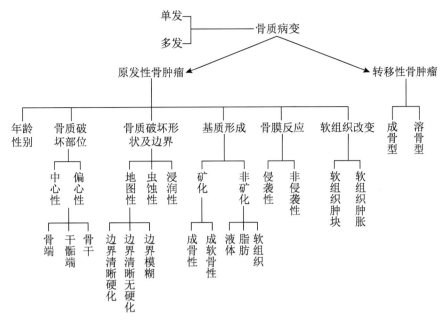

骨质改变的分析思路

常见的良性软组织肿瘤包括淋巴管畸形、血管瘤、脂肪瘤、骨化性肌炎,少见的良性软组织肿瘤包括脂肪母细胞瘤、神经纤维瘤和神经鞘瘤、纤维母细胞肌纤维母细胞性肿瘤。常见的恶性软组织肿瘤有横纹肌肉瘤、骨外尤文肉瘤,少见的恶性软组织肿瘤有脂肪肉瘤、婴儿型纤维肉瘤等,未分化多形性肉瘤等。软组织肿瘤的诊断和鉴别诊断从以下几个方面进行:①患者年龄性别;②临床信息;③软组织病变的位置;④发病率;⑤影像特征:X线及CT寻找有无钙化和骨化,MR寻找特征性信号;⑥结合病理活检这六个方面进行分析鉴别。

软组织肿瘤鉴别要点

临床信息	有无外伤史、症状,有无系统性疾病和伴发疾病
年龄	很多肿瘤有好发年龄段,6～15岁者70%是良性
发病率	良性软组织肿瘤:恶性>10∶1,良性多见
位置	良性多发生在浅表部位,恶性>50%发生在四肢
影像特征	CT明确肿瘤部位大小、与邻近组织关系,确定中路基质成分,MRI为最佳成像方式,显示边界,侵犯,寻找有无特殊信号及强化模式

(王瑞珠 张晓军)

第一节 良性骨肿瘤和肿瘤样病变

1. 纤维性骨皮质缺损

〖临床概述〗

流行病学:

纤维性骨皮质缺损(fibrous cortical defect of bone),又称良性骨皮质缺损,常有家族发病史。是一种在儿童中常见的溶骨性病变,它可以自行消退,或持续存在和生长。Sontag于1941年首次报告本病,后由 Caffey 于 1955 年正式命名。本病好发于男性,发病年龄多在 4～8 岁,15 岁以后少见,成人期见到的病变,均为儿童时期病变的延续。一般无临床症状或有间断性局部钝性疼痛。本病好发于下肢骨尤其是膝关节附近骨骺(股骨远端及胫、腓近端),上肢骨少见。

纤维性骨皮质缺损是一种常见的良性骨纤维病变,组织学上与非骨化性纤维瘤相同。一般认为本病病灶仅限于骨皮质,直径小于 2 厘米。

主要表现:

纤维性骨皮质缺损往往没有临床症状,多为偶然发现。小的纤维性骨皮质缺损完全没有症状,大的病灶可导致局部不适或疼痛。少数有局部疼痛,多为间隙性,于劳累后/运动后加重。局部可有轻微肿胀或压痛,无关节活动受限。病灶常为孤立性,也可为多发性。多发灶可以是单骨性,也可以是多骨性的。约 90% 纤维性骨皮质缺损(包括非骨化性纤维瘤)侵犯长骨,通常发生于腱膜附着处。最常见的部位为股骨,尤其是股骨远侧干骺端,发生率极高,在正常儿童中发生率达 40% 或更高,其次为胫骨远、近段;少见部位包括髂骨、锁骨、头颅、肩胛骨、下颌骨和手足部小骨。

【病理】

本病肉眼观察可见骨皮质缺损区有灰白色的骨膜增厚。病灶为偏心性,与骨皮质紧邻。由于所含类脂质含铁血黄素的量不同,病灶的颜色可为黄-灰-棕色,硬度也不同。病灶可由周围硬化的海绵骨上分离下来,其表面的皮质也厚薄不一。镜下可见病灶由旋涡状排列的成束纤维组织所组成,间质数量不等,可有巨细胞散在或形成病巢。

【影像学表现】

X 线平片:

为首选检查方法。病变的 X 线表现非常明确,显示为长骨干骺端的椭圆形透亮区。依正、侧两个位置的摄片,可发现病灶浅表,位于皮质。缺损区往往发生于管状骨的后内侧壁的皮质中,这是其特征性的部位,偶尔发生于后外侧。缺损区界限清晰,与骨干长轴一致,其大小往往为 1～3 cm,最大直径可达 4～5 cm 大小。病灶靠近髓腔侧时往往可以产生反应性骨质增生,形成界限锐利的边缘,硬化边的厚度约 1 毫米至数毫米。

CT:

对骨质改变显示更为清晰,可见病变位于骨皮质内,呈杯口样或碟状凹陷的密度减低影,内缘有硬化边,透亮区中可看到网状多房性小梁分隔。病灶内无钙化,无死骨,边缘清晰,无明显膨胀性改变。

MRI:

病灶因骨性间隔显示为多囊性改变。T1WI 上呈均匀的不同轻度高信号,T2WI 上呈信号减低区。静脉注射 GD-DTPA 增强扫描,显示病灶边缘增强,提示外围有充血区存在,病变中央部分无强化,偶见轻度强化。

【诊断要点】

1. 长骨骨骺端的骨皮质缺损区,无髓腔延伸。

2. 病灶边界清楚,呈纵向生长,无明显膨胀性改变。

3. 无明显骨膜反应。

4. 有硬化边。

【鉴别诊断】

1. 非骨化性纤维瘤:与纤维性皮质缺损关系密切,两者有相同的好发部位和相似的组织学表现。有的学者认为两者是一种病的不同阶段,一般将小而无症状并仅局限于骨皮质的病变,称为纤维性骨皮质缺损,而把病灶大且有症状,病变膨胀并侵入髓腔者,称为非骨化性纤维瘤,多为单发,骨皮质缺损常为双侧对称性发生,一般于14岁前自行消失,如不消失则可能成为非骨化性纤维瘤,CT和MRI检查对判断病变的范围大小,是否侵入髓腔有重要意义。

2. 骨纤维结构不良(骨纤维异常增殖综合征):可单独累及颅骨,也可同时发生于其他骨骼,如胫骨、股骨、脊椎骨等。单发性骨纤维异样增殖症病变在髓腔内长管状骨的干骺端或骨干,中心位或偏心位,病变部位表现为模糊的髓腔内透明(低密度)区,被形容为"磨玻璃状"。可见不规则的骨纹理,骨质有不同程度的扩张,骨皮质变薄,病变区与正常骨质间界线明显。可见反应性硬化缘,无骨膜反应。病变位于股骨颈或股骨上端可发生镰刀状变形,称为"牧羊杖"畸形。CT常可见囊样区中有索条状骨纹及斑点状致密影,病变大部分位于髓腔内。MRI见囊样病变区于T1WI呈低信号,于T2WI呈高信号。

3. 多房性骨囊肿:多位于骨髓腔中央、呈中心性生长,膨胀性较纤维皮质缺损明显,境界清晰,病变密度较低,周围硬化不明显或有轻度边缘硬化,MRI示骨囊肿呈均匀长T1、长T2信号。

4. 动脉瘤样骨囊肿:X线表现多为偏心性、具有中等度侵蚀性,常穿透骨皮质包壳,边缘轮廓模糊不清,呈虫蚀状,其骨皮质常膨胀如气球状,偏心型膨胀性骨质破坏,病变呈"皂泡样"改变。CT增强后病灶实质部分强化,可见粗大供血血管,有时可显示液-液平面,MRI较易显示信号分层,病灶与毗邻软组织分界光整。

5. 干骺端结核:常发生于干骺端松质骨内,可跨越骺板,而本病位于骨皮质内,病灶一般不跨越骺板。结核病灶内可有砂粒状死骨,密度不均,其边缘硬化范围不一并逐渐称行于周围骨质内,本病无死骨,无钙化,CT上较易于观察区别。MRI显示结核病灶为不均匀的长T1、长T2信号。

6. 骨样骨瘤:有的发生于干骺皮质处应与本病鉴别,但骨样骨瘤局部疼痛于夜间明显,薄层CT扫描可见瘤巢,瘤巢内常有钙化,瘤巢周围有广泛骨硬化,易鉴别。

【参考文献】

1. 刘红光,曹庆选,卢明花,等.纤维性骨皮质缺损的X线、CT表现和随访研究[J].中华放射学杂志,2002,36(07):629-633.

2. 刁胜林,韩杰,孙丽敏,等.胫骨近端骨肿瘤及肿瘤样病变分析[J].河北医药,2015,(17):2619-2621.

（郭　斌　王瑞珠）

【病例解析】

病例

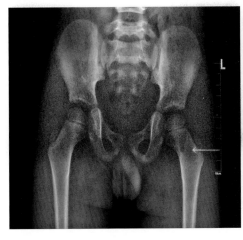 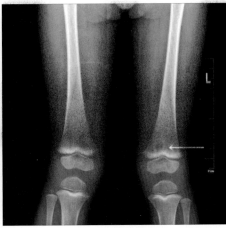

X线:左图双髋关节正位,左侧股骨近端椭圆形透亮区,界限清晰;右图双膝关节正位,左侧股骨远端椭圆形透亮区,界限清晰,与骨干长轴一致。

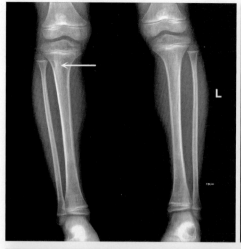
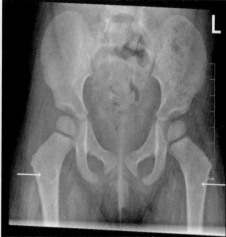

X 线：左图双胫腓骨正位，右侧胫骨近端椭圆形透亮区，界限清晰，与骨干长轴一致；右图双髋关节正位，双侧股骨近端类椭圆形透亮区，界限清晰。

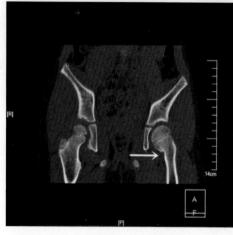
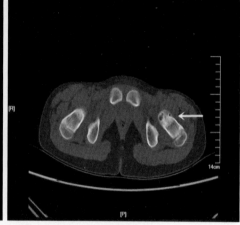

双髋关节 CT：左图冠状位重组骨窗，左侧股骨近端杯口样密度减低影，内缘有硬化边，无死骨；右图横断位平扫，左股骨颈病灶边缘清晰，无明显膨胀性改变。

图 10-1-1　纤维性皮质缺损

2. 非骨化性纤维瘤

〖临床概述〗

流行病学：

非骨化性纤维瘤（Nonossifying fibroma）为起源于成熟的骨髓结缔组织的良性肿瘤，无成骨趋向，故又称为非生骨性纤维瘤（Nonosteogenic fibroma）。本病由 Jaffe 首先提出，认为它是真正的肿瘤。但 Hatcher 则认为此疾患系软骨内化骨障碍而表现出来的局限性纤维异常增殖症。本病极少发生恶变。本病发生于儿童和青春发育期患者，70％见于 10～20 岁的人群中，性别无明显差异。

胫骨和股骨是最常见的累及部位，干骺端皮质的后部和内侧多见。病变通常出现在干骺端，并随着孩子的生长而往骨干迁移。病变以皮质为基础，但经常延伸到髓腔，直径大于 2 cm。

主要表现：

本病好发于股骨下端、胫骨上端及腓骨两端；其他少见部位为肱骨、桡骨、尺骨等。早期一般无何症状，多在外伤或骨折后行 X 线检查时偶尔发现。有些病例临床上有轻度疼痛、压痛及局部肿胀，有时疼痛可放射至关节。

〖病理〗

肿瘤在骨内被一硬化的骨壳所包围，肿瘤本身由坚韧而致密的纤维组织所构成，切面柔韧，可呈黄色或棕色，视其中类脂质的含量而定。

显微镜下肿瘤由梭形结缔组织细胞,多核巨细胞及泡沫细胞组成。在病灶内看不到骨组织的形成,只有肿瘤附近的骨组织才有反应性增生,为本病的特点。由于有多核巨细胞,有时被误认为巨细胞瘤;但此种巨细胞分布广泛,可形成小巢,不像真性巨细胞瘤那样大量、弥漫性地存在。

【影像学表现】

非骨化性纤维瘤和纤维性骨皮质缺损在病理上极其相似,单从病理上有时鉴别也是困难的,结合临床或 X 线表现有助于两者的鉴别。

X 线平片:

典型所见为病灶位于干骺端-骨干区域,圆形或椭圆形骨缺损,偏心地位于邻近皮质的骨髓腔内,呈多房性表现,伴界限锐利的反应性骨硬化性的边缘。在髓腔侧硬化边缘较皮质侧更厚。病变直径为 4～7 cm。病变早期呈偏心性生长,随病变的增大可以占据整个骨髓腔,尤其是在腓骨和小骨中,此时缺乏特征性。若发生病理骨折可出现骨膜反应。

CT:

CT 扫描可以清晰地显示病变的部位,反应性骨质增生以及骨皮质受压变薄和压迹,特别是透亮区中缺乏钙化有助于与其他具有钙化和骨化的病变区别。CT 还可清晰地显示病变的范围,若病变宽度超过骨干横径的 50%,病灶的长径大于 30 mm,提示有病理性骨折的可能。

MRI:

MR 上非骨化性纤维瘤和纤维性骨皮质缺损于 T1WI 和 T2WI 上均表现为低信号,在 T2WI 上的低信号代表了含铁血黄素的沉积,大量胶原组织成分,周边的低信号代表边缘性骨硬化。

【诊断要点】

1. 好发于膝关节附近。

2. 长骨骨骺端的偏心性骨质缺损区,向髓腔延伸,可有纤维分隔。

3. 病灶皮质菲薄,边缘硬化。

4. 无成骨趋向,无骨膜反应。

5. 直径大于 2 cm。

【鉴别诊断】

1. 骨巨细胞瘤:多发生在骨骺愈合后的骨端,少发生于骨骺未愈合前。高度膨胀,周围界限不清,典型者呈泡沫状。

2. 动脉瘤样骨囊肿:通常为偏心性膨胀性囊性透亮病变,可呈气球样膨胀出骨外。多见于 20 岁以下青少年,多有外伤史,疼痛,多有液-液平面。

3. 单房性骨囊肿:为中心性发病,常呈梭形对称性膨胀性生长,周围无清楚的硬化边缘。

4. 纤维性骨皮质缺损:为局限性骨皮质的发育障碍,见于生长期儿童的长骨干骺端,呈碟状的骨皮质凹陷或完全缺损,边缘硬化,可自愈,且它位于骨皮质中,大小在 2 cm 以下,患者年龄较小,随访中病灶可以逐渐缩小甚至消失;而非骨化性纤维瘤偏心地位于邻近骨皮质的骨髓腔内,直径在 2 cm 以上,往往发生于年长儿和青春发育期患者。有学者认为非骨化性纤维瘤是纤维性骨皮质缺损发展的结果。

【参考文献】

1. 张保付,郭秀敏,韩桂芬,等.非骨化性纤维瘤 21 例 X 线与 CT 分析[J].医学影像学杂志,2013,23(9):1471-1473.

2. 梁建立.非骨化性纤维瘤的影像学诊断与鉴别诊断[J].内蒙古医学杂志,2019,51(6):722-723.

3. 郑燕婷,邱士军,谭欣,等.儿童股骨肿瘤及肿瘤样病变的影像诊断分析[J].临床放射学杂志,2017,36(2):268-271.

(郭　斌　王瑞珠)

〖病例解析〗
病例 1

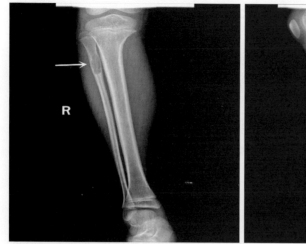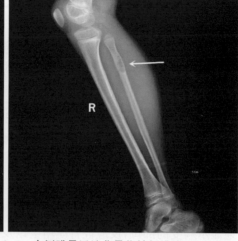

右胫腓骨 X 线：左图正位片，右侧腓骨近端偏心性椭圆形骨缺损，可见界限锐利的反应性骨硬化性的边缘；右图侧位片，病灶边界清晰，未见明显骨膜反应。

图 10-1-2-1　右侧腓骨近端非骨化性纤维瘤

病例 2

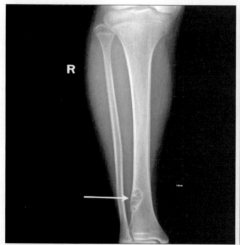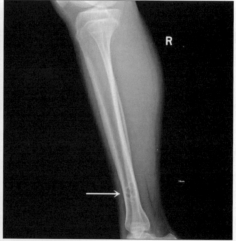

右胫腓骨 X 线：左图正位片，右侧胫骨远端偏心性椭圆形骨缺损，呈多房性表现；右图侧位片，病灶可见界限锐利的反应性骨硬化性的边缘。

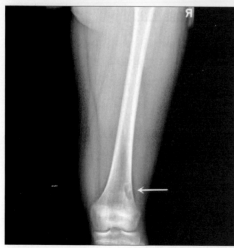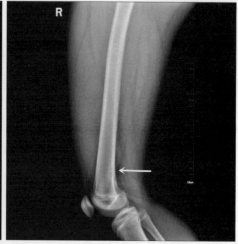

右股骨 X 线：左图正位片，右侧股骨远端偏心性椭圆形骨缺损；右图侧位片，病灶位于股骨后缘，边界清晰，可见硬化边缘。

图 10-1-2-2　右侧胫骨及股骨远端非骨化性纤维瘤

病例3

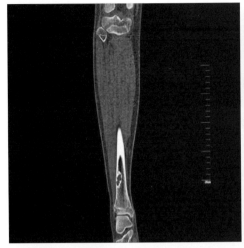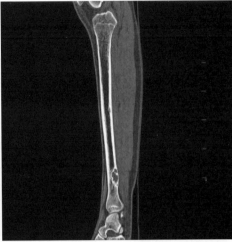

右胫腓骨 CT：左图冠状位重组，右侧胫骨远端椭圆形骨缺损，呈偏心性、多房性表现；右图矢状位重组，可见界限锐利的反应性骨硬化性的边缘，病变内未见钙化。

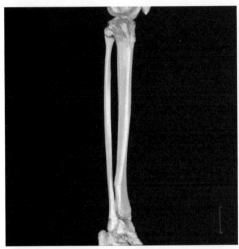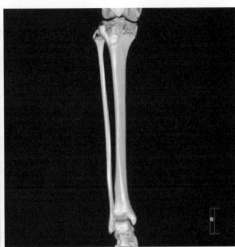

右胫腓骨 CT：左图三维重组，胫骨远端膨胀，局部骨皮质隆起，未见明显骨膜反应；右图三维重组，病变范围局限于胫骨远端。

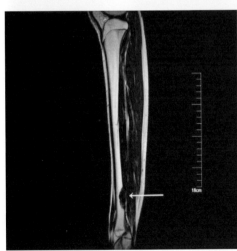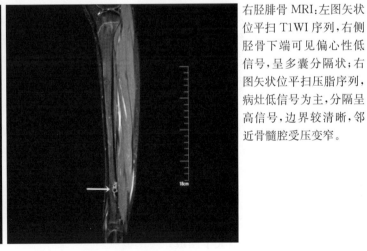

右胫腓骨 MRI：左图矢状位平扫 T1WI 序列，右侧胫骨下端可见偏心性低信号，呈多囊分隔状；右图矢状位平扫压脂序列，病灶低信号为主，分隔呈高信号，边界较清晰，邻近骨髓腔受压变窄。

图 10-1-2-3　右侧胫骨远端非骨化性纤维瘤

3. 骨囊肿

〖临床概述〗

流行病学：

骨囊肿(bone cyst)是一种常见的肿瘤样病变,其发病年龄范围为 2 个月至 54 岁,约 80% 骨囊肿发生于 3~14 岁的儿童,好发于 4~10 岁,男女之比为 2∶1。

骨囊肿是一种生长缓慢的破坏性骨病,最常发生于长管状骨中,其发生率为 90%~95%,好发部位依次为肱骨(约占 50%)、股骨(约占 30%)及胫骨近端干骺端或骨干的髓腔内,其他发病部位包括腓骨、尺骨、桡骨、跟骨、距骨、髂骨、肋骨等。大多呈单房性改变,但也有呈多房性者。

主要表现：

临床上一般无任何症状,有时可感到患骨有轻微疼痛和压痛。更多的患者往往是随轻度损伤而出现疼痛和活动受限而就医,或作为 X 线检查中的意外发现。

〖病理〗

骨囊肿内是由疏松的网状及细纤维状结缔组织构成许多囊状部分,囊腔壁被一单层间皮细胞所覆盖着。在囊腔中充有澄清黄色略带血红的液体。囊肿周围为光滑的骨壁,在骨壁上有高低不同的骨嵴。囊肿的覆盖膜可为疏松的结缔组织,可见到完整的骨性间隔。

〖影像学表现〗

X 线平片：

骨囊肿好发肱骨上端,其次为股骨与胫骨上端,病变靠近骺板并向骨干侧延伸。呈圆形或长圆形透亮区,密度均匀、模糊。囊肿向外生长呈膨胀性改变使局部骨皮质变薄,边缘可有细线状硬化。囊壁光滑,若合并骨折时囊壁碎裂,骨折片可陷入囊肿内,随体位骨片下垂于囊肿的底部,称为"骨碎片下沉征"。此征对于单纯性骨囊肿来说是特征性的,这种表现表明病变内的成分不是实质性的,而是液性的,它是单纯性骨囊肿与其他骨内实质性病变鉴别的一种重要的 X 线征象。同时囊壁周围有骨痂生长,少数骨囊肿囊内有分房。

CT：

当囊肿发生于结构复杂的区域如脊柱和骨盆中可用 CT 进行估计,但这些部位的病变主要发生于成人中。CT 可以根据病变内有否钙化,以及增强 CT 上病灶有否强化来判断病灶是液性的还是实质性的,有助于单纯性骨囊肿与实质性肿瘤的鉴别。

MRI：

无并发症的单纯性骨囊肿在 T1WI 上表现为低信号,T2WI 表现为高信号。病理骨折后囊内出血则在 T1WI 和 T2WI 上具有不同的信号。增强扫描可仅见周边和内在间隔的强化,偶尔囊内可见液-液平面。

〖诊断要点〗

1. 囊肿为邻近骨骺板的干骺部中心性病变,但不超越骨骺板;股骨上端病变可邻近大粗隆骨骺。

2. 囊肿其长轴与骨干方向一致。

3. 囊肿横径往往不大于骺板。

〖鉴别诊断〗

1. 骨纤维异常增殖症:病变边缘不规则,与正常骨组织界限不清楚。病变区密度不均匀或呈磨砂玻璃状。骨囊肿边界清楚、透亮度高、密度均匀。

2. 嗜酸性肉芽肿:囊性破坏区与骨囊肿相似,但嗜酸性肉芽肿多位于骨干中部,边界不清楚,周围有骨膜反应与骨囊肿不同。

3. 动脉瘤样骨囊肿：发病部位与骨囊肿相似，但前者好发于扁平骨如椎体、骨盆及肩胛骨，也可在长骨干骺端发病。与单纯骨囊性不同点是多为偏心性，且可穿透皮质包壳。动脉瘤状骨囊肿含有软组织的细胞间质，其中可见化生的软骨及骨样组织。X线片上可见斑片状或点状钙化，这种在单纯性骨囊肿是不会出现的。动脉瘤样骨囊肿具有中度侵蚀性，其边缘轮廓模糊不清呈虫蛀状，其骨皮质常膨胀如气球状。

4. 非骨化性纤维瘤：偏心性病灶，多位于与骨骺板一定距离处。病变通常较小，位于皮质部分但可延伸至髓腔海绵骨内。大的非骨化性纤维瘤可占据整个髓腔，此时，不易与单纯性骨囊肿区别。

5. 骨巨细胞瘤：偏心性病灶，完全穿透骨皮质，肿瘤呈明显膨胀性生长。骨巨细胞瘤最常见的部位为股骨远端及胫骨近端，而这是单纯性骨囊肿相对少见的部位。此外，骨巨细胞瘤常累及骨骺，亦与骨囊肿不同。

【参考文献】

1. 韦彩琴,郭永飞,余水全.儿童及青少年长骨常见囊性骨肿瘤的MRI表现分析[J].现代医用影像学,2020,29(5)：824-827.

2. 郑燕婷,邱士军,谭欣,等.儿童股骨肿瘤及肿瘤样病变的影像诊断分析[J].临床放射学杂志,2017,36(2)：268-271.

3. 曾效力,李均洪,梁振华,等.骨纤维结构不良继发动脉瘤样骨囊肿影像诊断[J].医学影像学杂志,2015,25(7)：1273-1276.

（郭　斌　王瑞珠）

【病例解析】

病例1

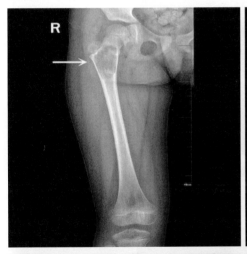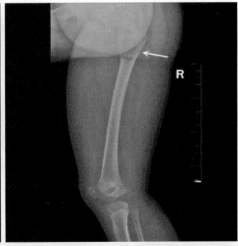

右股骨X线：左图正位片，右股骨近端可见囊状透亮区，边缘光滑，边缘锐利；右图侧位片，病灶边缘骨皮质尚连续，未见明显骨膜反应。

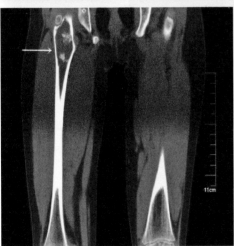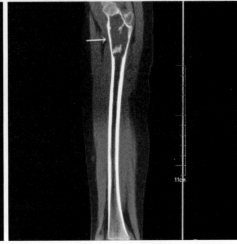

右股骨CT：左图冠状位重组，右股骨近端局部略膨隆，骨皮质变薄，髓腔内见类圆形低密度灶；右图矢状位重组，病变长轴与股骨长轴一致，边界清晰，内可见条片状高密度影。

图10-1-3-1　右侧股骨近端骨囊肿

病例 2

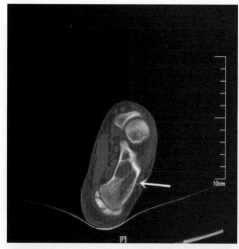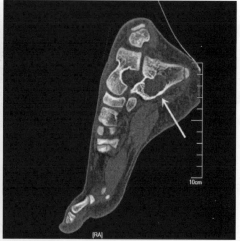

左跟骨 CT：左图横断位平扫，跟骨前下方类圆形低密度影，边缘硬化；右图矢状位重组，病灶低密度，跟骨骨皮质连续，未见骨膜反应。

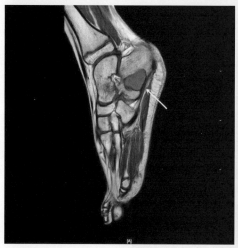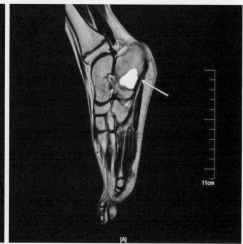

左跟骨 MRI：左图矢状位平扫 T1WI 序列，左足跟骨内类圆形低信号；右图矢状位 T2WI 平扫，病灶呈均匀高信号，边缘清楚，周边呈弧形低信号。

图 10-1-3-2　左侧跟骨骨囊肿

病例 3

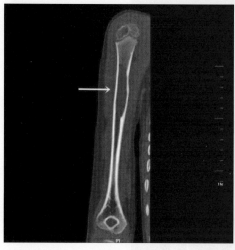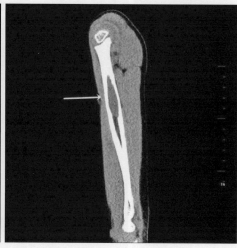

右肱骨 CT：左图冠状位重组：右肱骨上段可见骨质密度减低区，密度均匀，边界清楚；右图矢状位重组，病灶边缘锐利，内呈低密度，相应的骨皮质变薄。

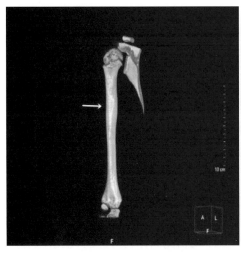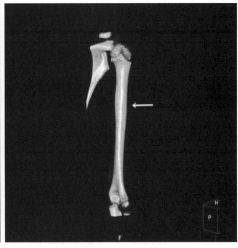

右肱骨 CT：左图三维重组前面观，右肱骨上段膨胀性改变；右图三维重组后面观，外缘骨皮质尚光整。

图 10-1-3-3 右侧肱骨近端骨囊肿

病例 4

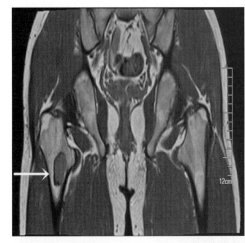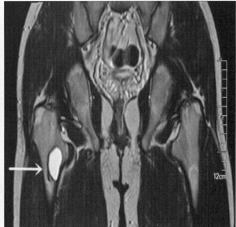

MRI：左图冠状位平扫 T1WI 序列，右股骨上段类圆形长 T1 信号，边缘光滑；右图冠状位平扫 T2WI 序列，病灶呈均匀的高信号，边缘光滑。

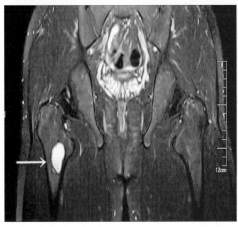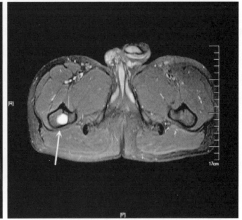

髋关节 MRI：左图冠状位压脂序列，右股骨上段类圆形压脂高信号，边缘光滑，周围无骨髓水肿及骨膜反应；左图横断位压脂序列，病灶未突破骨皮质。

图 10-1-3-4 右侧股骨近端骨囊肿

4. 骨纤维异常增殖症

【临床概述】

流行病学:

骨纤维异常增殖症(fibrous dysplasia,FD)是因纤维组织的大量增殖,从而代替了正常骨组织为特征的骨病,是一种病因不明的非遗传性疾病,多在婴儿期发病,进展缓慢,儿童期出现症状,青春期后有停止倾向。它的名称较多,亦称为骨纤维结构不良、骨纤维性变、局限性骨纤维囊性病变、局限性纤维性骨炎、骨纤维瘤等。

男女发病率基本相等,体内任何骨均可受累,可只累及一块骨,也可多骨受累。根据其病变的范围及有无合并的内分泌障碍,可分为单骨型、多骨型及 Albright 综合征。单骨型者只累及单一骨骼,可为一骨单发或一骨多发病灶;多骨型则为多骨多发或病变限于一个肢体或一侧肢体;合并皮肤色素沉着及性早熟者称为 Albright 综合征。

主要表现:

本病有皮肤色素沉着及性早熟者发病较早,但有些患者直到青年或成年期始发现病变。也有一些病例无任何症状,常因外伤发生病理骨折才被发现。

多骨型病变出现时间越早,症状越明显。最初症状可为病理性骨折、肢体弯曲畸形和颜面不对称。有些患者的患部长期疼痛及肿胀。病变进展很快,至青春期可自行停止。在患儿能行走、负重之前不会出现下肢畸形。生化检查可无异常。

女性患者如有皮肤色素沉着,常伴有性早熟现象。此外,还可能合并甲状腺肿、甲状腺功能亢进、肢端肥大症、库欣综合征以及女性乳房发育等。无论男女患者有色素沉着者,其骨骼发育均较快,骨骺早期融合,成年后比正常人矮小。

发生于头颅或颜面骨的早期症状为头颅或颜面部不对称。此外,由于骨质增生而眼球突出及鼻阻塞;或由于视神经孔狭窄而压迫视神经;或由于颅底骨增生对颅神经的影响而造成相应的压迫症状;发生在颞骨的病变因外听道阻塞或听神经受压而产生听力障碍。

个别病例可恶变,主要表现为疼痛加剧、局部肿块及明显的骨质破坏。

【病理】

纤维组织代替了正常骨组织,见许多成纤维细胞构成的旋涡,并夹杂着软骨、骨样组织和新生骨。病灶内所含纤维组织、骨样组织和骨组织的成分比例不同,故其质地不一,可软可硬。纤维组织由不成熟的梭形细胞组成,富血供,但也有时细胞成分少而富于胶原性。在病变区还能看到少量大的破骨细胞,有时也可出现巨细胞,但此类巨细胞的核较少,平均为 2~10 个。有时也见到软骨岛。

【影像学表现】

X 线平片:

全身任何骨均可受累,以四肢长骨、骨盆和颅骨最常见,脊柱很少受累。X 线显示单个或多个囊状透亮区,或呈毛玻璃样改变伴沙粒样钙化。骨破坏同时有斑片状骨硬化。骨破坏区内可见粗糙的骨嵴分隔,病变处骨皮质变薄,骨髓腔扩大,骨干弯曲和变形,膨大。本病常并发骨折,出现骨膜反应,迅速愈合,遗留畸形。

发生于颅骨者并不少见,常同时累及面骨。X 线表现为颅骨外板变薄板障增厚,伴单囊或多囊改变,周围有骨硬化。有时表现为病变区磨玻璃样均匀密度增高与周围骨分界不清。70%有膨胀性改变。颅骨内板较少受累,颅底骨改变则以均匀骨质增厚、硬化为主。面骨以无清楚边界弥漫性骨质增生硬化最多见。致邻近窦腔变形,闭塞、眼眶缩小。

脊椎和腕、跗骨病变可显示为磨玻璃样阴影及囊肿样病灶。严重的脊椎病变可使椎体压缩变形。脊柱弯曲,压迫脊髓。

CT:

本病硬化区密度较高,CT 值可达 70~130 HU。颅面部病变范围 CT 显示较清晰,当骨纤维异常增殖症恶变时,CT 可观察其边界。如于病变区出现溶骨性破坏或成骨改变,特别是放射状瘤骨时,应警惕肉瘤变的可能。

MRI:

在 T1WI 上与肌肉相比较,病灶表现为低至中等信号,在 T2WI 上由于高含量的骨和胶原呈低信号。在某些病灶中的软骨岛则表现为高信号,在儿童中 T2WI 上显示比皮下脂肪更高的信号,这种表现对纤维结构不良是特征性的。

〖诊断要点〗

1. 长骨骨干之界限清楚的囊状透亮区,呈磨玻璃状,位于长骨骨髓腔,多房状,骨皮质膨胀,一般无骨膜反应。

2. 颅骨病变常表现为骨质硬化和颜面畸形。

3. 由于骨骺早闭,身材矮小。

4. 由于病理性骨折,患肢常短缩。

〖鉴别诊断〗

1. 骨囊肿:早期骨囊肿虽可显示一些不规则小梁,但晚期随着囊肿内骨质吸收液化,骨小梁亦消失。骨纤维异常增殖症的囊状透区内充盈着纤维组织及钙化不良的骨组织,其 X 线透亮度不如骨囊肿明显。同时骨囊肿易见于骨干与骨骺板相邻近的部位,而后随着骨骼的成长才逐渐移向骨骺方向。

2. 内生性骨软骨瘤:常见于手、足小的多发性病变,如此病累及长骨则可显出多房性透亮区,内生软骨瘤病灶内常见不规则钙化。

3. 非骨化性纤维瘤:其 X 线征象与骨纤异常增殖症相类似,但前者的透亮区并非为磨玻璃样,且常为单发病灶。

4. 骨巨细胞瘤:单发,见于骨端,有明显膨胀性,病变区被残存的骨小梁分隔呈多个泡沫状透亮区,为单纯溶骨改变,周围硬化环不明显。

5. 朗格汉斯细胞组织细胞增生症:可侵犯单或多骨,多骨者无一侧偏重倾向。病变以囊状破坏为主,增生轻,无钙化,病变呈中心性分布,可伴骨膜增生。颅盖骨呈地图状破坏,无颅板增厚。颅底骨增厚致密仅见于修复期,无大片骨硬化现象。

〖参考文献〗

1. 郭强,尹秋凤,蔡静,等. 儿童髂骨病变的影像学分析[J]. 放射学实践,2019,34(4):456-462.

2. 孙祥水,侯华成,王邦,等. 儿童四肢长骨纤维性结构不良影像学与病理学表现对照分析[J]. 中华解剖与临床杂志,2018,23(2):99-103.

3. 张源,陈海松,冯卫华,等. 四肢骨影像学类死骨征象的临床意义分析[J]. 中国临床医学影像杂志,2018,29(12):884-888.

（郭　斌　王瑞珠）

【病例解析】

病例1

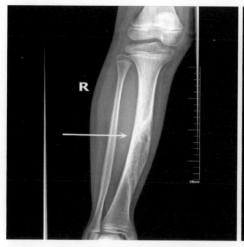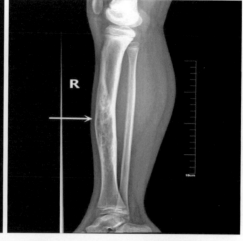

右胫腓骨X线:左图正位片,右图侧位片,右胫骨中下段骨干增粗密度不均,呈磨玻璃样改变夹杂多发分隔影,边界清,邻近骨皮质薄。

图10-1-4-1　右侧胫骨中下段骨纤维异常增殖

病例2

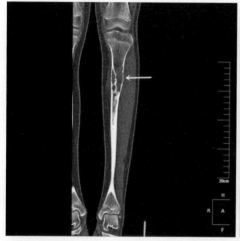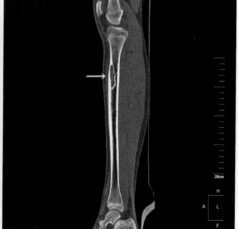

左胫腓骨CT:左图冠状位重组:左胫骨上段局部骨质膨隆,前方近皮质处见多发大小不等囊状及片状透亮影;右图矢状位重组:囊内密度欠均匀,边缘见硬化缘,邻近皮质毛糙,厚薄不均,局部髓腔稍窄。

图10-1-4-2　左侧胫骨上段骨纤维异常增殖

病例3

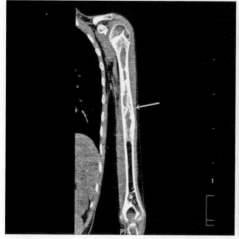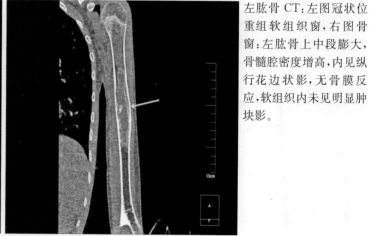

左肱骨CT:左图冠状位重组软组织窗,右图骨窗:左肱骨上中段膨大,骨髓腔密度增高,内见纵行花边状影,无骨膜反应,软组织内未见明显肿块影。

图10-1-4-3　左侧肱骨近中段骨纤维异常增殖

病例 4

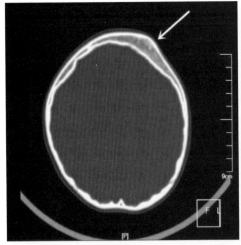 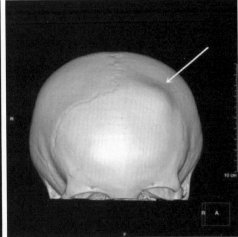

头颅 CT：左图横断位平扫，右图三维重组：左侧额顶交界处骨性隆起，骨质增厚，髓腔内密度增高，可见磨玻璃样改变。

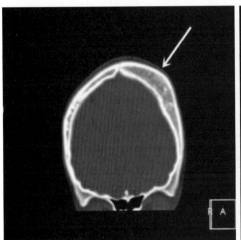 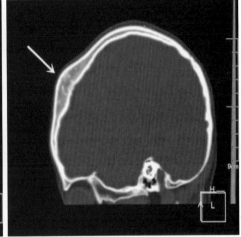

头颅 CT：左图冠状位重组，右图矢状位重组：左侧额顶交界处骨性隆起，板障增厚，外板变薄，可见磨玻璃样改变。

图 10-1-4-4　左侧额顶骨骨纤维异常增殖

病例 5

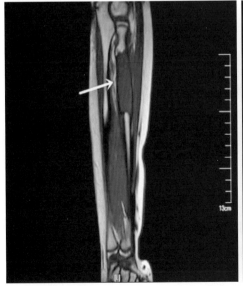 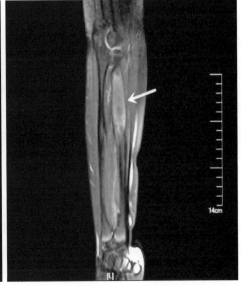

左桡骨 MR：左图矢状位 T1WI 序列，左侧桡骨近端骨干增粗，病灶 T1WI 序列信号较低；右图矢状位 T2WI 压脂序列，病灶稍高信号，周围骨皮质变薄，未见软组织肿块。

图 10-1-4-5　左侧桡骨近端骨纤维异常增殖

5. 骨化性纤维瘤

〖临床概述〗

流行病学：

骨化性纤维瘤（osteogenic fibroma）又称为生骨性纤维瘤或纤维性骨瘤，是一种多见于颌骨的良性肿瘤，偶有发病于长骨者。病灶多为单发性，生长缓慢。当病变发生于管状骨时，以胫骨或腓骨居多。发病年龄的高峰为 1～3 岁，年龄变化范围从出生至 15 岁，男女发病率相似。

主要表现：

通常表现为局部无痛性肿胀，伴胫骨向前的弓形弯曲。

〖病理〗

肿瘤界限清楚，一般结构与纤维瘤相似，但其中散在有不等量的骨组织，周围有少量成骨细胞。肿瘤增大时可引起患骨的畸形。

〖影像学表现〗

X 线平片：

多呈圆形或卵圆形。上颌骨病灶持续生长时，可充满整个上颌窦，甚至使眼眶变形，眼球移位，有时出现齿列不整或脱落。下颌骨的病变常出现在下颌支水平部，呈球形膨胀，其邻近皮质菲薄。此偏心性肿物常被骨性间隔分为多房，齿列受压移位，并影响其功能。

管状骨中以胫骨多见。胫骨前部皮质内可见单个或多个囊状改变，有膨胀性改变，外缘皮质变薄，甚至消失，内缘有硬化表现，并向内膨隆使髓腔变窄。病变以胫骨中 1/3 处比上、下 1/3 处更多见，在侧位片中可见胫骨向前弯曲。腓骨骨干病变也有类似特征。

CT：

CT 可以明确病变位于皮质内，病变密度较高，对明确诊断有较大帮助。CT 上可见高密度肿块，边界清楚，其内密度不均匀，含有不同程度的软组织密度、液性密度及钙化。钙化形态为斑点状、蛋壳样、片状及条带状。肿块周边出现完整或不完整骨性包壳，其内伴随着环状及弧线样低密度影为其特征性表现。

MRI：

实性部分 T1WI 病变为等低信号，其 T2WI 可表现多样化，当纤维成分或骨组织为主时呈低信号，囊变或黏液变时可出现高信号。

〖诊断要点〗

1. 颌面骨病变，以髓腔为中心向四周膨胀性生长，单骨受累，边界清楚。

2. 管状骨以胫骨多见，胫骨前侧皮质内向髓腔内外膨胀生长，范围相对较局限的破坏区，内可见不均匀钙化，边界清楚。

3. 局部肿胀，伴长骨弯曲。

〖鉴别诊断〗

1. 非骨化性纤维瘤：两者累及皮质均可表现为分叶状或多囊样透亮区，非骨化性纤维瘤相对骨化性纤维瘤更常见，其病变累及范围一般没有后者广泛，病变相对较小。非骨化性纤维瘤发病部位和生长方式具有特征性，一般好发于长骨干骺端皮质，大多数呈偏心性膨胀性生长，边界清晰，并可见硬化边。

2. 单骨骨纤维结构不良：有一定的相似性，骨纤维结构不良主要为长骨髓腔溶骨性破坏或磨玻璃样改变，范围较广，局限在皮质内的病变较少见，与正常骨分界不清，呈移行改变。骨纤维结构不良更容易出现畸形,而骨化性纤维瘤与正常骨组织的界限较清晰。

　　3. 造釉细胞瘤:影像鉴别造釉细胞瘤和骨化性纤维瘤比较困难。但前者往往发生于青春发育期和年轻成人中,两者的发病年龄不同可以鉴别。

【参考文献】

　　1. 杨旭丹,徐钢,宋林红,等.颅面部良性纤维-骨性病变的临床、影像学及病理学特征的比较[J].中华病理学杂志,2020,49(2):122-128.

　　2. 张玉婷,姜永宏,王晓璇.长骨骨化性纤维瘤的CT、MRI及二者联合应用的诊断价值[J].实用放射学杂志,2018,34(11):1747-1750.

　　3. 仇晓好,车俊毅,郝大鹏.上颌窦区肿瘤的影像鉴别诊断[J].国际医学放射学杂志,2017,40(2):200-205.

(郭　斌　王瑞珠)

【病例解析】

病例 1

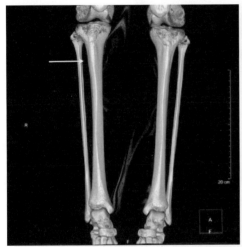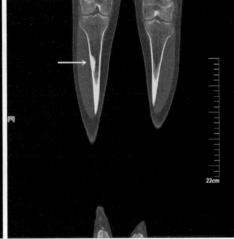

双胫腓骨 CT:左图三维重组前面观,右胫骨上端膨隆;右图冠状位重组,右胫骨上端皮质旁见椭圆形高密度影,边界尚清,相邻皮质增厚不明显。

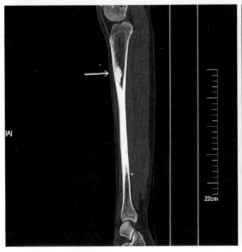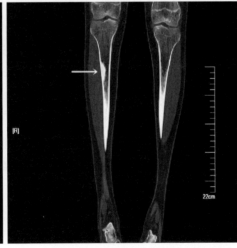

双胫腓骨 CT:左图矢状位重组,病灶密度较高,边缘清晰;右图冠状位重组,病灶周围骨皮质尚光整,未见明显骨膜反应。

图 10-1-5-1　右侧胫骨上端骨化性纤维瘤

病例 2

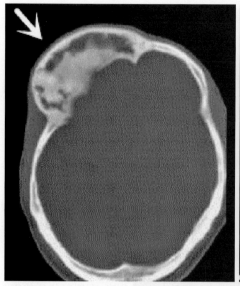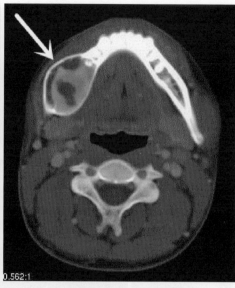

头颅 CT：左图横断位平扫，右侧额骨板障内骨质膨胀性破坏，密度不均，中心呈磨玻璃样改变，周围见不规则低密度区；右图横断位平扫，右侧上颌骨内骨质膨胀性破坏，密度不均，中心呈磨玻璃样改变，周围见不规则低密度区。

图 10-1-5-2　右侧额骨及右侧上颌骨骨化性纤维瘤

6. 朗格汉斯细胞组织细胞增生症(LCH)

〖临床概述〗

流行病学：

朗格汉斯细胞组织细胞增生症(langerhans cell hyperplasia，LCH)病因未明，侵犯网状内皮系统组织和器官，如骨髓、淋巴结、皮肤、胸腺、肺、肝、脾、垂体、口腔等。多器官受累者常见于婴儿及儿童。局限性病变多见于年长儿，男性较女性发病率高。骨骼病变易见于扁平骨，尤以头颅及肋骨为著，还可发生于脊椎、股骨、下颌骨和肱骨，而手及足骨则不受累。

主要表现：

发热、咳嗽、呼吸困难、皮疹、淋巴结肿大、肝肿大、脾肿大、头颅包块、突眼、耳流脓、脱牙、多饮多尿、贫血、消瘦、生长障碍等症状。少数有肢体骨痛，颈部活动受限(累及颈椎时)及软组织包块。年龄越小，受侵器官越多。发病急者病情较重，预后较差。

〖病理〗

病理可见网状细胞增生及嗜酸性细胞浸润。病变的中央部分为囊状区，其中充填着较软的出血性褐色肉芽组织，黄色的坏死样物质和混浊的或澄清的液体。病变区还可看到少数淋巴细胞、浆细胞及多核白细胞，但无脓肿形成。

〖影像学表现〗

影像表现以骨骼和肺部改变较为多见，且较具有特异性。骨骼改变为局限性骨质破坏缺损，可累及任何一骨，以扁骨为多见，尤其以颅骨为最常见，其他如脊柱、骨盆、股骨、肋骨、下颌骨、锁骨、肩胛骨也是好发部位，四肢其余各骨较少见。

X 线/CT：

1. 颅骨好发部位依次为顶骨、额骨、枕骨、颞骨和眼眶。颞骨和乳突是常见部位。病变呈多发性穿凿样骨缺损，大小极不一致，形态很不规则，边界大多清晰锐利，伴或不伴边缘硬化，可产生双边征象，常有软组织肿块影。病变扩大或相互融合可形成大片地图样骨质缺损。少数骨缺损区中有残存骨片，形成所谓的纽扣死骨。

2. 脊柱以胸、腰椎侵犯为主,多发者可间隔累及几个椎体。骨质破坏呈溶骨性类圆形透亮区,其中可有小死骨。压缩的椎体呈楔形或扁平状。椎间隙一般保持正常。椎弓的溶骨性破坏常侵及椎管,引起神经压迫症状。脊柱周围软组织和椎管内可累及。

3. 骨盆好发于髂骨体部邻近髋臼处、呈不规则的溶骨性破坏,边缘清楚、周围有轻微骨膜反应。病变范围广泛者破坏区内可见分隔现象。坐、耻骨可合并或单独受累,并呈略带膨胀的溶骨性破坏。

4. 长骨以股骨近端多见,其次为肱骨和胫腓骨。多数病变累及干骺端,少数累及骨干。起自髓腔,由内向外的溶骨性破坏侵蚀皮质,或轻度膨胀性改变使骨外形增粗,或穿破皮质引起明显骨膜增生反应。破坏区内可有不规则骨结构残留,或多个病变融合呈分房状。肋骨常呈广泛多房状溶骨性破坏,伴轻度膨胀性改变。少数病例可见肋骨破坏缺如。

5. 其他骨下颌骨、锁骨、肩胛骨也属好发部位,共同特征为溶骨性、膨胀性,可伴有骨膜增生。下颌骨病变常侵犯牙尖周围的硬板,一个或多个牙齿周围骨质的破坏呈现悬浮齿表现。

MRI:

能够提供更多病灶信息,T1WI 为等或高信号,T2WI 信号混杂,边缘骨髓水肿可见,软组织肿块显示较 CT 清晰。

【诊断要点】

1. 病理上为网状细胞增生和嗜酸性细胞浸润所形成的肉芽肿,自髓腔侵蚀骨皮质。

2. X 线上易见位于颅骨、骨盆骨及长骨的骨干或干骺端,显示为卵圆形,溶骨性透亮区。

3. 可单发或多发,无硬化,无骨膜反应。

4. LCH 转归:可硬化重建、自行消失,或出现新的病灶。

【鉴别诊断】

1. 囊状骨结核:多发生于体弱小儿,全身中毒症状较重,常为多发性病变,可合并寒性脓肿或窦道。

2. 骨囊肿:发病早,但因无明显临床症状,多为偶然发现。骨囊肿多发生在长管状骨的干骺端,呈边缘光滑锐利,界限清楚的囊状透亮区,无骨膜反应。

3. 骨纤维异常增殖症:可为单骨性或为多骨性病变,且后者多为单侧性。病变表现为不规则密度减低区。常为偏心性发病,侵犯皮髓质,邻近病变的皮质可显骨硬化。

4. 骨巨细胞瘤:常见于 20 岁以后的成人,病变出现在骨端,具明显的膨胀性。病变区呈典型的皂泡样改变。

5. Brodie 氏骨脓肿:仅有轻度膨胀,于骨破坏区内见不到残存的骨小梁象。

【参考文献】

1. 陈桂玲,张晓军,张新荣,等.儿童四肢长骨朗格汉斯细胞组织细胞增生症影像表现与临床病理对照分析[J].中华放射学杂志,2016,(2):110-113.

2. 忻西子.儿童朗格汉斯细胞组织细胞增生症累及股骨头骨骺1例[J].中国临床医学影像杂志,2020,31(3):225-226.

3. 张建,陈素芸,傅宏亮,等.儿童朗格汉斯细胞组织细胞增生症的 PET/CT 表现[J].中华核医学与分子影像杂志,2016,36(4):300-303.

(郭　斌　王瑞珠)

〖病例解析〗

病例 1

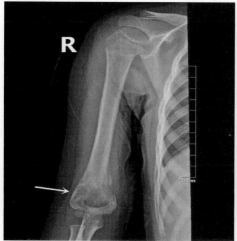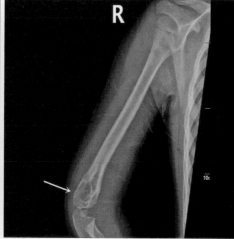

右侧肱骨 X 线:左图正位片,右侧肱骨远端骨质破坏,边界不清,可见骨痂影;右图侧位片,病灶周围局部骨皮质不连续。

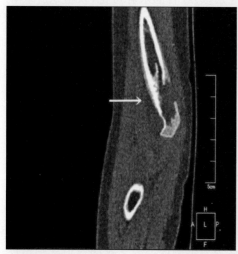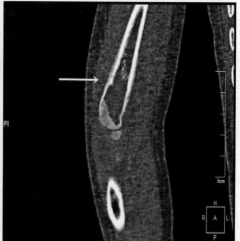

右肱骨 CT:左图矢状位重组,右侧肱骨远端可见片状低密度区,骨小梁消失,邻近骨皮质连续性中断;右图冠状位重组,病变周围局部可见骨膜反应。

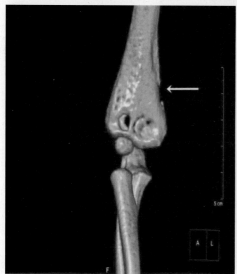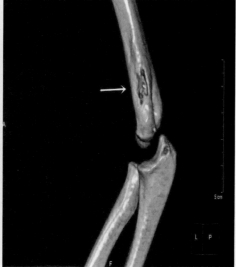

右肱骨 CT:左图三维重组正面观,肱骨远端骨质破坏;右图三维重组侧面观,病灶穿破骨皮质,呈虫蚀样。

图 10-1-6-1 右侧肱骨远端 LCH

病例 2

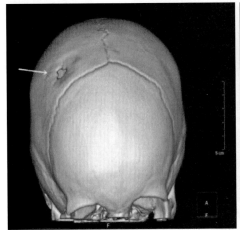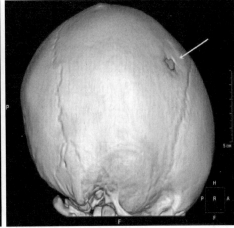

头颅 CT：左图三维重组前面观，右侧顶骨可见穿凿样骨质破坏；右图三维重组侧面观，骨质破坏位于右顶骨。

图 10-1-6-2　右侧顶骨 LCH

病例 3

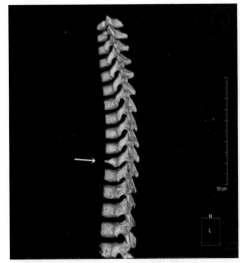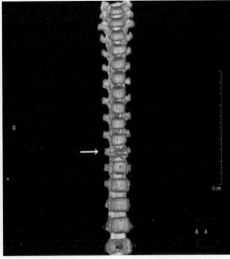

脊柱 CT：左图三维重组侧面观，T9 椎体明显变扁；右图三维重组正面观，T9 椎体明显变扁。

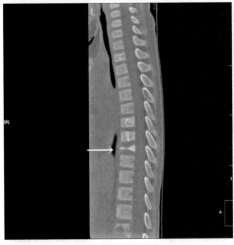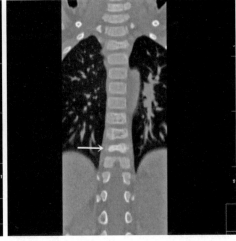

脊柱 CT：左图矢状位重组，T9 椎体明显变扁，T7、T8 椎体密度不均匀，L2 骨质破坏；右图冠状位重组，椎体扁平及骨质破坏。

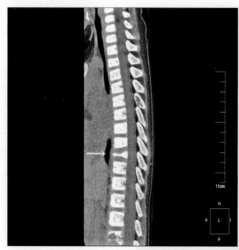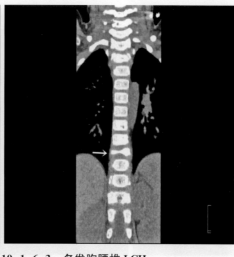

脊柱 CT：左图矢状位重组，T9 椎旁软组织稍增厚，椎间隙未见狭窄；右图冠状位重组，显示扁平椎体。

图 10-1-6-3　多发胸腰椎 LCH

7. 骨样骨瘤

〖**临床概述**〗

流行病学：

骨样骨瘤（osteoidosteoma）为良性骨肿瘤，是发源于成骨性间叶性且具有形成大量骨样组织倾向的骨肿瘤。肿瘤一旦成熟，一般不再生长。好发年龄为 5～20 岁，男女发病率之比为 3：1。股骨及胫骨为好发部位，约占全部病例的 75%。其次为腓骨，肱骨和椎弓，手足诸骨也是常见的好发部位。侵犯长骨时骨干和干骺端是最常见的侵犯部位，脊柱受累时主要侵犯椎弓。

骨样骨瘤由高度血管性病变和周围反应性新生骨组成，通常发生于骨皮质中。

主要表现：

本病发病缓慢，主要表现为疼痛及压痛，可有局部软组织肿胀，跛行及肢体活动障碍，脊柱受累时可有脊柱侧弯及神经根疼痛。局部疼痛可以是骨样骨瘤唯一重要的临床表现。夜间疼痛加剧，并易为水杨酸缓解是其特征性的临床表现。

〖**病理**〗

含血管丰富的结缔组织基质中，有不同程度骨样组织以及骨小梁。其特点是病变中有一瘤巢，无包膜，但与正常骨间有一窄的环状充血带相隔，与周围骨组织有明显的骨硬化分界。

〖**影像学表现**〗

病变位于长骨时病变中心呈圆形或卵圆形的透亮区称为瘤巢，中央有钙化为核岛，周围为致密的骨硬化区，瘤巢大小直径约 0.5～2 cm，有时为多个瘤巢。根据病变部分三型：皮质型、松质骨型和骨膜下型。大多数为皮质型，其发生率高达 80%，其次为松质骨型，骨膜下型最为少见。

X 线平片：

皮质型骨样骨瘤：瘤巢可引起明显骨内、外膜的反应性增生，使巢周骨皮质呈明显梭形增厚或分层状骨膜增生，明显增厚的骨皮质中央见到透亮的瘤巢影是骨样骨瘤特征性的 X 线表现。偶尔瘤巢也可以偏心生长。若瘤巢位于手足短骨则骨硬化范围较小。

松质骨型：好发于股骨颈，也见于脊柱、腕骨和跗骨，瘤巢位于髓腔内，很少引起或早期不引起巢周骨质硬化改变，偶尔可有一薄层硬化边缘围绕瘤巢。

骨膜下型：瘤巢较少见，多发生于股骨颈及手足短骨的边缘。瘤巢引起压迫性骨皮质吸收，骨质稀疏,骨增生硬化不明显。病变长期不愈时可引起邻近关节发生滑膜炎。病变自愈时,瘤巢可消失。

椎体骨样骨瘤易累及椎板,而椎体病变并不多见,以发生在腰椎者最多,其次为颈椎、胸椎及骶椎。受累部椎弓关节会发生退行性变,关节间隙变窄及关节排列紊乱。

CT:

CT 表现与 X 线相似,尤其是在结构复杂的骨骼中,如脊柱、股骨颈、腕骨和跗骨中。对瘤巢的检出非常有帮助,无明显反应性骨质增生的松质骨型和骨膜下型骨样骨瘤往往不易在平片中发现,CT 扫描,尤其是增强扫描,由于瘤巢的强化而容易发现病灶。

MRI:

瘤巢在 T1WI 上呈低至中等信号,在 T2WI 上可呈低、等信号或高信号;瘤周反应性骨质增生、皮质增厚和骨膜反应在各种序列上均为低信号。MRI 也可对瘤巢定位,尤其是对松质骨型瘤巢的发现优于 X 线和 CT,而对皮质型骨样骨瘤的诊断则不如 CT。MRI 不仅能发现瘤巢,还可以发现巢周的骨髓水肿和周围软组织水肿。在关节病变中可以清楚地显示滑膜增厚和关节内积液。

核医学

在放射性核素骨扫描中瘤巢对放射性核素的摄取具有强烈的活性,偶尔可见"双密度征",即在一个大的放射活性区域中重合一个小的放射活性灶。

【**诊断要点**】

1. 本病由成骨性结缔组织及其形成的骨样组织所构成。肿瘤由瘤巢和周围骨质硬化区组成。

2. 本病好发于胫骨或股骨骨干的皮质部分,以局部疼痛,夜间痛为特有症状,服用水杨酸类药物可缓解。

3. X 线上典型表现为位于骨干皮质部位的圆形或卵圆形透亮区,直径一般不超过 2 cm,有时可发现致密的钙化,此为瘤巢影像;在其外围,可看到增厚致密的骨皮质影像。

【**鉴别诊断**】

1. 单发性内生软骨瘤:囊状透亮区内常可见环状钙化影,周围无骨质硬化现象。

2. 慢性骨皮质脓肿:有红、肿、热、痛等炎症临床表现,X 线骨膜增生较少,透亮区内无钙化或骨化。

3. 硬化性骨髓炎:骨硬化较本病广泛,且无局限性瘤巢。

4. 骨梅毒:常为多发对称性病变;血清瓦氏反应阳性及冶游史等,有助于鉴别。

5. 尤因肉瘤:骨样骨瘤有较明确的界限,病程较长及良性过程。尤因肉瘤的骨质破坏更为明显,病变发展快,发病年龄小。

【**参考文献**】

1. 崔雪娥,叶彤,包磊,等.MR 增强扫描在骨样骨瘤诊断中的临床价值[J].医学影像学杂志,2020,30(3):449-452.

2. 张立华,袁慧书,姜亮,等.脊柱骨样骨瘤和骨母细胞瘤影像表现评价及鉴别[J].中国临床医学影像杂志,2018,29(11):822-825.

（郭　斌　王瑞珠）

〖病例解析〗

病例 1

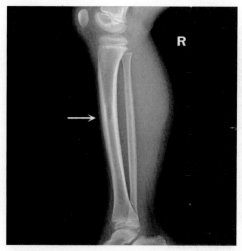

右侧胫腓骨 X 线：侧位片，病变与胫骨骨干重叠，胫骨骨干呈类圆形透亮影。

图 10-1-7-1　右侧胫骨上端骨样骨瘤

病例 2

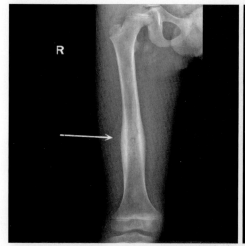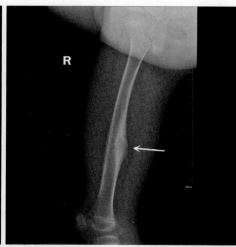

右股骨 X 线：左图正位片，右股骨中下端骨皮质膨隆、增厚，髓腔内见小片状稍高密度影，周边可见环状低密度影，可见骨膜反应；右图侧位片，右股骨中下端后缘皮层下瘤巢可见，局部骨皮质增厚。

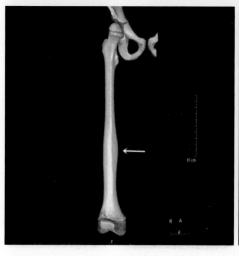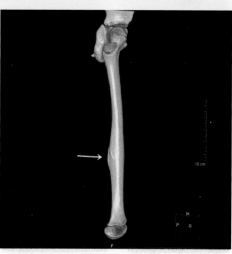

右股骨 CT：左图三维重组正面观，股骨中下端膨隆，局部骨皮质破坏；右图三维重组后面观，病灶局部骨皮质不连续。

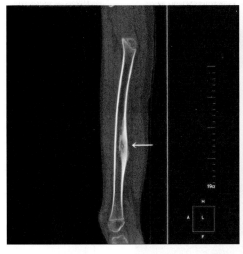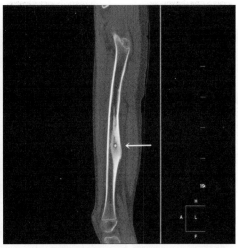

右股骨CT：左图矢状位重组，右股骨中下段增粗，骨皮质增厚，内可见环形低密度影，髓腔狭窄，内见片状稍高密度影，周围可见骨膜反应；右图矢状位重组，瘤巢清晰可见，周围骨质增生硬化。

图10-1-7-2 右侧股骨中段骨样骨瘤

病例3

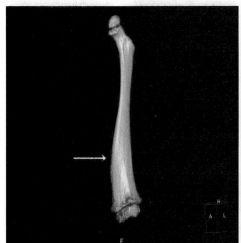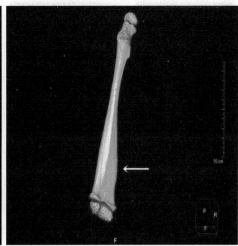

左股骨CT：左图三维重组正位观，股骨下端骨干增粗；右图三维重组侧位观，股骨下端增粗，局部骨皮质增厚。

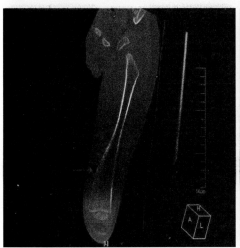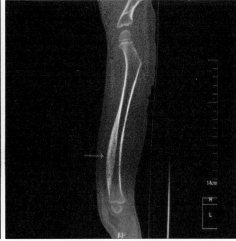

左股骨CT：左图冠状位重组，左股骨下端内侧骨皮质旁可见小结节状稍高密度影及"瘤巢"；右图矢状位重组，病灶周围见大片骨质硬化区，左股骨明显增粗并可见骨膜反应。

图10-1-7-3 左侧股骨远端骨样骨瘤

病例 4

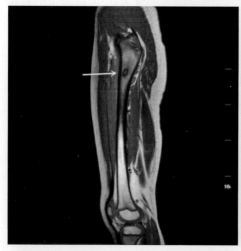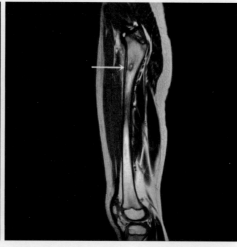

左股骨 MRI：左图矢状位平扫 T1WI 序列，左股骨近端髓腔内可见一类椭圆形异常信号影，中央呈长 T1 信号，可见瘤巢；右图矢状位平扫 T2WI 序列，瘤巢中心高信号。

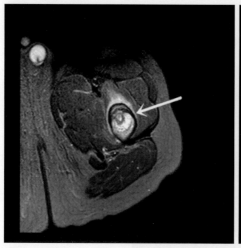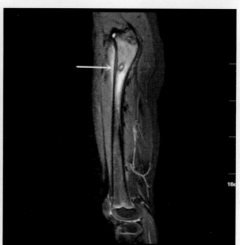

左股骨 MRI：左图横断位平扫 T2WI 压脂序列，病灶周围髓腔内可见片状压脂呈高信号；右图矢状位平扫 T2WI 压脂序列，病变周围可见骨膜增生，周围软组织内见高信号影。

图 10-1-7-4　左侧股骨近端骨样骨瘤

8. 骨软骨瘤

【临床概述】

流行病学：

骨软骨瘤（osteochondroma）为良性骨肿瘤中最多见者，又称为外生骨疣（exostosis）。单发或多发，单发性多见，约占 90%。本病发生于幼年，以软骨内化骨形式缓慢生长，直到全身骨骺闭合后，停止生长。单发性骨软骨瘤无遗传性，不影响骨骼的发育。多发性骨软骨瘤分布广。

单发性骨软骨瘤发生恶变者约占 1%，多发性骨软骨瘤的恶变机会可高达 10%～20%。大多数恶变为软骨肉瘤，少数为骨肉瘤。

主要表现：

单发性者仅显示为一无痛性肿块。除少数肿瘤因位置、体积、形状关系，可压迫血管刺激神经、妨碍关节肌腱活动或引起局部摩擦性滑囊炎外，余不产生任何症状。基底偶可发生骨折，但易愈合。患者成年后，肿瘤即停止生长。

多发性者常为双侧性，可见体形矮小。在儿童时期出现多发性骨性肿块，四肢短缩与弯曲畸形，尤以膝、踝及肩关节附近为甚,形成侏儒。下肢缩短导致代偿性脊柱侧突。

【病理】

骨软骨瘤是由骨质组成的基底和瘤体、透明软骨组成的帽盖和纤维组织组成的包膜三种不同组织所构成的肿瘤。基底有时细长,有时粗短。瘤体有时呈球状、杵状或绒毛状,所含骨质与松质骨相似。软骨帽盖厚薄不一,表面光滑,遮盖着瘤体的球状部分。纤维组织包膜较薄,和软骨帽盖密切相连,不易剥离。包膜深处为产生透明软骨的成软骨组织。当骨软骨瘤发生恶性变时,恶性变由包膜深层开始,继而发展成软骨肉瘤,少数成为骨肉瘤。

镜下观察,当肿瘤生长活跃时,软骨细胞显著增殖;当肿瘤生长停止时,软骨细胞停止增殖并出现退行性变。偶因生长紊乱,软骨中可出现钙质沉积。当肿瘤发生恶变时,可见显著的钙化及骨化,软骨细胞具不典型的细胞核。

【影像学表现】

多见于四肢长骨的干骺端,单发性者以股骨下端和胫骨上端最常见,其次为肱骨上端、桡骨下端、胫骨下端及腓骨上端。短骨及扁平骨偶尔发病。多发性者下肢较上肢为多,且有对称性倾向。

X 线平片:

可见好发于长骨干骺端的骨性突起,其生长方向与关节相背。病灶基底部可呈带蒂状或广基底状。瘤体内骨小梁与正常松质骨无异,边缘与骨皮质相连,肿瘤尖端根据软骨帽盖钙化与骨化的程度,可看到与透亮软骨阴影相间的不规则钙化与骨化阴影。肿瘤恶变时,可在软骨帽盖区看到大量棉絮状钙化或骨化,及肿瘤本身的骨质破坏。

多发性骨软骨瘤患者干骺端可增粗变宽,骨皮质变薄,于干骺端有骨性肿物突出。肿瘤的外形不一,可呈带蒂状、菜花状或圆形突起。病变骨在肿瘤生长的同时,常有骨骼发育障碍,造成短缩或弯曲畸形。

当软骨帽盖中的钙化、骨化作用不活跃时,在 X 线平片上不一定看到钙化或骨化。但当肿瘤发生恶变时,软骨骤然增生,X 线片见大量棉絮状钙化和骨化影。肿瘤的边缘模糊不清,基底可有骨质破坏。

CT:

对于结构复杂,或是在平片中有较多重叠的骨骼如骨盆、脊柱和肋骨中的骨软骨瘤,CT 检查有更大的优势。

MRI:

MRI 检查可以显示帽盖中的软骨组织,因此可能提供恶变的信息,但一般恶变不发生于儿童时期。

【诊断要点】

1. 无痛性肿块。

2. 背向关节面生长的骨性凸起。

3. MRI 观察到软骨帽。

【鉴别诊断】

1. 软骨肉瘤:软骨肉瘤 X 线平片上呈混合型骨质破坏,病灶内见不规则瘤软骨影。CT 可显示骨质破坏内有点状或不规则软骨钙化影。MRI 上 T2WI 肿瘤内的透明软骨成分呈显著高信号。增强扫描软骨肉瘤强化程度较轻,典型者呈环状强化。

2. 骨样骨瘤:30 岁以下青少年多见,起病缓慢,以患骨疼痛为主,夜间加重,服用水杨酸类药物可缓解。好发于骨皮质,病灶中央是含有骨样组织的瘤巢,周围是增生硬化的反应骨,瘤巢是诊断骨样骨瘤的特征性征象。

3. 骨纤维结构不良：发生于四肢长管状骨骨纤的典型表现为髓腔内"磨玻璃样"改变,并且病灶周围常伴反应性硬化环形成,故而其界限往往较明确。

【参考文献】

1. 唐浩,胡桂周,陈卫国,等.少见部位骨软骨瘤的影像学分析[J].临床放射学杂志,2012,31(6):851-854.

2. 王晓辉,杜忆兵.骨外骨软骨瘤的影像诊断(附3例报告)[J].医学影像学杂志,2009,19(02):247-248.

（郭　斌　王瑞珠）

【病例解析】

病例 1

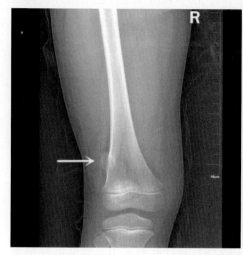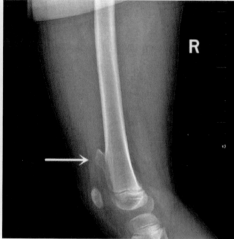

右股骨 X 线:左图正位片,右侧股骨远端前外缘骨质隆起,呈宽基底,背向膝关节生长,瘤体边缘光整;右图侧位片,病灶呈宽基底向前缘凸起。

图 10-1-8-1　右侧股骨远端骨软骨瘤

病例 2

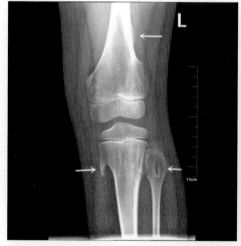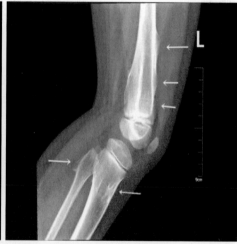

左膝关节 X 线:左图正位片,左侧股骨远端、左侧胫腓骨近端多发宽基底骨质隆起,均背向膝关节生长,瘤体边缘光整;右图侧位片,病灶局部骨皮质增厚,骨端变形。

图 10-1-8-2　左侧膝关节多发骨软骨瘤

病例 3

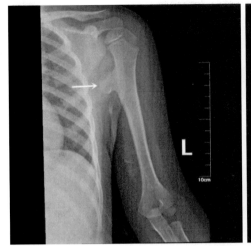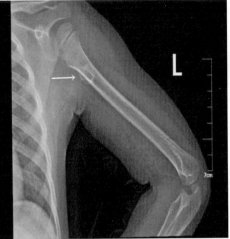

左肱骨 X 线：左图正位片，左侧肱骨近端内侧缘可见骨质隆起，呈宽基底，背向肩关节生长；右图侧位片，病灶位于肱骨后缘，未见明显骨膜反应。

图 10-1-8-3　左侧肱骨近端骨软骨瘤

病例 4

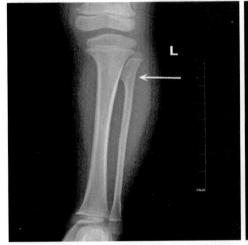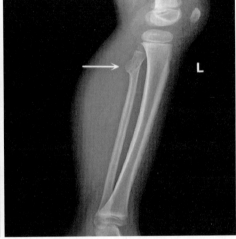

左胫腓骨 X 线：左图正位片，左侧腓骨近端可见骨质隆起，呈宽基底，背向膝关节生长；右图侧位片，病变向腓骨后缘凸起。

图 10-1-8-4　左侧腓骨近端骨软骨瘤

病例 5

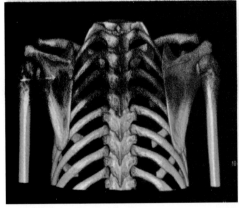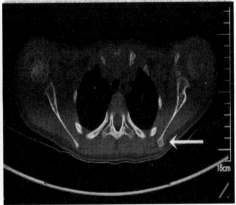

肩关节 CT：左图三维重组后面观，左肩胛骨骨性凸起，边缘光整；右图横断位平扫，左肩胛骨骨性凸起。

图 10-1-8-5　左侧肩胛骨软骨瘤

病例 6

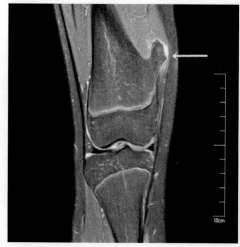 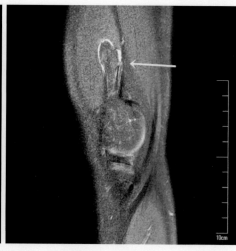

右膝关节 MRI：左图冠状位平扫 T2WI 压脂序列，右侧股骨远端内侧可见"疣"状凸起，与股骨骨质相连，末端显示帽盖中的软骨组织；右图矢状位平扫 T2WI 压脂序列，病灶呈低信号，顶端软骨帽呈高信号。

图 10-1-8-6　右侧股骨远端骨软骨瘤

9. 骨母细胞瘤

【临床概述】

流行病学：

骨母细胞瘤（osteoblastoma）是一种少见、单发、良性、富含血管、有骨及骨样组织形成，以及丰富的成骨细胞为特点的肿瘤，占所有骨肿瘤的 0.5%～2%，占良性肿瘤的 3%。约 80% 的肿瘤发生于 30 岁以下，主要的发病年龄为 7～20 岁。男性更常见，男女之比为（2～3）：1。好发于脊椎及四肢长骨。

骨母细胞瘤最常见的位置是脊柱（40%），其次是长骨约 30%（最常见于股骨和胫骨），在头面部占 15%，骨盆和手足部位也可发生。约 15% 的骨母细胞瘤具有动脉瘤样骨囊肿成分。

主要表现：

起病缓慢，感觉钝痛，但无夜间疼痛，服水杨酸药物后无法缓解，有局部压痛及软组织肿胀，有时邻近关节也肿胀。病程不定，一般较长，症状可持续数周，有的长达数年。

【病理】

良性骨母细胞瘤直径有 2～10 cm 大小，肿瘤被膨胀的皮质壳或增厚的骨膜完整地包围着。膨胀型的肿瘤，可使受累骨明显隆起，周围骨的反应性硬化不太明显。少数骨膜型骨母细胞瘤，位于受累骨的偏心部分。肿瘤切面根据有无出血及钙化而呈现暗紫色或灰褐色。肿瘤较脆且易出血。体积较大的肿瘤可以发生软化或囊性变。

显微镜下可见富血运的、疏松的、生骨性纤维性基质内有大量成骨细胞为其特征。其中可见骨样组织及初级骨小梁。丰富的成骨细胞在骨样组织及初级骨小梁的外围部分显示更多且更活跃。

【影像学表现】

本病可以发生于骨骼系统的任何部位，以脊柱最为常见，尤其是附件，其次为长管状骨。以下肢侵犯为主，25% 发生于股骨和胫骨，在长骨中以骨干多见，其次为干骺端，骨骺侵犯极为罕见。影像学多表现为类圆形、溶解性、扩张性病变，可伴有钙化。

X 线平片：

发生于长骨：起自于髓腔或骨皮质中，均表现为界限清楚的膨胀性骨缺损区，骨皮质不连续，并形成软组织肿块，有一层细的钙化边缘。肿瘤中可有不同程度钙化。肿瘤可迅速增大，发生病理性骨折。肿瘤可以像骨样骨瘤那样有致密的反应性骨质增生,但程度不如骨样骨瘤显著。偏心的病灶可以有厚的骨膜反应。可以看到周围骨硬化和骨膜反应,可被误认为是恶性肿瘤。

发生于脊柱:常发生于椎弓区域,其次是椎体和椎弓同时受侵犯,椎体单独侵犯很少见。肿瘤表现为膨胀性骨缺损区,边界较清楚,也可模糊。脊柱病变中一半伴无定形或致密的钙化。

颌骨骨母细胞瘤经常位于齿根附近,表现为颌骨的半球形骨化性肿物,病变附近常可看到牙根。良性者不转移,极少复发。

CT:

在 CT 上可以显示以溶骨为主的膨胀性病变伴或不伴中央钙化;也可表现为以硬化为主或混合性的病变。CT 还可以清楚地显示肿瘤位于髓腔内还是在骨皮质中,有无周围骨硬化、骨膜反应或骨皮质的侵蚀。

MRI:

MRI 清楚地显示肿瘤的范围,典型的骨母细胞瘤 T1WI 低信号,T2WI 一般与骨髓等信号,但有不少骨母细胞瘤表现为不均匀的低信号,这可能反映了病变中的骨化基质。在 MRI 脂肪抑制序列上经常可以显示邻近的骨髓和软组织中炎性水肿的改变。增强扫描上肿块和炎性反应有强化。

【诊断要点】

1. 本病为一种良性骨肿瘤,好发于脊椎及四肢长管状骨,以患部的钝痛为主要症状。

2. X 线上病灶呈溶骨性缺损,有膨胀性。

3. 在病灶附近可以有软组织肿块,在肿块外围可见一钙化薄壳。肿瘤与正常骨之间,常有一硬化带相隔。

【鉴别诊断】

1. 软骨肉瘤:钙化较骨母细胞瘤更多,更不规则,常呈片絮状,且肿瘤的边界不清,常有术后复发或转移,很少发生在脊椎,发病年龄较大。

2. 软骨母细胞瘤:典型发病部位为长管状骨的骨骺,且可越过骨骺线。但骨母细胞瘤则多发病在骨干部,也不超过骨骺线。骨母细胞瘤的软组织肿块密度较高。

3. 动脉瘤样骨囊肿:长骨的动脉瘤状骨囊肿常呈气球形膨胀,且含有由细小不完整的骨间隔形成的分叶象,一般不难识别;但当它发生在脊椎时,其 X 线类似骨母细胞瘤。

4. 骨样骨瘤:骨样骨瘤较小,而骨母细胞瘤较大。骨样骨瘤所显示的硬化区内的局限性透亮瘤巢,不能见于骨母细胞瘤,且前者也不显示密度大的软组织肿块。骨母细胞瘤很少引起反应性骨皮质增厚,且生长较快,有进行性发展趋势。此外,骨母细胞瘤在临床上无疼痛。

5. 尤因肉瘤:易发生于骨干,病灶以明显的骨破坏为主,可合并或不合并骨膜反应;骨母细胞瘤可发生在长骨的任何部位,并不限于在骨干部,而且它有骨增生及软组织肿块。

【参考文献】

1. 许尚文,曾建华,张雪林,等.骨母细胞瘤的影像学诊断[J].医学影像学杂志,2005,15(1):28-30.

2. 孙士庆,耿青,李晓飞,等.良性骨病变的侵袭征象-MRI,CT,X 线平片对比研究[J].临床放射学杂志,2016,35(2):267-271.

（郭　斌　王瑞珠）

【病例解析】

病例 1

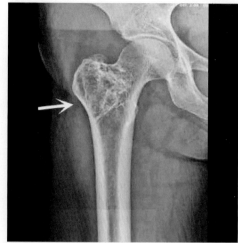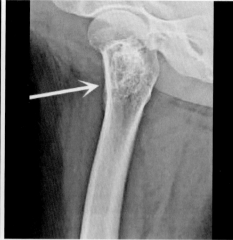

右股骨 X 线:左图正位,右侧股骨粗隆间骨质破坏区,呈中心性,边缘有硬化,其内可见骨嵴;右图侧位片,骨皮质变薄,未见骨膜反应。

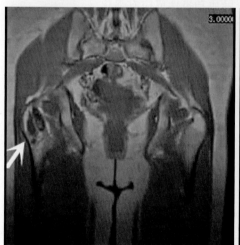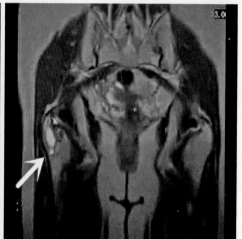

髋关节 MRI:左图冠状位平扫 T1WI 序列,右侧股骨粗隆间骨质破坏,呈不均匀长 T1 信号影,周围皮质尚光整,边缘可见骨质硬化,未见明确软组织肿块影;右图冠状位 T2WI 序列,不均匀高信号。

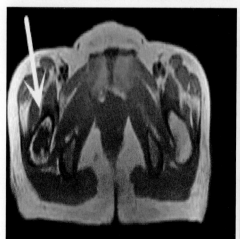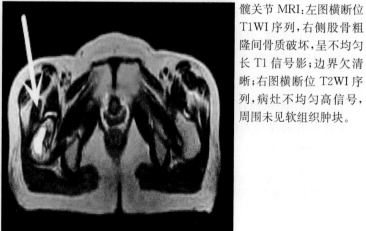

髋关节 MRI:左图横断位 T1WI 序列,右侧股骨粗隆间骨质破坏,呈不均匀长 T1 信号影;边界欠清晰;右图横断位 T2WI 序列,病灶不均匀高信号,周围未见软组织肿块。

图 10-1-9-1　右侧股骨粗隆间骨母细胞瘤

10. 骨瘤

〖临床概述〗

流行病学：

为一种少见的良性成骨性肿瘤。约占骨肿瘤的 9%，好发年龄为 20~50 岁，男性多于女性。主要发生于膜内化骨的骨骼，起源于骨膜下层，不侵及骨髓，以颅面骨多见。

骨瘤是生长缓慢的错构瘤病灶，由分化良好的成熟骨骼组成。

主要表现：

肿瘤隆起于骨表面，生长缓慢，多无症状，向颅内、眼眶、鼻腔内生长时可引起相应的压迫症状。

〖病理〗

又名象牙质样外生骨疣，WHO 分类中不属于肿瘤，被认为是一种错构瘤（非正常部位的正常组织），主要发生于膜内化骨的骨。大体病理表现为骨表面的突起，坚硬，完全由成熟的骨组织组成，表面覆有骨膜；根据质地分为致密型骨瘤和海绵型（松质型）骨瘤。

〖影像学表现〗

X 线平片：

为均匀致密的半圆形向外的骨性隆突，无骨破坏及骨膜反应，一般不超过 2 cm。四肢长骨干的骨瘤表现为一侧皮层向外扩张，外缘呈波纹状。

CT：

为与正常骨皮质相连的骨性高度影，呈圆形或卵圆形，边缘光整锐利。发生在颅面骨者，常以广基与颅骨相连，局部皮肤或软组织向外推移。

MRI：

致密型骨瘤在各个序列上呈低信号表现，增强后无强化，周围无水肿表现。

〖诊断要点〗

1. 骨外板局限性高密度骨性隆起。
2. 以宽基底与骨外板相连，边缘光整。

〖鉴别诊断〗

1. 骨软骨瘤：可发生于任何部位，表现为与骨膜、滑膜不相连的质硬软组织肿块，由骨性基质、软骨帽和纤维包膜组成，增强扫描肿瘤非钙化区明显强化。

2. 骨质增生：外伤等原因使颅骨骨膜下形成血肿，血肿吸收后钙化、骨化，形成局限性骨质增生。

3. 血管瘤：颅面骨血管瘤多见于青少年，表现为生长缓慢的骨性肿块，除骨质破坏外，可见垂直状骨针。

4. 骨肉瘤或软骨肉瘤：症状明显，发展很快，生长迅速，短期内产生巨大肿块。X 线可见广泛骨质破坏和不规则骨化钙化影。

〖参考文献〗

1. 董佳迪,陆美萍,周涵,等. 原发性鼻窦骨瘤临床分析[J]. 中华耳鼻咽喉头颈外科杂志,2015,50(1):8-13.

2. 张兴强,谭必勇,李胜,等. 骨外骨软骨瘤影像诊断[J]. 医学影像学杂志,2016,26(06):1126-1129.

3. 王华宇,张鑫. 275 例骨软骨瘤的 X 线影像诊断分析[J]. 重庆医学,2010,39(2):235-236.

（王雅静 周 静）

11. 软骨母细胞瘤

〖临床概述〗

流行病学：

软骨母细胞瘤（chondroblastoma）为一种少见的肿瘤，起源于成软骨细胞或成软骨结缔组织，好发于骨骺。好发于 20 岁左右的男性，男与女发病率之比约为 2：1。四肢长骨为其好发部位，约占全部病变的 70%。在附骨中以距骨及跟骨最常受累。绝大多数病例在长骨骨骺发病，但病变以后可越过骺线侵入干骺端。少数病变发生在骨突或二次骨化中心，如肱骨结节、股骨大小粗隆及肩峰突起等处。骨盆部病变易出现在"Y"形软骨处。

软骨母细胞瘤最常见的部位是：股骨、胫骨和肱骨，约三分之一发生于膝关节。约 10% 会发生继发性动脉瘤样骨囊肿。

主要表现：

无特征性，以疼痛最多。一般病程为数个月，少数病例可长达 1~8 年。约 10% 的病例可显局部肿胀。偶有出现相应关节僵直与运动受限者。约三分之一病例伴有关节积液。触诊时，病变区有压痛，有时可扪及肿块。病期较长的患者患肢肌肉萎缩。发生病理骨折者甚为少见。

〖病理〗

软骨母细胞瘤是由软骨胚细胞所组成，肿瘤形状不定，直径可达 1~10 cm，切面呈灰白色或暗红色之肉芽组织，可有黏液样物质存在。镜下可见胚胎型软骨细胞，细胞稀少区富有嗜碱性透明基质。在基质中可看到不规则的钙化和骨化以及黏液样组织，常伴多核巨细胞。

〖影像学表现〗

影像学表现为骨骺内类圆形囊状低密度影，多位于骨骺内偏心位置。骨骺发育成熟，有时会伸入干骺端。边缘可以有反应性硬化，边界清楚且薄。偶尔会发生膨胀性骨质改变和继发性动脉瘤样骨囊肿。

X 线平片：

典型的发生在长骨骨骺中，常表现为边缘锐利的圆形或椭圆形的骨缺损区，其边缘可以是硬化性的、不完全硬化或没有硬化，部分病变的边缘可以不清楚。大多数肿瘤的大小在 3~5 cm 之间。肿瘤在骨骺中通常处于偏心的位置，但有时也可位于中央。约 40%~50% 肿瘤限于骨骺中，在股骨和肱骨的肿瘤常发生于头部和粗隆（结节）区。仅极少数软骨母细胞瘤起自于干骺端或骨干。50% 肿瘤内可发现斑点状、不规则或蓬松状的钙化。随着肿瘤的增大，病变可以扩展至干骺端，皮质受压变薄，内缘形成弧形压迹，并向外侧膨隆，可伴有层状骨膜反应。

CT：

CT 可以清楚地显示钙化、皮质的侵蚀和软组织的扩展，也可显示肿瘤的囊变所伴随的液平面。矢状面、冠状面重建可以用来观察肿瘤经骨骺板的扩展，观察肿瘤有否侵袭性改变和术后复发。

MRI：

MRI 信号反映了肿瘤丰富的细胞性基质，肿瘤在 T1WI 上为低信号，在 T2WI 上肿瘤内的局灶性低信号估计与丰富的未成熟的软骨基质、软骨母细胞性的细胞结构过多、钙化和含铁血黄素沉积等有关。偶尔整个病变均为低信号。在 MR 上可以显示液平面。邻近的炎性病变在 X 线片和 CT 上通常不能见到，而在 T2WI 上显示为高信号，因而导致病变的范围在 MRI 上与 X 线片上的不一致。在此情况下确定病变的范围应以 X 线片和 CT 为基础。

【诊断要点】

　　1. 长骨骨骺内偏心性溶骨破坏区。

　　2. 破坏区有薄的硬化环。

　　3. 病灶内有钙化斑点。

【鉴别诊断】

　　1. 软骨黏液样纤维瘤：两者在 X 线或组织学上都有密切关系，区别困难，但软骨黏液样纤维瘤发生于干骺端而不会在骨骺部发生，而且骨膜反应少见。软骨黏液样纤维瘤易向周围扩展，可造成更多的皮质骨破坏和相当程度的反应性骨硬化。

　　2. 骨母细胞瘤：发生在长骨干骺端，偶可侵入骨骺，常有钙化，因之可与软骨母细胞瘤相似。但病变主要部分位于干骺端。骨母细胞瘤好发于脊柱，而脊柱则是软骨母细胞瘤的少见部位。

　　3. 骨巨细胞瘤：好发年龄较软骨母细胞瘤晚，两者发病部位相似，但病灶一般较软骨母细胞瘤为大，骨质膨胀显著，内可有骨间隔而无钙化斑点。界限不如软骨母细胞瘤清晰。

【参考文献】

　　1. 刘德斌,吴静标,李志平. 跟骨软骨母细胞瘤的 CT 表现特点[J]. 中国矫形外科杂志,2019,27(23):2196-2197.

　　2. 周成,刘晋波,罗正益,等. 髌骨软骨母细胞瘤的影像学表现[J]. 中国医学影像学杂志,2019,27(11):847-849,852.

　　3. 戴丽娜. DR、CT、MRI 诊断原发性良、恶性骨肿瘤的临床价值对比[J]. 中国实用医药,2019,14(17):74-75.

（郭　斌　王瑞珠）

【病例解析】

病例 1

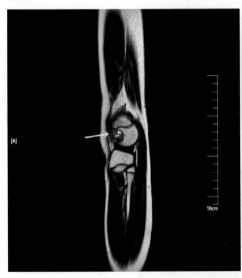 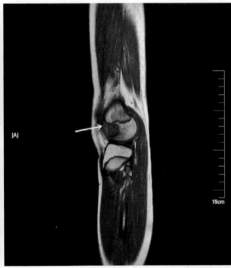

右膝关节 MRI:左图矢状位平扫 T2WI 序列,右侧股骨远端干骺端及骨骺长 T2 信号;右图矢状位平扫 T1WI 序列,病灶长 T1 信号,边界清楚。

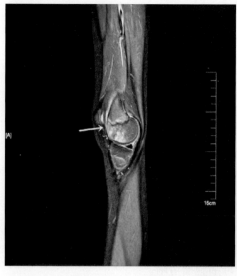
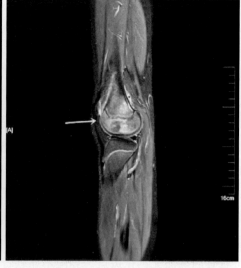

右膝关节 MRI：左图矢状位平扫 T2WI 压脂序列，病灶周围骨髓水肿；右图矢状位平扫 T2WI 压脂序列，病灶信号稍低，中心信号稍高，周围骨髓水肿。

图 10-1-11-1　右股骨远端软骨母细胞瘤

病例 2

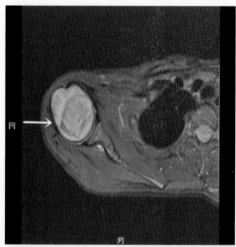
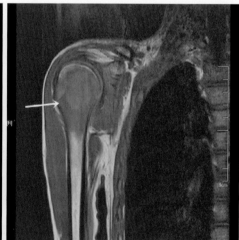

右肱骨 MRI：左图横断位平扫 T2WI 压脂序列，右侧肱骨头骨骺及干骺端可见不规则形异常信号灶，边界清楚，压脂呈等/稍高信号；右图冠状位平扫 T1WI 序列，病灶呈等信号，骨膜反应不明显。

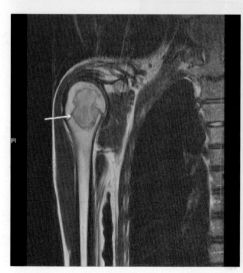
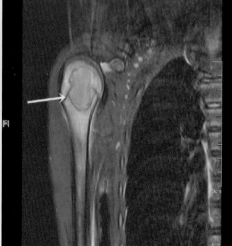

右肱骨 MRI：左图冠状位平扫 T2WI 序列，病灶位于骨骺，突破骺板，呈不均匀高信号，可见硬化边；右图冠状位 T2WI 压脂序列，不均匀高信号，周围骨髓水肿。

图 10-1-11-2　右侧肱骨近端骨骺软骨母细胞瘤

12. 内生软骨瘤和内生软骨瘤病

【临床概述】

流行病学：

内生软骨瘤(enchondroma)是一种软骨内化骨紊乱的良性病变,发病原因不明。病变可以单发或多发,多发者称多发性内生软骨瘤病,又称 Ollier 综合征,较为少见。如合并软组织多发性血管瘤,称为Maffucci 综合征,更为少见。任何年龄均可发病,多侵犯四肢长、短管状骨。病变发展缓慢,可在婴儿、儿童或少年时期出现无痛性肿块或因外伤后被发现。

孤立性内生软骨瘤是由成熟的透明软骨组织组成的良性骨肿瘤,起源于患骨的髓质部分。内生软骨瘤可以出现在由软骨化骨形成的任何骨骼中。约50%以上发生在手部:近节指骨＞掌骨＞中节指骨＞远节指骨。其他位置包括:肱骨,股骨,胫骨和足。管状骨中,以干骺端最常见。

主要表现：

患肢发育畸形和功能障碍,如肢体短缩、增粗、弯曲,伴关节脱位或内、外翻畸形,影响肢体活动。因下肢不等长而致跛行,骨盆倾斜,脊柱代偿性侧弯等。颅底骨的病变可致颅神经麻痹。病肢常易发生病理性骨折。多发性内生软骨瘤病常有单侧分布或偏侧较重的特点。除合并 Maffuccis 综合征外,尚有白斑病或黑色素瘤,还有个别病例伴有椎体扁平,眼、耳发育不良,皮肤异常如松弛皱纹,盖以细毳毛或皮肤毛细血管瘤等合并症。

【病理】

病理主要成分是分化成熟的透明软骨细胞和钙化及骨化的软组织,其次为软骨退化、坏死所形成的胶冻状假囊肿,骨皮质变薄向外膨胀。

【影像学表现】

内生软骨瘤病最多见的生长方式是自骨干髓腔内向周围生长;少数病变位于骨膜下或骨皮质表面向外生长称外生软骨瘤和皮质旁型软骨瘤。Ollier 综合征多见于股骨、胫骨、髂骨,其次是指骨、掌骨、跖骨;Maffucci 综合征最常见于手部骨。

X 线平片：

长管状骨:①骨质破坏:病变位于干骺端及邻近骨松质内,呈长圆形或多囊状、蜂窝状、条柱状透亮影,边缘锐利清楚,周围有时可以见到薄层骨质硬化。可呈中心性或偏心性膨胀性生长,骨皮质变薄或消失。病变移向或侵及至骨干,可侵及骨干全长,而致骨生长障碍,骨干变形、弯曲;②钙化:病变区内均可见多少不等钙化影;③骨化:病变区内可见不规则骨小梁,最终可以完全骨化,遗留骨的畸形。

短管状骨:掌指骨发病多于跖趾骨,尤以近节指骨与相邻之掌骨发病率最高,末节指骨不受侵犯。X 线征象与长管状骨所见基本相似。

扁平骨:肩胛骨、髂骨及肋骨前端膨大变形,骨质破坏及钙化与长骨相似。内生软骨瘤恶变时,显示病变边缘模糊,穿破骨皮质侵入软组织,引起骨膜反应和软组织包块。还可见钙化灶溶解。Maffucci 氏综合征软骨瘤恶变的发生率较高。

CT：

CT 检查能更清楚地显示骨皮质的穿透、骨膜反应以及钙化点。由于血运不丰富,所以增强后无明显强化。

MRI：

T1WI 为低信号,能非常清楚地显示病变在髓腔内的范围。T2WI 可显示无钙化区为高信号,钙化灶为低信号。

同位素扫描：

生长阶段,活跃期内生软骨瘤同位素摄取量增多,但与其相邻的骺板同位素的摄取量也增加,两者重叠后不好区分。随着骨骼发育成熟,核素的浓集表明在分叶状病变的周围存在软骨内化骨。

【诊断要点】

1. 四肢长管状骨干骺端的囊状膨胀性骨质破坏区;内有不同程度的钙化。

2. 短管状骨及扁平骨的膨胀性偏心性骨质破坏伴钙化。

3. Ollier 综合征患者常为非对称性病变,还可导致受累部位生长障碍、增粗、短缩、畸形等,双侧肢体受累的患者常以单侧或者单处肢体的症状为主。

4. 伴软组织异常者(多发性血管瘤、静脉石等)需考虑 Maffucci 综合征。

【鉴别诊断】

1. 骨囊肿:当内生软骨瘤的囊状病变内无钙化时,两者需要鉴别。骨囊肿多为单发,病变周围均可见到骨质增生硬化,很少发生于手足短管状骨内。CT 检查有助于区别囊、实性病变。

2. 骨结核:多发性囊状骨结核及手足短管状骨结核,与内生软骨瘤有相似之处,但骨结核多有骨膜反应和局部软组织肿胀或窦道形成,同时伴有结核感染的临床症状。

3. 骨母细胞瘤:病变多为单发,侵犯脊柱最为多见。囊状骨质破坏区周围有较多的骨质硬化现象,骨皮质轻度膨胀,有骨膜反应。

4. 骨纤维异常增殖症:与内生软骨瘤有相似之处,但囊状病变区呈毛玻璃样改变,多骨性者同时伴有皮肤色素沉着或性早熟等症状,可以与之区分。

【参考文献】

1. 周建功,袁小东,马小龙,等.长骨中心型 Ⅰ 级软骨肉瘤与内生软骨瘤的影像鉴别诊断[J].中华放射学杂志,2014(11):926-929.

2. 孙士庆,耿青,李晓飞,等.良性骨病变的侵袭征象——MRI,CT,X 线平片对比研究[J].临床放射学杂志,2016,35(2):267-271.

(郭 斌 王瑞珠)

【病例解析】

病例 1

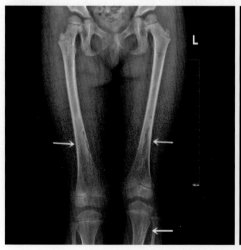 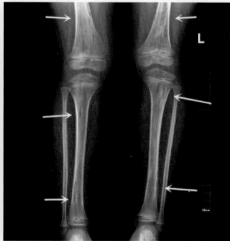

左图双股骨 X 线正位:双侧股骨多发条片状低密度影,局部骨皮质欠光整;右图双胫腓骨 X 线正位,双胫腓骨多发条状低密度影,左胫骨局部骨皮质不光整。

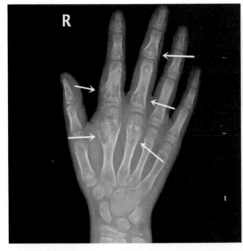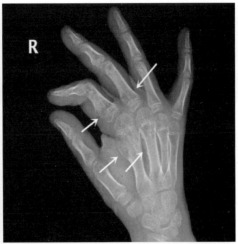

右手 X 线：左图正位片，右手数枚掌、指骨可见低密度影，呈偏心性，局部骨皮质欠光整；右图斜位片，第二掌骨膨胀性改变。

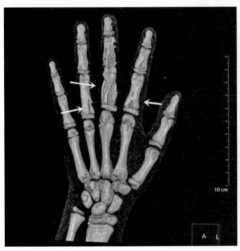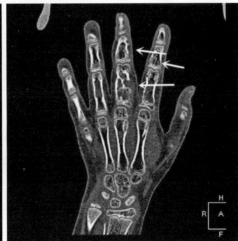

左手 CT：左图三维重组前面观，多发骨质不光整，骨膨胀性改变；右图冠状位重组，桡骨远端及多个掌指骨可见多发骨质破坏，骨皮质不光整，偏心性为主。

图 10-1-12-1 双下肢及双手多发性内生软骨瘤

病例 2

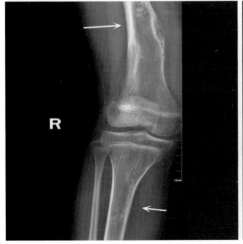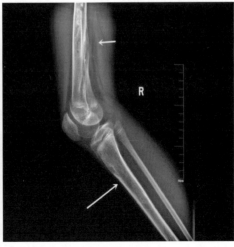

右膝关节 X 线：左图正位片，右侧股骨、右侧胫骨多发骨质破坏，内可见点片状高密度影，周围软组织未见明显包块；右图侧位片，股骨后缘局部凹陷样改变，可见皮质破坏。

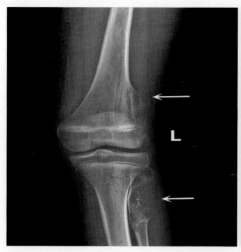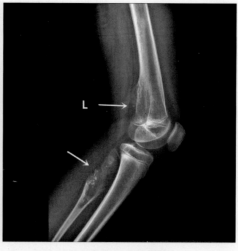

左膝关节X线:左图正位片,左侧股骨、左腓骨膨胀性改变,外缘骨皮质完全断裂,病灶内可见钙化;右图侧位片,左股骨后缘及腓骨病变内可见散在钙化,髓腔密度减低。

图 10-1-12-2　双下肢多发性内生软骨瘤

13. 软骨黏液样纤维瘤

【临床概述】

流行病学:

软骨黏液样纤维瘤(chodromyxoid fibroma,CMF)为一种起源于成软骨结缔组织的良性、局限性骨肿瘤,较少见。多发病于 10~30 岁,5 岁以下、60 岁以上者甚少发病,男女发病率无大差别。好发于下肢,约占全部病例的 75%,尤以胫骨多见,其次为股骨、肱骨、桡骨和尺骨,另外足部小骨相对常见。手、头颅、脊柱、骨盆的病例也有报道。

发生于长骨的软骨黏液样纤维瘤多见于干骺端,约占 95%。该肿瘤由软骨、黏液和纤维组织的混合物组成。邻近骨骼有反应性硬化,可发生出血和囊变。

主要表现:

局部轻度间歇性疼痛,病程由数月至数年不等。有时发觉膝关节附近肿胀及或肿块。偶有压痛、跛行及轻度功能障碍。有的病例无任何症状,直到常规 X 线检查或外伤后拍片时,才发现病变,很少发生病理性骨折。

【病理】

肿瘤呈圆形、卵圆形或分叶状,具弹性,表面光滑或有圆凸隆起。肿瘤在组织结构上具有软骨样、黏液样和纤维组织三种成分,各种成分的多少不定。在软骨样成分占优势的部分呈白色、有光泽、坚实而具有橡皮样弹性,可见透明软骨和各期的软骨细胞。在黏液样和纤维组织占优势的部分呈灰白色,无光泽,含有纺锤状和星状细胞,也有幼稚的成软骨细胞,纤维组织可以胶原化。

【影像学表现】

X 线平片:

发生于长骨,多位于干骺端,呈圆形或卵圆形透亮区,长轴与骨之长轴一致,有偏心倾向,界限清楚。病灶直径不等,多为 3~10 cm。发生在短骨的病变,可以占据整个骨干的宽度。发生在扁平骨者,具有良性肿瘤的共性,体积可以更大。偏心肿瘤的髓腔缘常可以看到厚薄不等的硬化边。其邻近的骨皮质受压变薄。较大者可穿破邻近骨皮质,形成半球状骨缺损。当不伴有骨膜反应时这种表现对于软骨黏液样纤维瘤来说是特征性的。肿瘤内可以见到粗的间隔,较大的肿瘤呈分房状。

少数病例肿瘤可侵犯骨骺。由于肿瘤的膨胀性生长,易被误认为动脉瘤状骨囊肿。

CT：

CT 能更清楚地显示软骨黏液样纤维瘤的硬化边缘和骨嵴，观察皮质的完整性，CT 还可以显示在常规 X 线上不明显的钙化。

MRI：

MRI 表现是非特异性的。肿瘤在 T1WI 上为低信号，在 T2WI 上为不均匀信号，较小的肿瘤以及大的肿瘤在 T2WI 上可显示均匀的高信号，经常伴有一个低信号的边缘。在 MR 增强扫描上，肿瘤在典型情况下呈不均匀强化。

【诊断要点】

1. 长骨干骺端的偏心性透亮区，病灶界限清楚，与周围组织之间可见硬化环。
2. 肿瘤具有膨胀性，可使皮质菲薄。
3. 瘤内很少钙化，极少见病理性骨折。

【鉴别诊断】

1. 内生软骨瘤：多在短骨发病，常多发。可有病灶内的钙化及外周的骨膜反应，这两点在软骨黏液样纤维瘤时均甚少出现。

2. 骨母细胞瘤：在肿瘤外周及内侧缘，均可出现致密的硬化反应带，此种现象尤以长骨明显，但病灶的中心则显示模糊阴影，中心致密。是骨母细胞形成骨样组织的反应，细小的钙盐沉积加重了中心致密的程度。骨母细胞瘤好发于脊椎，常伴有软组织肿块，而软骨黏液样纤维瘤则很少发生在脊椎。

3. 非骨化性纤维瘤：为一小的偏心性透亮区，界限清晰，常伸展至骨干，有一扇形内缘将病灶与髓腔分隔开来，但不像软骨黏液样纤维瘤那样膨胀。

4. 动脉瘤状骨囊肿：骨皮质明显膨胀，有"气球状"外观，可伴发病理骨折，这些与软骨黏液样纤维瘤均有所不同。动脉瘤状骨囊肿亦常见于脊柱，但常累及相邻的数个脊体。

5. 单房性骨囊肿：多侵犯骨骺未闭合前的干骺端，20 岁以后不常见。多为中心性发病，且形成棱形对称性骨皮质膨胀，多有病理性骨折，软骨黏液样纤维瘤甚少发生病理性骨折。

【参考文献】

1. 王莹，吴文娟，钟志伟，等. 软骨黏液样纤维瘤临床、影像、病理学分析与鉴别[J]. 河北医药，2009，31(10)：1193-1194.
2. 周建军，王建华，曾蒙苏，等. 软骨黏液样纤维瘤的影像学表现[J]. 中国临床医学影像杂志，2009，20(2)：110-114.

（郭　斌　王瑞珠）

【病例解析】

病例 1

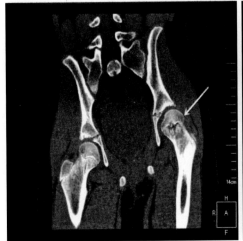 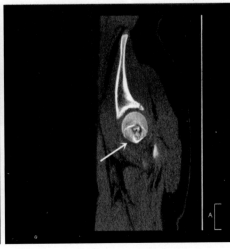

髋关节 CT：左图冠状位重组，左侧股骨颈骨质密度不均匀，可见硬化边，边界清楚；右图矢状位重组，病灶内密度不均匀，局部突破骺板。

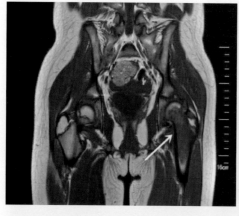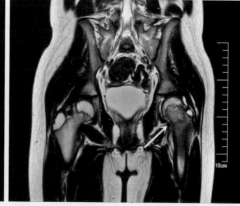

髋关节 MRI:左图冠状位平扫 T1WI 序列,左侧股骨近端干骺端片状长 T1 信号,病变突破骺板累及部分骨骺,周围髓腔低信号;右图冠状位平扫 T2WI 序列,病灶不均匀高信号,周围骨髓腔稍高信号。

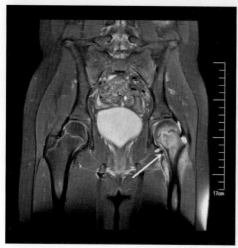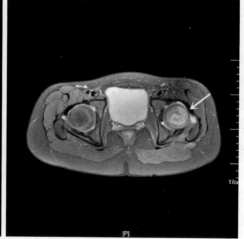

髋关节 MRI:左图冠状位平扫 T2WI 压脂序列,左侧股骨近端干骺端片状压脂高信号,病变突破骺板累及部分骨骺,周围髓腔压脂高信号,软组织肿胀;右图横断位平扫 T2WI 压脂序列,股骨颈骨皮质尚完整。

图 10-1-13-1　左侧股骨颈软骨黏液样纤维瘤

病例 2

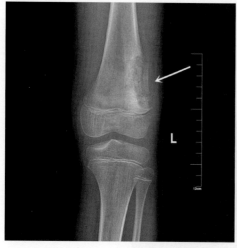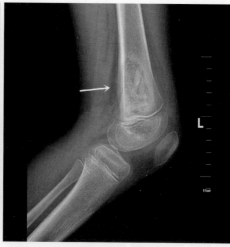

左膝关节 X 线:左图正位片,左股骨远端骨质密度不均,可见片状低密度影,内缘稍硬化,边界清,少许骨膜反应;右图侧位片,左股骨后缘可见骨膜反应。

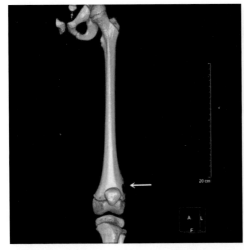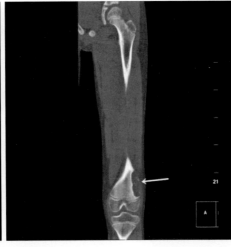

左股骨 CT：左图三维重组前面观，左股骨远端外缘骨质破坏，边缘呈虫蚀样改变，周围未见明显骨膜反应；右图冠状位重组，病灶呈囊状低密度区，其内见不规则条片影。

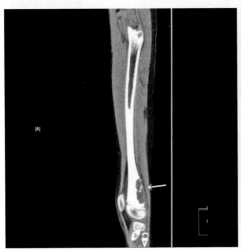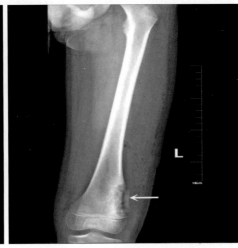

左图左股骨 CT 矢状位重组：病灶内可见骨嵴，病变密度较低，局部骨皮质破坏；右图左股骨 X 线正位：左股骨远端骨病变术后，局部骨质密度欠均匀，其内见高密度植骨影，周围软组织肿胀。

图 10-1-13-2　左侧股骨远端软骨黏液样纤维瘤

14. 神经纤维瘤病

〖临床概述〗

流行病学：

神经纤维瘤病(neurofibromatosis)是一种广泛累及外胚层与中胚层的生长发育障碍，有家族性和遗传性发病的倾向。它可累及皮肤、中枢及末梢神经、骨骼。有八个亚型，最常见的类型为神经纤维瘤病 1 型(NF-1)和神经纤维瘤病 2 型(NF-2)；这两种占所有病例的 99%，其中 NF-1 占 97%，而 NF-2 占 3%。这两种类型均由基因突变所致。NF-1 病变基因定位于染色体 17 长臂上；NF-2 基因位于染色 22q12 部位。男女发病率无差别，发病年龄不定，但临床上多在青春期发病。

主要表现：

本病的特点为多发性皮肤小结节，局限性皮肤咖啡斑及多发性神经纤维瘤。皮肤小结节呈柔软的海绵状赘瘤，皮肤和皮下组织增厚，松弛；累及中枢神经时可出现脑或脊髓症状或体征；此外还可出现眼球突出，内分泌紊乱等。

〖病理〗

多发性神经纤维瘤主要侵犯神经系统的神经鞘及其包膜。骨骼改变是并发于神经纤维瘤的。病变骨骨干部被广泛的神经纤维瘤样组织所包围,受到压迫、侵蚀、破坏。与软组织的神经纤维瘤邻近的颅骨部分还可能出现骨质破坏或骨硬化。此外,还能看到皮肤有悬垂状肿物及色素沉着。

【影像学表现】

目前神经纤维瘤病的诊断主要依靠临床和影像学的表现。神经纤维瘤病患者的骨病变常为非对称性的。

X线平片/CT:

侵蚀性骨质缺损,因邻近神经纤维瘤的压迫,而于骨表面出现骨质缺损。最多见于脊椎,椎间孔增大、椎弓根受压缺损及椎体后缘弧形压迹。也见于四肢骨、锁骨、肩胛骨及其他骨,表现为碟形缺损。脊椎侧弯较为常见,尤其下部胸椎侧后弯,侧弯程度较重,常伴明显的成角。

生长障碍,最多见的异常为一骨或数骨过度生长。最常见于四肢骨、颅骨、下颌及骨盆。受累骨附近的软组织明显肿胀。骨骼的短缩是由于神经纤维瘤侵蚀骨骺板所致。先天性下肢弯曲及假关节形成,也可见于前臂骨及锁骨。骨内囊肿性病变,为位于骨内的肿瘤,为大小不等的囊状区,易出现在管状骨的干骺部。有些部位的囊性病变可部分或完全消失。

其他异常:眶壁,尤其是后上壁缺损或整个蝶骨缺损;颅骨改变有:蝶鞍增大,神经孔大,骨膜下囊肿,骨萎缩及骨侵蚀。个别病例有骨硬化伴同一部位软组织肥厚。可见发育不良的关节端部硬化及继发的骨性关节病。可合并脊椎裂、腰椎骶化、肋骨畸形、胸内脊膜膨出症等。

【诊断要点】

1. 神经纤维瘤病约半数病例合并骨骼改变,一种为神经纤维瘤的压迫与侵蚀,另一种为中胚层成骨组织的发育障碍。

2. 脊椎侧弯。

3. 骨骼的生长障碍。

4. 骨骼弯曲及假关节形成。

5. 骨内囊性病变。

【鉴别诊断】

1. 骨纤维异常增殖症:神经纤维瘤病常有皮肤的特征性棕色斑和柔软的海绵状赘瘤等表现可以鉴别。

2. 主动脉瘤致脊椎及肋骨的骨侵蚀:但如光滑的骨侵蚀同时出现于脊椎及肋骨时则以神经纤维瘤病的可能性大。

3. 神经纤维瘤病的骨骼萎缩与成长不全表现亦可出现于一些麻痹性疾患之后,神经纤维瘤病的骨骼成长不全并不合并骨质疏松。

4. 骨内囊性病变也可见于骨囊肿、甲状旁腺机能亢进、软骨发育不全及网织细胞增多症等,均需与本病鉴别。

【参考文献】

1. 马占龙,孟欢,李燕,等.神经纤维瘤病多灶性分布的临床影像学表现分析[J].实用放射学杂志,2016,32(11):1669-1671,1680.

2. 张凯,于柯,于台飞.神经纤维瘤病Ⅰ型的MRI影像学表现[J].医学影像学杂志,2018,28(2):200-202.

(郭 斌 王瑞珠)

〖病例解析〗

病例 1

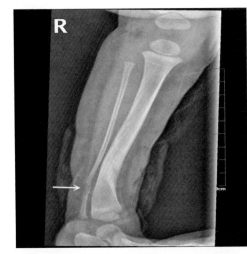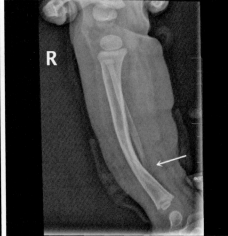

右胫腓骨 X 线:左图正位片,右侧胫骨下段向外侧弯曲,骨质密度略增高,右腓骨中下段较细,局部骨质缺损;右图侧位片,胫骨向前弯曲,骨皮质增厚,骨髓腔变窄,腓骨局部骨质不连续。

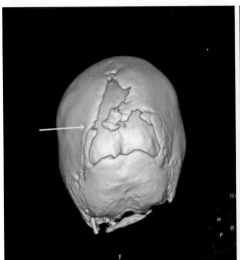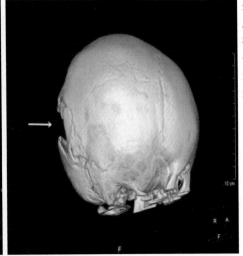

头颅 CT:左图三维重组后面观,两侧顶骨后部及枕骨上部发育不良,未见骨化,后囟增大未闭合;右图三维重组侧位观,顶枕骨骨质缺损。

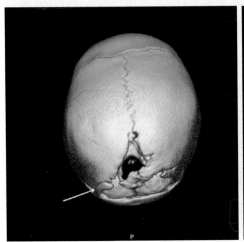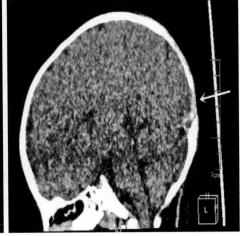

头颅 CT:左图三维重组上面观,后囟明显增大,骨化不良;右图矢状位重组,顶枕叶软组织向外膨出。

图 10-1-14-1　神经纤维瘤病右胫腓骨及双顶骨骨质改变

15. 动脉瘤样骨囊肿

【临床概述】

流行病学：

动脉瘤样骨囊肿（aneurysmal bone cyst，ABC）是唯一以 X 线表现而不是组织学来命名的骨骼病变，在组织学上它既不是一个动脉瘤也不是一个真正的囊肿，为一种含血性的囊肿，患骨外形类似动脉瘤的囊状膨胀，故名动脉瘤样骨囊肿。

多见于青少年，约 80% 发生于 20 岁以下，女性稍占优势。长骨的肌腱附着部及骨盆为其好发部位，但四肢长骨中的肱骨及股骨上端（单纯性骨囊肿的好发部位）并不多见。

动脉瘤样骨囊肿是一种非肿瘤性，溶骨性，膨胀性骨病变。主要分为原发型（65%）和继发型（35%）。原发型可能与先前的创伤有关，继发型来自先前存在的良恶性骨病变，较为常见的继发于骨巨细胞瘤、骨母细胞瘤和血管瘤，相对少见的相关疾病有：纤维异常增殖症、软骨黏液样纤维瘤、骨囊肿、嗜酸性肉芽肿和骨肉瘤等。

主要表现：

多有外伤史。四肢长骨及脊椎为其好发部位，病程发展较快。长骨受累时，以局部疼痛及肿块为主，有的合并病理性骨折，可有相邻关节的功能障碍，听诊可闻杂音。脊椎发病时，可诉疼痛及僵直；可出现神经症状。胸椎受累时，可有束带状疼痛及进行性下肢软弱、麻木。颈椎受累时，可伴有臂丛受压症状。如腰骶椎受累，可出现大小便失禁。如患椎塌陷，可出现截瘫，疼痛加剧，本病的实验室检查无特殊发现。

【病理】

病灶为一薄壁向外突出的囊腔，囊腔由大小不等的血池组成，其中充满血液。囊腔的周边被红色或褐色网状纤维组织所包绕，纤维组织也进入囊腔内将其分割成蜂窝状。在囊腔周围，除纤维组织外，还可看到骨样组织，成熟骨及多核巨细胞。骨皮质变薄，无骨膜反应。

【影像学表现】

本病常为偏心性生长，骨膨大如气球状，囊壁是由骨膜形成的薄骨壳。囊内有骨小梁或骨嵴形成的分隔，病变呈肥皂泡状改变。可以侵犯任何骨骼，长骨和脊柱最为常见，两者相加约占 75%，其发病部位依次为胫骨、椎体、股骨、肱骨、髂骨、腓骨、尺骨、锁骨、桡骨、肋骨、肩胛骨、颅骨以及上、下颌骨。足部骨比手部更常见。

X 线平片：

长骨：偏心性生长，多位于骨干部，不累及骨骺。在病变边缘有纤细的蛋壳状影像，囊状透亮区内出现纤维性小梁，整个病变部形如泡沫状，表现为具有小梁分隔的溶骨性改变，边界清楚，伴或不伴骨硬化性边缘。受影响的骨皮质膨胀而变薄，明显的膨胀可以使皮质界限消失，病变扩展至软组织，有侵袭性，迅速膨胀。

脊柱：侵犯椎体的附件，或附件与椎体两者均受侵犯的溶骨性和膨胀性改变。儿童和青少年中如发现病变位于棘突或横突中，对于诊断来说是特征性的。发生于椎体中的动脉瘤样骨囊肿最缺乏特异性，可以扩展至椎管腔内，并扩展至椎旁软组织和肋骨。髋骨、跗骨和腕骨：整个骨均可以受侵犯。

CT/MRI：

对解剖结构复杂的区域如脊柱、骨盆和头颅中的动脉瘤样骨囊肿中，CT 和 MRI 能比常规 X 线检查更清楚地显示骨内、外病变的大小和部位。可以在病变区发现单一或多个液-液平面，此为本病的提示性诊断。

【**诊断要点**】

1. 偏心性膨胀性囊状透亮病变。

2. 病变内部可见骨小梁分隔结构。

3. 青少年，多有外伤史。

4. CT、MRI 可发现液-液平面。

【**鉴别诊断**】

1. 骨巨细胞瘤：与动脉瘤样骨囊肿在 X 线上有时不易区分。骨巨细胞瘤多发生在长骨，但几乎均发源于骨端，很少在 20 岁以前发病，较动脉瘤样骨囊肿多见，且有 10% 左右为恶性。骨巨细胞瘤膨胀性不如动脉瘤样骨囊肿显著。

2. 骨纤维异常增殖症：磨玻璃样改变在 X 线上不难与动脉瘤状骨囊肿区分。但在个别情况下，单凭 X 线表现几乎无法鉴别，只有依靠组织学检查确诊。

【**参考文献**】

1. 李天豪，陈其春，王龙胜. 股骨动脉瘤样骨囊肿 2020 年读片窗(5)[J]. 安徽医学. 2020.41(5):612-613.

2. 潘小文，高艳，张德洲. 影像诊断股骨上端动脉瘤样骨囊肿的价值分析[J]. 中国医学装备. 2017.14(2):47-50.

（郭　斌　王瑞珠）

【**病例解析**】

病例 1

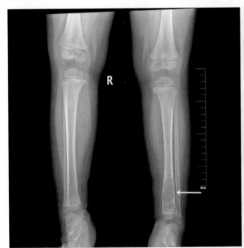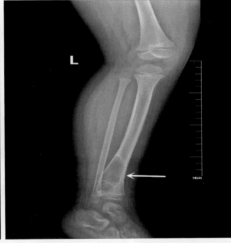

左胫腓骨 X 线：左图正位片，左侧胫骨远端囊状透亮区，其内可见分隔，呈偏心性膨胀性生长，未侵犯相邻骨骺；右图侧位片，病灶偏心性生长，胫骨后缘骨皮质变薄。

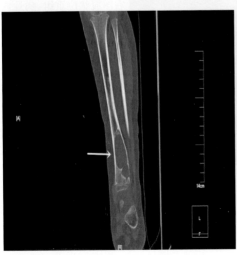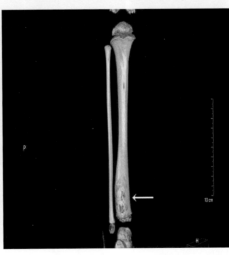

左胫腓骨 CT：左图冠状位重组，左侧胫骨远端囊状病变，骨皮质膨胀变薄，其内可见分隔影，病变呈偏心性生长；右图三维重组胫骨下端膨胀性改变，骨皮质不连续。

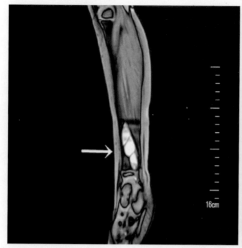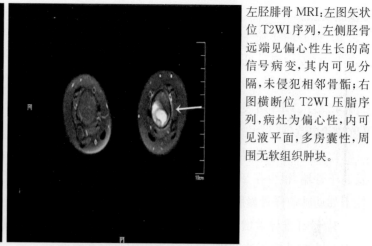

左胫腓骨 MRI:左图矢状位 T2WI 序列,左侧胫骨远端见偏心性生长的高信号病变,其内可见分隔,未侵犯相邻骨骺;右图横断位 T2WI 压脂序列,病灶为偏心性,内可见液平面,多房囊性,周围无软组织肿块。

图 10-1-15-1 左侧胫骨远端动脉瘤样骨囊肿

病例 2

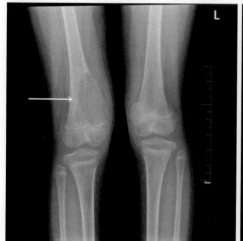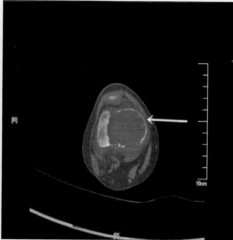

左图双膝关节 X 线正位:右侧股骨远端囊状透亮区,其内见分隔,呈偏心性生长,未侵犯相邻骨骺;右图右膝关节 CT 平扫横断位,病灶膨胀性生长,穿破骨皮质。

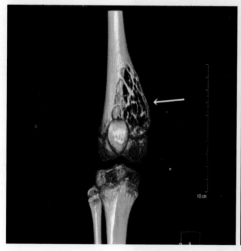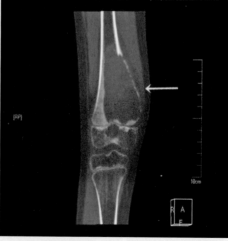

右膝关节 CT:左图三维重组前面观:右侧股骨远端囊状病变,外形呈现皂泡状,骨皮质膨胀变薄;右图冠状位重组,病灶内密度不均匀,骨皮质不完整。

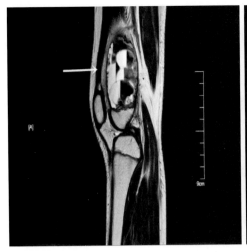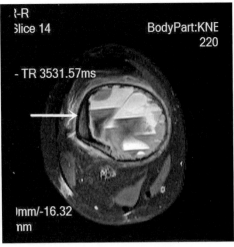

右膝关节 MRI：左图矢状位平扫 T2WI 序列，右侧股骨远端动脉瘤样骨囊肿，内可见多房囊样改变伴多发液平面，信号不均匀；右图横断位 T2WI 压脂序列，病灶内可见数个液平面，为本病的提示性诊断。

图 10-1-15-2　右侧股骨远端动脉瘤样骨囊肿

病例 3

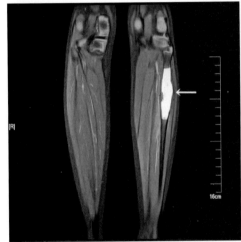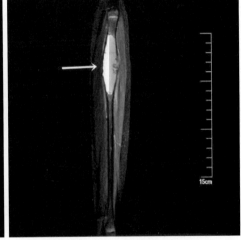

左胫腓骨 MRI：左图冠状位 T2WI 压脂序列，腓骨近端呈梭行膨胀，可见高信号影；右图矢状位 T2WI 压脂序列，病灶内见分层状液平面，局部骨皮质欠规整，邻近肌肉软组织信号不均匀增高。

图 10-1-15-3　左侧胫骨近端动脉瘤样骨囊肿

16. 撕脱性骨皮质不规则

〖临床概述〗

流行病学：

撕脱性骨皮质不规则也称为皮质硬纤维瘤、骨膜及骨膜下硬纤维瘤、股骨远端皮质不规则，是一种良性、自限性纤维或纤维骨性病变，可单侧、双侧发病，典型发病部位是股骨远端内侧髁后上方的肌腱附着处。

本病好发于 10～15 岁且运动活跃的青少年，男性多于女性，可能是由慢性反复的损伤或是急性损伤所致。这种"损伤"与腓肠肌或内收肌内侧头附着部位的应力有关。

临床表现：

多认为本病是由于青春期干骺端生长过快，且该时期的青少年运动量大，在高强度运动下，大收肌腱膜或腓肠肌内侧头肌腱附着处受到过度牵拉，从而造成骨皮质缺损及随后的纤维性修复。部分患儿可无任何的临床症状，而由于其他原因行影像学检查而发现，部分患儿可有局部的疼痛或肿胀。

【病理】

撕脱性骨皮质不规则是由于破骨细胞过度活跃造成局部骨皮质被吸收,随后促纤维结缔组织增生修复形成致密纤维组织,填充于骨皮质缺损处。

【影像学表现】

根据影像学表现将撕脱性骨皮质不规则分为 3 型,即凹陷型、突出型和分散型。凹陷型约占总数的 82%,是最常见的类型,其发病年龄较另外 2 种类型小,被认为是处于该病变的初级阶段。

X 线平片:

表现为股骨内侧髁后上方骨皮质的缺损或不规则,部分边缘毛糙、不光整,边缘可伴有硬化边。

CT:

CT 显示病变较 X 线片佳,有利于观察较小的病变,病变的具体部位及形态等。CT 表现为骨皮质形态不规则,其内可见卵圆形骨质缺损区,部分可见硬化边,少部分可见骨膜反应,周围一般无明显的软组织肿块。

MRI:

表现为股骨远端内后侧皮质区的卵圆形长 T1、长 T2 信号,边缘可见不完整的短 T2 信号硬化边,T2WI 抑脂序列显示更佳。可伴有腓肠肌内侧头肌腱附着处、附近骨髓、半月板及交叉韧带的损伤,表现为 T2WI 抑脂序列高信号。

【诊断要点】

1. 多发生于青少年,男性更多见。

2. 多有运动史。

3. 部位为股骨远端内侧髁后上方。

4. 局限于骨皮质。

5. 可伴有腓肠肌内侧头肌腱附着处等其他部分的损伤。

【鉴别诊断】

1. 纤维骨皮质缺损:好发年龄及发病部位均与撕脱性骨皮质不规则相似,且两者的影像学表现亦相似,很难鉴别。

2. 非骨化性纤维瘤:好发年龄与撕脱性骨皮质不规则相似,病变范围往往较后者大,且侵及髓腔,而后者局限于骨皮质。

【参考文献】

1. 于俪媛,张传玉,孙士庆. 撕脱性骨皮质不规则的影像诊断[J]. 临床放射学杂志,2018,37(5):4.

2. VIEIRA R L, BENCARDINO J T, ROSENBERG Z S, et al. MRI features of cortical desmoid in acute knee trauma [J]. American Journal of Roentgenology, 2011, 196(2):424-428.

(梁琼鹤　王瑞珠)

【病例解析】

病例1

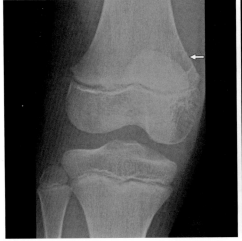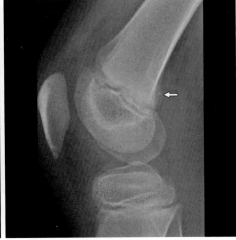

右膝关节X线：左图正位片右股骨远端内侧髁见片状低密度影，局限于皮质内，周边可见不完整硬化边；右图侧位片，局部骨皮质增生。

图 10-1-16-1　右股骨远端撕脱性骨皮质不规则

病例2

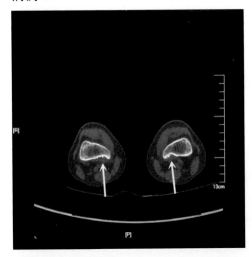

双膝关节CT：横断位平扫，病灶内缘有硬化边，无死骨，边缘清晰，无明显膨胀性改变。

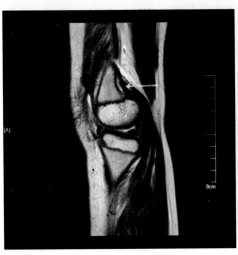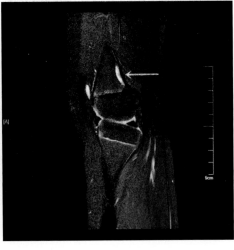

左膝关节MRI：左图矢状位平扫T2WI序列，左侧股骨远端后侧纤维性骨皮质缺损，T2呈等信号；右图矢状位平扫压脂序列，病灶压脂呈高信号。

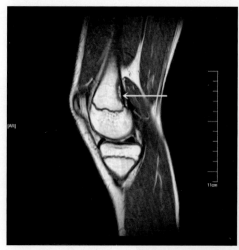 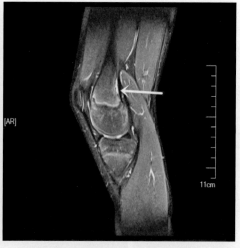

右膝关节MRI：左图矢状位平扫T2WI序列，右侧股骨远端后侧纤维性骨皮质缺损，T2呈等信号；右图矢状位平扫压脂序列，压脂呈高信号。

图10-1-16-2　双股骨远端撕脱性骨皮质不规则

第二节　恶性骨肿瘤

1. 骨肉瘤

【临床概述】

流行病学：

骨肉瘤(osteosarcoma)是最常见的原发性恶性骨肿瘤，多发于10岁左右的儿童，好发部位为股骨远端、胫骨和肱骨近端，约占全部病例的70%左右。男性发病率为女性的2倍，约25%～50%患者有外伤史。骨肉瘤常早期发生转移，常血行转移到肺，通过肺部转移至脑，但转至腹腔脏器成其他器官者很少。

骨肉瘤好发于长骨干骺端。其分型常根据组织学、影像学和临床进行识别：普通型骨肉瘤、低级别中心型骨肉瘤、小细胞型骨肉瘤、继发型骨肉瘤、高级别表面骨肉瘤、骨膜型骨肉瘤、毛细血管扩张型骨肉瘤、骨旁型骨肉瘤。其中，普通型骨肉瘤约占骨肉瘤的75%，是儿童和青少年最常见的一种。

主要表现：

骨肉瘤的主要临床症状为疼痛和肿块，初起时为间歇性隐痛、局部压痛及运动疼痛，继而发展为持续性剧痛，夜间更甚，皮肤表面有触痛和静脉怒张。血清碱性磷酸酶升高。

【病理】

在病理组织学上，骨肉瘤具有肉瘤样基质，并由此基质不经软骨阶段而直接产生大量的骨样组织为其特点。骨样组织有程度不同的骨化，骨肉瘤的主要成分为肿瘤性成骨细胞、肿瘤性骨样组织和肿瘤骨，其成分的多少，随肿瘤性成骨细胞的分化程度而异。分化较成熟者，肿瘤骨多；分化比较原始或胚胎型者，肿瘤骨少。肿瘤骨较多的骨肉瘤，硬如象牙，而被称为硬化型骨肉瘤；肿瘤骨稀少的骨肉瘤，被称为溶骨型骨肉瘤。

【影像学表现】

X线平片：

骨质破坏：见于溶骨型骨肉瘤。起初在干骺端松质骨中出现散在的斑点状骨质缺损区，继而扩展融合成融冰状,边缘模糊,周围无硬化。病变侵及整个干骺端,并破坏皮质。骨皮质的破坏初为筛孔状、鼠咬状,进而产生缺损、中断、并发病理骨折。晚期病变可累及骨骺。

瘤骨形成:是骨肉瘤的组织学特征,也是最重要的X线表现。早期在干骺端出现磨玻璃样、棉絮状或斑点状骨硬化区。扩展到皮质则可出现骨皮质硬化,并在皮质外形成放射针状或须状肿瘤新生骨,干骺端出现广泛性硬化,骨小梁消失,皮质、髓质融合成"象牙"质瘤骨。

骨膜反应:距肿瘤越近,骨膜反应越明显。表现有线形、葱皮形、垂直形及三角形(Codman 三角)或袖口征等形状。有两个特点:①骨膜反应的最外层比深层密度高;②骨膜反应和皮质之间都有一个透亮间隙。

软组织包块:无论成骨型或溶骨型,晚期均可突破骨质,在软组织中形成包块。

病理性骨折:骨肉瘤所致的破坏部位,常合并病理骨折。

对邻骨的侵犯:骨肉瘤很少侵犯邻近关节,但可对邻近骨骼造成压迫性骨侵蚀或出现刺激性骨膜反应。

CT:

CT用来明确肿瘤髓内和软组织侵犯的范围,髓内侵犯常使髓腔密度增高,髓内扩展的范围或跳跃式转移显示明显优于X线平片。对肺部转移病灶显示清晰。

MRI:

明确肿瘤骨内和骨外扩展范围以及跳跃式转移方面优于CT。肿瘤在T1WI上表现为低信号,同正常骨髓信号有明显的区别;在T2WI上肿瘤表现为均匀或不均匀的高信号。有时用MRI来区别肿瘤与瘤周水肿是有困难的,结合脂肪抑制技术的T1WI增强扫描可以明确肿瘤同骨髓的交界面。

核医学:

放射性核素扫描主要用来观察病变是否有骨骼或骨骼外的转移。

〖**诊断要点**〗

1. 最常见的儿童原发性恶性骨肿瘤,多发于10岁左右的儿童,好发部位为股骨远端、胫骨和肱骨近端。

2. 主要临床症状为疼痛和肿块。

3. 主要影像学表现包括:骨质破坏、肿瘤骨形成、骨膜反应、软组织包块和远处转移。

4. MRI/CT在明确肿瘤骨内和骨外扩展范围以及跳跃式转移方面有优势。

〖**鉴别诊断**〗

1. 骨髓炎:骨髓炎与骨肉瘤都具有骨质弥漫性破坏,骨肉瘤与骨脓肿周围的新生骨和骨内膜的新生骨相似,有时不易区别,骨肉瘤的破骨与成骨互不相干。骨肉瘤的进展远比骨髓炎的变化迅速明显。在短时期内,骨破坏扩大、瘤骨形成和环状钙化象增多。

2. 软骨肉瘤:多见于25～50岁,常以病骨周围有大量棉絮状或片状钙斑为其特征。

3. 尤文肉瘤:多见于5～15岁,最常发生于长骨骨干,典型表现为髓腔内斑点状溶骨性破坏及葱皮样骨膜反应,对放射敏感可与骨肉瘤相鉴别。

4. 成骨性转移瘤:局部X线表现亦可与骨肉瘤相似。在青年人,成骨性转移瘤可继发于小脑髓母细胞瘤,尤其是手术后。何杰金病亦可出现骨硬化性病灶。在老年患者,乳癌术后,前列腺癌,均可发生成骨性转移,尤其是前列腺癌的转移可伴有明显的针状、或"光芒状"骨膜反应。

〖**参考文献**〗

顾翔,屈辉,冯素臣,等.骨肉瘤病的影像学诊断[J].中华放射学杂志,2004,38(11):4.

(郭　斌　王瑞珠)

〖病例解析〗

病例 1

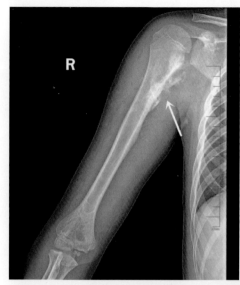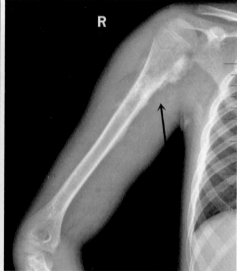

右肱骨 X 线:左图正位片,右侧肱骨近端局部骨质破坏伴不规则骨膜增生,边缘不光整,周围软组织肿胀,内可见大片状高密度影;右图侧位片,骨皮质破坏区可见,可见 Codman 三角。

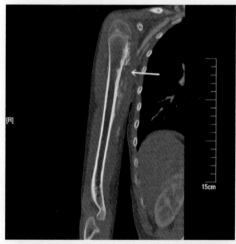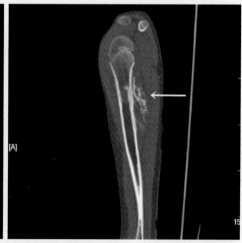

右肱骨 CT:左图冠状位重组,右侧肱骨近端骨皮质不均匀增厚,髓腔内密度欠均匀,周围软组织内可见层状、放射状骨膜反应;右图矢状位重组,可见高密度肿瘤骨。

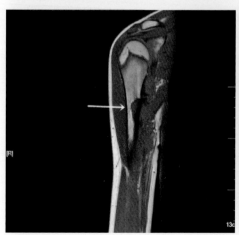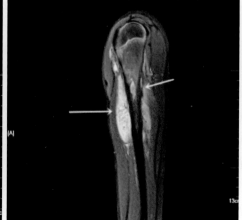

右肱骨 MRI:左图冠状位平扫 T1WI 序列,右肱骨近端内侧局部骨质破坏;右图矢状位平扫 T2WI 压脂序列,病灶呈片状高信号影,周围软组织可见包块影,边界不清。

图 10-2-1-1 右侧肱骨近端骨肉瘤

病例 2

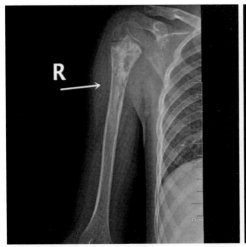 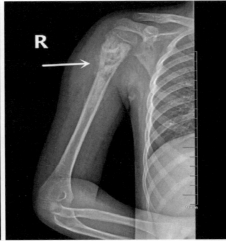

右肱骨 X 线：左图正位片，右侧肱骨中上端髓腔内可见大片状不均匀密度增高影；右图侧位片，病变邻近骨皮质毛糙不连续，可见骨膜反应。

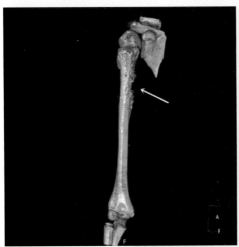 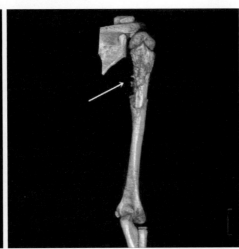

右肱骨 CT：左图三维重组，右侧肱骨中上端骨质破坏，骨干膨胀增粗；右图三维重组，病变内可见肿瘤骨，边缘虫蚀样不光整。

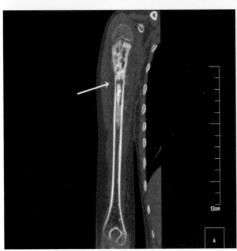 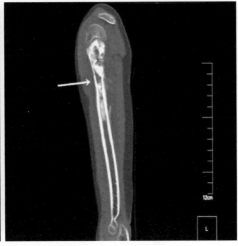

右肱骨 CT：左图冠状位重组，右侧肱骨中上端骨质破坏，髓腔内可见大片状不均匀密度增高影；右图矢状位重组，邻近骨皮质不连续，可见明显骨膜反应，软组织内可见肿瘤骨。

图 10-2-1-2　右侧肱骨近端骨肉瘤

病例 3

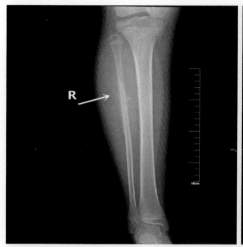
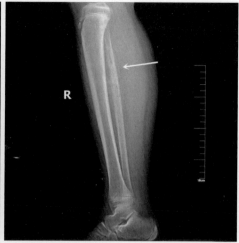

右胫腓骨 X 线:左图正位片右腓骨中上端骨质破坏,骨髓腔密度不均匀,可见广泛骨质破坏;右图侧位片,病变周围见淡絮状高密度影及软组织肿胀。

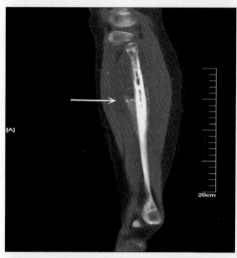
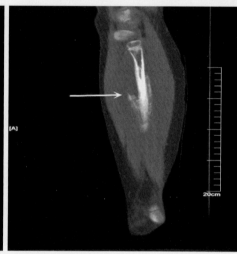

右胫腓骨 CT:左图矢状位重组,右侧腓骨中上端骨质破坏,骨髓腔密度不均匀,可见广泛针刺样骨膜反应;右图冠状位重组,病变周围软组织可见片絮状骨性密度影。

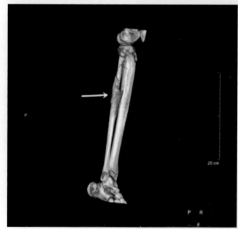
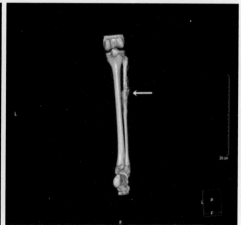

右胫腓骨 CT:左图三维重组,腓骨上端骨质不连续,可见骨质破坏;右图三维重组,骨质破坏边界紊乱。

图 10-2-1-3　右侧腓骨中上端骨肉瘤

病例 4

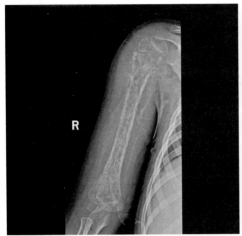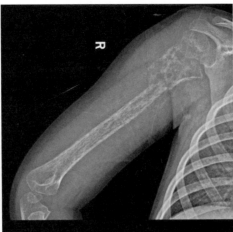

右肱骨正侧位平片:示右肱骨多发虫蚀样骨质破坏,近端可见骨膜反应,软组织肿胀。

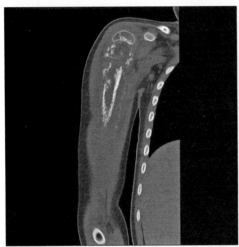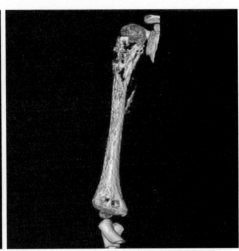

右肱骨 CT:左图 MPR 冠状位重组,示右肱骨多发虫蚀样骨质破坏,局部骨皮质中断,可见针状骨膜反应;右图 VR 重组,直观显示多发骨质破坏及骨膜反应。

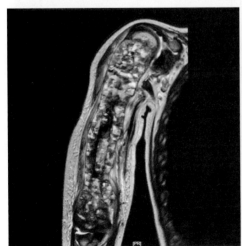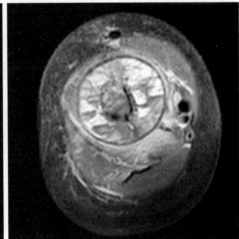

右肱骨 MRI:左图冠状位,示右肱骨信号明显不均匀,多发骨质破坏并突破骨皮质,形成软组织肿块;右图横断位,示骨质破坏伴巨大软组织包块,可见多发小液-液平面。

图 10-2-1-4 毛细血管扩张性骨肉瘤

2. 尤因肉瘤

【临床概述】

流行病学：

尤因肉瘤(Ewing sarcoma)是一种原发于骨的原始间胚叶组织的恶性肿瘤,较少见,是高度恶性预后不良的肿瘤,常见于5～15岁的小儿,90%的患者在25岁以下,男性较女性多见,约为2∶1,好发于长骨(股骨、胫骨及肱骨)骨干与干骺的移行部,骨盆及脊柱。除非发病于骨骺联合之后,不然骨骺常一般不受累。尤因肉瘤可转移到肺和胸膜,也可转移到脊椎、骨盆及头颅骨等。尤因肉瘤对放射线很敏感。

尤因肉瘤的主要形式是骨骼的尤因肉瘤,骨外尤因肉瘤和周围原始神经外胚层肿瘤。骨骼的尤因肉瘤可以出现在骨骼的任何位置,约75%在长管状骨或骨盆,肋骨也相对常见。与10岁以下幼儿相比,较大孩子的扁平骨受累更加普遍。常见的转移部位是肺和骨骼,随后会扩散到几乎所有器官,包括淋巴结、骨髓、肝脏、脾脏和大脑。发生于四肢的生存率最高,5年生存率约70%。诊断时即发生转移患者的5年生存率约30%。

主要表现：

主要症状为间歇性疼痛,起初不剧烈,逐渐加重变为持续性,尤以夜间为重。继疼痛之后,出现局部肿痛。肿瘤生长快,表皮可能发红、发热,有显著压痛,体温增高,白血球增多,血沉加快而类似骨髓炎。约25%病例将出现发热、贫血、体重减轻及恶液质等预后不良征象。约2%～5%病例发生病理性骨折,病情发展很快,早期即可发生广泛转移,影响全身骨骼及内脏,而淋巴结却很少受累。伴有全身症状者预后一般较差,常在短期内死亡。

【病理】

尤因肉瘤起源于骨髓内网状细胞系统的未分化成分,为未分化的圆形细胞肉瘤,但无巨细胞存在。构成肿瘤的圆形细胞易形成圆形、链状或环形的聚集,肿瘤细胞时常在小坏死区的周围排列如玫瑰花状。与成神经细胞瘤不同者,位于肿瘤的中心完全没有纤维性的结构。位于纤维性骨髓内的肿瘤细胞呈明显的索状及圆形的病灶,且与正常骨组织间,隔以结缔组织带。

【影像学表现】

X线平片：

X线平片表现为溶骨破坏浸润性病变及相应的葱皮状骨膜反应。

长骨:骨干中心性病灶,分层状骨膜增生,明显的溶骨破坏而不伴有骨硬化,病变由内向外呈梭形膨胀而且是由外面增加其体积,肿瘤在放疗前不发生钙化。特征性骨膜反应表现为多层状骨膜增生,或称为葱皮样骨膜反应,也可与骨皮质垂直向外扩展的细骨针,呈毛发竖直状表现,称为垂直放射状骨膜反应。骨外围骨膜反应的中央部分被肿瘤向外扩展而破坏中断,在软组织肿块边缘部分残留的骨膜反应呈三角形称Codman三角或袖口状骨膜反应。

骨盆尤因肉瘤的溶骨性改变显著,病灶边缘出现硬化现象;有时在网状像中混杂着刺状像,未经放射治疗者则只显大范围溶骨破坏区。

脊椎尤因肉瘤较脊椎结核的骨破坏更为显著,导致椎体压扁呈扁平椎体,病变可扩展至椎旁和椎管内,并可以邻近椎体扩展伴椎间盘变窄,以及向附件扩展,很快累及椎体的全部。病变经放射治疗后,椎体钙化虽然不是完全性的,但可分布于整个椎体。以后,椎体边缘的钙化线将受到破坏。椎体的破坏常不对称,且造成楔状或夹肉面包状的变形。脊椎可呈现轻度成角弯曲。病变进展后,脊椎附件也将受到破坏,常看不到骨膜反应。椎间隙在长时间内无何改变。肿瘤的软组织肿块像,很像结核的寒性脓肿。肿瘤接近腰大肌时,可向腰大肌层内浸润。

肋骨尤因肉瘤可为溶骨性或骨硬化为主,或两者的混合。肋骨的软组织肿块往往突入胸腔内,形成病变肋骨邻近的胸膜外肿块,而胸壁内软组织肿块往往不明显。

CT:

CT 对明确肿瘤向骨外扩展的范围极有价值,尤其是在头颅、脊柱,肋骨和骨盆中,可以清楚地观察到经关节的扩展,如在骨盆中跨骶髂关节的扩展以及在脊柱中超过一个椎体的异常。CT 对放疗计划的制订和估计肿瘤对放、化疗反应方面是有帮助的。

MRI:

可用来明确肿瘤在骨内和对软组织侵犯的范围。肿瘤在 T1WI 上表现为低信号,在 T2WI 上呈高信号,单纯溶骨性改变信号均匀,若伴反应性骨硬化则信号不均匀。

核医学:

病灶对放射性核素摄取增加,核素扫描不仅可显示原发病灶的范围,而且还可发现全身其他病灶。

〖**诊断要点**〗

1. 好发于 5～15 岁儿童的长骨骨干。

2. 临床症状类似于骨髓炎。

3. 特征性 X 线表现为长骨骨干中浸润性溶骨改变伴葱皮样和袖口状骨膜反应。

〖**鉴别诊断**〗

1. 急性骨髓炎:X 线有时难以辨别,尤其是某些尤因肉瘤经青霉素治疗可暂时降低体温、血沉好转,增加了鉴别难度。X 线短期复查很重要。骨髓炎有向骨骺线方向发展的趋向,但尤因肉瘤的发展是偏于骨干侧的。发病部位在鉴别诊断上并不具有很重要的意义,因为有些尤因肉瘤也可出现在干骺部,而骨内病变的广泛浸润破坏及边缘模糊不清说明恶性度高。如有死骨出现则表示为炎症,可否定肿瘤的诊断。此外,观察全身状态的变化也很重要,尤因肉瘤恶性程度高。

2. Brodie 骨脓肿:常具慢性病程,且一般情况良好。

3. 成神经细胞瘤:尤因肉瘤很少发生在 5 岁以下的小儿,但成神经细胞瘤除个别例外情况,不发生于 5 岁以后;成神经细胞瘤很少只有单发转移灶;成神经细胞瘤有骨转移时,常可于胸骨穿刺得到证实。

4. 骨肉瘤:若发现肿瘤骨时,可认为是尤因肉瘤;否则,只能依靠活体组织检查及诊断性放射治疗,前者对放射线敏感,后者则不然。

5. 骨网状细胞肉瘤无论在 X 线或病理上,均与尤因肉瘤有相似之处,容易造成误诊。但临床上前者发病年龄较迟,病程慢,预后较好。

〖**参考文献**〗

1. 高朋瑞,曲金荣,蔡启卿,等.定量动态增强 MRI 对骨肿瘤良恶性的鉴别诊断价值[J].临床放射学杂志,2017,36(8):1159-1163.

2. 王莹莹,金仙梅,张超,等.儿童外周原始神经外胚层肿瘤/尤因肉瘤 16 例临床分析[J].中国小儿血液与肿瘤杂志,2018,23(4):194-198.

（郭　斌　王瑞珠）

《病例解析》

病例

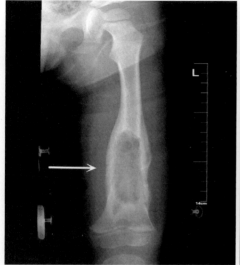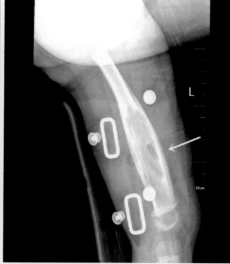

左股骨 X 线：左图正位片，左股骨干中下端髓腔内可见大片状囊状低密度影，长轴与股骨干平行，邻近骨皮质不均匀增厚；右图侧位片，局部骨皮质欠连续，邻近可见葱皮样骨膜反应。

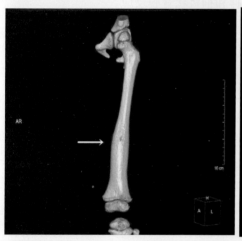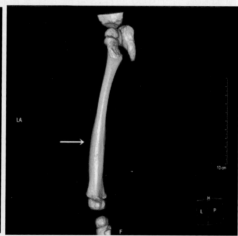

左股骨 CT 三维重组：左图正位，股骨干中下端明显增粗，膨大；右图侧位，股骨骨皮质欠连续，长轴与股骨干平行，邻近骨皮质不均匀增厚。

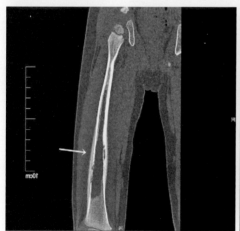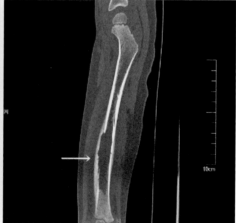

股骨 CT：左图冠状位重组，股骨病灶内见多发小囊状低密度影，局部骨皮质欠连续；右图矢状位重组，病灶邻近可见葱皮样骨膜反应，周围软组织密度减低，肿胀、积液。

图 10-2-2　左侧股骨干尤因肉瘤

3. 软骨肉瘤

〖临床概述〗

流行病学：

软骨肉瘤（chondrosarcoma）是仅次于多发性骨髓瘤和骨肉瘤的第三大恶性骨肿瘤，占原发性骨与软组织肿瘤的 15％ 左右，好发于中青年，男性多于女性，40 岁以后发病率逐渐增高，儿童少见。发病部位常见于股骨、胫骨等长骨的干骺端，其次为骨盆，发生于肋骨的较少见，发生于颅底的更少见，文献报道颅内软骨肉瘤仅为个案。

主要表现：

临床表现主要为局部疼痛、肿胀，体格检查可见局部隆起，可触及包块，功能活动受限，部分患者早期无症状。发生于颅底时症状包括听力下降，搏动性耳鸣，眩晕头痛等神经系统症状。

〖病理〗

病理上软骨肉瘤分为以下几种亚型：传统髓腔型，黏液型，分化型，透明细胞型，间质型。镜下可见黏液和软骨基质中大小不等、形态不规则的软骨小叶，浸润性生长，软骨细胞密度中等，核大小一致，染色质较深，双核细胞可见。

〖影像学表现〗

CT：

中心型软骨肉瘤表现为大片状，虫蚀状溶骨性骨质破坏，骨皮质缺损，少部分仅见髓腔内膨胀性骨质破坏，病灶内可见数量不等，大小不一的软骨基质钙化或骨化，钙化多成绒毛状、棉团状、斑点状或不定形，肿块大小差异较大。周围型软骨肉瘤表现为骨一侧菜花样骨性突起，病灶有蒂与相应骨皮质链接，病灶顶部见软骨帽，密度低于周围软组织，顶部可见散在点状钙化，少数病例可见骨膜反应和 Codman 三角。肿瘤强化方式多样，与肿瘤级别相关，可表现为无明显强化，轻度筛网状强化及明显斑片样强化等。

MRI：

软骨肉瘤有一定特点，形态不规则，分叶状，T1WI 呈等低信号，T2WI 呈明显不均匀高信号，增强轻中度不均匀强化，部分呈"花环状"及"蜂窝状"强化，有文献报道部分病例可呈渐进性强化，约半数病灶内出现 T1WI 及 T2WI 低信号钙化影。

〖诊断要点〗

1. 第三大恶性骨肿瘤，成人多发，儿童少见，男性多于女性。

2. 好发于四肢长骨，其次为骨盆，肋骨，颅底少见。

3. 病灶内数量不等，大小不一的散在钙化是特征性表现，可见溶骨性骨质破坏。

4. 强化方式多种多样，与肿瘤的级别相关。

〖鉴别诊断〗

1. 骨巨细胞瘤：发病年龄在 20～40 岁的青壮年，四肢长骨多见，骨破坏区内无钙化及骨化反应，无硬化边。

2. 骨肉瘤：好发于青少年，骨膜反应较重且常出现 Codman 三角及肿瘤骨，远处转移多见，囊变多见，病情进展快，临床症状重，而软骨肉瘤临床进展慢，远处转移少见。

3. 内生软骨瘤：儿童多见，多无明显临床症状，肿瘤大小多较软骨肉瘤小，周围不形成软组织肿块，无明显疼痛症状。

4. 发生于颅底的软骨肉瘤需要和脊索瘤、脑膜瘤等鉴别：脊索瘤常常发生于中线斜坡位置，且 ADC 值要明显低于软骨肉瘤；脑膜瘤多宽基底与颅骨相邻，信号一般较均匀，增强呈明显均匀强化，邻近脑膜常增厚呈"脑膜尾征",且无明显骨质破坏。

【参考文献】

1. 姜梦达,刘玉,陶晓峰,等.高分辨率 CT、常规及功能 MRI 对颅底低级别软骨瘤的诊断价值[J].分子影像学杂志,2021,44(2):213-218.

2. KIRANKUMAR R B,陈钢钢,王希明,等.软骨肉瘤的影像学诊断[J].中国医学影像技术,2011,27(5):1025-1029.

（王瑞珠　杨　明）

【病例解析】

病例

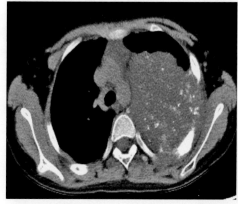 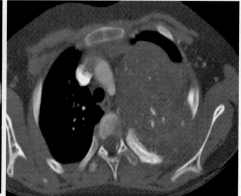

胸部 CT 扫描:左图横断位平扫,左侧胸腔可见巨大软组织包块,内多发钙化,紧邻肋骨溶骨性骨质破坏;右图横断位平扫,骨窗可见骨质破坏伴骨质增生硬化,骨膜反应。

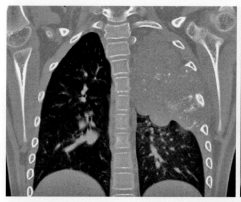 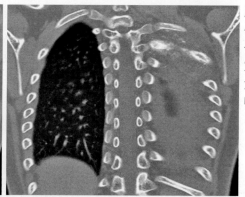

胸部 CT 扫描:左图冠状位重组,肋间隙增宽,肋骨骨质破坏;右图冠状位重组,肋骨破坏范围较大,骨质硬化及骨膜反应明显。

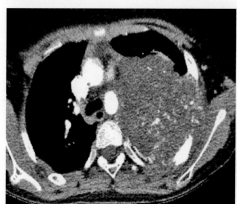 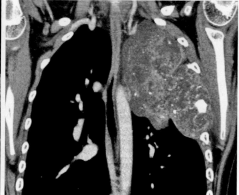

胸部 CT 扫描:左图横断位增强,软组织肿块轻-中度不均匀强化,纵隔受压向右偏移;右图冠状位增强,延迟期,强化较左图明显,病灶向肋间隙侵犯,病灶内可见条状分隔。

图 10-2-3　肋骨软骨肉瘤

4. 白血病

【临床概述】

流行病学:

白血病(leukemia)是一组造血组织的原发性恶性疾病,其特征是骨髓及其他造血组织中有广泛的白血病细胞异常增生,且浸润造血组织,导致正常造血功能衰竭,表现为正常造血细胞显著减少。白血病在人群中发病率约(3~5)/10万人口,15岁以下儿童每年新发白血病例约15 000人左右,占小儿各种恶性疾病之首。

白血病分类复杂,可分为急性白血病和慢性白血病,小儿白血病中,急性白血病占大多数(可达97%)。临床上以骨髓细胞形态学和细胞遗传学分型检查作为诊断白血病的金标准。白血病为多部位受累,如颅骨、椎体、四肢骨、脑组织、眼眶、肝脾、睾丸等,全身骨骼均可受累,以长骨多见,影像学可评估骨骼受累的情况。

主要表现:

白血病临床表现多样,可见不同程度的贫血、出血、感染发热以及肝、脾、淋巴结肿大,骨髓浸润部位出现局部症状,包括压痛、活动受限、眼球突出等。

【病理】

骨髓内极度增生活跃的白血病细胞,由局灶性发展为浸润整个骨髓组织,骨髓内的脂肪消失,骨松质内充满增生的肿瘤细胞,成骨细胞萎缩,进一步侵犯至骨皮质骨小梁,累及骨膜后出现骨膜反应。

【影像学表现】

X线平片及CT:

X线平片表现多种多样,可发现溶骨性/增生性骨质破坏,普遍性骨质疏松及骨膜反应,小囊状骨质吸收,干骺端透亮带(又称白血病带),病理性骨折,可见椎体压缩性骨折,骨质硬化,严重的病例甚至可出现骨裂,关节脱位及骨坏死。颅骨可见颅骨内外板增厚。

MRI:

骨髓MR表现由其所含的脂肪、水分子、蛋白质等成分的比例决定。急性白血病骨髓浸润的MR改变主要为弥漫性改变,较X线和CT更敏感。T1WI上骨髓组织被白血病肿瘤细胞取代,呈弥漫性或斑片状低信号,T2WI上骨髓中的肿瘤细胞因含水量增多而表现为高信号,在脂肪抑制序列中更加清晰。最常见的浸润部位为脊椎,以胸腰椎多见,其次为四肢长骨,骨盆及颅骨。当白血病细胞大量浸润引起骨髓坏死,造血细胞大面积坏死时,MRI表现为地图状病灶,病灶中心为液化坏死,MRI为长T1、长T2信号,坏死灶边缘可出现特征性"双边征",即在T2WI脂肪抑制序列病灶边缘可见内层的线状高信号及外层的线状低信号,高信号对应肉芽组织,低信号对应纤维性硬化或钙化。儿童白血病长骨骨骺受累较成人多见,血流速度减慢甚至可并发骨骺的缺血坏死。

扩散加权成像(DWI)可在自由呼吸状态下完成全身大范围扫描,可立体、直观显示骨髓病变的部位和范围,并能定量测量病灶区的表观扩散系数值(ADC),有助于早期诊断和随访监测。

磁共振波谱在白血病骨髓浸润中有一定的价值,表现为初发时水峰高,脂峰消失,病情缓解时脂峰又重新出现,有助于无创性评估病情及评价疗效。

核医学:

急性白血病患者较慢性白血病更易同时伴有骨髓及脾脏浸润,且病灶代谢活性高,放射性高摄取,预后较差。PET/CT检查骨髓浸润表现为放射性摄取弥漫性增高,以脊柱、胸骨、髂骨为著。

【诊断要点】

1. 全身性系统性疾病,骨侵犯多发,长骨多见。

2. X线及CT可发现骨质疏松,干骺端骨质改变,骨质破坏,骨膜反应,骨质硬化等多种表现。

3. MRI对骨髓浸润更加敏感,弥漫性或斑片状长T1、长T2信号,脂肪抑制序列敏感,骨髓坏死时可出现典型的"地图征";儿童长骨骨骺可累及。

4. 动态增强,磁共振波谱及PET/CT在诊断和治疗观察中有重要意义。

【鉴别诊断】

1. 神经母细胞瘤骨转移:是儿童最常见的颅外实体瘤,恶性程度高,常早期发生转移,骨转移好发于中轴骨(颅面骨,脊柱和骨盆),而四肢骨转移并不多见。影像表现为溶骨性骨质破坏和不规则的软组织肿块,骨皮质边缘毛糙,多发垂直骨针,软组织肿块内可见斑点状钙化。颅面骨转移最多见,部分以头部包块,眼球突出首诊,需仔细鉴别。

2. 淋巴瘤多发骨转移:淋巴瘤易发生类似急性白血病样的骨转移,因此患者出现多部位骨髓浸润时,白血病和淋巴瘤鉴别困难,需要结合骨髓穿刺病理学检查。

3. 朗格汉斯细胞组织细胞增生症(LCH):是一种原因不明的局限性或广泛性脏器损害,骨浸润多累及颅骨、骨盆、肋骨、脊柱和股骨等,局部可出现肿块、疼痛和肿胀。骨质破坏表现为多发性溶骨性骨质破坏,可见骨膜反应,周围无反应性骨硬化,累及椎体时表现为椎体完全变扁,前后径超出正常范围。病变范围无白血病广泛,病理特征为分化好的朗格汉斯细胞组织细胞增生和浸润。

【参考文献】

1. 牛金亮,梁聪聪,李俊峰,等.急性白血病椎体骨髓浸润的扩散加权成像研究[J].中华放射学杂志,2011,45(9):807-811.

2. 王峻,宋志珍,李晓君,等.急性白血病骨髓浸润的动脉增强MRI研究及意义[J].中华放射学杂志,2011,45(9):817-821.

(王瑞珠　杨　明)

【病例解析】

病例1

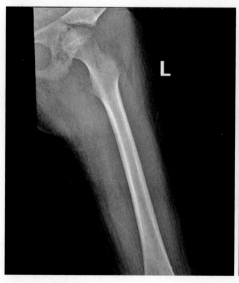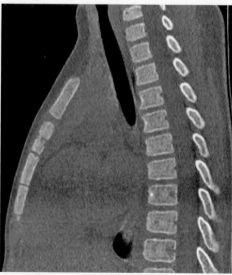

左图左股骨正位X线,左耻骨、股骨头及股骨颈多发虫蚀样骨质破坏,软组织肿胀;右图胸部CT矢状位平扫,胸骨中段骨质破坏。

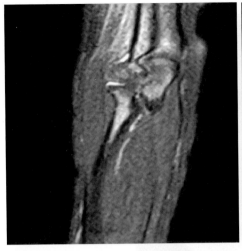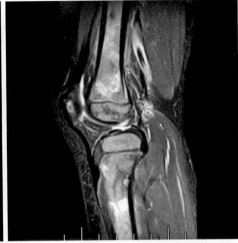

肘关节及膝关节MRI:左图冠状位平扫压脂序列,肱骨及尺桡骨广泛压脂高信号;右图矢状位平扫压脂序列,多发骨质异常信号,累及骨骺,局部可见地图样改变。

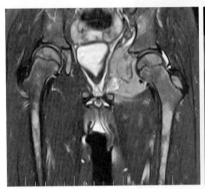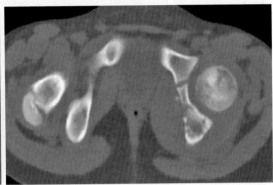

左图左髋关节MRI平扫冠状位压脂序列,骨盆及双侧股骨上端多发高信号,左髋软组织肿块;右图髋关节CT平扫,左髋臼骨质破坏,其内侧软组织肿块。

图10-2-4-1 急性淋巴细胞白血病

病例2

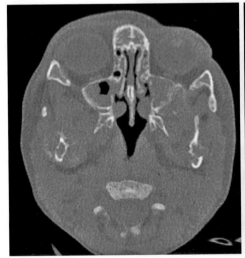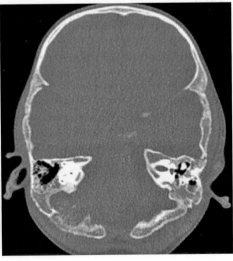

头颅CT:左图横断位平扫,骨窗可见下颌骨、蝶骨、上颌窦多发虫蚀样骨质破坏,范围广泛;右图横断位平扫骨窗,枕骨骨质破坏,颅板下散在砂砾样钙化。

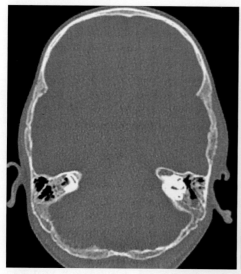
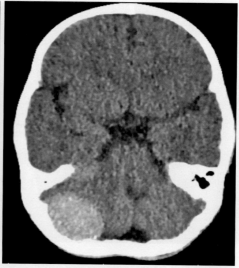

头颅 CT：左图横断位平扫，骨窗可见双侧颞骨及枕骨边缘毛糙，骨质破坏；右图横断位平扫，右侧枕部颅板下软组织包块影，术后病理证实为绿色瘤。

图 10-2-4-2　急性粒细胞白血病

病例 3

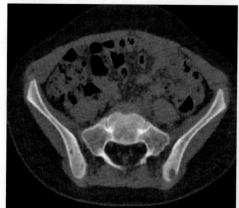
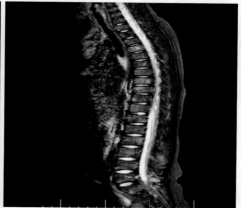

左图骨盆 CT 平扫横断位，双侧髂骨多发小囊状骨质吸收；右图全脊柱 MRI 平扫矢状位 T2WI 压脂序列，可见多发椎体高信号，广泛骨髓浸润。

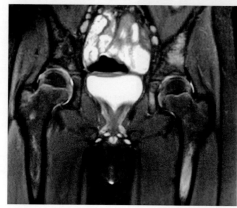
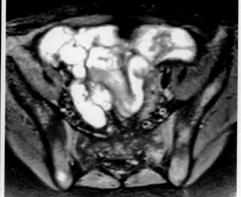

骨盆 MRI：左图冠状位平扫 T2WI 压脂序列，双侧髂骨及股骨多发压脂高信号；右图横断位平扫骶髂关节 T2WI 压脂序列，双侧髂骨及骶骨多发压脂高信号，全身广泛骨髓浸润。

图 10-2-4-3　急性淋巴细胞白血病

5. 原发性骨淋巴瘤

〖临床概述〗

流行病学：

原发性骨淋巴瘤(primary lymphoma of bone，PLB)属于罕见的结外淋巴瘤，占结外淋巴瘤总数的 5％，占骨恶性肿瘤的 3％～7％，占非霍奇金淋巴瘤的 1％不到。PLB 可发生于任何年龄段，以 40～60 岁最常见，儿童期相对少见。该肿瘤最常发生于股骨及骨盆，其次为脊柱、肱骨、颅骨等，其中发生于股骨者约占总数的 25％。部分学者认为该肿瘤国人的好发部位可能为骨盆和椎体，也有学者提出该肿瘤发生于低年龄段时，可能以侵犯中轴骨为主。

临床表现：

最常见的临床表现是骨痛，约占 60％～100％，其他的临床表现包括局部的肿胀或肿块，以及病理性骨折等，小儿患者四肢受累时可能出现相应部位的功能障碍，只有不到 10％的患者出现全身症状，如体重减轻、发热和盗汗等。诊断 PLB 必须符合以下标准：①病变的首发部位或症状必须源于骨髓，可累及骨皮质及邻近的软组织，并经病理组织学证实与骨外淋巴瘤同源；②临床及各种辅助检查未发现其他系统、组织出现原发淋巴肿瘤；③发现骨破坏 6 个月后才出现其他部位恶性淋巴瘤的症状及体征；④全身情况较好，而骨内肿瘤局限期较长。

血液生化学检查可有白细胞升高，淋巴细胞比值增高，红细胞沉降率加快，碱性磷酸酶水平升高等。目前该肿瘤的诊断主要依赖于组织学检查及免疫组化检查。

〖病理〗

在组织学上难以区分原发性骨淋巴瘤和继发性骨淋巴瘤。

PLB 起源于骨的淋巴组织，绝大多数(70％～80％)病理类型为弥漫性大 B 细胞淋巴瘤，其他类型包括 B 淋巴细胞母细胞淋巴瘤、间变性大细胞淋巴瘤，等等。

肿瘤细胞在髓腔内呈浸润性或渗透性生长，病变区骨小梁被破坏变形或消失，病变进一步扩大而呈斑片状溶骨性改变。肿瘤细胞进一步从骨内膜处侵蚀皮质，沿哈弗管浸润性生长，使骨皮质呈"筛孔状"或"虫蚀状"的破坏。骨质破坏后，骨皮质轮廓可基本保持正常，膨胀性改变较少见。当肿瘤细胞突破骨皮质，侵犯周围软组织时，可形成软组织肿块。软组织肿块可围绕骨质生长，而骨皮质仅有轻微的骨质破坏。

〖影像学表现〗

X 线平片：

影像学上可分为 4 种类型：①溶骨型：浸润性、虫噬样的骨质破坏；②硬化型：骨小梁紊乱增粗，骨皮质增厚，髓腔硬化；③混合型：溶骨性骨破坏，同时伴有点状、条片状硬化带，或伴有周围骨质硬化；④囊状型：膨胀性囊状骨质破坏，界限清楚，骨皮质变薄或缺损。

其中以溶骨型最常见，表现为斑片状不规则的骨质破坏，骨皮质呈"虫蚀样"或"穿凿样"的骨质缺损，骨髓腔破坏明显而皮质破坏较轻，该肿瘤引起骨膜反应相对少见。

CT：

CT 显示骨质破坏优于 X 线，可更清楚地显示骨髓腔及骨皮质的破坏情况，冠状位及矢状位重组图像更有助于观察"浮冰征"。"浮冰征"表现为骨皮质呈朽木样，存在不同程度的多发断裂，但绝大部分骨质的外形仍存在，从而勾勒出母骨的整体轮廓，骨皮质断裂的边缘不规整，无硬化边，使整个病变像河面上融化、残存的浮冰。

病变骨周围的软组织肿块在 CT 上表现为形态不规则的肿块影，软组织肿块较大时，可呈"围骨性生长"，此征象具有一定的特征性，软组织肿块内坏死囊变、出血及钙化少见。

MRI：

MRI 成像在显示骨髓腔病变及骨周围软组织肿块方面非常敏感。

骨髓腔内病变表现为片状 T1WI 低信号及 T2WI 抑脂序列高信号，其所显示病变的范围通常较 X 线片及 CT 片显示的范围要大。在肿瘤早期，骨皮质内可出现细条状长 T2 信号肿瘤通道，增强扫描后有强化。病变突破骨皮质时，可出现"骨皮质开窗征"，此征象具有一定的特异性。

40%～60%的患者 MRI 上可见软组织肿块，且往往环绕病骨，此时骨皮质可没有广泛的破坏。软组织肿块平扫时表现为稍长 T1、稍长 T2 信号，DWI 上呈高信号，增强后多数呈中度至明显均匀强化，部分可欠均匀。

【诊断要点】

1. 临床表现多为骨痛，局部肿胀或肿块，可游走，多骨受累。

2. 血液生化学检查可有白细胞升高，淋巴细胞比值增高，红细胞沉降率加快，碱性磷酸酶水平升高等。

3. 骨髓腔破坏明显，而骨皮质破坏轻微。

4. 骨膜反应少见或轻微。

5. 病变突破骨皮质形成软组织肿块环绕病骨时，骨皮质可无明显破坏。

6. 软组织肿块密度及信号较均匀。

【鉴别诊断】

1. **骨肉瘤**：11～30 岁多见，好发于长骨干骺端，溶骨性骨质破坏快速而广泛，普通 X 线及 CT 检查常可见恶性骨膜反应和"Codman 三角"，形成软组织肿块，肿瘤内部坏死囊变及出血常见，MRI 多为混杂信号，肿瘤骨呈斑片状长 T1、短 T2 信号，液化坏死区呈水样信号，出血灶信号则因时相而异，增强扫描以明显不均匀强化为主。而 PLB 的骨膜反应相对少见或轻微，软组织肿块相对较小，且内信号相对均一。

2. **尤因肉瘤**：是一种原发于骨的小圆细胞肉瘤，10～25 岁多见，好发于长骨骨干及干骺端，常伴有局部红、肿、热、痛或全身症状，X 线检查病变区常可见斑点状、虫蚀状骨质破坏，边缘模糊，"洋葱皮样"骨膜反应为其特征性表现，MR 平扫信号多不均匀，增强呈明显不均匀强化。而 PLB 的骨膜反应轻微，全身症状相对较轻。

3. **慢性复发性多灶性骨髓炎**（chronic recurrent multifocal osteomyelitis，CRMO）：是一种骨骼非细菌性炎症，多见于儿童和青少年，女童多。目前该病的诊断为排他性诊断，要排除急性细菌性骨髓炎和血液病等。该病的影像学表现类似骨髓炎，有时与 PLB 很难鉴别，即使病理活检有时也难以鉴别。有学者提出长期的 CRMO 可能使骨的某个区域易于发生淋巴瘤。

4. **转移瘤**：多伴原发肿瘤病史，骨质破坏明显，周围软组织肿块较小。

【参考文献】

1. 吴新武，陈顺有. 儿童原发性骨淋巴瘤 2 例报告并文献复习[J]. 中外医学研究，2020，463(23)：192-194.

2. 韩宏生，潘诗农，杨文峰，等. 原发性骨淋巴瘤 1 例并文献复习[J]. 中国医科大学学报，48(1)：87-90.

3. 欧阳治强，李倩，郑茜，等. 颅骨原发性淋巴瘤影像分析并文献复习（附 1 例报告）[J]. 中国临床医学影像杂志，2020，31(7)：529-531.

4. CHISHOLM K M, OHGAMI R S, TAN B, et al. Primary lymphoma of bone in the pediatric and young adult population [J]. Human Pathology, 2017, 60：1-10.

5. HUAN Y, QI Y, ZHANG W, et al. Primary bone lymphoma of radius and tibia：A case report and review of literature [J]. Medicine, 2017, 96(15)：1-5.

（梁琼鹤 王瑞珠）

【病例解析】

病例 1

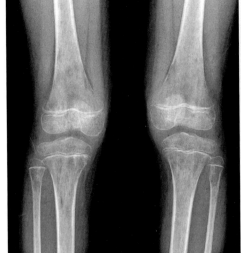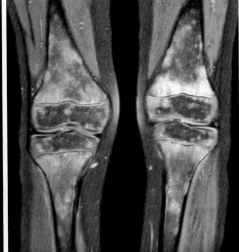

左图双膝关节正位 X 线，双侧股骨远端及胫腓骨近端多发斑片状低密度影，未见明显骨膜反应；右图为双膝关节 MRI 平扫，压脂序列冠状位，双膝关节组成骨多发结节状、斑片状高信号，骨皮质未见明显断裂，骨周未见明显软组织肿块影。

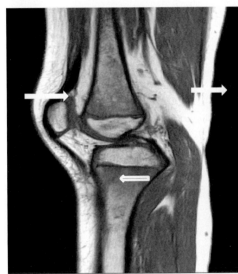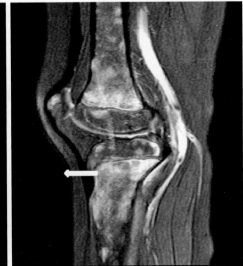

右膝关节 MRI：左图矢状位平扫 T1WI 序列，病变为低信号；右图矢状位平扫 T2WI 压脂序列，病变为不均匀高信号，骨周未见明显软组织肿块。

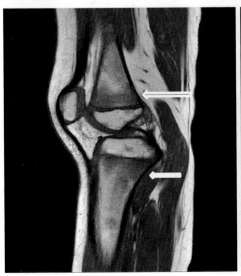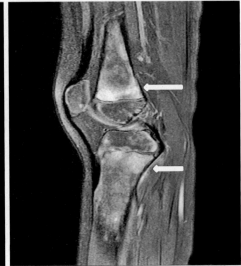

左膝关节 MRI：左图矢状位平扫 T1WI 序列，病变为低信号；右图为矢状位平扫 T2WI 压脂序列，广泛病变为高信号，骨周未见明显软组织肿块。

图 10-2-5-1　原发性骨淋巴瘤

病例 2

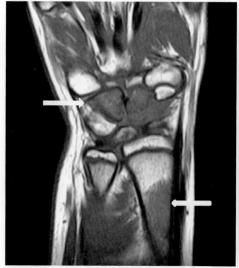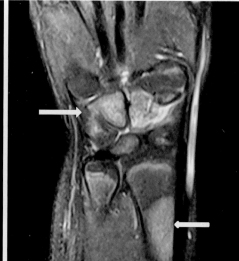

右腕关节 MRI：左图冠状位平扫 T1WI 序列，多个腕骨及尺桡骨远端片状低信号；右图冠状位平扫 T2WI 压脂序列，多发腕骨及桡骨远端片状高信号，腕关节少量积液，未见明显软组织肿块。

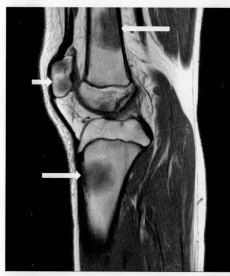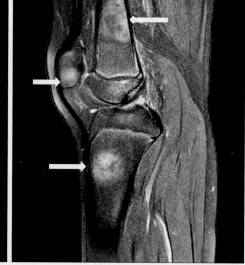

右膝关节 MRI：左图矢状位平扫 T1WI 序列，股骨远端、胫骨近端及髌骨多发片状低信号；骨皮质未见明显中断，未见明显骨膜反应，未见明显软组织肿块影；右图为 T2WI 抑脂序列，上述异常信号为高信号。

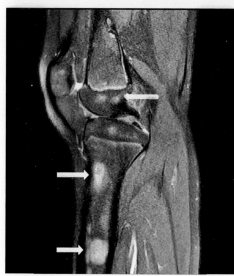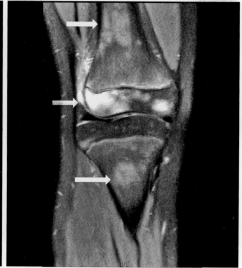

右膝关节 MRI：（治疗后复查）左图矢状位平扫 T2WI 压脂序列，异常信号较前减少；右图冠状位平扫，T2WI 压脂序列，病变累及膝关节多个部位，包括干骺端及骨骺骨髓腔病。

图 10-2-5-2　原发性骨淋巴母细胞淋巴瘤

病例 3

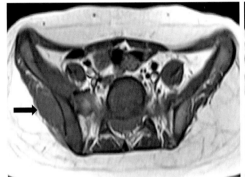 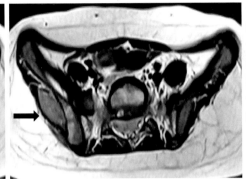

骨盆 MRI 平扫：左图横断位 T1WI 序列，右侧髂骨片状低信号，外侧软组织肿块低信号；右图横断位 T2WI 序列，右侧髂骨骨质高信号，髂骨外侧见软组织肿块影高信号。

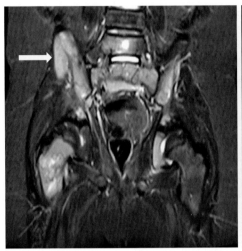 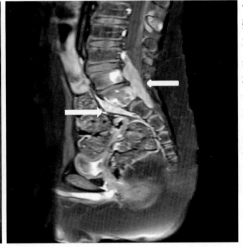

骨盆 MRI：左图冠状位增强，两侧髂骨、腰骶椎及右侧股骨近端多发骨质异常信号，右侧髂骨旁软组织肿块影可见强化，信号较均匀；右图矢状位增强，腰骶椎骨质破坏区可见强化，其周围软组织肿块较均匀强化。

图 10-2-5-3　原发性骨 Burkitt 淋巴瘤

6. 骨转移瘤

〖临床概述〗

流行病学：

儿童好发的部分恶性肿瘤有较高的骨转移倾向，如神经母细胞瘤、淋巴瘤、原始神经外胚层肿瘤及横纹肌肉瘤等。神经母细胞瘤（neuroblastoma，NB）多为高侵袭性和转移性，约 50% 在 2 岁之前发病，90% 的患儿发病时 <5 岁，NB 为最常发生骨转移的儿童恶性肿瘤，且骨是 NB 最常见的转移部位。

骨转移在肾脏的透明细胞肉瘤和横纹肌样瘤中相对常见。髓母细胞瘤和视网膜母细胞瘤也可发生骨转移，超过 80% 的转移性髓母细胞瘤患者有骨骼受累。

主要表现：

神经母细胞瘤的恶性程度高，进展比较快，约 70% 的患儿在诊断时已有远处转移，最常见的转移部分为骨髓、骨、肝脏、淋巴结和皮肤，其中以骨和骨髓的转移最常见。肿瘤细胞通过血液循环先转移至骨髓窦状腺的内皮细胞，然后使骨髓实质成分发生改变；当肿瘤进一步增殖，骨皮质的代谢和结构随之变化，首先表现为溶骨，随后发生成骨反应。

〖影像学表现〗

大多数骨转移呈溶骨性骨质破坏,反应性骨质硬化是早期溶骨性病变(如转移性神经母细胞瘤)愈合阶段的常见表现。

CT:

骨转移性肿瘤通常表现为溶骨性破坏和软组织肿块,转移部分多为颅面骨、脊柱及骨盆。骨质内可见类圆形骨质缺损,边缘毛糙、部分骨皮质周围见放射状骨膜反应,多发垂直骨针。当发生骨质破坏时内层成骨细胞生长活跃,其产生的骨膜新生骨和血管因垂直于受累骨皮质而称为垂直骨针。垂直骨针是 NB 骨转移的特征性改变,软组织肿块是瘤细胞破坏骨质,并经血行转移至周围软组织后进行分裂、增殖后形成。软组织内多伴有坏死,为瘤细胞生长迅速,相应的供血血管不能快速生长而造成缺血、坏死。

MRI:

对骨髓脂肪信号非常敏感,故骨转移较早期骨髓成分异常可被 MRI 显示;骨转移瘤呈等 T1、稍长 T2 信号软组织肿块,MR 增强扫描可见不均匀强化。

ECT:

ECT 可以全身像,常用于诊断骨转移瘤,常作为 NB 骨转移的筛查项目。异常表现为放射性浓聚,约 90% 为多发病灶,单发病灶较少见。

〖诊断要点〗

1. CT 表现为受累骨质垂直骨针。

2. 受累骨质周围可伴有软组织肿块。

3. MRI 表现为等 T1、稍长 T2 信号,增强扫描可见不均匀强化。

4. ECT 表现为多发放射性浓聚病灶。

〖鉴别诊断〗

1. LCH 骨质破坏:CT 表现为边界清楚的骨质破坏伴软组织肿块,破坏彻底为其特征性表现,仅边缘可残留少许骨质,在 MRI 上表现为 T1WI 等低信号,T2WI 等高信号,明显均匀强化的肿块,与 NB 骨转移相似,诊断意义不大,LCH 病灶在 DWI 像表现以低信号为主,NB 骨转移以等高信号为主,有参考价值。

2. 横纹肌肉瘤:发病年龄偏大,多为单发病灶,软组织肿块内钙化比较少见。

3. 绿色瘤:常常发生于颅骨和眼眶周围,为粒细胞白血病的原粒细胞浸润骨髓,CT 及 MRI 表现为骨质破坏和软组织肿块,多无骨膜下垂直骨针和软组织块内的钙化。

〖参考文献〗

1. 张淑萍,沈乐园,宋一玲,等.ECT 骨显像和骨髓涂片在神经母细胞瘤骨转移中的临床应用[J]. 现代肿瘤医学 2020,21(6):989-996.

2. 李金矿,严华,龚福林,等. 儿童神经母细胞瘤颅面骨转移的 CT 和 MRI 表现[J]. 实用放射学杂志,2014,29(4):441-443.

(姚 琼 王瑞珠)

〖病例解析〗

病例

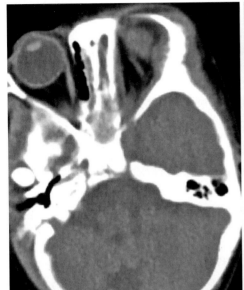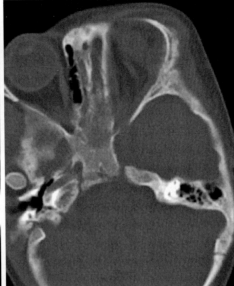

头颅 CT：左图横断位平扫，软组织窗，左眶内及眶外见软组织包块；右图横断位平扫，骨窗，左侧眼眶外上缘局部骨质破坏，边缘见针状肿瘤骨形成，为神经母细胞瘤眼眶骨转移。

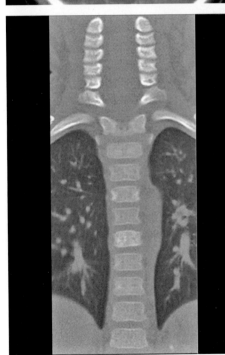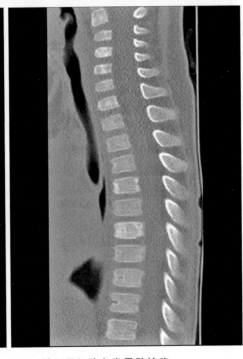

颈胸椎 CT：左图冠状位重组，部分颈胸椎椎体密度不均匀增高，椎体形态尚可，椎间隙未见明显变窄；右图矢状位重组，多发椎体骨质破坏，变扁，神经母细胞瘤骨转移。

图 10-2-6　神经母细胞多发骨骼转移

7. 骨纤维肉瘤

〖临床概述〗

流行病学：

骨纤维肉瘤（fibrosarcoma of bone）为原发恶性骨肿瘤，起源于非成骨性间叶组织，即成纤维组织。临床上较少见，可分为中央型和周围型两种，前者相对多见。

骨纤维肉瘤多见于 20 岁以上的成人，儿童罕见，男性发病率略高于女性，比例约为 1.9：1。最常见的发病部位是长管状骨的干骺端或骨干,尤其是膝关节附近的长骨干骺端,即股骨远端和胫骨近端的干骺端,约占 40%～50%,亦可见于扁骨和不规则骨,如颌骨、骨盆、脊椎、肩胛骨等,肋骨及锁骨少见。

临床表现:

本病多单发,多表现为局部的疼痛肿胀,疼痛为间歇性,呈渐进性加重,部分伴有病理性骨折,恶性程度高者可有肺转移,而出现相应的临床症状。

【病理】

一般情况下,分化良好的骨纤维肉瘤质地硬,有纤维条索排列成旋涡状;分化不良的骨纤维肉瘤质地则较软,且常有出血及坏死现象。

骨纤维肉瘤的特征是不产生任何瘤软骨或肿瘤骨。镜下骨纤维肉瘤的主要成分为梭形细胞,较正常的纤维细胞大,胞质少,胞膜模糊,部分肿瘤内可伴有黏液样或玻璃样退行性变、坏死及钙化。骨纤维肉瘤为一类完全溶骨性肿瘤,很少有新骨形成。

【影像学表现】

X 线平片:

X 线平片可以大致观察骨质破坏情况,有无骨膜反应,有无病理性骨折及软组织肿块影。

骨质破坏的形式依据病理分化程度的不同而有所差别,有的表现为边界清楚的骨质破坏,被破坏骨可呈膨胀性改变;有的表现为溶骨性的骨质破坏;有的表现为边界模糊、境界不清的虫蚀样骨质破坏。

软组织肿块可见,骨膜反应较少见,部分可伴有病理性骨折,瘤骨及钙化少见。

CT:

CT 可以较清晰地显示骨质破坏及软组织肿块。

中央型纤维肉瘤开始于髓腔,早期表现为骨内病变。分化较好、生长缓慢的纤维肉瘤主要表现为囊状骨质破坏,部分表现为膨胀性骨质改变,其间可有残留的骨嵴。肿瘤进一步发展,则突破骨皮质向软组织内浸润性生长,相应地出现骨膜反应、袖口征及软组织肿块。软组织肿块内一般无瘤骨及钙化。

周围型纤维肉瘤开始于骨膜,多表现为骨外病变。分化较好、生长缓慢的纤维肉瘤早期多表现为边界清楚的软组织肿块,而相邻的骨皮质往往没有明显的异常,或仅出现局部骨皮质毛糙,或出现浅而光滑的局限性的外在性骨质缺损。当肿瘤生长到一定阶段后,软组织肿块的边缘开始模糊,同时可侵蚀骨质,甚至将相邻骨质完全破坏。同样,软组织肿块内一般无瘤骨及钙化。

MRI:

MRI 对于骨髓腔受浸润,周围软组织的显示,以及软组织内病理成分的分析,均要明显优于 X 线平片及 CT。

T1WI 上肿瘤信号强度偏低或中等,T2WI 上随分化程度不同而不同,高分化者信号均匀且较低,病理上类似于纤维瘤的梭形纤维细胞和丰富的胶原纤维基质;低分化者则信号混杂,高信号对应于瘤内的黏液样变及坏死。

【诊断要点】

1. 多发生于膝关节干骺端。

2. 中央型早期可仅表现为囊状骨质破坏,无明显的骨膜反应及软组织肿块。

3. 骨膜反应较少,软组织肿块相对较小,瘤骨及软组织肿块内钙化少见。

4. T2WI 信号多变,可为均匀稍低信号,也可呈混杂高信号。

【鉴别诊断】

1. 骨肉瘤:发病年龄较纤维肉瘤小,多见于 11～30 岁,亦好发于长骨干骺端,溶骨性骨质破坏快速而广泛,常可见恶性骨膜反应和"Codman 三角",周围软组织肿块内部坏死囊变及出血常见,瘤骨及钙化亦常见,瘤骨是诊断骨肉瘤的重要依据。

2. 软骨肉瘤:儿童期罕见,多发生于骨盆,其次为股骨近端、肱骨近端等。影像学上多表现为分叶状肿块,受累骨质稍膨胀改变,肿瘤主体呈长 T1WI、长 T2WI 信号内可见多发、散在钙化,软骨钙化是软骨肉瘤最具特征的征象。

3. 骨恶性纤维组织细胞瘤:好发于四肢长骨,干骺端及骨干均可发病。骨质破坏形态多样,边界可清楚可模糊,甚至有硬化边。骨质破坏区及软组织肿块内可见硬化及钙化,骨膜反应少见,有时可见恶性骨膜反应。

【参考文献】

1. 常恒,王晨光,贾宁阳.骨纤维肉瘤的 CT 和 MRI 诊断[J].放射学实践,2003,18(3):47-48.

2. 王亮,沈钧康,盛茂,等.儿童多发性骨纤维肉瘤合并肺转移 1 例[J].中华放射学杂志,2013,47(3):273-274.

3. SWAIN N, KUMAR S V, DHARIWAL R, et al. Primary fibrosarcoma of maxilla in an 8-year-old child: A rare entity [J]. Journal of Oral and Maxillofacial Pathology, 2013, 17(3): 478.

(梁琼鹤　王瑞珠)

8. 骨血管肉瘤

【临床概述】

流行病学:

血管肉瘤(angiosarcoma,AS)是一种血管内皮细胞来源的高度恶性肿瘤,发病率低,多见于皮肤软组织及内脏器官。原发于骨的 AS 罕见,不到原发性恶性骨肉瘤的 1%。本病可发生于任何年龄,但发病率在 50～70 岁最高,男性发病率略高于女性,可为单病灶,亦可为多病灶,最常见的发病部位是骨盆及股骨,其他部位包括颅骨、脊柱及肋骨等。AS 多病灶时,则几乎全部累及某一单肢或某一组骨骼。

AS 不论治疗方式如何,其局部复发和远处转移的概率都很高,局部复发率可高达 75%,远处转移率约 34%。最常见的转移部位为淋巴结、肺、肝脏、脾脏、骨、肾及肾上腺等。

临床表现:

本病多表现为局部的疼痛肿胀,疼痛为间歇性,呈渐进性加重,部分伴有病理性骨折,恶性程度高者可有肺转移,而出现相应的临床症状。

【病理】

肿瘤外观呈灰红色,骨质部分呈囊性改变,软组织部分质软呈鱼肉状。组织学上,骨血管肉瘤是由不典型内皮细胞排列的吻合血管通道组成,细胞核增大,核仁突出,有丝分裂增多。可能存在炎症细胞,主要是嗜酸性粒细胞。

【影像学表现】

X 线平片:

主要为溶骨性骨质破坏,表现为不规则斑片状或大片状低密度影,病变位于皮质和髓腔,骨硬化少见。分化较好者,病变边界清楚,骨皮质变薄,骨质呈轻中度膨胀;分化较差者,则边界不清,皮质破坏后,形成软组织肿块,骨膜反应少见。当出现广泛的骨膜反应、皮质侵犯和软组织肿块时,则表明肿瘤更具有侵袭性。

CT:

CT 在观察骨质结构及软组织肿块方面,较 X 线佳。可清晰地显示骨髓腔、骨皮质破坏的区域及形态,对于扁骨及不规则骨的骨质破坏情况显示更佳。软组织肿块密度欠均匀,增强后明显强化。

MRI:

MRI 对于骨髓腔受浸润,周围软组织的显示,以及软组织内病理成分的分析,均要明显优于 X 线平片及 CT。肿瘤在 T1WI 上为等低信号，T2WI 上为不均匀高信号，瘤体内可伴有出血信号。

【诊断要点】

1. 发病年龄大。

2. 溶骨性骨质破坏，软组织肿块，骨膜反应少见。

3. 受累骨可呈轻中度膨胀性改变。

4. 瘤内可伴出血。

【鉴别诊断】

1. 骨肉瘤：发病年龄较血管肉瘤小，多见于 11~30 岁，好发于长骨干骺端，溶骨性骨质破坏快速而广泛，常可见恶性骨膜反应和"Codman 三角"，周围软组织肿块内部坏死囊变及出血常见，瘤骨及钙化亦常见，瘤骨是诊断骨肉瘤的重要依据，而 AS 瘤骨及骨膜反应少见。

2. 纤维肉瘤：好发于长骨干骺端及骨干，分为中央型和周围型。AS 需与中央型纤维肉瘤相鉴别。分化较好、生长缓慢的纤维肉瘤主要表现为囊状骨质破坏，部分表现为膨胀性骨质改变，其间可有残留的骨嵴；肿瘤进一步发展或恶性程度较高者，则突破骨皮质向软组织内生长。

【参考文献】

1. 单淑艳，张泽坤，王冬梅，等.髂骨血管肉瘤一例[J].中华放射学杂志，2008，42(5)：551.

2. 彭泽华，付凯.原发性骨血管肉瘤(附 3 例报告并文献复习)[J].实用放射学杂志 2002，18(1)：70-72.

3. 陈朔，陈源锋，袁兰，等.原发性骨血管肉瘤的影像表现与误诊分析[J].磁共振成像，2018，9(6)：472-475.

4. PALMERINI E, MAKI R G, STAALS E L, et al. Primary angiosarcoma of bone：A retrospective analysis of 60 patients from two institutions [J]. Am J Clin Oncol，2014，37(6)：528-534.

5. BERNSTOCK J D, SHAFAAT O, HARDIGAN A, et al. Angiosarcoma of the Temporal Bone：Case Report and Review of the Literature [J]. World Neurosurgery，2019，130：351-357.

（梁琼鹤　王瑞珠）

第三节　良性软组织肿瘤和肿瘤样病变

1. 淋巴管畸形

【临床概述】

流行病学：

淋巴管畸形(Lymphatic malformation，LM)，以往称为"淋巴管瘤"，是常见的一种先天性脉管畸形疾病。根据淋巴管囊腔的大小，可将 LM 分为巨囊型、微囊型和混合型 3 种类型。巨囊型 LM 由 1 个或多个体积≥2 cm³ 的囊腔构成(即以往所称的囊肿型或囊性水瘤)，而微囊型 LM 则由多个体积<2 cm³ 的囊腔构成(即以往的毛细管型和海绵型)，两者兼而有之的则称为混合型 LM。

LM 发病率为 1/4 000~1/2 000，尚未发现有性别和种族差异。该病多在 2 岁前发病，约 50% 患者出生时即发现罹患此病。LM 可发生在具有淋巴管网的任何身体部位，约 75% 病变发生在头、颈部，其次为腋窝、纵隔及四肢。

主要表现：

淋巴管畸形可以发生在全身任何部位，其中以主要淋巴系统所在区域最为常见，因此颈部及腋下发病率最高，腹股沟、纵隔、腹膜后次之，躯干及四肢最低。巨囊型淋巴管畸形通常由不止一个囊腔组成，囊腔之间可相通或不相通。囊腔中含有水样的透明液体,有波动感,有时不透光或呈琥珀色。而微囊型淋巴管畸形的病灶相对较实质性。淋巴管畸形的临床表现受病变的类型、范围和深度的影响而差异很大。有些表现为皮肤黏膜上充满液体的小泡,有些则表现为巨大的肿物。

【病理】

LM 由内皮细胞组成壁薄、形态不规则及大小各异的淋巴管腔内充满淋巴液,周围则有大量的成纤维细胞、白细胞、脂肪细胞和肌细胞等。但是,在 LM 的整个病理过程中,无 LM 内皮细胞数量的增加,且其形态和功能也表现正常,仅淋巴管管腔直径发生变化。

【影像学表现】

结合病史和体检怀疑为淋巴管畸形时,应常规先行超声检查,明确瘤体的部位、性质、大小及与周围组织的关系,为手术或药物注射治疗提供依据,并可用于监测预后情况。MRI(血管增强)检查可提供比较可靠的客观图像并区分淋巴管和血管。深入了解瘤体的位置及与周围组织的关系。

CT:

囊性包块,质较软,边界清晰,可有分隔,可沿血管肌肉间隙塑形生长,增强扫描囊壁和分隔可强化。大者可伴发囊内出血、感染,密度不均匀增高,边界可模糊。

MR:

囊肿不合并感染和出血多呈均匀长 T1、长 T2 信号,边界清晰,囊壁菲薄,囊内可见分隔。囊肿合并感染或出血,囊内信号不均匀,有时可见液-液平面,囊壁和分隔可不均匀增厚,增强后可强化。

【诊断要点】

1. 好发于头颈部。

2. 囊性包块,可沿血管肌肉间隙塑形生长。

3. 增强后无明显强化,或仅有囊壁和分隔强化。

【鉴别诊断】

血管瘤:CT 或 MRI 增强检查多明显强化,而淋巴管畸形一般不强化,感染时囊壁及分隔可强化。

【参考文献】

1. 韦勇杰,归奕飞.小儿淋巴管瘤 56 例临床分析[J].右江民族医学院学报,2004(04):549.

2. 李政良,贾树民,韩峰.婴幼儿四肢海绵状淋巴管瘤 13 例 MRI 表现[J].临床误诊误治,2012,25(3):77-79.

(盛会雪　王瑞珠)

【病例解析】

病例 1

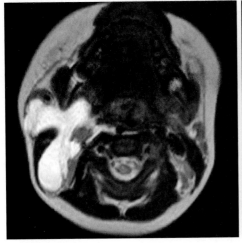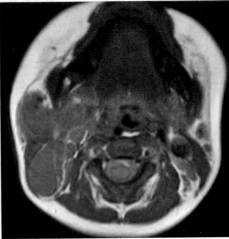

颈部 MRI:左图横断位平扫 T1WI 序列,右颈部形态不规则长 T1 信号,边界清晰,质软、沿"缝隙"生长;右图横断位平扫 T2WI 序列,病灶呈均匀长 T2 信号。

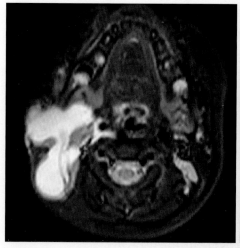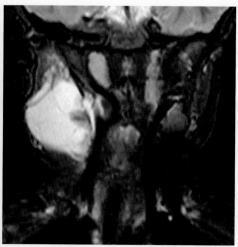

颈部 MRI：左图横断位平扫 T2WI 压脂序列，右颈部病变呈均匀高信号，边界清晰；右图冠状位平扫 T2WI 压脂序列。

图 10-3-1-1　右侧颈部淋巴管瘤

病例 2

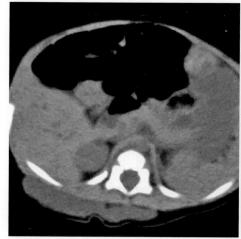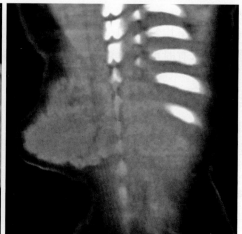

腹部 CT：左图横断位平扫，右背部脂肪层内边界清晰低密度影，病灶扁平，密度均匀；右图冠状位重组，病灶边界欠规则，低密度为主。

图 10-3-1-2　右侧背部淋巴管瘤

病例 3

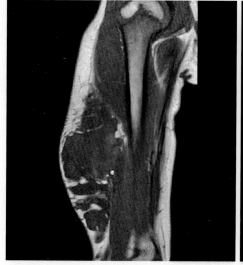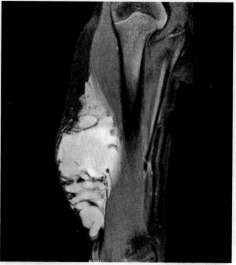

右侧肱骨 MRI：左图冠状位平扫 T1WI 序列，皮下团块状病灶呈不均匀长 T1 信号，内可见分隔；右图冠状位平扫 T2WI 压脂序列，呈明显高信号，边界清晰，内可见多个较薄分隔，病灶呈多囊状改变。

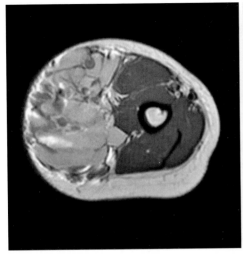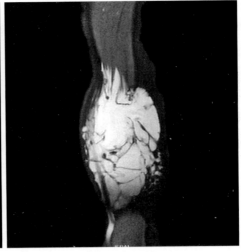

右侧肱骨 MRI 平扫：左图横断位平扫 T2WI 序列，病灶高信号，内分隔显示清晰；右图矢状位 T2WI 压脂序列，呈明显高信号，呈多囊状改变。

图 10-3-1-3　右上臂淋巴管瘤

病例 4

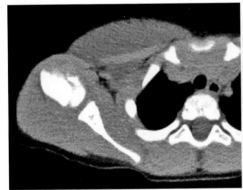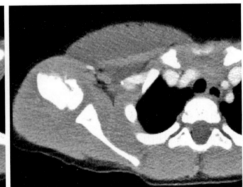

胸部 CT：左图横断位平扫，胸壁软组织肿块呈低密度，边界清晰；右图横断位增强，右侧胸壁病变边界清晰、增强扫描后无强化。

图 10-3-1-4　右侧胸壁淋巴管瘤

2. 血管瘤

〖临床概述〗

流行病学：

血管瘤（hemangioma）是婴幼儿最常见的血管源性肿瘤，表现为血管内皮细胞异常增殖，属于真性肿瘤，发生在皮肤和软组织。婴幼儿血管瘤（infantile hemangioma，IH）是发病率最高、预后最好的血管瘤。根据肿瘤组织累及的深浅可将 IH 分为浅表性、深在性、混合性和微小增殖性（又称网状性或嵌顿性）血管瘤 4 类。根据肿瘤组织形态可将 IH 分为局灶型、节段型、中间型和多发型 4 型。先天性血管瘤也较常见，先天性血管瘤（congenital hemangioma，CH）是一类特殊类型的良性血管瘤，不同于婴幼儿血管瘤，先天性血管瘤在母体子宫内发生发展，患儿在出生时即有明显病灶。

主要表现：

婴幼儿血管瘤最早期的皮损表现为充血性、擦伤样或毛细血管扩张性斑片，在生后 1 年内瘤体增殖，明显隆起皮肤表面，形成草莓样斑块或肿瘤，随后几年中将逐渐消失，90％的患儿在 4 岁时瘤体完全消退，瘤体累及越深，消退时间越晚。部分未经治疗的瘤体消退完成后残存皮肤及皮下组织退行性改变，包括瘢痕、萎缩、色素减退、毛细血管扩张和皮肤松弛等。

先天性血管瘤病灶形态多为隆起或斑块状,边界清楚,紫红色或蓝紫色,表面有粗细不等的毛细血管分布,周围可见白色的晕环,病灶周围可见放射状分布的浅表扩张静脉。病灶皮温常高于周围皮肤,有时可触及搏动。CH 在出生后不久即开始快速消退,大约 6～14 个月时病灶完全消退,残留松弛、菲薄的皮肤,皮下脂肪缺失。在快速消退型 CH 快速消退过程中可出现并发症,如出血、溃疡等。

【病理】

增殖期肿瘤排列成小叶状,细胞丰富,由肥胖的毛细血管内皮细胞和具有丰富胞质的血管周细胞组成,在退化期血管腔扩张,内皮细胞及血管周细胞均变扁平,毛细血管逐渐减少被疏松结缔组织取代,最后仅留一些血管的轮廓残影。

【影像学表现】

影像学检查增殖性婴幼儿血管瘤在出生后第一年内具有特征性影像表现,在超声、CT 和 MRI 中均显示为实性、边缘清晰的分叶状且血供丰富的肿块。

CT：

软组织密度肿块,病灶内可见点状或迂曲线样结构,钙化和静脉石较常见。增强扫描肿块快速、明显强化。

MRI：

病灶特点是边界清楚,呈 T1WI 低信号、T2WI 高信号,增殖性血管瘤明显强化,退化性血管瘤血供和强化减弱。多数病灶内可见清晰的血管流空信号。钙化和静脉石呈低信号。

【诊断要点】

1. 发生在皮肤、皮下组织和深部软组织。

2. 边界清楚的软组织肿块,病灶内可见钙化及静脉石。

3. CT、MRI 增强扫描明显强化。

【鉴别诊断】

1. 血管畸形：一般不会主动消退,且容易因为动静脉瘘的出现导致感染等,甚至会对患者的面骨造成影响。

2. 淋巴管畸形：囊性包块,可沿血管肌肉间隙塑形生长,CT 或 MRI 增强检查一般不强化,而血管瘤明显强化。

3. 钙化上皮瘤：病灶多较小,CT 或 MRI 增强检查轻至中度强化,瘤周慢性炎症反应可引起皮下脂肪内条纹影或邻近皮肤水肿增厚。

【参考文献】

1. 常雷,林晓曦.中华医学会整形外科分会血管瘤与脉管畸形学组第四次学术交流会会议纪要[J].中华整形外科杂志,2013,29(6):476.

2. 李丽,张斌,尉莉,等.血管瘤与脉管畸形诊疗现状与展望[J].中华皮肤科杂志,2020,53(7):501-507.

(盛会雪　王瑞珠)

〖病例解析〗

病例 1

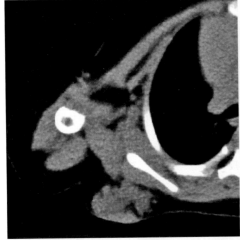 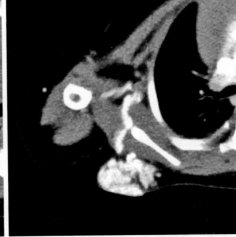

右肩关节 CT：左图横断位平扫，右肩背部脂肪层内团块状等密度影，密度均匀；右图横断位增强，病灶明显强化，并可见粗大引流静脉。

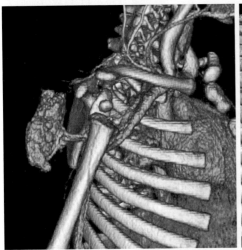 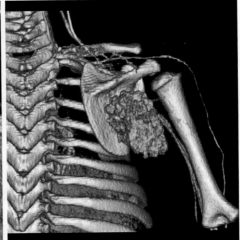

右肩关节 CT：左图增强三维重组侧位观，肩背部团块影，见粗大血管与腋静脉相连；右图增强三维重组后面观，肩背部团块影，有粗大引流血管。

图 10-3-2-1　右侧肩部血管瘤

病例 2

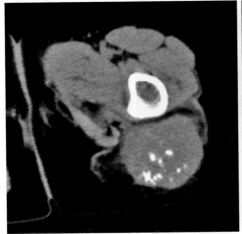 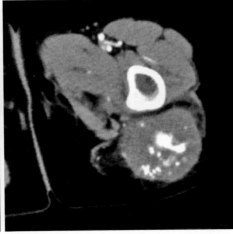

髋关节 CT：左图横断位平扫，左髋部团片状等低密度影，边界清晰，病灶内可见点片状致密影；右图横断位增强，增强后病灶内部分区域明显强化，与同层面大血管一致。

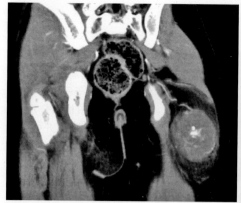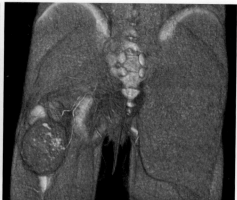

髋关节 CT:左图冠状位增强:病灶边缘见明显血管影,病灶呈明显不均匀强化;右图增强三维重组:病灶显示更直观。

图 10-3-2-2　左侧臀部血管瘤

病例 3

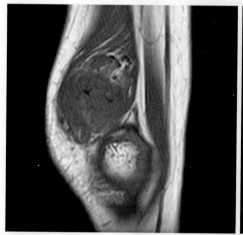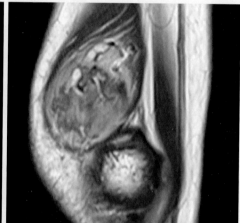

右侧膝关节 MRI:左图矢状位平扫 T1WI 序列,右关节内前方团块状长 T1 信号影,内见条状血管流空信号;右图矢状位平扫 T2WI 序列,病灶呈长 T2 信号影,信号混杂,内见条状血管流空信号。

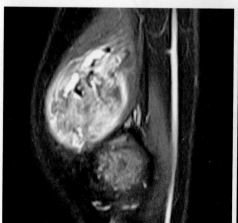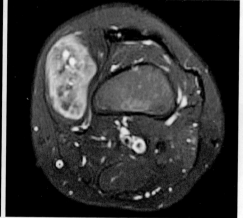

右侧膝关节 MRI 平扫:左图矢状位平扫 T2WI 压脂序列,病灶呈明显高信号,内见条状血管流空信号;右图横断位平扫轴位 T2WI 压脂序列,呈明显高信号,信号欠均匀,边界光整清晰。

图 10-3-2-3　右侧膝关节软组织血管瘤

3. 脂肪瘤

【临床概述】

流行病学：

脂肪瘤（lipoma）是一种由成熟脂肪细胞及少量纤维基质构成的良性肿瘤，多见于成人，在儿童中相对少见。全身各部位均可发生，多好发于背部、肩部、颈部及四肢皮下组织。根据发生部位不同可分为两型，发生于皮下脂肪层者称为浅表脂肪瘤，而发生于其他深层部位者则称为深部脂肪瘤。浅表脂肪瘤通常较小，边界清晰，而深部脂肪瘤常常位于筋膜下或肌肉，其边界欠清晰。

主要表现：

表浅脂肪瘤主要表现为体表触及单个或多个生长缓慢的无痛性肿块，直径通常小于 5 cm，触感柔软有弹性，边界光滑，瘤体表面皮肤多正常。深部脂肪瘤瘤体较大时主要表现为压迫症状，压迫神经、血管以及组织脏器，从而出现受压变化或相应功能障碍表现。

【病理】

肿瘤切面呈淡黄色，周围常见完整的纤维包膜，内有小梁分割的脂肪小叶，脂肪小叶由成熟脂肪细胞构成，偶见脂肪母细胞，小叶间见纤维组织及毛细血管。组织中血管较少，毛细血管分布不均，有时可见骨化、钙化、灶性黏液变性、出血、坏死等。若组织内纤维含量较多时称纤维脂肪瘤，血管含量丰富时称血管脂肪瘤。

【影像学表现】

X 线平片：

脂肪瘤在 X 线平片下常表现为透 X 线的肿块，与骨相邻的脂肪瘤可引起骨皮质增厚或骨质增生，极少引起骨质破坏。

CT：

脂肪瘤表现为单发或多发边缘光整的极低密度区，CT 值－120～80 HU，密度均匀，多呈分叶状，有包膜，内部可有分隔。周围组织受压，肿瘤的密度与周围正常脂肪组织难以区分，偶见骨化、钙化、坏死或囊变，增强扫描无强化。

MRI：

脂肪瘤信号具有特征性，呈短 T1、中长 T2 信号，边界清楚，在所有序列中均与皮下脂肪组织信号相同，可含有等低信号的纤维间隔，在脂肪抑制序列上其短 T1、中长 T2 信号可被抑制，增强扫描无强化。

【诊断要点】

1. 多为背部、肩部、颈部及四肢皮下质软肿块。

2. 均匀低密度区或 T1WI 及 T2WI 高信号，脂肪抑制序列呈低信号，有包膜，偶见骨化、钙化、坏死或囊变。

3. CT、MRI 增强扫描肿瘤不强化。

【鉴别诊断】

脂肪瘤影像表现特殊，在 CT 及 MRI 表现具有特殊性，一般无需与其他病变鉴别。

【参考文献】

1. 潘恩源，陈丽英. 儿科影像诊断学［M］. 北京：人民卫生出版社，2007.

2. 马静，娄凡，陆涛，等. 儿童面颈部脂肪瘤的诊断及外科治疗［J］. 临床耳鼻咽喉头颈外科杂志，2014，28（24）：1960-1963.

（盛会雪　王瑞珠）

【病例解析】

病例 1

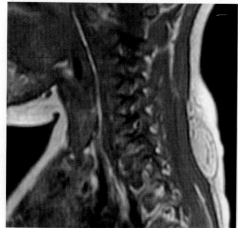 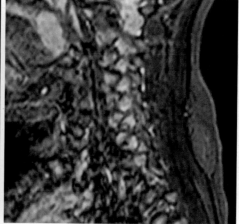

颈部 MRI 平扫:左图矢状位平扫 T1WI 序列;颈背部短 T1 信号,边界清晰,可见薄的纤维包膜;右图横断位平扫 T2WI 序列,呈长 T2 信号,与脂肪一致。

图 10-3-3-1 左颈背部浅表脂肪瘤

病例 2

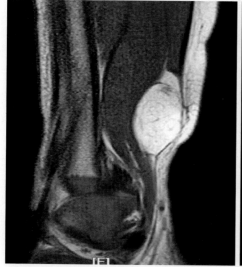 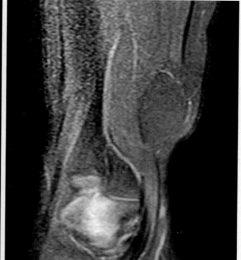

踝关节 MRI 平扫:左图矢状位 T1WI 序列,踝关节外后方边界清晰的短 T1 信号影;右图矢状位压脂序列,压脂呈低信号,信号强度与同层面脂肪信号一致,邻近肌肉组织略呈受压改变。

图 10-3-3-2 左踝部浅表脂肪瘤

病例 3

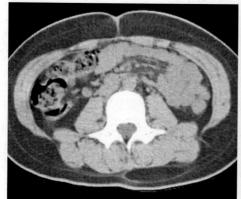 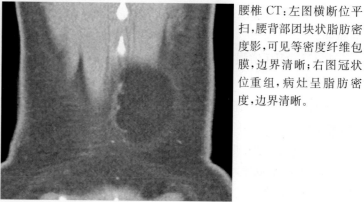

腰椎 CT:左图横断位平扫,腰背部团块状脂肪密度影,可见等密度纤维包膜,边界清晰;右图冠状位重组,病灶呈脂肪密度,边界清晰。

图 10-3-3-3 左腰部浅表脂肪瘤

病例 4

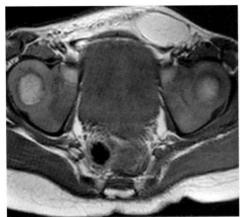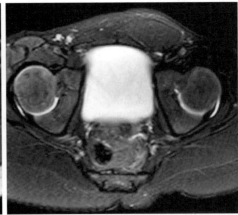

盆腔 MRI：左图横断位平扫 T1WI 序列，左腹股沟可见边界清晰高信号包块，可见薄的等信号包膜；右图横断位平扫 T2WI 压脂序列，病灶呈低信号。

图 10-3-3-4　左下腹壁部浅表脂肪瘤

4. 脂肪母细胞瘤

〖临床概述〗

流行病学：

脂肪母细胞瘤（adipoblastoma）是一种少见的软组织良性肿瘤，多见于婴儿和年幼儿童，男略多于女性，又称为胎儿脂肪瘤、胎儿脂肪肿瘤、胎儿细胞脂肪瘤、胚胎性脂肪瘤、先天性脂肪瘤样肿瘤、儿童脂肪母细胞瘤。主要发生于 3 岁以下婴幼儿，罕见于年长儿童，儿童脂肪母细胞瘤多发生于体表，常发生于四肢的软组织、下肢较上肢多见，亦见于颈、面颊、躯干、腹膜及纵隔等处。

主要表现：

临床表现为缓慢增长的无痛性皮下软组织包块，包块表面皮色、皮温正常。由于压迫或浸润周围脏器可能引起相应的症状，无恶变及转移的报道。

〖病理〗

病理学上脂肪母细胞瘤分为两个临床病理类型：局限型和弥漫型，前者占大多数。局限型的肿块位于皮下，切面呈黄色或淡黄色、实性，部分肿瘤组织呈胶冻样；弥漫型也称为脂肪母细胞瘤病，起源于深部软组织，呈浸润性生长，较容易复发。镜下未成熟和成熟的脂肪组织小叶由富有毛细血管、小静脉的狭窄纤维间隔分割，呈不规则分叶状结构。每个小叶内小血管丰富呈丛状，周围见更多的未成熟的黏液样细胞，中央为成熟的脂肪细胞，黏液数量总是与脂肪细胞分化程度相关。一般未见核分裂象，无异常核分裂象。

〖影像学表现〗

CT：

平扫以低密度为主，略高于正常皮下脂肪，低于周围肌肉密度，包块内部见粗细不等线条样、网状间隔影，并可见絮状或片状等密度影，内见粗细不等的软组织分隔，增强扫描后分隔无强化或轻微强化。

MRI：

脂肪母细胞瘤内成熟的脂肪母细胞及黏液样成分所占的比例不同，影像学特征不同，T1WI 呈高信号，稍低于正常皮下脂肪信号，T2WI 呈中高信号，与皮下脂肪组织相近，压脂呈不均匀低信号。病灶内见厚薄不均，粗细、多少不同等的分隔，呈线条状或网格状，在 T1WI 及 T2WI 上均显示低信号。病灶内实性成分呈等 T1、等 T2 信号。若肿块内有黏液囊变，则表现为长 T1、长 T2 信号，增强扫描肿块可见不均匀性强化，瘤内实性成分、分隔及壁可见强化，而脂肪成分无强化。

〖诊断要点〗

1. CT 见团状低密度影,内见絮状或团状等密度影。

2. MRI 呈短 T1、长 T2 信号,内部分隔呈低信号。

3. CT/MRI 增强呈不均匀强化。

〖鉴别诊断〗

1. 脂肪瘤:儿童发病年龄偏大,一般年龄大于 4 岁,肿瘤内由成熟的脂肪组成,CT 表现为密度均匀的低密度脂肪组织,可有纤细分隔,边界清晰,对周围组织推移不明显。脂肪母细胞瘤为不均匀低密度,对周围组织有推移及浸润现象。

2. 脂肪肉瘤:脂肪肉瘤来源于原始间充质细胞,发病年龄为 20～60 岁,脂肪母细胞瘤以 3 岁以下婴幼儿为主,在影像上表现相似,难以鉴别。

3. 畸胎瘤:CT 表现为囊性、实性、脂肪、钙化、骨化等多种不同的成分,囊壁局部增厚或囊壁内局部突出的结节影,增强扫描实性部分轻度强化,囊性部分不强化。

〖参考文献〗

1. 施诚仁,葛莉,严文波,等. 儿童脂肪母细胞瘤[J]. 中华小儿外科杂志,2003,24(6):487-488.

2. 王生才,关乐静,张杰,等. 儿童头颈部脂肪母细胞瘤临床分析[J]. 首都医科大学学报,2016,37(2):120-124.

（姚　琼　王瑞珠）

〖病例解析〗

病例

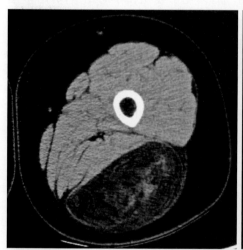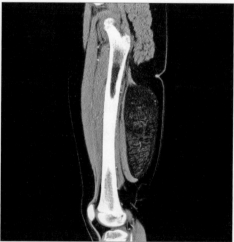

腿部 CT:左图横断位平扫,示含脂不均匀密度包块影,内见片絮等密度影及分隔影,具有占位效应;右图增强矢状位重组,分隔可见不均匀轻度强化。

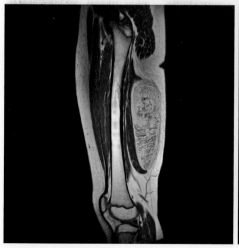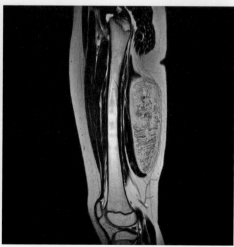

腿部 MRI:左图 T1WI 矢状位平扫,包块呈不均匀高信号,内见多发粗细不等线样低信号分隔影;右图 T2WI 矢状位平扫,信号与脂肪相当,其内粗细不等线样分隔呈低信号。

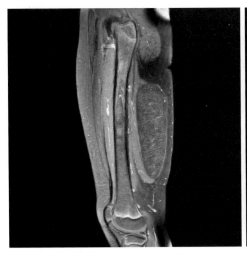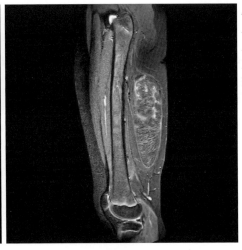

腿部 MRI;左图脂肪移植序列,包块内脂肪成分明显受抑制;右图增强后可见不均匀强化,脂肪成分未见强化。

图 10-3-4 大腿脂肪母细胞瘤

5. 神经纤维瘤和神经鞘瘤

〖临床概述〗

流行病学:

神经纤维瘤(neurofibroma)和神经鞘瘤(neurinoma)为起源于周围神经鞘的良性肿瘤。神经纤维瘤发展缓慢,一般幼儿期发病,也可青春期发病,可单发或多发,多发者称为神经纤维瘤病,神经纤维瘤发生恶变后称为纤维肉瘤。神经鞘瘤多见于颅脑神经,发生于软组织者较少,可发生于任何年龄;多为良性病灶,一般单发,很少发生恶变,恶变后称为恶性神经鞘瘤。神经纤维瘤及神经鞘瘤约各占良性软组织肿瘤的 5%。

软组织的神经纤维瘤及神经鞘瘤好发于头颈部、四肢、躯干等部位,四肢屈侧面多见,下肢多于上肢。神经纤维瘤分为局限型、弥漫型和丛状型。局限型与神经纤维瘤病 1 型(neurofibromatosis type 1, NF1)无明显相关性;约 10% 弥漫型可并发 NF1;丛状型为 NF1 的特殊类型,即使单发亦可认为是神经纤维瘤病。局限型好发于皮肤浅表神经,均沿神经干中心呈膨胀性生长;弥漫型好发于皮肤及皮下软组织。丛状型在体内多个部位呈明显对称性生长,颈部、躯干和四肢多见,沿着神经束及其分支走行的轴线生长,团状或串珠样生长。神经鞘瘤多见头颈部或四肢屈侧大神经干周围,颈部多位于颈鞘周围,四肢的可位于皮下脂肪层或软组织的深部,也可发生于腰背部及腰大肌。

主要表现:

神经纤维瘤和神经鞘瘤生长缓慢,一般无明显的临床症状,常表现为无症状的软组织肿块;部分可合并局部触痛、压痛或放射痛、麻木感等;出现疼痛和(或)神经症状与肿瘤的发病部位、大小以及神经受累情况有关。深部的神经纤维瘤常可出现受累神经支配区域的运动性或感觉性症状。

〖病理〗

神经纤维瘤可呈结节状或息肉状,无包膜,肿瘤切面呈灰白、灰粉色,半透明有光泽,肿瘤组织质地硬。镜下见波浪形纤细的梭形肿瘤细胞瘤呈栅栏状或旋涡状排列,分布于胶原纤维和黏液基质中。

神经鞘瘤均有完整或部分包膜,肿瘤表面切面呈灰红色,切面呈淡棕色或黄色,部分有出血、囊性变,肿瘤组织质地韧。镜下以鞘细胞为主要成分,由致密的 AntoniA 区和疏松的 AntoniB 区组成。AntoniA 区为富细胞区,由富染色质的梭形细胞呈束状、栅栏状排列组成。AntoniB 区为少细胞、多黏液之基质区,细胞呈梭形、卵圆形、星状或小淋巴细胞样疏松的排列在水肿和黏液样基质中,伴有细胶原纤维带。

【影像学表现】

神经纤维瘤位置表浅,包绕神经,病灶与周围组织界限不清。局限型神经纤维瘤表现为分叶状或者团块状,弥漫型神经纤维瘤形状不规则,丛状神经纤维瘤呈现"葡萄藤"样长条状。神经鞘瘤有完整的膜,常呈孤立肿块,多呈梭形或卵圆形,一般边界清楚,其长轴与神经干走行一致,部分两极可见神经根与病灶相连,且肿瘤旁可见脂肪包绕。

超声:

神经纤维瘤为不均匀低回声团块,没有清晰的包膜光带回声,丛状神经纤维瘤表现为多发结节状。神经鞘瘤为单发、境界清晰的椭圆形肿块,内部实质性低回声多见,分布欠均匀,血流信号少量或一般,有包膜反射回声;肿瘤内部可有液性无回声区或两端显示"鼠尾征"是其特征性表现。

CT:

单发神经纤维瘤和神经鞘瘤在 CT 上表现为走行于神经干所在部位的圆形、类圆形或半球状肿块,多与周围结构分界清楚。神经纤维瘤多呈均匀软组织密度,肿块较大者密度稍不均匀,增强扫描有不同程度强化;神经鞘瘤多呈密度不均的软组织肿块,部分可呈均匀囊性低密度,钙化少见,增强扫描有不同程度强化。

MRI:

局限型神经纤维瘤 MRI 主要表现为分叶状软组织肿块,T1WI 等信号(与肌肉相等),T2WI 混杂信号,即高信号病灶内可见多发低信号条状分隔,增强扫描中间低信号区强化,周边强化明显不如中央区。弥漫型神经纤维瘤可表现为皮肤及皮下软组织内弥漫增厚、迂曲的神经纤维团块,沿结缔组织及脂肪组织间隙生长,边界不清,血供丰富。T1WI 呈等、低信号,T2WI 呈不均匀高信号,其内可见明显增粗血管影,增强扫描明显强化。丛状神经纤维瘤表现为 T1WI 等信号,T2WI 高信号的肿块,增强病灶中等强化。

神经鞘瘤表现为神经上偏心性生长的纺锤状肿块,T1WI 呈等信号,部分周围可见脂肪分离征,T2WI 呈混杂高信号,表现为中心稍低信号,周围高信号,即靶征;增强明显不均匀强化。发生于分支神经束肿瘤多有靶征,少脂肪包绕征,增强呈花环样强化。PWI 上神经鞘瘤呈低灌注改变,DWI 上中度弥散受限,在 DCEMRA 的动脉期、静脉期上无肿瘤染色,无供血动脉显示。深部较大的神经干的神经纤维瘤及神经鞘瘤肿瘤两极可见神经出入,即"神经出入征",位于皮下和皮肤的神经鞘肿瘤的受累神经较细,在 MRI 无法显示。

【诊断要点】

1. 头颈部、四肢的屈面或躯干沿神经干走行的类圆形或梭形肿块。

2. 神经纤维瘤无包膜,位置表浅,位于神经中央,密度多均匀。

3. 神经鞘瘤有完整或部分包膜,位于深部或四肢屈侧较大的神经干周围,密度多不均匀,易出现坏死、囊变等改变;两极多见与神经根相连。

4. CT、MRI 增强扫描不均匀强化;可出现靶征、束状征、神经出入征、脂肪分离征等特点。

【鉴别诊断】

1. 恶性神经鞘瘤:多发生于 NF1 患者,累及主要神经干,有疼痛及神经系统症状。分叶状,边缘不清楚,瘤体较大,常>5 cm,周围伴有水肿,一般生长迅速,中央常发生坏死。T1WI 呈等信号或轻微高信号,T2WI 呈不均质高信号,多不出现靶征,与肿瘤相邻的骨质有破坏。

2. 颈部淋巴结结核、转移:多数为颈动脉鞘区淋巴结肿大,常多发、易融合,边缘不清,增强扫描呈环状强化,多有无肺部、鼻咽部原发病灶。

3. 滑膜肉瘤：青壮年多见，病灶信号不均，早期钙化率较高，T2WI 压脂序列可有特征性的"铺路石"征。

4. 外周血管瘤：血管瘤 T1WI 上一般为等信号或稍高信号，T2WI 上极高信号，有"灯泡征"征象；另外当血管瘤合并钙化时，T1WI、T2WI 上均为低信号，增强后血管瘤明显强化，强化程度明显高于神经源性肿瘤。

5. 四肢黏液瘤：黏液瘤大多表现为 T1WI 低信号，T2WI 为水样高信号，信号较均匀，较少出现"靶征"，增强强化实体部分强化，囊性部分不强化。

【参考文献】

1. 曾向廷,郑少燕,吴先衡,等.外周神经源性肿瘤的 MRI 表现[J].放射学实践,2013,28(4):451-454.

2. 金腾,吴刚,李小明,等.外周神经源性肿瘤的 MRI 表现与鉴别诊断[J].放射学实践,2014,29(10):1213-1216.

3. 郭晓娟,张慧博,刘敏,等.3.0T MRI 对四肢软组织神经源性肿瘤的诊断价值[J].中华医学杂志,2014(3):174-177.

（徐化凤　王瑞珠）

【病例解析】

病例 1

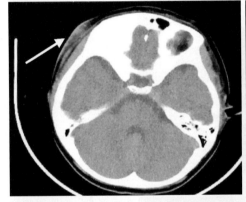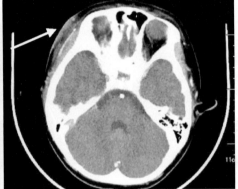

面部 CT 平扫：左图横断位平扫，右侧颞部皮下脂肪层内可见团片状软组织密度影，边界欠清；右图横断位增强，病灶呈不均匀强化。

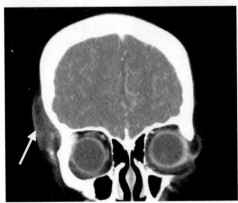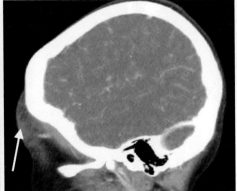

面部 CT：左图冠状位增强，右侧颞部皮下软组织密度影，不均匀强化；右图矢状位增强，病灶边界不清晰，不均匀强化。

图 10-3-5-1　右颞部丛状神经纤维瘤

病例 2

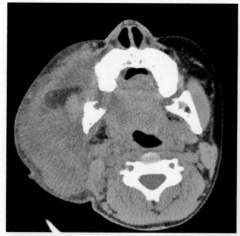 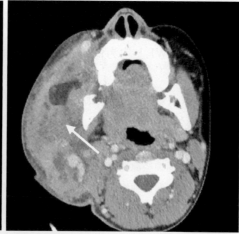

头面部CT：左图横断位平扫，右侧颞部皮下可见较大软组织肿块影，境界欠清，其内密度不均匀，可见低密度坏死区；右图横断位增强动脉期，病变明显不均匀强化，坏死区未见明显强化。

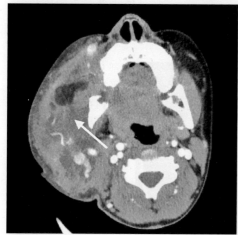 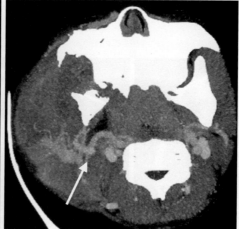

头面部CT：左图横断位增强静脉期，病灶强化更明显；内部可见明显增粗迂曲走行的血管影；右图横断位增强多平面重组，显著增粗迂曲走行的血管影。

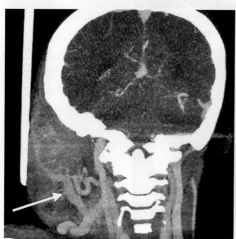 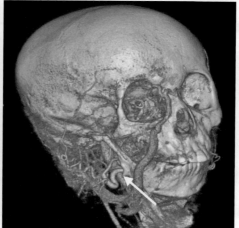

头面部CT：左图冠状位增强静脉期，病灶内部可见明显增粗迂曲走行的血管影；右图增强三维重组，显示增粗迂曲走行的血管影。

图10-3-5-2　右颞部神经纤维瘤病

病例 3

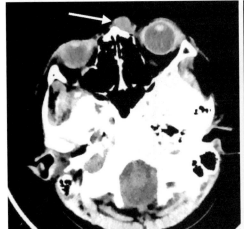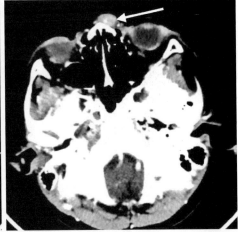

头面部 CT：左图横断位平扫；平扫左侧鼻根部皮下类圆形软组织密度影，密度尚均匀，境界清；右图横断位增强，肿块明显不均匀强化。

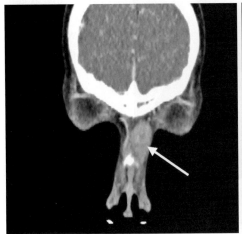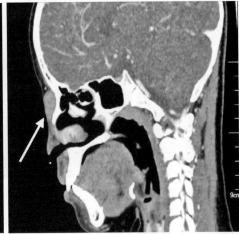

头面部 CT：左图冠状位增强，肿块明显强化，境界尚清；右图矢状位增强，肿块明显不均匀强化。

图 10-3-5-3 左侧鼻根部神经鞘瘤

病例 4

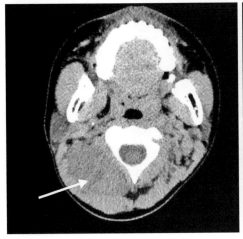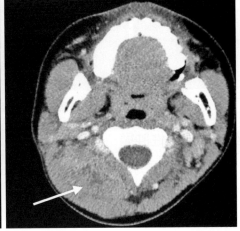

颈部 CT：左图横断位平扫，右侧颈后部肌间隙内类圆形软组织肿块，密度略低于肌肉密度，内可见小片状更低密度，边界清；右图横断位增强，病灶明显不均匀强化，中心低密度影不强化。

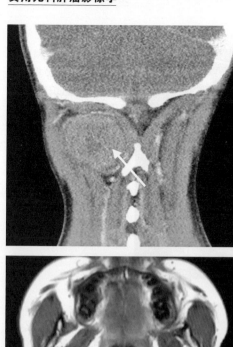
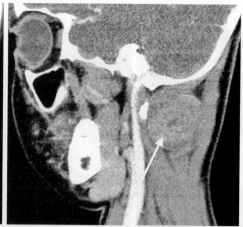

颈部 CT：左图冠状位增强，病灶明显不均匀强化，境界尚清，周围肌肉软组织受压；右图矢状位增强，病灶内可见小片状不强化区。

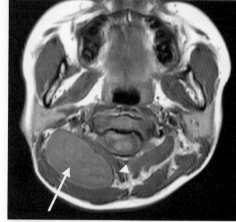
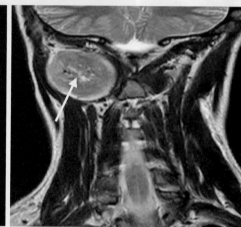

颈部 MRI：左图横断位平扫 T1WI 序列，病灶呈等信号，内可见小片状低信号，周围脂肪推挤；右图冠状位 T2WI 序列，病灶呈高信号，中心见斑片状更高信号，边缘光滑清晰。

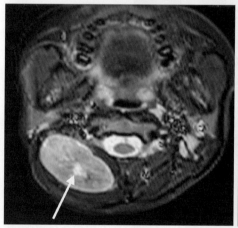
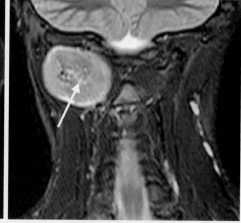

颈部 MRI：左图横断位 T2WI 压脂序列，压脂病灶仍为高信号，中心高信号显示得更清晰；右图冠状位 T2WI 压脂序列，病灶内信号不均匀，以高信号为主。

图 10-3-5-4 右侧颈后部神经鞘瘤

6. 纤维母细胞/肌纤维母细胞性肿瘤

纤维母细胞（fibroblastic）/肌纤维母细胞性肿瘤（myofibroblastic tumors）是间叶性肿瘤的一大类型，分类繁多，本节介绍几种小儿较常见的肿瘤。

一、骨化性肌炎

〖临床概述〗

流行病学：

骨化性肌炎（myositis ossificans）为骨骼系统之外出现的骨结构，属于异位性骨化，最常见于肌肉组织,偶可见于皮肤、皮下组织、筋膜、肌腱、骨膜、血管壁、韧带等。分为局限性骨化性肌炎和进行性骨化性肌炎两型。

进行性骨化性肌炎是一种先天性疾病,出生到青春期各年龄段均可发生,病变发生于肌间,进而累及肌肉,全身各部位的横纹肌均可受累但以椎旁及肩部肌肉为主。局限性骨化性肌炎好发于男性儿童与青少年,婴儿受累较少见,其中60%～70%的患者有明确外伤史,多发生于易损伤部位,如肘、肩、膝、大腿、小腿、臀部等肌肉与骨连接部。临床以局限性骨化性肌炎多见。

临床表现：

主要表现为局部质硬肿物,持续红肿疼痛,累及周围关节时,可致关节活动受限。临床上把骨化性肌炎分为4期,一期为反应期,表现为肿物增大明显,钙化及消肿速度快;二期为活跃期,表现为病灶局部皮温升高及全身体温增高,肿块质硬、压痛;三期为成熟期,病灶出现壳状钙化,质硬,一般不可推动,如病灶在关节处,可致关节活动度降低或活动受限;四期为恢复期,病灶停止生长,肿物逐渐变小,有时可完全自行消失,病程具有一定的自限性。

【病理】

病理上骨化性肌炎是一种异位性骨化,是人体修复的一种特殊形式,一般经过3个阶段:①早期,创伤后肌肉组织出现严重炎症或坏死出血,周围软组织肿胀增生,形成肿块,但未形成钙化、骨化;②中期,肿块可以有明显增大,但周围的软组织肿胀减轻,肿块出现离心性钙化,钙化自周边向中央发展,至5～6周,病变周围多形成不规则环形骨化,显微镜下呈典型带状分布,外围带为成熟骨组织,中间带为富有细胞的类骨组织,形成不规则互相吻合的小梁,中央带为增生活跃的纤维母细胞;③后期,病变组织全部骨化,周围软组织肿胀减轻,并由于肌肉组织内部应力作用而塑性成为椭圆形或菱形的类骨块。骨化性肌炎成熟后包块呈典型的三层分布,中心为出血层,中间层为萎缩肌纤维层,外层为骨化层。

【影像学表现】

影像学上分为3个时期:①急性水肿期:水肿区软组织肿胀,边界模糊;②增殖肿块期:病灶边界变得清楚,范围变得局限,形成肿块,肿块周边出现钙化;③钙化修复期:病灶全部钙化、骨化,体积变小。

X线平片：

骨化性肌炎早期X线平片多为阴性,部分可表现为软组织肿胀;中期表现为软组织内肿块,伴环形钙化;晚期表现为条带状骨化、钙化,与骨皮质分界不清。

CT：

早期骨化性肌炎CT表现为病灶区水肿,边界模糊,偶见小片絮状骨化影,或邻近骨的轻度骨膜增生;中期骨化性肌炎CT表现为分层状"蛋壳"样骨化,病灶周围呈软组织密度,此影像学征象具有一定的特征性;晚期骨化性肌炎表现为软组织内条状、大块状的致密影,与骨皮质分界不清,周围软组织受推压。

MRI：

MRI具有良好的软组织对比度,可以很好地反映骨化性肌炎的病理演变过程,是早期诊断的最佳手段。MRI于骨化性肌炎早期即可清楚地显示软组织内肿块,肿块T1WI呈等或稍高信号,T2WI呈不均匀高信号,增强后明显不均匀强化,肿块周围肌肉及皮下脂肪层内大范围明显水肿;中期肿块中心呈长T1、长T2信号,边缘钙化表现为低信号环,纤维化和出血后的含铁血黄素沉着也表现为低信号,且随着病变的进展会变得清楚,这是骨化性肌炎的典型表现,尤其在动态观察中它是MRI诊断和鉴别诊断的重要依据;晚期肿块全部骨化、钙化范围及体积缩小,肿块及软组织肿胀消失,T1WI与T2WI上均呈低信号改变。

【诊断要点】

1. 好发于男性儿童及青少年。

2. 多发生于易受损伤部位。

3. 多有外伤史。

4. 早期表现为软组织肿胀,伴发热疼痛,病变变化迅速,中期出现典型影像学表现,表现为软组织肿块伴"蛋壳样"钙化,晚期软组织肿胀消失,仅表现为边界清楚的骨化、钙化影。

5. 具有一定的自限性。

【鉴别诊断】

1. 急性骨髓炎:早期骨化性肌炎可仅表现为局部软组织的肿胀,不伴有钙化,临床上表现为局部红肿热痛,极易误诊为急性骨髓炎。骨化性肌炎早期病灶变化快,钙化出现快,消肿亦快,短期内复查影像学有助于鉴别。另外,MRI检查可清楚地显示软组织肿胀区内出现的软组织肿块,有助于两者的鉴别。

2. 横纹肌肉瘤、纤维肉瘤等软组织恶性肿瘤:骨化性肌炎早期在MRI上表现为软组织内肿块,周围肌肉及脂肪层内大范围水肿,需与恶性肿瘤鉴别,恶性软组织肿瘤周围的软组织水肿范围一般较骨化性肌炎小,且肿块的大小及周围软组织水肿范围的变化不如骨化性肌炎快。

3. 骨肉瘤、软骨肉瘤中晚期:骨肉瘤、软骨肉瘤的钙化和骨化都不均匀,很少出现环形钙化,而骨化性肌炎的钙化较具特征性,呈环形或"蛋壳样"钙化;另外骨肉瘤多伴有骨质破坏及骨膜反应,甚至出现Codman三角,而骨化性肌炎很少伴有骨质破坏,部分可有轻微的骨膜反应。

【参考文献】

1. 王玉坚,王鹤翔,张广飞,等. 磁共振成像对早期骨化性肌炎的诊断价值[J]. 实用放射学杂志,2020,36(6):942-944.

2. 王军辉,张国庆,刘玉珂,等. 骨化性肌炎的多模态影像学表现[J]. 中国中西医结合影像学杂志,2021,19(2):165-167,179.

3. SFEROPOULOS N K, KOTAKIDOU R, PETROPOULOS A S. Myositis ossificans in children: a review [J]. Eur J Orthop Surg Traumatol, 2017, 27(4): 491-502.

二、颅骨筋膜炎

【临床概述】

流行病学:

颅骨筋膜炎(cranial fasciitis, CF)罕见,发生于儿童头皮或颅骨,多见于3~6岁,男童多见,男女比约为2:1,可发生于颅骨的任何部位,以顶骨及颞骨最为常见。CF为结节性筋膜炎的一个分支,发生率占所有结节性筋膜炎的20%,其在形态学和组织学上均与结节性筋膜炎相同,因其发病年龄及发病部位特殊,而将其区分出来。

CF的病因尚不清楚,目前认为可能的病因有创伤、放射治疗、遗传性和特发性等,其中创伤,如围产期创伤,被认为是最主要的病因,创伤后纤维母细胞/肌纤维母细胞反应性增生,进而导致CF的形成。

临床表现:

CF多表现为头皮下可触及的快速增长的质硬、无痛性肿块,很少产生神经系统症状,多由家长无意中发现,部分可出现继发于肿块占位效应的症状,如眼球突出、复视、面神经麻痹、耳聋、偏瘫等。

【病理】

CF起源尚不明确,目前普遍认为其可能起源于帽状腱膜、腱膜下疏松结缔组织、骨膜或颅骨纤维膜层。

CF大多数无包膜,边界清,其大体表现主要取决于纤维性间质和黏液样间质的比例,胶原间质质硬,黏液样基质质软呈胶冻样。镜下病变由排列疏松的梭形或星状的纤维母细胞/肌纤维母细胞和黏液样基质组成,瘤细胞呈束状、编织状或旋涡状排列,细胞无多形性,核分裂象可见;间质疏松,黏液样,含有丰富的血管及红细胞外渗,以及不规则裂隙、微囊等,局灶可伴有骨化。

【影像学表现】

X线平片：

软组织肿块较大或骨质破坏明显时可在头颅正侧位片上显示。

CT：

表现为边界清晰的等密度软组织肿块，伴不同程度的溶骨性、膨胀性颅骨骨质破坏，并可穿破颅骨内外板，累及硬脑膜，甚至软脑膜，骨质破坏边缘可有硬化边，肿块内可见残存小骨片，部分可见钙化，增强后肿块不均匀明显强化。

MRI：

表现为边界清楚的软组织肿块，T1WI及T2WI均为等信号，较大者可出现片状坏死区，增强后不均匀明显强化，硬膜受累及者可见硬膜强化。

【诊断要点】

1. 好发于学龄前儿童头皮及颅骨。

2. 骨质破坏呈溶骨性、膨胀性，可突破内外板，周围可见硬化边。

3. 以等密度、等信号为主。

4. 增强后不均匀明显强化。

【鉴别诊断】

1. LCH：CF与LCH均表现为骨质破坏伴软组织肿块，骨质破坏均可呈膨胀性及溶骨性，均可穿破颅骨内外板，均可跨颅缝，均可伴有硬化边，区别主要在于信号及临床表现，CF各序列均以等信号为主，而LCH以等长T1、稍长T2信号为主，DWI为低信号，CF为无痛性肿块，而LCH有局部疼痛。

2. 皮样囊肿：当CF骨质破坏不明显，以软组织包块为主时，需与皮样囊肿鉴别，皮样囊肿增强后无强化，而CF呈明显不均匀强化。

3. 颅骨恶性肿瘤：恶性病变侵袭性更强，肿块更大。

【参考文献】

1. 曾伟彬，曹卫国，张欢，等. 儿童颅骨筋膜炎的影像诊断及误诊分析[J]. 放射学实践，2021，36(7)：920-924.

2. 李蕊. 右颞区颅骨筋膜炎1例[J]. 中国临床医学影像杂志，2019，30(10)：748-749.

3. 周峥珍，姜楠，张丽琼，等. 颅骨筋膜炎7例临床病理分析[J]. 临床与实验病理学杂志，2020，36(2)：218-220.

4. FLOUTY O E, PISCOPO A J, HOLLAND M T, et al. Infantile cranial fasciitis: case-based review and operative technique [J]. Childs Nerv Syst, 2017, 33(6)：899-908.

（梁琼鹤　王瑞珠）

【病例解析】

病例1

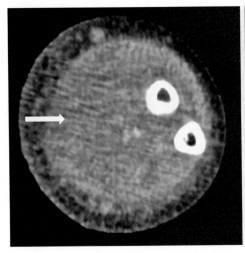 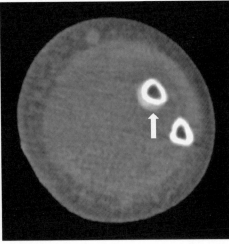

左尺桡骨CT：左图横断位平扫软组织窗，左前臂肌肉肿胀，边界不清，密度较低，内见少许点状钙化，皮下脂肪层内絮状渗出改变；右图横断位平扫骨窗，桡骨层状骨膜反应，桡骨骨皮质尚完整。

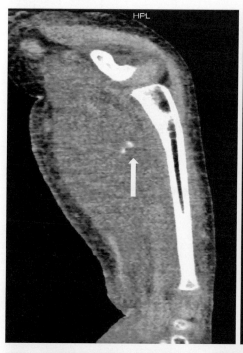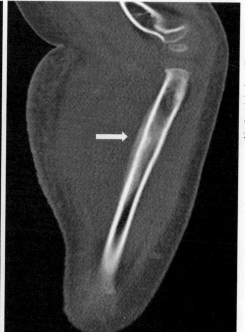

左尺桡骨 CT：左图矢状位重组软组织窗，病变范围较大，边界欠清，内见数个点状钙化，皮下脂肪层渗出改变；右图矢状位重组骨窗，桡骨层状骨膜反应，相邻骨髓腔密度增高。

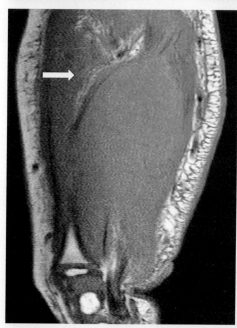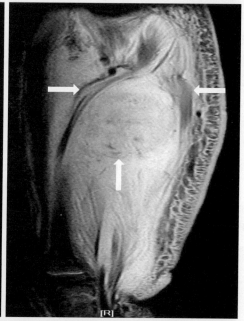

左尺桡骨 MRI：（发病第13天）左图冠状位平扫 T1WI 序列，示前臂软组织内肿块呈等 T1 信号，边界欠清；右图为冠状位平扫 T2WI 序列，软组织内肿块呈稍长 T2 信号，边界欠清，周围软组织广泛水肿。

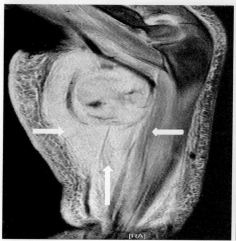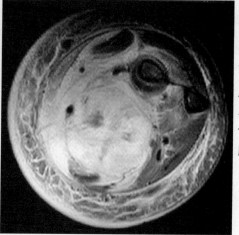

左尺桡骨 MRI：左图矢状位平扫 T2WI 压脂序列，肌肉层内类圆形软组织肿块，边界欠清，周边肌肉层及皮下脂肪层弥漫性水肿，见广泛性高信号；右图为横断位平扫 T2WI 压脂序列，病灶与肌肉组织分界不清。

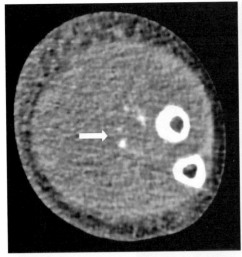
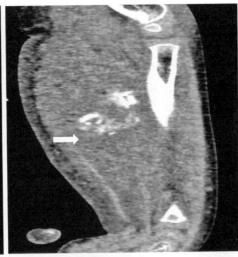

左尺桡骨 CT（发病第 18 天）：左图横断位平扫，肿块内出现点片状钙化，且主要位于肿块的边缘，周围软组织肿胀有所减轻；右图矢状位重组，钙化增多。

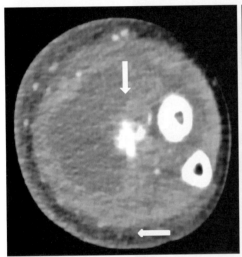
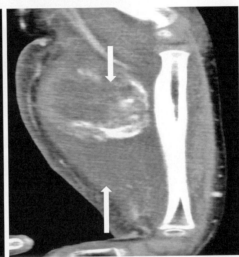

左尺桡骨 CT（发病第 18 天）：左图横断位增强，示肿块呈环形强化，肿块中心未见明显强化；右图矢状位增强，病灶范围较前减小，周围强化。

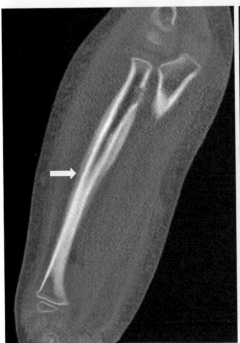
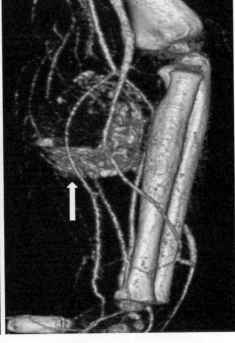

左尺桡骨 CT（发病第 18 天）：左图矢状位重组骨窗，桡骨骨膜反应较前明显，周围软组织肿胀减轻；右图增强后三维重组，示肿块呈环形强化。

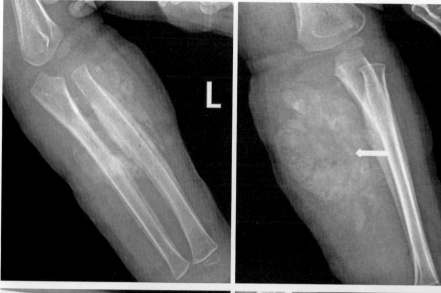

左尺桡骨 X 线（发病第32天）：左图正位片示前臂软组织肿块广泛性钙化，周边较重，中心相对较轻，呈类似"花环状"，所示骨均见层状骨膜反应，软组织肿胀进一步改善；右图侧位，钙化较前明显增大。

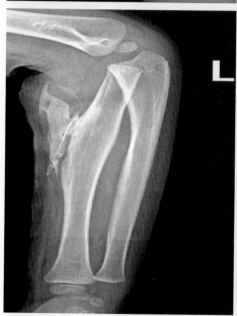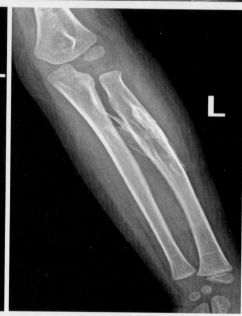

左尺桡骨 X 线（发病1年后）：左图正位片示肿块退缩，且完全钙化，呈不规则条片状，与桡骨骨皮质分界不清；右图侧位，桡骨局部不规则稍膨大，软组织无肿胀。

图 10-3-6-1 左前臂骨化性肌炎

病例 2

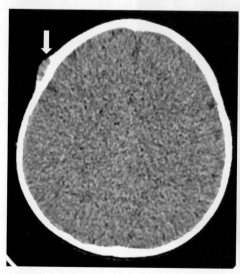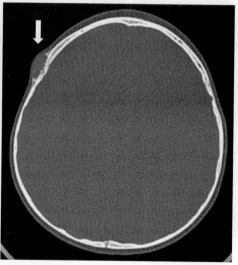

头颅 CT：左图横断位平扫，右侧额顶部头皮软组织等密度包块，边界清，相邻颅骨骨质破坏；右图横断位平扫骨窗，骨质破坏以外板破坏为主，呈膨胀性及溶骨性骨质破坏。

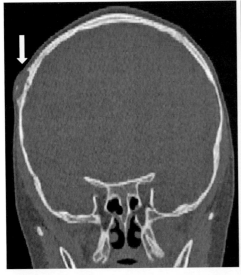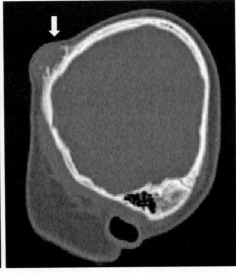

头颅 CT：左图冠状位重组骨窗，头皮软组织包块伴颅骨溶骨性、膨胀性骨质破坏，以外板为主，内板少许破坏；右图矢状位重组骨窗，骨质破坏周边少许硬化，包块内见残存小骨片影。

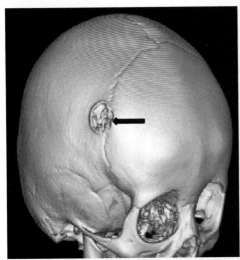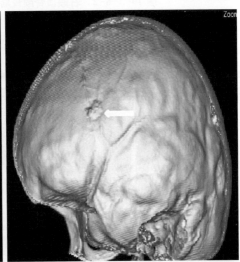

头颅 CT：左图三维重组前面观，骨质破坏跨越冠状缝；右图三维重组为内面观，示骨质破坏跨越冠状缝，以外板破坏为主，内板少许破坏。

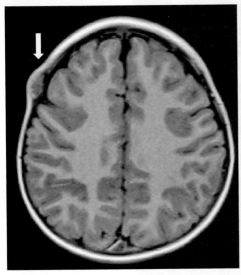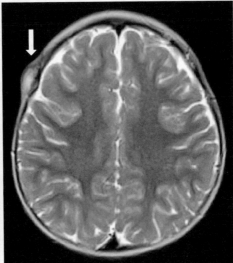

头颅 MRI：左图横断位平扫 T1WI 序列，右侧额顶部头皮包块，界清，呈等 T1 信号，信号稍欠均匀；右图横断位平扫 T2WI 序列，病灶呈长 T2 信号，向颅内外突出，以向外突出为主。

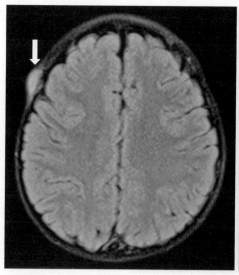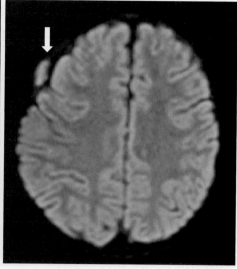

头颅 MRI：左图横断位平扫 T2-FLAIR 序列，病灶等信号；右图横断位平扫 DWI 序列，示包块为等信号。

图 10-3-6-2 右额顶骨颅骨筋膜炎

病例 3

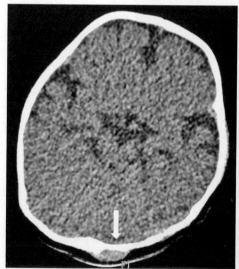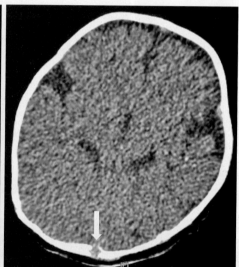

头颅 CT：左图横断位平扫，枕部头皮等密度软组织包块，边界清，向内突破颅骨内板；右图横断位平扫，颅骨内板破坏。

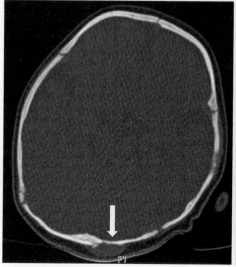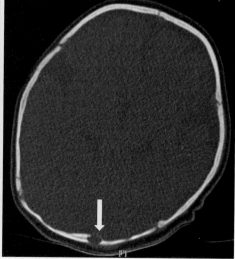

头颅 CT：左图横断位平扫骨窗，枕骨骨质破坏，骨质局部变薄，局部轻度膨胀性改变；右图横断位平扫骨窗，骨质破坏突破内板，向颅内突出。

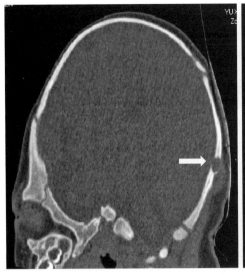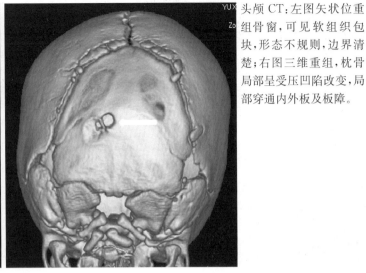

头颅 CT：左图矢状位重组骨窗，可见软组织包块，形态不规则，边界清楚；右图三维重组，枕骨局部呈受压凹陷改变，局部穿通内外板及板障。

图 10-3-6-3　枕骨颅骨筋膜炎

病例 4

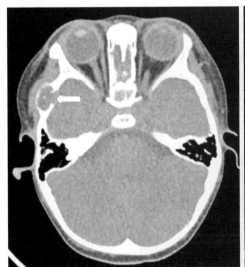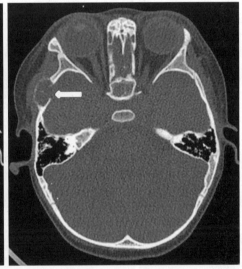

头颅 CT：左、右图均为平扫，右侧颞骨膨胀性骨质破坏，伴软组织肿块，肿块为稍低密度影，内见点状致密影。

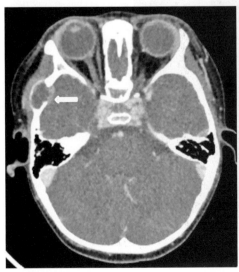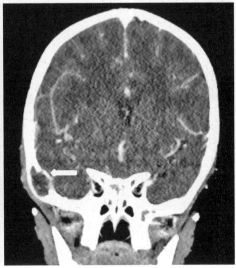

头颅 CT：左图为横断位增强图像，右图为冠状位重组，示肿块呈环形强化，内部强化不明显。

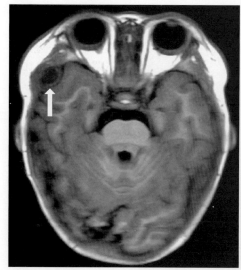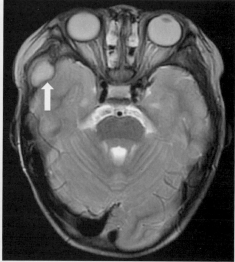

头颅 MRI 平扫:左图为平扫 T1WI 序列图像,右图为 T2WI 序列图像,示肿块呈长 T1、长 T2 信号,边界清楚,内侧颞叶受压改变。

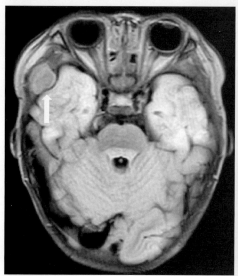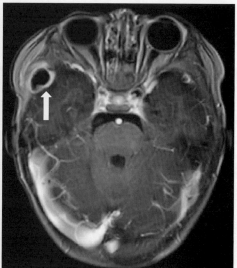

头颅 MRI:左图为 FLAIR 序列,肿块内部呈稍低信号,周边为环状等信号;右图为增强图像,肿块呈环形强化,内部未见强化。

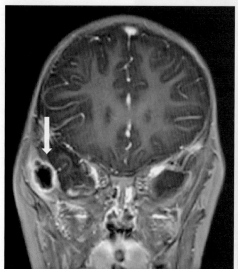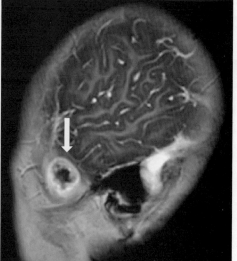

头颅 MRI 增强:左图为冠状位图像,右图为矢状位图像,显示肿块为类椭圆形,呈环形明显强化。

图 10-3-6-4　右颞骨颅骨筋膜炎

7. 腱鞘巨细胞瘤

〖临床概述〗

流行病学：

腱鞘巨细胞瘤(giant cell tumor of tendon sheath)是起源于滑膜、滑膜囊、腱鞘的良性肿瘤性病变。2013年，WHO将其归类于纤维组织细胞肿瘤，病因及发病机制均不明确，可能与炎性反应、增生性改变或染色体异常有关；与色素沉着绒毛结节性滑膜炎的组织学表现一致，关节内的称为色素沉着绒毛结节性滑膜炎，关节外的称为腱鞘巨细胞瘤。腱鞘巨细胞瘤约占良性软组织肿瘤的4.9%～9.6%，好发于手足、膝、踝关节，发病高峰年龄为30～50岁，发病率无性别差异。

主要表现：

可无症状，局部疼痛、不适，肿块压迫神经根，造成肢体感觉、运动障碍。

〖病理〗

肿瘤为滑膜细胞组成，伴有数量不等的多核巨细胞、泡沫细胞、慢性炎细胞及含铁血黄素，间质胶原纤维可有透明性变和骨化。分为弥漫性及局限性两种类型。

〖影像学表现〗

X线平片：

早期软组织膨隆，关节周围邻近骨质侵蚀破坏。

CT：

软组织肿块及邻近组织及关节滑膜的侵蚀破坏，增强扫描明显不均匀强化。

MRI：

局限性或弥漫性的软组织肿块，呈圆形、类圆形或梭形，主要发生在关节外。T1WI和T2WI上可见特征性的低信号，由于肿块内含铁血黄素的多少不同，并可合并出血、坏死，在T2WI上信号比较混杂，可为低信号、等信号或高低混杂信号，其相邻骨质可受压吸收或侵袭性破坏。腱鞘巨细胞瘤内含有丰富的毛细血管，增强扫描多呈中度或明显强化。

〖诊断要点〗

1. 软组织肿块及邻近组织及关节滑膜的侵蚀破坏。

2. T1WI和T2WI上可见特征性的低信号。

〖鉴别诊断〗

1. 色素沉着绒毛结节性滑膜炎：关节内滑膜弥漫性增生，呈"苔藓样"，常伴大量关节腔积液。

2. 结节性筋膜炎：常发生于横纹肌内，也可发生于筋膜、肌腱处，T1WI呈等信号，T2WI呈高、等或低信号。

3. 类风湿关节炎：好发于四肢小关节，常呈对称性关节肿胀，骨质疏松和关节面虫蚀性破坏，关节间隙变窄，滑膜增厚，骨髓水肿，软骨破坏。

〖参考文献〗

1. GRANT S, CHOUDRY Q. Giant Cell Tumor of Tendon Sheath in the Hand Affecting Children: Clinical and Radiological Findings, Histological Diagnosis and Treatment [J]. J Orthop Case Rep, 2019, 9(5)：63-66.

2. LEVI M, CRAFTON J. Rare Giant Cell Tumor of the Distal Flexor Digitorum Longus Tendon Sheath and Early Diagnosis with Use of Magnetic Resonance Imaging. *J Am Podiatr Med Assoc*, 2017, 107(4)：333-336.

（王雅静　周　静）

【病例解析】

病例 1

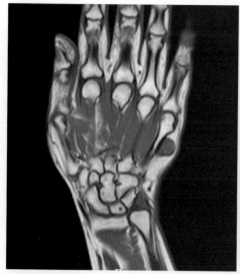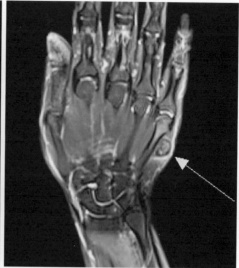

左手MRI:左图冠状位平扫 T1WI 序列,第5掌骨旁软组织内见类圆形低信号;右图冠状位 T2WI 压脂序列,病灶呈混杂信号,等低信号为主。

图 10-3-7-1　手腱鞘巨细胞瘤

病例 2

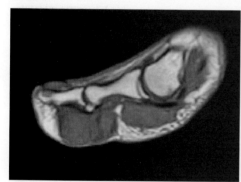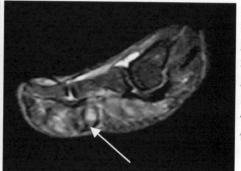

右足 MRI:左图矢状位平扫 T1WI 序列,蹬趾远节趾骨下方类圆形低信号;右图矢状位 T2WI 压脂序列,病灶呈混杂信号,以高信号为主,相邻趾骨骨皮质不光整,可见水肿信号影。

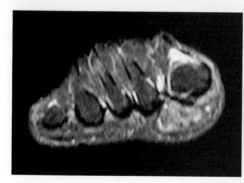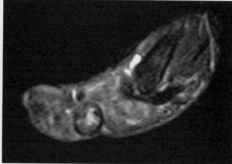

右足 MRI:左图横断位平扫 T2WI 压脂序列,病灶呈混杂信号影,以高信号为主;右图矢状位平扫 DWI 序列,病灶内少许弥散受限,呈稍高信号。

图 10-3-7-2　右足腱鞘巨细胞瘤

8. 色素沉着绒毛结节性滑膜炎

【临床概述】

流行病学:

色素沉着绒毛结节性滑膜炎(pigmented villonodular synovitis,PVNS)是起源于滑膜、滑膜囊、腱鞘的良性肿瘤性病变,一般不发生于儿童,好发于中青年,30～40 岁为发病高峰,80％发生在膝关节,以单关节受累多见。关节内的称为色素沉着绒毛结节性滑膜炎,关节外的称为腱鞘巨细胞瘤。最常累及的关节为膝关节(占 66％～80％),其次为髋、踝、肩和肘关节,骨侵蚀破坏较晚,原因在于膝关节囊比较松弛。

主要表现:

受累关节疼痛、肿胀或关节活动受限,可形成软组织肿块,血性关节积液常见。

〖病理〗

肿瘤为滑膜细胞组成,伴有数量不等的多核巨细胞、泡沫细胞、血管增生、滑膜纤维化及含铁血黄素沉积。

〖影像学表现〗

X 线平片:

关节面下骨质侵蚀破坏,关节组成骨骨质疏松和关节间隙变窄罕见。

CT:

骨侵蚀破坏,有时可见分叶状高密度肿块包绕病变关节,肿块密度较高是与滑膜内含铁血黄素沉着有关。

MRI:

滑膜弥漫性增厚呈"海绵垫样",关节囊滑膜呈绒毛、结节样隆起,关节腔积液,可见特征形态不规则 T1WI 和 T2WI 低信号含铁血黄素沉着。增生的滑膜组织沿关节间隙浸润,破坏关节软骨面。关节腔内大量积液,显示为长 T1、长 T2 信号影。

〖诊断要点〗

1. 滑膜弥漫性增厚呈"海绵垫样",关节囊滑膜呈绒毛、结节样隆起。

2. 特征形态不规则 T1WI 和 T2WI 低信号含铁血黄素沉着。

〖鉴别诊断〗

1. 淀粉样关节病:淀粉样沉积物在 T1WI 和 T2WI 上呈低信号,但因其不含含铁血黄素而在梯度回波序列无低信号范围扩大征象。淀粉样关节病常累及多个关节而非单关节,且无绒毛状或结节状的滑膜增生。

2. 血友病性关节病:具有相应典型的临床病史。

3. 滑膜骨软骨瘤病:X 线平片上表现为关节内圆形或卵圆形的钙化游离体,少数无钙化的游离体在 T2WI 上表现为高信号,提示为软骨性小体。

〖参考文献〗

1. 杨小红,李博雅,李明智,等.色素沉着绒毛结节性滑膜炎与腱鞘巨细胞瘤的 MRI 特征及鉴别诊断[J].实用放射学杂志,2019,35(3):426-429.

2. 蒋洪棉,朱世龙,李辛辛,等.巨大色素沉着绒毛结节性滑膜炎 1 例并文献复习[J].山东医药,2014,54(28):94-95.

3. 韩海伟,王玉辉,尹明媛,等.色素沉着绒毛结节性滑膜炎影像学表现[J].华中科技大学学报(医学版),2010,39(2):258-260,271.

(王雅静　周　静)

【病例解析】

病例

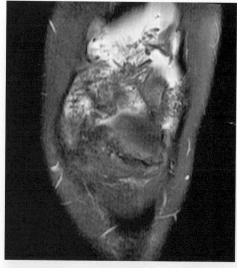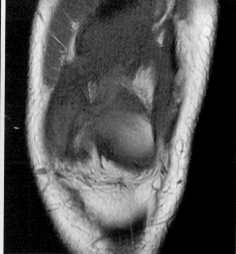

右膝关节 MRI：左图冠状位平扫 T1WI 序列，滑膜囊增厚，结节状 T1WI 低信号；右图冠状位平扫 T2WI 压脂序列，关节囊内见绒毛样、结节状 T2WI 低信号，关节腔见积液。

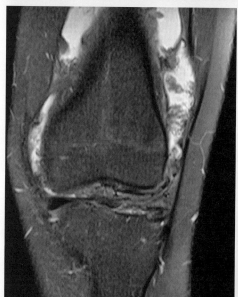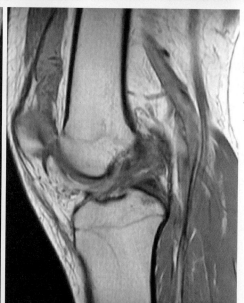

右膝关节 MRI：左图冠状位平扫 T2WI 压脂序列，滑膜囊增厚，内见绒毛样、结节状呈低信号，见关节积液；右图矢状位 T1WI 序列，滑膜囊内结节低信号。

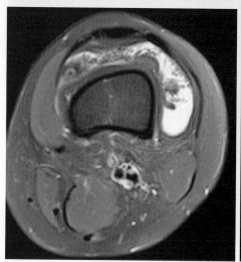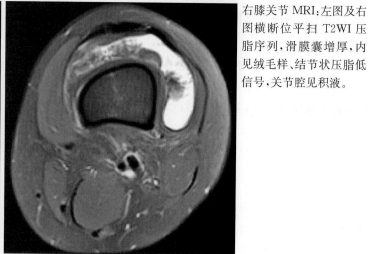

右膝关节 MRI：左图及右图横断位平扫 T2WI 压脂序列，滑膜囊增厚，内见绒毛样、结节状压脂低信号，关节腔见积液。

图 10-3-8　膝关节色素沉着绒毛结节性滑膜炎

9. 滑膜骨软骨瘤病

【临床概述】

流行病学：

滑膜骨软骨瘤病(synovial chondromatosis)是关节的滑膜、滑囊或腱鞘内发生的,以滑膜化生、滑膜内软骨或骨软骨结节形成,并产生游离体的慢性良性关节疾病。本病好发于 20～50 岁的青壮年人,男：女约为 2：1,常见的部位为膝、髋、肩、肘和踝关节,恶变为软骨肉瘤的概率极低。

主要表现：

主要表现为受累关节局部疼痛、肿胀、不适,也可无症状。

【病理】

镜下游离体由透明软骨和钙化的软骨基质构成,细胞丰富且细胞核不典型。Ⅰ期:活动性滑膜内病变,滑膜化生活跃,表明表浅细胞层下纤维母细胞形成透明软骨性结节小体,滑膜增厚。Ⅱ期:过渡性滑膜病变,滑膜化生形成软骨结节不断长大,向关节腔内突出,以阔基或蒂与滑膜相连;若蒂断裂,则脱落于关节腔内形成游离体。Ⅲ期:滑膜病变静止,滑膜仅有轻微增厚,已无滑膜化生,骨软骨体完全游离于关节内。

【影像学表现】

X 线平片：

表现多样,典型表现为受累关节遍布多个大小不一的钙化或骨化的游离体,呈环形或斑点状,界限清楚,中心部密度较淡,周围环绕致密环。前者代表中心的松质骨,后者为软骨基质钙化层,典型的有软骨样环状和弧形钙化。

CT：

骨软骨体多附着于滑膜,游离者常簇集于关节囊,呈圆形、卵圆形,小如粟粒,大似鸡蛋。典型者中心浅淡,周围环形钙质样高密度。有的为单纯斑点状或网格状钙化密度。

MRI：

软骨结节未钙化及骨化时,呈等或低信号;软骨结节发生钙化时,呈低信号;软骨结节发生骨化时,中心区呈高信号,外围区呈低信号。Ⅰ期:无游离小体形成,关节腔内信号呈中等信号强度,类似软骨信号;Ⅱ期:关节腔内信号呈中等信号强度,类似软骨信号,伴少量或多发低信号、无信号游离小体形成;Ⅲ期:关节腔内水样高信号强度伴多发或少量低信号或无信号游离小体。

【诊断要点】

1. 关节腔内多发圆形或卵圆形钙化游离体。

2. 关节腔内游离体典型者表现为中心浅淡,周围环形钙质样高密度。

【鉴别诊断】

1. 色素沉着绒毛滑膜炎:病灶内无钙化和骨化软骨体形成,但病灶有顺磁性含铁血黄素沉积,在 MRI 所有序列上均呈低信号。增强扫描滑膜增生有明显强化。

2. 继发性骨软骨瘤:大小不一,形态各异,常继发于外伤、感染及肿瘤。

3. 剥脱性骨软骨炎:好发于股骨外侧髁,典型损伤表现为轮廓清晰的局限性软骨下骨质硬化,与周围正常骨质分离,完全剥离移位者,局部可见透亮缺损区,关节腔内游离体。

4. 米粒体滑膜炎:以滑囊扩张、积液,内见多发小结节状米粒体为特征。T1WI 和 T2WI 上米粒体呈等或低信号,增强后米粒体无强化,增厚的滑膜及分隔可见强化。

〖参考文献〗

1. 赵红星.滑膜骨软骨瘤病的影像诊断价值[J].实用放射学杂志,2008,24(12):1655-1656.
2. 孙英彩,崔建岭,马晓晖,等.原发性滑膜骨软骨瘤病的影像诊断[J].实用放射学杂志,2007(05):653-655.

（王雅静　周　静）

〖病例解析〗

病例1

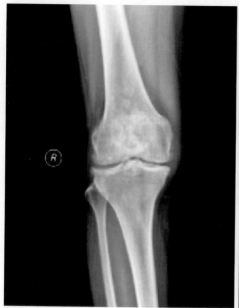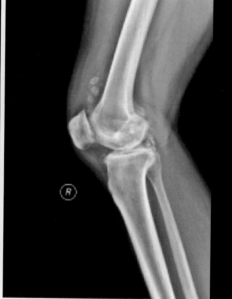

右膝关节X线:左图正位,膝关节周围软组织内见多发结节状游离骨质密度影,边界清晰;右图侧位,部分病灶中心密度较低,周围呈高密度环。

图10-3-9-1　滑膜骨软骨瘤病

病例2

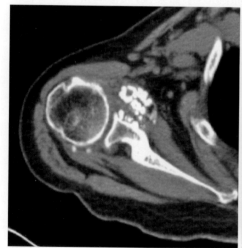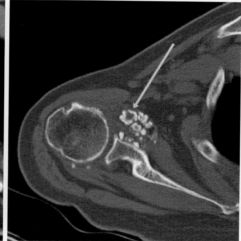

右肩关节CT:左图横断位平扫软组织窗,右肩关节腔周围见多发大小不一类圆形高密度影,部分病灶中心密度低,周围呈环形高密度影;右图横断位平扫骨窗,关节腔多发高密度影。

图10-3-9-2　滑膜骨软骨瘤病

病例 3

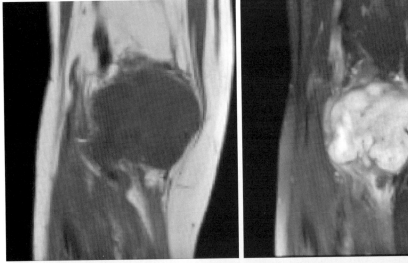

右膝关节 MRI：左图冠状位 T1WI 序列，Ⅰ期滑膜骨软骨瘤病，关节腔后缘见局限性团片状异常信号，T1WI 呈低信号；右图冠状位平扫 T2WI 压脂序列，病灶呈高信号，内见线样低信号分隔，关节腔内未见明显游离小体。

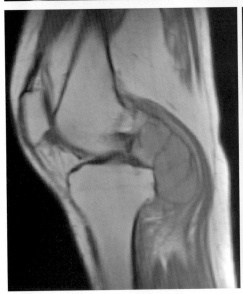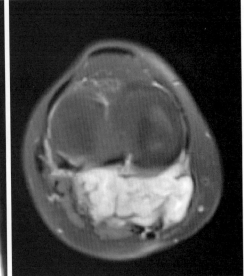

右膝关节 MRI：左图矢状位平扫 T1WI 序列，右膝关节腔后缘见局限性团片状异常信号，T1WI 低信号；右图横断位 T2WI 压脂序列，病灶呈高信号，内见线样低信号分隔，关节腔内未见明显游离小体信号。

图 10-3-9-3　滑膜骨软骨瘤病

病例 4

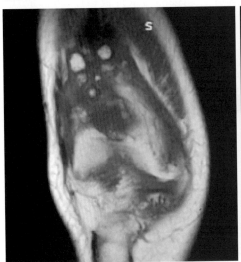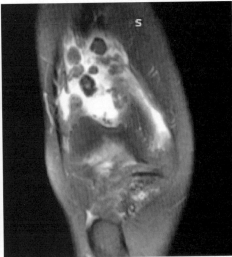

右膝关节 MRI：左图冠状位 T1WI 序列，Ⅲ期滑膜骨软骨瘤病，膝关节滑膜增厚，关节腔内见水样高信号，腔内散在游离结节影，T1WI 呈高信号及低信号；右图冠状位 T2WI 压脂序列，结节呈低信号，部分结节中心见高信号。

图 10-3-9-4　滑膜骨软骨瘤病

10. 滑膜囊肿

【临床概述】

流行病学：

滑膜囊肿（synovial cyst）是青少年特发性关节炎（JIA）的常见表现，在近端指间关节处、手腕及脚踝周围尤其明显。大的滑膜囊肿比较罕见，通常出现在膝关节后方（Baker囊肿），又称为腘窝囊肿，常见于4～7岁儿童，此囊肿可能会深入到肌肉中。继发性腘窝囊肿常见于内侧半月板后角损伤（43%）。

主要表现：

可无症状，或仅表现为局部肿胀、轻微疼痛，囊肿大小与关节腔病变病程有关。

【病理】

以Baker囊肿为例，股四头肌内侧头与半膜肌滑囊与关节腔之间存在一个4～24 mm的水平裂隙样结构，该结构在幼儿期并不明显，随着年龄增加，裂隙逐渐增长，当关节腔内的压力异常增高时，关节液会自此裂隙流出，使滑囊膨大。

【影像学表现】

超声：

滑囊液性暗区，与关节腔相通，边界清晰。若滑膜囊肿破裂，囊壁连续性中断，囊壁外探及无回声区。

MRI：

关节积液伴滑膜增厚，T1WI为均匀低信号，T2WI为均匀高信号，并且可与关节腔的交通口，呈"鸟嘴样"。

【诊断要点】

1. MRI提示囊肿与关节腔的交通口，呈"鸟嘴样"改变。
2. 具有特征性发病部位，位于关节滑膜周围。

【鉴别诊断】

1. 腱鞘囊肿：不与关节直接相通，膝关节常发生在交叉韧带附近分隔的卵圆形液体信号，一般在T1WI上呈均匀低信号，在T2WI呈均匀高信号，边界清楚。

2. 半月板囊肿：半月板撕裂附近的边界清楚的圆形囊肿，囊肿有连接部与半月板相连，可形成"吹气球征"。

【参考文献】

1. 张克宇，罗红娥. 膝关节滑膜囊肿的CT诊断及临床价值[J]. 放射学实践，2004(08)：603-604.

2. ROTH J, SCHEER I, KRAFT S, et al. Uncommon synovial cysts in children [J]. European Journal of Pediatrics, 2006, 165(3)：178-181.

（王雅静　周　静）

【病例解析】

病例1

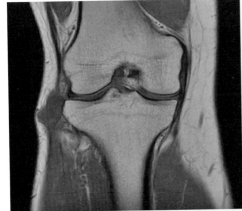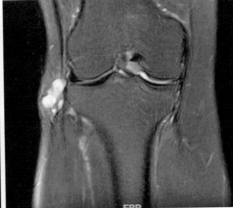

右膝关节MRI：左图冠状位平扫T1WI序列，右膝关节外侧软组织内见多发类圆形异常信号，T1WI低信号；右图冠状位T2WI压脂序列，病灶呈高信号，边界清晰。

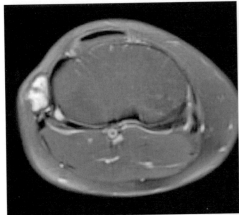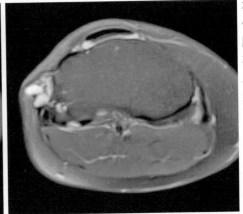

右膝关节MRI：左图横断位平扫压脂序列，显示囊肿呈高信号，边界清晰；右图横断位平扫T2WI压脂序列，囊肿边界不光整。

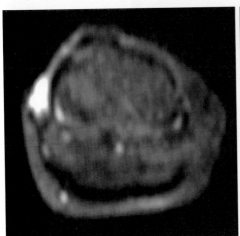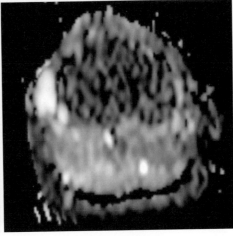

右膝关节MRI：左图横断位平扫DWI序列，病灶呈稍高信号；右图横断位平扫ADC图，呈明显高信号，边界清晰。

图10-3-10-1　右膝关节滑膜囊肿

病例 2

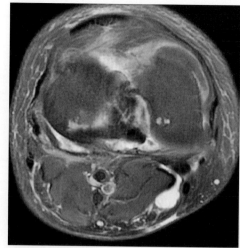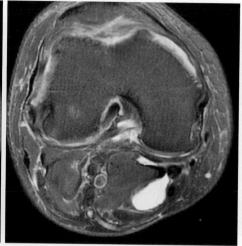

右膝关节 MRI：左图横断位平扫 T2WI 压脂序列，示鹅足滑囊内见片状液体信号，与关节腔相通，呈鸟嘴样改变，周围滑膜略增厚；右图横断位平扫 T2WI 压脂序列，病灶边界清晰。

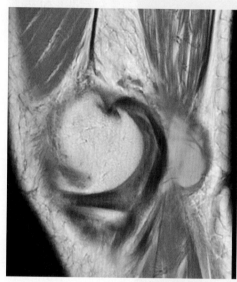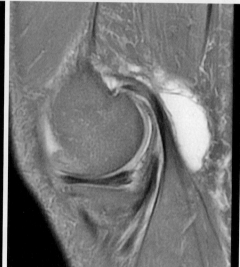

右膝关节 MRI：左图矢状位 T1WI 序列，病灶呈等低信号，与关节腔相通；右图矢状位平扫压脂序列，病灶呈高信号，呈鸟嘴样改变，周围滑膜略增厚。

图 10-3-10-2 右膝关节滑膜囊肿

第四节 恶性软组织肿瘤

1. 横纹肌肉瘤

〖临床概述〗

流行病学：

横纹肌肉瘤（rhabdomyosarcoma，RMS）是起源于具有向横纹肌细胞分化潜能的原始间叶细胞的恶性肿瘤，是继神经母细胞瘤和肾母细胞瘤之后儿童颅外最常见的恶性实体瘤，占儿童所有恶性肿瘤的 5%，是最常见的软组织恶性肿瘤，占所有儿童软组织肉瘤的 40% 左右。近 70% 的 RMS 发生于 10 岁以下儿童，男性发病率稍高于女性。

主要表现：

四肢软组织横纹肌肉瘤临床上多表现为四肢的局部肿胀、疼痛、发红等。因为肿瘤有沿筋膜平面播散的习性,所以较易发生转移,常见的转移部位为淋巴结、肺及骨质。

【病理】

在 2013 年版《WHO 软组织与骨肿瘤分类》中,依据组织学将 RMS 分为 4 型:胚胎性横纹肌肉瘤(embryonal RMS,eRMS)、腺泡性横纹肌肉瘤(alveolar RMS,aRMS)、梭形细胞/硬化性横纹肌肉瘤(spindle cells/sclerosing RMS,ssRMS)及多形性横纹肌肉瘤(pleomorphic RMS,pRMS)。

儿童 RMS 主要为 eRMS 和 aRMS 两种亚型。肿瘤大体呈分叶状、多结节状,质稍韧,部分可有包膜,切面呈灰黄色或灰白色,质地细腻如鱼肉状。

【影像学表现】

X 线平片:

当肿块较大时,可表现为四肢的局部肿胀、增粗,密度稍增高,可伴有皮下脂肪层的水肿,表现为絮状稍高密度影。

CT:

肿瘤的外形多呈分叶状、多结节融合状。由于肿瘤富含黏液成分,RMS 的 CT 平扫密度多略低于肌肉密度,坏死、钙化及出血少见;增强扫描后肿瘤不均匀中度、渐进性强化,内可见多发片状不强化的黏液区,部分可表现为周围部分强化明显,中央部分强化不明显,呈现类似环形强化,瘤体内可见较多的肿瘤血管。

肿瘤具有浸润性,与周围肌肉分界不清,并具有沿肌肉筋膜延伸的习性,表现为肿瘤两端的尖角样改变。肿瘤发生转移时,多转移至淋巴结及肺等。下肢的 RMS 易转移至盆腔淋巴结,表现为淋巴结的肿大,部分可融合成块状,增强后环形强化。肺转移灶多表现为大小不等结节,增强后呈环形强化。

MRI:

肿块与肌肉信号相比,呈等短 T1、等长 T2 信号,可出现血管流空效应,增强后肿瘤不均匀强化,部分肿块增强后可表现为多结节融合状,反映肿块的多中心起源,恶性程度较高。

【诊断要点】

1. 多发生于肌间隙。

2. 呈分叶状、多结节融合状。

3. 肿块密度/信号不均匀,伴黏液样变、坏死及出血,实性部分密度低于肌肉密度。

4. 增强后呈多结节状强化、延迟强化。

5. 易发生淋巴结转移。

6. 骨质破坏少见。

【鉴别诊断】

1. 原始神经外胚层肿瘤(PNET):为神经嵴衍生的较为原始的肿瘤,主要由原始神经外胚层细胞组成,具有向神经元、神经胶质和间叶组织分化的潜能,是一种高度侵袭性恶性肿瘤;瘤体内囊变坏死多见,偶可见点条状钙化。

2. 婴儿型纤维肉瘤:为纤维母细胞/肌纤维母细胞肿瘤分类中的中间型软组织肿瘤,无包膜,呈浸润性生长,与周边肌肉及皮下脂肪分界不清,罕见转移,部分可合并骨质破坏。

3. 脂肪母细胞瘤:分化好的瘤体内可见脂肪密度/信号,分化差者或者瘤体内脂肪成分少时,与RMS 鉴别困难,但较 RMS 易侵犯邻近骨骼。

【参考文献】

1. 黄燕,陈欣,何玲. 儿童横纹肌肉瘤的影像学研究进展[J]. 中国中西医结合影像学杂志,2019,17(6):658-661.

2. 王娴静,LIN C. 儿童横纹肌肉瘤诊疗研究新进展[J]. 中国小儿血液与肿瘤杂志,2018,23(3):164-168.

3. 赵倩,金眉,张大伟,等.儿童躯干及四肢横纹肌肉瘤临床特点及预后因素的相关分析[J].中国小儿血液与肿瘤,2018,23(3):127-131.

（梁琼鹤 王瑞珠）

〖病例解析〗

病例 1

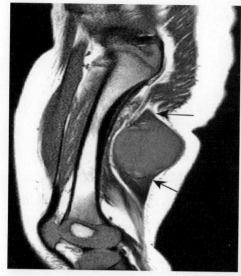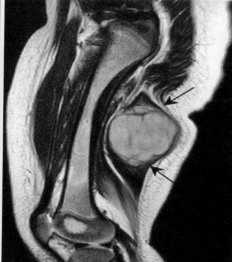

右股骨 MRI：左图矢状位平扫 T1WI 序列，右大腿背侧肌间隙内见轻度分叶状肿块，肿瘤呈 T1 稍低信号；右图矢状位平扫 T2WI 序列，病灶呈不均匀 T2 高信号。

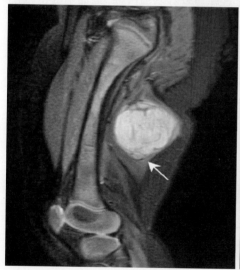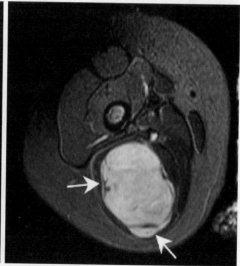

右股骨 MRI：左图矢状位平扫 T2WI 压脂序列，肿块为高信号，信号较均匀，内可见分隔；右图横断位平扫 T2WI 压脂序列，肿块境界尚清晰。

图 10-4-1-1　右大腿胚胎性横纹肌肉瘤

病例 2

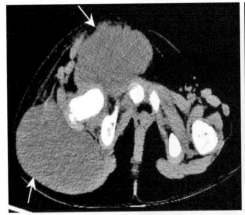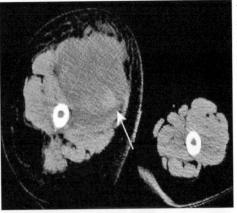

骨盆 CT：左图横断位平扫，右侧大腿根部及右臀部肌间隙内软组织肿块，部分边缘呈分叶状；右图横断位平扫，内见片状高密度出血（右图箭头）。

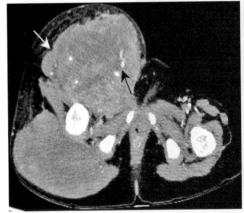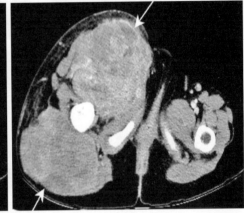

骨盆 CT：左图横断位增强动脉期，肿块边缘呈分叶状（白箭头），肿块内见丰富血管影（黑箭头）；右图横断位增强静脉期，肿块强化较动脉期更明显，肿块内见多发斑片状弱强化区（箭头）。

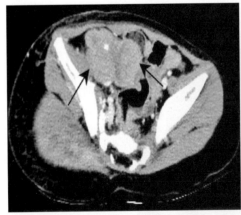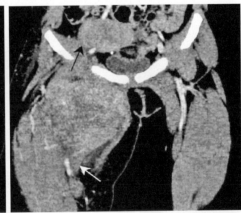

骨盆 CT：左图横断位增强示右侧盆腔内分叶状肿块，不均匀强化，考虑为肿瘤转移灶（箭头）；右图冠状位增强，大腿根部肿块下缘沿肌间隙生长，呈尖角样改变。

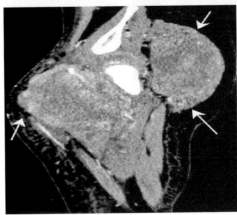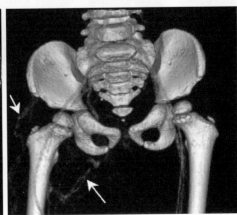

骨盆 CT：左图矢状位增强，右臀部及右大腿根部不均质肿块明显不均匀强化；右图三维重组，肿瘤内血供丰富。

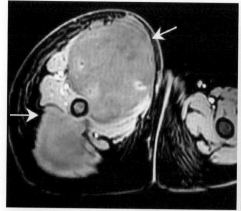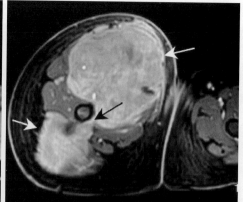

骨盆 MRI：左图横断位 T1WI 压脂序列，肿块明显强化，右大腿根部肿块与右臀部肿块经右股骨近端内侧相连；右图为横断位 T1WI 压脂增强序列，肿块明显不均匀强化，前后相连。

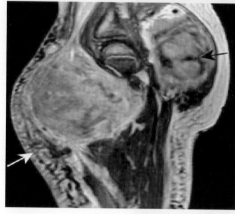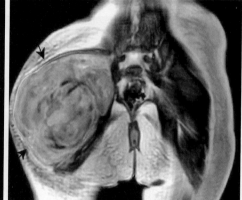

骨盆 MRI：左图矢状位增强，肿块呈多结节状改变（黑箭头），周围皮下脂肪层水肿（白箭头）；右图冠状位增强，肿块臀部部分可见包膜。

图 10-4-1-2　腺泡性横纹肌肉瘤

病例 3

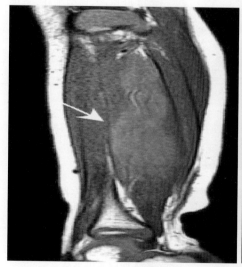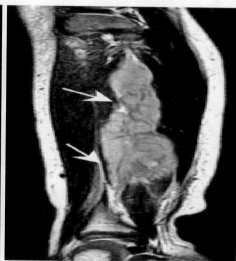

左小腿 MRI：左图矢状位平扫 T1WI 序列，左小腿背侧肌间隙内不规则形态肿块呈 T1 稍高信号；右图矢状位平扫 T2WI 序列，病变形态不规则，呈不均匀 T2 高信号。

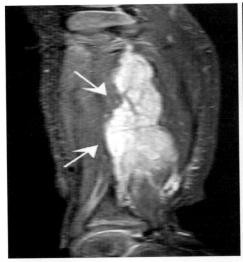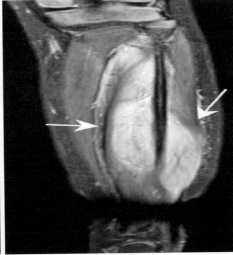

左小腿 MRI:左图矢状位 T2WI 压脂序列,病灶高信号,信号较均匀,内见条状低信号影;右图冠状位 T2WI 压脂序列,肿块边缘呈分叶状,包绕腓骨生长。

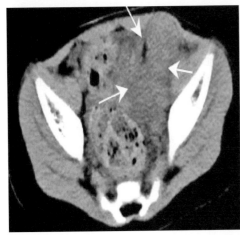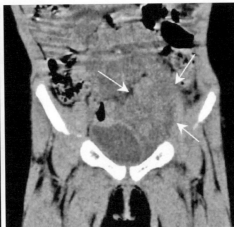

盆腔 CT:左图横断位平扫,盆腔左侧多发淋巴结肿大融合呈团状;右图冠状位重组,左侧腹股沟区及盆腔内多发淋巴结肿大。

图 10-4-1-3 胚胎性横纹肌肉瘤

2. 骨外尤因肉瘤

【临床概述】

流行病学:

骨外尤因肉瘤(extraskeletal Ewing's sarcoma,EES)是一种发生于骨性组织之外的由小圆细胞组成的恶性肿瘤,属于软组织肿瘤,恶性程度高。EES 较骨尤因肉瘤少见,约占尤因肉瘤总数的 15%~20%。

EES 发病率极低,约占软组织恶性肿瘤的 1%。EES 好发于青少年,平均发病年龄约为 16~20 岁,比骨尤因肉瘤发病年龄大约 10 岁,男性发病率稍高于女性。EES 可发生于全身各处,好发部位包括脊柱旁、腹膜后、骨盆、四肢,也可发生于头颈部及实质性脏器。大约 65% 的 EES 患者发生早期血行转移,转移部位主要是肺、骨等,局部淋巴结也常见转移。

临床表现:

EES 没有特定的临床表现,多表现为伴有局部疼痛的快速增长的肿块,症状主要取决于肿块所在的部位。

【病理】

EES 外观呈灰褐色,无包膜,质软而脆,切面呈灰白、灰褐色,鱼肉状。镜下肿瘤组织由弥漫增生的小圆形肿瘤细胞构成,胞浆少、透明,核染色,质细腻,有小核仁,核分裂多见,常伴有片状出血及灶状坏死。

【影像学表现】

X 线平片:

X 线主要表现为骨外软组织肿块,无明显钙化,相邻骨质结构无破坏或伴有轻微的骨质破坏,无明显骨膜反应。

CT:

CT 主要用于观察软组织肿块的形态以及内部有无坏死、出血、钙化,相邻骨质有无破坏及骨膜反应。

软组织肿块多呈浸润性生长,体积较大且形态不规则,部分病例可仅表现为软组织的不规则增厚。CT 平扫时软组织肿块呈类似于肌肉组织的等或稍低密度影,且以等密度为主。增强后多呈不均匀强化,囊变坏死常见,强化程度不一,病灶内部或周围见多发小血管影。

肿瘤占位效应明显,表现为对周围组织的推移,且易侵犯周围结构,可伴有溶骨性的骨质破坏。

MRI:

MRI 平扫 T1WI 表现为等或稍低信号,以等信号为主,伴有出血时 T1WI 为稍高信号,T2WI 多呈不均匀高信号,囊变坏死及出血多见,钙化少见,软组织肿块周围可出现假包膜。增强扫描后肿块呈不均匀强化,且强化程度不一。EES 强化是否均匀与肿瘤的分化程度有关,分化程度越高则强化越均匀。

【诊断要点】

1. 发生部位多变,脊柱旁多见。

2. 多见于男性青少年。

3. 迅速生长的侵袭性软组织肿块,常伴坏死囊变及出血,钙化少见。

4. 相邻骨质无破坏或轻微破坏,骨膜反应少见。

【鉴别诊断】

1. 骨尤因肉瘤:发病年龄较骨外尤因肉瘤小,好发于四肢长骨骨干,也可发生于脊柱旁。影像学多表现为溶骨性骨质破坏,呈边界不清的虫蚀状、筛孔状,骨膜反应多呈葱皮样,伴有周围软组织肿块。而 EES 多发生于深部软组织,生长迅速,体积较大,骨质受侵犯较少见。

2. 横纹肌肉瘤:小儿最常见的软组织恶性肿瘤,多发生于 10 岁以下儿童。肿块位于所在肌肉的肌腹,沿肌纤维向两端浸润性生长。肿块外形多呈分叶状。CT 平扫密度多略低于肌肉密度,坏死、钙化及出血少见,增强扫描后见肿瘤可呈多结节融合状,瘤体不均匀中度、渐进性强化,内可见多发片状不强化的黏液区。

【参考文献】

1. 孙友胜,孙雨菡,盛剑,等.骨外尤因肉瘤的超声诊断价值[J].医学影像学杂志,2020,30(2):340-341.

2. 冯瑶杰,瞿姣,危春容,等.骨外尤因肉瘤/外周原始神经外胚层肿瘤的 CT 及 MRI 表现[J].放射学实践,2020,35(7):900-904.

3. CANTU C, BRESSLER E, DERMAWAN J, et al. Extraskeletal Ewing Sarcoma of the Jejunum: A Case Report [J]. The Permanente journal, 2019, 23(18): 252-255.

(梁琼鹤　王瑞珠)

【病例解析】

病例

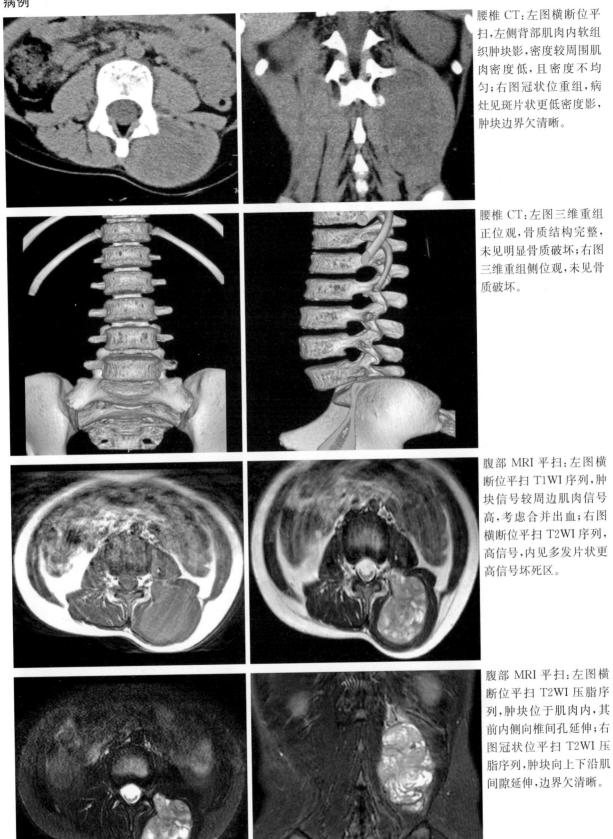

腰椎 CT：左图横断位平扫，左侧背部肌肉内软组织肿块影，密度较周围肌肉密度低，且密度不均匀；右图冠状位重组，病灶见斑片状更低密度影，肿块边界欠清晰。

腰椎 CT：左图三维重组正位观，骨质结构完整，未见明显骨质破坏；右图三维重组侧位观，未见骨质破坏。

腹部 MRI 平扫：左图横断位平扫 T1WI 序列，肿块信号较周边肌肉信号高，考虑合并出血；右图横断位平扫 T2WI 序列，高信号，内见多发片状更高信号坏死区。

腹部 MRI 平扫：左图横断位平扫 T2WI 压脂序列，肿块位于肌肉内，其前内侧向椎间孔延伸；右图冠状位平扫 T2WI 压脂序列，肿块向上下沿肌间隙延伸，边界欠清晰。

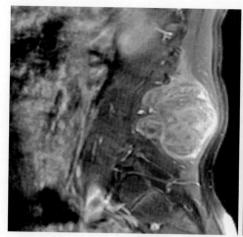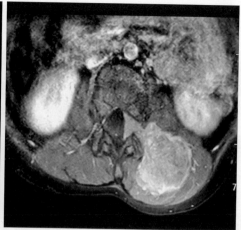

腹部 MRI 平扫:左图矢状位增强,肿块明显不均匀强化,可见假包膜;右图横断位增强,肿块部分进入椎管内,周围骨质无明显受侵犯征象。

图 10-4-2　骨外尤因肉瘤

3. 滑膜肉瘤

【临床概述】

流行病学:

滑膜肉瘤(synovial sarcoma),2013 年 WHO 软组织肿瘤分类将其定义为具有不同程度上皮分化的间叶组织肿瘤,在原发软组织恶性肿瘤中占 2.5%~10.5%,好发于下肢(80%~95%),尤其膝关节腘窝处,多见于成人及青年人(15~40 岁),小于 15 岁儿童少见,男性多于女性,并不起源于滑膜组织,而是由未分化间叶细胞发生的具有滑膜分化特点的恶性肿瘤,可发生于人体任何部位,通常位于关节附近而不位于关节内。

主要表现:

最初无痛,患者主诉为缓慢增大的软组织肿块,可持续数年。

【病理】

是一种独立的肉瘤,特征是存在特异的染色体异位 t(X;18)(p11;q11),共分为三个类型:1. 双相型:分化程度较高,包括梭形细胞及上皮细胞两种成分,按不同比例混合而成;2. 单相型(梭形细胞型):病理上主要以梭形细胞为主,未见明显上皮细胞,占滑膜肉瘤的 50%~60%;3. 低分化型:以小圆细胞为主,还包括大圆细胞及胖梭形细胞,少见,预后差,5 年生存率为 20%~30%。

【影像学表现】

X 线平片:

较大肿块可存在营养不良性钙化(30%),钙化位于病灶周边。约有 30% 患者可以见到直接的骨质侵袭征象(如虫蚀状改变)。

CT:

多位于关节旁,表现为深部软组织内多结节、分叶状的等或稍低密度肿块,边界一般清晰,但也可弥漫或浸润生长,体积一般较大,常大于 5 cm³,病灶内可见等密度分隔、低密度坏死区、高密度出血区及钙化灶,增强实性部分明显强化。

MRI:

为首选影像学检查,T1WI 呈等或稍低信号,T2WI 特征性表现为"三重信号"征(以高信号为主的混杂信号),低信号为陈旧性出血含铁血黄素沉着、纤维化和钙化,稍高信号为肿瘤实质,明显高信号区域为坏死和新鲜出血灶。由于病灶出血倾向较高,可能存在多发液平面区域,即"一碗葡萄"征(10%~25%);肿瘤实质成分 DWI 明显受限,ADC 信号明显减低;增强扫描肿瘤实质血供丰富,明显不均匀强化。

骨扫描:

典型的滑膜肉瘤表现为不均匀的动态相及血池相摄取增加,有些在延迟相中有增加,但强度较低。

【诊断要点】

1. 年轻患者,邻近关节软组织肿块伴钙化(30%)。

2. 病灶呈分叶状,T2WI 示信号不均匀,表现典型"三重信号"征、液-液平面,可见出血及纤维分隔,表现为"一碗葡萄"征。

【鉴别诊断】

1. 血管肉瘤:一般位于表浅部位,分叶状软组织肿块,边缘模糊,瘤周水肿明显。MRI 上可见多发杂乱流空血管影,增强扫描动脉期明显强化,静脉期持续强化(血管样强化)。

2. 韧带样纤维瘤:CT 密度一般比肌肉低,密度均匀,无明显出血、坏死及囊变。MRI 表现为 T1WI 低信号,T2WI 为低信号或稍高信号,强化程度一般较弱,具有良性病变特点,恶性生长方式(边界不清,浸润性生长)。

3. 肌内血管瘤:一般位于较表浅部位,密度/信号稍高于周围肌肉,密度均匀,内见小钙化/静脉石,MRI 上可见多发粗大流空血管影,T2WI"亮灯泡征"。增强后呈渐进性明显持续强化。

4. 巨淋巴结增生症:一般位于淋巴结丰富区域,增强扫描大多呈均匀或不均匀强化表现,基本与动脉强化同步,部分可伴簇状钙化。

【参考文献】

1. 周莺,王晓霞,潘慈,等. 儿童滑膜肉瘤的影像学诊断价值[J]. 中国医学计算机成像杂志,2020,26(04):350-354.

2. 付金花,杨秀军. 儿童滑膜肉瘤 CT、MRI 表现[J]. 医学影像学杂志,2021,31(5):862-864,868.

3. 刘燕飞,贾超,张朦,等. 儿童滑膜肉瘤 12 例临床病理学分析[J]. 中华病理学杂志,2019(09):705-709.

(王雅静 周 静)

【病例解析】

病例

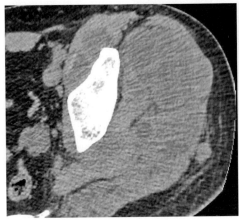 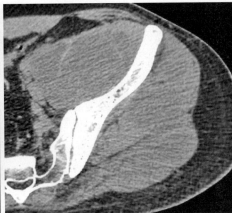

骨盆 CT:左图横断位平扫,左髋部软组织内斑片状稍低密度影,可见分叶,边界不清;右图横断位平扫,肿块跨越髂骨两侧,盆腔内外均受累。

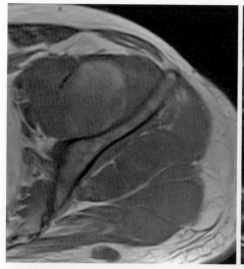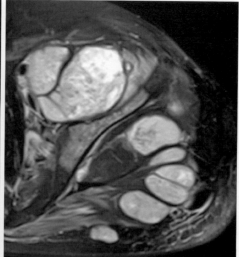

骨盆MRI：左图横断位平扫T1WI序列，髂骨双侧软组织内多发异常信号，T1呈等略低信号，内见高信号出血区；右图横断位平扫T2WI压脂序列，呈混杂高信号。边界清，肿块可见分叶。

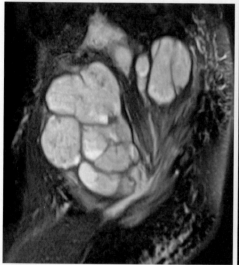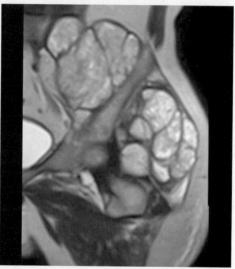

骨盆MRI：左图冠状位平扫T2WI压脂序列，肿块较大，可见多发纤维分隔，表现为"一碗葡萄"征；右图冠状位平扫T2WI序列，多囊状不均匀高信号。

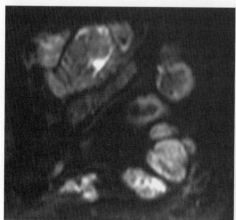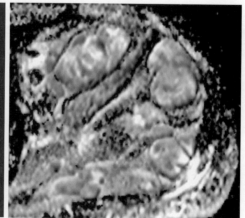

骨盆MRI：左图横断位平扫DWI序列，肿块DWI呈高信号；右图横断位ADC图，病灶呈不均匀低信号。

图10-4-3　左髋滑膜肉瘤

4. 婴儿型纤维肉瘤

〖临床概述〗

流行病学：

婴儿型纤维肉瘤（infantile fibrosarcoma，IFS），又称先天性纤维肉瘤（congenital fibrosarcoma，CFS），是一种来源于间叶组织的肿瘤，发病率仅次于横纹肌肉瘤，约占所有软组织恶性肿瘤的12%。大部分 IFS 患者存在染色体 t(12;5)(p13;q25)易位导致的 *ETV6-NTRK3* 基因融合。

发生于5岁以下的纤维肉瘤可以界定为 IFS，但 IFS 大多发生于新生儿及1岁以内婴幼儿，男性发病率略高于女性；IFS 可发生于任何部位，最多见于四肢软组织，尤其是四肢远端软组织，其次是躯干及头颈部，罕见于腹膜后等部位。

主要表现：

临床上多表现为无痛性的软组织肿块，肿块体积相对较大，边界不清，活动度欠佳，皮肤表面紧张、发红，甚至发生溃疡。部分患儿术后于原部位复发，远处转移罕见，预后较好，部分可自愈。

〖病理〗

婴儿型纤维肉瘤是一种中间型（罕见转移）软组织肿瘤，局部呈侵袭性生长，远处转移罕见，可发生于浅表及深部组织。

肿瘤多呈结节状，质较硬，无明显包膜，边界不清，向周围组织浸润性生长；切面呈灰白色鱼肉状，伴有不同程度的黏液样变，囊变坏死及出血。镜下见肿瘤组织由交织条索状或鱼骨样排列梭形瘤细胞构成，核圆形、卵圆形深染，核分裂多见；肿瘤组织内富含血管，局部黏液变性。

〖影像学表现〗

X线平片：

当肿块较大时，可表现为四肢的局部肿胀、增粗，密度稍增高，可伴有皮下脂肪层的类似水肿表现，表现为絮状稍高密度影。

CT：

IFS 分为浅表型和深在型，CT 平扫均表现为软组织密度肿块，密度欠均匀，与周围组织分界欠清，浅表型可见肿块向皮下脂肪层及肌肉层浸润性生长；增强后呈不均匀中等程度强化或明显强化，内有片状无强化低密度黏液变性或囊变坏死区，无明显包膜，向周围组织浸润性生长显示更为清楚，其内及周边可见多发迂曲小血管影。深在型可伴有骨质破坏。

MRI：

肿瘤形态在 MRI 上的表现与 CT 一致，浅表型多为类圆形结节状，深在型多为不规则梭形，沿肌间隙生长，边界不清，向周围组织浸润性生长；瘤体信号不均匀，与正常肌肉相比，T1WI 为等或稍高信号，T2WI 为不均匀高信号，脂肪抑制序列为高信号，部分肿块内可见低信号分隔，病理上可能为胶原纤维；MRI 平扫时即可显示瘤体内的增生血管，表现为迂曲走行的低信号影；增强后肿瘤多呈不均匀明显强化，并可见肿瘤向肌间隙蔓延生长的"尖角征"和侵及脂肪层内的絮状影等。

〖诊断要点〗

1. 好发于新生儿及婴儿期。

2. 好发于四肢远端软组织。

3. 皮肤张力高，表面发红发亮。

4. 无明显包膜，向周边组织浸润性生长。

5. 增强后强化多较明显，瘤内及周边小血管明显。

【鉴别诊断】

1. 血管瘤：因 IFS 增强后强化较明显，其内及周边见多发迂曲走行小血管影，且可发生于皮下浅表部位或者深部肌肉间隙，均与血管瘤类似，故需鉴别两者；前者为中间型病变，向周围组织浸润性生长，瘤体内部因不均质而表现为密度及信号的不均匀；而后者为良性病变，边界清楚，瘤内多无出血及坏死，密度较均匀，部分中间可见少许正常的脂肪或肌肉组织，且强化程度较前者更明显，引流血管相对较粗。

2. 横纹肌肉瘤：深在型 IFS 需与横纹肌肉瘤相鉴别，后者发病年龄较 IFS 大，肿块外形呈分叶状、多结节融合状，恶性程度较 IFS 高，更易沿肌间隙及筋膜浸润生长，而呈现不规则形状，可包绕骨质，但骨质破坏不多见，易发生淋巴结转移。

3. 急性骨髓炎：当 IFS 伴有骨质破坏，且皮肤表面发红、张力高时需与急性骨髓炎相鉴别，前者局部压痛不如后者明显，皮温增高也不如后者明显，且伴有明显的软组织内肿块，增强后强化明显。

【参考文献】

1. 宋得夫,张磊. 新生儿足部婴儿型纤维肉瘤 1 例[J]. 临床小儿外科杂志,2020,19(7):659-660.

2. 朱倩,王荞,钦斌. 婴儿型纤维肉瘤影像学表现[J]. 中国医学影像技术,2018,34(01):99-102.

3. 邹继珍,何促,白云,等. 婴儿型纤维肉瘤的临床病理分析[J]. 中国小儿血液与肿瘤杂志,2017,22(1):18-23.

（梁琼鹤　王瑞珠）

【病例解析】

病例 1

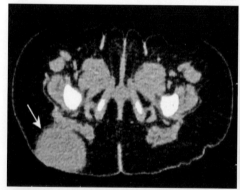
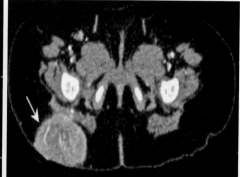

骨盆 CT：左图横断位平扫，右臀部皮下脂肪层内软组织密度肿块，密度较均匀，内侧与臀肌分界不清，外侧与皮肤分界不清；右图横断位增强动脉期，肿块中度强化，内部见小血管影。

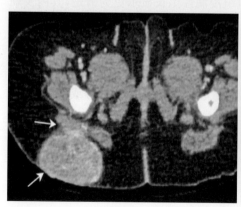
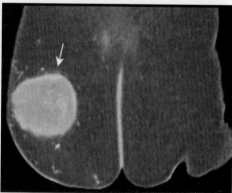

骨盆 CT：左图横断位增强静脉期，肿块强化较动脉期明显，内部见片状弱强化区，肿块与肌肉及皮肤分界不清；右图冠状位增强，肿块明显强化。

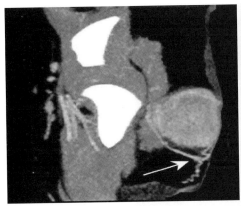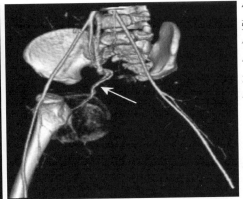

骨盆 CT：左图矢状位增强，肿瘤位于右臀部，血供丰富，由髂内动脉分支供血，引流至髂内静脉；右图增强三维重组，肿块供血血管清晰可见。

图 10-4-4-1　婴儿型纤维肉瘤

病例 2

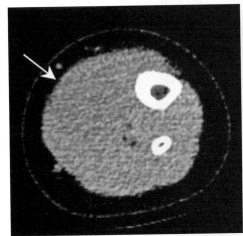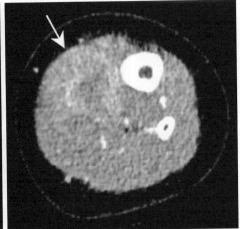

右小腿 CT：左图横断位平扫，右小腿内后侧肌肉间隙软组织肿块，密度较肌肉密度低；右图横断位增强，肿块不均匀强化。

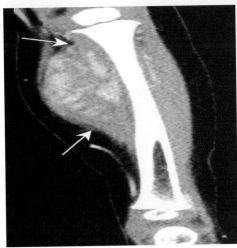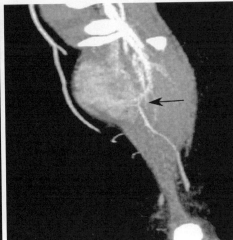

右小腿 CT：左图增强冠状位静脉期，肿块较动脉期进一步强化，内见多发片状未强化区（箭头）；右图为冠状位 MIP，肿块边缘欠光整，与相邻肌肉分界欠清（箭头）。

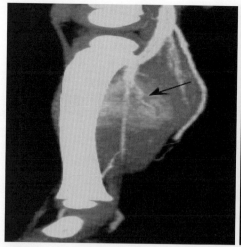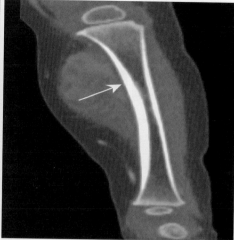

右小腿 CT：左图为增强矢状位重组图，瘤内见明显迂曲血管影；右图冠状位骨窗示肿瘤旁胫骨骨质完整，未见受侵袭及破坏征象。

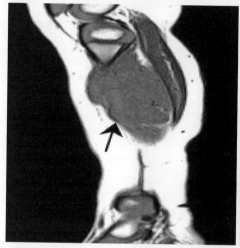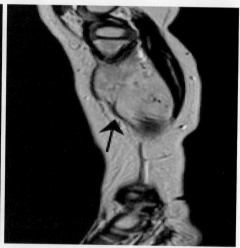

右小腿 MRI：左图矢状位平扫 T1WI 序列，肌肉间隙内肿块 T1 信号略高于肌肉信号；右图矢状位平扫 T2WI 序列，肿块为 T2 高信号。

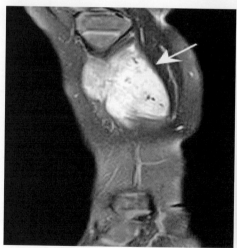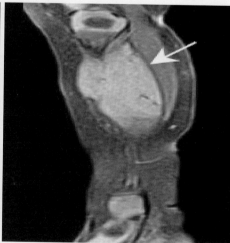

右小腿 MRI：左图为矢状位 T2WI 压脂序列，肿块为不均匀高信号，瘤内见点条状血管流空信号；右图为矢状位平扫 T2WI 压脂序列，肿块部分包绕胫骨。

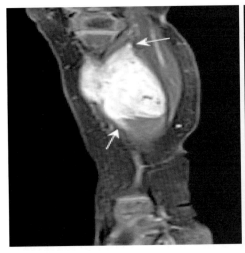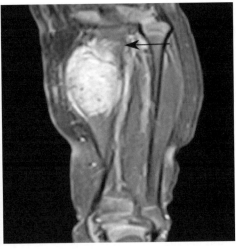

右小腿 MRI：左图为矢状位增强序列，肿块明显强化，肿块沿肌间隙生长，呈现"尖角征"（箭头）；右图为冠状位 T2WI 压脂序列，肿块与周边肌肉分界欠清（箭头）。

图 10-4-4-2　婴儿型纤维肉瘤

5. 未分化多形性肉瘤

【临床概述】

流行病学：

未分化多形性肉瘤（undifferentiated pleomorphic Sarcoma，UPS）过去称为恶性纤维组织细胞瘤（malignant fibrous histiocytoma，MFH）。MFH 于 1963 年被首次报道。2013 年版 WHO 软组织分类中删除了 MFH 的名称，代之以 UPS，归类于未分化/未分类软组织肉瘤中。

UPS 较少见，多见于中老年人，主要发病年龄为 50～70 岁，儿童极罕见，男性发病率高于女性，好发部位为四肢（下肢 49%，上肢 19%）、其次为腹膜后和腹腔，其他部位罕见。

临床表现：

UPS 的临床表现无特异性，四肢的 UPS 多表现为软组织肿块或疼痛，生长较迅速，炎症性 UPS 可伴有发热、白细胞升高、体重减轻等。UPS 复发率较高，约为 42%。

【病理】

UPS 来源于原始的未分化的间质细胞，缺乏特异性免疫组织化学标记物，是一类高级别软组织恶性肿瘤，这类肿瘤无明确的分化方向，是一种排他性诊断的肿瘤。

【影像学表现】

X 线平片：

X 线平片主要表现为四肢长骨骨干旁软组织肿块，少部分可伴相邻骨骨质破坏。

CT：

肿瘤多位于深部肌群，外形多呈类圆形或不规则形，平扫时大多数呈低密度，内可见更低密度的囊变坏死区，钙化少见；增强后肿瘤呈多样性强化，部分呈不均匀中度或明显强化，具体强化程度及方式取决于病灶内血管成分、纤维成分及坏死程度的多少。部分病例相邻骨质可有破坏。

MRI：

MRI 具有独特的优越性，能较好地显示病变部位、范围、边界、内部成分以及与周围组织的关系。MRI 根据肿瘤内部成分不同，信号强度不一，T1WI 上主要呈低或等信号，少数呈稍高信号，T2WI 上主要呈高信号或混杂信号，瘤内常见长 T1、长 T2 囊变坏死区，坏死区大小不等，边缘不规则，部分瘤内见短 T1 出血信号，部分瘤内见片状或条索状短 T2 分隔；增强扫描后肿瘤实性部分明显强化，四肢 UPS

可呈边缘云絮样强化,分隔无明显强化,可能与肿瘤间质成分中富含胶原纤维有关,少数肿瘤周围可见假包膜,呈环形短 T2 信号,肿块沿肌间隙生长形成"尾征",肿块内及边缘可见流空血管影,瘤旁肌肉可见水肿信号。

【诊断要点】

1. 可发生于身体多个部位,四肢最常见,发生于四肢者,大多位于深部肌群。

2. 中老年多见,小儿罕见。

3. 瘤内坏死、囊变及出血常见。

4. 瘤内具有特征性的"纤维分隔征"。

5. 瘤周可见"假包膜征"、"尾征"及瘤周水肿。

【鉴别诊断】

1. 横纹肌肉瘤:小儿最常见的软组织恶性肿瘤,多发生于 10 岁以下儿童。肿块位于所在肌肉的肌腹,沿肌纤维向两端浸润性生长。肿块外形多呈分叶状。CT 平扫密度多略低于肌肉密度,坏死、钙化及出血少见,增强扫描后见肿瘤可呈多结节融合状,瘤体不均匀中度、渐进性强化,内可见多发片状不强化的黏液区。

2. 骨外尤因肉瘤:好发于青少年,平均发病年龄约为 16～20 岁,软组织肿块多呈浸润性生长,体积较大且形态不规则,内部密度及信号无特征性。

【参考文献】

1. 胡俊华,刘颖,强永乾,等. 四肢软组织未分化多形性肉瘤的影像学表现(附 24 例报告)[J]. 实用放射学杂志,2020,36(3):440-443.

2. 陈涛,严静东,雷贞妮. 未分化多形性肉瘤的影像诊断与鉴别 51 例[J]. 实用医学杂志,2016,2(5):789-792.

3. 杨自力,王唯伟,陈海松. MRI 对软组织未分化多形性肉瘤的诊断价值[J]. 医学影像学杂志,2018,28(10):1740-1744.

（梁琼鹤　王瑞珠）

6. 脂肪肉瘤

【临床概述】

流行病学:

脂肪肉瘤(liposarcoma)常见于中老年人,发病年龄为 30～80 岁,是软组织恶性肿瘤中比较常见的一种,是成人第二常见的软组织肉瘤,约占软组织恶性肿瘤的 14%～18%,多发生于深部软组织,常见于大腿及腹膜后,脂肪肉瘤可为多发。肿瘤多为原发性病变,由不同分化程度和异型性的脂肪细胞组成,很少来自脂肪瘤的恶变。发生于腹膜后的脂肪肉瘤体积一般较大。

主要表现:

脂肪肉瘤一般比较大,患者无疼痛,偶然发现(特别是腹膜后),大多数为局部浸润性生长,手术切除后容易复发,多转移至肺和肝脏。

【病理】

脂肪肉瘤依据成分不同可以分为 5 型:①分化良好型脂肪肉瘤;②黏液型脂肪肉瘤;③去分化型脂肪肉瘤;④多形型脂肪肉瘤;⑤混合型脂肪肉瘤。

【影像学表现】

不同病理分型的影像学特征不同。

分化良好型脂肪肉瘤:CT 平扫显示肿块呈分叶状、边界清楚,以脂肪密度为主,其内可见条状分隔/小结节状软组织密度影,有或无包膜,增强扫描内部的条状、网状、絮状及结节状分隔有轻度到中度强化,脂肪结构不强化。MRI 表现 T1WI、T2WI 均以高信号为主,内部信号不均匀,可见低/等信号条索状分隔,压脂信号减低,边界清楚。增强扫描实性结节或分隔呈轻-中度强化。

黏液型脂肪肉瘤:CT 平扫以囊性稍低密度为主,其内可见等密度分隔/小结节影,呈棉絮样改变,通常密度低于肌肉组织,增强扫描可见分隔呈轻-中度的强化,内可见明显增粗扭曲的供血血管,边界清晰。MRI 表现为长 T1、长 T2 为主的信号,信号不均匀,内见低或等信号的索条状分隔,其内见少许斑片状短 T1、短 T2 信号或长 T1、长 T2 信号。

去分化型脂肪肉瘤:病变范围大,为脂肪和软组织密度混合的肿块影,结节密度或信号不均匀,增强扫描,脂肪和结节间有明显的界限,这是因为软组织成分轻度强化,脂肪组织强化不明显。增强时病灶内可见增粗扭曲血管,强化范围随时间延长而增大。容易发生远处转移,预后较好。

多形型脂肪肉瘤:此类型纤维肉瘤多发生于四肢软组织,病灶大小不一,密度及信号不均匀,边界不规则,无明显包膜,周围可见条索状高密度影,平扫接近骨骼肌密度,邻近肌肉、筋膜受累,瘤周常见片状 T2WI 压脂高信号(水肿),增强扫描可见大片状不规则强化,内部坏死囊变或出血不强化。分化差,异型性高,恶性程度最高,常发生直接侵犯及远处转移。

混合型脂肪肉瘤:多发、大小不等结节,各结节的密度或信号均不相同,强化方式亦不相同,无明显包膜,邻近组织易受侵犯。

一般情况下,脂肪肉瘤体积较大,占位征象比较明显,其内钙化罕见。

【诊断要点】

1. 发生于全身软组织部位的肿块,体积较大。

2. 依据脂肪成分及黏液基质比例不同,CT 及 MRI 扫描的密度及信号不同;分化良好型以脂肪密度为主,内部见少部分絮状等密度影,黏液型脂肪肉瘤以囊性低密度影为主,内部分呈棉絮状软组织影,增强扫描分隔及软组织结节呈轻-中等强化。

3. 分化型脂肉瘤则容易发生远处转移。多形型脂肪肉瘤分化差,常对周围组织有侵犯及远处转移。其他分型脂肉瘤对周围组织以压迫推移为主,对周围的侵犯少见。

【鉴别诊断】

1. 畸胎瘤:畸胎瘤好发于盆腔附件、纵隔等部分,内部密度不均匀,可见脂肪、钙化、骨骼及实性成分,良性畸胎瘤多见于儿童,CT 影像容易与脂肪肉瘤鉴别;恶性畸胎瘤多为实性肿块,若脂肪和骨质成分不明显,肿块与周围组织分界不清时,与脂肪肉瘤难以鉴别。

2. 脓肿或囊肿:脂肪肉瘤完全黏液变时,与囊肿或脓肿表现相似,囊肿多在邻近关节部位生长,似圆形,其壁较薄,与周围组织分界清楚,平扫呈长 T1、长 T2 信号,一般情况下,囊肿信号均匀,增强扫描病灶强化程度不明显;脓肿患者临床体征具有特异性,影像学上表现为脓肿壁较厚,厚薄均匀,增强扫描可见壁呈环形强化。

【参考文献】

1. 王成健,刘吉华,任延德,等.四肢黏液样脂肪肉瘤 CT、MR 表现与病理相关分析[J].医学影像学杂志,2018,28(5):841-844.

2. 李元歌,陈武标,郁成,等.脂肪肉瘤 CT 及 MRI 的影像特征与病理分型的对照分析[J].医学影像学杂志,2020,30(2):303-307.

(姚 琼 王瑞珠)

〖病例解析〗

病例 1

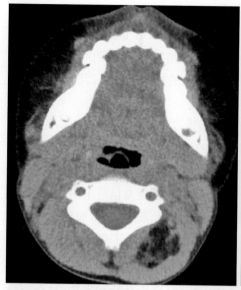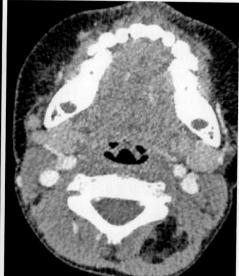

颈部 CT:左图横断位平扫,左侧颈部肌肉间隙见软组织包块,内密度不均匀,大部分为脂肪密度影,其间可见条絮状软组织密度影;右图横断位增强,病灶未见强化。

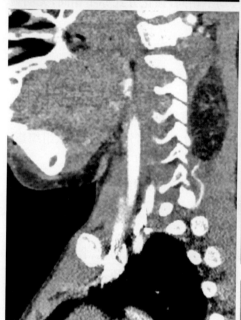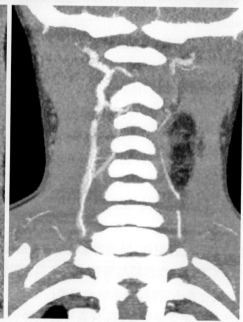

颈部 CT:左图矢状位增强,未见明显强化,周边未见明显迂曲增粗血管影,周边骨质未见明显侵蚀;右图冠状位增强,病灶界限清晰。

图 10-4-6-1 左颈部脂肪肉瘤

病例 2

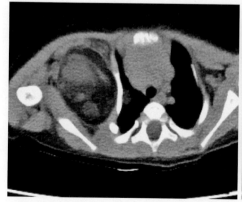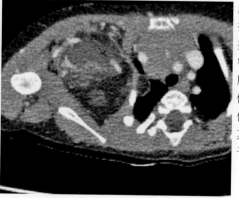

胸部 CT:左图横断位平扫,右侧颈肩部及胸壁见类圆形包块,其内见脂肪密度影及片絮状影,邻近肺组织及肋骨受压向内侧移位;右图增强横断位,实性部分可见强化,其内见右锁骨下动脉主干在其中穿行。

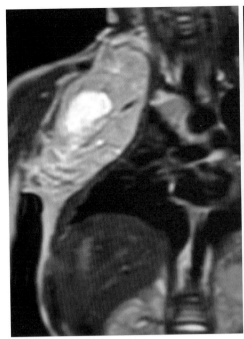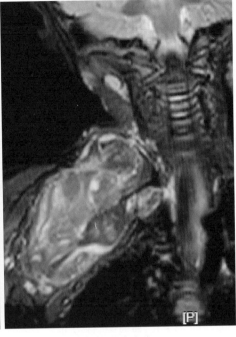

胸部MRI：左图冠状位平扫T2WI序列，右侧颈肩部及胸壁见形态不规则的肿块，内信号不均匀，可见大小不等的囊变影；右图冠状位T2WI压脂序列，病变内局部信号减低，周围组织呈受压改变。

图10-4-6-2　右颈胸部脂肪肉瘤

7. 上皮样肉瘤

【临床概述】

流行病学：

上皮样肉瘤(epithelioid sarcoma，ES)是一种少见的不确定分化的恶性软组织肿瘤，其发病率占所有软组织肉瘤的1%以下，由Enzinger于1970年首先报道。ES目前被认为起源于具有多向分化潜能的原始间叶细胞，生长缓慢，但呈浸润性生长，易通过淋巴道或血行转移，转移率约40%，常见转移部位包括肺、淋巴结及骨等。手术后，ES易复发，复发率约为34%～77%。

ES分为远端型和近端型。远端型指发生于肢体远端的上皮样肉瘤，多见于青少年；近端型指发生于头颈部、外阴部及躯干等近中线部位者，好发于中老年人。两者均可位于皮下或深部软组织，男性多见。

临床表现：

主要表现为缓慢生长的痛性或无痛性肿块，肿块常单发，亦可多发，皮下者可造成局部皮肤隆起或破溃，形成久不愈合的皮肤溃疡，发生于深部组织者，易沿血管神经束生长，造成血管神经损伤，从而引起肢体麻木等神经症状。

【病理】

大体上为类圆形或不规则形态结节或肿块，切面呈灰红色，实性、质脆，伴出血及坏死，可伴有囊腔形成。

光镜下由上皮样细胞和梭形细胞构成，呈多结节状弥漫生长，上皮样细胞为圆形及多角形细胞，常环绕较多的炎性细胞，瘤内常见坏死、囊变及出血。肿瘤可出现不同程度的坏死、纤维化、炎症及透明样变性，体现了肿瘤不同的细胞构成。免疫组织化学检查对ES的诊断具有重要价值。

近端型ES比远端型具有更高的侵袭性。

【影像学表现】

CT：

ES 可单发，亦可多发。CT 平扫为等或略低密度实性或囊实性肿块影。肿块较小时呈圆形或类圆形，密度可均匀；肿瘤体积较大时，则呈分叶状，密度不均匀，常伴出血及坏死囊变，钙化少见，可累及邻近软组织，周围骨质较少受累及。增强后瘤体多呈不均匀强化，部分表现为边缘强化，强化程度不一。

MRI：

肿块 T1WI 上多为等低信号，合并出血时，则表现为高信号，T2WI 上为等高信号，信号均匀或不均匀，边界多不清楚；增强后肿块呈渐进性强化，强化程度可均匀可不均匀，坏死区无强化。周围软组织多可见水肿，表现为长 T2 信号，骨质受侵犯相对少见，受侵犯时多表现为骨内斑片状异常信号，区域淋巴结常有肿大。

【诊断要点】

1. 可单发可多发。

2. 肿块可囊变。

3. 易伴出血，特别是肿块较大或是多发病灶。

4. 多伴周围多发淋巴结转移，呈"葡萄串"样分布。

5. 相邻骨质破坏不明显，部分可伴骨内少许斑片状异常信号。

【鉴别诊断】

1. 横纹肌肉瘤：小儿最常见的软组织恶性肿瘤，多发生于 10 岁以下儿童。肿块位于所在肌肉的肌腹，多数无包膜，沿肌纤维向两端浸润性生长。肿块外形多呈分叶状。CT 平扫密度多略低于肌肉密度，坏死、钙化及出血少见，增强扫描后见肿瘤可呈多结节融合状，瘤体不均匀中度、渐进性强化，内可见多发片状不强化的黏液区。

2. 骨旁骨肉瘤：小儿常见的恶性骨肿瘤，表现为骨旁软组织肿块，无囊变，软组织肿块内可见瘤骨，相邻骨可见骨皮质中断甚至广泛的骨质破坏，伴骨膜反应。

【参考文献】

1. 余洪，吴博，刘衡，等. 上皮样肉瘤 CT 和 MRI 表现及其病理基础[J]. 临床放射学杂志，2016(6)：5.

2. 杜勇兴，王显龙，梁力嵩，等. 四肢远端型上皮样肉瘤的 MRI 表现与病理对照[J]. 临床放射学杂志，2016，35(9)：4.

3. CHAMADOIRA C, PEREIRA P, SILVA P S, et al. Epithelioid sarcoma of the spine：Case report and literature review [J]. Neurocirugia，2014，25(4)：179-182.

（梁琼鹤　王瑞珠）

8. 恶性周围神经鞘瘤

【临床概述】

流行病学：

恶性周围神经鞘瘤（malignant peripheral nerve sheath tumor，MPNST），又称恶性神经纤维瘤、神经源型肉瘤、恶性神经鞘瘤，起源于施万细胞，属于 2007 年 WHO 神经系统肿瘤分级的 Ⅲ～Ⅳ 级，是一种少见的周围神经系统肿瘤，可为原发恶性，也可由良性恶变而来，具有多发性及较高侵袭性特点，而神经鞘瘤本身恶变少见。好发年龄为 20～50 岁，平均为 31.2 岁，男女无性别差异，儿童罕见。以四肢和躯干多见，坐骨神经受累常见。

主要表现：

累及神经的软组织肿块，表现为疼痛和神经症状，如感觉异常、运动无力或神经根疼痛，肿瘤较大时临床表现与解剖位置有关，出现压迫症状及远处肢体麻木感及放射疼。也有肿瘤原发于颅内、卵巢和子宫颈的报道。肿瘤可局部侵犯，也可发生远处淋巴结及血循环转移。

【病理】

由恶性神经鞘细胞和神经膜细胞组成，包膜常不完整，大都有瘤细胞浸润。瘤细胞呈梭形，浸润性生长，排列成交织条索状，有时呈羽毛状，偶或呈栅栏状或网状结构，伴有出血和坏死。瘤细胞核呈卵圆或梭形，有些为多边形，大小不一，有明显异型，有时见巨核或多核。核有丝分裂象多见。

【影像学表现】

X线平片：

通常表现正常，邻近骨质受累罕见，如发现可能提示恶性肿瘤，肿块与神经根相连，较大时相应神经孔增宽，周围骨质破坏广泛。

CT：

不是首选的影像学检查，但是有助于发现肿块范围以及远处转移，尤其是骨与肺。CT表现为软组织肿块影，体积较大，境界不清楚，病灶内出现坏死、出血导致密度不均匀，边缘呈分叶状，中央有坏死区及血供丰富区，增强呈明显不均匀强化，受累神经周围血管结构移位、管腔扩张，病灶周围出血扭曲的供血血管影，伴有相邻骨质破坏。

MRI：

为首选影像学检查，可清楚地显示解剖结构，病灶轮廓及神经来源，压脂像可显示病灶内脂肪信号及病灶与周围血管、肌肉的关系。病灶多以囊实混合性为主，病变瘤体较大，T1WI以等、低混杂信号为主，T2WI以等高混杂信号为主，与病灶内黏液及水含量相关，可见"脂肪分离征"及周围脂肪水肿，瘤体可见局部边界与邻近结构分界不清，无完整包膜，部分病例深筋膜均遭到破坏，增强检查瘤体呈不均匀强化。

【诊断要点】

1. 肿块与神经根相连，相应神经孔增宽，周围骨质破坏广泛。

2. 肿块信号或密度混杂，MRI可见"脂肪分离征"及周围脂肪水肿。

3. 增强不均匀强化。

【鉴别诊断】

1. 良性神经鞘瘤：一般体积较小，边界清晰，周围组织未见明显水肿，脂肪间隙清晰，增强实性成分明显强化，周围血管受压推移表现。

2. 纤维肉瘤：内部含纤维成分，增强扫描瘤体内见"星芒状"低信号，常无包膜，较少有出血和坏死。

3. 恶性纤维组织细胞瘤：多见于男性中老年患者，肿瘤大多呈分叶状，边界不清。因含纤维组织、钙化、出血和坏死的存在影响其信号表现。

4. 脊索瘤：多位于斜坡和骶尾椎，表现为膨胀性骨质破坏，肿块大而不规则，常突破骨皮质生长，突出椎体前方或椎管内，与神经孔及神经根无明确联系。

（王雅静　周　静）

【参考文献】

1. NOREÑA-RENGIFO B D, CADAVID-ALVAREZ L M, GIL-SERRANO P E, et al. Malignant peripheral nerve sheath tumor in a child [J]. Radiology Case Reports, 2021, 16(1): 145-151.

2. 刘志敏, 宋蕾, 高军, 等. 儿童恶性外周神经鞘瘤的CT和MRI表现[J]. 中华放射学杂志, 2015, 49(09): 690-693.

〖病例解析〗
病例 1

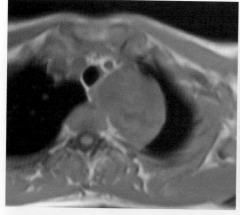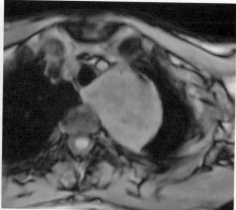

胸部 MRI:左图横断位平扫 T1WI 序列,后纵隔左侧见团块状混杂信号影,T1WI 呈低信号;右图反相位未见明显脂肪信号,病灶边缘未见明显低信号包膜。

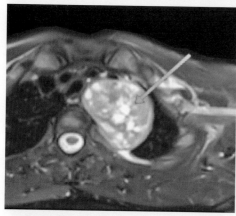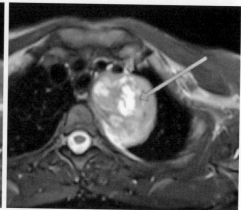

胸部 MRI:左图横断位平扫 T2WI 压脂序列,肿块呈混杂高信号,内见多发囊变信号影,邻近胸膜可见轻度增厚;右图肿块内信号混杂。

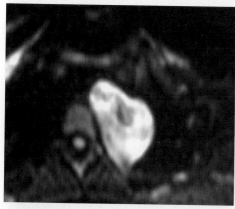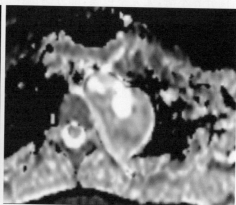

胸部 MRI:左图横断位平扫 DWI 序列,肿块 DWI 呈高信号;右图 ADC 图,实性成分 ADC 信号减低。

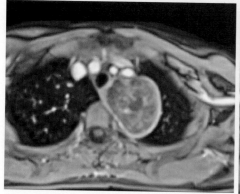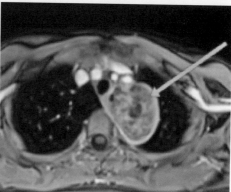

胸部 MRI:左图横断位增强动脉期,实性成分轻度强化,囊性区不强化,肿瘤与周围结构分界不清,呈侵袭性改变;右图横断位增强静脉期病变进一步强化,周围包膜欠连续。

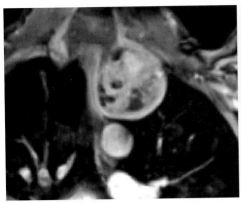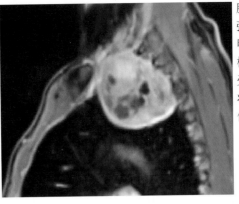

胸部 MRI:左图冠状位增强扫描,实性成分渐进性明显强化,肿瘤与周围结构分界不清,左肺尖胸膜受侵呈明显强化;右图矢状位增强,左肺尖胸膜受侵呈明显强化。

图 10-4-8-1 恶性周围神经鞘瘤